Auf einen Blick

Kurzlehrbuch

Psychiatrie und Psychotherapie

Stefan Leucht
Hans Förstl

2., unveränderte Auflage

Unter Mitarbeit von

Josef Bäuml
Monika Brönner
Sibylle Kraemer
Stephan Mirisch
Rupert Müller
Gabriele Pitschel-Walz
Michael Rentrop
Thomas Stegemann
Kerstin Stellermann-Strehlow
Michael H. Wiegand

100 Abbildungen

Georg Thieme Verlag
Stuttgart · New York

Bibliografische Information der Deutschen Nationalbibliothek

Die Deutsche Nationalbibliothek verzeichnet diese Publikation in der Deutschen Nationalbibliografie; detaillierte bibliografische Daten sind im Internet über http://dnb.d-nb.de abrufbar.

Ihre Meinung ist uns wichtig! Bitte schreiben Sie uns unter:
www.thieme.de/service/feedback.html

1. Auflage 2012

Rüdigerstraße 14
70469 Stuttgart
Unsere Homepage: www.thieme.de

Printed in Germany

Zeichnungen: Angelika Brauner, Hohenpeißenberg;
Christiane und Dr. Michael von Solodkoff, Neckargemünd
Layout: Künkel Lopka, Heidelberg
Umschlaggestaltung: Thieme Gruppe
Umschlagfoto: Rawpixel.com/Adobe Stock
Satz: L42 AG, Berlin
gesetzt mit 3B2
Druck: Westermann Druck Zwickau GmbH, Zwickau

DOI 10.1055/b-006-160281

ISBN 978-3-13-242708-2 1 2 3 4 5 6

Auch erhältlich als E-Book:
eISBN (PDF) 978-3-13-242709-9
eISBN (epub) 978-3-13-242711-2

Wichtiger Hinweis: Wie jede Wissenschaft ist die Medizin ständigen Entwicklungen unterworfen. Forschung und klinische Erfahrung erweitern unsere Erkenntnisse, insbesondere was Behandlung und medikamentöse Therapie anbelangt. Soweit in diesem Werk eine Dosierung oder eine Applikation erwähnt wird, darf der Leser zwar darauf vertrauen, dass Autoren, Herausgeber und Verlag große Sorgfalt darauf verwandt haben, dass diese Angabe **dem Wissensstand bei Fertigstellung des Werkes** entspricht.

Für Angaben über Dosierungsanweisungen und Applikationsformen kann vom Verlag jedoch keine Gewähr übernommen werden. **Jeder Benutzer ist angehalten**, durch sorgfältige Prüfung der Beipackzettel der verwendeten Präparate und gegebenenfalls nach Konsultation eines Spezialisten festzustellen, ob die dort gegebene Empfehlung für Dosierungen oder die Beachtung von Kontraindikationen gegenüber der Angabe in diesem Buch abweicht. Eine solche Prüfung ist besonders wichtig bei selten verwendeten Präparaten oder solchen, die neu auf den Markt gebracht worden sind. **Jede Dosierung oder Applikation erfolgt auf eigene Gefahr des Benutzers.** Autoren und Verlag appellieren an jeden Benutzer, ihm etwa auffallende Ungenauigkeiten dem Verlag mitzuteilen.

Vorwort

Die Psychiatrie ist ein sehr abwechslungsreiches und spannendes Fach, weil sie verschiedene Disziplinen miteinander vereint. Ätiologisch werden viele psychische Erkrankungen mit einer biologischen Disposition erklärt, die mit im weitesten Sinne biographisch bedingten psychologischen Faktoren und aktuellen Belastungen zusammentrifft. Dementsprechend steht die Therapie auf verschiedenen Pfeilern. Einer ist die Psychopharmakologie, ein anderer die Psychotherapie, der heute so viel Bedeutung beigemessen wird, dass die Facharztbezeichnung „Psychiatrie und Psychotherapie" heißt und jeder Anwärter ein psychotherapeutisches Verfahren erlernen muss. Schließlich ist man als Psychiater oftmals auch ein kleiner Sozialarbeiter, weil die Reintegration der Patienten in das Alltagsleben nach überstandener psychischer Krise einen großen Teil der Arbeit ausmacht.

Diese große Bandbreite des Faches und das allgemein rasch wachsende medizinische Wissen führen aber auch zu einem beträchtlichen Lernstoff, der neu konzipierte Lehrbücher erforderlich macht. Wie bei anderen Bänden der Kurzlehrbuchreihe haben wir uns daher darauf konzentriert, das prüfungsrelevante Wissen in komprimierter Form darzustellen. Das Erlernen des Stoffes wird dabei didaktisch durch spezielle Textbausteine (wie Key Points, Merke-Kästen und Exkurse) unterstützt. Die klinischen Fälle zu Beginn jedes Kapitels und die Praxistipps stellen klinische Bezüge für die spätere ärztliche Tätigkeit dar und sollen das Lernen auflockern.

Unser Dank gilt den Mitarbeitern des Thieme Verlags Frau Dr. Christina Schöneborn, Frau Claudia Seitz, Frau Dr. Nora Dalg und Herrn Dr. Jochen Neuberger für die harmonische Zusammenarbeit sowie unseren Familien für ihre moralische Unterstützung.
Wenn es uns gelungen sein sollte, eine geeignete Lernhilfe zu erstellen und bei einigen Lesern ein tieferes Interesse an der Psychiatrie zu wecken, wäre der Zweck des Buches voll erfüllt. Wir würden uns auch über kritische Rückmeldungen unserer Leser freuen, um uns diesen Zielen weiter anzunähern.

Die Herausgeber

Stefan Leucht und Hans Förstl

Anschriften

PD Dr. med. Josef Bäuml
Klinik und Poliklinik für Psychiatrie
und Psychotherapie
Technische Universität München
Klinikum rechts der Isar
Ismaningerstr. 22
81675 München

Prof. Dr. med. Dipl. Soz. Päd. (FH) Monika Brönner
Lehrgebiet: Psychische Gesundheit
Fk 11 Angewandte Sozialwissenschaften
Hochschule München
Am Stadtpark 20
81243 München

Prof. Dr. med. Hans Förstl
Klinik und Poliklinik für Psychiatrie
und Psychotherapie
Technische Universität München
Klinikum rechts der Isar
Ismaningerstr. 22
81675 München

Dr. phil. Dipl.-Psych. Sibylle Kraemer
Donnersbergerstr. 9
80634 München

Prof. Dr. med. Stefan Leucht
Klinik und Poliklinik für Psychiatrie
und Psychotherapie
Technische Universität München
Klinikum rechts der Isar
Ismaningerstr. 22
81675 München

Dr. med. Stephan Mirisch
Bayerisches Rotes Kreuz
Kreisverband München
Tagklinik für psychisch Kranke
Perchtinger Straße 5
81379 München

Dr. med. Rupert Müller
kbo Inn-Salzach-Klinikum Freilassing
Vinzentiusstr. 56
83395 Freilassing

Dr. rer. biol. hum. Dipl.-Psych.
Gabriele Pitschel-Walz
Klinik und Poliklinik für Psychiatrie
und Psychotherapie
Technische Universität München
Klinikum rechts der Isar
Ismaningerstr. 22
81675 München

Dr. med. Michael Rentrop
Klinik und Poliklinik für Psychiatrie
und Psychotherapie
Technische Universität München
Klinikum rechts der Isar
Ismaningerstr. 22
81675 München

Prof. Dr. med. Thomas Stegemann
Universität für Musik und darstellende Kunst Wien
Institut für Musiktherapie
Rennweg 8
1030 Wien

Dr. med. Kerstin Stellermann-Strehlow
Universitätsklinikum Hamburg-Eppendorf
Klinik für Psychiatrie Psychotherapie und
Psychosomatik des Kindes und Jugendalters
Am Wienebütteler Weg 1
21339 Lüneburg

Prof. Dr. med. Dipl.-Psych. Michael H. Wiegand
Klinik und Poliklinik für Psychiatrie
und Psychotherapie
Technische Universität München
Klinikum rechts der Isar
Ismaningerstr. 22
81675 München

Inhalt

Kapitel 1

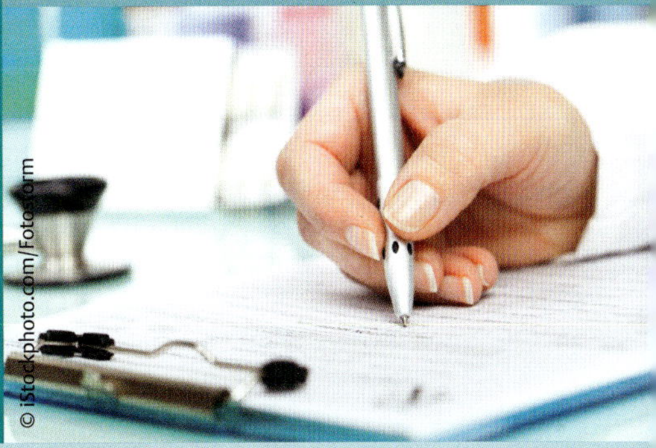
© iStockphoto.com/Fotostorm

1 Grundlagen der Psychiatrie und Psychotherapie

Psychopathologischer Befund

Aufregung vor der ersten Aufnahme

Marie Wieland ist aufgeregt. Heute ist der zweite Tag ihres PJ-Tertials in der Psychiatrie, und Oberarzt Dr. Bremer hat ihr versprochen, dass sie ihren ersten Patienten aufnehmen dürfe. Nach der täglichen Visite setzt sich Dr. Bremer mit seiner PJ-Studentin zusammen. „Also, Frau Wieland, in der Aufnahme sitzt Frau Sommer. Ich habe bereits kurz mit ihr gesprochen und einen ersten Eindruck gewonnen. Die Patientin ist damit einverstanden, dass Sie das Aufnahmegespräch führen. Sind Sie bereit?" Marie nickt. „Können Sie mir noch einmal kurz sagen, worauf ich bei einer psychiatrischen Anamnese achten muss?", möchte sie von Dr. Bremer wissen. „Zu Beginn lassen Sie die Patientin erst einmal frei berichten, was sie in die Psychiatrie führt und wo sie ihre Hauptprobleme sieht. Anschließend müssen Sie versuchen, durch gezielte Fragen die aktuelle Symptomatik herauszuarbeiten und den psychopathologischen Befund zu erheben." Marie nickt. „Dieser psychopathologische Befund bereitet mir ein bisschen Kopfzerbrechen", gibt sie zu. „So etwas musste ich in den anderen Fachdisziplinen noch nie machen. Haben Sie dafür noch einige Tipps für mich?" „Um den psychopathologischen Befund kommen Sie nicht herum, er ist schließlich das Kernstück in der psychiatrischen Befunderhebung", antwortet Dr. Bremer. „Wichtig ist, dass Sie sich vor dem Gespräch mit der Patientin noch einmal vergegenwärtigen, welche psychischen Phänomene und Symptome Sie hierfür abfragen müssen und wie Sie an die gewünschten Informationen gelangen. Für viele der abzufragenden Bereiche existieren hilfreiche Einstiegsfragen und kleine Tests, mit denen Sie das Gespräch in die richtige Richtung lenken können. Außerdem ist es wichtig, dass Sie nicht nur auf die direkten Äußerungen der Patientin, sondern auch auf ihr äußeres Erscheinungsbild, ihr Verhalten während der Untersuchungssituation, ihre Mimik, Gestik, Körperhaltung und Sprache achten. Aus all diesen Beobachtungen können Sie wichtige Hinweise auf die zugrundeliegende Erkrankung ziehen." „Dann werde ich mich noch einmal kurz zurückziehen", antwortet Marie und greift zu ihrem Psychiatrieskript. Eine halbe Stunde später macht sie sich auf den Weg zu ihrer ersten Patientin. „Guten Morgen, Frau Sommer. Mein Name ist Marie Wieland. Ich werde Sie jetzt aufnehmen. Vielleicht beginnen wir erst einmal damit, dass Sie mir berichten, warum Sie bei uns sind ..."

Der psychopathologische Befund

Zwei Stunden später kehrt Marie zu ihrem Oberarzt zurück. „Hat alles geklappt?", möchte Dr. Bremer wissen. Marie nickt zufrieden. „Dann stellen Sie mir Ihren ersten psychopathologischen Befund einmal vor." Marie schaut kurz auf ihre Mitschrift und fängt an zu berichten. „Frau Sommer ist eine 49-jährige, gepflegte Patientin in körperlich gutem Zustand. Sie ist wach, zu allen Qualitäten orientiert und zeigt sich im Gespräch und während der Untersuchung kooperativ. Die Patientin hat deutliche Schwierigkeiten, dem Gespräch mit gleichbleibender Aufmerksamkeit zu folgen und sich auf einzelne Fragen länger zu konzentrieren. Hinweise auf Störungen der Merkfähigkeit und des Gedächtnisses ergeben sich in den angewandten Testaufgaben nicht. Insgesamt macht die Patientin einen apathischen Eindruck, ihre Sprache klingt monoton und leise, Bewegungen, Gestik und Mimik sind verlangsamt. Der Antrieb der Patientin wirkt erheblich vermindert. Subjektiv erlebt sie ihre Energie, Initiative und Aktivität als gehemmt, sie vermag ihren Antrieb auch durch Willensanstrengung nicht zu steigern. Innerlich fühlt sie sich unruhig und wie ‚getrieben'. Die Grundstimmung der Patientin wirkt niedergeschlagen. Sie berichtet über Interessen- und Freudlosigkeit, sozialen Rückzug, ein Gefühl der Wertlosigkeit und ständige Ängste und Befürchtungen, die ihre Zukunft betreffen. Am Morgen empfindet sie ihren Zustand im Vergleich zu anderen Tageszeiten regelmäßig als deutlich schlechter. Das während der Anamnese gezeigte Gefühlsspektrum der Patientin und ihre affektive Schwingungsfähigkeit sind eingeschränkt. Durch das deutlich verlangsamte Denken und die schleppenden Gedankenabläufe ist der Gesprächsverlauf zähflüssig. Subjektiv erlebt die Patientin ihr Denken als gehemmt, ‚wie gegen einen inneren Widerstand'. Ihre Gedankenwelt ist auf wenige Denkinhalte wie ihre Zukunftsangst und den Verlust ihrer Tochter vor 3 Jahren eingeschränkt. Hiermit einhergehend beschreibt sie eine ausgeprägte Grübelneigung, die sich als monotones, unablässiges und nicht lösungsorientiertes Kreisen um immer dieselben Denkinhalte äußert. Hinweise auf inhaltliche Denkstörungen wie Wahn, Zwang oder Phobien, Wahrnehmungsstörungen und Ich-Störungen ergeben sich nicht. Auf somatischer Ebene berichtet die Patientin über Ein- und Durchschlafstörungen mit morgendlichem Früherwachen, Appetit- und Gewichtsverlust. Suizidgedanken, -pläne oder -handlungen werden verneint."

Feuerprobe bestanden

„Sehr gut!", lobt Dr. Bremer. „Haben Sie auch eine erste Vermutung, welche Erkrankung bei Frau Sommer vorliegt?" Marie nickt. „Der psychopathologische Befund spricht dafür, dass Frau Sommer an einer Depression leidet", antwortet sie. „Das denke ich auch", pflichtet Dr. Bremer ihr bei. „Sie haben wirklich sehr gute Arbeit geleistet. Nach der Mittagspause gehen wir gemeinsam zu der Patientin und besprechen mit ihr das weitere Vorgehen, einverstanden?" „Einverstanden", antwortet Marie und folgt ihrem Oberarzt erleichtert in die Pause.

1 Grundlagen der Psychiatrie und Psychotherapie

1.1 Einführung

Key Point

Psychische Erkrankungen zählen in Europa zu den häufigsten Ursachen für Krankschreibungen oder das Ausscheiden in den vorzeitigen Ruhestand. Etwa 40 % der Bevölkerung sind während ihres Lebens zumindest einmalig von einer seelischen Störung betroffen. Es ist deshalb von hoher Relevanz, dass neben den entsprechenden Fachärzten auch nichtpsychiatrisch tätige Ärzte ein solides Grundlagenwissen über die Diagnostik und die Behandlung psychischer Erkrankungen besitzen, um beispielsweise bereits in der allgemeinmedizinischen Primärversorgung wichtige Weichen richtig stellen zu können.

1.1.1 Das Fachgebiet „Psychiatrie"

MERKE

Die **Psychiatrie** bezeichnet das ärztliche Fach, das sich mit der Prävention, Diagnostik und Therapie psychischer Erkrankungen sowie deren Erforschung und Lehre beschäftigt.

Innerhalb der Psychiatrie haben sich in den letzten Jahren zahlreiche **Spezialgebiete** entwickelt, Tab. 1.1 zeigt hierzu eine Übersicht.

1.1.2 Epidemiologie

Psychische Erkrankungen (Abb. 1.1) sind in der Regel das Ergebnis eines **biopsychosozialen Zusammenspiels**, bei dem die einzelnen Faktoren unterschiedlich stark ins Gewicht fallen: Manchen Störungen liegen eher **(neuro-)biologische** Ursachen zugrunde (→ genetische, entwicklungsbiologische und neurochemische Faktoren, z. B. Veränderungen des Dopaminsystems bei der Schizophrenie, S. 77), bei anderen dominieren **psychologische** Faktoren (z. B. Lernmechanismen bei Angststörungen, S. 123). Auch **soziale** Aspekte (z. B.

Tab. 1.1

Übersicht über die wichtigsten psychiatrischen (Spezial-)Gebiete.

Gebiet	Beschreibung/Inhalte
Allgemeinpsychiatrie	psychische Erkrankungen im Erwachsenalter
Notfallpsychiatrie	psychiatrische Notfälle (ggf. vitale Bedrohung, z. B. durch Suizidalität, Delir oder Entzugssyndrome, S. 313) oder Krisen (Zusammenbruch der individuellen Bewältigungsstrategien → Krisenintervention)
Kinder- und Jugendpsychiatrie	psychische Erkrankungen bis zum 18. Lj. (S. 225)
Gerontopsychiatrie	psychische Erkrankungen im höheren Lebensalter (Richtmarke ca. 60 Jahre) unter Berücksichtigung altersbedingter Besonderheiten bereits vorbestehender psychischer Erkrankungen oder solcher, die aus dem Alterungsprozess resultieren (z. B. Alzheimer-Demenz)
Suchtmedizin	psychische Erkrankungen mit stoffgebundenem (z. B. Drogen, Medikamente) oder stoffungebundenem (z. B. Spielsucht) Missbrauchs- oder Abhängigkeitsverhalten (S. 55)
Forensische Psychiatrie	Behandlung und Begutachtung psychisch kranker und suchtkranker Patienten in Rechtsfragen (u. a. Einschätzung der strafrechtlichen Verantwortlichkeit, Maßregelvollzug, S. 257)
Sozialpsychiatrie	besondere Berücksichtigung epidemiologischer und sozialmedizinischer Aspekte psychischer Erkrankungen
Transkulturelle Psychiatrie	besondere Berücksichtigung kultureller Aspekte psychischer Erkrankungen (→ Art, Ätiologie und Häufigkeit) sowie kulturgebundener Syndrome (vgl. Tab. 1.10, S. 29)
Psychosomatische Medizin	Erkrankungen, bei denen Wechselwirkungen zwischen psychischen und körperlichen Faktoren wesentlich sind
Psychologie	Beschreibung der normalen seelischen Vorgänge (Untergebiete: allgemeine und experimentelle Psychologie, Entwicklungspsychologie, Persönlichkeitslehre, Psychodiagnostik und -therapie, s. u.)
Psychopathologie	deskriptive und klassifikatorische Beschreibung des abnormen Erlebens, Befindens und Verhaltens von Patienten (S. 23)
Psychotherapie	Behandlung psychischer Erkrankungen durch Gespräche oder übende Verfahren (v. a. kognitive Verhaltenstherapie und psychodynamische Methoden, S. 295)
Psychopharmakologie	Beschreibung biochemischer und neurophysiologischer Grundlagen der Beeinflussung seelischer Vorgänge durch Psychopharmaka
Psychopharmakotherapie (Pharmakopsychiatrie)	medikamentöse Behandlung psychischer Erkrankungen (S. 263)
Biologische Psychiatrie	Sammelbegriff für psychiatrische Forschungsansätze, die auf biologischen Methoden beruhen (u. a. anatomische, pathologische, physiologische, biochemische und genetische Ansätze)

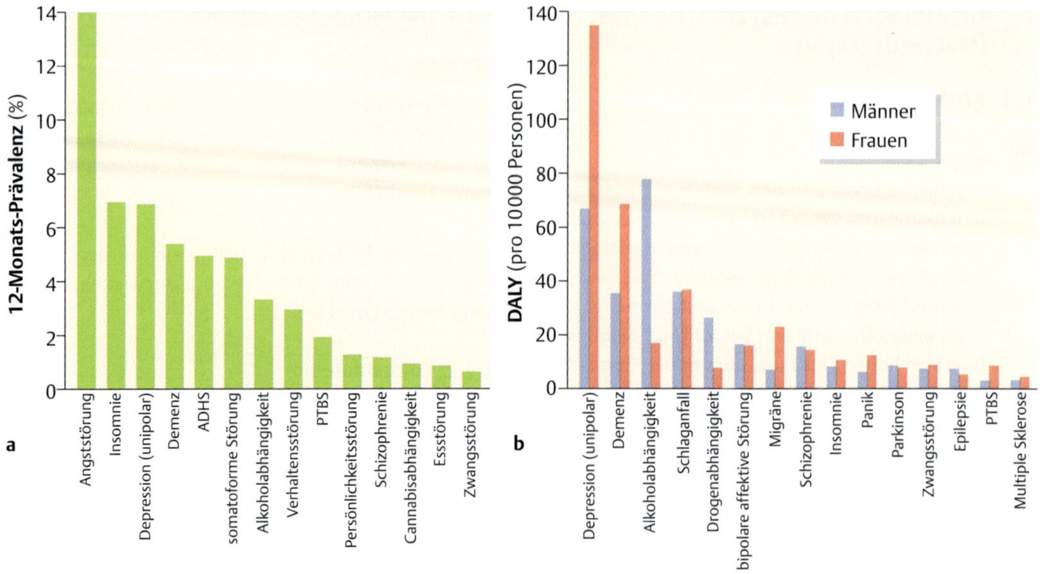

Abb. 1.1 Epidemiologie psychischer und neurologischer Erkrankungen. **a** 12-Monats-Prävalenz. **b** Disability Adjusted Life Years (DALY). (nach European Neuropsychopharmacology [2011] 21, Wittchen, H.U. et al., The size and burden of mental disorders and other disorders of the brain in Europe 2010, 655–679, Copyright 2011, mit freundlicher Genehmigung von Elsevier).

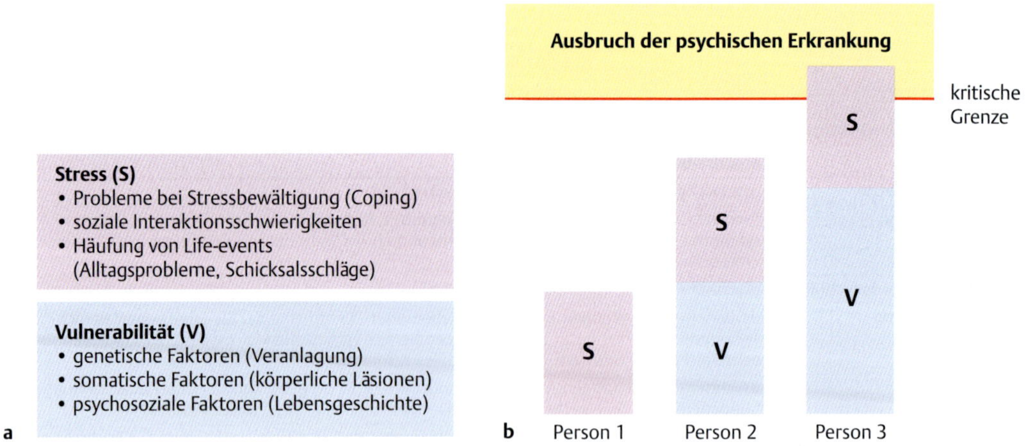

Abb. 1.2 Vulnerabilitäts-Stress-Modell. **a** Wesentliche Bestandteile der beiden Elemente. **b** In Abhängigkeit vom Ausmaß der Vulnerabilität des Individuums (Personen 1 bis 3: keine bis stark ausgeprägte Vulnerabilität) wird bei – in diesem Beispiel – jeweils gleichbleibendem Stresspegel die kritische Grenze zum Ausbruch der psychischen Erkrankung erst bei Person 3 überschritten.

Familie, Partnerschaft, Arbeitssituation) können entscheidend an der Entstehung beteiligt sein.

In diesem Zusammenhang wird bei einigen Erkrankungen (z. B. Schizophrenie, affektive oder neurotische Störungen) mit dem **Vulnerabilitäts-Stress-(Bewältigungs-)Modell** (syn.: Diathese-Stress-Modell) ein multifaktorielles System aus prädisponierenden sowie auslösenden bzw. aufrechterhaltenden Faktoren angenommen. Unter **Vulnerabilität** versteht man dabei die Krankheitsdisposition (spezifische Anfälligkeit, „Verletzlichkeit"), die auf genetischen, somatischen und psychosozialen Faktoren beruht. Damit es zum Erkrankungsausbruch kommt, bedarf es jedoch eines gewissen **Stresspegels**, dessen Virulenz sich sowohl aus dem tatsächlichen Stressniveau als auch der individuellen Bewältigungskompetenz ergibt (**Abb. 1.2**).

Auch wenn noch nicht alle Einzelheiten des Zusammenspiels von neurobiologischer „Hardware" und psychosozialer „Software" exakt verstanden werden, dient dieses Modell als gute Erklärungsgrundlage für die synergistische Wirkung der heute zur Verfügung stehenden pharmako-, psycho- und sozialtherapeutischen Behandlungsmöglichkeiten für psychische Erkrankungen.

1.2 Klassifikationssysteme

Key Point

Zur Einteilung psychischer Erkrankung werden anstelle des früher gültigen, ätiologisch begründeten triadischen Systems mittlerweile primär deskriptiv orientierte Klassifikationssysteme (ICD-10 und DSM-IV) verwendet, da diese häufig die Erkrankungssituation der Patienten besser abbilden.

1.2.1 Triadisches System

Traditionell wurden psychische Störungen im sog. **triadischen System** nach ihrer **Ursache** in 3 Gruppen eingeteilt (**Abb. 1.3**). Dieses stark vereinfachende System wurde in Bezug auf die Klassifikation psychischer Erkrankungen mittlerweile verlassen, weil man letztendlich nie beweisen konnte, dass z. B. endogene Depressionen biologischer und neurotische Depressionen psychogener Ursache sind.

Dennoch ist die mit dem triadischen System in enger Beziehung stehende **Schichtenregel** (K. Jaspers, 1973) weiterhin von **klinischer Bedeutung**. Sie besagt, dass psychische Erkrankungen in verschiedene Ebenen eingeordnet werden können: In der tiefsten Schicht liegen die organischen, in der mittleren die endogenen Psychosen und in der obersten die psychogenen Störungen. Tiefer liegende Erkrankungen können das Erscheinungsbild darüber liegender annehmen. Für eine suffiziente Behandlung ist es innerhalb dieses Modells wichtig, immer die am tiefsten liegende Störung herauszufinden. Beispielsweise ist es wenig sinnvoll, primär eine Persönlichkeitsstörung (→ psychogen) zu behandeln, solange der Patient an einer endogenen Psychose (z. B. Schizophrenie) oder einer organisch bedingten Störung (z. B. Delir) leidet.

1.2.2 Klassifikationen nach ICD-10 und DSM-IV

Heute diagnostiziert man psychische Erkrankungen **deskriptiv** nach Symptomatik, Schweregrad und Verlauf. Dabei folgt man im Gegensatz zur klaren Trennung im Rahmen des triadischen Systems (s. o.) dem **Komorbiditätsprinzip**, welches beinhaltet, dass verschiedene psychische Störungen bei einem Patienten auch parallel oder überschneidend vorkommen können. Diese Herangehensweise ist Grundlage der beiden modernen Klassifikationssysteme: der **„International Classification of Diseases“** der WHO (derzeit in der 10. Fassung: **ICD-10**) und des **„Diagnostic and Statistical Manual of Mental Disorders”** der American Psychiatric Association (derzeit in der 4. Version: **DSM-IV**).

MERKE

Das vorliegende Buch orientiert sich vorrangig an den Kriterien der **ICD-10**. Nur bei bedeutsamen Abweichungen (z. B. Einordnung der Zwangsstörung, S.134) werden zusätzlich die Besonderheiten des DSM-IV erwähnt.

Zentral ist sowohl bei ICD-10 als auch bei DSM-IV die Beschreibung der Symptome der einzelnen Störungen. Zusätzlich gibt es in beiden Klassifikationssystemen noch weitere Achsen, die eine genauere Beurteilung der Patienten ermöglichen (**Tab. 1.2**).

ICD-10

Mit der ICD (in der Langfassung „International Statistical Classification of Diseases and Related Health

Typ	Beschreibung	zugeordnete Erkrankungen
exogene/organische Störungen	(hirn-)organische Erkrankungen (z.B. Hirntumor, Trauma, toxische Schäden, oder endokrine Störungen), die die psychische Störung erklären	• Koma • Delir • Demenz • organisch bedingte Halluzinosen • Rausch
endogene Psychosen	• biologische Anlagefaktoren werden als Hauptursache angenommen • wirksame Medikamente geben Hinweise auf biologische Zusammenhänge	• Schizophrenie • affektive Störungen
psychogene Störungen	• psychodynamische bzw. erlebnisreaktive Faktoren spielen ursächlich eine wichtige Rolle • v.a. psychotherapeutische Methoden sind wirksam	• Angststörungen • Zwangsstörungen • Anpassungsstörungen • Ess-, Schlaf- und sexuelle Störungen • Persönlichkeits- und Verhaltensstörungen

Abb. 1.3 Triadisches System. Klassifikationssystem psychischer Störungen anhand ätiologischer Aspekte.

1

Tab. 1.2

Multiaxiale Ansätze von ICD-10 und DSM-IV.

Achse	ICD-10	DSM-IV
I	**klinische Diagnosen** (einschließlich Persönlichkeitsstörungen) **a psychische Störungen** (ICD-10-Kap. V) **b somatische Störungen** (andere ICD-10-Kap.)	**klinische Störungen** (z. B. Schizophrenie, Depression, Angst- oder Essstörungen)
II	**soziale Funktionseinschränkungen** (WHO-Disability-Diagnostic-Scale = WHO-DDS; Globaleinschätzung mittels 4 Subskalen: – individuelle soziale Kompetenz – berufliche Funktionsfähigkeit – familiäre Funktionsfähigkeit – soziales Verhalten)	**Persönlichkeitsstörungen** (z. B. Borderline-, schizoide oder paranoide) **und geistige Behinderungen** nach DSM-IV
III	**besondere Belastungsfaktoren** (situations- und umgebungsabhängige Einflüsse; ICD-10-Kap. Z)	**medizinische Krankheitsfaktoren** (→ körperliche Probleme, die die Achse-I- und Achse-II-Störungen beeinflussen können, z. B. endokrine Erkrankungen oder Hirnverletzungen)
IV	–	**psychosoziale und umgebungsbedingte Probleme** (→ Ereignisse oder Lebensprobleme, die die Achse-I- und Achse-II-Störungen beeinflussen können, z. B. Tod eines Angehörigen oder Arbeitslosigkeit)
V	–	**globale Beurteilung des Funktionsniveaus** (Global Assessment of Functioning Scale = GAF-Skala)

Problems“) wurde von der WHO ein **weltweit anerkanntes** System zur **Diagnoseklassifikation und Verschlüsselung** von Erkrankungen erarbeitet. Die Systematik der psychischen Störungen wurde darin erstmalig 1968 in der 8. Revision (ICD-8) unter der Bezeichnung „Seelische Störungen“ aufgenommen. Im Rahmen der folgenden beiden Revisionen wurde diese Systematik weiterentwickelt, beispielsweise wurden Neuerungen aus dem in der Zwischenzeit in den USA herausgegebenen DSM (s. u.) übernommen. Die aktuelle 10. Revision wurde 1991 veröffentlicht, seit 2000 ist diese Version auch in Deutschland für die an der vertragsärztlichen Versorgung teilnehmenden Ärzte und ärztlich geleiteten Einrichtungen verbindlich. Mit der ICD-11 ist seit dem Frühjahr 2007 eine erneute, grundlegendere Revision der ICD in Arbeit.

Im psychiatrischen Teil der **ICD-10** werden die psychischen Erkrankungen in **10 Hauptgruppen** unterteilt (→ zweistelliger Code, Tab. 1.3). Eine Übersicht der weiteren Aufschlüsselung in **Untergruppen** (→ dreistelliger Code, z. B. F00: Demenz bei Alzheimer-Krankheit) befindet sich auf der Umschlaginnenseite des Buches. Weitere Untergliederungen erfolgen über die Angabe einer **4.** (z. B. F00.0: Demenz bei Alzheimer-Krankheit, mit frühem Beginn [Typ 2]), in Ausnahmefällen auch einer **5. Stelle**.

Tab. 1.3

Diagnostische Hauptgruppen der ICD-10 (psychiatrischer Teil).

Gruppe	Beschreibung
F0	Organische, einschließlich somatischer psychischer Störungen
F1	Psychische und Verhaltensstörungen durch psychotrope Substanzen
F2	Schizophrenie, schizotype und wahnhafte Störungen
F3	Affektive Störungen
F4	Neurotische, Belastungs- und somatoforme Störungen
F5	Verhaltensauffälligkeiten in Verbindung mit körperlichen Störungen oder Faktoren
F6	Persönlichkeits- und Verhaltensstörungen
F7	Intelligenzminderung
F8	Entwicklungsstörungen
F9	Verhaltens- und emotionale Störungen mit Beginn in der Kindheit und Jugend

DSM-IV

Mit dem 1952 erstmals veröffentlichten DSM (übersetzt „Diagnostisches und Statistisches Handbuch psychischer Störungen“) scherte die US-amerikanische Psychiater-Vereinigung aus dem international verbindlichen ICD-System aus. Nachdem die ersten beiden Fassungen noch wenig Einfluss auf psychiatrische Forschung, Lehre und Praxis hatten, wurden im 1980 herausgegebenen DSM-III erstmalig von der WHO geforderte genaue Definitionen der psychischen Störungen berücksichtigt und der in Tab. 1.2 gezeigte multiaxiale Ansatz integriert. 1994 folgte eine 4. Revision (DSM-IV), die deutsche Ausgabe hierzu wurde 1996 veröffentlicht. Seit 2000 gibt es eine Textrevision (DSM-IV-TR), die v. a. bei wissenschaftlichen Untersuchungen auch international häufig verwendet wird. Eine erneute umfangreiche 5. Revision ist seit 1999 in Arbeit.

Tab. 1.4

Diagnostische Kategorien des DSM-IV.

Kategorie	Beschreibung
1.	Störungen, die in Kindheit und Jugend auftreten
2.	Substanzinduzierte Störungen
3.	Schizophrenie und andere psychotische Störungen
4.	Affektive Störungen
5.	Angststörungen
6.	Somatoforme Störungen
7.	Dissoziative Störungen
8.	Sexuelle Störungen und Störungen der Geschlechtsidentität
9.	Schlafstörungen
10.	Essstörungen
11.	Vorgetäuschte Störungen
12.	Anpassungsstörungen
13.	Störungen der Impulskontrolle
14.	Persönlichkeitsstörungen
15.	Andere klinisch relevante Probleme
16.	Delir, Demenz und andere kognitive Störungen

Vergleichbar mit den Hauptgruppen der ICD-10 (**Tab. 1.3**) gibt es im DSM **16 diagnostische Kategorien** für die Achsen I und II (**Tab. 1.4**).

Praxistipp

Dadurch, dass es sich beim DSM um ein nationales Klassifikationssystem der USA handelt, muss es weniger auf internationaler Ebene notwendige Kompromisse und Ergänzungen berücksichtigen. Es enthält genauere und speziellere diagnostische Kriterien als die ICD, deren Zielsetzung es ist, weltweit einsetzbar zu sein und auch interkulturelle Aspekte abzubilden.

1.3 Diagnostik

Key Point

Entscheidend ist, dass es in der Psychiatrie – mit Ausnahme der organischen psychischen Störungen, die durch biologische Befunde objektiviert werden müssen (S. 37) – keine Laborparameter oder Befunde aus bildgebenden Verfahren etc. gibt, die zur Diagnosestellung oder -sicherung herangezogen werden können. Die psychiatrische Diagnose wird nach der Erhebung von Anamnese und psychopathologischem Befund gestellt. Um jedoch organische Ursachen ausschließenden zu können (z. B. eine Kortisonbehandlung als möglicher Auslöser vieler psychischer Symptome), sind körperliche und Routinelaboruntersuchung sowie ggf. eine weiterführende Diagnostik unverzichtbar (Abb. 1.4).

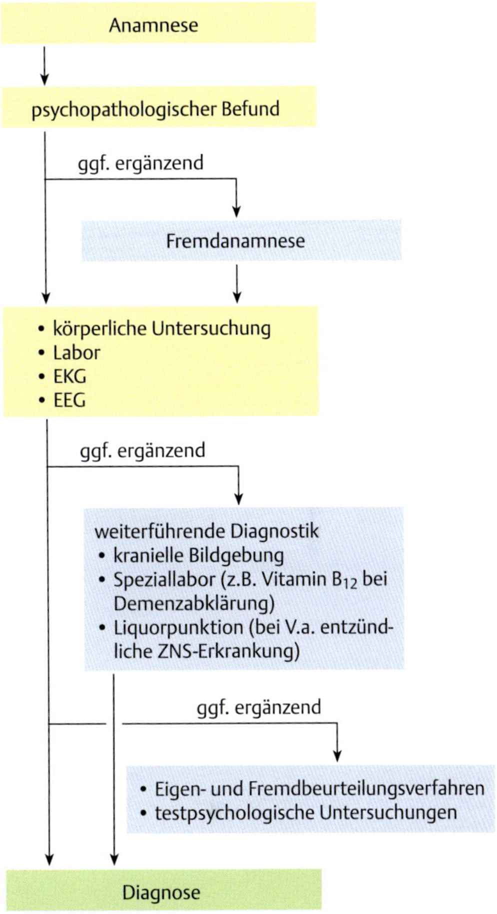

Abb. 1.4 Diagnoseprozess in der Psychiatrie.

1.3.1 Anamnese

Der Erhebung einer **ausführlichen Anamnese** kommt in der Psychiatrie besondere Bedeutung zu, dabei müssen die in **Tab. 1.5** genannten Aspekte berücksichtigt werden.

Praxistipp

Vor allem zu Beginn ist es wichtig, dem Patienten genug Raum zu gegeben, frei über seine Beschwerden sprechen zu können. Konkrete Fragen bezüglich spezieller psychopathologischer Symptome, die ihm unangenehm sein könnten (z. B. Vorliegen von Halluzinationen), sollten erst gestellt werden, wenn sich ein Vertrauensverhältnis aufgebaut hat.

1.3.2 Standardisierte Beurteilungsverfahren und testpsychologische Zusatzuntersuchungen

Ergänzend zur Erhebung des **psychopathologischen Befundes** (S. 23) kann es sinnvoll sein, die Diagnostik durch standardisierte Beurteilungsverfahren und testpsychologische Untersuchungen zu erweitern,

Tab. 1.5

Anamneseerhebung bei Verdacht auf eine psychische Erkrankung.

Bestandteile	Inhalte/Beispiele
aktuelle Anamnese	– Vorstellungsgründe – aktuelle Symptomatik und deren Verlauf
psychiatrische und somatische Krankheitsvorgeschichte	– frühere psychische Erkrankungen und ggf. deren Behandlung – körperliche Vor-/Begleiterkrankungen von Relevanz (z. B. Meningitis in der Kindheit)
Suizidanamnese	– Suizidversuche (Methode, Ausgang zur Abschätzung der Schwere, konkrete Suizidphantasien und -vorbereitungen)
Suchtanamnese	– Drogen-/Alkoholkonsum (wenn ja: regelmäßig/gelegentlich?) – Rauchen (wenn ja: wie viel?)
Medikamentenanamnese	– Substanzen – sporadische/regelmäßige Einnahme
Familienanamnese	– psychische Erkrankungen bei Eltern, Geschwistern – Schulabschluss/Beruf der Eltern
Biografie	– Auffälligkeiten in der kindlichen Entwicklung – Schulausbildung und -abschluss – beruflicher und sozialer Werdegang (Familie, Partnerschaften, Ehe, Kinder) – Freizeitbeschäftigungen und Lebensgewohnheiten
Fremdanamnese	– Befragung von Familienangehörigen, Bekannten oder sonstigen Dritten – oft hilfreiche Zusatzinformationen
psychopathologischer Befund (S. 23)	– Wachheit, Orientierung, Gedächtnis, Aufmerksamkeit, Affekt, Antrieb, Wahn, Halluzinationen, Zwänge, Schlaf, Appetit, körperliche Symptome, Suizidalität (Beschreibung ergibt sich z. T. aus dem Gespräch, z. T. durch konkretes Nachfragen)

Tab. 1.6

Eigen- und Fremdbeurteilungsskalen (Beispiele).

Störungsgruppe	Eigenbeurteilung	Fremdbeurteilung
psychische und Verhaltensstörungen durch psychotrope Substanzen (F1)	– CAGE-Test – Münchner Alkoholismus-Test (MALT)	– Münchner Alkoholismus-Test (MALT)
Schizophrenie, schizotype und wahnhafte Störungen (F2)	– Frankfurter Beschwerdefragebogen (FBF)	– Positive and Negative Syndrome Scale (PANSS) – Brief Psychiatric Rating Scale (BPRS)
affektive Störungen (F3)	– Beck-Depressions-Inventar (BDI)	– Hamilton Depression Scale (HAMD, Tab. 1.7) – Montgomery-Asberg Depression Scale (MADRS) – Young Mania Rating Scale (YMRS)
neurotische, Belastungs- und somatoforme Störungen (F4)	– Screening für Somatoforme Störungen (SOMS) – Fragebogen zu dissoziativen Symptomen (FDS) – Posttraumatic Diagnostic Scale (PDS)	– Hamilton Anxiety Scale (HAMA) – Yale-Brown-Obsessive-Compulsive Scale (Y-BOCS)
Verhaltensauffälligkeiten in Verbindung mit körperlichen Störungen oder Faktoren (F5)	– Anorexia-nervosa-Inventar zur Selbstbeurteilung (ANIS) – Pittsburgh Sleep Quality Inventory (PSQI)	– Leitfragen zur Anamnese sexueller Störungen (LASS)
Persönlichkeits- und Verhaltensstörungen (F6)	– Persönlichkeitsstil und Störungsinventar (PSSI)	– International Personality Disorder Examination (IPDE)

um einen Befund zu objektivieren und zu quantifizieren (→ **Schweregrad- und Verlaufsbeobachtung**). Die zum Einsatz kommenden Verfahren müssen bestimmte **Gütekriterien** erfüllen. Neben der genannten **Objektivität** (→ Unabhängigkeit der Testergebnisse vom Untersucher) sind das:

- **Reliabilität**: Zuverlässigkeit des Tests
- **Validität**: Genauigkeit, mit der das Zielsymptom oder die relevante Leistungsdimension tatsächlich erfasst wird
- **Normierung**: Vorliegen von Referenzwerten (erhoben an repräsentativen Stichproben)
- **Praktikabilität**: Durchführbarkeit mit möglichst geringem zeitlichem, personellem und materiellem Aufwand

Eigen- und Fremdbeurteilungsskalen

Mittels **Fragebögen**, die vom Patienten selbst oder vom Untersucher ausgefüllt werden, können bei Vorliegen einer **Verdachtsdiagnose** spezifische Aspekte gezielt ermittelt und ihre Ausprägung durch Vergabe

Tab. 1.7

Auszug aus der Hamilton Depression Scale (HAMD): 5 der insgesamt 17 (HAMD-17) bzw. 21 (HAMD-21) Items[1] (© by Beltz Test GmbH, Göttingen – Nachdruck und jegliche Art der Vervielfältigung verboten)[2]

Item	Auswahlmöglichkeiten (jeweils nur 1 wählbar)	Ziffer
1. Depressive Stimmung (Gefühl der Traurigkeit, Hoffnungslosigkeit, Hilflosigkeit, Wertlosigkeit)	keine	0
	nur auf Befragen geäußert	1
	vom Patienten spontan geäußert	2
	aus dem Verhalten zu erkennen (z. B. Gesichtsausdruck, Körperhaltung, Stimme, Neigung zum Weinen)	3
	Patient drückt fast ausschließlich diese Gefühlszustände in seiner verbalen und nicht verbalen Kommunikation aus	4
2. Schuldgefühle	keine	0
	Selbstvorwürfe, glaubt Mitmenschen enttäuscht zu haben	1
	Schuldgefühle oder Grübeln über frühere Fehler und Sünden	2
	jetzige Krankheit wird als Strafe gewertet, Versündigungswahn	3
	anklagende oder bedrohende akustische oder optische Halluzinationen	4
3. Suizid	keiner	0
	Lebensüberdruss	1
	Todeswunsch, denkt an den eigenen Tod	2
	Suizidgedanken oder entsprechendes Verhalten	3
	Suizidversuche (jeder ernste Versuch ≙ 4)	4
4. Einschlafstörungen	keine	0
	gelegentliche Einschlafstörung (mehr als ½ Stunde)	1
	regelmäßige Einschlafstörung	2
5. Durchschlafstörungen	keine	0
	Patient klagt über unruhigen oder gestörten Schlaf	1
	nächtliches Aufwachen bzw. Aufstehen (falls nicht nur zur Harn- oder Stuhlentleerung	2

[1] ***Weitere 16 Items:*** *6. Schlafstörungen am Morgen, 7. Arbeit und sonstige Tätigkeiten, 8. Depressive Hemmung, 9. Erregung, 10. Angst – psychisch, 11. Angst – somatisch (körperliche Begleiterscheinungen), 12. Körperliche Symptome – gastrointestinale, 13. Körperliche Symptome – allgemeine, 14. Genitalsymptome, 15. Hypochondrie, 16. Gewichtsverlust, 17. Krankheitseinsicht, 18. Tagesschwankungen, 19. Depersonalisation, Derealisation, 20. Paranoide Symptome, 21. Zwangssymptome*

Auswertung: *Es wird ein Summenscore der einzelnen Items gebildet. Über 8 Punkten geht man von einer relevanten Depressivität aus.*

[2] *In deutscher Übersetzung aus „Internationale Skalen für Psychiatrie" (Hrsg. Collegium Internationale Psychiatriae Scalarum, CIPS), Bezugsquelle: Testzentrale Göttingen, Herbert-Quandt-Str. 4, 37081 Göttingen, Tel. (0551) 999-50-999, www.testzentrale.de*

eines bestimmten Skalenwertes dokumentiert werden (**Tab. 1.6**).

Darüber hinaus gibt es Verfahren, mit denen ein weiteres Spektrum von Faktoren unabhängig von einer bestimmten Verdachtsdiagnose abgebildet werden kann. So dient z. B. das „System der Arbeitsgemeinschaft für Methodik und Dokumentation in der Psychiatrie" (**AMDP-System**) der standardisierten Erfassung des psychopathologischen Befundes oder das „Strukturierte Klinische Interview für DSM-IV" (**SKID-I bzw. -II**) der systematischen diagnostischen Einordnung von Patienten nach DSM-IV.

Praxistipp

Sowohl Eigen- als auch Fremdbeurteilungsverfahren bergen die Gefahr einer subjektiven Verzerrung aufgrund bestimmter Erwartungshaltungen oder Unter- bzw. Überbewertungen.

Leistungstests

Mithilfe von Leistungstests werden gezielt bestimmte **kognitive Funktionen** der Patienten untersucht, um quantitative Aussagen über deren **Leistungsfähigkeit** (→ Minderung oder Potenziale?) zu erhalten: v. a. **Intelligenz, Konzentration/Aufmerksamkeit, Gedächtnis, exekutive Funktionen** (→ Planung und Regulation komplexer, nicht automatisierter Handlungen) **und Motorik**. Einige der häufig verwendeten Verfahren sind in **Tab. 1.8** zusammengestellt.

1.3.3 Körperlicher Befund und Labordiagnostik

Die **körperliche Untersuchung** (inkl. der Erhebung eines neurologischen Status) gehört bei einem Patienten mit V. a. eine psychische Erkrankung selbstverständlich zur Diagnostik.

Weiterhin werden zum Ausschluss somatischer Erkrankungen oder etwaiger Kontraindikationen vor einer geplanten Medikation bestimmte Blutwerte kontrolliert. Zur **Routinediagnostik** gehören folgende **Laborparameter**: Differenzialblutbild, Elektrolyte, GOT, GPT, γ-GT, Kreatinin, TSH und Glukose.

Darüber hinaus wird die Erhebung eines **Urinstatus** empfohlen. Bei Frauen in gebährfähigem Alter sollte vor Beginn einer medikamentösen Therapie ein **Schwangerschaftstest** durchgeführt werden. Während einer bestehenden Medikation kann die **Ver-**

Tab. 1.8

Leistungstests (Beispiele).

kognitive Funktion	mögliche Tests	Beschreibung
Intelligenz	– Wechsler-Intelligenztest für Erwachsene (WIE; früher Hamburg- etc. = HAWIE)	– Testbatterie mit **11 Untertests**: • **Verbalteil** (allg. Wissen, Zahlennachsprechen, Wortschatz-Test, rechnerisches Denken, allg. Verständnis, Gemeinsamkeiten finden) • **Handlungsteil** (Bilderergänzen, Bilderordnen, Mosaik-Test, Figurenlegen, Zahlen-Symbol-Test) – jeweils **einzelne Intelligenzwerte** bzw. zusammen **Gesamt-IQ**
	– Wechsler Intelligence Scale for Children (WISC-IV®; früher: HAWIK-IV, S. 227)	– **4 Skalen**: wahrnehmungsgebundenes logisches Denken, Sprachverständnis, Arbeitsgedächtnis und Verarbeitungsgeschwindigkeit – jeweils **einzelne Intelligenzwerte** bzw. zusammen **Gesamt-IQ**
	– Zahlen-Verbindungs-Test (ZVT)	– **sprachfreier** Intelligenztest zur Messung der **„kognitiven Leistungsgeschwindigkeit“** (sog. „speed“-Komponente) – Verbinden von **90 Zahlen** (aufsteigende Reihenfolge von 1 beginnend) in **4 verschiedenen Zahlenmatrizen** (unter Zeitdruck) – erlaubt **Schätzung eines IQ-Wertes**
Konzentration und Aufmerksamkeit	– Aufmerksamkeits-Belastungs-Test d2	– Erkennen von bestimmten Zeichen – **mit 2 Strichen markierte „d“** – in einer Reihe ähnlicher Zeichen (20 sek pro Zeile, dann Wechsel zur nächsten; insgesamt 14 Reihen mit je 47 Zeichen) – Messung von bearbeiteten Zeichen, Fehlerzahl und -art
	– Konzentrations-Verlaufs-Test (KVT)	– Zuordnen von 60 Karten in **4 Kategorien** (enthält keine, die eine bzw. die andere oder beide vorgegebenen Zahlen) – Messung von Arbeitszeit und Fehlerzahl
Gedächtnis	– Wechsler-Memory-Scale-Revised (WMS-R)	– Testbatterie mit **13 Untertests** – Zusammenfassung der Auswertung in **5 Indexwerten**: verbales Gedächtnis, visuelles Gedächtnis, Aufmerksamkeit/Konzentration, verzögerte Wiedergabe, allgemeines Gedächtnis
	– Lern- und Gedächtnistest (LGT 3)	– Testbatterie mit **6 Untertests** zur Überprüfung von Erlernen und Behalten von figuralem, verbalem und numerischem Material – Erfassung der **Merkfähigkeit** und Feststellung eines **allg. Gedächtnisquotienten**
exekutive Funktionen	Wisconsin-Card-Sorting-Test (WCST)	– Sortieren von Karten mit **verschiedenen Farben, Formen und Ziffern** nach vorgegebenen Regeln – Erfassung von **Perseveration** und Fähigkeit zum **abstrakten Denken** zur Differenzierung zwischen **frontalen** und **nichtfrontalen Hirnschäden**
Motorik	Körperkoordinationstest für Kinder (KTK)	– Testbatterie mit **4 Untertests**: Balancieren rückwärts, monopedales Überhüpfen, seitliches Hin- und Herspringen und seitliches Umsetzen – Messung des Entwicklungsstandes der **Gesamtkörperbeherrschung und -kontrolle**

laufskontrolle bestimmter Parameter notwendig werden (z. B. Medikamentenspiegel [→ Lithium] oder Erkennen von NW/Komplikationen [→ Antipsychotika]). Weitere laborchemische Untersuchungen erfolgen in Abhängigkeit von den bis dahin erhobenen anamnestischen und körperlichen Befunden. Beispielsweise kann bei entsprechendem Verdacht ein **Drogenscreening** (weitere Einzelheiten hierzu siehe S. 58) erforderlich werden. Bei Verdacht auf eine infektiöse, entzündliche, neoplastische oder neurodegenerative Erkrankung ist eine gezielte **Liquordiagnostik** erforderlich.

1.3.4 Apparative Diagnostik

Apparative Untersuchungen sind zum **Nachweis oder Ausschluss biologischer Krankheitsursachen oder -folgen** unabdingbar. Folgende Verfahren kommen zum Einsatz:

- **EKG:** Nachweis von **Reizleitungs- und Herzrhythmusstörungen**
- **EEG:** Nachweis von **leichter, mittelschwerer oder schwerer Allgemeinveränderung** (z. B. bei metabolischen Erkrankungen oder Läsionen im Bereich des Hirnstamms als Ursache von Komata), **Herdbefunden** (z. B. fokale Läsionen bei Tumoren oder Infarkten), **steilen oder rhythmischen Abläufen** (z. B. paroxysmale Potenziale bei partieller oder generalisierter Epilepsie), **typischen Veränderungen bei Intoxikationen** (z. B. Benzodiazepin-induzierte β-Aktivität), **neurodegenerativen Erkrankungen** (z. B. hypernormales α-EEG bei frontotemporaler Demenz, S. 48; periodische steile Abläufe bei Creutzfeldt-Jakob-Erkrankung, S. 49)
- **cCT oder cMRT:** struktureller Nachweis von **Raumforderungen** als Ursache organisch bedingter psychischer Störungen (z. B. Hirnblutung, ischämischer Infarkt, Hirntumor, Abb. 1.5), von **atrophischen Veränderungen** (z. B. Alzheimer-Erkrankung mit mediotemporal, perihippokampal betonter Atrophie; kortikale Atrophien bei frontotemporalen Lobärdegenerationen) oder **Mark-**

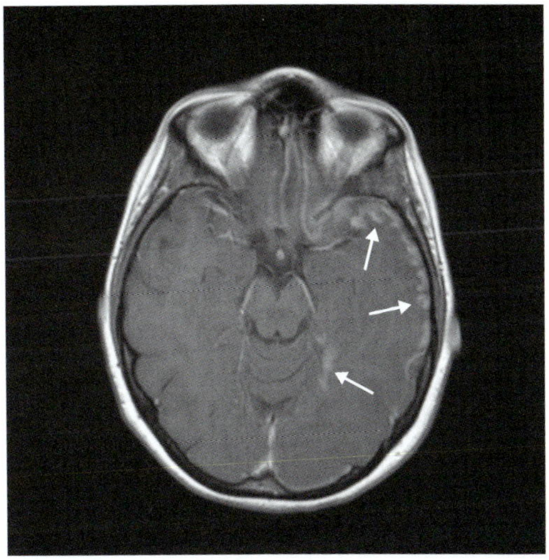

Abb. 1.5 Schädel-MRT (Befund bei Porphyrie). Im T 1-gewichteten axialen Schnitt auf Höhe der Sehnervenkreuzung zeigt sich nach Kontrastmittelgabe eine Blut-Hirn-Schranken-Störung in den hirnoberflächennahen Anteilen des orbitofrontalen und temporalen Kortex linksbetont (siehe Pfeile) (mit freundlicher Genehmigung von Herrn Prof. Zimmer, München).

lagerveränderungen (z. B. bei subkortikaler vaskulärer Enzephalopathie oder entzündlichen Erkrankungen)
- **SPECT** (Single-Photon-Emissions-CT): szintigrafischer Nachweis radioaktiv markierter Substanzen zur Funktionsbeurteilung von Organen (z. B. [^{123}I]-IBZM-SPECT zur Darstellung von Dopaminrezeptoren)
- **PET** (Positronen-Emissions-Tomogramm): szintigrafischer Nachweis radioaktiv markierter Substanzen (z. B. ^{18}FDG ([^{18}F]-Fluordesoxyglukose)-PET zur Darstellung des Glukose- bzw. Energiestoffwechsels als Spezialuntersuchung bei Demenz, **Abb. 1.6**)
- **fMRT** (funktionelles MRT): Nachweis einer erhöhten Blutzufuhr in aktivierten Hirnregionen (z. B. bei Hirntumoren)
- **Polysomnografie:** schlafmedizinische Untersuchung mit simultaner Aufzeichnung von EEG (s. o.), EOG (Elektrookulogramm → Augenbewegungen) und EMG (Elektromyogramm → Muskelaktivität) zur Differenzierung von Schlafstörungen (S. 167)

1.4 Psychopathologischer Befund

1.4.1 Begriffsbildung

Psychopathologie bedeutet wörtlich die Lehre von den psychischen Erkrankungen, während Psychiatrie die Bezeichnung für das ärztliche Fach ist, das sich mit der Diagnose und Therapie psychischer Erkrankungen beschäftigt. Im engeren Sinn beschreibt die Psychopathologie die subjektiven **Symptome** (= Beschwerden) und die objektiven **Zeichen**, die **Syndrome** (charakteristische, miteinander verbundene Muster von Symptomen und Zeichen) sowie weitere Begriffe und Konzepte, die für das Erkennen der psychischen Erkrankungen von Bedeutung sind.
Diese Begriffe beeinflussen die Vorstellungen über die Natur der Erkrankungen und sollten wissenschaftlich gut begründet und logisch verbunden sein. Dies ist leider nicht immer der Fall. Die psychopathologischen Begriffe entstammen daher zum Teil der Umgangssprache („verwirrt"), oder haben Eingang in die Umgangssprache gefunden („das ist schizophren"). Manchmal entspricht der umgangssprachliche Gebrauch weitgehend der psychopathologi-

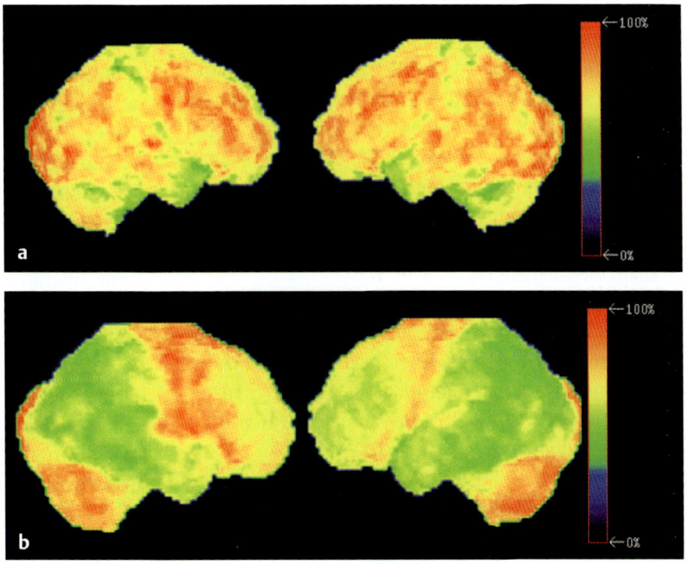

Abb. 1.6 ^{18}**FDG ([^{18}F]-Fluordesoxyglukose)-PET.** Oberflächenprojektion der Aufnahme des Radiopharmakons ^{18}FDG im Gehirn im Positronen-Emissions-Tomogramm (PET); wärmere Farbtöne bedeuten höhere Aufnahme (siehe Skalierung). **a Normalbefund** (gleichförmige Aufnahme des Radiopharmakons im Cerebrum und Cerebellum). **b Befund bei Alzheimer-Demenz** (relativ verminderte Aufnahme des Radiopharmakons temporoparietal bds. und geringer auch frontal bds.) (mit freundlicher Genehmigung von Herrn Prof. Drzezga, München).

schen Bedeutung („verwirrt, depressiv etc."), in vielen Fällen hat das fachliche Konzept aber nur sehr wenig mit der laienhaften Verwendung zu tun („Alzheimer, schizophren").

In den letzten Jahrzehnten wurden durch die Vereinheitlichung der psychopathologischen Terminologie in **Glossaren** (z. B. das AMDP-System zur Dokumentation psychiatrischer Befunde von der Arbeitsgemeinschaft für Methodik und Dokumentation in der Psychiatrie) und **Diagnoserichtlinien** (z. B. die Internationale Klassifikation der Erkrankungen, ICD) fachliche Fortschritte erreicht, welche die Kommunikation und die Vergleichbarkeit von Informationen erleichtert haben. Einige grundsätzliche **Probleme** wurden aber noch nicht gelöst:

- Psychische Störungen haben mehr mit unseren alltäglichen Gedanken und Empfindungen zu tun, als dies in anderen Bereichen der Medizin der Fall ist, und dies ist auch nicht zu ändern. Der Versuch einer rein artifiziellen, akademischen Psychopathologie mit ganz abstrakter Terminologie würde also an den Problemen vorbeigehen.
- Teilweise beeindruckende lateinische, griechische und andere Wortschöpfungen dürfen nicht dazu verleiten zu glauben, dass es sich um ein gut untersuchtes Phänomen von großer Wichtigkeit handelt, das allein wegen des klangvollen Namens stimmig ist (Onomatomanie, der Namenszwang, ist übrigens Symptom einer Zwangskrankheit).
- Viele rein deskriptiv gemeinte Termini für Symptome und Zeichen (verwirrt, depressiv etc.) präjudizieren bereits eine diagnostische Entscheidung (Verwirrtheitszustand, Depression etc.). Es gibt aber eben auch Patienten mit einem Verwirrtheitszustand, die nicht verwirrt wirken, und Erscheinungsbilder der Depression, bei denen sich die Patienten keineswegs als depressiv empfinden und auch nicht so erscheinen. Manche vermeintlich beschreibenden Begriffe werden traditionell nur im Kontext bestimmter Erkrankungen eingesetzt (z. B. „verworren" bei der Manie); hier sollte man seltsamerweise die Diagnose schon vor der Beschreibung des Problems kennen. Es tröstet nur wenig, dass diese undisziplinierte Denkungsart auch in anderen Bereichen der Medizin weit verbreitet ist.
- Bei manchen Begriffen muss man einfach nachfragen, was gemeint ist. So kann „Psychose" für die große Gruppe schwerer psychischer Erkrankungen stehen oder jargonartig für die Schizophrenie und als Adjektiv „psychotisch" für wahnhaft und halluzinierend (**Abb. 1.7**).

1.4.2 Psychopathologische Symptome

Auf den folgenden Seiten werden die Begriffe für einige psychopathologische Symptome, Zeichen und

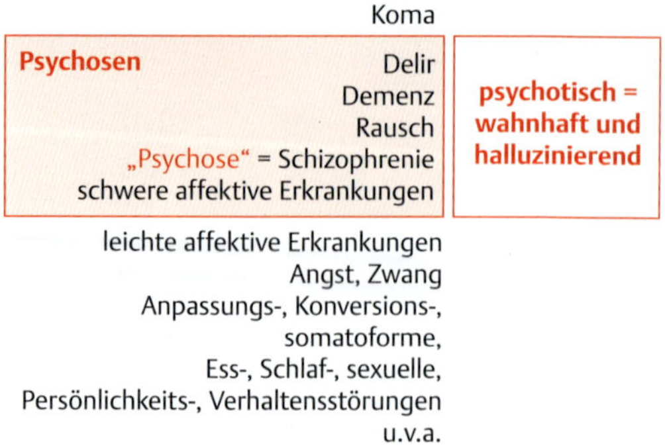

Abb. 1.7 Die **Hierarchie psychischer Erkrankungen** von den organisch bedingten Störungen bis zu psychogenen und Persönlichkeitsstörungen. Die Begriffe „Psychosen", „Psychose" und „psychotisch" sind im modernen Sprachgebrauch vieldeutig geworden.

Syndrome aufgelistet und kurz erklärt. Da im vorangehenden Abschnitt einige logische Kurzschlüsse erwähnt wurden, ist gleich hinter manchen Termini durch einen Pfeil (→) angedeutet, bei welchen Diagnosen die genannten Phänomene typischerweise zu finden sein können. Die Störungen sind geordnet nach den Grundfunktionen Wachheit, Bewusstsein, Gedächtnis, Orientierung, Wahrnehmung, Denken, Gedanken und Ideen, Ich-Störungen, Affekt, Antrieb, Motorik und Verhalten.

Wachheit

Wachheit (Vigilanz) ist die Voraussetzung zu allen möglichen Erlebnissen (und damit auch für viele andere psychopathologische Symptome). Die Störungen der Wachheit werden als „**quantitative Bewusstseinsstörungen**" bezeichnet. Meist handelt es sich um Zustände verminderter Wachheit („Hypovigilanz"):

- **Somnolenz**: schläfrig, leicht weckbar
- **Sopor**: schläft tief, nur durch starke Reize weckbar
- **Koma**: „bewusstlos", nicht weckbar. Beim Koma können unterschiedliche Schweregrade (z. B. mit der Glasgow Coma Scale) und Arten unterschieden werden.

Bei einigen **komaähnlichen Zuständen** sind Bewusstsein und Wahrnehmungsfähigkeit der Patienten zumindest rudimentär erhalten, aber der Patient ist nicht imstande zu reagieren (Stupor, akinetischer Mutismus, Locked-in-Syndrom).

Bewusstsein

Bei den „**qualitativen Bewusstseinsstörungen**" handelt es sich neuropsychologisch um Veränderungen von Aufmerksamkeit, Konzentration und Arbeitsgedächtnis.

- **Bewusstseinstrübung**: verminderte Klarheit der Umgebungswahrnehmung (→ Verwirrtheitszustand?)
- **Bewusstseinseinengung**, Dämmerzustand: verminderte Ablenkbarkeit bei oft traumhaftem Erleben und scheinbar geordnetem Verhalten (→ unmittelbar nach Alkoholintoxikation, epileptischen Anfällen, Verwirrtheitszuständen?)
- **Dissoziation**, „Bewusstseinsspaltung“: psychogene, meist leichte und selbstlimitierende Bewusstseinsstörung in belastenden Situationen (→ kulturgebundenes Symptom, Drogenintoxikation, Persönlichkeitsstörung?)
- **Bewusstseinsverschiebung**: „Bewusstseinserweiterung“ mit intensiver Wahrnehmung (→ Intoxikation, schizophrene oder affektive Psychose?)
- Sonderformen sind:
  - **Absence**: kurzer Temporallappenanfall unter 30 sek.
  - **Oneiroid**: traumähnlicher Zustand mit Derealisation und Depersonalisation, der nach außen geordnet erscheinen kann (→ Schizophrenie, Depression, Manie?)
  - **Trance**: zeitlich begrenzte, meist vorsätzlich induzierte Bewusstseinsveränderung (→ Drogeneinfluss, ritueller Akt?).

Gedächtnis

Intakte Gedächtnisleitungen sind notwendige Voraussetzungen für eine überlebenswichtige Anpassung an tägliche Erfordernisse. Sie können an verschiedenen Stellen gestört sein. Intakte Aufmerksamkeit und Konzentration sowie Arbeitsgedächtnis sind notwendige Voraussetzungen der Merkfähigkeit. Diese ist Voraussetzung für die Erinnerungsfähigkeit an kurz zurückliegende Ereignisse.

- **Amnesie**: Störung des Neugedächtnisses, bei der kürzlich Erlebtes nicht mehr erinnert werden kann (→ amnestisches Syndrom?). Die **retrograde** Amnesie ist eine Erinnerungslücke für die Zeit vor einem etwaigen Unfallereignis, die **anterograde** Amnesie betrifft die Zeit danach (→ Schädel-Hirn-Trauma, zerebraler Anfall?; Abb. 1.8).
- **Black-out**: akute anterograde Amnesie ohne Bewusstseinsverlust (→ Alkohol-, Benzodiazepinintoxikation?)
- **Ekmnesie**: intensives Erleben der Vergangenheit als handle es sich um die Gegenwart (z. B. Flashback → Drogenabusus, Verwirrtheitszustand?)
- **Hypermnesie**: gesteigerte Erinnerungsfähigkeit (→ Intoxikation?)
- **Konfabulationen**: Gedächtnislücken werden unkritisch und ohne Täuschungsabsicht mit scheinbaren und wechselnden Erinnerungen aufgefüllt (→ Wernicke-Korsakow-Syndrom?)

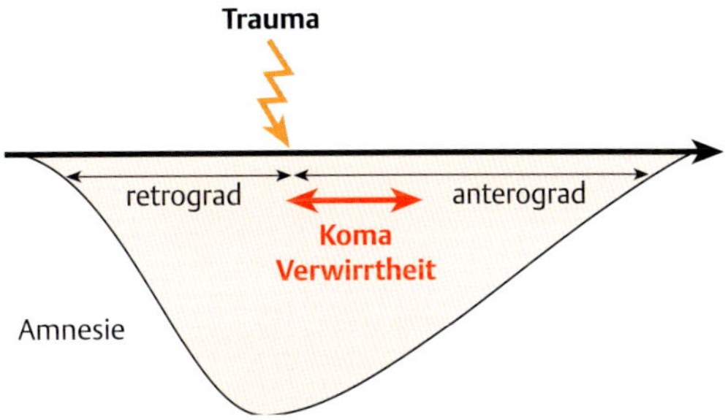

Abb. 1.8 Ein Schädel-Hirn-Trauma kann zu einem vollständigen Bewusstseinsverlust und zu einer Verwirrtheit (roter Doppelpfeil) führen. Nach dem Wiedererlangen des Bewusstseins besteht eine Gedächtnislücke (**amnestische Lücke**), die zumindest den Zeitraum der Bewusstlosigkeit umfasst, meist aber länger vor das Unfallereignis zurückreicht (**retrograde Amnesie**) und noch einen Zeitraum nach dem Unfall (mindestens bis zum Erwachen aus dem Koma) umfasst (**anterograde Amnesie**). Diese Lücke kann im weiteren Verlauf kleiner werden.

- **Mnestische Blockade**: retrograde Amnesie (→ funktionell, dissoziativ?)
- **Paramnesien**: überzeugende Erinnerungstäuschungen, Trugerinnerungen (→ schizophrene Psychose?); dazu gehören auch Déjà-vu- und Déjà-entendu-Erlebnisse mit einem vermeintlichen Wiedererkennen, oder Jamais-vu-Erlebnisse mit einem Fremdheitsgefühl in vertrauter Umgebung (→ Temporallappenanfall?)
- **Selektive Amnesie**: fehlende Erinnerung an „wunde Punkte“ (→ psychogen, von der Simulation bis zum dissoziativen Zustand?)

Die oben aufgeführten Überlegungen beziehen sich auf das **explizite** (= deklarative) **Gedächtnis**, also auf jene Inhalte, die man mit Worten leicht mitteilen kann. Das explizite Gedächtnis setzt sich aus dem episodischen (autobiografischen) und dem semantischen (enzyklopädischen) Gedächtnis zusammen (Abb. 1.9). Das **implizite Gedächtnis** für Handlungsabläufe, Gefühle und bedingte Reflexe (Konditionierung) kann ebenfalls beeinträchtigt sein. Seine Funktionsstörungen spielen traditionell in der Psychiatrie eine geringere Rolle als in der Neuropsychologie und Neurologie; Beispiele für Störungen des impliziten Gedächtnisses sind Agnosien und Apraxien.

Orientierung

Wenn das episodische Gedächtnis als zerebrales Logbuch nicht ständig aktualisiert wird, kommt es zu Orientierungsstörungen. Logischerweise betrifft dies zunächst die jüngsten Gedächtnisinhalte (Orientierung zur Zeit), während alte, überlernte Inhalte (Orientierung zur Person) stabil verankert sind und zuletzt verloren gehen (**Ribot-Gesetz**). Ein Verstoß gegen dieses Gesetz (keine Orientierung zur Person, aber zu Ort und Zeit) legt den Verdacht auf eine nicht organisch bedingte Gedächtnisstörung nahe.

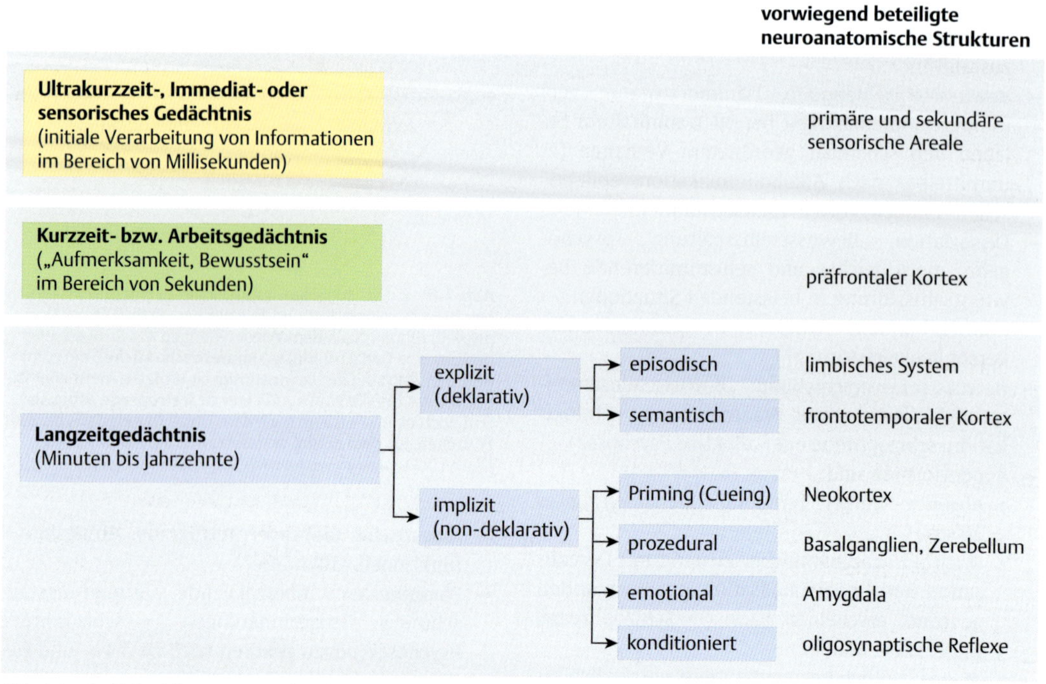

Abb. 1.9 Gedächtnisleistungen und gedächtnisrelevante Strukturen.

- Orientierung zu Zeit ↓ ↓ ↓ ↓, Ort ↓ ↓ ↓, Situation ↓ ↓, Person ↓ (→ Verwirrtheitszustand, Demenz?)

MERKE

Störungen der bisher aufgeführten kognitiven Leistungen sind starke Hinweise für das Vorliegen **„organisch" bedingter psychischer Störungen** auf der Basis relevanter zerebraler und somatischer Erkrankungen.

- Orientierung zu Zeit ↓, Ort ↓ ↓, Situation ↓ ↓ ↓, Person ↓ ↓ ↓ ↓ (→ psychogene Gedächtnisstörung?)

Wahrnehmung

Die Außenwahrnehmung findet mit sechs Sinnen statt, und innerhalb dieser Modalitäten kann die Verarbeitung nochmals in Bereiche unterschiedlicher Komplexität und Zuständigkeit aufgeteilt sein (z. B. das „where"- und das „what"-System der visuellen Wahrnehmung). Daraus ergeben sich reichhaltige Störungsmöglichkeiten. Sie reichen von Defiziten, die sich leicht beheben lassen, wie etwa die Kurzsichtigkeit mit Hilfe einer Brille. Andere Symptome sind weit belastender und ungleich schwerer zu beseitigen wie z. B. die Fortifikationsspektren der Migräne, Tinnitus und Phantomschmerzen. Diese Wahrnehmungen haben kein äußeres, aber dennoch ein authentisches neurophysiologisches Korrelat im zuständigen sensorischen Areal. Die **Betroffenen** haben **keinen Zweifel am pathologischen Charakter** dieser Symptome. Das ist der Unterschied zu **Halluzinationen**, die von den Patienten zumeist als **authentisch und bedeutungsvoll** („richtig und wichtig") **erlebt** werden, obwohl sie kein äußeres, kein „reales" Substrat besitzen (**Abb. 1.10**).

- **Akustische Halluzinationen**: Dialogisierende und kommentierende Stimmen sind typische schizophrene Erstrangsymptome; imperative Stimmen befehlen dem Patienten, was er zu tun hat, und sind als Hinweis auf eine Selbst- und Fremdgefährdung zu werten (→ zumeist Hinweise auf eine „funktionelle Psychose" wie die Schizophrenie; Ausnahme: Alkoholhalluzinose!).

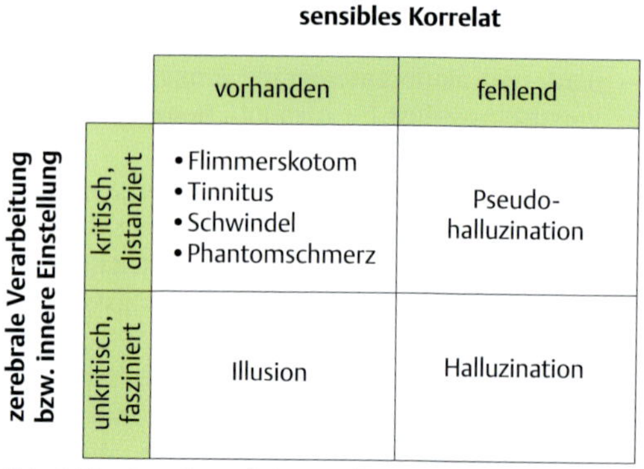

Abb. 1.10 Gemeinsamkeiten und Unterschiede der Wahrnehmungsstörungen.

- **Alkoholhalluzinose**: Psychose bei Alkoholismus mit akustischen (!) Halluzinationen (z. B. kommentierende Stimmen, Beschimpfungen)

MERKE

Die **Alkoholhalluzinose** ist eine Ausnahme unter den organisch bedingten Störungen, da sie im Gegensatz zu den meisten anderen nicht durch visuelle, sondern durch **akustische Halluzinationen** charakterisiert ist.

- **Elementare Halluzinationen** (Akoasma, z. B. Knallen, Zischen; Photopsie, z. B. Blitzen, Flimmern): entstehen in den primären Sinnesarealen (→ Schizophrenie, neurologische Erkrankungen?)
- **Gustatorische** und **olfaktorische Halluzinationen**: (→ Aura vor Temporallappenanfällen?)
- **Haptische, taktile Halluzinationen**: gestörte Oberflächensensibilität (→ Polyneuropathie, Delir, Demenz, Schizophrenie?)
- **Illusionen** (produktive, „psychotische" Gestaltung einer realen Sinneswahrnehmung): (→ sensorische Deprivation, Präpsychose?)
- **Kinästhetische Halluzinationen** (Bewegungshalluzinationen): (→ Migräne?)
- **Pseudohalluzinationen**: ohne äußeres Substrat, bei der sich der Betroffene allerdings der Fehlwahrnehmung bewusst ist (→ Müdigkeit?)
- **Tunnelvisus**: röhrenförmiges Gesichtsfeld (→ Hysterie, stark trichterförmig eingeengter Visus bei Retinitis pigmentosa?)
- **Visuelle Halluzinationen**: (→ organisch bedingte Psychose?)

Halluzinationen (sowie Wahn- und Ich-Störungen) werden bei der Schizophrenie als **Produktiv- oder Plussymptome** bezeichnet. **Spezielle Formen** der Halluzination:

- **Charles-Bonnet-Syndrom** (rein visuelle, komplexe „szenische" Halluzinationen): (→ häufig bei Läsionen im visuellen System und reduzierter kognitiver Leistung)
- **Makro- und Mikropsie** (Alice-im-Wunderland-Phänomen → Migräne?)
- **Schlafbezogene Halluzinationen**: hypnagoge (beim Einschlafen) und hypnopompe (beim Aufwachen) Halluzinationen (→ Narkolepsie?)

Eine Reihe von Phänomenen wird sowohl durch Wahrnehmungs- als auch durch kognitive Defizite begünstigt. Symptome **zwischen Halluzination und Wahn**:

- **Dermatozoenwahn**, Formication: (→ Polyneuropathie, Demenz, Schizophrenie?)
- **Eigengeruchshalluzinose**, olfaktorische Paranoia: (→ Schizophrenie?)
- **Zönästhetische, Leibhalluzinationen**: bizarre Eingeweidesensationen, typisches schizophrenes Erstrangsymptom (→ Schizophrenie?)
- **Zoopsie**: visuelle Wahrnehmung von Tieren („weiße Mäuse" → Delir?)

Symptome **zwischen sensiblen und kognitiven Defiziten**:

- **An-, Hypästhesie**: (→ Polyneuropathie, zentrales sensibles Defizit, Dissoziation, Hysterie?)
- **Anosognosie** (Anton-, Hephaste-Syndrom): mangelnde Krankheitswahrnehmung, z. B. Leugnung der eigenen Blindheit (→ neokortikale Läsion?)

Denken (formal)

Der Begriff **Kognition** umfasst alle **intellektuellen Leistungen** des Gehirns. Der Intelligenzquotient ist ein testpsychologisch fassbares und stark vereinfachtes Abbild dieser umfassenden Leistungsfähigkeit, mit dessen Hilfe sich etwa unterschiedliche Grade der Minderbegabung einteilen lassen (**Tab. 1.9**).

Tab. 1.9

Intelligenzquotient und Minderbegabung.

Intelligenzminderung	Intelligenzquotient	Entwicklungsalter (Lj.)
Leicht (Debilität)	50–69	9. – 12.
Mittel (Imbezillität)	35–49	6. – 9.
Schwer (Idiotie)	< 35	< 6.

Wachheit, Aufmerksamkeit, klare Wahrnehmung, Durchhaltevermögen und Motivation tragen zur geistigen Leistungsfähigkeit bei. Im diagnostischen Kontext werden die Begriffe Denken und Denkstörungen enger gefasst als es dem großen Konzept von Kognition und Intelligenz entspricht. Nur ganz bestimmte Symptome werden als Denkstörungen bezeichnet. Die Begriffe für die nachfolgenden „**formalen Denkstörungen**" erklären sich weitgehend selbst.

- **Assoziationsstörungen**: fehlender logischer Bezug des Gedankengangs; Basissymptom der Schizophrenie nach Bleuler, vgl. S. 83 (→ Schizophrenie?)
- **Assoziative Lockerung**, Zerfahrenheit, Inkohärenz: vom Faseln bis zum unverständlichen Wortsalat (→ Schizophrenie, Depression, Manie?)
- **Denkverlangsamung**, Denkhemmung: wird von Patienten meist als belastend empfunden (→ Depression?)
- **Gedankensperrung**, -abreißen: plötzlicher Stopp eines bis dahin logischen Gedankengangs (→ Schizophrenie?)
- **Ideenflucht**: die große Menge von Ideen kann nicht mehr ruhig in klare Sätze gefasst werden (→ Manie?)

Intensität

innere Einstellung		weniger hoch	sehr hoch
	negativ	Störgedanke	Zwang
	positiv	überwertige Idee	Wahn

Abb. 1.11 Gemeinsamkeiten und Unterschiede von Wahnideen und Zwangsgedanken.

- **Rumination**: zwanghaftes Grübeln (→ Zwangserkrankung, Depression?)

Gedanken (inhaltlich)

Wahn- und Zwangsideen werden als „**inhaltliche Denkstörungen**" bezeichnet (**Abb. 1.11**).

- **Überwertige Idee**: rational nicht begründbare, „fixe" Überzeugung, die das Verhalten beeinflusst, aber nicht vollständig bestimmt
- **Wahn**: mit absoluter Gewissheit vertretene, unkorrigierbare und nicht mehrheitsfähige Überzeugung (→ Schizophrenie, monosymptomatische Wahnkrankheit?)
- **Zwang**: als fremd und unvernünftig erlebter, dennoch nicht unterdrückbarer, häufig quälender Gedanke (→ Zwangskrankheit?)

Typische **Zwangsgedanken** haben mit Aggressivität (Gedanke, verletzt zu werden oder jemanden zu verletzen), übertriebener Ordentlichkeit (Sammeln, Symmetrie) und Sauberkeit (beschmutzt und infiziert werden) oder Sexualität (obszöne Vorstellungen) zu tun.

Typische **Wahnformen** sind:

- **Abstammungswahn** (engl.: descent delusion): Überzeugung, man sei adeliger Abstammung (→ Manie, Schizophrenie?)
- **Ansteckungswahn**: wahnhafte Befürchtung, infiziert zu werden (→ Schizophrenie?)
- **Bedeutungswahn**, Wahnwahrnehmung: zufälligen Ereignissen wird eine besondere Bedeutung beigemessen (→ Schizophrenie?)
- **Beeinflussungs-, Kontrollwahn**: Überzeugung, ferngesteuert, kontrolliert zu werden (→ Schizophrenie?)
- **Beeinträchtigungs-, Verfolgungswahn**: Patient sieht sich als Opfer (→ Schizophrenie, Depression?)
- **Bestehlungswahn** (→ altersassoziierte kognitive Störungen, Schizophrenie?)
- **Beziehungswahn**: äußere Vorgänge werden auf sich selbst bezogen (→ Schizophrenie?)
- **Eifersuchtswahn** (→ monosymptomatische Wahnkrankheit, Alkoholismus, Schizophrenie?)
- **Größenwahn** (→ Manie?)
- **Hypochondrischer Wahn**: unkorrigierbare Überzeugung von eigener Erkrankung ohne objektivierbaren ausreichenden Grund (→ Depression, Schizophrenie?)
- **Paranoia**: systematisch durchstrukturiertes Wahngebäude, welches meist Verfolgungsgedanken zum Inhalt hat (→ Paranoia als monosymptomatische Erkrankung, Schizophrenie?)
- **Schuldwahn** (→ Depression?)
- **Verarmungswahn** (→ Depression?)
- **Wahneinfall**: plötzliches Auftauchen einer unkorrigierbaren Wahnidee (→ Schizophrenie?)
- **Wahnstimmung**: Empfinden der hohen Bedeutungsaufladung bei alltäglichen Geschehnissen (→ Vorstufe der Schizophrenie?)

Besondere Varianten des Wahns sind die wahnhaften **Missidentifikationen**, z. B. das **Capgras-Phänomen** (vertraute Personen werden als fremd wahrgenommen), das **Fregoli-Phänomen** (Fremde wirken vertraut) oder die **reduplikative Paramnesie** (ein bekannter Ort wird als Fälschung empfunden; Übergang zu wahnhaften Erinnerungsfälschungen). Diese können im Rahmen einer Psychose aus dem schizophrenen Formenkreis, einer Demenz, aber auch als eigenständige Phänomene auftreten.

Zu den selteneren, gelegentlich isoliert auftretenden Wahnformen gehören die folgenden Phänomene, die häufig – und zu Unrecht – als Syndrome bezeichnet werden:

- **Dermatozoenwahn**, taktile Halluzinose, Formication, Ekbom-Syndrom: s. o.
- **Dysmorphophobie**: Furcht, hässlich auszusehen, die sich in einem Wahn verfestigen kann
- **Eifersuchtswahn** (Othello-Syndrom): ungerechtfertigte Überzeugung von der Untreue des Partners
- **Liebeswahn**, Erotomanie (De-Clérambault-Syndrom): objektiv unbegründete Überzeugung, von einer bestimmten (meist höhergestellten) Person geliebt zu werden
- **Nihilistischer Wahn** (franz.: délire de négation, Cotard-Syndrom): Überzeugung bereits in Teilen oder ganz tot zu sein
- **Pseudocyesis**: eingebildete Schwangerschaft; bei Männern auch als Couvade-Syndrom bezeichnet
- **Symbiontischer Wahn**: kontagiöser Wahn in Kleinstgruppen (Folie à deux, à trois etc.) oder als kulturgebundenes Phänomen (**Tab. 1.10**)
- **Transitivismus**: Patient hält andere für krank, sich selbst jedoch für gesund.

Ich-Störungen

In gesunden Tagen genießen wir das Gefühl einer gewissen Gedankenfreiheit und persönlichen Privatheit. Dieses sichere Gefühl der Diskretion und Inte-

Tab. 1.10

Kulturgebundene seelische Störungen.

Bezeichnung	Vorkommen z. B.	Symptomatik
Amok, Berserkergang, Cafard, lich´aa, Mal de pelea	Indonesien, Malaysia, USA	raptusartige, unprovozierte Aggression
Ataque de nervios	Lateinamerika	Hitzegefühl, Reizbarkeit, Aggressivität bei geringem Anlass
Brain fag, Burn-out, Surmenage	USA, Afrika	Konzentrationsprobleme mit überwertigen Ideen (die Zerstörung des Gehirns betreffend)
Cargo Cult	Südpazifik, international	wahnhafte Vorstellung, bald in den Genuss großer Reichtümer zu gelangen
Couvade		sog. Männerkindbett
Dhat, Shen-kui	China, Indien	Angst, „den Samen und damit die Lebensenergie zu verlieren"; mit Erschöpfung, Muskelschmerzen
Falling out	Karibik	vollkommene Bewegungsunfähigkeit bei intakter Wahrnehmung
Grisi siknis	Mittelamerika	Weglaufen junger Frauen, da sie meinen, vom Teufel verfolgt zu werden
Karoshi	Japan	Arbeitssucht, eventuell mit Todesfolge
Koro	Südostasien	akute Furcht, die Genitalien könnten sich in den Körper zurückziehen
Latah, Mali-Mali, Myriachit	Indonesien, Malaysia, Sibirien	extreme Schreckhaftigkeit mit Echolalie, Echopraxie
Maskoon, Wiswas	Arabien	Besessenheit
Otaku	Japan	Flucht in virtuelle Welt der Videospiele etc. bis zur Verwahrlosung
Pa-leng, Frigophobie	Südostasien	Angst vor Wind und Kälte, die Erschöpfung, Impotenz und den Tod versuchen könnten; daher Tragen von übertrieben warmer Kleidung
Piblokto (arktische Hysterie)	Eskimos	nach einem Prodromalzustand von Erschöpfung, Depression und Verwirrtheit anfallsartiges Herunterreißen der Kleider, Weglaufen, Herumwälzen im Schnee, Echolalie, Echopraxie und destruktives Verhalten
Shinkeishitsu	Japan	Perfektionismus, Überempfindlichkeit mit Beschmutzungs- und Infektionsangst, sozialer Rückzug
Susto, Espanto, Chibi, Lanti	Mittelamerika	chronische Furcht, „die Seele zu verlieren", mit Agitation, Anorexie, Insomnie, Fieber, Diarrhö, Introversion, Depression
Taijin kyofusho	Japan	Angst, sich unbeliebt zu machen, eingebildete eigene Mängel, sozialer Rückzug
Ufufuyane	Südafrika	Rufen, Heulen, Neologismen, Paralyse, Konvulsionen, Stupor; vermutete Ursachen: entweder vergifteter Trank zurückgewiesener Liebhaber oder Besessenheit mit Geistern
Uquamairineq	Inuit-Eskimos	plötzliche Paralyse mit Angst, Agitation und Halluzinationen; vermutete Ursachen: Seelenwanderung, Besessenheit
Windigo	Algonquin-Indianer	kannibalischer Wahn

grität kann bei bestimmten Erkrankungen verloren gehen.

- **Depersonalisation**: Auflösung der eigenen Identität und Integrität (→ Schizophrenie, dissoziative Störung?)
- **Derealisation, Dissoziation**: Umgebung erscheint unwirklich und fremd (→ Borderline-Persönlichkeitsstörung, Haftpsychose, Schädel-Hirn-Trauma, Schizophrenie?)
- **Gedankenabreißen, -sperrung**: (→ Schizophrenie?)
- **Gedankenausbreitung** (engl. thought broadcasting): die eigenen Gedanken sind nicht mehr verborgen, sondern werden öffentlich ausgestrahlt (→ Schizophrenie?)
- **Gedankenecho**: eigene Gedanken tauchen Sekunden später wieder auf (→ Schizophrenie?)
- **Gedankeneingebung**: Gedanken stammen von fremden Kräften und müssen gedacht werden (→ Schizophrenie?)
- **Gedankenentzug**: die eigenen Gedanken werden von einer fremden Kraft abgezogen (→ Schizophrenie?)
- **Gedankenlautwerden**: (→ Schizophrenie?)
- **Gefühl des Gemachten**, Fremdbeeinflussungserlebnis: das eigene Handeln wird von anderen gesteuert (→ Schizophrenie?)

Nicht alle diese Symptome sind von formalen Denkstorungen abzugrenzen. Bei manchen neurologischen Erkrankungen können ähnliche Phänomene auftreten (z. B. Neglect, Alien-Limb-Phänomen). Darüber hinaus behaupten manche Neurowissenschaftler, dass Patienten mit einer Schizophrenie bezüglich der erlebten Ich-Störungen Recht haben, da das Gehirn vor sich „hinarbeitet" und wir dies in gesunden Tagen als unsere persönliche Leistung erleben.

Affekt

Verhalten wird nicht allein durch rationale kognitive Funktionen gesteuert, sondern ganz wesentlich durch Gefühle. Die Begriffe Affekt, Emotion und Stimmung werden von verschiedenen Autoren etwas unterschiedlich definiert (solange das so ist, muss man sich diese Nuancen nicht merken).

- **Alexithymie**: mangelnde Fähigkeit, eigene (und fremde) Gefühle wahrzunehmen (→ Depression?)
- **Angst**: (→ unspezifisches Symptom vieler somatischer und psychischer Erkrankungen)
- **Affektinkontinenz** (engl.: emotionalism): Neigung zu ungezügelten Gefühlsdurchbrüchen (→ zerebrovaskuläre Erkrankung, Drogenintoxikation, affektive Erkrankung?)
- **Affektkongruenz**, synthym: emotional zur Situation oder Idee passend
- **Affektlabilität**: starke, unkontrollierte und subjektiv inadäquate Gefühlsschwankungen bei geringem Anlass (→ vaskuläre Hirnerkrankung, Depression?)
- **Depressivität**: (→ unspezifisches Symptom vieler somatischer und psychischer Erkrankungen!)
- **Dysphorie, Dysthymie**: Verstimmtheit (→ das kann bei vielen Erkrankungen passieren; Dysthymie: Sonderform depressiver Erkrankungen, S. 117)
- **Euphorie**: (→ Drogenintoxikation, Manie?)
- **Gefühl der Gefühllosigkeit**: (→ ausgeprägte Depression?)
- **Gereiztheit**: (→ Symptom vieler somatischer und psychischer Erkrankungen)
- **Hypochondrie**: nachhaltige Beschäftigung mit vermeintlichen eigenen Erkrankungen (→ Depression, Angst?)
- **Insuffizienzgefühl**: (→ Depression?)
- **Läppischer Affekt**: (→ hebephrene Schizophrenie?)
- **Panik**: plötzliche, totale und überwältigende Angst (→ Panik, posttraumatische Stresserkrankung?)
- **Parathymie**: inadäquater Affekt, z. B. Lachen bei Beerdigung (→ Schizophrenie?)
- **Pavor nocturnus**: nächtliche Angstattacke, vgl. S. 181
- **Phobie**: objekt- oder situationsbezogene Angst, vgl. S. 123
- **Störung der Vitalgefühle**, vitale Traurigkeit: körperliche und geistige Erschöpfung (→ Depression?)
- **Trema**: Vorstadium der manifesten Schizophrenie; nahezu gleichbedeutend mit → Wahnstimmung
- **Wahnstimmung**: Anspannung mit starker Bedeutungsaufladung des Erlebens (→ Vorstadium der Schizophrenie?)

Der Einteilung und „Vermehrung" von **Phobieformen** sind kaum Grenzen gesetzt. Dies sind nur wenige Beispiele:

- **Agoraphobie**: Furcht vor dem Einkaufen (gr.: agorein), aber auch vor großen Menschenansammlungen, weiten Räumen etc.
- **Aichmophobie**: Furcht vor spitzen Gegenständen
- **Akrophobie**: Furcht vor Höhen
- **Antropophobie**, soziale Phobie: Furcht vor Menschen
- **Klaustrophobie**: Furcht vor engen Räumen
- **Venero-, Syphiliphobie**: Furcht vor Geschlechtskrankheiten
- **Zoophobie**: Furcht vor Tieren

Antrieb

Wille, Motivation und die verfügbare Energie bestimmen, ob und wie intensiv Entscheidungen und Gefühle gezeigt und in die Tat umgesetzt werden. Die wesentlichen Störungen dieses Antriebs sind:

- **Abulie, akinetischer Mutismus**: vollkommene Initiativlosigkeit (→ Frontalhirnprozess, Schizophrenie, schwere Depression?)
- **Agitation**: starke innere Unruhe mit Bewegungsdrang (→ Verwirrtheitszustand, Entzugssyndrom, Schizophrenie, Depression, Manie?)
- **Ambitendenz, Ambivalenz**: Entscheidungsunfähigkeit (→ Schizophrenie, Depression?)
- **Amotivationales Syndrom**: (→ Alkoholabusus, Cannabiskonsum, Abhängigkeit von anderen Drogen, Negativsymptomatik bei Schizophrenie, Depression?)
- **Apathie**: (→ frontodorsale Läsion, Negativsymptomatik bei Schizophrenie, Depression, Faulheit?)
- **Aufmerksamkeitsdefizit-/Hyperaktivitätsstörung** (= ADHS): Beschreibung z. B. vom Kinder- und Jugendpsychiater Hoffmann als Zappelphilipp im „Struwwelpeter", S. 235
- **Disinhibition**, Enthemmung: (→ frontoorbitale Läsion, Manie?)
- **Dysexekutivsyndrom**: beeinträchtigte Handlungsfähigkeit
- **Impulsivität**: ungebremstes, unreflektiertes, häufig aggressives Verhalten (→ Manie, Persönlichkeitsstörung, Zwangserkrankung?)
- **Inhibition**, Gehemmtheit: (→ frontodorsale Läsion, Depression?)
- **Katatonie**: motorische Sperrung oder Erregung (→ Schizophrenie?)
- **Libido**, sexuelle Appetenz: bei extremer Steigerung: Satyriasis (m), Nymphomanie (w) (→ frontoorbitale Läsion, Manie?)
- **Logorrhö**: gesteigerter Rededrang (→ Manie?)

- **Raptus**: plötzlicher Erregungssturm (→ Intoxikation, Schizophrenie?)
- **Stupor**: äußere Bewegungslosigkeit bei starker innerer Anspannung (→ katatone Schizophrenie, schwere Depression, Panik?)

Motorik

- **Akinese, Hypokinese**: Bewegungsarmut (→ akute Neuroleptika-Nebenwirkung, M. Parkinson?)
- **Abasie, Astasie**: Unfähigkeit zu gehen/stehen bei ansonsten intakter Kraft und Beweglichkeit (→ Frontalhirn-, Kleinhirnläsion, psychogen?)
- **Akathisie**: Bewegungsunruhe, Unfähigkeit still zu sitzen oder zu stehen (→ katatone Schizophrenie, Neuroleptika-Nebenwirkung?)
- **Aphasie**, motorische
- **Aphonie**, Stimmlosigkeit: Heiserkeit bis zum kompletten Stimmversagen (→ M. Parkinson, Depression, dissoziativ?)
- **Desintegrationszeichen**, Primitivreflexe: z. B. Blinzel-, Palmomental-, Schnauzreflex, Nachgreifen (→ Frontalhirnläsion, Intoxikation?)
- **Dissoziative Bewegungsstörung**: psychogene Akinese, psychogene Anfälle, Aphonie, Apraxie, Ataxie, Dysarthrie, Dyskinesie, Paresen etc.
- **Dysarthrie**: motorische Sprechstörung (→ bei Funktionsstörungen von Zerebellum oder Basalganglien?)
- **Dyskinesien**: umfassen alle Formen der Hyperkinese: Athetose, Dystonie, Ballismus, Myoklonus, Tremor und Tic, vgl. S. 244 (→ Basalganglienerkrankung, Medikamenten-Nebenwirkung, Schizophrenie?)
- **Dysprosodie**: Störung der Sprachmelodie und Betonung
- **Echokinese, -lalie, -praxie** etc.: echoartige Wiedergabe von Bewegungen, Handlungen und Wörtern (→ Delir, Schizophrenie?)
- **Floccilegium** (Flockenzupfen): Nesteln z. B. an der Bettdecke (→ Delir?)
- **Kataplexie**: plötzlicher Verlust des Muskeltonus (→ Narkolepsie?)
- **Katatonie**: psychotisch bedingte Hyper- oder Hypokinesen inklusive Automatismus, Befehlsautomatie, Echokinese, Manieriertheit, Negativismus; vgl. S. 83 (→ entzündliche, degenerative u. a. Hirnerkrankungen, Schizophrenie?)
- **Logorrhö**: vermehrte Sprachproduktion (→ Manie?)
- **Mikrographie**: (→ M. Parkinson, Neuroleptika-Nebenwirkung?)
- **Myoklonus**: schnelle unwillkürliche Muskelkontraktion mit Bewegungseffekt (→ sehr viele zerebrale und pharmakologische Ursachen möglich, u. a. Epilepsie, Creutzfeldt-Jakob-Krankheit?)
- **Nicken**: Stupor mit vertikalen Kopfbewegungen (→ abklingende Heroin- und Methadon-Intoxikation)
- **Poltern**: hohe Sprachgeschwindigkeit mit korrekten Formulierungen, aber schwer verständlicher Sprachmelodie
- **REM-Schlaf-Verhaltensstörung**: während der REM-Phasen (engl. Rapid Eye Movement) werden Träume motorisch ausagiert, fremdgefährlich (→ eigenständiges Krankheitsbild oder Symptom einer neurodegenerativen Erkrankung, z. B. einer Demenz mit Lewy-Körperchen?)
- **Restless legs**: vor allem nach längeren Ruhephasen und beim Einschlafen schwer erträgliche Parästhesien mit starkem Bewegungsdrang in den Beinen, eventuell durch Medikamente verstärkt (→ „Restless-Legs-Syndrom“)
- **Stereotypie**: repetitive und nutzlose sprachliche und motorische Muster (→ katatone Schizophrenie, Minderbegabung, unterschiedliche auch neurodegenerative Hirnerkrankungen?)
- **Tic**: schnelle, unwillkürliche, nicht-rhythmische Bewegungen und Vokalisationen unterschiedlicher Komplexität, die sich nur schwer unterdrücken lassen und bei Anspannung zunehmen (→ Tourette-Syndrom?)

Verhalten

- **Aggressivität**: (→ Verwirrtheitszustand, Demenz, Drogenrausch, Schizophrenie, Persönlichkeitsstörung?)
- **Anankasmus**: zwanghafte Genauigkeit, überkontrolliertes Verhalten (→ Depression, Zwangskrankheit, selbstunsichere Persönlichkeit?)
- **Anosognosie**: fehlende Krankheitseinsicht (→ „Psychose“ z. B. Delir, Demenz, Drogenrausch, Schizophrenie, wahnhafte Depression, Manie?)
- **Autismus:** Desinteresse an oder Rückzug von sozialen Kontakten und „Überwiegen des Binnenlebens“ (nach Bleuler; eines der Basissymptome der Schizophrenie → Schizophrenie, frühkindlicher Autismus?)
- **Beschäftigungsdelir**: ständige zweckfreie Betriebsamkeit mit schablonenhaftem Muster
- **Dipsomanie** (Quartalstrinkerei): episodische Trunksucht (→ Epsilon-Alkoholismus, Alkoholabhängigkeit?)
- **Fetischismus**: Störung der Sexualpräferenz, z. B. Kleidung, Haare (→ Persönlichkeitsstörung?)
- **Fugue**: weite Reise angeblich ohne Absicht und Erinnerung (→ dissoziative Amnesie?)
- **Ganser-Syndrom**: Vorbeireden, systematisches pseudopsychotisches Danebenraten und -handeln (→ „Haftpsychose“, Minderbegabung?)
- **Glossolalie**: „Sprechen in Zungen“, „Plappern“ in unbekannten Sprachen (→ religiöse Ekstase?)

- **Histrionisches**, theatralisches Verhalten (→ Persönlichkeitsstörung?)
- **Imitationsverhalten**: unbegremstes Nachahmen z. B. des Gesprächspartners (→ frontotemporale Demenz?)
- **Kleptomanie**: triebhaftes Stehlen (→ Persönlichkeitsstörung?)
- **Koprolalie**: Fäkalsprache, impulsiv (→ Tic, Tourette-Syndrom?)
- **Manierismus**: z. B. gestelzte Sprache (→ Schizophrenie?)
- **Moria**: Witzelsucht (→ frontoorbitale Läsion?)
- **Münchhausen-Syndrom**: erfundene oder künstlich herbeigeführte Erkrankungen, um Aufmerksamkeit zu erregen; Selbstgefährdung (→ Schizophrenie, Persönlichkeitsstörung?)
- **Münchhausen-Stellvertreter-Syndrom (engl. Münchhausen syndrome by proxy)**: Vortäuschen oder Induzieren von Erkrankungen bei anderen, v. a. bei abhängigen, kleinen Kindern; Fremdgefährdung!
- **Mutismus**: Schweigen bei erhaltener Sprachfähigkeit (→ Schizophrenie, psychogen?)
- **Negativismus**: keine adäquate Reaktion auf Aufforderungen; eventuell wird das Gegenteil getan (→ Schizophrenie?)
- **Paramimie**: situativ und emotional inadäquater Gesichtsausdruck (→ Schizophrenie, Hirnläsion?)
- **Pica**: Essen von Stoffen, die keine Nahrungsmittel sind, z. B. Erde = Geophagie (→ Minderbegabung, Schizophrenie, Mangelernährung?)
- **Pseudologia phantastica**, Mythomanie: phantastisches Schwadronieren und Lügen aus Geltungsbedürftigkeit (→ Persönlichkeitsstörung?)
- **Pyromanie**: triebhafte Brandstiftung; Selbstgefährdung (→ Minderbegabung, Persönlichkeitsstörung?)
- **Somatisierung**: körperlicher Ausdruck (unerkannter) psychischer Probleme
- **Trichotillomanie**: „Haarrupfsucht" (→ Minderbegabung, Depravation, Schizophrenie?)
- **Utilisationsverhalten**: zweckentsprechendes, aber nutzloses, situativ unangemessenes und ungebremstes Benutzen von Gegenständen (→ frontotemporale Demenz?)
- **Zwangshandlungen**: als sinnlos empfundene Handlungen, die wegen der negativen Verstärkung beibehalten werden (→ Zwangskrankheit?)

1.4.3 Psychopathologische Differenzialdiagnostik

Patienten leiden unter **Symptomen** (z. B. Desorientiertheit, visuelle Halluzinationen, Angst, Zittern, Schwitzen etc.), und Ärzte erkennen **Zeichen** (z. B. Merkfähigkeits- und Augenbewegungsstörungen, wechselndes Aktivitätsniveau, Tachykardie, Alkoholgeruch, Palmarerythem etc.), die sich zu charakteristischen **Syndromen** (z. B. Verwirrtheitszustand) zusammenfügen lassen, aus denen sich in Zusammenschau mit der **Anamnese** (z. B. frühere Behandlung wegen ähnlicher Probleme) diagnostisch der Verdacht auf bestimmte **Erkrankungen** (z. B. Alkoholintoxikation/-entzugsdelir bei Alkoholabhängigkeit/Wernicke-Enzephalopathie) mit bestimmten **Risikofaktoren** (z. B. schwierige soziale Situation), **Auslösern** (z. B. akuter Verlust des Arbeitsplatzes), **Entstehungsmechanismen** (Pathogenese; z. B. langjähriger Alkoholmissbrauch mit pharmakologischer Toleranzentwicklung, abnehmende körperliche und geistige Leistungsfähigkeit) und gegebenenfalls bestimmter **Ätiologie** (Ursache; z. B. akute Alkoholintoxikation/-entzug/Thiaminmangel) ableiten lässt.

„Höhere" geistige Leistungen – und ihre Störungsmöglichkeiten – sind an die **Intaktheit von elementaren Funktionen** gebunden. Ein deliranter Patient leidet in erster Linie unter einer Bewusstseinstrübung (Tab. 1.11; ↓ ↓ ↓). Daraus ergeben sich weitere Probleme bei Leistungen (↓ ↓), die auf Bewusstseinsklarheit mit intakter Aufmerksamkeit, Konzentration,

Tab. 1.11

Jeweils zentrale Störungen ↓ ↓ ↓ bzw. ↑ ↑ ↑ neuropsychiatrischer und psychischer Erkrankungen sind mit weiteren Symptomen (↓ ↓/↓) bzw. (↑ ↑/↑) in anderen Funktionsbereichen assoziiert.

	Koma	Delir	Demenz	Schizophrenie	Depression	Manie	Angst	Zwang
Wachheit	↓ ↓ ↓	(↓)						
Bewusstsein	(↓ ↓)	↓ ↓ ↓	(↓)					
Neugedächtnis	(↓ ↓)	(↓ ↓)	↓ ↓ ↓					
Orientierung	(↓ ↓)	(↓ ↓)	(↓ ↓)					
Wahrnehmung	(↓ ↓)	(↓ ↓)	(↓)	↓ ↓ ↓				
Denken (formal)	(↓ ↓)	(↓ ↓)	(↓)	↓ ↓ ↓	(↓)			
Gedanken (inhaltlich)	(↓ ↓)	(↓ ↓)	(↓)	↓ ↓ ↓	(↓)	(↑ ↑)		
„Ich"	(↓ ↓)	(↓ ↓)	(↓)	↓ ↓ ↓	(↓)	(↓)	(↓)	
Affekt	(↓ ↓)	(↓ ↓)	(↓)	(↓)	↓ ↓ ↓	↑ ↑ ↑	↓ ↓ ↓	(↓)
Antrieb	(↓ ↓)	(↓ ↑)	(↓)	(↓)	(↓)	↑ ↑ ↑	(↓ ↑)	(↓ ↑)
Motorik	(↓ ↓)	(↓ ↑)	(↓)	(↓)	(↓)	(↑ ↑)	(↓ ↑)	(↓ ↑)
Verhalten	(↓ ↓)	(↓ ↑)	(↓)	(↓)	(↓)	(↑ ↑)	(↓ ↑)	(↓ ↑)

Merkfähigkeit, Arbeitsgedächtnis etc. angewiesen sind. Es wäre dabei unsinnig, zusätzliche Erkrankungen im Bereich von Denken, Affekt und Motorik zu diagnostizieren, wenn diese Funktionen lediglich sekundär in Mitleidenschaft gezogen werden.

Bestimmte psychopathologische Leitsymptome lenken den Verdacht bereits auf einzelne psychische Erkrankungen. Die Diagnose einer primär psychischen Erkrankung darf jedoch erst gestellt werden, wenn das komplette Muster der Symptome und Befunde dazu passt und wenn ausgeschlossen ist, dass andere somatische und zerebrale Erkrankungen die Störungen verursachen. Es gibt einige chamäleonartige Erkrankungen, die zu allen möglichen psychischen Störungen führen und damit glaubhaft vermeintlich **psychische Erkrankungen vortäuschen** können, z. B.:

- **Akut-progredient**: Hashimoto-Thyreoiditis, Herpes-Enzephalitis
- **Akut-intermittierend**: komplex-partielle Anfälle
- **Subakut-rezidivierend**: metabolische Störungen (z. B. akute intermittierende Porphyrie, Diabetes mellitus)
- **Chronisch-progredient**: frontotemporale Demenz
- **Und grundsätzlich immer**: Alkohol, Drogen, Medikamente.

Kapitel 2

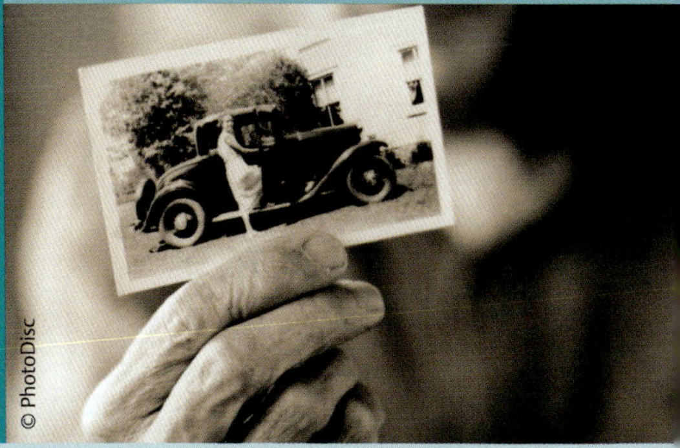

2 Delir, Demenz und andere organisch bedingte psychische Störungen

Alzheimer-Demenz

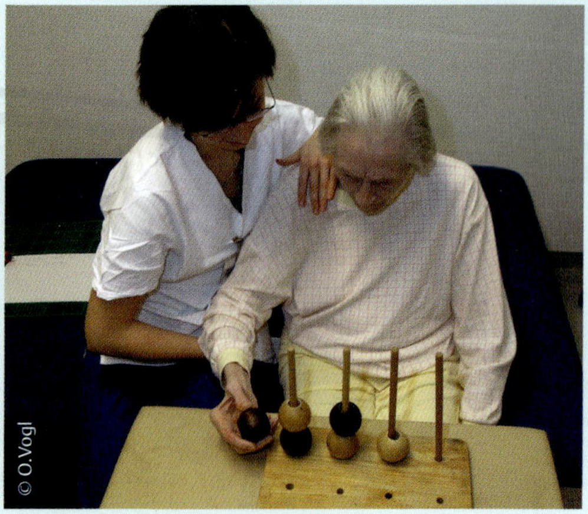

Verwirrte Patientin

Die 79-jährige Frau Selig wird über die chirurgische Ambulanz zur stationären Aufnahme in die Psychiatrie überwiesen. Ihre Tochter hatte sie nach einem Sturz mit einer blutenden Kopfplatzwunde in der gemeinsamen Wohnung aufgefunden. Die Wunde wurde versorgt, zum Ausschluss einer Hirnblutung oder eines Schlaganfalls wurde eine CCT angefertigt, die bis auf eine ausgedehnte, temporoparietal betonte Hirnatrophie unauffällig war. Frau Selig war während der ganzen Untersuchungssituation unruhig und verwirrt. Sie konnte nicht einordnen, was geschehen war, und wusste nicht, was all die fremden Menschen von ihr wollten.

Geistiger Abbau

Auch im Gespräch mit Psychiater Dr. Mertens wirkt die Patientin ratlos, ist ängstlich-gereizt und wendet sich immer wieder hilfesuchend an ihre Tochter. Sie zeigt sich weder räumlich noch zeitlich orientiert. Auf Fragen antwortet sie langsam und sucht häufig nach den passenden Wörtern. Einmal gefundene Wörter wiederholt sie stereotyp. Die Tochter berichtet dem Arzt, dass ihre Mutter während des letzten Jahres deutlich abgebaut habe. In den letzten Monaten habe ihre Schusseligkeit aber ein Ausmaß erreicht, das sich nicht mehr durch eine „normale Altersvergesslichkeit" erklären lasse. Ihre Mutter verwechsle ständig Tage und Wochen und versuche diese „Unpässlichkeiten" zu überspielen. Letzte Woche habe sie einen Anruf ihrer Nachbarin bekommen, die ihre Mutter verwirrt im Supermarkt um die Ecke vorgefunden habe. Ihre Mutter habe nicht gewusst, wo sie sei und wo sie wohne. Auf die Frage nach weiteren Veränderungen antwortet die Tochter, dass ihre Mutter in letzter Zeit häufiger Stimmungsschwankungen habe, die zwischen traurig-ängstlich und gereizt-aggressiv schwankten. Abschließend fragt Dr. Mertens seine Patientin und ihre Tochter nach Vorerkrankungen wie Bluthochdruck oder Zuckerkrankheit. Ihre Mutter sei nie ernsthaft krank gewesen sei, antwortet die Tochter. Die Stimme senkend fügt sie hinzu, dass ihr selber in letzter Zeit der Verdacht gekommen sei, dass ihre Mutter „Alzheimer habe".

„Uhr ohne Zifferblatt"

Dr. Mertens führt mit Frau Selig den sog. Mini-Mental-Test durch. Hier erreicht die Patientin von einer Gesamtpunktzahl von 30 Punkten nur 21. Anschließend reicht der Arzt seiner Patientin ein weißes Blatt Papier, auf dem ein leerer Kreis aufgezeichnet ist. Er bittet sie, in diesen Kreis ein Zifferblatt einzutragen. Die Tochter ist erstaunt, wie schwer ihrer Mutter diese einfache Aufgabe fällt. Auch das Ergebnis kann sie kaum fassen. Statt das Zifferblatt in den Kreis zu zeichnen, trägt die Patientin unsicher einige Striche neben den Kreis ein.

Während Frau Selig von einer Krankenschwester auf ihr Zimmer begleitet wird, möchte die Tochter wissen, was der Arzt denke. „Die geschilderten Symptome und die Befunde in den Testuntersuchungen sprechen gemeinsam mit der Hirnatrophie in der CCT für eine Demenz", erklärt Dr. Mertens. „Wir werden in den nächsten Tagen weitere Untersuchungen durchführen, um die Art der Demenz näher einzugrenzen und andere Ursachen für diese demenziellen Symptome auszuschließen."

Keine Heilung möglich

2 Wochen später bittet Dr. Mertens die Tochter seiner Patientin erneut um ein Gespräch. „Nach Abschluss aller Untersuchungen gehen wir bei Ihrer Mutter tatsächlich von einer Alzheimer-Demenz aus." Die Tochter möchte wissen, durch welche Untersuchung die Diagnose Alzheimer definitiv gesichert worden sei. „Absolut sicher kann man die Alzheimer-Erkrankung nur postmortal durch eine feingewebliche Untersuchung des Gehirns bestätigen", erklärt Dr. Mertens. „Zu Lebzeiten handelt es sich um eine Ausschlussdiagnose." Die Tochter ist beunruhigt und fragt den Arzt, wie denn die Prognose ihrer Mutter sei. „Alzheimer ist leider noch nicht heilbar", erklärt Dr. Mertens. „Die Krankheit wird im Verlauf der Zeit weiter fortschreiten." Wie sie ihrer Mutter helfen könne, möchte die Tochter wissen. „Dementen Patienten tut es gut, so weit wie möglich in ihr gewohntes Leben integriert zu bleiben. Ich rate Ihnen, sich entsprechende Hilfe zu suchen und eine häusliche Pflege zu organisieren", antwortet Dr. Mertens. „Eine angemessene soziale Stimulation und Kontakt mit bekannten Menschen können die Symptome verbessern." In der Werbung habe sie von Medikamenten gehört, die bei Gedächtnisstörungen helfen könnten, wendet die Tochter ein. „Mit den Antidementiva kann man die geistige Leistungsfähigkeit länger aufrechterhalten, aber den Krankheitsverlauf nicht grundsätzlich aufhalten", antwortet Dr. Mertens.

2 Delir, Demenz und andere organisch bedingte psychische Störungen

2.1 Allgemeines

Key Point

Die „organisch bedingten" psychischen Störungen werden traditionell durch den objektiven Nachweis einer relevanten zerebralen oder somatischen Erkrankung definiert, die für die psychischen Symptome verantwortlich ist.

Die Symptome treten mit oder nach Beginn der „organischen" Erkrankung auf und bilden sich gegebenenfalls mit der erfolgreichen Behandlung dieser Ursache wieder zurück. Gleichzeitig sollen die Beschwerden nicht ausreichend durch eine andere, vorrangig psychische Erkrankung erklärt werden können. Diese logische Unterscheidung zwischen organisch und psychogen kam in den letzten Jahrzehnten stark ins Wanken, da auch bei den vermeintlich nicht-organischen Erkrankungen mit neuen Methoden immer mehr subtile strukturelle oder funktionelle Hirnveränderungen nachzuweisen sind. Dennoch hat diese Bezeichnung immer noch ihre Berechtigung, und die Bedeutung wichtiger organisch bedingter psychischer Störungen nimmt aus einigen Gründen sogar deutlich zu:

- Eine Reihe dieser Erkrankungen sind altersassoziiert und daher in einer alternden Gesellschaft immer häufiger zu finden.
- Die Ursachen sind immer **besser** und immer **früher diagnostizierbar**.
- Viele dieser Erkrankungen sind bei rechtzeitiger Diagnose heute **gut behandelbar** – und dies verpflichtet zu einer sorgfältigen Diagnostik und Therapie!

Typische Beispiele organisch bedingter psychischer Störungen sind Delirien, Amnesien, Demenzen, Halluzinosen und organisch bedingte Persönlichkeitsveränderungen sowie die Minderbegabung (s. „Kinder- und Jugend-Psychiatrie", S. 225). Im Gegensatz zu anderen psychischen Störungen stehen bei den meisten dieser Erkrankungen kognitive Probleme im Vordergrund oder leisten zumindest einen wichtigen Beitrag zur Entstehung der Symptome.

2.2 Delir (= Verwirrtheitszustand)

2.2.1 Definition

Hier verwirrt zunächst die Begriffsvielfalt: akutes hirnorganisches Psychosyndrom (HOPS), amentielles Syndrom, Durchgangssyndrom, Delir (engl.: delirium) und Verwirrtheitszustand (engl: confusional state). Gemeint ist damit ein zumeist **rasch auftretendes** Störungsbild, bei dem der Patient **nicht mehr imstande** ist, neue Informationen **geordnet wahrzunehmen** („Bewusstseinstrübung"), zu **verarbeiten** und damit auch nicht mehr **abzuspeichern**. Die Folgen einer solchen Verwirrtheit sind Schwierigkeiten mit der Orientierung und Erinnerung, noch stärkere Verkennungen, Angst, mitunter Erregung und Selbst- oder Fremdgefährdung.

MERKE

Einem Verwirrtheitszustand liegt immer eine akute zerebrale Funktionsstörung zugrunde, deren Ursache umgehend aufgedeckt und behandelt werden muss. Patienten und Umgebung müssen – meist durch eine stationäre Überwachung – geschützt werden.

2.2.2 Epidemiologie

Unumstritten sind die in Tab. 2.1 aufgelisteten **Risikofaktoren**. Da Verwirrtheitszustände aber oft kurzfristig auftreten, sich auf sehr unterschiedliche Art zeigen, im Verlauf schwanken und wieder vergehen, sind sie **schwerer zu fassen** als andere psychische Störungen. Dies erklärt zum einen, weshalb sie häufig nicht diagnostiziert werden, und zum anderen, weshalb es keine ganz zuverlässigen Daten über die Häufigkeit in der Allgemeinbevölkerung und in bestimmten Behandlungssituationen gibt. Neuere Ergebnisse weisen darauf hin, dass **20 %** der Patienten in Krankhäusern bereits mit einem Verwirrtheitszustand aufgenommen werden oder im Verlauf eines Krankenhausaufenthalts ein – meist unerkanntes – Delir entwickeln. Besonders gefährdet sind Patienten auf **chirurgischen Stationen**, und dies in Abhängigkeit von der Schwere des Eingriffs. Bei **älteren**, kognitiv beeinträchtigten und **multimorbiden** Menschen kann eine geringfügige **Medikamentenumstellung** genügen, um einen Verwirrtheitszustand auszulösen.

2.2.3 Ätiologie und Pathogenese

Verwirrtheitszustände sind Ausdruck einer **akuten und globalen Funktionsstörung** des Gehirns. Sie lässt sich durch die ausgeprägten Veränderungen im EEG

Tab. 2.1

Risikofaktoren und Auslöser von Verwirrtheitszuständen.

Risikofaktoren	Auslöser
kognitive Defizite	psychischer Stress (Reizüberflutung, -deprivation etc.)
Multimorbidität	körperlicher Stress (Fieber, Operation etc.)
Polypharmazie	Medikamentenumstellung
Medikamenten-, Drogen-, Alkoholabhängigkeit	Intoxikation, Entzug

Tab. 2.2

Pharmakologische Mechanismen bei der Entstehung von Verwirrtheitszuständen oder delirähnlichen Syndromen.

Mechanismen	Ursachen	zerebrale Symptome	periphere Symptome	Behandlung
anticholinerg	anticholinerge Substanzen (im Prinzip alle Medikamente)	– Verwirrtheit – Agitation – visuelle Halluzinationen – Myoklonus – Mydriasis	– Tachykardie – Obstipation	– Medikamentenreduktion, ggf. -umstellung – Cholinesterase-Hemmer
cholinerg	Cholinesterase-Hemmer in toxischer Dosierung	– Verwirrtheit – Agitation	– Bradykardie – Diarrhö – Hypersalivation	Absetzen der Cholinesterase-Hemmer
hypodopaminerg (malignes Neuroleptika-induziertes Syndrom)	Antipsychotika	– Verwirrtheit – Stupor bis hin zum Koma	– Tachykardie – Rigor – Rhabdomyolyse, CK-Anstieg	– Absetzen der Antipsychotika – ggf. Intensivüberwachung – Dantrolen
hyperdopaminerg (katatoner Stupor)	katatone Schizophrenie	– Verwirrtheit – Stupor bis hin zum Koma	– Rigor – Tachykardie	Antipsychotika
serotonerg	Antidepressiva (v. a. selektive Serotonin-Wiederaufnahme-Hemmer, S. 271)	– Verwirrtheit – Myoklonus	– Arrhythmie – Hypertonie – Diarrhö	Absetzen der auslösenden Substanz

darstellen und häufig auf eine zerebrale Mangelversorgung mit Glukose oder Sauerstoff zurückführen. Der Neurotransmitter **Azetylcholin** ist u. a. für laterale Hemmung, Reizfilterung und damit für eine geordnete Hirnfunktion von zentraler Bedeutung; seine Synthese ist früh von dieser zerebralen Energiekrise betroffen. Er steht damit **nicht mehr ausreichend** zur Verfügung, um etwa die antagonistischen Effekte von Noradrenalin und Dopamin zu kontrollieren. Daneben laufen Stress- und Entzündungsreaktionen mit einer vermehrten Kortisolfreisetzung ab.

Jeder Mensch kann bei ausreichend schwerer Belastung einen Verwirrtheitszustand entwickeln. Besonders vulnerabel sind **kleine Kinder** und **alte Menschen**, die aufgrund zahlreicher Vorerkrankungen **viele Medikamente** erhalten (Tab. 2.1). Eine beeinträchtigte Wahrnehmung (Hör- und Sehstörungen; fehlende Brillen und Hörgeräte) kann die kognitive Verarbeitung zusätzlich behindern.

Substanzen aus nahezu alle **Medikamentengruppen** können zu einem Verwirrtheitszustand beitragen: Analgetika (z. B. Opiate), Antibiotika (z. B. Gyrase-Hemmer), Antidepressiva (z. B. Amitriptylin, Trimipramin), Antikonvulsiva (z. B. Barbiturate), Antiphlogistika (z. B. Kortikoide), Benzodiazepine (alle senken die geistige Leistung!), Kardiaka (z. B. Betablocker), Antiparkinson-Medikamente (z. B. Dopaminagonisten, Biperiden), Sympathomimetika (z. B. Amphetamine), Lithium etc. Ursache dieser Nebenwirkung sind häufig die **anticholinergen Effekte** zahlreicher medizinisch eingesetzter Moleküle – und dies liegt v. a. an der mangelnden Spezifität der Azetylcholin-Rezeptoren!

Einige **pharmakologische Mechanismen** bei der Entstehung von Verwirrtheitszuständen und delirähnlichen Syndromen sind in Tab. 2.2 aufgeführt. Teilweise gelingt eine Differenzierung anhand der Anamnese und Symptomatik. Mitunter kann die Unterscheidung sehr schwerfallen. Das gilt vor allem für das **katatone Dilemma**, also die Differenzialdiagnose von einem Zuviel an Neuroleptika beim **malignen Neuroleptika-induzierten Syndrom** (= MNS; hypo-dopaminerg) und einem unterbehandelten **katatonen, schizophrenen Stupor** (hyper-dopaminerg).

Weitere mögliche **Ursachen** von Verwirrtheitszuständen:

- neuropsychiatrische Komorbidität (Demenz, Depression, Angsterkrankungen, zerebrovaskuläre und neurodegenerative Erkrankungen)
- neurologische Erkrankungen (Epilepsie, Hirntumoren, Schädel-Hirn-Trauma, ZNS-Infektionen)
- systemische Erkrankungen (Sepsis, Elektrolytentgleisung, Hypoglykämie, Dehydratation, Vitamin B- und Folsäuremangel, paraneoplastisch, hepatische und urämische Enzephalopathie)
- kardiovaskuläre Erkrankungen (Herzinsuffizienz, Hypotonie, Arrhythmie)
- Intoxikationen (Kohlenmonoxid, Schwermetalle)

2.2.4 Klinik

Wenn der Mensch aus der Spur gerät (lat.: „delirare": aus der Furche geraten) bekommt er auch nichts mehr ordentlich auf die Reihe. Das zentrale Defizit betrifft das **Kurzzeitgedächtnis**, dessen unterschiedliche Funktionen teilweise als **Bewusstsein** (hinsichtlich der geordneten Wahrnehmung), als **Arbeitsgedächtnis** (hinsichtlich der neuropsychologisch testbaren Arbeitsleitung), als **Aufmerksamkeit** (hinsichtlich der Fokussierung) und als **Konzentration** (hinsichtlich der Dauerleistung) bezeichnet werden. Wenn der Arbeitsspeicher des Systems ins Schleudern gerät, können neue Informationen nicht richtig verankert und Gelerntes nicht mehr geordnet abgerufen werden. Dies bedeutet in der subjektiven Wahrnehmung des Betroffenen zusätzlichen Stress und führt zu weiteren Veränderungen von **Affekt und Verhalten**.

Charakteristisch sind **Fluktuationen** im Tagesverlauf und **Störungen des Schlaf-Wach-Rhythmus**.

Praxistipp

Weil Delirien oftmals fluktuieren, darf man ein solches nicht voreilig ausschließen, wenn man zu einem Patienten gerufen wird und dieser aktuell unauffällig wirkt.

Die Patienten sind typischerweise **desorientiert**, sie werden **schreckhaft** und **reizbar**. Angst kann in Erregung und Aggressivität umschlagen (**hyperaktives** Delir). Andere werden still und apathisch (**hypoaktives**, stilles Delir).

Vor allem die stillen Verwirrtheitszustände werden häufig nicht erkannt, zumal die Patienten im kurzen Visitengespräch vormittags alle Konzentration zusammennehmen, orientierende Fragen korrekt beantworten und weitere Schwierigkeiten gekränkt leugnen. Die Situation spitzt sich mit zunehmender Erschöpfung und bei **verminderten Orientierungsmöglichkeiten** (schlechtes Hören und Sehen, fremde Umgebung, nachts) zu.

Vegetative Symptome (z. B. Tachykardie, Schwitzen, Tremor, Blutdruckanstieg) können auftreten, sind aber nicht obligat. Verkennungen und visuelle Halluzinationen verstärken häufig die ängstliche Anspannung der Patienten; bruchstückhafte Wahnideen können infolge der Verkennungen und der mangelnden Kritikfähigkeit hinzutreten.

MERKE

Für das Delir sind optische und nicht etwa akustische Halluzinationen typisch.

2.2.5 Diagnostik

Das Syndrom „Verwirrtheitszustand" wird klinisch diagnostiziert; zur **Ursachendiagnostik** müssen neben Anamnese und klinischem Befund häufig **apparative Befunde** herangezogen werden: klinische Chemie, Bildgebung, EEG (Allgemeinveränderung: unregelmäßige Aktivität und Verlangsamung; gelegentlich steile Abläufe, die eine erhöhte Anfallsbereitschaft signalisieren können, **Abb. 2.1**). Nach ICD-10-R müssen die Patienten mit einem Verwirrtheitszustand eine Reihe von Merkmalen aufweisen (**Tab. 2.3**).

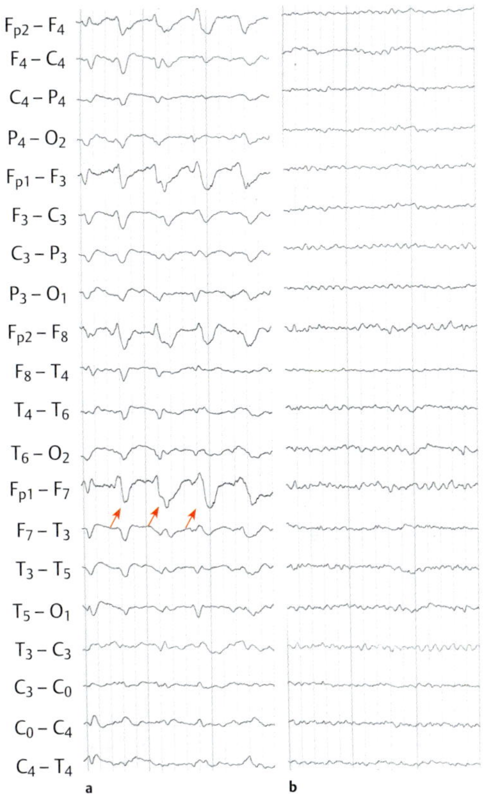

Abb. 2.1 EEG bei Delir. a Akutstadium der Intoxikation (mit allgemeiner Verlangsamung und steilen Abläufen, siehe Pfeile). **b 12 Wochen später** (Normalisierung des Befundes). (aus Förstl, H. [Hrsg.], Lehrbuch der Gerontopsychiatrie und -psychotherapie, Thieme, 2002).

2.2.6 Differenzialdiagnosen

Beim älteren Patienten ist v. a. von Bedeutung, ob es sich um einen akuten und isolierten Verwirrtheitszustand handelt oder um eine Demenz (oder um beides).

Typischerweise entwickeln sich **Verwirrtheitszustände binnen Stunden oder Tagen**; die **Symptomatik schwankt** stark und ist von den genannten Merkmalen bestimmt (Aufmerksamkeitsstörung, „Bewusstseinstrübung", nicht selten affektive, halluzinatorische und vegetative Symptome); häufig ist ein akuter Auslöser zu identifizieren.

Im Gegensatz dazu entstehen die Symptome einer charakteristischen **Alzheimer-Demenz langsam über Monate und Jahre**; im Vordergrund stehen Störungen des Neugedächtnisses und Wortfindungsstörungen; der Patient ist im Kontakt weniger ablenkbar, und die Leistungsfähigkeit ist weniger starken Schwankungen unterworfen. Dennoch ist nicht immer eine klare Trennungslinie zwischen einem deli-

2

Tab. 2.3

Kriterien zur Diagnose eines Verwirrtheitszustands nach ICD-10-R.

Kriterium	Beschreibung
Bewusstsein	getrübt; verminderte Klarheit in der Umgebungswahrnehmung mit einer verminderten Fähigkeit, die Aufmerksamkeit zu fokussieren, aufrechtzuerhalten und umzustellen
Gedächtnis	Beeinträchtigung der unmittelbaren Wiedergabe und des verzögerten Wiedererinnerns bei relativ intaktem Altgedächtnis; Desorientierung zu Zeit, Ort und Person (S. 25)
Psychomotorik [1)]	rascher Wechsel zwischen Hypo- und Hyperaktivität; verlängerte Reaktionszeit; vermehrter oder verminderter Redefluss; verstärkte Schreckreaktion
Schlaf-Wach-Rhythmus [1)]	bei schweren Verläufen Schlaflosigkeit, Tagesschläfrigkeit, Umkehrung des Schlaf-Wach-Rhythmus; nächtliche Verschlimmerung der Symptome; unangenehme Träume oder Albträume, die nach dem Erwachen als Halluzinationen oder Illusionen weiter bestehen können
Verlauf	plötzlicher Beginn oder Änderung der Symptomausprägung im Tagesverlauf

1) mindestens eines dieser Symptome muss vorliegen
nach WHO/Dilling: Taschenführer zur ICD-10, 6. A., Huber, 2012

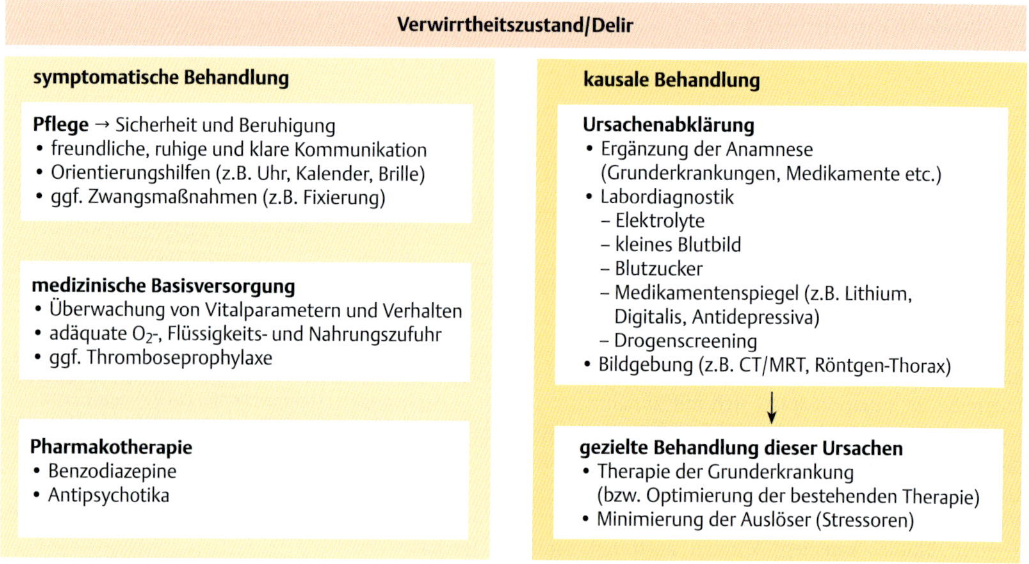

Abb. 2.2 Symptom- und Ursachenbehandlung der Verwirrtheitszustände.

ranten und einem demenziellen Syndrom zu ziehen: Demenzen stellen einen wichtigen Risikofaktor für Verwirrtheitszustände dar, und für manche Demenzformen sind starke Schwankungen ebenfalls typisch (Demenz mit Lewy-Körperchen, S. 46).

2.2.7 Therapie

Neu aufgetretene Verwirrtheitszustände erfordern meist eine **stationäre Behandlung,** und diese muss zweigleisig erfolgen. Erstens muss durch symptomatische Pflege und medizinische Behandlung die Sicherheit und Entspannung des Patienten gewährleistet werden. Parallel dazu müssen zweitens die Behandlung der spezifischen Ursachen (Grunderkrankungen) optimiert und die Auslöser (Stressfaktoren) minimiert werden (**Abb. 2.2**). Häufig gelingt es bereits durch symptomatische Maßnahmen, die Situation zu entspannen und den Verwirrtheitszustand zur Rückbildung zu bringen. Dies darf jedoch nicht dazu verleiten, eine notwendige Ursachenklärung und -behandlung zu unterlassen.

Pflege | Im Vordergrund stehen die Sicherheit und **Beruhigung des Patienten**. Eine freundliche, ruhige und klare Kommunikation, die den Patienten nicht überfordert, ist eine wesentliche Grundvoraussetzung. **Orientierungshilfen** (gute Beleuchtung, Brille, Hörgerät, Schaffen von Vertrauen und Vertrautheit, evtl. Rooming-in von Angehörigen) sind wichtig. Im **Notfall** darf bei unruhigen und aggressiven Patienten auf rasche und konsequente **Zwangsmaßnahmen** (Sitzwache, schonende 5-Punkt-Fixierung) nicht verzichtet werden; sie allein gewährleisten die Sicherheit von Patienten und Personal. Diese Zwangsmaßnahmen müssen (zumindest nachträglich) **richterlich genehmigt** werden und erfordern eine gute Begründung und Protokollierung, die aber im Notfall zu keinem Verzicht oder Verzögerungen führen dürfen.

Medizinische Basisversorgung | Die genaue **Überwachung** der Patienten darf sich nicht nur auf das Verhalten beschränken, sondern schließt die **Erfassung von Vitalparametern** ein. Auf eine adäquate **Sauerstoff-, Flüssigkeits- und Nahrungszufuhr**, ggf. **Thromboseprophylaxe**, Lagerung und **Mobilisation** ist zu achten. Möglicherweise muss an dieser Stelle die Medikamentenanamnese ergänzt und die Art, Zahl und Dosierung der verabreichten Substanzen angepasst werden.

Symptomatische Medikamentenbehandlung | In vielen Situationen müssen symptomatisch wirksame Substanzen bereits vor einer eindeutigen Ursachenklärung verabreicht werden. Bei erregten Patienten kommen hierfür in erster Linie Benzodiazepine und Antipsychotika in Frage.

Bei jüngeren Patienten wirken **Benzodiazepine** meist zuverlässig und sind nebenwirkungsarm; wegen der inhärenten **Abhängigkeitsgefahr** darf die Akutbehandlung nicht in eine längerfristige Therapie überführt werden. Bei den meisten älteren Patienten kommt es unter Gabe von Benzodiazepinen bereits in niedriger Dosis zu einer raschen Beruhigung – vor allem dann, wenn die Patienten bereits von Benzodiazepinen abhängig sind, was leider häufig der Fall ist.

MERKE

Prinzipiell muss bei Benzodiazepinen – trotz altersangepasst niedriger Dosierung – mit einer gesteigerten Wirksamkeit bei intravenöser Gabe (bis zur Atemdepression) oder einer paradoxen Wirkung (mit gesteigerter Erregung) gerechnet werden.

Antipsychotika haben einen weniger nachteiligen Effekt auf die geistige Leistungsfähigkeit, müssen jedoch ebenfalls in der niedrigst notwendigen Dosierung und nur für die kürzest notwendige Zeit angewandt werden (statistisch erhöhte Sterblichkeit bei Patienten mit kognitiver Einschränkung).

Kausalbehandlung | Die gezielte Therapie der Grunderkrankungen und der akuten Stressfaktoren sowie das Absetzen delirverursachender Medikamente setzt eine sorgfältige Diagnostik voraus. Sie kann alle Gebiete der Medizin umfassen (S. 38). Besonders häufig sind: **Infektionen** und andere Entzündungen im Zusammenhang mit unterschiedlichen Grunderkrankungen, aufwändige und zerebral **belastende Therapieschemata**, **neuropsychiatrische Komorbidität** (Demenz, Depression, Angsterkrankungen; zerebrovaskuläre und neurodegenerative Erkrankungen).

2.2.8 Verlauf

Grundsätzlich darf angenommen werden, dass Verwirrtheitszustände – gerade bei **jüngeren Patienten** – vollkommen **reversibel** sind. Jedoch sind sie auch mit **hohen Risiken** assoziiert, die erst einmal überstanden werden müssen, z. B. Selbst- und Fremdgefährdung bei akuter Verwirrtheit, medizinische und chirurgische Komplikationen bei mangelnder Kooperationsfähigkeit, verlängerte Liegedauer etc. Neuere Ergebnisse weisen darauf hin, dass vor allem bei **älteren Patienten** auch mittel- und längerfristig mit einer **weniger günstigen Entwicklung** zu rechnen ist (keine vollständige Remission, häufigere Abhängigkeit von fremder Hilfe, höheres Rezidiv- und Demenzrisiko). Gleichzeitig ergibt sich aus dieser Erkenntnis die Chance, Patienten nach einem Verwirrtheitszustand umso aufmerksamer zu unterstützen, um weiteren Komplikationen besser vorzubeugen.

2.3 Amnesie

Key Point

Bei der Amnesie sind das Abspeichern und Erinnern im deklarativen Gedächtnisapparat gestört, während die Wahrnehmung und Vorverarbeitung im Kurzzeitgedächtnis intakt sind. Die Gedächtnisstörung steht im Vordergrund, kann aber von anderen Symptomen begleitet sein. Bei den akuten Amnesien nehmen die Patienten das Defizit irritiert wahr, und bei chronisch amnestischen Syndromen können Erinnerungslücken mitunter phantasievoll ausgefüllt werden (Konfabulationen). Die Störungen sind ätiologisch heterogen.

2.3.1 Nutritiv-toxisch (z. B. Wernicke-Korsakow-Syndrom, WKS)

Definition | Beim Wernicke-Korsakow-Syndrom handelt es sich um eine nutritiv-toxische Form des amnestischen Syndroms, welche bei frühzeitiger Diagnosestellung verhindert werden kann. Prinzipiell muss eigentlich zwischen der **akuten**, lebensbedrohlichen, **behandelbaren Wernicke-Enzephalopathie** und dem **chronisch-irreversiblen** amnestischen **Korsakow-Syndrom** unterschieden werden.

Epidemiologie | 2 – 3 % der **Alkoholsüchtigen** entwickeln ein WKS und damit 15-mal mehr als in der Allgemeinbevölkerung. Ursächlich ist u. a. ein Mangel an Thiamin (s. u.). Da jedoch mehr als ein Drittel der Alkoholiker einen Thiaminmangel aufweisen, müssen darüber hinaus noch weitere (genetische?) Faktoren einen Beitrag zum Entstehen der Hirnveränderungen leisten.

Ätiologie und Pathogenese | Zugrunde liegt meist ein langjähriger **Alkoholabusus** mit gleichzeitiger

Mangelernährung und der Folge eines **Thiaminmangels (Vitamin B1)**. Selten kann ein WKS durch langfristige Fehlernährung, schwere entzündliche Erkrankungen oder konsumierende Prozesse und Chemotherapie hervorgerufen werden. Die körpereigenen Thiaminspeicher reichen nur für wenige Wochen, und die Resorptionsrate im Duodenum ist auf 4,5 mg/d begrenzt. Der Thiaminbedarf beträgt 0,5 mg/1000 kcal und kann durch eine Reihe von Faktoren erhöht werden (hohe Kohlenhydratzufuhr, z. B. Glukoseinfusionen, Schwangerschaft und Stillzeit, Alkoholabusus und Alkoholentzug).

Der Thiaminmangel macht sich zunächst in Hirnregionen mit einem hohen Thiaminbedarf, nämlich im **limbischen System,** bemerkbar. Dort können kleine Blutungen entstehen (Polioenzephalitis haemorrhagica superior), die z. T. in der strukturellen Bildgebung zu erkennen sind. Typisch ist u. a. eine **Degeneration der Corpora mamillaria** (**Abb. 2.3**). Die für das deklarative Gedächtnis notwendigen Strukturen des Mediotemporallappens werden damit diskonnektiert.

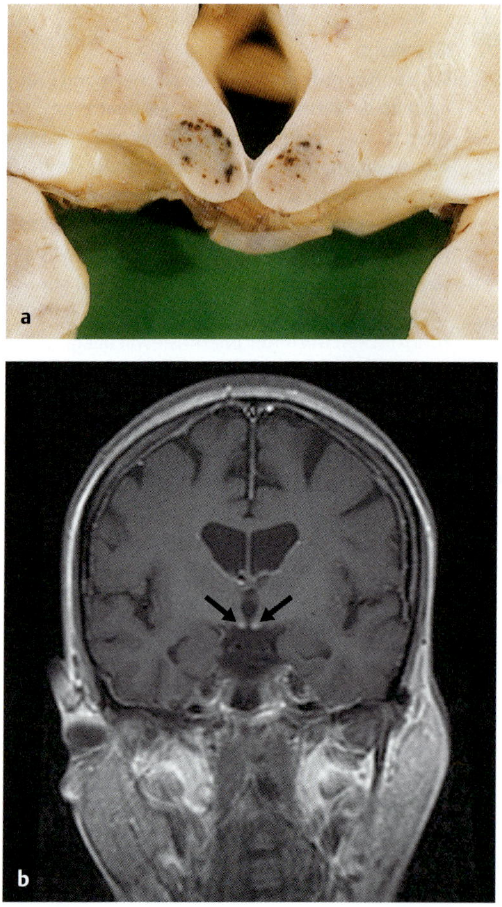

Abb. 2.3 Wernicke-Enzephalopathie. a Makroskopischer Befund. Einblutungen in die Corpora mamillaria. **b MRT-Befund.** Kontrastmittelanreicherung in den Corpora mamillaria am Boden des 3. Ventrikels (siehe Pfeile) sowie Hirnatrophie mit Erweiterung der Seitenventrikel (Masuhr, K.F., Neumann, M., Duale Reihe Neurologie, Thieme, 2007).

Klinik I

MERKE

Die **Wernicke-Enzephalopathie** beginnt meist **akut** mit einem **Verwirrtheitszustand**, **Hirnnervenlähmungen** (meistens Augenmuskelstörungen mit internukleärer Ophthalmoplegie und Nystagmus) und **Ataxie**.

Langzeitfolge ist das **Korsakow-Syndrom**, das sich aber auch ohne vorhergehende akute Wernicke-Enzephalopathie einstellen kann. Bei diesem handelt es sich um ein **amnestisches Syndrom** mit anterograder und retrograder Amnesie sowie Desorientiertheit. Typisch sind hierbei die **Konfabulationen**, mit denen die Patienten ihre Gedächtnislücken füllen.

Diagnostik I Die o. g. diagnostische Trias wird aber nur von 20 % der Patienten erfüllt, sodass die Verdachtsdiagnose bereits bei Vorliegen von 2 der folgenden 4 Merkmale gestellt werden sollte:

- äußere Augenmuskelstörungen
- zerebelläre Symptome
- Gedächtnisstörungen (oder andere psychische Veränderungen)
- Hinweise auf eine Mangelernährung

Zusätzlich können sich Bewegungsstörungen (Tonusveränderungen, Paresen, Dyskinesien), vegetative Symptome (Hypotonie, Tachykardie, Hyperthermie) sowie ein Stupor bis hin zum Koma entwickeln.

Differenzialdiagnosen I Bei vielen Patienten stellt sich differenzialdiagnostisch die Frage nach einer akuten Alkoholintoxikation oder einem Entzug. Andere Formen beginnender Komata müssen erwogen werden. Andere Ursachen von Vigilanzminderungen (Stupor bis Koma) müssen in Betracht gezogen werden (z. B. Stoffwechselentgleisung, Elektrolytstörung, Dehydratation, Fieber/Sepsis, Apoplex, Hirnblutung oder Schädel-Hirn-Trauma, s. u.).

Therapie I Die Akutbehandlung bei V. a. eine **Wernicke-Enzephalopathie** besteht in der **parenteralen Gabe von Thiamin** (langsame Infusion von bis zu 3 x 500 mg/d; sehr selten allergische Reaktion). Danach Umsetzen auf intramuskuläre (vorher Gerinnung überprüfen!), später auf orale Medikation. Zur Prophylaxe bei gefährdeten Patienten werden Dosen von bis zu 250 mg/d Thiamin eingesetzt.

Bei Patienten mit einem chronisch amnestischen **Korsakow-Syndrom** sind meistens Reste deklarativer Gedächtnisfunktionen und ein Großteil impliziter Leistungen verfügbar. Sie können die Grundlage für ein rehabilitatives **neuropsychologisches Training** und eine **psychotherapeutische Unterstützung** bilden.

Verlauf | Die Wernicke-Enzephalopathie weist – unbehandelt – eine **Letalität von 20 %** auf. 80 % der – unbehandelten – Überlebenden können ein amnestisches Korsakow-Syndrom entwickeln.

2.3.2 Posttraumatisch (nach Schädel-Hirn-Trauma, SHT)

Ein akutes Schädel-Hirn-Trauma kann zu einer Erinnerungslücke führen, die den Zeitraum vor (retrograd) und nach dem Unfallereignis (anterograd) umfasst (S. 25). Je nach Schwere des SHT kann die amnestische Lücke Minuten bis Jahre betragen. Wenn 24 Stunden nach dem Unfallereignis die amnestische Lücke des Patienten mehr als drei Wochen umfasst, so stellt dies eine vollkommene Erholung des Gedächtnisses in Frage. Im weiteren Verlauf schließt sich die Gedächtnislücke meist bis auf die Phasen unmittelbar vor und nach dem Trauma.

2.3.3 Entzündlich (z. B. bei Herpes-Enzephalitis)

Eine **Herpes-Enzephalitis** kann akut mit starken Kopfschmerzen, Erbrechen und Verwirrtheit beginnen. Bei geringem Verdacht (v. a. wenn Effloreszenzen zu erkennen sind) muss eine **dringliche Diagnostik** veranlasst und unmittelbar mit einer **antiviralen Behandlung** begonnen werden, um eine dauerhafte Schädigung des mediotemporalen Gedächtnisapparates und damit ein anhaltendes amnestisches Syndrom zu verhindern.

Im Verlauf einer **HIV-Enzephalopathie** und einer **Multiplen Sklerose** können ebenfalls Gedächtnisprobleme auftreten.

2.3.4 Zerebrovaskulär (z. B. transiente globale Amnesie, TGA)

Per Definition dauert eine transient globale Amnesie **weniger als 24 Stunden** an und ist – neben der Amnesie – durch die staunende Verunsicherung der Patienten charakterisiert. Sie kann durch schnelle **Temperaturwechsel** (Kälteschock), **Blutdruckschwankungen** oder iatrogen hervorgerufen werden (**allergischer Schock**, Injektion vasoaktiver Substanzen, **Angiographie**). Die Rezidivrate beträgt etwa **20 %**.

Daneben werden andere transiente Amnesien im Rahmen einer epileptischen Erkrankung, progrediente neurodegenerativ bedingte (z. B. beginnende Alzheimer-Demenz, S. 46), reversible psychogene („mnestisches Blockade-Syndrom") und potenziell irreversible nutritiv-toxische Amnesien (S. 41) beobachtet.

2.4 Demenz

2.4.1 Allgemeines

Key Point

Beim demenziellen Syndrom handelt es sich um einen Verlust geistiger Leistungen, der so schwerwiegend ist, dass der Alltag nicht mehr wie gewohnt bewältigt werden kann. Eine Reihe von Ursachen kann zur Demenz führen; am häufigsten sind neurodegenerative Alzheimer-Veränderungen des Gehirns (mehr als 80 % der Patienten) und zerebrovaskuläre Veränderungen (bei mehr als 50 % der Patienten), gefolgt von weiteren neurodegenerativen, entzündlichen, metabolischen, traumatischen und anderen Hirnveränderungen. Wegen der Häufigkeit und Modellhaftigkeit der Alzheimer-Demenz steht diese Demenzform auf den folgenden Seiten im Vordergrund.

Epidemiologie | Ein Drittel der Menschen in der westlichen Welt verstirbt mit einer Demenz. Derzeit leben in den deutschsprachigen Ländern über 1,5 Millionen Menschen mit einer mittelschweren und schweren Demenz. Hauptrisikofaktor ist das **Alter** mit einem exponentiellen Anstieg bis in die höchsten Altersstufen. Weitere prävalente Risikofaktoren sind **weibliches Geschlecht** (v. a. durch die höhere Lebenserwartung), **geringe Bildung**, **somatische** (Hypertonus, Hypercholesterinämie, Diabetes mellitus, Fettleibigkeit, Bewegungsmangel etc.) und **psychische Erkrankungen** (z. B. Depression).

Klinik | Bei den meisten Patienten stehen **amnestische Probleme** im Vordergrund, sind aber zwingend von weiteren Symptomen begleitet. Es gibt jedoch auch Demenzformen, bei denen Gedächtnisstörungen zu Beginn keine wesentliche Rolle spielen, sondern Störungen des Verhaltens oder andere neuropsychologische Defizite dominieren (frontotemporale Lobärdegenerationen, S. 49).

Im Verlauf der meisten Demenzen können **Störungen des Erlebens und Verhaltens** auftreten (Behavioral and Psychological Symptoms of Dementia, BPSD), wobei in den Frühphasen häufig **Rückzug und Depressivität**, im späten Stadium Verkennungen, **Halluzinationen**, **Erregung**, **Verhaltensstereotypien** und Apathie von Bedeutung sind.

Der Manifestation eines demenziellen Syndroms geht bei den sich schleichend entwickelnden, neurodegenerativen Hirnerkrankungen, z. B. der Alzheimer-Demenz, ein Stadium der **leichten kognitiven Beeinträchtigung** voraus (Mild Cognitive Impairment, MCI), in dem Patienten eine verringerte Leistungsfähigkeit beklagen, die sich auch testpsychologisch bestätigen lässt. Eine relevante Einschränkung in der

Tab. 2.4

Allgemeine Diagnosekriterien für ein Demenzsyndrom (nach ICD-10-R).

Kriterium	Befund
Gedächtnis	Amnesie, v. a. Beeinträchtigung beim Lernen neuer Informationen
andere kognitive Leistungen	Beeinträchtigung von Urteilsfähigkeit und Denkvermögen
Erleben und Verhalten [1)]	Störungen von Affektkontrolle, Antrieb, oder Sozialverhalten (emotionale Labilität, Reizbarkeit, Apathie, Vergröberung des Verhaltens)
Schwellenkriterium	Beeinträchtigung der Alltagsbewältigung
Dauer	mind. 6 Monate (auch retrospektiv)
Ausschluss	Verwirrtheitszustand

[1)] mind. 1 der Merkmale muss erfüllt sein
nach WHO/Dilling: Taschenführer zur ICD-10, 6. A., Huber, 2012

Alltagsbewältigung liegt aber noch nicht vor. Etwa 10 % – 20 % der Patienten mit einem MCI überschreiten innerhalb eines Jahres das (weiche!) Schwellenkriterium zu einer Demenz (Tab. 2.4). Die Stadien der Demenz gehen fließend ineinander über. Bei einer **leichten Demenz** fällt das Lernen neuen Materials schwerer, und der Betroffene benötigt Unterstützung bei schwierigen Aufgaben. Bei einer **mittelschweren** Demenz kann der Patient noch auf gut vertraute Informationen zurückgreifen, kann einfache Aufgaben im Haushalt ausführen, aber nicht mehr selbständig mit Geld umgehen und einkaufen. Bei einer **schweren** Demenz fällt die verbale Kommunikation schwer; auf Erinnerungen kann nur noch bruchstückhaft zurückgegriffen werden, und auch nahe Verwandte werden nicht zuverlässig erkannt.

Diagnostik und Differenzialdiagnosen | Die Diagnosekriterien für ein Demenzsyndrom nach ICD-10 sind in Tab. 2.4 dargestellt.

Differenziert werden muss das Demenzsyndrom gegenüber:

- einer **leichten kognitiven Beeinträchtigung** (mögliches Vorstadium einer Demenz)
- einem rein **amnestischen Syndrom** (ebenfalls ein mögliches Vorstadium)
- einem **Verwirrtheitszustand** (hier kann auch eine demenzielle Erkrankung eine Rolle spielen)
- einer **psychogenen „Pseudo-Demenz“** anderer Genese (z. B. bei einer schweren depressiven Episode).

Praxistipp

Bei dem sog. Demenzsyndrom der Depression („depressive Pseudo-Demenz“) leidet der Patient stark unter seinen Defiziten, und durch die subjektive Belastung leidet auch die Leistung in neuropsychologischen Tests, während basale Alltagsfunktionen (Hygiene, Toilettengang etc.) bis in ganz schwere Stadien gut bewältigt werden. Demente Patienten leiden hingegen oftmals nicht unter ihren Defiziten bzw. spielen diese herunter.

Grundsätzlich können alle **somatischen und zerebralen Erkrankungen**, welche die Hirnfunktion nachhaltig beeinträchtigen und die **Hirnstruktur schädigen**, zu einer Demenz führen. Von besonderer Bedeutung ist das **Erkennen** potenziell **reversibler demenzieller Erkrankungen**. Im vorangegangenen Abschnitt war bereits von der Herpes-Enzephalitis und dem Wernicke-Korsakow-Syndrom die Rede, in deren Verlauf so schwere Hirnveränderungen auftreten können, dass neben der Gedächtnisstörung auch andere kognitive Funktionen so deutlich beeinträchtigt werden, um eine selbständige Alltagsbewältigung unmöglich zu machen. Die gleichen Faktoren, welche akut einen Verwirrtheitszustand bedingen, können langfristig zu einer Demenz führen. Selbst bei längerer Dauer der Beschwerden kann es sich um eine reversible Demenzform handeln, die sich kausal behandeln lässt.

Die Differenzialdiagnose der Demenzen muss also von folgenden **Grundgedanken** bestimmt sein:

- **Häufigkeit der zugrundeliegenden Erkrankungen**: Die allermeisten alten Patienten mit einer Demenz weisen neurodegenerative Alzheimer-Veränderungen als relevantes Korrelat der kognitiven Störungen auf. Diese sind aber bei weit mehr als 50 % begleitet von erheblichen Gefäßveränderungen.
- **Psychische, zerebrale und somatische Komorbidität**: Bei vielen alten dementen Patienten lassen sich Lebensqualität und Leistungsfähigkeit durch eine gute Behandlung etwa von Depressivität, Schmerzen, metabolischen und kardiovaskulären Erkrankungen verbessern.
- **Behandelbare Demenzformen**: Wahrscheinlichkeitsüberlegungen und allgemein geriatrische Prinzipien ersetzen keine notwendige detektivische Diagnostik reversibler Demenzformen, z. B. bei Normaldruckhydrozephalus (S. 50), rezidivierendem Subduralhämatom, operablen Hirntumoren, Schlafapnoe-Syndrom, chronischer Benzodiazepin-Intoxikation, Melissengeist-Alkoholismus etc.

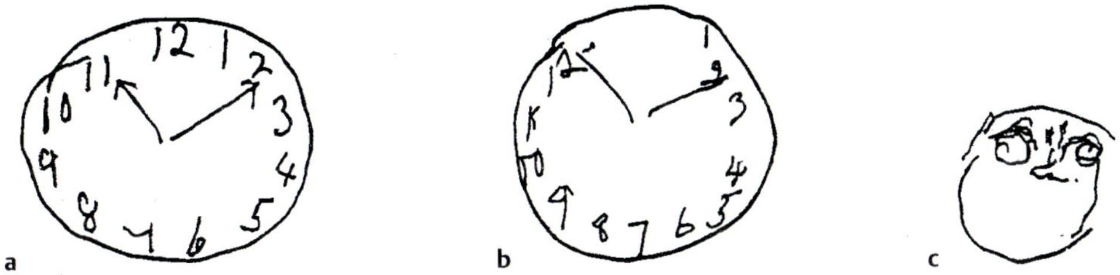

Abb. 2.4 Uhren-Zeichen-Test. Eine Patientin wurde gebeten, das Zifferblatt einer Uhr zu zeichnen. **a Erstuntersuchung. b Wiederholung des Tests nach 1 Jahr** (Ziffern und Zeiger werden nicht mehr korrekt gezeichnet). **c Erneute Wiederholung nach 1 weiteren Jahr** (Patientin versteht die Aufforderung nicht mehr). (aus Förstl, H. [Hrsg.], Lehrbuch der Gerontopsychiatrie und -psychotherapie, Thieme, 2002).

Tab. 2.5

Ergänzende Diagnostik.

	Untersuchung	Verdachtsdiagnose
klinische Chemie	– Vitamin B_{12}/Folsäure	Funikuläre Myelose
	– Parathormon, PO_4	Hypo- oder Hyperparathreoidismus
	– HbA_{1c}	Mikroangiopathie bei Diabetes mellitus
	– Schilddrüsenantikörper	Hashimoto-Enzephalopathie
	– Syphilis-, HIV-, Borrelien-Serologie	Entsprechende Infektion
	– Drogenscreening (S. 58) und gezielte toxikologische Untersuchungen	Intoxikation
Liquordiagnostik	– ß-Amyloid$_{1-42}$, Gesamt-tau, phospho-tau	– Alzheimer-Demenz
	– 14-3-3-Protein	– Creutzfeldt-Jakob-Erkrankung
funktionelle Bildgebung	Glukose-PET (S. 22)	Frühdiagnose der Alzheimer Erkrankung (parietotemporale Verminderung)
		– Makroangiopathie (fleckförmiges Muster)
		– frontotemporale Demenz (frontotemporale Hypoperfusion)
	[^{123}I]-IBZM-SPECT zur szintigrafischen Darstellung der Dopaminrezeptoren (S. 22)	beginnende Parkinson-Erkrankung
Neurophysiologie	EEG	Delir (deutliche Verlangsamung und unregelmäßige Aktivität, **Abb. 2.1**)
		Alzheimer-Demenz (zu Beginn allenfalls geringe Veränderungen)
		frontotemporale Demenz (größtenteils unauffälliges EEG)
	Polysomnografie	Demenz mit Lewy-Körperchen (REM-Schlaf-Störung)
		Schlaf-Apnoe-Syndrom

Neben **Anamnese** und **Befund** (internistisch und neuropsychiatrisch) muss unbedingt eine zumindest kurze **kognitive Testung** durchgeführt werden (z. B. Mini Mental State Test, DemTECT, Uhren-Zeichen-Test, **Abb. 2.4**). Häufig muss – mit dem Einverständnis des Patienten – eine Fremdanamnese ergänzt werden.

Die notwendige **apparative Diagnostik** umfasst:

- **Routinelabor** (Blutbild, Elektrolyte, Glukose, TSH, GOT, γ-GT, Kreatinin, Harnstoff, BSG oder CRP, Vitamin B_{12}).
- **Strukturelle Bildgebung:** mind. einmal nach Auftreten der Symptome, (1) um bestimmte neurodegenerative Atrophiemuster und makro- oder mikroangiopathische Veränderungen zu erfassen; und (2) um andere spezifische Ursachen zu identifizieren, z. B. Raumforderung, Normaldruckhydrozephalus etc.

Die **ergänzende Diagnostik** bei besonderen Fragestellungen und Verdachtsdiagnosen ist in Tabelle **Tab. 2.5** zusammengefasst.

Die häufigsten und typischen **Demenzformen** lassen sich anhand weniger Merkmale unterscheiden (**Abb. 2.5**). Zwei Überlegungen dürfen dabei nicht vergessen werden:

- Die mit Abstand **häufigste** Demenzform beim älteren Patienten ist die **gemischte Demenz**.
- Daneben gibt es eine sehr große Zahl seltener Demenzformen, die sich klinisch nicht immer durch „pathognostische“ Charakteristika auszeichnen, jedoch **laborchemisch** leicht zu bestätigen sind (z. B. Kayser-Fleischer-Kornealring bei hepatolentikulärer Degeneration/Morbus Wilson, mit vermindertem Coeruloplasmin und erhöhter Kupfer-Ausscheidung im 24-Stunden-Sammelurin).

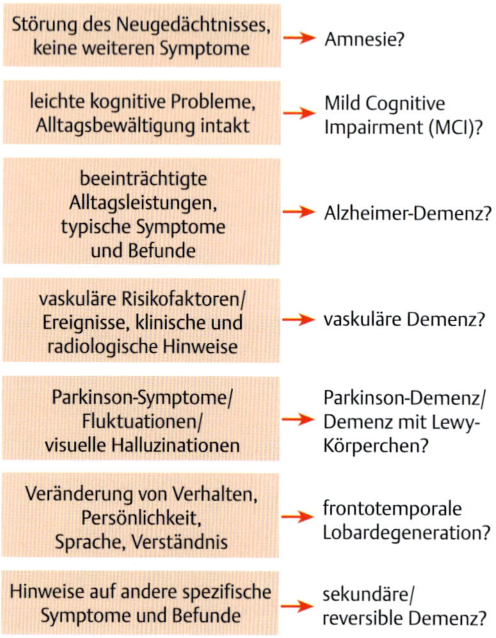

Abb. 2.5 Diagnosealgorithmus der Demenzformen.

2.4.2 Demenzformen

Alzheimer-Demenz

Definition | Bei zwei Drittel der älteren dementen Patienten wird klinisch die Diagnose „Alzheimer“ gestellt. Dabei muss unterschieden werden zwischen der klinischen Manifestation, der **„Alzheimer-Demenz“** (deren prominente Gedächtnisprobleme mit den anderen Symptomen als Modell für das ganze Demenzkonzept wirken) und der **„Alzheimer-Krankheit“** im Sinne der zugrunde liegenden Hirnveränderungen.

Epidemiologie | Bei der Alzheimer-Demenz wird das Risiko durch Polymorphismen moduliert (ApoE4 steigert das Erkrankungsrisiko) oder durch seltene autosomal-dominante Mutationen mit hoher Penetranz wesentlich determiniert, z. B. Mutationen im Bereich der Gene für Präsenilin 1 auf Chromosom 14, für Präsenilin 2 auf Chromosom 1 oder für das Amyloidvorläuferprotein auf Chromosom 21.

Ätiologie und Pathogenese | Bei den Hirnveränderungen im Rahmen einer Alzheimer-Krankheit handelt es sich um extrazelluläre Plaques (Proteinklumpen, die zum großen Teil aus dem 42 Aminosäuren langen **ß-Amyloid$_{1\text{-}42}$** bestehen) und um intraneuronale Neurofibrillen (fädige Strukturen, die v. a. aus dem hyperphosphorylierten und dadurch klebrigen Transport-Eiweiß **phospho-tau** zusammen gesetzt sind). Die Plaques und die Neurofibrillen entstehen im Verlauf mehrerer Jahrzehnte und sind erst nach langer Verzögerung mit klinischen Problemen korreliert.

Klinik und Verlauf | Es handelt sich tatsächlich um eine Korrelation zwischen den Hirnveränderungen und den klinischen Symptomen. Zum einen gibt es einen überzeugenden **Zusammenhang** zwischen der **Lokalisation der Plaques** und besonders der **Neurofibrillen-Pathologie** und dem klinischen **Symptommuster**: Die Veränderungen sitzen v. a. im Lernapparat und führen meist zu den erwartbaren Konsequenzen einer Funktionsstörung in diesem Bereich (also zu **Störungen des deklarativen Gedächtnisses**). Zum anderen besteht eine signifikante Korrelation zwischen der **Ausprägung der neurodegenerativen Veränderungen** und der **Schwere der klinischen Defizite**. Allerdings gibt es Menschen, die trotz ausgeprägter Alzheimer-Veränderungen keine Demenz entwickeln, und andere, die bereits bei geringen Zahlen von Plaques und Neurofibrillen deutliche Zeichen einer Demenz aufweisen. Eine mögliche Erklärung für diese Unschärfe liefert die sehr **unterschiedliche kognitive Reserve**, die bei einem Menschen die Effekte der Abbauprozesse lange Zeit abpuffert, beim anderen aber rasch aufgebraucht ist, v. a. wenn weitere Hirnveränderungen dazukommen.

Etwa 15 % der Patienten mit leichter kognitiver Beeinträchtigung (**Mild Cognitive Impairment**, MCI) entwickeln innerhalb eines Jahres das Bild einer Demenz; der große Rest kann im weiteren Verlauf dement werden, auf stabilem Niveau verharren oder sich sogar wieder bessern.

MERKE

Voraussetzung zur Diagnose eines **Demenzsyndroms** ist der Verlust einer selbständigen Alltagsbewältigung durch die nachlassende geistige Leistungsfähigkeit.

Bei **leichter Demenz** benötigen die Patienten Unterstützung bei anspruchsvollen Aufgaben (Bankgeschäfte, Testament etc.). Bei **mittelschwerer Demenz** leiden auch einfachere Aufgaben, bei denen die Patienten nun stundenweise Hilfe benötigen (Einkaufen, Zubereitung von Mahlzeiten etc.). Im Stadium der **schweren Demenz** ist der Patient auch bei einfachen Anforderungen ständig auf Hilfe ange-

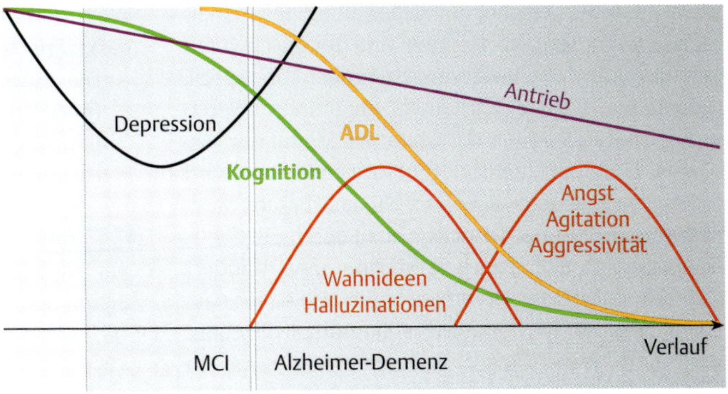

Abb. 2.6 Symptomentwicklung im Krankheitsverlauf bei Alzheimer-Demenz. ADL = Activities of Daily Living, Alltagsbewältigung; MCI = Mild Cognitive Impairment, leichte kognitive Beeinträchtigung.

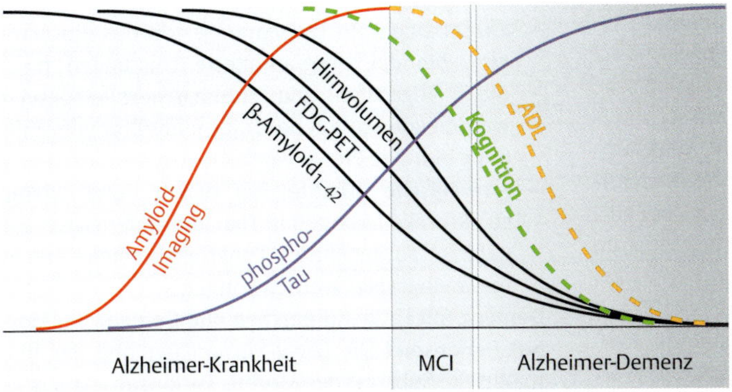

Abb. 2.7 Die biologischen Veränderungen der Alzheimer-Krankheit gehen den klinischen Symptomen der Alzheimer-Demenz um Jahre voraus. Am Beginn steht das Stadium der zerebralen Amyloidablagerungen, die im Amyloid-PET visualisiert und deren Folgen im Liquor gemessen werden können (Abnahme der Amyloid-Konzentration). Danach folgt das Stadium der Nervenzellschädigung (= Neurodegeneration), in dem tau und phospho-tau freigesetzt werden (Anstieg im Liquor). Nach modernen Kriterien werden diese Stadien der biologischen Hirnveränderung bereits als „Alzheimer-Krankheit" bezeichnet. Mit großer Verzögerung kann das „symptomatische" Stadium zunächst mit einer leichten kognitiven Störung, danach möglicherweise mit einer „Alzheimer-Demenz" nachfolgen. ADL = Activities of Daily Living, Alltagsbewältigung; MCI = Mild Cognitive Impairment, leichte kognitive Beeinträchtigung; PET = Positronen-Emissions-Tomografie.

wiesen (Hygiene, Ankleiden etc.). Im statistischen Mittel dauert jedes Stadium **3 Jahre**. Aber ebenso wenig wie alle Menschen ihre Demenz erleben, erleben alle dementen Menschen das späte Stadium. Die Verlaufsdynamik ist sehr unterschiedlich. Falls die Patienten in ein spätes Stadium eintreten, bedeutet dies keineswegs, dass die subjektive Belastung von Patient und Pflegenden dadurch zunehmen muss.

Bestimmte Symptome treten bevorzugt in bestimmten Stadien auf (**Abb. 2.6**). **Depressive Verstimmung** und sozialer **Rückzug** können der manifesten Erkrankung vorausgehen. Wahnideen und **Halluzinationen** finden sich vor allem im mittleren Krankheitsstadium etc. Der **Antrieb nimmt** meist im Verlauf weiter **ab**.

Diagnostik | Bisher beruhte die klinische Diagnose der Alzheimer-Demenz weitgehend auf einer verzögerten Ausschlussdiagnostik (kein Hinweis auf eine andere relevante Hirnerkrankung), die erst **postmortal** bestätigt werden konnte. Seit einigen Jahren stehen Untersuchungsmöglichkeiten zur Verfügung, die bereits weit im Vorfeld der Demenzentwicklung eine Entdeckung der neurodegenerativen Hirnveränderungen erlauben (Plaque-Imaging; molekulare Marker; metabolische Veränderungen; Atrophiemuster; **Abb. 2.7**). Diese **Diskrepanz** der wissenschaftlich geprägten **Diagnosemöglichkeiten** bei unsicherer Individualprognostik und noch **fehlenden kausalen Behandlungsmöglichkeiten** wird in den nächsten Jahren ein gravierendes praktisches und ethisches Problem darstellen.

Therapie | Im Vordergrund der Behandlung stehen **nicht-medikamentöse Verfahren**; sie sind notwendigerweise zeitlich und finanziell aufwendig und müssen daher klug eingesetzt werden. Zu Beginn der kognitiven Störungen können **psychotherapeutische** Unterstützung, **ergo-, soziotherapeutische** und alle möglichen anderen Verfahren nützlich sein, die der Patient selbst wünscht. Zu warnen ist vor sinnlosem, demütigendem „Hirn-Jogging" gegen den Willen des Patienten. Im weiteren Verlauf gewinnt die **Pflege** an Bedeutung, die bis in späte Stadien v. a. von **Angehörigen** geleistet wird. Auf die Gesundheit der Angehörigen muss besonders geachtet werden, und dies wird oft vernachlässigt (Erschöpfung, Depression, körperliche Gebrechlichkeit sind häufig die Folgen).

Medikamentös geeignet zur Behandlung der Alzheimer-Demenz sind im leichten und mittelschweren Stadium die **Cholinesterase-Hemmer** (Donepezil, Galantamin, Rivastigmin) sowie im mittelschweren und schweren Stadium der Glutamat-Modulator **Memantin**. Durch den neurodegenerativen Prozess wird die **Azetylcholin-Produktion** im Nukleus basalis Meynert **vermindert**; der schnelle Abbau durch die Cholinesterasen findet jedoch weiterhin unvermindert statt. Cholinesterase-Hemmer sorgen also dafür, dass das wenige Azetylcholin etwas langsamer abgebaut wird und etwas länger zur Verfügung steht. In Stress-Situationen – und darum handelt es sich bei einer Alzheimer-Demenz – wird v. a. in der **Umgebung von Amyloid-Plaques vermehrt Glutamat** freigesetzt; der dadurch gesteigerte Calcium-Einstrom kann **neurotoxisch** wirken. Diese unphysiologische Erregung wird durch den NMDA-Antagonisten Memantin abgemildert. Die symptomatische Wirksamkeit von Cholinesterase-Hemmern und von Memantin wurde in großen Studien belegt, ist aber bei einzelnen Patienten aufgrund des unvorhersehbaren und heterogenen Krankheitsverlaufs nicht zuverlässig zu messen.

In der Praxis werden verbreitet dämpfende **Benzodiazepine** und **Antipsychotika** eingesetzt, die zwar unmittelbar „für Ruhe sorgen", aber die geistige Leistungsfähigkeit weiter einschränken können und mittelfristig die Sterberate erhöhen. In **akuten Krisensituationen** sind die Substanzen zuverlässig hilfreich; eine Dauerbehandlung muss nach Möglichkeit vermieden werden.

An revolutionären **kausalen Behandlungsverfahren** gegen die Alzheimer-Neurodegeneration und ihre Folgen wird gearbeitet. Man versucht, die Entstehung von Amyloid (durch Sekretase-Modulatoren) und seine Aggregation zu verhindern, den Abbau und die Entsorgung zu verbessern (z. B. durch aktive und passive Immunisierung). Ähnlich wird daran gearbeitet, die Entstehung, Aggregation und Entsorgung von tau günstig zu beeinflussen. Daneben werden unterschiedliche neuroprotektive Verfahren erprobt. Der Ausgang dieser Studien ist noch durchaus ungewiss, und möglicherweise steht in den nächsten 20 Jahren noch keine zielgerichtete Intervention (die übrigens aller Voraussicht nach spätestens bei weitgehend asymptomatischen Risikopersonen im Stadium der beginnenden Neurodegeneration eingesetzt werden könnte) zur Verfügung. Daher muss der **Prävention** weiterhin besondere Aufmerksamkeit geschenkt werden: Aufbau kognitiver Reserven durch optimale Bildung; Erhalt einer bestmöglichen körperlichen, zerebralen und psychischen Gesundheit.

Weitere Demenzformen

Vaskuläre Demenzen | Hier sind zu unterscheiden:

- **Die makroangiopathische „Multi-Infarkt-Demenz (MID)"**, bei der kognitive Leistungsbereiche mosaikförmig und stufenweise nach wiederholten Hirninfarkten verloren gehen.

> **MERKE**
>
> Bei der Alzheimer-Krankheit ist die Verschlechterung kontinuierlich, bei der vaskulären Demenz stufenweise.

- **Die diffuse Mikroangiopathie** mit ausgedehnten Marklagerveränderungen (**subkortikale vaskuläre Enzephalopathie**, Leukoaraiose, Morbus Binswanger), bei der programmierte Leistungen nicht mehr abgerufen und automatisiert eingesetzt werden können mit der Folge einer Bradyphrenie, Gang-Apraxie etc.
- **Strategische Infarkte,** bei denen durch kleine strukturelle Läsionen in Thalamus oder Gyrus angularis ausgedehnte Funktionsbereiche nicht mehr eingesetzt werden können.

Demenz mit Lewy-Körperchen und Demenz bei Morbus Parkinson | Die Lewy-Körperchen sind das histologische Substrat des Morbus Parkinson. Dauert es nach Auftreten der extrapyramidalmotorischen Symptome (Rigor, Hypokinese, Tremor) des Morbus Parkinson mehr als 1 Jahr, bis sich kognitive Störungen bemerkbar machen, spricht man von einer Demenz bei Morbus Parkinson. Treten die kognitiven Defizite vor oder innerhalb eines Jahres nach Manifestation der motorischen Probleme auf, spricht man von einer Demenz mit Lewy-Körperchen. Die **Diagnosekriterien** für eine Demenz mit Lewy-Körperchen sind:

1. Demenzsyndrom
2. entweder motorische Parkinson-Symptome und/oder auffallende Fluktuationen der Leistung und/oder visuelle Halluzinationen (nur 1 Kriterium muss erfüllt sein)
3. fakultative Zusatzmerkmale: REM-Schlaf-Störung (ungebremstes Ausagieren der Träume), Synkopen, Neuroleptika-Überempfindlichkeit

> **MERKE**
>
> Patienten mit Demenz mit Lewy-Körperchen sind besonders empfindlich für extrapyramidalmotorische Nebenwirkungen von Antipsychotika.

Viele Patienten, bei denen früher eine „Alzheimer-Demenz mit Halluzinationen" diagnostiziert wurde, erfüllen diese Kriterien. Es handelt sich dabei um eine **Kombination von Alzheimer- und Parkinson-Krankheit**, wobei sowohl der eine als auch der andere neurodegenerative Prozess zu einer schwerwiegenden Schädigung des Nukleus basalis Meynert im basalen Vorderhirn führt, in dem Azetylcholin für den Neokortex und das limbische System produziert wird. Die **grenzwertige Versorgung mit Azetylcholin** führt zu den rezidivierenden, der Demenz aufgesetzten Verwirrtheitszuständen.

Frontotemporale Lobärdegenerationen (FTLD) | Hierbei handelt es sich um neurodegenerative Prozesse, welche die evolutionär jüngsten Teile des Neokortex betreffen, nämlich die anterioren Teile des Frontalhirns und des Temporallappens. Es gibt drei Subgruppen der FTLD, nämlich die

- **Frontotemporale Demenz (FTD)**, bei der Präfrontalkortex und die frontalen Pole der Temporallappen bilateral betroffen sind. Die Patienten entwickeln Störungen des Verhaltens und der Persönlichkeit, die über lange Jahre diagnostisch verkannt werden können (Alkoholismus, Spätschizophrenie, Soziopathie, schwere Depression etc.). Die Betroffenen können rücksichtslos, enthemmt und aggressiv werden. Im Verlauf der Erkrankung werden sie meist apathisch. Diese Erkrankung wurde früher auch als M. Pick bezeichnet.
- Bei der **langsam progredienten Aphasie** (PA) ist zunächst vorrangig der linke Präfrontalkortex in der Gegend des Broca-Areals betroffen.
- Die **semantische Demenz** (SD) entsteht aus einer Degeneration vorwiegend des linken Temporallappens. Die Patienten sind nicht mehr imstande, abstrakte Konzepte zu begreifen, und verlieren im Verlauf der Erkrankung auch die Fähigkeit, einfache Handlungsabläufe durchzuführen (Apraxie).

Creutzfeldt-Jakob Demenz (CJD) | Dies ist eine seltene Prionose (Prion = proteinaceous infectious agent) mit sehr rascher Progredienz und einer durchschnittlichen Lebensdauer von etwa 1 Jahr nach Beginn der Beschwerden. Charakteristisch sind **Myokloni**, **Sehstörungen** und **zerebelläre Symptome** (90 %), **pyramidale und extrapyramidale Symptome** (70 %) bis hin zur kompletten **Antriebslosigkeit** (akinetischer Mutismus, 50 %).

> **MERKE**
> Typische apparative Befunde sind periodische steile Wellen im EEG, das 14-3-3-Protein im Liquor und eine hohe Signalintensität im Corpus striatum (Kernspintomographie mit DWI- oder FLAIR-Sequenzen), **Abb. 2.8**.

Es gibt eine Reihe noch seltenerer Varianten (insgesamt weniger als 10 %) dieser Prionosen, nämlich die familiäre Gerstmann-Sträussler-Scheinker-Erkrankung, die fatale familiäre Insomnie, die infektiöse Form Kuru (beseitigt), die neue Variante der CJD und die iatrogen übertragene Form der CJD (z. B. nach neurochirurgischen und ophthalmologischen Eingriffen).

Sekundäre und reversible Demenzen | Weitere Demenzformen sind in **Tab. 2.6** zusammengefasst.

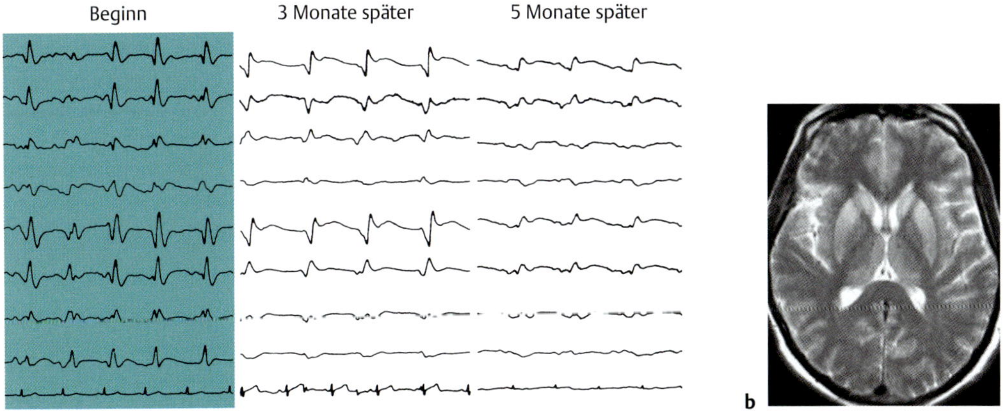

a b

Abb. 2.8 Diagnostik bei Creutzfeldt-Jakob-Krankheit. a EEG-Befund. Zu erkennen ist die zunächst voll ausgeprägte periodische Aktivität (1. Nov. 79), welche sich innerhalb der folgenden Monate zurückbildet. (nach Mattle, H., Mumenthaler, M., Kurzlehrbuch Neurologie, Thieme, 2010) **b MRT-Befund.** Das MRT liefert deutlich ausgeprägte Signalanhebungen im Striatum bds. (Masuhr, K.F., Neumann, M., Duale Reihe Neurologie, Thieme, 2007).

Tab. 2.6

Beispiele weiterer Demenzformen.

Erkrankung	Charakteristika
Alkoholdemenz	häufiger als das amnestische Korsakow-Syndrom; als kortikale Demenz eine wichtige DD zur Alzheimer-Demenz und frontotemporalen Demenz mit teilweiser Reversibilität nach Abstinenz
Chorea Huntington	Psychische Auffälligkeiten können den extrapyramidalmotorischen Symptomen vorausgehen, entwickeln sich aber meist erst später und können bis zu einer ausgeprägten subkortikalen Demenz führen.
Hashimoto-Enzephalitis	rasche und fluktuierende kognitive Defizite; visuelle Halluzinationen; Verwirrtheitszustände; Tremor, Ataxie; Myokloni, zerebrale Anfälle (DD: CJD); D: erhöhte Schilddrüsenantikörper? EEG: verlangsamt, steile Wellen? Th: Kortison
HIV-Demenz	50 % der Infizierten entwickeln HIV-assoziierte neurokognitive Defizite (= HAND) von subklinischen bis zu demenziellen Störungen; frühe neokortikale Werkzeugstörungen als Hinweis auf zusätzliche opportunistische Infektionen
Hypothyreose	Myxödem, Kälteempfindlichkeit, trockene Haut, Polyneuropathie, Myopathie, Depressivität, Schlafstörungen, Reizbarkeit, Lethargie; D: vermindertes T 3 und T 4, erhöhtes TSH
Limbische Enzephalitis	Defizite im Bereich des episodischen Gedächtnisses, Vigilanzminderung, Verwirrtheit, Ataxie, extrapyramidalmotorische Symptome, Myokloni, zerebrale Anfälle, Neoplasie? D: MRT: mediotemporale Veränderung der Signalintensität; EEG: Verlangsamung; Serum: anti-Hu, anti-Ma2, anti-CV2 positiv; Liquor: Eiweiß-, IgG-, Zellzahlerhöhung
Normaldruck-Hydrozephalus (NDH)	fluktuierende kognitive Störungen, Inkontinenz und Gangstörungen (beinbetonter Parkinsonismus) durch wechselnde Druckverhältnisse im Ventrikelsystem. D: MRT (**Abb. 2.9**)
Posteriore kortikale Atrophie (PCA)	seltene, langsam progrediente kortikale Demenz mit früher Störung der räumlichen Orientierung, visuokonstruktiven Defiziten und visuellen Halluzinationen; Grundlage zumeist Alzheimer-Veränderungen mit atypischer Lokalisation; DD: Demenz mit Lewy-Körperchen
progressive Paralyse	Neurosyphilis (galt vor 100 Jahren als sehr häufige Demenz; ist aufgrund der modernen Möglichkeiten von Prävention, Diagnostik und Therapie sehr selten geworden); besitzt differenzialdiagnostisch weiterhin große Bedeutung bei Patienten mit Veränderungen von Kognition, Verhalten und weiteren neurologischen Symptomen; D: positiver TPHA- und FTA-Abs-Test in Serum und Liquor
Progressive supranukleäre Parese (PSP; Steele-Richardson-Olszewski-Syndrom)	Muster einer „subkortikalen Demenz" mit Defiziten im Bereich von Antrieb und Stimmung sowie extrapyramidalmotorischen Symptomen; richtungsweisend ist eine vertikale „supranukleäre" Blickparese mit gestörten willkürlichen und intakten Folgebewegungen; kognitive und Verhaltensänderungen können einer frontotemporalen Demenz ähneln

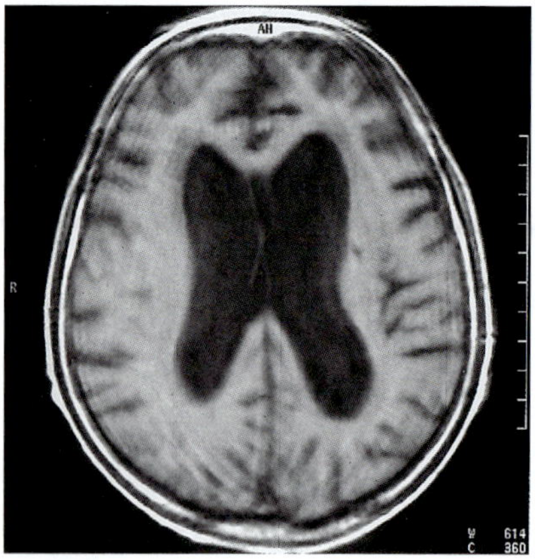

Abb. 2.9 Normaldruckhydrozephalus (MRT-Befund). Im MRT zeigen sich plump erweiterte Seitenventrikel mit unscharfer Begrenzung (aus Förstl, H. [Hrsg.], Lehrbuch der Gerontopsychiatrie und -psychotherapie, Thieme, 2002).

2.5 Weitere organisch bedingte psychische Störungen

Allgemeines | Voraussetzungen zur Diagnose organisch bedingter psychischer Störungen sind:

- der Nachweis einer relevanten zerebralen oder somatischen Erkrankung oder Verletzung
- ein zeitlicher Zusammenhang zwischen zugrundeliegender Erkrankung und klinischen Symptomen

Bereits diese beiden Merkmale begründen den Verdacht auf eine organisch bedingte psychische Störung, und dieser wird weiter erhöht, wenn

- sich die Symptome nach Beseitigung der organischen Ursache zurückbilden
- kein überzeugender Beleg für eine psychisch-reaktive oder genetisch-familiäre Verursachung zu eruieren ist.

Ätiologie und Klinik | Bei allen organisch bedingten psychischen Störungen, die in diesem gesamten Kapitel abgehandelt werden, finden sich kognitive Defizite, die allerdings sehr geringfügig ausgeprägt sein können. Im Vordergrund stehen jene Symptome, die auch der deskriptiven Einteilung der Störungen dienen (**Tab. 2.7**).

Tab. 2.7

Sonstige organische psychische Störungen (Beispiele).

Formen	Symptomatik und Entstehung
Halluzinose	Jede Modalität kann betroffen sein und durch Läsionen in den jeweiligen Funktionsarealen begünstigt werden: – szenische visuelle Halluzinationen (Charles Bonnet-Syndrom) bei Störungen im Bereich von Auge, Sehbahn, Area 17 oder den visuellen Assoziationsarealen – akustische Halluzinosen bei Schwerhörigkeit und Läsionen in der Hörbahn – taktile Halluzinose bei Polyneuropathie etc.
wahnhafte Störung	kann hypochondrisch, nihilistisch, als Eifersuchts-, Liebeswahn oder mit anderen Themen auftreten; vielfältige Ursachen (bei jüngeren Menschen häufig Drogen oder Epilepsie, bei älteren Menschen Kontaktmangel in Zusammenhang mit einer eingeschränkten Kritikfähigkeit)
andere	katatone, affektive, dissoziative Symptomatik

Schädel-Hirn-Traumata, Enzephalitiden und andere Hirnerkrankungen können Verhaltensänderungen bewirken, die – wenn sie anhalten – als **organische Persönlichkeitsstörungen** bezeichnet werden. Auch hier spielt die **Lokalisation der Läsionen** eine Rolle für die Ausprägung der Symptomatik. Die Diagnose eines **„organischen Psychosyndroms"** infolge eines **Schädel-Hirn-Traumas** liegt nahe, wenn neben einer entsprechenden Anamnese mehrere der folgenden Symptome vorhanden sind: Kopfschmerzen, Schwindel, Erschöpfung, Reizbarkeit, kognitive Störungen (bzgl. Konzentration, Gedächtnis, Leistung), Schlafstörungen sowie eine verminderte Stressbelastbarkeit.

Therapie | Die kausale Behandlung der Ursache, die medikamentöse Therapie der Symptome und die psychosoziale Unterstützung müssen sich – v. a. bei den nicht heilbaren Grunderkrankungen – ergänzen.

Kapitel 3

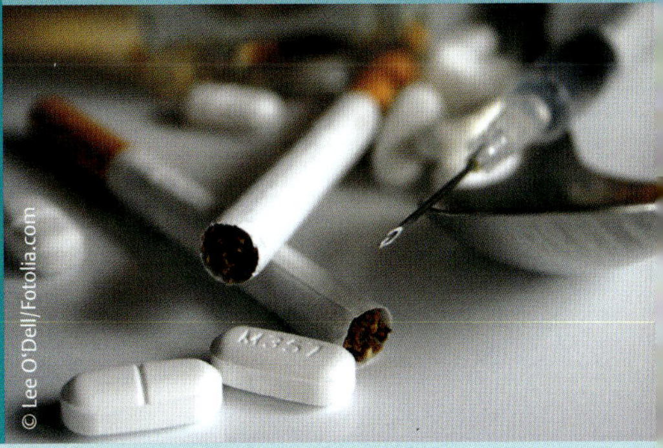

3 Suchterkrankungen (F10–F19, F55)

Wir geben die Hoffnung nicht auf ...

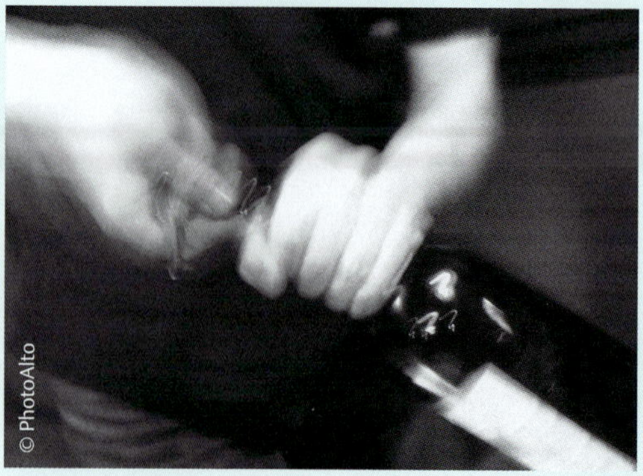
© PhotoAlto

Ein alter Bekannter

Martin Ullrich hat vor einer Woche sein PJ in der Psychiatrie begonnen. Er ist gerade dabei, die aktuellen Laborwerte zu überprüfen, als der Notarzt einen hoch erregten Mann einliefert, der stark nach Alkohol riecht. Spaziergänger im Park haben den Notarzt alarmiert, da der Mann dort offensichtlich orientierungslos herumirrte und mehrfach gestürzt ist. In diesem Moment tritt zufällig Oberarzt Dr. Richter aus seinem Sprechzimmer und begrüßt gleich den Patienten: „Oh, guten Tag, Herr Brenner!“ An Martin gewandt fügt er mit gesenkter Stimme hinzu: „Herr Brenner ist uns seit Jahren bekannt. Er wird in regelmäßigen Abständen mit einer akuten Alkoholvergiftung oder, wenn er mal wieder in ein Entzugsdelir gerutscht ist, eingeliefert. Wie würden Sie jetzt vorgehen?“ Martin überlegt kurz. „Zunächst würde ich den Blutalkoholspiegel messen. Parallel dazu würde ich regelmäßig die Vitalparameter und den Bewusstseinszustand kontrollieren, um mögliche Kreislaufveränderungen oder Krampfanfälle nicht zu verpassen ...“ Dr. Richter nickt und sagt: „Das sind genau die richtigen Maßnahmen. Na, dann legen Sie mal los!“

Die typische Abwärtsspirale

Mit einiger Überredungskunst gelingt es Martin schließlich, dass Herr Brenner in das Röhrchen bläst. Die gemessene BAK beträgt 2,8 Promille. Der Blutdruck liegt bei 180/110 mmHg, die Pulsfrequenz beträgt 120/min. Bei einer orientierenden neurologischen Untersuchung stellt Martin eine Ataxie, Dysarthrie und Sensibilitätsstörungen in beiden Beinen fest. „Und was nun?“, möchte Dr. Richter von Martin wissen. „Ich würde dem Patienten auf jeden Fall Clonidin zur Blutdrucksenkung und Carbamazepin zur Krampfprophylaxe geben.“ „Das ist richtig“, lobt Dr. Richter. „Zusätzlich ordne ich aber auch noch die Gabe einer Vitamin-B_1-Infusion an. Können Sie sich erklären, warum?“ Martin denkt kurz nach. „Ach, natürlich! Chronische Alkoholiker haben häufig einen Vitamin-B_1-Mangel und sind deswegen gefährdet, eine lebensgefährliche Wernicke-Enzephalopathie oder ein irreversibles Korsakow-Syndrom zu entwickeln.“

Schwerwiegende Komplikation

3 Tage nach Beginn des Entzugs berichtet die Krankenschwester, dass Herr Brenner seit dem Morgen stark verwirrt sei. Er sei fest davon überzeugt, in einem Hotel zu übernachten, und habe über einer leeren Seite Papier sitzend seine Wünsche aus der Speisekarte für das Abendbrot mitgeteilt. Außerdem habe er sich über Verunreinigungen und kleine weiße Mäuse in seinem Hotelzimmer beklagt. Der Patient sei sehr schreckhaft und unruhig, schwitze stark und nestle ständig an seiner Bettdecke herum. Dr. Richter sieht Martin mit hochgezogener Augenbraue an. „Welcher Verdacht kommt Ihnen bei dieser Schilderung?“ „Die Symptome sind typisch für ein Delirium tremens.“ „Und wie reagieren wir darauf?“, will Dr. Richter wissen. „Ein Delirium tremens ist lebensbedrohlich, die Patienten können z. B. Krampfanfälle, Elektrolytentgleisungen, eine Rhabdomyolyse und ein akutes Nierenversagen entwickeln. Herr Brenner muss sofort intensivmedizinisch betreut werden und Clomethiazol oder Diazepam erhalten.“

Auf die Motivation kommt es an

Nachdem Herr Brenner auf die Intensivstation verlegt worden ist, möchte Martin von seinem Oberarzt wissen, wie es für Herrn Brenner nach der Behandlung des Delirs weitergehen werde. „Sobald Herr Brenner diese Akutsituation überstanden hat, werden wir den aktuellen Entzug fortsetzen. Wir werden versuchen, ihn zu einer stationären Entwöhnungstherapie zu motivieren. Bislang hat er das immer abgelehnt, weil er meinte, er komme alleine zurecht. Dort würde dann wiederum auch die ambulante Weiterversorgung durch einen niedergelassenen Kollegen und Selbsthilfegruppen wie die Anonymen Alkoholiker in die Wege geleitet.“ „Und wie stehen seine Chancen?“, fragt Martin zweifelnd. „Bei konsequenter Teilnahme an einer stationären Entwöhnungstherapie und Inanspruchnahme der ambulanten Weiterversorgungsprogramme liegt die Dauerabstinenzrate immerhin zwischen 40 und 50 %“, antwortet Dr. Richter. „Es kommt darauf an, wie motiviert Herr Brenner ist. Aber wir geben die Hoffnung nicht auf ...“

3 Suchterkrankungen (F10–F19, F55)

3.1 Psychische Störungen und Verhaltensstörungen durch psychotrope Substanzen

Key Point

Psychische Störungen und Verhaltensstörungen durch psychotrope (d. h. das Bewusstsein oder die Psyche beeinflussende = psychoaktive) Substanzen wurden zu allen Zeiten und bei allen Völkern beobachtet. Ihr Verlauf hängt stark vom Suchtpotenzial der einzelnen Substanzen ab. Abgegrenzt werden sie vom ab S. 73 beschriebenen ebenfalls stoffgebundenen Missbrauch von nicht-abhängigkeitsverursachenden Substanzen, wie z. B. Laxanzien.
Die beiden wesentlichen nicht-stoffgebundenen Suchterkrankungen werden an anderer Stelle im Buch in ihrem jeweiligen Kontext behandelt: die „sexuelle Süchtigkeit" bei den sexuellen Störungen (ab S. 199) und das „pathologische Spielen" bei den abnormen Gewohnheiten und Störungen der Impulskontrolle (ab S. 220).

3.1.1 Allgemeines

Epidemiologie

In Deutschland gibt es etwa 14,7 Mio. Raucher, ca. 1,3 Mio. Menschen sind alkoholabhängig. Die Zahl der Cannabiskonsumenten wird auf 2 Mio. geschätzt, die der Medikamentenabhängigen auf 1 Mio., die der Amphetaminkonsumenten auf 1 Mio. und die der Heroinabhängigen auf 150 000.

Ätiologie und Pathogenese

Bei der Entstehung von Suchterkrankungen ist von einem **multifaktoriellen Geschehen** auszugehen, bei dem das **Suchtpotenzial** (s. u.) und die **Verfügbarkeit** der Droge sowie das **Individuum** (Genetik, Entwicklungsgeschichte, Persönlichkeit) und sein **soziales Umfeld** (Eltern, Freunde, kulturelle Traditionen, Gesetze) eine Rolle spielen (**Tab. 3.1**).

MERKE

Eine spezifische **Suchtpersönlichkeit** existiert **nicht**.

EXKURS

Dopaminerges Belohnungssystem

Als gemeinsame Endstrecke der zentralen Wirkung von Substanzen mit Abhängigkeitspotenzial stellt die Aktivierung des dopaminergen Belohnungssystems (engl. „Reward", **Abb. 3.1**) vermutlich einen wichtigen neurobiologischen Hintergrund für süchtiges Verhalten dar. Die Ausschüttung von Dopamin (v. a. im Nucleus accumbens) führt zu angenehmen Gefühlen. Das Gehirn „merkt" sich solche Erfahrungen, die dies zur Folge haben, es kommt zur Entwicklung eines **Suchtgedächtnisses**. Bei andauernder Stimulation fällt die Reaktion des Belohnungssystems immer geringer aus, womit die häufig auftretende **Toleranzentwicklung** (s. u.) und die damit verbundene Dosissteigerung erklärt werden kann. Neben dem beschriebenen dopaminergen System sind aber auch noch **andere Transmittersysteme** an der Entwicklung einer Sucht beteiligt.

Toleranzentwicklung | Durch beschleunigten Abbau sowie Anpassungs- und Gegenregulationsprozesse an den beteiligten Synapsen tritt eine Gewöhnung des Körpers an die psychotrope Substanz auf, es

Tab. 3.1

Einflussfaktoren bei der Entstehung von Suchterkrankungen

Faktoren	Beschreibung
biologische Faktoren	– **genetisches Risiko** für Abhängigkeit bei Angehörigen von Süchtigen vermutlich 3- bis 4-fach erhöht; wahrscheinlich **Vererbung von Risikofaktoren**: bestimmte Persönlichkeitseigenschaften, zugrunde liegende psychische Störungen (z. B. Depression), individuell unterschiedliche Reaktion auf Substanzen mit Suchtpotenzial – Aktivierung des (v. a. dopaminergen) **Belohnungssystems** (s. Exkurs) unter Entwicklung eines **Suchtgedächtnisses** sowie – bei andauernder Stimulation – einer **Toleranz**
psychologische Faktoren	– **primäre Verstärker:** Konditionierung durch angenehme Empfindungen → entscheidend für Aufrechterhaltung des Konsums – **sekundäre Verstärker:** Anerkennung durch die Peergroup, zum Konsum verwendete Gegenstände und Rituale
Motive für die Einnahme	– Einsamkeit, innere Leere, Verstimmungszustände, Belastungsfaktoren, Wunsch nach Betäubung/Konfliktentlastung/Entspannung – Jugendliche: Geltungsbedürfnis, Zwang zur Konformität, Imitation des Erwachsenenverhaltens
soziale und Umweltfaktoren	– Milieu mit fehlender Orientierung und mangelnden Leitbildern – Werbung, berufliche Situation (z. B. Schichtarbeit), Beeinflussung durch Mode, in der Gesellschaft „üblicher" Konsum – Elternhaus: Übernahme eines elterlichen Suchtverhaltens, übermäßige Behütung/Verwöhnung – schulische Misserfolge und familiäre Probleme

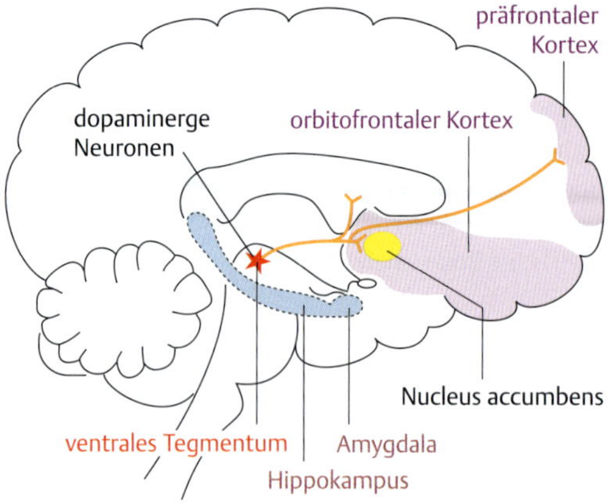

Abb. 3.1 Das biologische Belohnungssystem. Vom ventralen Tegmentum (→ Mittelhirn in der Nähe der Substantia nigra) führt die dopaminerge Bahn zum Nucleus accumbens und zum präfrontalen sowie zum orbitofrontalen Kortex.

kommt zur Entwicklung einer sog. **Toleranz**. Um weiter die gewünschte Wirkung zu erzielen, reagiert der Konsument häufig mit einer erhöhten Zufuhr (**Dosissteigerung**). Unter Umständen werden sogar Dosen konsumiert, die ohne die Entwicklung einer Toleranz zum Tode führen würden (z. B. Opiate).

Suchtpotenzial | Das Potenzial, eine Abhängigkeit zu verursachen, variiert zwischen den Substanzen.

MERKE

Das **größte Suchtpotenzial** (sowohl bezüglich körperlicher als auch psychischer Abhängigkeit) haben **Opioide**.

Hinsichtlich des **körperlichen Suchtpotenzials** folgen nach den Opioiden in absteigender Reihenfolge: Alkohol > Kokain/Cannabinoide > Stimulanzien > Halluzinogene. In ihrem **psychischen Suchtpotenzial** unterscheiden sich diese Substanzen hingegen nur unwesentlich.

Klinik

Nachfolgend werden die grundsätzlichen **klinischen Erscheinungsformen** beschrieben, die beim Konsum psychotroper Substanzen auftreten können.

Akute Intoxikation (akuter Rausch) | Unmittelbar nach dem Konsum einer psychotropen Substanz kommt es bei ausreichend hoher Dosierung zu einer **vorübergehenden Störung** des Bewusstseins, der Kognition, der Wahrnehmung, des Affekts oder des Verhaltens. In Abhängigkeit von der eingenommenen Substanz treten weitere, auch körperliche Symptome auf, die diagnostisch z. T. bereits hinweisgebend sein können (z. B. eine Pupillenverengung [Miosis] bei Opiatintoxikation, S. 69).

Schädlicher Gebrauch/Missbrauch | Im Gegensatz zur akuten Intoxikation führt diese Form des Substanzkonsums zu einer **anhaltenden körperlichen und/oder psychischen Gesundheitsschädigung** (z. B. Hepatitis nach i. v.-Injektion von Drogen oder depressive Episode nach massivem Alkoholkonsum). Ein „Kater" am nächsten Tag („Hangover", S. 60) oder soziale Folgen wie der Verlust des Arbeitsplatzes sind damit hingegen nicht gemeint.

Abhängigkeit | Um von einer Abhängigkeit zu sprechen, müssen nach ICD-10 **3 oder mehr** der in **Tab. 3.2** aufgeführten Kriterien während des **letzten Jahres gleichzeitig** vorhanden sein. Die Übergänge zwischen **psychischen** und **körperlichen Abhängigkeitsphänomenen** sind dabei oft fließend, eine klare Trennung ist häufig schwierig.

Weitere Phänomene, die auf eine Abhängigkeit hinweisen können, sind ein **starres Konsumverhalten/-muster** (z. B. werktags gleicher Konsum wie feiertags), bereits **morgendlicher Konsum** sowie die **Verleugnung und Bagatellisierung** durch die Betroffenen.

Entzugssyndrom | Das Absetzen der wiederholt oder über einen längeren Zeitraum und/oder in höherer Dosierung aufgenommenen Substanz führt zu **körperlichen Entzugssymptomen**, die meist gegensätzlich zur substanzinduzierten Wirkung sind. Typischerweise bessert sich die Symptomatik, wenn die

Tab. 3.2

Abhängigkeit von psychotropen Substanzen nach ICD-10 (F1x.2).

Diagnosekriterien	entsprechende Formen
– starkes Verlangen nach der Substanz oder als unwiderstehlich empfundener Zwang zum Konsum	→ **psychische Abhängigkeit („Craving")**
– verminderte Kontrolle über Beginn, Menge sowie Beendigung des Konsums	
– körperliches Entzugssyndrom nach Absetzen der Substanz	→ **körperliche Abhängigkeit**
– Toleranzentwicklung	
– Interessen/Verpflichtungen werden zugunsten des Substanzkonsums (inkl. Beschaffung und Erholung davon) vernachlässigt	
– fortdauernder Substanzkonsum trotz eindeutig schädlicher Folgen, obwohl sich der Konsument über das Ausmaß des Schadens bewusst ist	

nach WHO/Dilling: Taschenführer zur ICD-10, 6. A., Huber, 2012

gleiche oder eine nahe verwandte Substanz aufgenommen wird. Zum gezielten Herbeiführen eines Entzugs im therapeutischen Rahmen siehe S. 58.

Delir | Im Zusammenhang mit einem solchen Entzugssyndrom, aber auch aufgrund einer akuten Intoxikation kann es zur Entwicklung eines **substanzinduzierten Verwirrtheitszustandes** (z. B. alkoholbedingtes Delirium tremens) kommen. Für ausführliche Informationen hierzu – auch in Abgrenzung gegenüber anderen Delirformen – siehe S. 60.

Psychotische Störung | Während oder nach (bis ca. 48 h = abrupt, innerhalb von 2 Wochen = akut) der Einnahme psychotroper Substanzen kann eine psychotische Störung mit **Halluzinationen**, **Wahnideen**, **psychomotorischen Störungen** (Stupor oder Erregung) sowie **intensiver Angst** oder auch **Ekstase** auftreten (z. B. Alkoholhalluzinose, S. 62). Die Symptomatik klingt typischerweise innerhalb 1 Monats zumindest teilweise, in den meisten Fällen innerhalb von 6 Monaten vollständig ab. Differenzialdiagnostisch müssen Entzugssyndrome, akute Intoxikationen mit primär halluzinogen wirkenden Substanzen (z. B. LSD oder Cannabis) sowie Schizophrenien oder Persönlichkeitsstörungen ausgeschlossen werden.

Amnestisches Syndrom | Vor allem durch längerfristig deutlich erhöhten Alkoholkonsum, aber auch durch andere psychotrope Substanzen können **Störungen des Kurz- und Langzeitgedächtnisses** und des **Zeitgefühls** induziert werden. Das Ultrakurzzeitgedächtnis (auch „Immediatgedächtnis" oder „sensorisches Gedächtnis", beinhaltet z. B. die Fähigkeit, unmittelbar zuvor Gesagtes zu wiederholen), allgemeine kognitive Funktionen und das Wachbewusstsein sind typischerweise nicht betroffen. Häufig treten ausgeprägte **Konfabulationen** auf, die aber für die Diagnosestellung nicht zwingend vorhanden sein müssen.

Restzustand und verzögert auftretende psychotische Störung | Über den Zeitraum der unmittelbaren Einwirkung der psychotropen Substanz hinaus (mind. 2, max. 6 Wochen) bestehen **kognitive oder affektive Störungen** bzw. **Persönlichkeits- oder Verhaltensauffälligkeiten**, bei denen ein direkter Zusammenhang mit der Substanzeinnahme anzunehmen ist. Beispiele hierfür sind Demenz, Nachhallzustände (Flashbacks) oder depressive bzw. manische Episoden.

Polytoxikomanie | Hierunter versteht man eine Mehrfachabhängigkeit (polyvalente Sucht): Während **6 Monaten** werden **mind. 3 verschiedene Suchtmittel** konsumiert, ohne dass eines davon dominiert.

Praxistipp
Im klinischen Alltag wird weniger streng bereits von einer Polytoxikomanie gesprochen, wenn verschiedene psychotrope Substanzen gleichzeitig und regelmäßig eingenommen werden.

Klassifikation

Die Einteilung der durch abhängigkeitserzeugende Stoffe verursachten Suchterkrankungen erfolgt in der **ICD-10** anhand der jeweils konsumierten **Substanzgruppe** (Tab. 3.3). Ergänzend wird noch mit einer 4. Stelle die aktuelle **Erscheinungsform der Störung** kodiert (Tab. 3.4; ein Alkoholentzugsdelir wäre z. B. F10.4).

Diagnostik

Wesentliche diagnostische Instrumente sind **(Fremd-) Anamnese** sowie **körperliche und psychiatrische Untersuchung**. Darüber hinaus stehen für einige Störungen **Selbst- und Fremdbeurteilungsfragebögen** (z. B. CAGE-Test bei V. a. Alkoholabhängigkeit, S. 64) als Screeninginstrumente und zur Absicherung der Diagnose zur Verfügung.

Tab. 3.3
Psychische und Verhaltensstörungen durch psychotrope Substanzen nach ICD-10.

ICD-10	Bezeichnung
F10	Alkohol
F11	Opioide
F12	Cannabinoide
F13	Sedativa oder Hypnotika
F14	Kokain
F15	Sonstige Stimulanzien, einschließlich Koffein
F16	Halluzinogene
F17	Tabak
F18	Flüchtige Lösungsmittel
F19	Multipler Substanzgebrauch und Konsum sonstiger psychotroper Substanzen

Tab. 3.4
Ausprägungsformen der psychischen und Verhaltensstörungen durch psychotrope Substanzen nach ICD-10.

ICD-10	Bezeichnung
F1x.0	Akute Intoxikation
F1x.1	Schädlicher Gebrauch/Missbrauch
F1x.2	Abhängigkeit
F1x.3	Entzugssyndrom
F1x.4	Entzugssyndrom mit Delir
F1x.5	Psychotische Störung
F1x.6	Amnestisches Syndrom
F1x.7	Restzustand und verzögert auftretende psychotische Störung
F1x.8	Sonstige psychische oder Verhaltensstörungen
F1x.9	Nicht näher bezeichnete oder Verhaltensstörung

MERKE

Viele abhängig machenden Substanzen können durch ein **Drogenscreening** mittels Urin- oder Bluttest nachgewiesen werden.

Routinemäßig werden bei diesem Screening neben den **Sedativa** (Benzodiazepine und Barbiturate) alle **„klassischen" Drogen** (Amphetamine, Cannabinoide, Halluzinogene, Kokain und Opiate) und ihre **Substitutionsmittel** (Methadon/Polamidon und Buprenorphin) erfasst.

Dabei ist jedoch zu bedenken, dass diese Tests **sehr sensitiv** (→ Konsumenten werden mit hoher Wahrscheinlichkeit positiv getestet), aber **wenig spezifisch** (→ nicht alle positiv Getesteten haben tatsächlich Drogen genommen) sind. Weiterhin sind die meisten Substanzen nur innerhalb **weniger Tage** nach ihrer Einnahme nachweisbar, was u. a. davon abhängt, ob sie über einen längeren Zeitraum oder nur einmalig eingenommen wurden.

Als **Langzeittest** können **Haarfollikelanalysen** herangezogen werden, die allerdings deutlich aufwendiger und nicht für die Routine geeignet sind.

Therapie

Therapiekette | Die therapeutischen Maßnahmen bei Suchterkrankungen bestehen i. d. R. aus den in **Abb. 3.2** dargestellten Elementen, die eine **Therapiekette** bilden. Abhängig von Suchtstoff, sozialer Integration und Schwere der Abhängigkeit stehen hierzu **ambulante, teilstationäre oder stationäre Therapien** zur Verfügung. Bei Rückfällen sind Wiederholungen der einzelnen Phasen möglich.

Eine ausführliche Beschreibung der verschiedenen Elemente einer solchen Therapiekette erfolgt beispielhaft für die Alkoholabhängigkeit ab S. 64.

Therapieziele |

MERKE

Das allgemeine Ziel der Suchttherapie ist eine **dauerhafte Abstinenz**.

Da eine solche dauerhafte Abstinenz aber nicht immer erreicht werden kann, gibt es bei Abhängigkeitserkrankungen folgende **Hierarchie der Therapieziele**:

1. das Überleben sichern
2. Folge- und Begleiterkrankungen behandeln
3. die Krankheitseinsicht und die Motivation, etwas zu verändern, fördern
4. konsumfreie Phasen erreichen
5. die psychosoziale Situation verbessern
6. dauerhafte Abstinenz
7. eine adäquate Lebensqualität

Therapeutischer Entzug | Folgende **Formen** des therapeutischen Entzugs kommen zum Einsatz:

- Unter **kaltem Entzug** versteht man das **abrupte Absetzten** der abhängigkeitserzeugenden Substanz ohne Gabe von Ersatzstoffen.
- **Warmer Entzug** meint eine **Substitution bzw. Herunterdosierung** der Droge, um das Auftreten von Entzugserscheinungen zu verhindern.
- Beim **qualifizierten Entzug** wird gleichzeitig zur **körperlichen Entgiftung** an der **Motivation der Patienten** gearbeitet wird. Ziele sind das Verständnis der Faktoren der Abhängigkeit und der negativen Folgen des Konsums, das Betrachten der bisherigen Abstinenzversuche sowie eine „Kosten-Nutzen-Analyse". Eine Entwöhnungsbehandlung wird in die Wege geleitet.

3.1.2 Alkohol (F10)

Epidemiologie

Man geht davon aus, dass **1,3 Mio.** Menschen in Deutschland **alkoholabhängig** sind, **2,7 Mio.** einen **schädlichen Gebrauch** und **5 Mio.** einen **riskanten Konsum** betreiben. Vor allem unter Jugendlichen hat das sog. **„binge drinking"** („Komasaufen", d. h. der rasche und exzessive Konsum von Alkoholika) europaweit in besorgniserregendem Maß zugenommen.

Die meisten Betroffenen erkranken zwischen dem **20 und 40. Lj.**, der mittlere Jahreskonsum reinen Alkohols in Deutschland liegt bei **9,6 l pro Kopf**.

Bei **9,3 Mio.** Menschen besteht ein alkoholbedingter **Beratungs- und Behandlungsbedarf**, häufig wird die Erkrankung jedoch **nicht erkannt**: Nur ca. 1 % der Al-

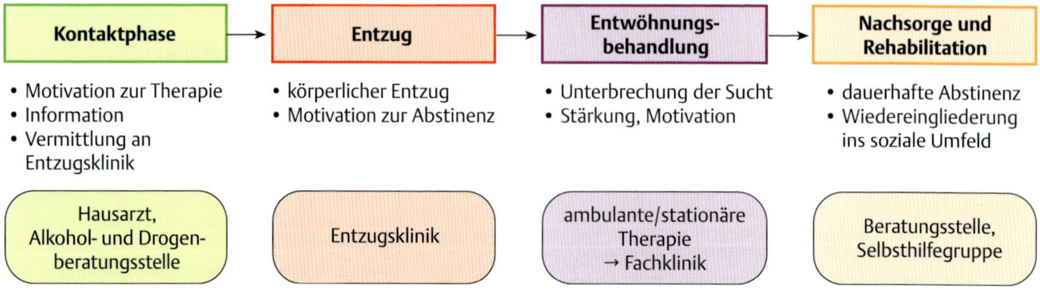

Abb. 3.2 Therapiekette bei Suchterkrankungen.

koholabhängigen unterzieht sich einer adäquaten Therapie, 25 % machen einen Entzug.

MERKE

Sozialmedizinisch betrachtet ist die **Alkoholabhängigkeit** die **bedeutendste Suchterkrankung**.

Dies wird bedingt durch die große Anzahl von Betroffenen (s. o.), die zahlreichen **körperlichen und psychischen Folgeerkrankungen**, ihre **ökonomischen Konsequenzen** durch eingeschränkte Arbeitsfähigkeit und Produktionsausfälle sowie ihrer Bedeutung für die **Kriminalität** (etwa 50 % der Straftaten erfolgen unter Alkoholeinfluss!) und **Verkehrsunfälle**. Die jährlichen Schäden belaufen sich auf **mind. 20 Milliarden Euro**, was in einem gewissen Gegensatz zur großen gesellschaftlichen Toleranz gegenüber dieser Form der Abhängigkeit steht.

Ätiologie und Pathogenese

Zur allgemeinen Ätiologie von Suchterkrankungen siehe S. 55. Die dort beschriebene **multifaktorielle Genese** im Sinne eines Zusammenwirkens biopsychosozialer Faktoren gilt auch für die Alkoholabhängigkeit. Im Hinblick auf die biologische Grundlage geht man von einem **polygenetischen Geschehen** aus; Unterschiede bezüglich folgender **Genprodukte** werden dabei diskutiert:

- **Enzyme des Alkoholabbaus** (z. B. Alkoholdehydrogenase), hierfür sprechen Unterschiede in der Alkoholtoleranz
- verschiedene **Neurotransmittersysteme**, z. B. ein veränderter Dopaminrezeptor

Darüber hinaus führt Alkohol auch direkt zu **Veränderungen fast aller Transmittersysteme**, wie z. B.:

- Hemmung des exzitatorischen **Glutamat-Systems (NMDA)**: Aktivität ↓
- Steigerung der **Dopaminfreisetzung** (→ dopaminerges Belohnungssystem, S. 55): Glücksgefühl ↑
- Verstärkung der Bindung von **GABA** am $GABA_A$-Rezeptor: Dämpfung ↑

Diese letztgenannte Wirkung entspricht der von Benzodiazepinen (S. 68 bzw. S. 289) und führt zur **Anxiolyse** und **Sedierung**. Bei regelmäßigem Konsum kommt es jedoch zu einem **Adaptationsprozess** (Abb. 3.3), der eine Dosissteigerung erforderlich macht.

Klinik

Riskanter Konsum | Hierunter versteht man den **täglichen** Konsum von **> 30 g Alkohol bei Männern** bzw. **> 20 g bei Frauen** (0,5 l Bier enthalten 16 g Alkohol, 0,25 l Wein 20 g).

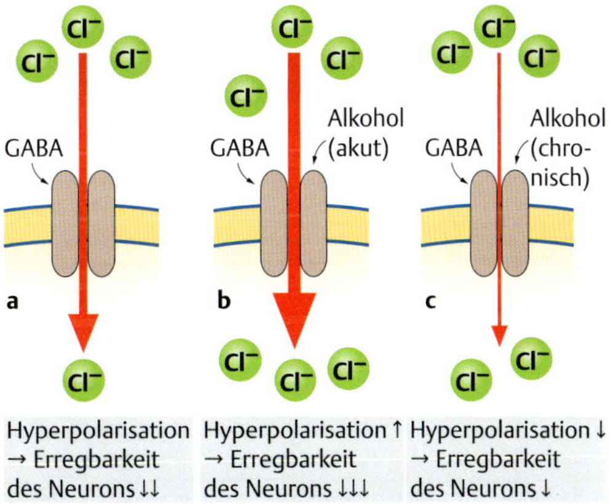

Abb. 3.3 Adaptation des $GABA_A$-Rezeptors unter Alkoholeinfluss. a GABA allein bewirkt am gekoppelten Chloridkanal den Einstrom von Cl^--Ionen. Es kommt zu einer Hyperpolarisation des Neurons, seine Erregbarkeit wird damit reduziert. **b** Bei einer akuten Zufuhr von Alkohol wird die Permeabilität des Ionenkanals noch gesteigert, die Hyperpolarisation nimmt zu. **c** Unter chronischer Alkoholzufuhr nimmt der Cl^--Einstrom jedoch ab, und die Hyperpolarisation fällt geringer aus. Das Neuron ist wieder leichter erregbar.

MERKE

Schon ein **täglicher Konsum** von **1 l Bier** bei Männern und mehr als **0,5 l Bier** bei Frauen ist dementsprechend als **kritisch** anzusehen.

Akuter Alkoholkonsum

In geringen Mengen konsumiert hat Alkohol zunächst eine anregende bzw. z. T. auch eine leicht beruhigende Wirkung. Höhere Dosierungen wirken enthemmend und aggressionsfördernd, sehr hohe Dosen wiederum stark sedierend.

Akute Alkoholintoxikation (einfacher Rausch) | Der Alkoholrausch ist eine **reversible akute organische psychische Störung**. Je nach Schweregrad ändern sich die Symptome von der **Angetrunkenheit** bis zum **alkoholischen Koma** (Tab. 3.5).

MERKE

Ab etwa 2,0‰ beginnt der schwere Rauschzustand mit forensisch relevanter **eingeschränkter Steuerungsfähigkeit**, eine **aufgehobene Steuerungsfähigkeit** nimmt man **ab 3,0‰** an.

Bei der in Tab. 3.5 beschriebenen Schweregradeinteilung ist allerdings zu beachten, dass der Zusammenhang zwischen Blutalkoholkonzentration (BAK) und Symptomen **individuell sehr unterschiedlich** ist und u. a. von der **Gewöhnung** oder bereits vorhandenen **Vorschäden** abhängt.

Tab. 3.5

Schweregradeinteilung des Alkoholrausches.

Blutalkoholkonzentration	Schweregrad	Symptome
>0,3‰	erste Anzeichen	– Beeinträchtigung von Aufmerksamkeit, Konzentration und Reaktionsvermögen – Euphorisierung, Verlust von Ängsten – Steigerung des Leistungsgefühls (bei objektiv verringertem Leistungsvermögen) – Abnahme der Selbstkritik
0,8–1,2‰	Angetrunkenheit	– zusätzlich Störungen von Gleichgewicht, Feinmotorik und Koordination
1,2–1,6‰	leichter Rausch	– erhebliche Beeinträchtigung von Aufmerksamkeit und Reaktionsvermögen – Gangunsicherheit – verwaschene, lallende Sprache – Enthemmung (Rededrang und Distanzminderung) – Situationsverkennung (Selbstüberschätzung und Fehleinschätzung von Gefahrensituationen)
1,6–2,0‰	mittelschwerer Rausch	– weitere Zunahme der Symptome
>2,0‰	schwerer Rausch	– kognitive Beeinträchtigungen – Somnolenz – Beginn der eingeschränkten Steuerungsfähigkeit (forensisch relevant!) – möglicher Stimmungswechsel von Euphorie zu Dysphorie/Depression
>3,0‰		– Steuerungsfähigkeit aufgehoben (bei entsprechenden Rauschsymptomen)
>5‰	alkoholisches Koma	– akute vitale Bedrohung mit hoher Mortalität (Dämpfung des Atemzentrums, ggf. Aspiration von Erbrochenem)

Praxistipp

Eine Alkoholisierung von 2‰ führt daher forensisch nicht automatisch zu einer Einschränkung der Schuldfähigkeit (vgl. S. 259).

Atypischer oder komplizierter Rausch | Wenn die psychomotorische Erregung und Bewusstseinsstörung **sehr intensiv ausgeprägt** sind, spricht man von einem atypischen oder komplizierten Rausch. Es handelt sich somit um einen **quantitativen** Unterschied zum einfachen Rausch. Dieser Rausch tritt besonders im Zusammenhang mit zerebralen Vorschädigungen (z. B. Demenz oder Epilepsie) ein.

Pathologischer Rausch | Der pathologische Rausch ist ein sehr seltenes und aufgrund forensischer Fragestellungen umstrittenes Symptom. Er entsteht bereits bei **geringer Alkoholzufuhr**. Die Symptome sind im Vergleich zum einfachen Rausch **qualitativ** unterschiedlich: Es kommt schlagartig zu einem Dämmerzustand, typischerweise mit hochgradiger Erregung, paranoidem Erleben, Halluzinationen sowie Wut, Angst und persönlichkeitsfremdem, aggressivem Verhalten. Der Zustand dauert meist **Minuten bis Stunden** an und endet mit **Schlaf**. Im Anschluss besteht eine **Amnesie** für das Ereignis. Auch hier wirkt eine zerebrale Vorschädigung des Gehirns, z. B. durch eine Epilepsie, ein Schädel-Hirn-Trauma oder eben durch einen langjährigen Alkoholkonsum, prädisponierend.

„Hangover" („Kater") | Der „Hangover" („Kater") ist ein mit allgemeinem Unwohlsein, Kopfschmerzen, Appetitlosigkeit und ggf. Erbrechen verbundenes **kurzfristiges Alkoholentzugssymptom**, das meist innerhalb eines Tages komplett abklingt. Ursächlich beteiligt sind vermutlich die durch den Alkohol verursachte Dehydratation und Gastritis sowie eine Gegenregulation auf die starke GABAerge Stimulation des Alkohols.

Chronischer Alkoholkonsum

Entwicklung der Abhängigkeit | Das **Stufenmodell der Alkoholabhängigkeit nach Elvin M. Jellinek** unterscheidet **4 Phasen**, die in etwa 4–12 Jahren durchlaufen werden (**Tab. 3.6**).

Einteilung | Bei der Beschreibung einer Alkoholabhängigkeit können die **Typologien nach Jellinek** (unterscheidet **5 Prägnanztypen**; **Tab. 3.7**) und **nach C. Robert Cloninger et al.** (basierend auf Familien- und Adoptionsstudien, unterscheidet **2 Typen**; **Tab. 3.8**) hilfreich sein.

Alkoholentzugssyndrom (Prädelir) | Bei Abhängigen führt das Absetzen von Alkohol zu Entzugssymptomen. Diese beginnen oft 4–12 h (manchmal aber auch erst 24–48 h) nach dem letzten Konsum mit einem **vegetativen Syndrom**, gekennzeichnet durch Übelkeit, Durchfälle, Tachypnoe, Tachykardie, Hypertonie, erhöhte Körpertemperatur und Schweißneigung mit feuchten Akren sowie Schlafstörungen. Typische **neurologische Symptome** sind Ataxie, Parästhesien und Tremor. Auf **psychischer Ebene** kann es zu innerer Unruhe, Schreckhaftigkeit, Angst, dysphorisch-depressiver Verstimmung, vermehrter Reizbarkeit und flüchtigen (v. a. optischen) Halluzinationen kommen. Man spricht dann auch von einem **Prädelir**. Das Entzugssyndrom klingt normalerweise nach **3–7 Tagen** ab.

Tab. 3.6

Stufenmodell der Alkoholabhängigkeit nach Jellinek (1951).

Stufe	Bezeichnung	Symptomatik
1.	**voralkoholische (präalkoholische) Phase**	– **Erleichterungstrinken** (um Spannungen abzubauen; zunächst in Gesellschaft, dann auch allein) – Nachlassen der psychischen Belastungsfähigkeit – Toleranzentwicklung mit allmählicher Dosissteigerung
2.	**Prodromalphase**	– **Steigerung der Toleranz** – Gedächtnislücken – verändertes Trinkverhalten (bereits morgens, allein, gieriges Trinken der ersten Gläser, heimliches Trinken) – Schuldgefühle – Bagatellisierung des Alkoholkonsums
3.	**kritische Phase**	– **Zwangstrinken** – Kontrollverlust – regelmäßiges morgendliches Trinken – (wenn überhaupt) nur noch kurze Abstinenzphasen – Widerstand gegenüber Vorhaltungen – Dissimulation des Konsums, Herunterspielen des Problems – soziale Isolation, zunehmenden berufliche und familiäre Schwierigkeiten – körperliche Abhängigkeit – Manifestation körperlicher Folgeschäden
4.	**chronische Phase**	– **verminderte Toleranz** – verlängerte Räusche (bis zu mehreren Tagen) – mitunter Konsum technischer Produkte (wie Brennspiritus) – alkoholische Psychosen und Delirien – körperlicher, seelischer und sozialer Abbau – Demenz, Tod

Tab. 3.7

Typologie der Alkoholabhängigkeit nach Jellinek (1960).

Bezeichnung	Typisierung	Suchtkennzeichen	Abhängigkeit	Häufigkeit
Alpha	Konflikttrinker	– kein Kontrollverlust – Fähigkeit zur Abstinenz	psychisch	ca. 5 %
Beta	Gelegenheitstrinker („Wochenendtrinker")	– kein Kontrollverlust – Fähigkeit zur Abstinenz	keine	ca. 5 %
Gamma	süchtiger Trinker	– Kontrollverlust – zeitweilige Fähigkeit zur Abstinenz – Toleranzerhöhung	zuerst psychisch, später physisch	ca. 65 %
Delta	Gewohnheitstrinker („Spiegeltrinker")	– kontinuierlicher, rauscharmer Alkoholkonsum – Unfähigkeit zur Abstinenz	physisch	ca. 20 %
Epsilon	episodischer Trinker (Dipsomanie, periodische Trunksucht, „Quartalstrinker")	– mehrtägige Exzesse mit Kontrollverlust – dazwischen lange Zeit karent	psychisch	ca. 5 %

Tab. 3.8

Typologie der Alkoholabhängigkeit nach Cloninger et al. (1987).

Kriterium	Typ I	Typ II
Krankheitsbeginn	später	vor dem 25 Lj.
familiäre Belastung	kaum	erhöht (stark genetisch determiniert)
Geschlechtspräferenz	keine	fast nur bei Männern
Sonstiges	stärker durch Umweltfaktoren bestimmt, Missbrauch entwickelt sich später	häufiges Auftreten antisozialer Tendenzen
Prognose	besser	eher ungünstig

Praxistipp

Gefährdet sind die Patienten auch durch generalisierte Krampfanfälle und damit einhergehende Stürze. Diese sind relativ häufig und treten zu Beginn eines Entzugs auf (oft Beginn des Entzugs mit einem Krampfanfall!). Daher sollte man den Patienten nicht empfehlen, ohne medizinische Begleitung (die i. d. R. stationär erfolgen muss) mit dem Trinken aufzuhören.

MERKE

Entzugssyndrome können auch unter **fortgesetztem Abusus** beginnen, so auch bei Spiegeln von 2 ‰!

Alkoholdelir (Delirium tremens)

MERKE

Das Alkoholdelir ist die **häufigste psychiatrische Folgeerkrankung**, es betrifft ca. 15 % der Alkoholpatienten.

In der überwiegenden Zahl der Fälle handelt es sich um ein **Entzugsdelir** (und damit im Prinzip um einen komplizierten Verlauf des o.g. Entzugssyndroms, ausgelöst z.B. durch eine „erzwungene" Abstinenz aufgrund einer Operation oder Infektion). Seltener kann es auch bei weiterer Alkoholzufuhr zu einem sog. **Kontinuitätsdelir** kommen.

Ein Alkoholdelir beginnt häufig mit einem **Krampfanfall** (vgl. Praxistipp, s.o.). Neben den o.g. Entzugssymptomen kommt es zu **Verwirrtheit**, **Desorientiertheit**, **Bewusstseinstrübung** und **Wahnvorstellungen**. Es treten **optische Halluzinationen** (häufig in Form kleiner Tiere, z.B. „weißer Mäuse") auf. Gelegentlich ist eine verblüffende **Suggestibilität** zu beobachten, beispielsweise wenn ein deliranter Patient auf Aufforderung versucht, Handlungen mit einem nicht vorhandenen Gegenstand durchzuführen (z.B. Knoten in einen imaginären Faden machen). Typisch ist auch eine **fahrige motorische Unruhe**, die z.B. durch **„Nesteln"** oder **„Flockenlesen"** deutlich wird.

Mögliche **Komplikationen** sind kardiale Störungen (z.B. Arrhythmien) sowie massive Kreislaufstörungen, Elektrolytentgleisungen oder gastrointestinalen Blutungen.

MERKE

Das Alkoholdelir ist ein **lebensbedrohlicher psychiatrischer Notfall** (S. 318) und bedarf einer intensivmedizinischen Intervention. Unbehandelt enden **25 %** der Fälle **tödlich**.

Wernicke-Korsakow-Syndrom | Dieses Syndrom kann eine gravierende Folge des Alkoholdelirs sein. Bei der **Wernicke-Enzephalopathie** handelt es sich um ein akutes Geschehen. Das **Korsakow-Syndrom** ist die chronische Langzeitfolge, es kann sich aber auch ohne vorhergehende akute Wernicke-Enzephalopathie einstellen. Beiden kann mit dem **Mangel an Thiamin** (Vitamin B_1) dieselbe Pathophysiologie unterliegen. Alternativ ist das Auftreten des Korsakow-Syndroms jedoch auch im Rahmen anderer Hirnschädigungen (z.B. Trauma, Infektion oder CO-Intoxikation) möglich.

Neben einem amnestischen Syndrom und einer Bewusstseinstrübung wird die **Wernicke-Enzephalopathie** durch folgende **Trias** charakterisiert:

1. Delir
2. Augenmuskellähmungen
3. Ataxie

Hinweisend auf ein **Korsakow-Syndrom** ist folgende **Trias**:

1. Desorientiertheit
2. Gedächtnisstörungen (v.a. Kurzzeitgedächtnis)
3. Konfabulationen

Eine ausführliche Beschreibung dieses Störungsbildes erfolgt in Abgrenzung zu weiteren möglichen Auslösern eines amnestischen Syndroms ab S. 41.

Alkoholdemenz | Während das Korsakow-Syndrom amnestischer Natur ist und deshalb primär die Gedächtnisleistung betroffen ist, kommt es bei der alkoholbedingten Demenz auch zu Einbußen in **anderen kognitiven Bereichen**.

Alkoholhalluzinose | Diese tritt meist bei längjähriger Alkoholkrankheit auf. Wesentliche Symptome sind **akustische Halluzinationen** beschimpfenden und/oder bedrohlichen Charakters, oftmals kombiniert mit **paranoiden Denkinhalten**. Im Gegensatz zum Delir (s.u.) ist die **Orientierung erhalten**. Im Unterschied zur Schizophrenie sind die Patienten meist **formal geordnet**, Ich-Störungen sind selten.

Bei Alkoholabstinenz ist die **Prognose** i.d.R. **gut**, unter Therapie mit **Antipsychotika** verschwinden die Symptome häufig innerhalb von Tagen/Wochen. Einige Patienten entwickeln jedoch – wenn keine Abstinenz besteht – **chronische Halluzinationen**.

MERKE

Bei der **Alkoholhalluzinose** handelt es sich meist um **akustische**, beim **Entzugsdelir** (s.o.) hingegen um **optische** Halluzinationen.

Alkoholischer Eifersuchtswahn | Beim alkoholischen Eifersuchtswahn (→ unkorrigierbare Überzeugung von der Untreue des Partners) sind die **Verdächtigungen** oft **grotesk**. Als ursächlich werden der aufgrund eines Leberschadens eintretende **Testosteronmangel** und die daraus resultierende **sexuelle Impotenz** diskutiert. Durch **alkoholbedingte partnerschaftliche Spannungen** wird der Eifersuchtswahn weiter getriggert.

Psychiatrische Komorbidität | **Etwa 50 %** der alkoholabhängigen Patienten leiden an einer weiteren psychischen Störung. **Angst- und depressive Störungen** kommen dabei am häufigsten vor – gefolgt von (v.a. dissozialen) **Persönlichkeitsstörungen**.

Tab. 3.9

Mögliche körperliche Folgeerkrankungen bei Alkoholabusus.

betroffenes Organ/Organsystem	Manifestationen
Alkoholembryopathie	geistige Behinderung, Wachstumsretardierung, Untergewicht, Entwicklungsverzögerung, Verhaltens- und Intelligenzstörungen, Mikrozephalie, typische Gesichtsdysmorphien (z. B. flaches Mittelgesicht, glattes Philtrum, schmale Oberlippe)
Haut	Caput medusae (**Abb. 3.4**a), Palmarerythem, Teleangiektasien bzw. Spider Naevi (**Abb. 3.4**b), Acne rosacea, Rhinophym (**Abb. 3.4**c), Dupuytren-Kontrakturen, Gynäkomastie
Hormonsystem	Östrogen ↓ (Oligo-/Amenorrhö), Testosteron ↓ (Libidoverlust, Impotenz), Kortisol ↑ (Pseudo-Cushing-Syndrom)
Immunsystem	erhöhtes Infektionsrisiko durch Immunschwäche
Knochen	Osteoporose
Leber	alkoholische Fettleber (Steatosis hepatis) bzw. Fettleberhepatitis (Steatohepatitis, ASH), Leberzirrhose, Zieve-Syndrom, primäres Leberzellkarzinom
Magen-Darm-Trakt	(erosive) Gastritis, Magenulzera, Mangelernährung
Mund-/Rachenraum	Oropharynx-, Larynxkarzinom
Nervensystem	– **zentral:** Großhirn- und Kleinhirnatrophie, epileptische Anfälle, Wernicke-Korsakow-Syndrom (S. 62), alkoholtoxische Demenz, hepatische Enzephalopathie, zentrale pontine Myelinolyse, organisches Psychosyndrom – **peripher:** Polyneuropathie
Herz-Kreislauf-System	arterielle Hypertonie, Herzrhythmusstörungen (Holiday-Heart-Syndrom), alkoholtoxische dilatative Kardiomyopathie, KHK, pAVK (v. a. wenn zusätzlich Nikotin), Apoplex
Pankreas	Pankreatitis (akut oder chronisch)
Speiseröhre	Refluxösophagitis (ggf. in der Folge Barret-Ösophagus bzw. Mallory-Weiss-Syndrom), Ösophagusvarizenblutungen, Ösophaguskarzinom
Stoffwechsel	Hypoglykämie, Hypertriglyzeridämie, Hyperurikämie, Porphyria cutanea tarda
Vitaminhaushalt	Vitamin-B_1- (Thiamin-), B_2- (Riboflavin-), B_{12}- (Cobalamin-) und Folsäuremangel
Zähne	schlechter Zahnstatus (durch mangelnde Pflege bzw. häufiges Erbrechen)

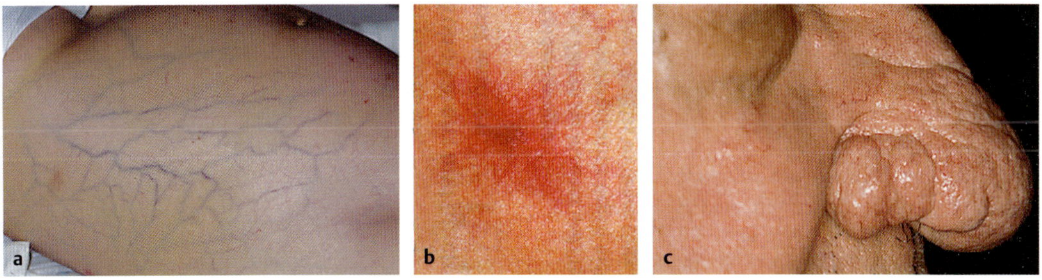

Abb. 3.4 Typische Hauterscheinungen bei chronischem Alkoholkonsum. a Caput medusae als Folge der portalen Hypertension bei alkoholischer Leberzirrhose. **b Spider Naevus. c Rhinophym** (aus Füeßl, H.S., Middeke, M. Duale Reihe Anamnese und Klinische Untersuchung, Thieme, 2010).

Praxistipp

In diesem Zusammenhang ist die Frage nach einem sekundären Alkoholismus als Bewältigungsstrategie einer anderen Erkrankung naheliegend. Unabhängig davon hat die Therapie der Alkoholabhängigkeit jedoch immer eine zentrale Bedeutung.

Körperliche Folgeerkrankungen | Chronischer Alkoholkonsum kann **Schäden am Nervensystem** und an **fast allen anderen Organen** verursachen (**Tab. 3.9**). In Kombination mit dem meist zusätzlich bestehenden abhängigen **Zigarettenkonsum** potenzieren sich die gesundheitlichen Probleme.

Diagnostik

Ein einfaches **Screeninginstrument** zur Feststellung einer Alkoholabhängigkeit ist der **CAGE-Test** (**Tab. 3.10**). Da die Diagnosestellung v. a. in frühen Stadien häufig schwierig ist, besitzt die **Fremdanamnese** einen besonderen Stellenwert. Vielfach wird der Alkoholkonsum nicht von den Patienten, sondern von ihrem Umfeld (Partner, Familie oder Arbeitgeber) problematisiert.

3

Tab. 3.10

CAGE-Test.

Kriterium	ausführliche Frage
Cut down on drinking	Hatten Sie jemals das Gefühl, Sie sollten Ihren Alkoholkonsum reduzieren?
Annoyed by criticism	Waren Sie schon einmal verärgert, weil Andere Ihr Trinkverhalten kritisiert haben?
Guilty about drinking	Hatten Sie jemals Schuldgefühle wegen Ihres Alkoholkonsums?
Eye-opener	Haben Sie schon einmal morgens Alkohol getrunken, um richtig „in Schwung" zu kommen?
Auswertung: *2 Ja-Antworten legen den Verdacht auf eine Alkoholabhängigkeit nahe, bei 3 Ja-Antworten ist sie wahrscheinlich, bei 4 sehr wahrscheinlich.*	

$$K = \frac{G}{V \cdot KG}$$

Beispiel: 60 kg schwere Frau trinkt 1 Liter Bier

$$K = \frac{32\,g}{0{,}6 \cdot 60\,kg} \approx 0{,}89‰$$

Abb. 3.5 Berechnung der Blutalkoholkonzentration (BAK) nach der Widmark-Formel. K: Blutalkoholkonzentration in Promille, G: aufgenommene Alkoholmenge in Gramm, V: Verteilungsfaktor im Körper (0,7 für Männer bzw. 0,6 für Frauen), KG: Körpergewicht in Kilogramm.

MERKE

Die Diagnose einer **Alkoholabhängigkeit** kann gestellt werden, wenn **mind. 3 von 6** der in **Tab. 3.2** (S. 56) genannten allgemeinen **Abhängigkeitskriterien** erfüllt sind.

Neben der **Bestimmung des Alkoholgehalts** in der **Ausatmungsluft** (→ Blasröhrchen, Handmessgerät oder stationäre Messgeräte; lässt Rückschluss auf BAK zu) oder direkt im **Serum** (→ Blutalkoholkonzentration, BAK; **Abb. 3.5**) können bestimmte **Laborparameter** (v. a. γ-GT ↑, MCV ↑, CDT ↑, EtG [Ethylglucuronid] weist C2-Konsum für 14 – 20 Tage nach) oder **körperliche Stigmata** (vgl. **Abb. 3.4**) hinweisend auf eine Alkoholabhängigkeit sein.

MERKE

Nach dem Konsum baut sich der Alkohol um **0,1–0,2 ‰ pro Stunde** ab.

Praxistipp

Das CDT (Carbohydrate-Deficient-Transferrin; auch: Desialotransferrin, DST) ist ein spezifischer längerfristiger Marker für einen erhöhten regelmäßigen Konsum in den letzten 24 Tagen.

Testpsychologische Instrumente, die zur Diagnosesicherung genutzt werden, sind der Münchner Alkoholismus-Test (**MALT**: kombinierte Selbst- und Fremdbeurteilung) und das Trierer Alkoholismusinventar (**TAI**: ausschließlich Selbstbeurteilung).

Als **weiterführende apparative Untersuchungsmethoden** kommt zum Ausschluss möglicher Spätschäden ein **C-CT** infrage (chronische sub- oder epidurale Blutung durch häufige Stürze bzw. Gerinnungsstörung bei Leberfunktionseinschränkung? Frontale, parietale oder Kleinhirnatrophie?). Mittels **Oberbauchsonografie** wird z. B. das Vorhandensein von Leberparenchymschäden, Pankreasveränderungen, Pfortaderstau oder Aszites überprüft.

Differenzialdiagnosen

Rauschähnliche Zustände können – außer durch den Konsum anderer psychotroper Substanzen – durch zahlreiche **organische** (v. a. internistische und neurologische) **Ursachen** bedingt sein.

Praxistipp

Die Häufigkeit des alkoholischen Rausches oder Delirs verleitet dazu, andere Ursachen für diese Symptomatik zu übersehen.

Differenzialdiagnostisch kommen eine Hyper- oder Hypoglykämie, ein Schädel-Hirn-Trauma mit subduralem Hämatom oder eine hepatische Enzephalopathie (Coma hepaticum) in Betracht. Weiter ist z. B. an einen Infekt, eine Hyperthyreose, eine andere Intoxikation, an hirnorganische Veränderungen oder eine Urämie zu denken (vgl. hierzu S. 37).

Therapie

MERKE

Übergeordnetes Ziel der Therapie sollte die **Abstinenz** sein. Im Falle einer Alkoholabhängigkeit ist das Therapieziel **„kontrollierter Konsum"** meist unrealistisch.

Zur Behandlung kommen nacheinander die verschiedenen Elemente der bei Suchterkrankungen bewährten **Therapiekette** (**Abb. 3.2**, S. 58) zum Einsatz.

Kontaktphase

Hier steht die **Förderung der Motivation** des Patienten im Mittelpunkt. Neben allem Einfühlungsvermögen ist eine **konsequente Haltung** des Behandlungsteams wichtig. Bei einer schwankenden Motivation sollte versucht werden, den **Willen** zur Behandlung zu **stärken**. Der Patient wird **umfangreich informiert**, vorhandene **Behandlungsmöglichkeiten** werden aufgezeigt. Weiterhin werden **konkrete Therapieziele** formuliert und dem Patienten dabei u. a.

die **negativen Konsequenzen** einer Fortführung des Konsums vor Augen geführt.

Praxistipp

Bereits ein einfacher Motivationssteigerungsansatz („Motivational Interview") zur Durchführung eines Entzugs und Beginn einer Therapie führt zu einer messbaren Erhöhung der Abstinenzrate.

Entzugsphase

Zentraler Aspekt dieser Phase ist der **körperliche Entzug**.

MERKE

Aufgrund der beschriebenen Risiken des Alkoholentzugssyndroms (S. 60) erfolgt die Behandlung in aller Regel **stationär** in einer psychiatrischen oder internistischen Klinik. Ambulante Entzüge sind allenfalls bei leichten Formen und bei gleichzeitiger Überwachung durch Angehörige möglich.

Die v. a. in dieser Phase relevante **medikamentöse Behandlung** (bei ca. 30–50 % der Patienten notwendig) richtet sich nach der Ausprägung der Entzugssymptomatik:

- **Clomethiazol** (Distraneurin®) ist ein häufig zum Entzug verwendetes Medikament, das sich durch eine gute dämpfende, antiepileptische und delirprophylaktische Wirkung auszeichnet, indem es den hemmenden Effekt der Neurotransmitter GABA und Glycin verstärkt.

Praxistipp

Aufgrund des hohen Abhängigkeitspotenzials (S. 69) darf Clomethiazol allerdings nur stationär gegeben werden.

- Alternativ werden bei der Entzugsbehandlung **Benzodiazepine** (z. B. Diazepam) eingesetzt.
- Zur gezielten **Anfallsprophylaxe** kommen **Antiepileptika** (z. B. Carbamazepin) zur Anwendung.
- Bei **Blutdruckerhöhung** empfiehlt sich die Gabe eines **zentralen α_2-Antagonisten** (z. B. Clonidin).
- **Halluzinationen** werden mit **hochpotenten** (→ geringes Krampfrisiko) **Antipsychotika** (z. B. Haloperidol) behandelt.
- Insbesondere bei schweren Entzügen sowie beim Delir sollte einem **Wernicke-Korsakow-Syndrom** (S. 62) prophylaktisch durch **Thiamingabe** entgegengewirkt werden.
- Wichtig ist die Kontrolle der **Elektrolyte** sowie ggf. deren vorsichtige Substitution.

MERKE

Bei einer zu raschen **(forcierten) Natriumsubstitution** besteht die Gefahr einer **zentralen pontinen Myelinolyse**.

Entwöhnungsphase

Primäres Ziel dieser Phase ist es, den **Suchtprozess** langfristig zu **unterbrechen**. Hierzu stehen ambulante und stationäre Therapiemöglichkeiten zur Auswahl:

- **Ambulante Rehabilitationsmaßnahmen** können in einer **Tagklinik** oder ambulant in einer **psychosozialen Beratungsstelle** stattfinden. Sie haben den Vorteil der Alltagsnähe und sind besonders geeignet für Patienten, die sozial noch relativ gut integriert sind und deren Abusus noch nicht chronifiziert ist. Es werden Therapieprogramme mit Gruppen- und Einzelgesprächen sowie weiteren Therapiemaßnahmen angeboten (meist 2 h pro Woche über 1 Jahr).
- Die **stationäre Rehabilitationsbehandlung** erfolgt in **Fachkliniken** (meist über 8–16 Wochen). Kostenträger sind die Rentenversicherungsträger.

Zur **pharmakologischen Rückfallprophylaxe** stehen nachfolgend beschriebene Substanzen zur Verfügung. Diese sind zwar wirksam, reichen aber alleine i. d. R. nicht für die Vermeidung von Rückfällen aus und müssen daher mit Psycho- und Soziotherapie (s. u.) kombiniert werden.

- **Acamprosat** (Campral®) ist ein sog. „Glutamatmodulator" mit erwiesener Wirksamkeit zur Aufrechterhaltung der Abstinenz. Es ist eine „Anticravingsubstanz", die hilft, Rückfälle zu vermeiden. Die Substanz ist i. d. R. sehr gut verträglich und erhöht die Toxizität von Alkohol **nicht**.
- **Naltrexon** (z. B. Nemexin®) hat als M-Opiatrezeptor-Antagonist einen anderen Wirkmechanismus als Acamprosat. Es verhindert eher die Rückkehr zum exzessiven Trinken, als dass es die Rückfallwahrscheinlichkeit reduziert, erhöht aber ebenfalls nicht die Toxizität von Alkohol.
- **Disulfiram** (Antabus®) blockiert selektiv die am Alkoholabbau beteiligte Aldehyddehydrogenase. Die resultierende Akkumulation von Acetaldehyd führt bei Konsum von Alkohol zu erheblichen Unverträglichkeitsreaktionen: Hautrötung (Flush), Kopfschmerzen, Schwindel, Atemnot, Schwitzen, starke Angst, Herzrasen, Blutdruckabfall Übelkeit, Erbrechen und Durchfall. Da die Anwendung von Disulfiram mit deutlichen Risiken verbunden ist (z. B. epileptische Anfälle, Atemdepression, Herzrhythmusstörungen, Kreislaufversagen), seine Wirksamkeit nicht sicher belegt ist und bessere Therapiealternativen zur Verfügung stehen (→ andere medikamentöse Ansätze, s. o., und Psycho-

therapie, s. u.), sollte es nur in Einzelfällen zum Einsatz kommen. Zahlreiche Kontraindikationen, wie kardiale Erkrankungen, zerebrale Durchblutungsstörungen oder Leberzirrhose, müssen berücksichtigt werden.

Die **psychotherapeutische Intervention** im Rahmen der Entwöhnungsbehandlung und Rückfallprophylaxe besteht aus verschiedenen Elementen. Erwiesene Unterschiede zwischen den einzelnen Therapierichtungen gibt es nicht, **kognitiv-verhaltenstherapeutische Techniken** werden aber zunehmend bevorzugt. Es müssen rückfalltypische Situationen herausgearbeitet und **Bewältigungsstrategien** entwickelt werden. Selbstkontrolle und Selbstmanagement werden gefördert durch **Verhaltensverträge**, das Einüben von **Verhaltensweisen ohne Alkohol** und durch **Selbstbelohnung,** sobald erste Ziele erreicht werden. **Reizexpositionsverfahren** helfen dabei, in Situationen, die früher zum Trinken geführt haben, anders zu reagieren. **Soziales Kompetenztraining** verbessert das Verhalten im zwischenmenschlichen Bereich. Zentral ist dabei auch die Kompetenz im Umgang mit der Aufforderung zum Alkoholkonsum. **Entspannungstraining**, **Aufbau angenehmer Aktivitäten** sowie die **Veränderung belastender Situationen** helfen bei der Stressbewältigung. Eine **Paar- oder Familientherapie** ist aufgrund der häufigen Konflikte in der Beziehung und/oder in der Familie oft sinnvoll.

Nachsorge

Diese beinhaltet neben einer weiteren **ambulanten Therapie** insbesondere den Besuch einer **Selbsthilfegruppe** (z. B. „Kreuzbund“, „Blaues Kreuz“ oder „Anonyme Alkoholiker“). Eines der Grundprinzipien der „Anonymen Alkoholiker“ ist es, anzuerkennen, dass die Sucht trotz Abstinenz ein Leben lang fortbesteht. Die **Lebensbedingungen** sollten so gestaltet werden, dass die Flucht in die **Sucht nicht mehr zwingend** ist, dass **Angehörige einbezogen** werden und dass für einen Rückfall **Notfallpläne** bestehen.

Praxistipp

Wichtig ist auch die Botschaft, dass ein Rückfall nicht als absolute Katastrophe wahrgenommen wird. Er sollte möglichst früh abgefangen und die entsprechende Behandlung innerhalb der Therapiekette unmittelbar fortgeführt werden.

Verlauf

MERKE

Bei Patienten mit bestehendem **Alkoholmissbrauch** muss damit gerechnet werden, dass **50 %** innerhalb von 5–6 Jahren eine **Abhängigkeit** entwickeln.

Tab. 3.11

Prognostische Faktoren bei Alkoholabhängigkeit.

günstige Faktoren	ungünstige Faktoren
– höheres Lebensalter – gute Schul- und Berufsausbildung – Berufstätigkeit – Zusammenleben mit einem Partner	– früher Krankheitsbeginn – Arbeitslosigkeit – neurotische Persönlichkeitszüge – organische Persönlichkeitsveränderungen

Die **spontane Abstinenzrate** (d. h. die längere oder dauerhafte Abstinenz nach einer Entgiftung ohne Therapie) liegt bei weniger stark erkrankten Abhängigen bei etwa 20 %, bei schwerer Abhängigen sind es höchstens 5 %. 65 % der Patienten, die sich einer **Langzeittherapie** unterziehen, sind mind. 1 Jahr abstinent, 45 % mind. 4 Jahre. Eine Übersicht **prognostisch günstiger** bzw. **ungünstiger Faktoren** zeigt **Tab. 3.11**.

MERKE

Die **Lebenserwartung** von Alkoholabhängigen ist um **12 Jahre** reduziert (bzw. um 15 %). Schätzungen zufolge begehen **10–20 % Suizid**.

3.1.3 Nikotin (Tabak, F17)

Epidemiologie | In Deutschland rauchen **30,5% der Männer** und **ca. 21,2% der Frauen**. Es besteht eine hohe **Komorbidität** mit anderen **Suchterkrankungen** (80–90 % der Alkoholabhängigen rauchen) sowie weiteren **psychischen Störungen** (z. B. 70 % der Schizophreniepatienten rauchen).

Ätiologie und Pathogenese | Bezüglich allgemeiner Faktoren einer Suchtentwicklung s. S. 55. Der wesentliche suchterzeugende Bestandteil des Tabaks ist das Alkaloid **Nikotin**. Seine Bindung an zentrale und periphere nikotinische **Acetylcholinrezeptoren** führt zu einer vermehrten Ausschüttung von Dopamin (→ Aktivierung des **Belohnungssystems**, S. 55) sowie von Adrenalin, Noradrenalin, Serotonin, β-Endorphin und Vasopressin. Die Folge ist ein gesteigertes Wohlbefinden.

Klinik | Zu den zentralen Wirkungen von Nikotin gehört eine **Steigerung** von psychomotorischer **Leistungsfähigkeit**, **Stresstoleranz**, Aufmerksamkeit und Gedächtnisleistung. Im Gegenzug werden Anspannung, Angst, Aggressivität und **Appetit verringert**. Peripher kommt es u. a. zu einer Zunahme der Herzfrequenz, des Blutdrucks und der Darmtätigkeit. Bei abhängigen Rauchern tritt nach abruptem Absetzen innerhalb weniger Stunden ein **Nikotinentzugssyndrom** auf (Dauer i. d. R. 1–4 Wochen, selten Monate). Symptome sind Unruhe, Ärger, Angst, depressive Verstimmung, Konzentrations- und Schlafstörungen sowie eine Steigerung des Appetits.

Diagnostik | Die Diagnose einer Abhängigkeit erfolgt über deren allgemeine Kriterien nach ICD-10 (Tab. 3.2, S. 56). Zur spezifischen Einschätzung des Ausmaßes der Nikotinabhängigkeit ist der **Fagerström-Test (FTNA)** hilfreich. Dabei handelt es sich um ein **Selbstbeurteilungsverfahren** mit insg. 6 Fragen zu Konsummenge und -zeitpunkt sowie zu Verlangen und Abstinenzfähigkeit. Pro Antwort werden 0 bis max. 3 Punkte vergeben und anhand der Gesamtsumme die Ausprägung der Abhängigkeit beurteilt (von „sehr gering" bei 0–2 Punkten bis „sehr stark" bei 8–10).

Therapie | Um eine sehr erfolgreiche und evidenzbasierte Methode zur Tabakentwöhnung handelt es sich bei der **professionellen Beratung zur Verhaltensänderung** nach den **„5 A"**:

- Ask: Patienten auf sein Rauchverhalten ansprechen und dieses dokumentieren
- Assess: Bereitschaft des Patienten zur Abstinenz evaluieren
- Advise: Abstinenz empfehlen und eine entsprechende Strategie vorschlagen/festlegen
- Assist: bei vorhandener Bereitschaft den Patienten durch Medikation und Coaching unterstützen
- Arrange: Follow-up-Besuche vereinbaren und weitere Anlaufmöglichkeiten (z. B. Beratungsstellen) vermitteln

Praxistipp

Bereits der Rat eines Arztes, mit dem Rauchen aufzuhören, hat einen Abstinenzeffekt von 5 %.

Darüber hinaus kommen folgende **Therapieverfahren** zur Anwendung:

- **Schlusspunktmethode:** abruptes Beenden des Rauchens nach der Entschlussfassung (deutlich erfolgreicher als die langsame Reduktion!); am häufigsten von Rauchern selbst angewandte Methode
- **Bibliotherapie:** Information und Motivation des Patienten über Patientenratgeber (gilt mit einer Abstinenzrate von 10–15 % als erfolgreich)
- **suggestive Methoden:** Auto- und (Hetero-)Hypnose können erfolgreich sein, Wirkung von autohypnoiden Verfahren wie autogenem Training hält meist länger an
- **Akupunktur:** ebenfalls erfolgreiche Methode mit noch unklarem spezifischem Wirkmechanismus
- **Verhaltenstherapie:** Die Motivation, mit dem Rauchen aufzuhören, soll erhöht sowie die Selbstkontrolle verstärkt werden. Hilfreiche „Werkzeuge" hierfür sind beispielsweise Tagebücher/Tagesprotokolle, Strichlisten o. Ä. Es wird mit kognitiver Umstrukturierung und der Löschung alter sowie Verstärkung neuer Verhaltensmuster gearbeitet.
- **Pharmakotherapie:**
  - **Bupropion** (z. B. Zyban®): Der amphetaminartige Wirkstoff blockiert die Wiederaufnahme der Neurotransmitter Noradrenalin und Dopamin im Gehirn. Als sog. atypisches Antidepressivum hat Bupropion keine chemische Ähnlichkeit mit den anderen bekannten Antidepressiva. Aufgrund zahlreicher Nebenwirkungen wird es jedoch nur noch sehr selten mit der Indikation der Rauchentwöhnung verschrieben.
  - **Vareniclin** (z. B. Champix®): Der seit 2006 in Europa zugelassene partielle Agonist des nikotinischen Acetylcholinrezeptors zeigt eine etwas bessere Wirksamkeit in der Abstinenzerhaltung als eine Nikotinsubstitution (s. u.). Diskutiert werden Nebenwirkungen wie Übelkeit, Depressionen und Suizidalität (s. Praxistipp).

Praxistipp

Die medikamentöse Behandlung der Nikotinabhängigkeit steht derzeit in Verdacht, für erhebliche psychische Nebenwirkungen bis hin zur Suizidalität verantwortlich zu sein. Ein besonders sorgfältiger Umgang bei aufmerksamer psychiatrischer Begleitung ist daher indiziert. Die aktuellen Verschreibungsrichtlinien sind hier besonders zu beachten.

- **Substitutionsbehandlung:** Zur Milderung des Cravings kommen Nikotinkaugummis, -pflaster, und -nasensprays sowie Zigarettenattrappen zur Nikotinaufnahme über die Mundschleimhaut zum Einsatz. Insbesondere bei stark abhängigen Rauchern zeigt die Substitution einen Effekt bei der Aufrechterhaltung der Abstinenz.

Verlauf | Zahlreichen Rauchern gelingt es **selbst**, mit dem Nikotinkonsum aufzuhören. Dies ist auch von Modefaktoren und gesellschaftspolitischen Maßnahmen abhängig. Die **Abstinenzrate** einer **Entwöhnungstherapie** liegt mit **10–30 %** zwischen den Resultaten bei Alkohol- (etwas höher) und Opiatabhängigkeit (etwas niedriger).

Nikotin selbst ist bei Erwachsenen **wenig zelltoxisch**. Die größten Schäden werden durch die im **Tabakrauch** befindlichen Substanzen verursacht. Diese werden insbesondere für die Krebsentstehung verantwortlich gemacht: Bei Rauchern kommt es zu einer **dramatischen Steigerung des Tumorrisikos** (v. a. im Bereich von Mundhöhle, Rachen, Kehlkopf, Speiseröhre und Lunge). **Tabakassoziierte Todesfälle** werden mit ca. 140 000/Jahr beziffert.

MERKE

Die **Hälfte** aller regelmäßigen Raucher stirbt an den **Folgen des Rauchens**, davon wiederum 50 % vor dem 70. Lebensjahr.

In der **Schwangerschaft** führt der regelmäßige Konsum zu embryonalen Schäden wie Entwicklungsverzögerungen verschiedener Organe und der geistigen Reife. Geburtsgewicht und Körpergröße der Neugeborenen sind reduziert. Die Rate von Fehlgeburten ist bei rauchenden Müttern erhöht.

3.1.4 Medikamente

Allgemeines

Etwa 5 % aller häufig verordneten Arzneimittel besitzen ein Suchtpotenzial. Von einer Medikamentenabhängigkeit sind **ca. 1,5 Mio.** Deutsche betroffen, das entspricht ca. 2 % der Bevölkerung (zwei Drittel davon sind **Frauen**). Die am häufigsten missbrauchten Präparate sind:

- **Sedativa und Hypnotika** (Beruhigungs- und Schlafmittel): s. u.
- **Analgetika** (Schmerzmittel)
  - **Opioide**: Neben dem durch chronische Schmerzen getriggerten Missbrauch sind diese Substanzen v. a. aufgrund ihrer euphorisierenden Wirkung in der Drogenszene sehr verbreitet (S. 69).
  - **nicht opiathaltige Analgetika:** Zum Missbrauch dieser nicht psychotropen Substanzen s. S. 73.
- **codeinhaltige Antitussiva** (Hustenstiller): s. Opioide (S. 69)
- **Psychostimulanzien** (Aufputschmittel): Medikamentös verordnete Substanzen dieser Gruppe (z. B. Methylphenidat, S. 236) spielten aufgrund ihrer im Vergleich zu den in der Drogenszene konsumierten Substanzen (z. B. Kokain, S. 72, und Amphetamine, S. 72) deutlich schwächeren und z. T. verzögerten Wirkung hinsichtlich Abhängigkeitserkrankungen lange Zeit nur eine untergeordnete Rolle. Inzwischen hat die Bedeutung der müdigkeits- und erschöpfungsverdrängenden, konzentrations- und leistungsfähigkeitssteigernden sowie appetitzügelnden Präparate jedoch stark zugenommen.

Sedativa und Hypnotika (F13)

Zur ausführlichen Beschreibung dieser pharmakotherapeutisch eingesetzten Substanzgruppe hinsichtlich Wirkungsmechanismus, Indikationen etc. s. S. 288.

Benzodiazepine

Epidemiologie | **2–18 %** aller Patienten in psychiatrischen Kliniken leiden unter einer Benzodiazepinabhängigkeit. Typische **Komorbiditäten** sind v. a. Angsterkrankungen, Depression, Persönlichkeitsstörungen und andere Abhängigkeitserkrankungen.

Ätiologie und Pathogenese | Der Wirkort der Benzodiazepine ist der **$GABA_A$-Rezeptor.** Dort erhöhen sie allosterisch die Affinität des Rezeptors für GABA, was zu einem Anstieg der Permeabilität des Ionenkanals für Chloridionen führt und eine **Hemmung der synaptischen Erregung** bewirkt (**Abb. 13.12**, S. 289).

Praxistipp

Viele Benzodiazepinabhängigkeiten entstehen iatrogen. Eine restriktive Verordnung der Benzodiazepine ist daher der wichtigste präventive Faktor. Eine Abhängigkeit tritt i. d. R. erst ab einer Einnahmedauer von ≥ 2 Monaten auf. Um ihr entgegenzuwirken, sollte die Einnahme aber, wenn möglich, auf 1 Monat begrenzt werden.

Klinik | Benzodiazepine wirken sedierend, anxiolytisch, muskelrelaxierend und antiepileptisch. Insbesondere bei höheren Dosierungen kann es demzufolge zu **starker Sedierung**, **Schläfrigkeit**, **Koordinationsstörungen** mit Ataxie und **Apathie** kommen. Die Fahrtüchtigkeit ist beeinträchtigt.

MERKE

Bei **älteren Patienten** können Benzodiazepine zu **paradoxen Reaktionen** mit Verwirrtheit, Desorientiertheit und Beeinträchtigung kognitiver Funktionen führen.

MERKE

Die **therapeutische Breite** von Benzodiazepinen ist **sehr hoch**, Überdosierungen führen fast nie zum Tode. Gefährlich sind jedoch **Mischintoxikationen** mit z. B. Alkohol.

Auf dem illegalen Drogenmarkt spielen Benzodiazepine eine Rolle als Ausweichmittel. Sie führen zu einer **erheblichen Toleranz**. Je nach konsumierter Menge unterscheidet man eine **High-dose-** von einer **Low-dose-Abhängigkeit**. Viele Patienten konsumieren Benzodiazepine über Jahre hinweg, ohne die Dosis zu erhöhen. Kommt es hingegen zu einer **Dosissteigerung**, kann dies bereits ein Hinweis auf eine **Suchtentwicklung** sein.

Bereits nach 8 Wochen kontinuierlicher Einnahme sind nach Absetzen der Substanzen **Entzugssymptome** zu beobachten. Mit dem Beginn der Entzugserscheinungen ist bereits **nach ca. 1 Tag** zu rechnen. Bei Benzodiazepinen mit langer Halbwertszeit kann der Entzug aber auch erst einige Tage nach Absetzen eintreten. Ansonsten ähnelt die Entzugssymptomatik weitgehend der von Alkohol (S. 60). Auch hier kann es zu Krampfanfällen und zu einem Delir kommen. In der Regel klingen die Entzugssymptome nach **1–2 Wochen** wieder ab. Ein **Postentzugssyndrom** mit einzelnen, kurzzeitig auftretenden Entzugssymptomen und Schlaflosigkeit lässt sich z. T. noch über ein halbes Jahr beobachten.

Erfolgt das Absetzen abrupt, kommt es häufig zu einem **Rebound-Phänomen** der Symptomatik, aufgrund deren die Benzodiazepine eingenommen wurden (z. B. in Form von Schlafstörungen und Ängsten). Dieses wird **nicht** zum Entzugssyndrom gezählt.

Diagnostik | Zur diagnostischen Vorgehensweise vgl. S. 57. Ein **Drogenscreening** umfasst auch Benzodiazepine.

Therapie | Bei einer Benzodiazepinintoxikation kann unter intensivmedizinischen Bedingungen **Flumazenil**, ein i. v. sofort wirksamer, reversibler kompetitiver Antagonist, eingesetzt werden.

Im Gegensatz zum Alkoholentzug werden Benzodiazepine i. d. R. **nicht schlagartig abgesetzt**, sondern schrittweise reduziert.

Praxistipp

Beim Absetzen von Benzodiazepinen hat sich folgende Vorgehensweise bewährt: Reduktion der Ausgangsdosis um 10 % pro Tag. Die letzten Reduktionsschritte können auch langsamer sein.

Ferner kann es aufgrund der besseren Steuerbarkeit sinnvoll sein, sehr kurz wirksame und langwirksame Benzodiazepine zunächst auf **Präparate mit mittellanger Halbwertszeit** umzustellen, die in 4 Tagesdosen gegeben werden sollten, um Spiegelschwankungen zu vermeiden.

Die weitere **Entwöhnungsbehandlung** orientiert sich im Wesentlichen an den bei der Alkoholabhängigkeit beschriebenen Prinzipien (S. 65).

Verlauf | Patienten mit selektiver Abhängigkeit zeigen oftmals eine fehlende Krankheitseinsicht sowie keinen Leidensdruck. Sie erleben die Abstinenz nicht selten als quälend. Der langjährige Konsum von Benzodiazepinen kann zu **depressiven** und **demenziellen Symptomen** führen.

Andere Sedativa

Imidazopyridine (Zopidem, Zopiclon, Zaleplon) | Der Wirkmechanismus dieser auch **„Z-Drugs“** genannten Schlafmittel ist – ähnlich wie der von Benzodiazepinen – am $GABA_A$-Rezeptor, sie unterscheiden sich aber deutlich von deren chemischer Struktur. Ein geringeres Abhängigkeitspotenzial wird vermutet. Schwere Entzugserscheinungen mit Delir kommen nur selten vor. Bei längerem Gebrauch kann es allerdings auch bei ihnen nach dem Absetzen zu Schlafstörungen (**Rebound-Insomnie**) kommen.

Barbiturate | Im Gegensatz zu Benzodiazepinen wirken Barbiturate als volle Agonisten auf die GABA-Rezeptoren. Sie haben eine **deutlich geringere therapeutische Breite**, sind kreislauf- und atemdepressiv und können zu einer **letalen Intoxikation** führen. Barbiturate haben (abgesehen vom Einsatz in der Anästhesie) ihre klinische Bedeutung daher weitgehend verloren.

Chloralhydrat, Meprobamat | Hierbei handelt es sich ebenfalls um GABA-wirksame Substanzen, die zur Abhängigkeit führen können. Chloralhydrat ist als Schlaf- und Beruhigungsmittel in Deutschland gelistet, Meprobamat wird noch in Österreich verwandt.

Clomethiazol | Das v. a. beim Alkoholentzug (S. 65) eingesetzte Thiaminderivat wirkt ebenfalls am GABA-Rezeptor. Es hat ein **relativ hohes Suchtpotenzial**, sodass es bei Alkoholkranken, die die Substanz im Rahmen einer Entzugsbehandlung kennenlernen, zu einer Suchtverlagerung kommen kann. Das **Entzugssyndrom** gleicht dem Alkoholentzugssyndrom (S. 60) mit Delir und zerebralem Krampfanfall, es hat oft einen schweren Verlauf. Die verantwortungsbewusste Verordnung von Clomethiazol – nur unter **stationären Bedingungen** – ist daher von großer Bedeutung.

3.1.5 Drogen

Opioide (F11)

Allgemeines | Zu den Opioiden zählen neben Opium: Heroin (Diacetylmorphin), Codein, Morphin, Methadon, Pethidin, Tilidin und Buprenorphin. Opium wird seit Jahrtausenden als Medikament und Rauschdroge konsumiert. Das halbsynthetische Heroin besitzt – bei insgesamt mehr als 20 weiteren klinisch relevanten Substanzen – die größte Bedeutung.

Der Missbrauch von Opioiden erfolgt intravenös, oral, durch Rauchen oder Schnupfen.

MERKE

Während der Begriff **„Opioide“** alle morphinähnlichen Substanzen zusammenfasst (d. h. auch die synthetischen und halbsynthetischen Stoffe), versteht man unter **„Opiaten“** nur solche Substanzen, die natürlicherweise aus dem im Schlafmohn (Papaver somniferum) enthaltenen Opium gewonnen werden können (v. a. Morphin).

Epidemiologie | Etwa 150 000 Menschen in Deutschland sind heroinabhängig. Die Konsumenten sind meist **14–30 Jahre** alt und überwiegend **männlichen** Geschlechts.

Ätiologie und Pathogenese | Opioide binden an **Opioidrezeptoren** (körpereigene Opioide = Endorphine), die neben Dopaminrezeptoren die wichtigsten Rezeptoren des Belohnungssystems (vgl. S. 55) sind. Darüber hinaus kommt es zu einer **Hemmung des sympathischen Systems**, wodurch sich viele Symptome wie Bradykardie und Atemdepression erklären lassen.

Die Opioide mit dem **größten Missbrauchspotenzial** (wie Heroin – eine Abhängigkeit tritt schon nach wenigen Dosen ein – oder auch das natürliche Opiat Morphin) wirken über den **μ-Opioidrezeptor**. Heroin (Diacetylmorphin) ist dabei potenter und lipidlöslicher als Morphin und überschreitet schneller die Blut-Hirn-Schranke. Neben der biologischen Wirkung über die Opioidrezeptoren und das **mesolimbische Belohnungssystem** mit Nucleus accumbens sowie den allgemeinen Einflussfaktoren (S. 55) ist bei der Entstehung einer Opioidsucht die Bildung einer **„Subkultur“** mit bestimmten Leitbildern und Lebensinhalten von Bedeutung.

Klinik |

- **Intoxikation:** Typisches Symptom der Opioidintoxikation ist der initiale, einige Minuten anhaltende **„Kick“** mit anschließender Euphorie und gesteigertem Selbstbewusstsein. Danach folgen eine **Apathie** und manchmal auch eine **Dysphorie** in Form einer Gereiztheit. Körperlich kommt es zu Pupillenkonstriktion (**Miosis**; aber cave: bei schwerer Intoxikation: Mydriasis), **Bradykardie**, **Benommenheit** bis hin zum Koma, **verwaschener Sprache** und **Aufmerksamkeits- oder Gedächtnisstörungen**. **Wahrnehmungsstörungen** („perceptual disturbances“) sind bei intakter Realitätsprüfung möglich. Schwere Intoxikationen können v. a. durch **Atemdepression** zum Tod führen (**„goldener Schuss“**).

MERKE

Die meisten Symptome der Opioidintoxikation lassen sich durch ein **Überwiegen des Parasympathikus** im Vergleich zum Sympathikus erklären.

- **Abhängigkeit:** Es kommt **rasch** zu einer **Toleranzsteigerung**, der ursprünglich erlebte „Kick“ bleibt aus, und die Betroffenen bekämpfen hauptsächlich die Entzugserscheinungen. Das Leben der Abhängigen ist meist durch die Beschaffung und den Konsum der Substanz geprägt. Die Patienten isolieren sich zunehmend und verkehren oft nur noch im Drogenmilieu.
- **Entzugssyndrom:** Das Opioidentzugssyndrom ähnelt einer **schweren Grippe**. Viele Symptome sind als Gegenregulation zum vorbestehenden Parasympathikusüberschuss zu verstehen. Es kommt zu **Übelkeit** oder Erbrechen, **Muskelschmerzen**, **Tränenfluss** oder Rhinorrhö, Pupillendilatation (**Mydriasis**), Piloarrektion (**„Gänsehaut“**) oder **Schwitzen**, **Tachykardie**, **Diarrhö**, **Gähnen**, **Fieber**, starkem **Craving**, **dysphorischer Stimmung** und **Schlaflosigkeit**.
  Bei der Heroinabhängigkeit treten die Entzugserscheinungen **innerhalb von 6–24 h** auf. Die Dauer beträgt **1–2 Wochen**. Die Dysphorie kann aber über Wochen bis Monate bestehen bleiben.

Diagnostik | Zu den allgemeinen Abhängigkeitskriterien siehe S. 56. Ein wesentliches Merkmal der Opioidabhängigkeit ist das **geradezu zwanghafte Bedürfnis**, die Substanz zu konsumieren und diese unter allen Umständen zu besorgen. Im Zweifel ist ein **Drogenscreening** (S. 58) hilfreich. Klinische Hinweise auf eine länger bestehende Abhängigkeit können entzündete und vernarbte Einstichstellen entlang der Venen sein (sog. Spritzenabszesse).

Therapie | Einer schweren **Intoxikation** kann mit dem Opioidantagonisten **Naloxon i. v.** sehr rasch entgegengewirkt werden.

Praxistipp

Beim Einsatz von Naloxon ist zu beachten, dass dessen Halbwertszeit kürzer als die von Heroin ist, sodass der Patient überwacht und ggf. nachdosiert werden muss.

- **Entzugsbehandlung:**
  - **Kalter Entzug:** Das Opioid wird **abrupt abgesetzt** und die Entzugssymptomatik pharmakologisch gemindert. Hierbei kommen z. B. Clonidin zur Abschwächung der adrenergen Überaktivität, sedierende Antidepressiva oder niedrigpotente Antipsychotika gegen Schlafstörungen und Metoclopramid gegen Übelkeit zum Einsatz.
  - **Warmer Entzug:** Hier wird das konsumierte Opioid durch einen **Ersatzstoff** wie Methadon substituiert und erst dann abgesetzt. Der Nachteil ist ein protrahierter und oftmals unangenehmer erlebter Verlauf des Entzugs.
  - Der **„Turbo-Entzug“** (d. h. forcierter Entzug in Vollnarkose und mit der Gabe von Opioidantagonisten) hat sich in der Praxis nicht bewährt.
- **Entwöhnungsbehandlung:** Diese wird von spezialisierten Ambulanzen, psychosozialen Beratungsstellen, psychiatrischen oder Fachkliniken durchgeführt. Erforderlich ist eine engmaschige Zusammenarbeit von Beratungsstellen, Selbsthilfegruppen und Therapieeinrichtungen.
- **Substitutionsbehandlung:** Lässt sich eine Abstinenz nicht erreichen, können Opioidabhängige auch einer Substitutionstherapie zugeführt werden. Diese erfolgt überwiegend mit **Methadon** (D-L-Methadonlösung) oder **Levomethadon** (nur linksdrehende Form, z. B. Polamidon®). Es handelt

sich dabei um einen synthetischen Opioidagonisten mit langer Halbwertszeit, der im Gegensatz zu Heroin keine euphorisierende Wirkung aufweist. Die Patienten müssen sich ihre Dosis zunächst täglich abholen. Es wird zunächst mit einer niedrigen Dosis begonnen, die dann aufdosiert wird, bis das Craving der Patienten nachhaltig reduziert ist.

Der Vorteil des partiellen Opioidagonisten **Buprenorphin** liegt in einem noch **geringeren Intoxikationsrisiko**.

Bei sehr motivierten, abstinenzwilligen Patienten kann der Opiatantagonist **Naltrexon** versucht werden. Die Einnahme von Heroin ist dann wirkungslos.

In Modellprojekten wird die Abgabe von **Heroin** an schwerste Fälle untersucht.

MERKE

Grundsätzlich gelten für eine solche **Substitutionstherapie** strenge Voraussetzungen: insbesondere eine **seit > 2 Jahren** bestehende Opioidabhängigkeit, **Volljährigkeit** und die **Aussichtslosigkeit einer drogenfreien Therapie**.

Verlauf | Die **Prognose** der Opioidabhängigkeit ist auch nach Langzeittherapie **ungünstig**. Eine Abstinenz ist nur bei 20–30 % der Patienten zu erzielen. Die **Mortalität** der Patienten durch Opioidintoxikation, Suizide, Folgeerkrankungen (z. B. HIV, Hepatitis) ist **hoch**. Beschaffungskriminalität und Haftstrafen stellen ein häufiges Problem dar.

Cannabinoide (F12)

Allgemeines | Cannabis wird aus der Hanfpflanze **Cannabis sedativa** gewonnen. Der Wirkstoff ist das **THC-Δ-9-Tetrahydrocannabinol**. Zu unterscheiden ist das stärkere **Haschisch** (THC-Gehalt von bis zu 10 %), welches aus dem Harz der Pflanze gewonnen wird, und **Marihuana** (THC-Gehalt 1–5 %), das aus Blättern und Blüten hergestellt wird. Beide Zubereitungsformen werden v. a. als Bestandteil von Zigarette konsumiert (**„Kiffen"**), gelegentlich auch als Zutat in Plätzchen oder Kuchen gegessen.

Eine therapeutische Anwendung findet THC z. B. zur Inhibition von Übelkeit und Erbrechen bei Chemotherapie.

Epidemiologie | Von **2 Mio. Konsumenten** in Deutschland konsumieren 20 % THC täglich, 60 % höchstens 1-mal pro Jahr; **7 %** entwickeln eine **Abhängigkeit**.

Ätiologie und Pathogenese | Cannabinoide binden an spezifische Cannabinoidrezeptoren, die v. a. im zentralen Nervensystem, aber auch in peripheren Geweben zu finden sind, und wirken G-Protein-vermittelt zentral hemmend auf die Aktivität der Adenylatzyklase.

Klinik |

- **Rausch:** Nach inhalativer Aufnahme beginnt der Rauschzustand innerhalb von Minuten mit einem Maximum nach 20–30 min und hält mehrere Stunden an. Bei oraler Einnahme setzt die Wirkung teilweise erst nach einigen Stunden ein.
  Der **psychische Rauscheffekt** ist individuell sehr unterschiedlich und hängt möglicherweise auch von der momentanen Stimmungslage des Konsumenten ab. Es kommt zu Euphorie, einem Indifferenzgefühl und dem Gefühl der zeitlichen Verlangsamung, aber auch zu Angstzuständen. Besonders bei höherer Dosierung treten Depersonalisationserleben, Wahrnehmungsstörung („perceptual disturbances") und Halluzinationen bei intakter Realitätsprüfung auf, d. h., der Konsument weiß, dass die Halluzinationen substanzinduziert sind.
  Körperliche Symptome des Rausches sind orthostatische Hypotension, Tachykardie, Rötung der Konjunktiven, trockene Schleimhäute, Störungen der Motorik und Appetitsteigerung.
- **Entzugssyndrom:** Zu einer körperlichen Abhängigkeit kommt es i. d. R. nicht. Symptome beim Absetzen sind – v. a. nach ausgeprägtem Konsum – Craving, Appetitminderung, Reizbarkeit, Ängstlichkeit, Dysphorie, Schwitzen, Übelkeit und Schlafstörungen. Ein Delir tritt nicht auf. Die Dauer beträgt bis zu 14 Tage mit der stärksten Ausprägung nach ca. 4 Tagen.

Diagnostik | Zu den allgemeinen Diagnosekriterien siehe S. 56. Bei gelegentlichem Konsum kann ein Nachweis bis zu 4 Tage, bei regelmäßigem Konsum bis zu 4 Wochen nach der letzten Einnahme erfolgen.

Therapie | Therapeutische Ansätze, die zur Verringerung des Konsums und zur Abstinenz führen, arbeiten mit **kognitiv-verhaltenstherapeutischen Ansätzen** und **sozialtherapeutischen Maßnahmen**. Eine etablierte Pharmakotherapie gibt es nicht.

Verlauf | Langjähriger Cannabiskonsum kann zu einem **amotivalen Syndrom** führen. Darunter versteht man eine Kombination aus Passivität, Konzentrationsstörungen, Anhedonie und verflachtem Affekt. Ferner kann der Konsum zu einer **transienten psychotischen Störung** führen, die bis zu 48 h andauert. Hält die Störung an, so ist sie von einer Schizophrenie nur schwer zu unterscheiden. Diagnostisch erschwerend kommt hinzu, dass schizophrene Patienten bis zu 6-mal häufiger als die Allgemeinbevölkerung Cannabis konsumieren (manchmal als Selbstheilungsversuch, vgl. S. 86). Sicher ist, dass Cannabis eine **schizophrene Episode** auslösen kann. Umstritten ist, inwieweit es allein ursächlich für eine solche Erkrankung sein kann.

Praxistipp

Schizophrenen Patienten ist dringend von Cannabiskonsum abzuraten, weil dieser zu Rückfällen oder einer Verstärkung der Symptomatik führen kann.

3

Kokain (F14)

Allgemeines | Kokain wird aus den Blättern des Kokastrauches gewonnen und nasal durch Schnupfen oder i. v. konsumiert. Das einfach bzw. billig herzustellende Kokainderivat Crack wird geraucht. Es besteht aus Kokainhydrochlorid und Natriumbikarbonat. Der Name rührt von den beim Rauchen entstehenden Geräuschen her.

Ätiologie und Pathogenese | Kokain wirkt über eine reversible Hemmung des Rücktransports von synaptisch freigesetztem Dopamin in die Nervenzelle. Es hemmt aber auch den Rücktransport anderer biogener Amine wie Noradrenalin und Serotonin. Die Wirkung ist kurz, die Halbwertszeit liegt bei 30–90 min. Der Wirkungseintritt von Crack ist noch unmittelbarer und stärker, ebenso das Abhängigkeitspotenzial.

Klinik |

- Rausch: Kokain verursacht eine äußerst angenehme Gefühlslage mit „Rush“, d. h. Euphorie, gehobene Stimmung, Glücksgefühle, Libidosteigerung, verminderter Appetit, Gefühl der verbesserten Leistungsfähigkeit und Kreativität. Ruhe- und Schlafbedürfnis werden reduziert. Der Rush hält nur wenige Minuten an. Andere psychische und physiologische Effekte bestehen länger. In der Folge kann es zu insbesondere taktilen Halluzinationen und paranoidem Erleben kommen. Anschließende Effekte sind depressive Syndrome und Angst, die dann durch erneuten Konsum bekämpft werden. Aufgrund der kurzen Wirkdauer wird häufig viel Geld für eine sich rasch wiederholende Einnahme ausgegeben.
- Intoxikation: Diese ist gekennzeichnet durch einen Erregungs- oder Dämmerzustand. Ein Kokain-Schock führt zu einem vital bedrohlichen Blutdruckabfall, zerebralen Krampfanfällen und Koma.
- Entzugssyndrom: Es treten schwere depressive Symptome, ggf. mit Suizidgefahr, Dysphorie und Erschöpfung, auf.

Diagnostik | Diagnostisch relevant sind die Anamnese und ein Screeningtest (Urin, Blut; S. 58). Bei Erregungszuständen oder paranoider Symptomatik sollte Kokainmissbrauch differenzialdiagnostisch bedacht werden.

Therapie | Zur therapeutischen Vorgehensweise siehe allgemeiner Abschnitt, S. 64.

Verlauf |

MERKE

Kokain führt zu einer **starken psychischen**, aber **nicht** zu einer **physischen** Abhängigkeit.

Der chronische Konsum kann zu kognitiven Einschränkungen, vaskulären und kardialen Problemen führen. Nasenseptumdefekte durch nasale Applikation sind bekannt.

Andere Stimulanzien (F15)

Allgemeines | Amphetamine, Metamphetamin („Speed“) und amphetaminähnliche Substanzen (sog. „Weckamine“) sind ebenso wie Kokain (s. o.) Stimulanzien und zeigen sehr ähnliche Effekte wie diese. Sie werden häufig in sog. „Waschküchenlaboren“ synthetisch hergestellt. Der Konsum erfolgt p. o., i. v., nasal oder inhalativ. Therapeutisch werden Psychostimulanzien bei Narkolepsie und ADHS eingesetzt. Der Missbrauch erfolgt z. B. zur Leistungssteigerung im Sport (Doping) oder als Appetitzügler.

Ätiologie und Pathogenese | Im Unterschied zum Kokain, das hauptsächlich den Rücktransport von Dopamin und anderen Neurotransmittern hemmt, fördern Amphetamine direkt deren Ausschüttung in den synaptischen Spalt.

Klinik | Intoxikation: Symptome der Intoxikation sind Euphorie, Enthemmung, Wachheit, Mydriasis, Erregung, Hyperthermie und Blutdruckkrisen. Aufgrund ihrer deutlich längeren Halbwertszeit (7–19 h) halten die Effekte länger als bei Kokain an. Der längere und höher dosierte Konsum kann paranoide drogenassoziierte Psychosen hervorrufen.

Ecstasy (Methylendioxymethamphetamin, MDMA) ist eine Partydroge, die in der Raverszene eine große Rolle spielt. Die Substanz wird meist in Pillenform konsumiert, wirkt euphorisierend, sozial stimulierend und „entaktogen“ (d. h., es soll eine Berührung des eigenen Inneren ermöglichen). Die appetit- und durstmindernde Wirkung birgt die Gefahr der Exsikkose, insbesondere bei stundenlangem Tanzen. Einzelne Todesfälle sind beschrieben. Im Tierversuch finden sich Hinweise auf eine neurotoxische Wirkung bei serotonergen und dopaminergen Neuronen.

Entzugssyndrom: Die Abhängigkeit ist psychischer Natur. Es gibt kein typisches Entzugssyndrom. Mögliche Symptome sind extreme Müdigkeit, Schlaflosigkeit, Unruhe, Schmerzen, Heißhunger und Erschöpfungsdepression.

EXKURS

Psychostimulanzien

Psychostimulanzien, wie z. B. Methylphenidat oder Pemolin, haben ähnliche Wirkmechanismen und Suchtpotenz wie Kokain und Amphetamine. Durch einen **verzögerten Wirkungseintritt** ist ihre Rolle in der Drogenszene jedoch untergeordnet. Zum Missbrauch kommt es u. a. auch durch den Konsum der Substanzen von Personen, denen sie nicht verordnet wurden (z. B. Eltern von ADHS-Kindern, vgl. S. 236).

Halluzinogene (F16)

Allgemeines | Weil sie lebhafte Wahrnehmungsstörungen hervorrufen (s. Klinik), werden Halluzinogene auch **psychedelische Drogen** oder **Psychotomimetika** genannt.

Zu ihnen gehören unterschiedliche Substanzklassen wie **Ergotderivate** (z. B. LSD), **Phenylalkylamine** (z. B. Meskalin oder MDA = 3,4-Methylendioxyamphetamin) oder **Indolalkaloide** (z. B. Psilocybin). Die Substanzen sind teilweise pflanzlicher (Pilze, Kakteen u. a.), teilweise chemischer Natur. Auch **Phencyclidin** und **Ketamin** (Narkotikum) werden als Halluzinogene bezeichnet.

Zum Teil ähneln die durch Halluzinogene hervorgerufenen Symptome denen einer paranoiden Schizophrenie (S. 247), weshalb sie in der Forschung auch zur Herbeiführung von sog. **Modellpsychosen** Anwendung finden.

Ätiologie und Pathogenese | Die halluzinogene Wirkung entsteht v. a. über Aktivierung zentraler **serotonerger 5-HT$_2$- sowie 5-HT$_1$-Rezeptoren**. Darüber hinaus wirken Halluzinogene als indirekte **Sympathomimetika** (durch Blockade des präsynaptischen Reuptakes von Noradrenalin, Dopamin und Serotonin). Die **Wirkdauer** ist unterschiedlich, z. B. bei LSD 12–14 h.

Klinik |

- **Rausch:** Halluzinogene führen zu vorwiegend optischen Halluzinationen, Illusionen, Synästhesien (Verschmelzung von Sinnesempfindungen), Depersonalisation und Derealisation (**„Trip"**). Beim sog. **„Horrortrip"** kommt es zu Angst, Depression, Beziehungs- und Wahnideen.
- **Intoxikation:** Körperliche Symptome der Intoxikation sind Mydriasis, Tachykardie, Palpitationen, Schwitzen, Tremor und Koordinationsstörungen. Nach der Einnahme kann es über einen längeren Zeitraum zu **„Flashbacks"** (d. h. ein episodisch auftretendes Wiedererleben von Wahrnehmungseindrücken, die zuvor im halluzinogen-intoxikierten Zustand erlebt wurden) kommen.
- **Entzugssyndrom: Psychische** Abhängigkeit und Missbrauch sind möglich. Ein **körperliches** Entzugssyndrom entwickelt sich **nicht**.

Weitere Drogen

Anticholinergika | Substanzen wie Engelstrompete (eine Belladonna-Spezies), Tollkirschen (Atropa belladonna) oder Bilsenkraut werden vorwiegend von Jugendlichen bei Experimenten mit Drogen (z. B. in Form von Tee) konsumiert. Die Pflanzen führen zu einem **anticholinergen Delir** mit Mydriasis, Tachykardie, trockener Haut und Schleimhäuten, optischen Halluzinationen und Verlust des Realitätsbezugs. Das Delir kann bis zu 48 h andauern. Als **Antidot** wird **Physostigmin** gegeben.

Lachgas | Stickoxydul ist eine seit langem bekannte Substanz aus der Anästhesie, die missbräuchlich v. a. aus Patronen zur Erzeugung von Schlagrahm konsumiert wird. Die Inhalation führt zu einem **euphorisierenden Rausch** von kurzer Dauer. Der längerfristige Konsum bewirkt einen **Vitamin-B$_{12}$-Mangel** mit den bekannten gefährlichen Mangelerscheinungen.

Gammahydroxybuttersäure (GBH) | 4-Hydroxybuttersäure kommt als Kurznarkotikum sowie der Narkolepsie zum Einsatz (z. B. Xyrem®). Es ist ein endogenes Stoffwechselprodukt von GABA mit starker **GABAerger Wirkung** und wird auch als Partydroge missbraucht. Da der Rausch zur **retrograden Amnesie** führen kann, wird die Substanz auch als **„date-rape-drug"** verwandt.

Lösungsmittel (Schnüffelstoffe) | Die Betroffenen sind **Kinder und Jugendliche**, insbesondere aus **sozial schwachen Schichten**, die Lösungsmittel aus Klebstoffen, Klebstoffverdünnern, Aceton, Äther, Lacke oder Nitroverdünner inhalieren. Die Substanzen haben eine hohe Lipidlöslichkeit und bewirken einen **traumartigen Zustand** bis hin zur **Bewusstlosigkeit**. Es kann zu **deliranten Symptomen** mit Desorientiertheit, Euphorie, Entspannung, aber auch optischen Halluzinationen kommen. Der Konsum kann zu **gravierenden Nebenwirkungen** mit Ataxie und Dysarthrie führen. **Folgeschäden** können Polyneuropathie, Leber- und Nierenschäden sowie pneumologische Probleme sein.

Butan | Butan wird aus Feuerzeugnachfüllpatronen inhaliert, was zu **Verwirrtheit** und **Halluzinationen** führt. Die extreme Kälte des Gases kann zu Erfrierungen der Atemwege führen.

3.2 Missbrauch von nicht-abhängigkeitserzeugenden Substanzen (F55)

Unter dieser Störung versteht man den unkontrollierten Konsum von Substanzen, die **kein Abhängigkeitspotenzial** haben. Häufig handelt es sich um Analgetika oder Laxanzien, aber auch Antidepressiva, Antazida, Diuretika oder Steroide werden von den Betroffenen ggf. im Übermaß eingenommen. In der

Tab. 3.12

Unterformen des Missbrauchs nicht-abhängigkeitserzeugender Substanzen nach ICD-10 (F55).

ICD-10	Beschreibung
F55.0	Antidepressiva
F55.1	Laxanzien
F55.2	Analgetika
F55.3	Antazida
F55.4	Vitamine
F55.5	Steroide und Hormone
F55.6	Pflanzen und Naturheilmittel
F55.8	Sonstige Substanzen
F55.9	Nicht näher bezeichnete Substanz

ICD-10 wird die jeweils konsumierte Substanz an vierter Stelle kodiert (**Tab. 3.12**).

Teilweise geht dem Missbrauch eine ärztliche Verordnung voraus, es kommt dann aber zu einem **exzessiven Konsum**, der bzgl. Dosierung oder Zeitraum über das zur Behandlung der eigentlichen Grunderkrankung notwendige Maß hinausgeht. Typisch ist z. B. der langjährige, unkontrollierte Gebrauch von Analgetika bei chronischen Schmerzpatienten. Die Substanzen werden entgegen ärztlicher Empfehlung auch weiter konsumiert, wenn **körperliche Probleme oder Schäden** aufgetreten sind. Die Patienten sind irrational davon überzeugt, diese für ihre Symptome zu brauchen. Unabhängig von diesem ursprünglich medizinisch durchaus indizierten Konsum können jedoch auch **individuelle Interessen** hinter der Einnahme stecken (z. B. Gewichtsreduktion bei Laxanzien und Schilddrüsenhormonen oder Muskelaufbau bei Anabolika).

Die Folgen sind **substanzspezifisch** (z. B. Virilisierung bei Frauen nach Steroidmissbrauch oder Nierenschädigung bei Schmerzmittelmissbrauch). Trotz des starken Verlangens nach weiterer Einnahme gibt es **keine körperlichen Entzugserscheinungen**. Wichtig ist eine **Primärprävention** mit sorgfältiger Indikationsstellung der Medikamente.

Kapitel 4

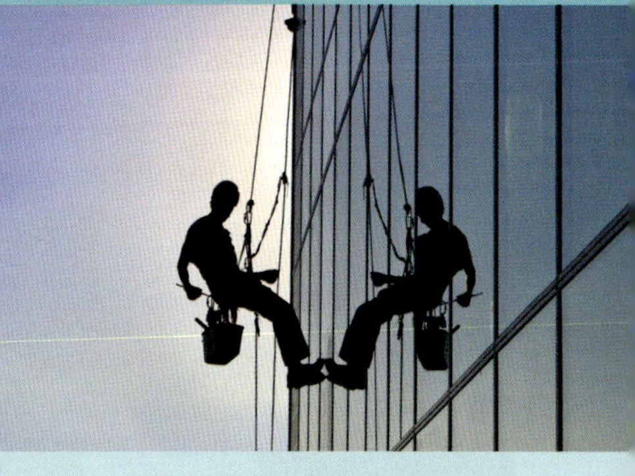
© JustYo/Fotolia.com

4 Schizophrenie, schizotype und wahnhafte Störungen (F20–F25)

Eine neue Episode

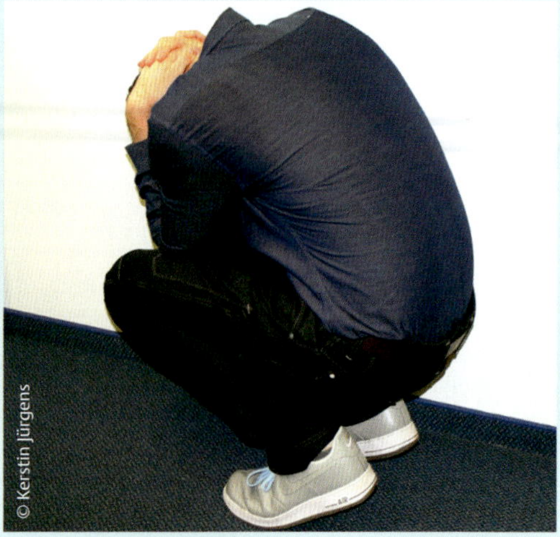

„Ihr bekommt mich nicht!“

Frau Dr. Meier hat Spätdienst in der psychiatrischen Ambulanz. Kurz vor Dienstende wird ein sehr aufgeregter Patient mit dem Notarztwagen eingeliefert. Der begleitende Notarzt berichtet, dass Spaziergänger die Polizei alarmiert hätten. Der Mann sei achtlos auf eine Hauptverkehrsstraße gerannt. Er habe sich dabei ständig umgesehen und gerufen: „Ihr bekommt mich nicht!“ Gott sei Dank sei niemand verletzt worden, die Autos hätten rechtzeitig bremsen können. Vor den Polizisten und dem Notarzt sei der Mann ängstlich zurückgewichen, da er sicher sei, „dass auch ihr mir an den Kragen wollt“. Laut Personalausweis handelt es sich bei dem Mann um den 45-jährigen Herrn Winter.

Angst vor Vergiftung

Auch bei der Ankunft in der Klinik macht Herr Winter einen erregten und verstörten Eindruck. Frau Dr. Meier bemerkt sofort, dass der Patient offensichtlich unter dem Einfluss akustischer Halluzinationen steht: Er schaut ständig von rechts nach links, duckt sich und antwortet laut auf Fragen und Kommentare, die nur er hören kann. Der Versuch, Herrn Winter die Hand zu reichen, scheitert. Er weicht erschrocken vor der Ärztin zurück. Als Frau Dr. Meier dem Patienten eine Tablette zur Beruhigung anbietet, verliert dieser völlig die Beherrschung und wird handgreiflich. Er wähnt, dass man ihm Gift unterschieben wolle und Ärzte und Pflegepersonal mit seinen Widersachern unter einer Decke steckten. Als der Patient tatsächlich auf sie loszugehen versucht, ruft Frau Dr. Meier zwei Pfleger zu Hilfe. Zu dritt gelingt es ihnen, Herrn Winter zu fixieren und ihm intramuskulär Haloperidol zu verabreichen. Währenddessen redet Frau Dr. Meier beruhigend auf den Patienten ein und erklärt ihm, warum diese Maßnahmen im Moment leider notwendig seien.

Neue Umgebung – altes Übel

Als Frau Dr. Meier am nächsten Morgen ihren Frühdienst antritt, berichtet die Nachtschwester, dass sich Herr Winter im Laufe der Nacht beruhigt habe und nun wieder rapportfähig sei. Nach der normalen Visite sucht Frau Dr. Meier das Gespräch mit ihrem Patienten. Tatsächlich wirkt Herr Winter deutlich ruhiger, hin und wieder wendet er den Kopf zur Seite, als höre er noch etwas. Auf Nachfrage gibt er an, dass da immer noch Stimmen seien, aber deutlich leiser und weniger aufdringlich als in den letzten Tagen. „Haben Sie einen solchen Zustand mit akustischen Halluzinationen und Verfolgungswahn in der Vergangenheit schon einmal gehabt?“, fragt Dr. Meier. Er leide bereits seit Jahren an einer paranoid-halluzinatorischen Schizophrenie, antwortet der Patient. Begonnen habe die Erkrankung mit 35 Jahren. Eigentlich sei er aber von seinem ambulanten Psychiater gut eingestellt. Er bekomme einmal monatlich eine Spritze in dessen Praxis. Hierdurch sei er in den letzten fünf Jahren fast beschwerdefrei gewesen. Vor vier Monaten sei er aber in diese Stadt umgezogen und habe daher die letzten Spritzen versäumt. Er müsse sich jetzt hier einen neuen Arzt suchen, dazu sei er aber noch nicht gekommen.

„Haben Sie im Vorfeld dieser aktuellen Episode Symptome wahrgenommen, die den Schub angekündigt haben?“, möchte die Ärztin wissen. Nach kurzem Zögern antwortet Herr Winter, dass er im Rückblick tatsächlich schon länger unruhig und reizbar gewesen sei und nur schlecht habe schlafen können. Er habe aber nicht darauf geachtet, schließlich sei er mit seinem Umzug und der neuen Situation beschäftigt gewesen. Und dann habe er auch noch sofort Probleme mit seinen neuen Nachbarn bekommen. Die hätten ihn loswerden wollen. Gestern habe er dann das Gefühl gehabt, sie würden Strahlen durch sein Fenster lenken.

Behandlungsstrategie

Am Ende des Gesprächs möchte Herr Winter wissen, wie es denn nun weitergehe. „Als Erstes werde ich Kontakt zu Ihrem ehemaligen Psychiater aufnehmen, um die alten Befunde zu besorgen“, erklärt Frau Dr. Meier. „Anschließend werden wir Sie während Ihres stationären Aufenthaltes wieder auf das alte Medikament einstellen, das Ihnen in der Vergangenheit geholfen hat. Außerdem werde ich den sozialpsychiatrischen Dienst benachrichtigen, der Ihnen bei den neu aufgetretenen Schwierigkeiten wie der Arztsuche und der Eingewöhnung in die neue Umgebung helfen kann. In unseren Gesprächen werden wir gemeinsam daran arbeiten, dass Sie in Zukunft diese sog. Prodromalsymptome früher erkennen und rechtzeitig ärztliche Hilfe suchen.“

4 Schizophrenie, schizotype und wahnhafte Störungen (F20–F25)

4.1 Allgemeines

Key Point

Unter den Psychosen aus dem schizophrenen Formenkreis wird eine Reihe von Störungen subsumiert, bei denen in der Akutphase Wahn und Halluzinationen typische Symptome sind.

4.1.1 Historische Aspekte

Kaum eine andere Erkrankung ist von so vielen Mythen und geheimnisvollen Spekulationen umrankt wie die Gruppe der schizophrenen Psychosen. Im **Mittelalter** und in der frühen Neuzeit wurden akut schizophren erkrankte Menschen mit religiösen Wahnerlebnissen der Besessenheit bezichtigt und dem Zeitgeist entsprechend wie Verbrecher bestraft. Erst während der **Französischen Revolution** kam es um 1790 zur berühmten Befreiung der psychisch Kranken von ihren Ketten durch den damaligen Reformpsychiater Philippe **Pinel** (1745–1826) in den Anstalten der Salpêtrière in Paris. Zur Zeit der Romantik mit **Beginn des 19. Jahrhunderts** wurde die Krankheit als Auswuchs eines selbst zu verantwortenden frevlerischen Lebenswandels gesehen; statt karitativer Zuwendung gab es Züchtigung und Kerker.

Erst **Mitte des 19. Jahrhunderts** wurden die Symptome der Schizophrenie als Zeichen einer organisch bedingten Störung des Gehirns erkannt. In einem beispiellosen gesundheitspolitischen Kraftakt wurden innerhalb eines Jahrhunderts allein in Deutschland über 250 000 Betten in psychiatrischen Kliniken aufgebaut, die jedoch aufgrund der fehlenden Behandlungsmöglichkeiten bald überbelegt waren. Der resultierende **Versorgungsnotstand** trug im Dritten Reich mit dazu bei, dass schizophren Erkrankte und andere schwer psychisch und geistig behinderte Menschen als „Ballastexistenzen“ betrachtet und systematisch getötet wurden. Hierdurch kamen mehr als 150 000 Patienten gewaltsam zu Tode.

In einer Art „Gegenreaktion“ wurde im Zuge der **antipsychiatrischen Welle** zwischen **1960 und 1970** die Existenz der Erkrankung gänzlich in Frage gestellt und als Unterdrückungsetikett für kritische und nonkonforme Bürger **bagatellisiert**. Dank der Behandlungserfolge durch Antipsychotika in der **zweiten Hälfte des letzten Jahrhunderts** verlor diese Sichtweise rasch an Plausibilität. Psychosen können heute durch diese Medikamente sehr **wirkungsvoll behandelt** werden. Der Großteil der Patienten befindet sich in ambulanter Therapie, und die Zahl der Psychiatriebetten konnte auf etwa 60 000 reduziert werden.

In der öffentlichen Wahrnehmung sind die Erkrankungen aus dem schizophrenen Formenkreis allerdings nach wie vor sehr negativ besetzt. Auch in der Schulmedizin dominiert häufig noch immer eine **defizitäre Sichtweise**. Der reichhaltige Fundus an Originalität, Kreativität, Individualismus und teilweise auch hoher Intelligenz wird hingegen kaum wahrgenommen. Große Persönlichkeiten – wie van Gogh oder König Ludwig II. – haben beeindruckende Zeugnisse ihrer genialen Begabung hinterlassen.

Praxistipp

Die Ressourcen bei den einzelnen Patienten zu erkennen, entsprechend zu würdigen und zu fördern, zählt zu den basalen Grundlagen einer erfolgreichen Schizophreniebehandlung.

4.1.2 Begriffsbildung

Noch vor der Einführung des Begriffs „Schizophrenie“ hatten Ewald Hecker (**Hebephrenie** bzw. Jugendirresein) und Karl Ludwig Kahlbaum (**Katatonie** bzw. Spannungsirresein) im 19. Jahrhundert diese beiden heute als Untergruppen der Schizophrenie verstandenen Störungen beschrieben (vgl. S. 84). Entscheidend für die Entwicklung der Diagnose war auch Emil Kraepelin, der die psychischen Störungen 1896 einteilte in solche mit phasischem Verlauf und guter Prognose (**„manisch-depressive Erkrankung“**) und solche zur Chronifizierung neigende mit schlechter Prognose, die er als **„Dementia praecox“** bezeichnete (unter der man die heute als Schizophrenie bezeichnete Störung einordnen würde).

Der heute verwendete Begriff **„Schizophrenie“** (Spaltungsirresein) wurde 1911 von Eugen **Bleuler** geprägt (vgl. **Tab. 4.1**), der feststellte, dass diese Erkrankung nicht zwangsläufig chronisch mit schlechter Prognose verlaufen muss. „Schizo“ steht hierbei für zweigeteilt, „phrenie“ leitet sich von der medizinischen Bezeichnung für das Zwerchfell ab. Der Begriff „Bauchgefühl“ umschreibt, dass in dieser Körperregion sehr viele **psychovegetative Nervenfasern** verlaufen, die z. B. an Stress- und Angstreaktionen beteiligt sind. Im medizinischen Verständnis der antiken Ärzte war diese empfindsame Region der Sitz der Seele. Somit bedeutet das Wort Schizophrenie eigentlich „zweigeteilter Seelensitz“, man könnte auch von

Tab. 4.1

Entwicklung der Krankheitskonzepte.

Zeit	Vertreter	Sichtweisen und Krankheitskonzepte
1911	Bleuler	Einführung des Begriffs „Schizophrenie“ (Spaltungsirresein); Benennung von Grund- und akzessorischen Symptomen (**Tab. 4.3**, S. 84)
1948	Schneider	Symptome 1. und 2. Ranges (**Tab. 4.2**, S. 83)
1970	Huber	Basisstörungen
1992	ICD-10	Fusionierung verschiedener Konzepte

„zwei Seelen in der Brust" sprechen. Gemeint ist hiermit das **zweigeteilte Erleben der Wirklichkeit**: Erkrankte können ihre Umwelt ganz „normal" (wie alle anderen auch) wahrnehmen. Parallel hierzu besteht jedoch eine zweite „private" Wahrnehmungsqualität, die den Erkrankten vorübergehend eine verzerrte Sichtweise der Umwelt vermittelt.

Praxistipp

Im allgemeinen Sprachgebrauch hat sich der Begriff „Psychose" als Kurzbezeichnung für die schizophrenen Erkrankungen eingebürgert. Da Psychosen jedoch schwere seelische Erkrankungen mit Realitätsverlust bezeichnen, zu denen z. B. auch schwere Depressionen oder Delirien zählen (S. 104 bzw S. 37), ist diese Vereinfachung nicht unproblematisch.

4.2 Schizophrenie (F20)

Key Point

Psychosen aus dem schizophrenen Formenkreis treten meist im jungen Erwachsenenalter auf. Akute Episoden sind heute in der Regel gut behandelbar; schwierig sind aber häufige Rezidive und die mit einer Chronifizierung einhergehende Einschränkung der sozialen Partizipationsfähigkeit.

4.2.1 Epidemiologie

Entgegen früherer Annahmen variiert die Prävalenz zwischen verschiedenen Zentren.

MERKE

Bezogen auf das **Lebenszeitrisiko** kann aber insgesamt von einer Erkrankungswahrscheinlichkeit von **etwa 1 %** der Bevölkerung ausgegangen werden.

Männer erkranken im Mittel einige Jahre **früher** als Frauen (Erkrankungsgipfel mit etwa 21 vs. 26 Jahren, Abb. 4.1). Möglicherweise spielt bei Frauen der **Östrogenschutz** eine wichtige Rolle, nach dessen Wegfall es einen 2. Häufigkeitsgipfel in der Postmenopause gibt. Insgesamt ist die Erkrankung bei Männern und Frauen etwa gleich häufig. Bei Beginn nach dem 40. Lebensjahr spricht man von **Spätschizophrenie**.

Das **prämorbide Intelligenzniveau** liegt bei schizophren erkrankten Patienten um einige Prozentpunkte unter dem nicht erkrankter Menschen. Die Besuchsraten im dreigliedrigen Schulsystem liegen auf dem Erwartungsniveau, die Zahl der erfolgreichen Abschlüsse, insbesondere Abitur und Studium, ist aufgrund der Erkrankung jedoch deutlich niedriger. Schizophren erkrankte Patienten sind hinsichtlich Ausbildung, Beruf, Einkommen und Wohnsituation signifikant häufiger in **unteren sozialen Schichten** repräsentiert. Dies liegt nicht an einem häufigeren Vorkommen in unteren Schichten, sondern an der krankheitsbedingten Entwicklung (**Drift-Theorie**). Nur etwa 25 % der Betroffenen arbeiten, es gibt deutlich mehr Alleinstehende und Geschiedene als in der Allgemeinbevölkerung.

4.2.2 Ätiologie und Pathogenese

Die genetischen und hirnmorphologisch-biochemischen Befunde bei schizophren Erkrankten zählen neben den psychosozialen Reifungsbedingungen während der Kinder- und Jugendzeit gemäß dem Vulnerabilitäts-Stress-Modell zu den disponierenden Faktoren (= **Vulnerabilität**). Aber erst durch das Wechselspiel mit **psychosozialen Stressfaktoren** (mangelnde Konfliktlösungskompetenz und Wehrhaftigkeit, Interaktionsstress in der Familie und im engeren sozialen Umfeld sowie z. T. wenig beeinflussbare Live-Events wie Prüfungen, Schicksalsschläge oder berufliche Herausforderungen) kommt

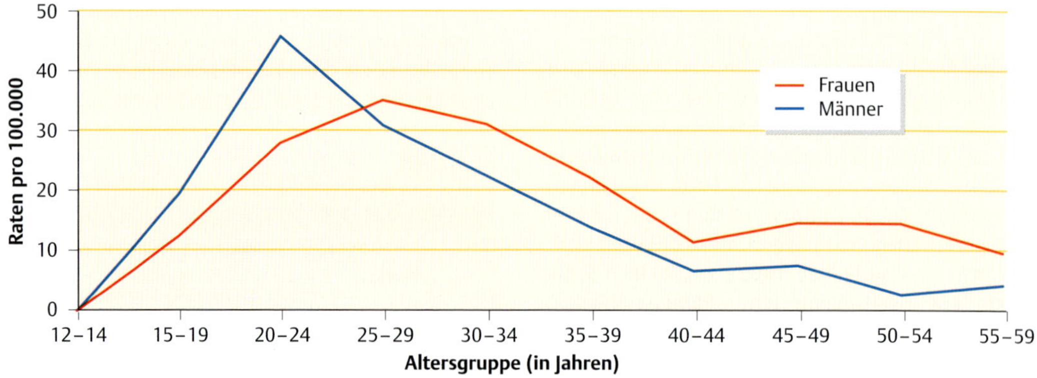

Abb. 4.1 Krankheitsausbruch bei Männern und Frauen in Abhängigkeit vom Lebensalter. (mit freundlicher Genehmigung von Springer Science + Business Media: nach Nervenarzt, Schizophrenie und Lebensalter (1991) 62(9), 536–548, Häfner, H., Maurer, K., Löffler, W. et al.)

es zum Überschreiten einer individuell sehr unterschiedlichen „kritischen" Grenze (vgl. S. 16).

Vulnerabilitätsfaktoren

Genetische Faktoren

Obwohl ca. 80 % aller schizophrenen Erkrankungen scheinbar sporadisch, d. h. ohne erkennbare weitere spezifische Erkrankungsfälle in der Familie, auftreten, wird davon ausgegangen, dass bei ca. **90 %** aller Schizophreniepatienten **genetische Faktoren** eine Rolle spielen.

Das Erkrankungsrisiko ist bei Verwandten schizophren Erkrankter eindeutig erhöht, wobei sich ein klarer Zusammenhang mit dem **Grad der Verwandtschaft** findet (**Abb. 4.2**): So erkranken ca. 10 % der Kinder bei einem schizophren erkrankten Elternteil an einer Schizophrenie gegenüber einem Erkrankungsrisiko von ca. 1 % in der Allgemeinbevölkerung. Sind beide Eltern betroffen, steigt der Anteil auf 46 %. Eineiige Zwillinge zeigen mit ca. 48 % eine deutlich höhere Konkordanz als zweieiige Zwillinge mit ca. 17 %. In **Adoptionsstudien** wurde gezeigt, dass unmittelbar nach der Geburt von ihren schizophrenen Eltern getrennte und von Adoptiveltern aufgezogene Kinder ebenso häufig schizophren erkranken, wie wenn sie bei ihren biologischen Eltern bleiben. Die Tatsache, dass bei einem betroffenen eineiigen Zwilling nur in 50 % der Fälle der andere ebenfalls betroffen ist, zeigt aber auch, dass die Erkrankung **nicht rein genetisch** bedingt sein kann.

Trotz vielfältiger Kopplungs- und Assoziationsstudien ließen sich bislang **keine allein erklärenden Suszeptibilitätsgene** identifizieren. Man geht daher davon aus, dass es sich um einen **polygenen Erbgang** und nicht um ein einzelnes erklärendes Gen handeln muss.

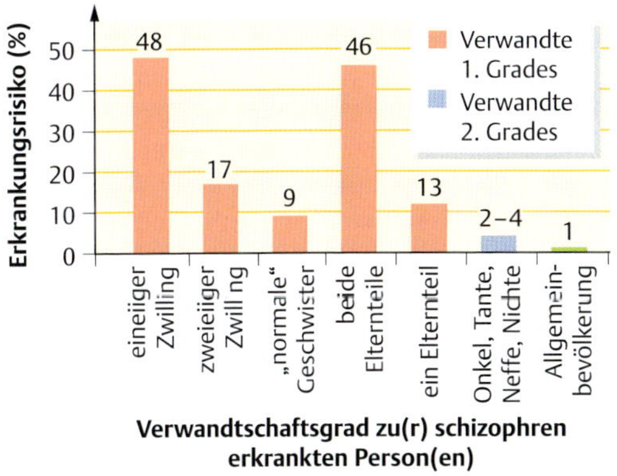

Abb. 4.2 Risiko für schizophrene Erkrankungen in Abhängigkeit vom Verwandtschaftsgrad.

Somatische Faktoren

Geburtskomplikationen | Durch **Sauerstoffmangel** bei der Geburt erhöht sich das Erkrankungsrisiko um den Faktor 4.

Saisonale Häufung und Virushypothese | Überproportional viele schizophren Erkrankte werden in der **1. Jahreshälfte** geboren (saisonaler Überschuss von 10 %, in der nördlichen Hemisphäre etwas höher als in der südlichen). Bei der Genese scheinen auch **Umweltfaktoren** mitzuspielen, wie z. B. saisonale Temperaturminderungen, Ernährungsmängel und v. a. Infektionen. Insbesondere der **3.–7. Schwangerschaftsmonat**, wenn die Organogenese stattfindet, ist eine sehr vulnerable Zeitspanne. Die Tatsache, dass etwa 20 Jahre nach den großen Influenzawellen die Erkrankungshäufigkeit für Schizophrenie jeweils deutlich zunimmt, spricht ebenfalls für eine virale Mitverursachung.

Immunhypothesen | Eindeutige entzündliche Reaktionen oder Gliosen im postmortalen Hirngewebe als Zeichen einer aktuellen oder früheren Infektion konnten bisher nicht regelhaft nachgewiesen werden. Dennoch haben in einigen Studien additive Behandlungsversuche mit **Antiphlogistika** zu einer Verbesserung bisher therapieresistenter Psychosen geführt. Es besteht weiterer Forschungsbedarf.

Biochemische Befunde | Welches neurochemische Korrelat den einzelnen psychopathologischen Phänomenen jeweils zu Grunde liegt, kann noch nicht mit letzter Sicherheit angegeben werden. Nachfolgend werden die wichtigsten Fakten hierzu beschrieben.

- **Dopamin**: Die von Carlsson und Snyder zu Beginn der 70er-Jahre formulierte **Dopaminhypothese** hat noch immer die größte heuristische Bedeutung. Demnach liegt eine dopaminerge **Überfunktion** (D 2-Rezeptoren) in den **mesolimbischen** Bahnen (Positivsymptome) und eine **Unterfunktion** (D 1-Rezeptoren) in den **mesofrontalen** Bahnen (Negativsymptome) vor. In den nigrostriatalen und tuberoinfundibulären Bahnen werden durch die medikamentöse Dopaminblockade die typischen extrapyramidalmotorischen Störungen (EPS) und der Milchfluss ausgelöst (vgl. Wirkmechanismus und Nebenwirkungen der Antipsychotika, S.280 bzw. S.284).

  Folgende Befunde sprechen für eine Mitverantwortung des Dopaminsystems an der Entwicklung einer Schizophrenie:
  - Alle aktuell verfügbaren **Antipsychotika** wirken als Antagonisten von Dopaminrezeptoren.
  - Durch langfristige Einnahme von **Amphetaminen**, die Dopamin freisetzen, lassen sich psychotische Symptome auslösen (vgl. S. 72).

- **Glutamat:** Glutamat (als **Antagonist dopaminerger Neurone**) kann eine Rolle spielen. Bei einer Insuffizienz des Glutamatsystems kommt es zu einer relativen dopaminergen Überfunktion mit den bekannten psychotischen Symptomen. Dies wird u. a. auch durch Versuche mit dem Anästhetikum Phencyclidin (PCP) bestätigt, welches eine psychotische Symptomatik auslösen kann.
- **Serotonin:** Die Rolle des Serotonins wird seit Einführung der **Antipsychotika der zweiten Generation** wieder stärker diskutiert, weil die meisten von diesen nicht nur Dopamin-, sondern auch serotonerge (5-HT_2-) Rezeptoren blockieren. Außerdem wurden postmortal Veränderungen der 5-HT_2-Rezeptoren gefunden.

MERKE

Psychopathologische Symptome entstehen durch **Dysbalancen verschiedener Neurotransmittersysteme**. Eine „punktgenaue" Zuordnung zwischen einzelnen Neurotransmittern und bestimmten Symptomen ist jedoch (noch) nicht möglich.

Morphologische und neuropathologische Befunde

- **Ventrikelerweiterung und Hypofrontalität**: Gerd Huber konnte bereits um 1970 pneumenzephalografisch **Ventrikelerweiterungen** nachweisen. Inzwischen haben über 200 kontrollierte CT/MRT-Studien zweifelsfrei belegt, dass schizophren Erkrankte überzufällig häufig erweiterte Seitenventrikel (mit Linksbetonung) sowie erweiterte III. Ventrikel und Hirnfurchen aufweisen (**Abb. 4.3**). Unter dem Begriff **„Hypofrontalität"** versteht man eine frontale Perfusionsminderung (Messung des Glukoseumsatzes mittels PET). Hypofrontalität ist vermehrt mit Chronizität, Defizitsymptomen, psychomotorischer Verlangsamung und kognitiven Störungen assoziiert und könnte mit einer frontalen dopaminergen Unteraktivität zusammenhängen.

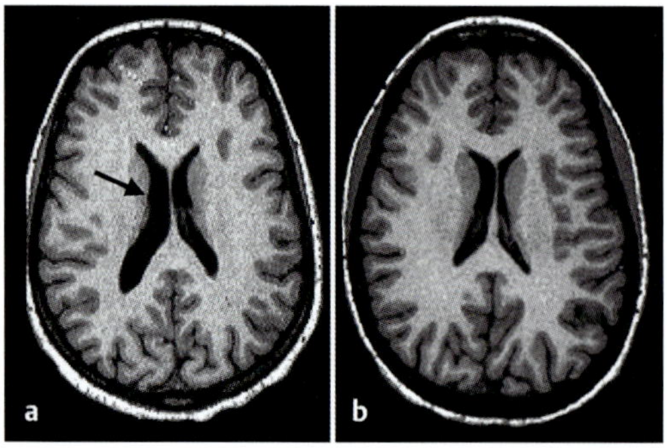

Abb. 4.3 Typischer MRT-Befund bei Schizophrenie. a Ventrikelerweiterung **b** zum Vergleich: Normalbefund (aus Braus, D.F., EinBlick ins Gehirn, Thieme, 2010).

- **Neuropathologie:** Im limbischen Bereich des **Temporallappens** sind **Volumenminderungen** der grauen Substanz und **Zellzahlminderungen** des Hippocampus, der Amygdala und des Gyrus parahippocampalis beschrieben, möglicherweise mit Linksbetonung. Bei etwa 50 % der Patienten wurden in der Area entorhinalis des Hippocampus Hinweise auf **Migrationsstörungen** in der Ontogenese gefunden, die sowohl genetisch als auch infektiös bedingt sein könnten.

Psychosoziale Faktoren

Persönlichkeitsmerkmale

Entgegen früheren Annahmen ließen sich **keine** Zusammenhänge zwischen **prämorbiden Persönlichkeitsmerkmalen** (in Form einer Schizoidie) und der späteren Entwicklung einer Schizophrenie finden. Heute gilt als gesichert, dass neben den etwa 10 % selbst von einer schizophrenen Erkrankung befallenen **Angehörigen** weitere ca. 40 % der anderen Familienmitglieder an den sog. **„Spektrumserkrankungen"** (wie Depressionen, Angst- und Zwangserkrankungen, Persönlichkeitsstörungen oder Suchtproblemen) leiden.

MERKE

Offensichtlich führen die in unterschiedlicher „Konzentration" vorliegenden **genetischen Besonderheiten** nur beim Überschreiten einer gewissen **„kritischen Grenze"** zum Ausbruch einer eigenständigen Psychose. Bei geringerer genetischer Belastung kommt es bei den übrigen Angehörigen lediglich zur Manifestation anderer, weniger schwerer seelischer Erkrankungen (sog. **Spektrumserkrankungen**, s. o.). Dieser Befund ist ein weiteres Argument dafür, dass es sich bei schizophrenen Erkrankungen nicht nur um ein kategoriales „ja/nein"- Phänomen, sondern auch um ein **dimensionales Geschehen** handelt.

Es gibt zahlreiche **psychodynamische Ansätze**, die versuchen zu erklären, warum und aufgrund welcher innerseelischen Vorgänge später an einer Schizophrenie Erkrankte allmählich von der Wahrnehmungsnormierung ihrer Umgebung wegdriften. **Sigmund Freud** postulierte die Rückkehr (Regression) schizophren Erkrankter zu Denk- und Wahrnehmungsformen früherer Entwicklungsstufen im Sinne eines **„primärprozesshaften Denkens"**. Die bei Wahnerlebnissen und Halluzinationen schizophren Erkrankter zu beobachtende Veränderung der Wahrnehmung und des Denkens erinnere an die Sichtweise von Kindern (Faszination von Märchen und Fabelgeschichten), an die naiven Überzeugungen von Urvölkern oder die komplexe Veränderung der Denkprozesse im Traum.

So interessant und im Einzelfall manchmal zutreffend diese Theorien auch sind, so liegt ihre Hauptschwäche in der fehlenden empirischen Absicherung, der unzureichenden ätiopathogenetischen Spezifität und der Vernachlässigung des zwischenzeitlich doch enormen Wissens über die neurobiologisch verankerte **Multifaktorialität** der schizophrenen Erkrankungen.

Coping-Defizite und mangelnde soziale Kompetenz

Diese sehr allgemeinen und unspezifischen Aspekte sind nicht unbedingt notwendig für den Ausbruch einer schizophrenen Erkrankung. Wenn Menschen jedoch nicht gelernt haben, sozial „geschickt" zu agieren, können dadurch viele eigentlich unnötige Konflikte entstehen. Ein mangelndes Kontaktaufnahmerepertoire kann Menschen daran hindern, sich sozial zu vernetzen und wohl zu fühlen. Infolgedessen kann es zu **rezidivierenden innerseelischen Anspannungen** kommen, die als Stress erlebt werden. Durch eine **strukturierte Verhaltenstherapie** können das soziale Bewältigungsverhalten verbessert und soziale Konfliktherde reduziert werden.

MERKE

Die **Neigung zur sozialen Vereinsamung** darf nicht mit dem **Rückzugsverhalten** vieler Patienten im unmittelbaren Vorfeld einer akuten schizophrenen Erkrankung verwechselt werden! Aufgrund der mangelnden Filterfunktion des limbischen Systems versuchen diese sich so vor der allgemeinen Reizüberflutung zu schützen, was ein sehr erfolgreiches Coping darstellen kann!

High-expressed-emotions-Konzept

Brown und Wing haben in den 1960er-Jahren einen Zusammenhang zwischen dem Ausmaß der **„expressed emotions"** (EE) innerhalb einer Familie und dem **stationären Wiederaufnahmerisiko** gefunden. Bei Überschreiten eines gewissen Grenzwertes („high-expressed-emotions", HEE) betrug die Wiederaufnahme etwa 60 %, bei „low-expressed-emotions" (LEE) jedoch nur etwa 30 %. Hierbei handelt es sich allerdings um ein Wechselspiel: Sind die Patienten nicht voll remittiert und bestehen Verhaltensauffälligkeiten fort, provoziert dies bei ihren nächsten Angehörigen HEE-Reaktionen, welche wiederum **sekundär** zur **Eskalation** beitragen können.

Praxistipp

Durch die verhaltenstherapeutische Bearbeitung dysfunktionaler Kommunikations- und Problemlösemuster sowie ungünstiger Interaktionsstile kann das Familienklima entscheidend verbessert werden und so eine stabilisierende Säule im Rahmen des Gesamtbehandlungskonzeptes darstellen.

Die Bedeutung kritischer Lebensereignisse („life events")

Auslandsaufenthalte, Umzüge, der Eintritt in den Beruf oder ein Arbeitsplatzwechsel, beruflicher Auf- oder Abstieg, die Ablösung vom Elternhaus, der Beginn oder das Ende einer Partnerschaft etc. stellen **Stressoren** dar, die eine neue Episode auslösen können. Deshalb ist es ein zentrales Anliegen der **Langzeittherapie**, die Patienten und auch ihre Angehörigen dafür zu sensibilisieren, Stressspitzen unter allen Umständen zu vermeiden und sich **vor längeren Überforderungsphasen** zu **schützen**. Gesundheitspolitisch heißt dies, dass für diese oft dauerhaft vulnerablen Menschen soziale Nischenarbeitsplätze geschaffen werden müssen, in denen sie ihre vielfältigen Begabungen und Fähigkeiten einsetzen können, ohne aber dem gleichen Leistungsdruck ausgesetzt zu sein wie Gesunde.

4.2.3 Klinik

Bei der akuten Schizophrenie dominieren „positive", bei der chronischen „negative" Symptome. Die **Negativ- oder Minussymptomatik** kann als das Fehlen von gesunden psychischen Funktionen bezeichnet werden, die **Positiv- oder Plussymptomatik** umfasst dagegen fremdartige Phänomene, die bei Gesunden nicht vorhanden sind (d. h., zum bisherigen Erleben kommt etwas „hinzu").

MERKE

Typischerweise beginnt das akute Erkrankungsbild mit ausgeprägten „Plussymptomen"; im Anschluss daran kommt es häufig zu länger anhaltenden „Minussymptomen".

Charakteristischerweise sind **Bewusstsein** und **Orientierung** normalerweise **nicht beeinträchtigt**, abgesehen von schweren Formen der Katatonie oder extremer Zerfahrenheit, wo eine genaue Überprüfung kaum möglich ist.

Formale Denkstörungen

Das formale Denken der Patienten ist häufig erheblich gestört. Es ist **zerfahren**, d. h., der Gedankenablauf ist unzusammenhängend und im Gegensatz zur Gedankenflucht (bei der Manie) für Außenstehende nicht mehr nachvollziehbar. Bei diskreter Ausprägung, wenn die Patienten auf die gestellten Fragen nicht eingehen, spricht man von **Vorbeireden**. Bei schweren Formen kommt es zu zerstörtem Satzbau (**Paragrammatismus**) bis hin zu einem „Wortsalat" (**Schizophasie**). Beim **Begriffszerfall** verlieren

Begriffe ihre scharfe Abgrenzung, unter **Verdichtung** versteht man das Zusammenziehen mehrerer Ideen in eine (z. B. „Denkreden"). Bei der **Kontamination** werden unterschiedliche Sachverhalte verschmolzen (z. B. „flugschwalbig").

Störungen der Sprache

Die Sprachstörungen stehen in Zusammenhang mit den o. g. formalen Denkstörungen. Der Redefluss kann im Sinne einer **Logorrhö** gesteigert sein, es kann aber auch zu einem **Mutismus** in Form einer Wortkargheit bis hin zum Verstummen kommen. Typisch sind auch **Gedankenabreißen** (die Sprache stoppt mitten im Satz) und **Sperrung**, bei der es den Patienten schwerfällt, zu sprechen. Unter **Echolalie** versteht man unreflektiertes Nachsprechen von Gehörtem. **Verbigerationen** sind das Wiederholen oft unsinniger Wörter/Sätze in meist stereotypem Tonfall. Es kommt zu Wortneuschöpfungen, die man als **Neologismen** bezeichnet (z. B. „Schlaubentag").

Störungen der Affektivität

Gefühlsleere und -abstumpfung, „Wurstigkeit" und Gleichgültigkeit sowie geminderte emotionale Ansprechbarkeit kennzeichnen die **Affektverflachung** schizophren Erkrankter. **Inadäquater Affekt** (häufig in Form einer **Parathymie**, d. h., Gefühlsausdruck und inhaltliche Situation stimmen nicht überein): Der schizophren Erkrankte zeigt sich unbewegt bei der Schilderung grausiger Wahninhalte oder amüsiert über einen ernsthaften, schweren Suizidversuch. Unter **Anhedonie** versteht man die Unfähigkeit, Lust und Freude zu empfinden.

Depressive Verstimmungen treten (bei Einschluss auch weniger schwerer Fälle) in ca. 50 % der akuten und ca. 10 % der chronischen Erkrankungsphasen auf. Nach florider Psychose spricht man von „postschizophrener Depression" (F20.4).

Wahrnehmungsstörungen

Illusionen: Verkennungen, die durch ein reales Objekt verursacht werden. **Halluzinationen**: Trugwahrnehmungen, die ohne einen adäquaten äußeren Sinnesreiz ausgelöst werden. **Akustische Halluzinationen:** „Stimmen hören" ohne entsprechende Sinnesreize. Die Stimmen können **dialogisierend** (Rede und Gegenrede), **imperativ** (geben Befehle), **kommentierend** (die eigenen Handlungen werden kommentiert), **beschimpfend** und in Form von laut werdenden Gedanken (**Gedankenlautwerden**) auftreten. **Akoasmen:** Wahrnehmen von Lärm und elementaren Geräuschen wie Schlürfen, Rascheln, Bellen ohne entsprechenden Sinnesreiz. **Optische Halluzinationen:** bei schizophrenen Psychosen selten, typischerweise bei organischen Psychosen (Drogenabusus). **Körperhalluzinationen:** taktile Wahrnehmungen wie Berührungen, Brennen der Haut, autonome Bewegungen und Lageveränderungen von Körperorganen (z. B. dem Gehirn). Diese werden wahrgenommen, als seien sie „von außen gemacht". Davon abzugrenzen sind die **Zönästhesien** (abnorme Leibempfindungen wie Brennen auf der Haut oder Kribbelgefühle, bei denen keine Außenverursachung vermutet wird). **Geruchs- (olfaktorische)** und **Geschmacks- (gustatorische) Halluzinationen:** Giftgerüche oder unangenehme Geschmacksempfindungen, häufig eingebettet in wahnhafte Überzeugungen.

Inhaltliche Denkstörungen

> **MERKE**
>
> Etwa **90 %** aller schizophren Erkrankten erleben **mindestens einmal Wahnsymptome**, trotzdem sind diese **nicht pathognomonisch** für Erkrankungen aus dem schizophrenen Formenkreis.

Die Themen des Wahns sind vielgestaltig und stehen oft mit der Biografie und den aktuellen Lebensumständen in Zusammenhang. Prinzipiell ist jedes Thema „wahnfähig", am häufigsten sind Beeinträchtigungs-, Verfolgungs- und Beziehungswahn. **Wahnstimmung:** emotionale Anspannung und Erregung im Vorfeld des eigentlichen Wahns. Ereignisse im Umfeld erscheinen dem Patienten seltsam und geheimnisvoll, etwas Bedrohliches „liegt in der Luft". **Wahneinfall:** plötzliches gedankliches Auftreten wahnhafter Vorstellungen und Überzeugungen. **Wahngedanken (Wahnideen):** einzelne, abgrenzbare wahnhafte Vorstellungen, die isoliert oder kombiniert auftreten. **Paramnesien:** Wahnerinnerungen mit psychotisch bedingter Rückdatierung von Wahneinfällen in die gesunde Vergangenheit. **Wahnwahrnehmungen:** wahnhafte Fehlinterpretation realer Sinneseindrücke (zerknittertes Papier auf Gehsteig = untrügliches Zeichen für baldiges „Unglück"). **Systematisierter Wahn:** Ausbildung eines Wahnsystems durch Verknüpfung einzelner Wahngedanken; entsteht meist erst nach längerem Andauern eines Wahns.

Ich-Störungen

Fremdbeeinflussungserleben (Willensbeeinflussung): Die Unantastbarkeit des eigenen „Ich" ist gefährdet. Die Grenze zwischen Ich und Umwelt erscheint durchlässig. Viele Erkrankte fühlen sich „von außen" beeinflusst, gelenkt und gesteuert (wie eine Marionette oder ein Roboter). Manche glauben auch, unter Hypnose zu stehen und einem fremden Willen gehorchen zu müssen (Kriterium des „Gemachten"). **Gedankenausbreitung:** Die eigenen Gedanken breiten sich „laut" aus, so dass sie von anderen wahrgenommen werden. **Gedankenentzug:** Eigene Gedanken werden abgezogen (deshalb entsteht bei den Erkrankten das Gefühl der Gedankenverarmung). **Gedankeneingebung:** Eigene Gedanken werden von außen eingegeben und manipuliert. **Derealisation:** Die Umwelt erscheint unwirklich und verändert. **Depersonalisation:** Das veränderte Erleben bezieht sich auf die eigene Person. Es treten Entfremdungserscheinungen gegenüber der eigenen Person bzw. einzelnen Körperteilen auf.

Katatone Symptome (Auffälligkeiten der Psychomotorik)

Hypophänomene | Stupor: gänzliches Fehlen von Bewegung und Sprechen bei klarem Bewusstsein. **Negativismus:** Sperren gegen jede Handlung, zu der man aufgefordert wird. Teilweise wird ein reziprokes Verhaltensmuster gezeigt. (Beispiel: Als Reaktion auf die Aufforderung „Halten Sie die Augen offen!" werden diese geschlossen.) **Katalepsie:** abnorm langes Beibehalten passiv vorgegebener und ggf. auch unbequemer Körperstellungen. **Haltungsstereotypie:** Verharren in bestimmten Haltungen über lange Zeit; im Gegensatz zur Katalepsie auch angesichts äußerer Versuche der Veränderung.

Hyperphänomene | Erregung: sinn- und zweckloser Bewegungsdrang, psychomotorische und sprachliche Unruhe in Form von Gestikulieren, Laufen, Schlagen, Seufzen, Schreien etc. Im Zustand der katatonen Erregung (Raptus) können die Patienten toben, schreien, gegen Wände und Türen anrennen und sich dabei verletzen. Sie stellen eine Gefahr für sich und andere dar. **Bewegungs- und Sprachstereotypien:** fortgesetztes, leeres und zielloses Wiederholen von Bewegungsabläufen, Sätzen, Wörtern oder Silben. **Echopraxie:** ständiges, sinnentleertes Nachahmen von Bewegungen und Handlungen der Umgebung. **Echolalie:** unreflektiertes Nachsprechen von Gehörtem. **Manierismen:** sonderbare verschrobene/bizarre Abwandlungen alltäglicher Bewegungen und Handlungen.

Kognitive Defizite

Zu den Hauptmerkmalen schizophrener Erkrankungen zählen neben der Plus- und Minussymptomatik die kognitiven Beeinträchtigungen schizophren Erkrankter. Dies hat bereits Kraepelin mit dem Ausdruck „Dementia praecox" verdeutlicht.

MERKE

Im Grunde sind alle kognitiven Bereiche im Vergleich zu gesunden Kontrollen beeinträchtigt.

Typisch ist die Beeinträchtigung von **Aufmerksamkeit** und **Vigilanz,** der Verarbeitungsgeschwindigkeit und sog. **Exekutivfunktionen.** Darüber hinaus betreffen die kognitiven Defizite das verbale und visuelle **Lernen** bzw. **Gedächtnis**, das Arbeitsgedächtnis und die **soziale Kognition**.

Die kognitiven Störungen können als **Prädiktoren für Probleme im Alltagsleben** (und damit auch für den Erfolg psychosozialer Rehabilitationsprogramme) und für das **soziale Funktionsniveau** angesehen werden. Sie sind daher von direkter **klinischer Relevanz**.

Vegetative Symptome

Bei schizophren Erkrankten kann eine Vielzahl vegetativer Symptome beobachtet werden, die charakteristischerweise **episodisch** auftreten. Nicht selten ist der **Wechsel zwischen Hyper- und Hypofunktion**: Tachykardie und Bradykardie; umschriebene Vasodilatation und -konstriktion; Hyper- und Hyposalivation; Obstipation und Diarrhö; Polyurie und Oligurie; Polydipsie; Veränderungen von Libido und Potenz sowie Störungen der Schlaf-Wach-Regulation.

4.2.4 Diagnostik

Diagnosekriterien

Die Schizophreniediagnose stützt sich vornehmlich auf **Wahn**, **Halluzinationen** und **Ich-Störungen**, wie sie von Kurt Schneider (1887–1967) als **Symptome 1. Ranges** konzipiert wurden (**Tab. 4.2**). In den heutigen international etablierten Diagnosesystemen ICD-10 und DSM-IV (**Tab. 4.4**) stellt der Schizophreniebegriff weitgehend eine Fusion der nachfolgend beschriebenen Konzepte dar. Neben den Symptomen 1. Ranges nach Kurt Schneider wurden hierbei sowohl Kraepelins Hinweise auf die **Bedeutung des Verlaufs** (S. 77) als auch die bereits von Bleuler beschriebenen **Grundsymptome** (**Tab. 4.3**) berücksichtigt.

Tab. 4.2

Einteilung der Schizophrenie-Symptome nach K. Schneider (1948).

Symptomgruppe	Ausprägungsform
Symptome 1. Ranges	– akustische Halluzinationen (Gedankenlautwerden, dialogische, kommentierende und imperative Stimmen) – leibliche Beeinflussungserlebnisse – Gedankenentzug und andere Gedankenbeeinflussungen – Gedankenausbreitung – Wahnwahrnehmungen – alles von anderen Gemachte und Beeinflusste
Symptome 2. Ranges	– sonstige akustische sowie optische, olfaktorische, gustatorische und taktile Halluzinationen – Wahneinfälle – Zönästhesien im engeren Sinne – Ratlosigkeit – depressive und frohe Verstimmungen – erlebte Gefühlsverarmung

Tab. 4.3

Einteilung der Schizophrenie-Symptome nach E. Bleuler (1911).

Symptomgruppe	Ausprägungsform
Grundsymptome („4 A")	– Störungen der **A**ssoziationen (des Gedankenganges = formale Denkstörungen) – Störungen der **A**ffektivität („affektive Verblödung", „Defekt des gemütlichen Rapports") – **A**mbivalenz – **A**utismus – Störungen des Willens und des Handelns – Störungen der eigenen Persönlichkeit
Akzessorische Symptome	– Halluzinationen – Wahnideen – funktionelle Gedächtnisstörungen – katatone Symptome – Störungen von Schrift und Sprache

Tab. 4.4

Diagnosekriterien für schizophrene Psychosen nach ICD-10.

Gruppe	Symptom
1	Gedankenlautwerden, Gedankeneingebung, Gedankenentzug, Gedankenausbreitung (Ich-Störungen)
2	Kontrollwahn, Beeinflussungswahn, Gefühl des Gemachten, Wahnwahrnehmungen (inhaltliche Denkstörungen)
3	kommentierende oder dialogisierende Stimmen sowie aus einem anderen Teil des Körpers kommende Stimmen (Wahrnehmungsstörungen)
4	anhaltender, kulturell unangemessener oder völlig unrealistischer (bizarrer) Wahn (inhaltliche Denkstörungen)
5	anhaltende Halluzinationen jeder Sinnesmodalität (Wahrnehmungsstörungen), begleitet von flüchtigen Wahngedanken oder überwertigen Ideen (inhaltliche Denkstörungen)
6	Gedankenabreißen, Einschiebungen in den Gedankenfluss, Zerfahrenheit, Danebenreden, Neologismen (formale Denkstörungen)
7	katatone Symptome: Erregung, Haltungsstereotypien, Flexibilitas cerea („wächserner" Muskeltonus), Negativismus, Mutismus, Stupor
8	Negativsymptomatik: Apathie, Sprachverarmung, verflachter oder inadäquater Affekt, sozialer Rückzug, verminderte soziale Leistungsfähigkeit (nicht durch Depression oder Antipsychotika verursacht)
9	eindeutige und durchgängige Veränderung des Verhaltens: Ziellosigkeit, Trägheit, in sich selbst „verlorene" Haltung, sozialer Rückzug (> 1 Jahr)

*Aus den **Gruppen 1–4** muss mind. 1 Symptom eindeutig (2 oder mehr, wenn weniger eindeutig), oder aus den **Gruppen 5–8** müssen mind. 2 Symptome vorhanden sein.*
*Die Symptome müssen **fast ständig** während **1 Monats oder länger** vorgelegen haben. Bei kürzerer Manifestationsdauer kommt die Diagnose „Akute schizophreniforme psychotische Störung" (F23.2, S. 99) in Betracht.*
nach WHO/Dilling: Taschenführer zur ICD-10, 6. A., Huber, 2012

MERKE

Beim **Zeitkriterium** gibt es einen wichtigen Unterschied zwischen **DSM-IV**, das ein Vorliegen von Symptomen über mind. **6 Monate** fordert, und **ICD-10**, nach der **1 Monat** ausreicht (**Tab. 4.4**).

Wenn gleichzeitig und in etwa gleicher Intensität depressive oder manische Symptome auftreten, ist eine **schizoaffektive Störung** (S. 95) zu diagnostizieren. Bei eindeutiger Hirnerkrankung, während einer Intoxikation oder während des Entzugs sollte die Diagnose Schizophrenie **nicht** gestellt werden (vgl. „weitere organisch bedingte psychische Störungen", S. 50).

Klinische Subtypen der schizophrenen Psychosen

Seit Kraepelin, der die Unterformen **paranoide**, **hebephrene** und **katatone** Schizophrenie vorschlug, gibt es immer wieder Ansätze, die Schizophrenie in Subtypen zu gliedern. **Tab. 4.5** zeigt die traditionelle Einteilung der **Subtypen** nach der **ICD-10**.

Paranoid-halluzinatorische Psychose (F20.0) | Im Vordergrund stehen ständige, oft paranoide **Wahnvorstellungen**, die häufig von **Wahnwahrnehmungen** sowie **akustischen Halluzinationen** begleitet sind. Weniger auffallend oder gar nicht vorhanden sind Störungen der Stimmung, katatone Symptome sowie Störungen von Sprache und Antrieb.

Hebephrenie (F20.1) | Kennzeichnend sind **affektive** und **kognitive Symptome**, wohingegen Halluzinationen und Wahnvorstellungen nur flüchtig auftreten. Das Verhalten wirkt häufig unreif, flegelhaft, unangemessen und manieriert. Das Denken ist zerfahren und desorganisiert, die Stimmung läppisch, flach und oft inadäquat. Typisch ist auch der frühe Beginn bei Jugendlichen oder jungen Erwachsenen. Die Patienten entwickeln rasch eine Minussymptomatik mit Affektverflachung und Antriebsverlust. Es

Tab. 4.5

Merkmale der Unterformen schizophrener Psychosen sowie schizoaffektiver Störungen.

Form (ICD-10)	Häufigkeit (%)	Beginn (Lebensjahr)	formale Denkstörungen/ Kognition	Affektstörungen	Wahn/ Halluzinationen/ Ich-Störungen	motorische Störungen	psychosoziale Störungen
paranoide Schizophrenie (F20.0)	ca. 55	20.–25.	+(+)	+	+++	(+)	+(+)
Hebephrenie (F20.1)	ca. 5	15.–20.	+++	+++	+	+(+)	++(+)
katatone Schizophrenie (F20.2)	<5	ca. 20.	+(+)	++	++(+)	+++	+
undifferenzierte Schizophrenie (F20.3)	<5	20.–30.	+(+)	++	++	+	+
postschizophrene Depression (F20.4) [1]			+(+)	+++	(+)	(+)	++
schizophrener Residualzustand (F20.5) [1]			+++	++	+	(+)	++(+)
Schizophrenia simplex (F20.6)	<5		++		+(+)	(+)	+(+)
sonstige Schizophrenie (F20.8)	<1						
Schizomanie (F25.0)	25–30	15.–25.	+(+)	+++	++(+)	++	++
Schizodepression (F25.1)			+	+++	+(+)	+	+
gemischte schizoaffektive Störung (F25.2)			++(+)	+++	+	++	++

[1] *F20.4 und F20.5 sind Diagnosen, die erst im weiteren Krankheitsverlauf gestellt werden.*

kommt häufig zur sozialen Isolierung. Deshalb ist es wichtig, frühzeitig Reha-Maßnahmen einzuleiten.

Katatone Schizophrenie (F20.2) | Im Vordergrund stehen **psychomotorische Störungen**, die zwischen Erregung und Stupor einerseits sowie Befehlsautomatismus und Negativismus andererseits schwanken können. Es kommt mitunter zu episodenhaften schweren Erregungszuständen oder auch zu traumähnlichen (oneiroiden) Zuständen mit lebhaften szenischen Halluzinationen. Häufig verharren die Patienten auch lange Zeit in Zwangshaltungen und -stellungen. Der erhöhte Muskeltonus (sog. Flexibilitas cerea) zeichnet sich durch seine „wächserne Biegsamkeit" aus. Seit der Einführung der Antipsychotika sind katatone Schizophrenien jedoch seltener geworden.

Unter der **perniziösen Katatonie** versteht man einen schweren katatonen Zustand mit CK-Erhöhung, Fieber, Rigor, vegetativer Entgleisung (z. B. Tachykardie, Blutdruckanstieg) und Elektrolytstörungen. Dieser Zustand ist u. a. aufgrund des Risikos der Entwicklung einer Crush-Niere potenziell lebensbedrohlich. Therapie der Wahl ist hier die Elektrokrampfbehandlung.

Praxistipp

In der Praxis ist es häufig schwierig, zwischen der perniziösen Katatonie einerseits und dem (durch Antipsychotika ausgelösten) malignen neuroleptischen Syndrom (S. 321) andererseits zu unterscheiden, sog. „katatones Dilemma". Das maligne neuroleptische Syndrom tritt i. d. R. weniger abrupt und unter hohen Dosen antipsychotischer Medikation auf. Es macht aber ein völlig anderes therapeutisches Vorgehen, nämlich ein Absetzen der antipsychotischen Medikation, erforderlich. Im Zweifel sollte in einer solchen Situation daher vorsichtshalber auf Antipsychotika verzichtet und besser hochdosiert Benzodiazepine (z. B. Lorazepam bis 10 mg/d) oder eine EKT (S. 293) eingesetzt werden.

Undifferenzierte Schizophrenie (F20.3) | Psychotische Zustandsbilder, bei denen a) die allgemeinen diagnostischen Kriterien der Schizophrenie (F20) erfüllt sind (dabei dürfen sie jedoch nicht einer der Unterformen F20.0 – F20.2 entsprechen) oder die b) Merkmale von mehr als 1 dieser Unterformen aufweisen, ohne dass bestimmte diagnostische Kriterien klar überwiegen.

Postschizophrene Depression (F20.4) | Im Anschluss an eine schizophrene Krankheit auftretende, meist länger anhaltende **depressive Episode**. Es müssen noch Positiv- oder Negativsymptome vorhanden sein, diese beherrschen aber nicht mehr das klinische Bild. Wenn floride schizophrene Symptome noch im Vordergrund stehen, sollte die entsprechende schizophrene Unterform (F20.0–F20.3) diagnostiziert werden.

Schizophrener Residualzustand (F20.5) | Es handelt sich um eine **eindeutige Verschlechterung** i.V. zu einem früheren Stadium, mit lang andauernden, jedoch nicht unbedingt irreversiblen **„negativen" Symptomen**. Hierzu gehören verminderte Aktivität, psychomotorische Verlangsamung, Passivität und mangelnde Initiative, qualitative und quantitative Sprachverarmung, Affektverflachung, geringe nonverbale Kommunikation (durch Gesichtsausdruck, Blickkontakt, Modulation der Stimme und Körperhaltung), Vernachlässigung der Körperpflege sowie nachlassende soziale Leistungsfähigkeit. Positivsymptome können auch vorliegen, diese stehen aber eher im Hintergrund.

Schizophrenia simplex (F20.6) | Diese Unterform ist gekennzeichnet durch eine **schleichende Progredienz** merkwürdiger Verhaltensweisen. Die allgemeine Leistungsfähigkeit ist reduziert; gesellschaftliche Anforderungen können nur eingeschränkt erfüllt werden. Die charakteristische **Negativsymptomatik** des schizophrenen Residualzustandes (Antriebsminderung, Affektverflachung) entwickelt sich, ohne dass zuvor eine typische produktiv-psychotische Symptomatik bestand. Die Existenz dieser Form ist umstritten. Klinisch ist meist die Abgrenzung von einer Persönlichkeitsstörung (S. 203) schwierig.

Komorbidität

Hinsichtlich psychischer Störungen besteht die höchste Komorbidität mit **Suchterkrankungen**; insbesondere ist der **Missbrauch von Cannabis und Alkohol** sehr häufig. Ferner **rauchen** 70 % der Patienten mit Schizophrenie. Der Substanzabusus ist teilweise als Selbstheilungsversuch zu verstehen. Gleichzeitig ist es unumstritten, dass ein Drogenmissbrauch eine schizophrene Psychose zumindest auslösen, wenn nicht sogar verursachen kann.

Praxistipp

Die Patienten sind immer wieder darauf hinzuweisen, dass ein Drogenkonsum kontraproduktiv ist, weil er die Symptomatik verstärken bzw. eine neue Episode auslösen kann.

Ferner treten **körperliche Erkrankungen** bei schizophren Erkrankten deutlich häufiger auf als in der Allgemeinbevölkerung. Dies betrifft u. a. kardiovaskuläre Erkrankungen, eine eingeschränkte Lungenfunktion, Infektionen (Tbc, HIV, Hepatitis B und C), Osteoporose, Diabetes mellitus und Adipositas bzw. ein metabolisches Syndrom, Schilddrüsenerkrankungen sowie einen schlechten Zahnstatus (Endokarditisgefahr!). Erstaunlicherweise ist bei den Patienten das Krebsrisiko evtl. niedriger und das Auftreten einer Polyarthritis seltener, wobei hier methodische Probleme der Studien diskutiert werden.

Gleichzeitig wurde in zahlreichen Studien gezeigt, dass körperliche Erkrankungen bei schizophrenen Patienten **seltener** diagnostiziert und **behandelt** werden, was z. T. auch mit der Stigmatisierung der Schizophrenie zusammenhängt.

Tab. 4.6

Diagnostik bei psychotischen Erkrankungen.
nichtapparative Diagnostik
– Anamnese (inkl. Selbstzeugnissen der Erkrankten, Fremdanamnese durch Angehörige) – Beobachtung des Verhaltens – psychologische Testverfahren – standardisierte Beurteilungsinstrumente – körperliche internistisch-neurologische Untersuchung
Labor- und apparative Diagnostik
Routine: – Labor: Differenzialblutbild, Leber- und Nierenwerte, Nüchternblutzucker, Elektrolyte, Schilddrüsenwerte – EEG: Allgemeinveränderungen, Hinweise auf epilepsietypische Veränderungen – EKG: Rhythmusstörungen – CCT/NMR: Asymmetrien, frontale Atrophien, strukturelle Veränderungen im Hippocampus, Ventrikelerweiterung
Zusatzdiagnostik (bei best. Verdachtsdiagnosen): – Labor: HIV-Test, Lues- und Borrelien-Serologie, Drogenscreening – Liquor: Ausschluss einer entzündlichen zerebralen Erkrankung – Dopplersonografie: Stenosen bzw. Verschlüsse extra-/intrakranieller Gefäße – SPECT/PET: Perfusionsstörungen

Untersuchungsmethoden

Die Diagnostik (**Tab. 4.6**) basiert auf der **Anamnese**, dem **psychopathologischen Befund** und dem **Ausschluss körperlicher Ursachen** für die Symptomatik (inklusive körperlicher und neurologischer Untersuchung).

4.2.5 Differenzialdiagnosen

Innerhalb der psychischen Störungen muss die Schizophrenie von folgenden Krankheiten abgegrenzt werden (vgl. **Kap. 4.3**):

Von einer **„akuten schizophreniformen psychotischen Störung"** (F23.2) spricht man, wenn die schizophrenietypische Symptomatik < 1 Monat anhält. Bei den **„anhaltenden wahnhaften Störungen"** (F22) wirkt der Wahn zumeist weniger bizarr, und es fehlen Halluzinationen, Denkzerfahrenheit und eine ausgeprägte Negativsymptomatik.

Treten neben der schizophrenen Symptomatik auch affektive Störungen auf, so ist an die Diagnose einer **depressiven (oder manischen) Episode mit psychotischen Symptomen** (F33.3) zu denken, sofern es sich um stimmungskongruente Wahninhalte handelt. Die psychotischen Symptome dürfen aber nur während Perioden mit einer affektiven Störung auftreten und das Krankheitsbild nicht dominieren. Bei nichtkongruentem Wahn (z. B. ein manisch gestimmter Patient mit Größenideen, der sich trotzdem lebensgefährlich bedroht fühlt) wird die Diagnose einer **schizoaffektiven Psychose** (F25) gestellt. Hierbei müssen akut-schizophrene und depressive bzw. manische Symptome mit annähernd gleicher Intensität vorliegen, und Halluzinationen und Wahn müssen für mind. 2 Wochen (auch in Abwesenheit der affektiven Störung) vorgekommen sein.

MERKE

Katatone Zustände können nicht nur als Episode einer Schizophrenie, sondern auch im Rahmen anderer psychischer Störungen, insbesondere schwerer Depressionen, aber auch im Zusammenhang mit dissoziativen Störungen oder organisch bedingten zerebralen Erkrankungen (wie z. B. einer Parkinsonkrise) auftreten.

Zahlreiche **somatische Erkrankungen** können schizophrene Symptome hervorrufen und werden in der ICD-10-Klassifikation unter F06.2 (**organisch bedingte psychotische Störung**) verschlüsselt. Wichtig ist auch eine ausführliche **Medikamentenanamnese**. Relativ häufig treten psychotische Symptome unter Kortison oder gewissen Antibiotika (z. B. unter Gyrasehemmern) auf. **Drogeninduzierte Psychosen** werden unter der jeweiligen Abhängigkeit (F10.5 – F19.5) eingeteilt (S. 69). Eine ganze Reihe illegaler Drogen kann Halluzinationen und Wahnvorstellungen verursachen. Die **Alkoholhalluzinose** ist typischerweise durch über den Patienten dialogisierende akustische Halluzinationen charakterisiert. Oftmals handelt es sich um Pseudohalluzinationen, d. h., der Patient ist sich dessen bewusst, dass es Halluzinationen sind. Ich-Störungen kommen selten vor.

Patienten mit **Persönlichkeitsstörungen** (insbesondere mit schizoiden und paranoiden Störungen) können ähnlich den schizophren Erkrankten bizarre Vorstellungen, magisches Denken, affektive Indifferenz und sozialen Rückzug zeigen, doch lassen sie Halluzinationen, Wahn oder grob desorganisiertes Verhalten vermissen.

4.2.6 Therapie

Pharmakotherapie

Die Einführung des ersten Antipsychotikums **Chlorpromazin** (1952) hat die Behandlung revolutioniert. Während vorher bei vielen Patienten die dauerhafte Unterbringung in einem Krankenhaus erforderlich war, konnte nach Einführung der Antipsychotika die Hospitalisierungsrate deutlich gesenkt werden.

MERKE

Der Einsatz von **Antipsychotika** in der Akut- und Langzeittherapie ist der Grundpfeiler einer jeden Schizophrenie-Behandlung.

Im Folgenden werden allgemeine Behandlungsprinzipien der Schizophrenie beschrieben. Die jeweiligen Medikamente werden im Detail in Kapitel 13 (S.263) abgehandelt.

Akutbehandlung

Auswahl des Medikaments | Da es mit Ausnahme von Clozapin **keine großen Unterschiede in der Wirksamkeit** der verfügbaren Medikamente gibt, sind die **Auswahlkriterien** v. a. pragmatischer Natur:

- Ansprechen auf ein Medikament in einer früheren Episode
- Vermeidung von in einer früheren Episode aufgetretenen Nebenwirkungen
- allgemeines Nebenwirkungsprofil einer Substanz
- später geplante Langzeitbehandlung (z. B. wenn für die Rezidivprophylaxe ein Depot geplant ist, am besten ein Medikament wählen, das auch als Depot vorhanden ist)
- Einbindung des Patienten in die Entscheidung; Wenn die Präferenz des Patienten berücksichtigt wird, kann dies die Compliance verbessern.

Leider gibt es auch **keine wissenschaftlich überprüften Prädiktoren** dafür, welches der mehr als 50 Präparate am besten zu einem bestimmten Patienten passt. Heutzutage wird der Vorzug meist **Antipsychotika der 2. Generation** („atypische Antipsychotika", z. B. Amisulprid, Clozapin, Risperidon, Olanzapin, Quetiapin, Ziprasidone, Aripiprazol, Paliperidon, Asenapin) gegenüber Antipsychotika der 1. Generation („typische Antipsychotika", z. B. Haloperidol, Flupenthixol) gegeben. Diese haben (im Vergleich zu hochpotenten Antipsychotika der 1. Generation) v. a. ein deutlich **reduziertes Risiko für extrapyramidalmotorische Nebenwirkungen**. Ferner zeigen manche dieser Medikamente eine überlegene Wirkung auf die schizophrene **Negativsymptomatik**. Allerdings führen viele der atypischen Antipsychotika zu einer ausgeprägten **Gewichtszunahme** und den damit assoziierten Problemen.

Eine parenterale (i. m.- oder i. v.-) Therapie bringt nur einen geringen Zeitvorteil und ist daher nur in Notfallsituationen bei dringend behandlungsbedürftigen (Fremdgefährdung, Suizidalität), aber nicht behandlungsbereiten Patienten indiziert.

Ob mit einer relativ niedrigen **Dosis** begonnen und diese langsam gesteigert wird oder gleich eine hohe Dosis verabreicht wird, hängt von der Akuität der Erkrankung (also der Geschwindigkeit ihres Verlaufs) und dem eingesetzten Antipsychotikum ab (manche machen eine Titrierung erforderlich). Bei akuter Symptomatik wird zusätzlich oftmals ein Benzodiazepin (z. B. Lorazepam) zur Sedierung oder Angstlösung gegeben.

Obwohl zahlreiche **Zusatztherapien** (z. B. Stimmungsstabilisierer, Betablocker, Benzodiazepine) als

Augmentierung von Antipsychotika untersucht worden sind, gibt es für keine dieser Therapien ausreichende Evidenz hinsichtlich einer besseren Wirksamkeit gegen Positivsymptome. Daher sollen diese allenfalls „off-label" gegen die jeweiligen Zielsymptome gegeben werden (z. B. Stimmungsstabilisierer bei ausgeprägten manischen Symptomen oder Aggressivität). Auch bzgl. Kombinationen von Antipsychotika gibt es keine zwingenden Beweise für eine bessere Wirksamkeit.

MERKE

Grundsätzlich sollte eine **Monotherapie** angestrebt werden, da es kaum Hinweise für eine überlegene Wirksamkeit von Kombinationstherapien gibt, die Häufigkeit von Nebenwirkungen dadurch jedoch zunimmt und es zu Medikamenteninteraktionen kommen kann. Ferner weiß man bei Kombinationen von Medikamenten oft nicht, welches wirksam war und auf welches man wieder verzichten kann.

Praxistipp

Wenn Antipsychotika kombiniert werden, empfiehlt es sich, zumindest Medikamente mit komplementären Rezeptorbindungsprofilen zu verwenden, z. B. Clozapin (wenig D 2-Rezeptorblockade) mit den selektiven Dopaminrezeptorantagonisten Amisulprid oder Sulpirid, Haloperidol (stark antidopaminerg) oder Aripiprazol (partieller Dopaminagonist).

Sondersituationen

- **Hochgradig erregte Patienten:** Hier stehen zahlreiche Strategien zur Verfügung. **Tropfen** oder **schnellauflösliche Substanzen** helfen unter stationären Bedingungen, die Compliance zu sichern, und wirken darüber hinaus etwas schneller. Zur Sedierung werden ferner Benzodiazepine (z. B. Lorazepam, Diazepam) oder niedrigpotente Antipsychotika (z. B. Levomepromazin) hinzugegeben. Zahlreiche typische und atypische Antipsychotika liegen ferner als **i. m.-Formulierungen** vor.
- **Ausgeprägte Depressivität:** Akute Schizophrenien gehen häufig mit depressiven Symptomen einher. Diese bilden sich oftmals gleichzeitig durch die Behandlung der schizophrenen Symptomatik zurück und sollten daher nicht sofort mit Antidepressiva behandelt werden. Außerdem verfügen einige atypische Antipsychotika auch über antidepressive Eigenschaften. Bei postpsychotischer Depression ist jedoch eine zusätzliche Gabe von **Antidepressiva** indiziert.
- **Ausgeprägte Negativsymptomatik:** Hier sollten **atypische Antipsychotika** versucht werden. Eine Überlegenheit gegenüber Haloperidol konnte zwar nur für einige atypische Antipsychotika gezeigt werden. Atypische Antipsychotika führen aber zumindest nicht zu sog. **sekundärer Negativsymptomatik** in Form eines Parkinsonismus, welcher den primären Negativsymptomen ähnelt. Unter den Antipsychotika der 2. Generation liegt bei prädominierender Negativsymptomatik und kaum Positivsymptomen die beste Evidenz für niedrigdosiertes **Amisulprid** (50–300 mg/d) vor (nur für Amisulprid wurden ausreichend Studien für diese Indikation durchgeführt). Ferner gibt es Evidenz, dass die Zugabe eher **aktivierender Antidepressiva** (z. B. SSRI) helfen kann.
- **Ältere Patienten:** Hier gelten im Grunde dieselben Prinzipien wie bei jüngeren Patienten. Allerdings sind ältere Menschen aufgrund von Veränderungen ihres Stoffwechsels deutlich empfindlicher für **Nebenwirkungen**.

MERKE

Faustregel: Ältere Menschen benötigen oftmals nur **ein Drittel** der bei jüngeren Erwachsenen erforderlichen **Dosis**.

- **Kinder und Jugendliche:** Auch diese sind deutlich empfindlicher für **Nebenwirkungen** und brauchen in der Regel **niedrigere Dosierungen**. Ferner ist zu bedenken, dass Studien an Kindern und Jugendlichen aus ethischen Gründen schwer durchzuführen sind. Daher gibt es meist keine offiziellen Zulassungen, sondern nur den **„off-label"-Gebrauch**. Eine gute Einbindung der Eltern ist daher essenziell.

Initiales Nichtansprechen („Non-Response") auf die Therapie

Wenn Patienten initial nicht ausreichend auf ein Antipsychotikum ansprechen, müssen zunächst folgende Faktoren überprüft werden, bevor eine durchgreifende Veränderung der Therapie durchgeführt wird:

1. Stimmt die **Diagnose**?
2. Maskieren **Nebenwirkungen** eine Response? Beispielsweise kann eine Akathisie (Sitzunruhe) einer durch die psychotische Symptomatik bedingten Unruhe ähneln. Oder eine Akinese (im Rahmen eines ausgeprägten Parkinsonismus) kann Negativsymptomen stark ähneln.
3. Ist die **Dosis** ausreichend?
4. Wurde die Medikation **regelmäßig** eingenommen?

MERKE

Compliance-Probleme sind bei der Schizophrenie sehr häufig. Man muss davon ausgehen, dass **etwa 50 %** der Patienten die Medikamente nicht regelmäßig einnehmen.

Im stationären Rahmen kann man versuchen, die Einnahme durch **flüssige** oder **schnelllösliche** Darreichungsformen sicherzustellen. Ambulant bietet es sich an, auf ein **Depotpräparat** umzustellen, durch das die Einnahme gesichert wird. Schließlich kann man noch für viele Medikamente **Serumspiegelbestimmungen** durchführen.

Praxistipp

Indikationen für Serumspiegelbestimmungen sind:

- **Verdacht auf Non-Compliance.**
- **Fehlende Response trotz ausreichender Dosierungen und gesicherter Compliance, um einen zu schnellen Abbau des Antipsychotikums aufgrund eines Polymorphismus des Cytochrom-P450-Enzymsystems ausschließen zu können (sog. „ultra-rapid metabolizer").**
- **Ausgeprägte Nebenwirkungen trotz Gabe einer üblichen Dosierung, um einen zu langsamen Abbau des Antipsychotikums aufgrund eines Polymorphismus des Cytochrom-P450-Enzymsystems ausschließen zu können (sog. „poor metabolizer").**
- **Medikamenteninteraktionen oder andere Faktoren wie Rauchen, die ebenfalls zu erhöhten oder erniedrigten Plasmaspiegeln durch Hemmung oder Aktivierung des Cytochrom-P450-Systems führen können.**

MERKE

Eine **Titrierung der Dosis** anhand von Serumspiegeln ist leider mit Ausnahme von Clozapin, für das ein relativ gut definierter Bereich vorliegt, **nicht** möglich.

5. Wurde das Medikament **ausreichend lange** eingenommen?
   Ein Medikament muss **mind. 2–4 Wochen** lang in ausreichender Dosis (am oberen Rand des therapeutischen Bereichs) ohne Besserung eingenommen worden sein. Hat sich bereits eine gewisse Besserung eingestellt, ist weiteres Zuwarten indiziert.

Vorgehen bei festgestellter initialer Non-Response | Wurden o. g. Faktoren ausgeschlossen, kann man versuchen, zunächst noch einmal die **Dosis deutlich zu steigern**. Hierbei ist zu beachten, dass es keine Evidenz gibt, dass „Megadosen" eine bessere Wirksamkeit erbringen als Standarddosierungen. Es gibt hierzu jedoch Ausnahmen (z. B. „ultra-rapid metabolizer", s. o.). Eine Anamnese bzgl. des Ansprechens auf nur sehr hohe Dosierungen in Vorepisoden sollte daher durchgeführt werden.

Die Alternative ist, das Antipsychotikum **umzustellen**. Falls man sich zum Umstellen entschließt, sollte ein Medikament mit einem anderen Rezeptorbindungsprofil gewählt werden, z. B. von Quetiapin (Multirezeptorantagonist) auf Amisulprid (selektiver Dopaminrezeptorantagonist). Weniger sinnvoll ist z. B. der Wechsel von Amisulprid auf Sulpirid, da es sich um sehr ähnliche Substanzen handelt.

Praxistipp

Eine Umstellung sollte i. d. R. überlappend erfolgen, d. h., das ursprüngliche Medikament wird langsam reduziert und das neue wird gleichzeitig langsam gesteigert („cross-taper" [taper = engl. ausschleichen], Abb. 4.4a). Oder das ursprüngliche Medikament wird so lange in der gleichen Dosis beibehalten, bis die Zieldosis des neuen Medikaments erreicht ist, und erst dann reduziert („overlap and taper", Abb. 4.4b).

In dringenden Fällen kann jedoch oftmals auch das ursprüngliche Medikament **abrupt** abgesetzt und mit dem neuen begonnen werden (**„stop and start"**, Abb. 4.4c).

Die Eigenschaften der einzelnen Antipsychotika sind dabei zu berücksichtigen. So muss z. B. Clozapin langsam aufdosiert werden. Depotpräparate können meist einfach abgesetzt werden, weil sie eine so lange Halbwertszeit haben, dass sie ohnehin weiterwirken.

Vorgehen bei Therapieresistenz im engeren Sinne |

MERKE

Therapieresistenz wird meist definiert als ein **fehlendes Ansprechen** auf **mind. 2 Antipsychotika** (davon **mind. 1 Atypikum**) in ausreichender Dosis und bei ausreichend langer Anwendungsdauer.

Clozapin ist bei **Therapieresistenz** das einzige Antipsychotikum mit überzeugender überlegener Wirksamkeit im Vergleich zu typischen Antipsychotika. Es ist daher in diesen Fällen das **Medikament der Wahl**. Die Auftretenswahrscheinlichkeit einer potenziell lebensgefährlichen Agranulozytose ist jedoch unter Clozapin (mit einer Rate von etwa 1 %) erhöht. Daher kann es nur bei nach oben definierter Therapieresistenz und unter strengen Auflagen gegeben werden. Insbesondere sind in den ersten 18 Wochen wöchentliche und dann monatliche Differenzialblutbildkontrollen erforderlich.

Leider gibt es trotz intensiver Forschungsanstrengungen keine weiteren pharmakologischen Strategien mit gesicherter Wirksamkeit. Kombinationen mit **Stimmungsstabilisierern** (Lithium, Valproat, Lamotrigin), **Antidepressiva** oder **Benzodiazepinen** sollten daher v. a. auf deren Zielsymptome (manische oder depressive Symptome, Ängstlichkeit, Unruhe) beschränkt werden. Trotz fehlender randomisierter Evidenz müssen oftmals **Kombinationen aus Antipsychotika** versucht werden, wobei wie oben beschriebenen möglichst komplementäre Rezeptorbindungsprofile berücksichtigt werden sollten.

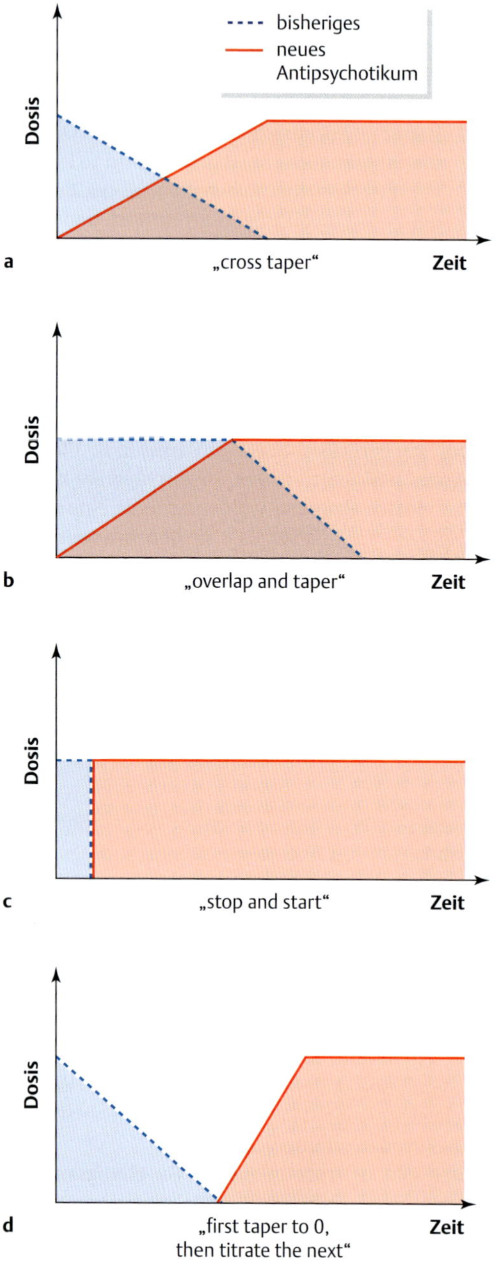

Abb. 4.4 Umstellungsstrategien bei der Schizophreniebehandlung mit Antipsychotika.

> **Praxistipp**
> **Oftmals kommt man nicht umhin, Kombinationen von Medikamenten zu versuchen. Falls diese nicht wirksam sind, sollte man aber nicht vergessen, diese wieder abzusetzen, um Nebenwirkungen und Compliance-Probleme zu vermeiden.**

Ultima Ratio ist die **Elektrokrampftherapie** (S. 293). Auch hier gibt es keine gesicherte Evidenz bei Therapieresistenz. Ein Vorteil gegenüber anderen Augmentierungsstrategien (wie z. B. Stimmungsstabilisierern) ist aber eine Wirksamkeit in der **Monotherapie.** Dies ist aus der Zeit vor den Antipsychotika, als die Elektrokrampftherapie regelmäßig eingesetzt wurde, bekannt. Ein weiterer Vorteil ist der völlig **andere Wirkmechanismus** als bei den Antipsychotika. Deshalb sollte diese Therapiemöglichkeit schwer betroffenen Patienten nicht vorenthalten werden.

Langzeitbehandlung

Indikation | Nur 15–20 % der erstmals erkrankten Patienten bleiben über einen Zeitraum von 5 Jahren rückfallfrei. Bei wiederholt erkrankten Patienten ist dieser Prozentsatz eher noch geringer. Leider ist es bislang nicht möglich, diese Patienten a priori zu identifizieren. Gleichzeitig senkt eine kontinuierliche Behandlung mit Antipsychotika die Rückfallraten dramatisch (um mehr als 50 %). Daher sollten **alle Patienten** eine **Rückfallprophylaxe** erhalten, es sei denn, die Diagnose ist unklar, die Episode war nur sehr leicht oder die Nebenwirkungen überwiegen klar den Nutzen der Behandlung.

Auswahl des Medikaments | Die Rückfallprophylaxe kann mit dem Medikament fortgesetzt werden, welches zur Remission führte, solange keine bedeutsamen Nebenwirkungen vorliegen. Allerdings sollte das höhere Risiko für Spätdyskinesien unter Antipsychotika der 1. Generation (Inzidenz etwa 5 % pro Jahr) im Vergleich zu Antipsychotika der 2. Generation (Inzidenz etwa 1–2 % pro Jahr) beachtet werden. Demgegenüber stehen die Gewichtszunahme und die mit ihr einhergehenden metabolischen Probleme (Gefahr der Entwicklung eines Diabetes mellitus etc.) vieler, aber nicht aller Antipsychotika der 2. Generation (S. 280).

Depotpräparate haben den Vorteil, dass die Medikationseinnahme gesichert ist. Diese Medikamente werden 2- bis 4-wöchentlich i. m. gegeben und unterstützen die Compliance.

Dosis | Leider gelang es in Studien nicht ausreichend, Dosierungen zu identifizieren, die hoch genug sind, um Rückfälle zu vermeiden, und gleichzeitig niedrig genug sind, um möglichst wenige Nebenwirkungen hervorzurufen. Daher sollte die in der **Akutphase**

wirksame Dosis beibehalten werden, solange es keine ausgeprägten Nebenwirkungen gab. Heutzutage werden leider oftmals (u. a. aufgrund des Druckes, Patienten möglichst schnell zu entlassen) exzessive Dosierungen und Kombinationen verwendet, die eventuell gar keine zusätzliche Wirkung erbringen. In diesen Fällen sollte die medikamentöse Therapie in der Langzeitbehandlung reduziert werden.

MERKE

Bei **abruptem Absetzen** von Antipsychotika kann es durch das plötzliche Freiwerden der Rezeptoren zu **vegetativen Absetzphänomenen** und sog. **„Rebound-Psychosen"** kommen. Andererseits erfolgen Rückfälle oftmals erst mit einer zeitlichen Latenz von mehreren Monaten. Daher sollten **Dosisreduktionen** langsam (über Wochen bis Monate) erfolgen.

Dauer der Behandlung | Erstmals erkrankte Patienten sollten **mind. 1–2 Jahre**, wiederholt erkrankte Patienten **mind. 5 Jahre** rezidivprophylaktisch behandelt werden. Bei besonders schweren Fällen, z. B. bei Suizidversuchen oder Fremdaggression in der akuten Episode, ist sogar eine **Dauerprophylaxe** zu erwägen.

Diese Prophylaxe sollte durch eine **kontinuierliche Dauermedikation** erfolgen. Mehrere Studien haben gezeigt, dass die sog. **„intermittierende Behandlung"** einer Dauerprophylaxe klar unterlegen ist. Bei der intermittierenden Behandlung wird das Medikament nach Vollremission abgesetzt und unter regelmäßigem Monitoring des Patienten erst bei sog. Frühwarnzeichen (z. B. Schlafstörungen, Konzentrationsstörungen, flüchtigen psychotischen Symptomen) wieder mit einer medikamentösen Therapie begonnen.

Praxistipp

Die intermittierende Behandlung kann allenfalls bei Patienten versucht werden, die zu einer Prophylaxe überhaupt nicht bereit sind. Hier ist die intermittierende Behandlung immerhin wirksamer als ein Warten bis zum Eintritt eines echten Rückfalls.

Psychotherapie

Über eine supportive Basistherapie hinausgehend sind in den letzten Jahrzehnten verschiedene psychotherapeutische Interventionen entwickelt worden.

MERKE

Die Therapie findet immer **zusätzlich zur antipsychotischen Medikation** statt, eine psychotherapeutische Monotherapie wäre ein Kunstfehler.

Psychoedukation

Psychoedukation ist die „basale Psychotherapie-Form" bei akut erkrankten schizophrenen Patienten. Antipsychotische Medikation und psychotherapeutische Verfahren können ihre Wirkung nur marginal entfalten, wenn die von der Erkrankung Betroffenen keine Einsicht in die Notwendigkeit einer systematischen Behandlung besitzen. Deshalb sollten durch eine bereits sehr früh einsetzende Psychoedukation die Patienten und v. a. auch ihre Angehörigen über die **Hintergründe der Erkrankung** und die hierzu erforderlichen **Behandlungsmaßnahmen** systematisch und laiengerecht informiert werden. Dies dient sowohl dem Empowerment als auch der Compliance. Auf Seiten der Angehörigen kann es darüber hinaus helfen, „high-expressed-emotions"-Verhalten (S. 81) zu reduzieren. Psychoedukation kann in wenigen Gruppensitzungen durchgeführt werden und benötigt daher relativ wenig Ressourcen. Da zudem nachgewiesenermaßen die Rückfallraten deutlich gesenkt werden, sollte Psychoedukation allen Patienten angeboten werden. Tab. 4.7 stellt Inhalte der Psychoedukation dar. Die **organisatorischen Rahmenbedingungen** sollten folgendermaßen gestaltet werden:

- heller, freundlich gestalteter Raum, Stuhlkreis, Flipchart
- 2 x wöchentlich, in den Stationsablauf integriert
- Dauer: ca. 60 min
- Teilnehmer: 6–12 (max. 15)
- Leitung der Gruppen: Ärzte, Psychologen
- Co-Leiter: Sozialpädagogen, Pflegepersonal, andere Berufsgruppen
- Angehörigengruppen: 14-täglich, abends, 120 min, 12–18 Teilnehmer

Psychoedukative Erklärung des Vulnerabilitäts-Stress-Modells

Kiellänge als Maß für die eigene Verletzlichkeit (Vulnerabilität) | Jeder Mensch kann mit einem Schiff verglichen werden, das auf dem Ozean des Lebens dahinsegelt. Die Länge des Kiels entscheidet darüber, wie gut ein Schiff die Kräfte des Windes in Ge-

Tab. 4.7

Psychoedukatives Curriculum bei schizophrenen Psychosen (APES-Programm von Bäuml und Mitarbeitern).

Sitzung	Themenschwerpunkte
1	Begrüßung, Krankheitsbegriff, Diagnose
2	Symptomatik
3	Synapsen-Modell („Somatische Brücke")
4	Vulnerabilitäts-Stress-Modell („Schiffsmodell", s. u.)
5	Medikation und Nebenwirkungen
6	psychotherapeutische Behandlungsmöglichkeiten
7	psychosoziale Maßnahmen
8	Frühwarnzeichen, Krisenplan, Rezidivprophylaxe, Verabschiedung

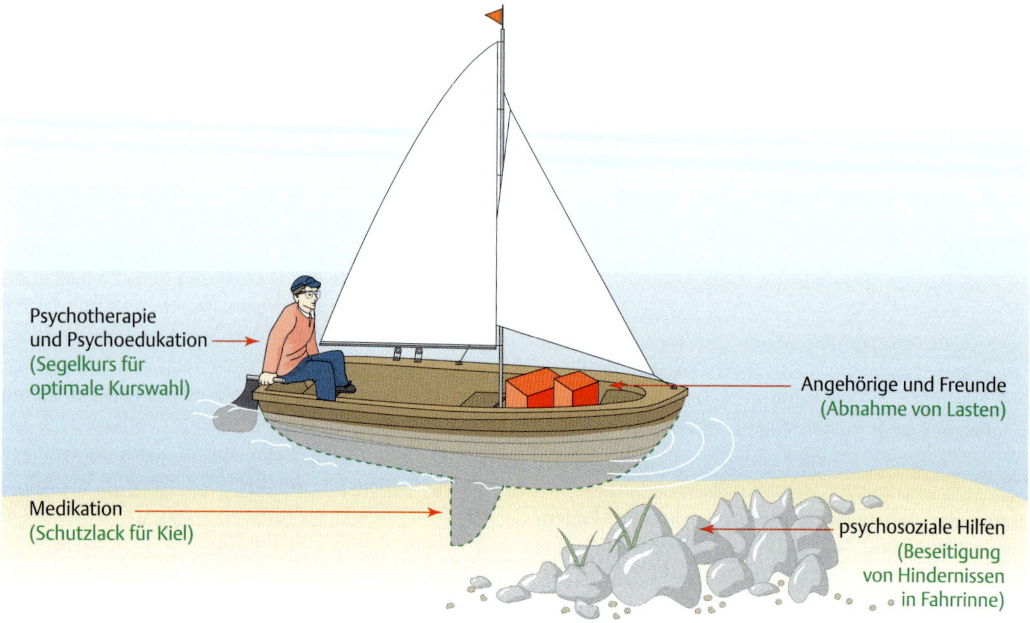

Abb. 4.5 Schiffsmodell – Bewältigungsmöglichkeiten.

schwindigkeit umsetzen kann. Je länger der Kiel, desto seetüchtiger ist normalerweise ein Schiff. Ein langer Kiel kann jedoch zum Problem werden, wenn plötzlich Untiefen auftauchen. Dann kann die besondere Begabung in Form eines langen Kiels zum Handicap werden.

Menschen mit einem kurzen oder fehlenden Kiel haben dieses Problem nicht. Sie sind möglicherweise nicht so begabt, so feinfühlig und talentiert wie andere, dafür haben sie aber Nerven wie Drahtseile, sind durch nichts zu erschüttern und können buchstäblich über alle Hindernisse des Lebens hinwegrudern.

Schutzmöglichkeiten für besonders vulnerable (empfindsame) Menschen | In **Abb. 4.5** werden die Möglichkeiten aufgezeigt, die ein besonders sensibel veranlagter Mensch (langer Kiel) hat, um dennoch erfolgreich durch die Klippen des Lebens zu kommen.

Die wichtigste Rolle spielt der Kapitän, also der Erkrankte selbst! Er muss durch **psychotherapeutische Maßnahmen** lernen, möglichst geschickt mit seinem etwas „außerordentlich veranlagten" Schiff zurechtzukommen. Durch **Psychoedukation** wird versucht, das kleine Einmaleins der Psychosen zu vermitteln. Man könnte auch von einem „Segelkurs" sprechen, auf dem er lernt, mit den Besonderheiten seines eigenen Schiffes zurechtzukommen. Psychoedukative und psychotherapeutische Maßnahmen sind deshalb ein sehr wichtiger Baustein, um mit einer psychotischen Erkrankung möglichst gut fertig zu werden.

Die **psychosozialen Hilfen** stellen einen weiteren Baustein im Behandlungskonzept dar (S.93). Durch die Zusammenarbeit mit Sozialpädagogen, Eingliederung in eine therapeutische Wohngemeinschaft, vorübergehende Mitarbeit in einer Beschäftigungsstelle auf dem 2. Arbeitsmarkt usw. kann es gelingen, die zunächst nicht überwindbaren Hürden trotzdem zu meistern. Die Öffentlichkeit muss durch eine faire Sozialpolitik dafür sorgen, dass für Menschen mit einer besonderen Veranlagung „Fahrrinnen" freigehalten werden, damit ihr Schiff trotz eines langen Kiels unbeschadet durch die Untiefen gelangt.

Den **Angehörigen und Freunden** kommt die wichtige Rolle zu, vorübergehend Ballast von Bord zu nehmen. Das kann die Unterstützung bei vorübergehenden finanziellen Schwierigkeiten oder auch die zeitweilige Freistellung von Alltagsaufgaben sein. Dadurch kann der Tiefgang des Schiffes rasch etwas verringert und eine leichtere Klippe plötzlich problemlos passiert werden.

Da sich aber nicht immer alle Klippen beseitigen lassen (anstehende Prüfungen, Stress am Arbeitsplatz, neue Partnerbeziehung, plötzlich auftretende Schicksalsschläge etc.), muss der Kiel zusätzlich geschützt werden. Durch eine geeignete **Medikation**, d. h. eine optimal gewählte Armierung, können manche Hindernisse zur Seite geschoben werden, um sich selbst eine Fahrrinne im Alltagsgewühl zu schaffen, ohne dabei gleich zwangsläufig zu erkranken. Allerdings sind dieser Schutzhaut auch Grenzen gesetzt. Würde man den Kiel mit einem sehr dicken

Panzer umgeben, um ihn gegen alle Umwelteinflüsse zu schützen, so wäre das Schiff nicht mehr manövrierfähig, könnte sich kaum noch bewegen; das wären die Folgen der typischen Nebenwirkungen.
Fazit: Vulnerabilität wird hierbei nicht als prinzipiell defizitär definiert, sondern als Zeichen einer besonderen individuellen Veranlagung, die es entsprechend zu schätzen gilt.

Kognitive Verhaltenstherapie
In den letzten beiden Jahrzehnten sind kognitiv verhaltenstherapeutische Konzepte auf schizophrene Erkrankungen zugeschnitten und in zahlreichen randomisierten Studien untersucht worden. Diese zeigten insgesamt eine Wirksamkeit bei **therapieresistenten Positivsymptomen**. Ein entscheidendes Element dieser Therapie besteht darin, im sokratischen Dialog und durch Realitätstestung Annahmen über Halluzinationen und Wahn zu modifizieren. Darüber hinaus ist die kognitive Verhaltenstherapie im eher allgemeinen Sinne bei vielen durch die Krankheit aus der Bahn geworfenen Patienten indiziert, u. a. um **Selbstvertrauen** und **soziale Kompetenz** wieder aufzubauen und Negativsymptomen durch **Aktivierung** entgegenzuwirken.

Kognitives Training
Kognitive Defizite sind bei Patienten mit Schizophrenie so häufig, dass vor dem Beginn komplexerer psychotherapeutischer Interventionen die Durchführung eines kognitiven Trainings sinnvoll sein kann. Es liegen verschiedene zum Teil computergestützte Verfahren (wie etwa das Programm „Cogpack“) vor.

Metakognitives Training (MKT)
Beim metakognitiven Training geht es hingegen um das dysfunktionale „Denken über das Denken“. Bei Menschen mit Schizophrenie sind Denkstile (z. B. in Form von voreiligen Schlussfolgerungen) typisch, die Wahnerleben begünstigen können. Beispielsweise könnten Patienten mit Schizophrenie das Lachen während eines doppeldeutig formulierten Satzes am Nachbartisch (wie „Den werden wir uns kaufen …“) vorschnell auf sich beziehen aufgrund ihrer einseitig negativen Interpretationsweise. Dies wird mit vielen Beispielen erläutert und alternative Erklärungsmöglichkeiten werden trainiert.

Soziales Kompetenztraining
Liberman und Mitarbeiter entwickelten in den USA ein speziell auf Patienten mit Schizophrenie zugeschnittenes Programm, das darauf abzielt, **soziale Fertigkeiten** (Kontaktaufnahme, Gesprächsführung etc.) zu **stärken**. Die Wirksamkeit ist in zahlreichen Studien belegt worden.

Integriertes Psychologisches Therapieprogramm für schizophrene Menschen (IPT)
Dieses in den 80er-Jahren von Brenner und Roder entwickelte Therapieprogramm beginnt mit einem **Training kognitiver Störungen** und erstreckt sich über weitere **kognitive Therapiebausteine** (wie etwa Problemlösestrategien) bis hin zu **handlungsbezogenen Verfahren** („social-skills-training“).

Tiefenpsychologische Verfahren
Tiefenpsychologische Verfahren sind bei Patienten mit Schizophrenie in der Regel nicht indiziert, nachdem Studien im Mittel eher eine **Verschlechterung** im Vergleich zu supportiver Therapie zeigten. In **Einzelfällen** kann eine solche Therapie allerdings durchaus sinnvoll sein.

Psychosoziale Maßnahmen und Rehabilitation

Aufgrund der Schwere der Störungen kommen bei Patienten mit Schizophrenie viele der Psychiatrie zur Verfügung stehenden rehabilitativen Einrichtungen und psychosozialen Maßnahmen zur Anwendung.
Dem Übergang ins Alltagsleben dienen **Tages- und Nachtkliniken**, die den Patienten im natürlichen sozialen Umfeld belassen und zugleich eine weitere intensive Behandlung erlauben (**Tab. 4.8**). In speziellen

Tab. 4.8

Problembereiche („WAFFF“).

Problembereich	Maßnahmen
Wohnen	nachtklinische Betreuung, therapeutische Wohngemeinschaft, betreutes Einzelwohnen, Übergangswohnheim, Dauerwohnheim, selbstständige Wohnformen etc.
Arbeit	Arbeitstherapie in einer Tagesklinik, beschützende Werkstätte, Patientenfirmen, Berufspraktikum, Umschulungsmaßnahmen, qualifizierende Maßnahmen, Arbeitsversuch etc.
Finanzen	Sozialhilfe, Wohngeldzuschuss, Wiedereingliederungshilfen, Berentungsmaßnahmen, Schwerbehindertenausweis, Beratung bei finanziellen Problemen etc.
Freizeit	Patientenclubs, Teestube, Patiententreffs, Tagesstätten, Gesprächsangebote in sozialpsychiatrischen Diensten, Planung von Urlaubsfahrten, Wellness-Angebote etc.
Freunde (soziale Kontakte am Wohnort etc.)	sozialpsychiatrische Dienste, Selbsthilfeinitiativen von Patienten und Angehörigen, weitere Einrichtungen mit psychosozialem Auftrag, Psychose-Seminare etc.
spezielle Einrichtungen	Tagesklinik, Nachtklinik, Rehabilitationseinrichtungen, psychosozial arbeitende Spezialstationen, Hometreatment etc.

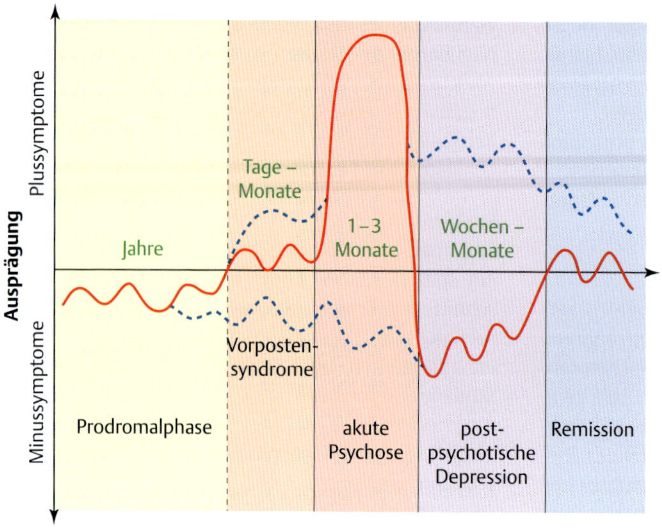

Abb. 4.6 Typischer Verlauf von Plus- und Minussymptomatik. Beginn der Prodromalphase ca. 5 Jahre vor Erstmanifestation (v. a. Negativsymptomatik; im Mittel 2 Jahre vor Erstdiagnose auch attenuierte Positivsymptomatik = Vorpostensyndrome). Durchgezogene Linie: vordergründige Symptomatik. Gestrichelte Linie: mögliche zusätzliche Symptomatik.

Rehabilitationseinrichtungen werden die Patienten schrittweise in Wohn- und Arbeitswelt wiedereingeführt. Auch sog. **therapeutische Wohngemeinschaften** sollen den Übergang zu einem selbstständigen Leben erleichtern. Im **betreuten Einzelwohnen** unterstützen meist Sozialpädagogen die Patienten bei Verwaltungsangelegenheiten, der Freizeitgestaltung etc. Die Patienten können **Tagesstätten** aufsuchen, die helfen, den Tag zu strukturieren und sinnvoll auszufüllen. **Sozialpsychiatrische Dienste** sind meist den Gesundheitsämtern angegliedert und können von den Patienten für Hilfe und Beratung aufgesucht werden. Es gibt ferner **Berufsbildungswerke** zur Erstausbildung und Berufsförderungswerke für Umschulungen oder Fortbildungen in Werkstätten.

In **Psychose-Seminaren** findet zwischen Betroffenen, Angehörigen und professionellen Helfern ein Trialog über die Erkrankung statt. Schließlich gibt es starke **Selbsthilfeorganisationen** sowohl der Patienten (1993 Gründung des „Bundesverbandes der Psychiatrie-Erfahrenen") als auch ihrer Angehörigen („Bundesverband von Angehörigen psychisch Kranker").

4.2.7 Verlauf

Der Verlauf der Schizophrenie ist **extrem heterogen**. Langzeitbeobachtungen ergaben Jahrzehnte nach Erstmanifestation deutlich optimistischere Verläufe als ursprünglich durch Kraepelins Konzept der „Dementia praecox" (S. 77) nahegelegt.

Typischerweise geht der Erkrankung eine **Prodromalphase** voraus, die im Mittel 5 Jahre vor der Erstmanifestation beginnt. Diese ist v. a. durch eine Negativsymptomatik geprägt. Typisch ist auch der „**Leistungsknick**", der sich z. B. durch eine Verschlechterung der schulischen Leistungsfähigkeit äußern kann. Im Mittel 2 Jahre vor Erstdiagnose kommt es zu attenuierten/vorübergehenden Positivsymptomen, die auch als **Vorpostensyndrome** bezeichnet werden (**Abb. 4.6**). Es gibt aber auch akut auftretende Fälle ohne längeres Prodrom.

MERKE

Gut gesichert ist inzwischen, dass die Länge des Zeitraums vom Beginn der Erkrankung bis zur Behandlung (die sog. **„Duration of untreated Psychosis" = DUP**) mit einem schlechteren Outcome assoziiert ist. Unklar ist dabei allerdings weiterhin, ob es sich hierbei um Patienten mit einem eher schleichenden Verlauf handelt oder ob ein langes Bestehen von Symptomen tatsächlich einen schädlichen Effekt auf das Gehirn hat. Dennoch gibt es Bestrebungen, das schizophrene Prodrom als Risikosyndrom möglichst gut zu definieren und eventuell in den Diagnosesystemen zu verankern.

Der weitere Verlauf ist sehr unterschiedlich. 15–20 % der Patienten haben nur **1 Episode**. Ferner gibt es episodisch verlaufende Fälle mit **Exazerbationen**, die zwischen den Schüben vollständig **remittieren**. Es kann sich aber auch ein mehr oder weniger starkes **Residuum** ausprägen. Andere Fälle verlaufen **von Beginn an chronisch**, ohne dass eine Remission erreicht werden kann. **Abb. 4.7** zeigt die Ergebnisse einer 1972 von Manfred Bleuler durchgeführten Studie über die Verlaufsformen der Schizophrenie.

Praxistipp

Als positive Botschaft kann den Patienten verdeutlicht werden, dass 15–20 % nur 1 Episode haben und dass es im Langzeitverlauf über Jahrzehnte oftmals zu einer deutlichen Besserung oder Remissionen kommt.

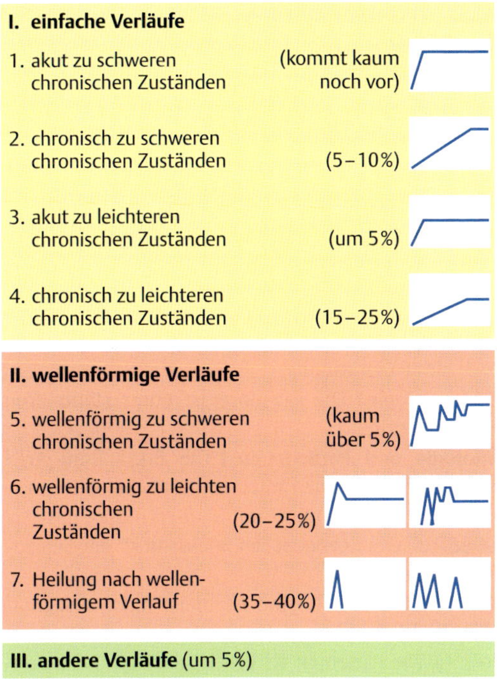

Abb. 4.7 Verlaufstypologie der Schizophrenie nach Bleuler (mit freundlicher Genehmigung von Springer Science + Business Media: aus Lehrbuch der Psychiatrie, 15. Aufl., 1983, Bleuler, E., Springer, Berlin).

Ferner kann als grobe Richtlinie die Drittelregel (1/3 guter Verlauf, 1/3 mittlerer und 1/3 schlechter Verlauf mit Chronifizierung) vermittelt werden – auch wenn die Realität komplexer ist.

Durch häufige **Komorbidität** mit somatischen Erkrankungen (S. 86) ist die Mortalität im Vergleich zur Gesamtbevölkerung im Mittel um etwa das Zwei- bis Dreifache erhöht. Ferner sterben etwa 8 % der Patienten an **Suizid.**
Eine verlässliche **Voraussage des Langzeitverlaufs** für den Einzelfall ist bis heute nicht möglich.

MERKE

Als Faustregel ist die Prognose bei **akutem Beginn** mit **Positivsymptomen besser**, während ein schleichender Verlauf mit ausgeprägten Negativsymptomen eher prädiktiv für einen weniger günstigen Langzeitverlauf ist.

Ferner reduziert eine kontinuierliche Prophylaxe mit **Antipsychotika** die Rückfallwahrscheinlichkeit um mehr als 50 %. Weitere **Prädiktoren für einen günstigen Verlauf** sind:

- akuter Beginn mit Positivsymptomen im Gegensatz zu schleichendem Beginn mit Negativsymptomen
- kurze „Duration of Untreated Psychosis" (DUP)
- ausgeprägte begleitende affektive Symptome
- weibliches Geschlecht
- später Krankheitsbeginn
- hohe Schulbildung
- Tätigkeit auf dem ersten Arbeitsmarkt
- Partnerbeziehung
- eigene Kinder
- prämorbid unauffällige Persönlichkeitsstruktur
- fehlender Drogenkonsum
- intakte Primärfamilie
- hohe soziale Kompetenz
- gute Compliance
- Leben in einem Entwicklungsland (möglicherweise erklärt durch geringeren gesellschaftlichen Leistungsdruck)

4.3 Weitere Formen psychotischer Störungen

Key Point

Bei diesen Formen kommt es auch zu Symptomen einer Schizophrenie, diese sind aber entweder nicht voll ausgeprägt oder es kommen andere Symptome hinzu bzw. diese treten unter besonderen Bedingungen auf. Die Reihenfolge der im nachfolgenden Kapitel beschriebenen Erkrankungen orientiert sich an deren klinischer Relevanz und weicht deshalb von der ICD-10-Nummerierung ab.

4.3.1 Schizoaffektive Störung (F25)

Definition | Bei der schizoaffektiven Störung treten affektive und schizophrene Symptome gleichzeitig auf. Die **affektive** ist neben der schizophrenietypischen **Symptomatik** so ausgeprägt, dass sie für sich allein die Diagnose einer affektiven Psychose rechtfertigen würde. Das Problem dieser Störung besteht darin, dass sich ihre diagnostischen Kriterien wiederholt geändert haben. Daher gibt es über sie kaum epidemiologische Daten oder Therapiestudien. In ICD-9 war die Störung noch ziemlich weit gefasst. Die Kriterien nach ICD-10 und DSM-IV sind hingegen strenger und unterscheiden sich deutlich voneinander.
Nach **ICD-10** werden je nach affektiver Symptomatik folgende **Subtypen** unterschieden:

- Depressiver Typus (Schizodepression, F25.1)
- Manischer Typus (Schizomanie, F25.0)
- Gemischter Typus (F25.2)

Epidemiologie | Aufgrund der wechselnden Kriterien (s. o.) und der unklaren nosologischen Einordnung gibt es kaum gesicherte Daten zu Prävalenz und Inzidenz.

Ätiologie | Es wird wie bei der Schizophrenie von einer biopsychosozialen Disposition ausgegangen.

Klinik | Grundsätzlich können alle Symptome einer schizophrenen Psychose (wie Wahnwahrnehmungen, Halluzinationen, Ich-Störungen, inhaltliche und formale Denkstörungen) vorkommen. Die affektive Symptomatik ist analog zu depressiven oder manischen Episoden.

Diagnose und Differenzialdiagnosen | Die Störung ist von den **rein affektiven Erkrankungen** und den **schizophrenen Psychosen** abzugrenzen. Dies kann Schwierigkeiten bereiten, wenn affektive Erkrankungen mit psychotischen Merkmalen vorliegen oder wenn schizophren Erkrankte unter depressiven Verstimmungszuständen leiden (zumal die Übergänge fließend sind). Ferner müssen organische Ursachen ausgeschlossen werden.

> **MERKE**
> Eine gewisse affektive Begleitsymptomatik genügt nicht für die Diagnose einer schizoaffektiven Störung.

Therapie | Es gibt nur wenige durch randomisierte Studien gesicherte Daten. In der Akutphase werden auf alle Fälle **Antipsychotika** eingesetzt. Zur Behandlung der manischen Komponente können zusätzlich **Lithium, Carbamazepin** oder **Valproat** gegeben werden. Bei depressiver Symptomatik kann zunächst versucht werden, ob diese zusammen mit den schizophrenen Symptomen unter antipsychotischer Monotherapie abklingt. Ist dies nicht der Fall, werden **Antidepressiva** hinzugegeben.

In der **Langzeitprophylaxe** kann zunächst eine Monotherapie mit Antipsychotika der 2. Generation versucht werden, weil einige dieser nicht nur rezidivprophylaktische Eigenschaften bei der Schizophrenie, sondern auch nachgewiesene stimmungsstabilisierende Effekte bei bipolaren affektiven Störungen haben (z. B. Quetiapin, Olanzapin). Reicht dies nicht aus, kann mit genuinen Stimmungsstabilisierern (Lithium, Valproinsäure, Carbamazepin) kombiniert werden.

Verlauf |

> **MERKE**
> Die Prognose ist besser als die schizophren Erkrankter, aber schlechter als die affektiv Erkrankter.

Die anderen Patienten haben meist wiederholte (durchschnittlich 6) Krankheitsepisoden. Typischerweise bildet sich zwischen den Episoden im Gegensatz zur Schizophrenie kein ausgeprägtes Residuum aus.

4.3.2 Schizotype Störung (F21)

Klassifikation |

> **MERKE**
> In der DSM-IV-Klassifikation wird dieses Krankheitsbild den Persönlichkeitsstörungen („schizotype Persönlichkeitsstörung"), in der hier zu Grunde liegenden **ICD-10** der Gruppe der „anderen psychotischen Störungen" zugeordnet.

Dies stellt einen Kompromiss zwischen den unterschiedlichen Schulen dar (es gibt also noch keine endgültige Einordnung).

Epidemiologie | Die Diagnose ist unter stationären Patienten selten.

Ätiologie und Pathogenese | Die Erkrankung tritt häufiger bei Personen mit manifest schizophren Erkrankten in der Familie auf. Man vermutet, dass sie einen Teil des **„genetischen Spektrums"** der Schizophrenie verkörpert.

Klinik | Ein klarer Beginn ist meist nicht auszumachen (die Erkrankten seien „eigentlich schon immer so …"). Die Patienten wirken **eigenartig** und exzentrisch. Ihre Sprache ist umständlich, wirkt gekünstelt, ist aber nicht ausgeprägt zerfahren. Sozial leben die Patienten meist eher **isoliert**, sie haben wenige Kontaktpersonen. Es kommen abortive **psychotische Symptome** wie magisches Denken, Misstrauen oder paranoide Ideen vor, ohne dass diese das volle Bild einer schizophrenen Psychose erreichen.

Diagnostik und Differenzialdiagnosen | Diese diagnostische Kategorie wird laut **ICD-10** nicht zum allgemeinen Gebrauch empfohlen, weil **keine eindeutige Abgrenzung** zur Schizophrenia simplex und zu den schizoiden oder paranoiden Persönlichkeitsstörungen möglich ist.

Wenn die Bezeichnung verwendet wird, sollen **3 oder 4** der in Tab. 4.9 genannten Symptome über einen Zeitraum von **mind. 2 Jahren** ständig oder episodisch vorhanden gewesen sein. Der Erkrankte darf früher **niemals** die Kriterien einer Schizophrenie erfüllt haben.

Therapie | Ein Versuch mit **antipsychotischer Medikation** kann indiziert sein, ist aber mangels fehlender Krankheitseinsicht oft nur sehr schwer zu realisieren. Falls möglich, sollten die Patienten **supportiv** begleitet und die **Angehörigen gestützt** werden.

Verlauf | Entwicklung und Verlauf entsprechen gewöhnlich einer **Persönlichkeitsstörung**. Gelegentlich entwickelt sich eine eindeutige **Schizophrenie**.

Tab. 4.9

Schizotype Symptomatik nach ICD-10 (F21).

Diagnosekriterien	
1	inadäquater oder eingeschränkter Affekt („kalt, unnahbar")
2	Verhalten und Erscheinung seltsam, exzentrisch, eigentümlich
3	wenige soziale Bezüge, sozialer Rückzug
4	seltsame Glaubensinhalte, magisches Denken, Widerspruch zu (sub)kulturellen Normen
5	Misstrauen oder paranoide Ideen
6	zwanghaftes Grübeln ohne inneren Widerstand (dysmorphophobe, sexuelle und aggressive Inhalte)
7	ungewöhnliche Wahrnehmungserlebnisse mit Körpergefühlsstörungen, anderen Illusionen, Depersonalisation, Derealisation
8	Denken und Sprache vage, umständlich, metaphorisch, gekünstelt, stereotyp, anders, seltsam, ohne ausgeprägte Zerfahrenheit
9	vorübergehende quasi-psychotische Episoden (mit Illusionen, Halluzinationen, wahnähnlichen Ideen) ohne äußere Veranlassung

nach WHO/Dilling: Taschenführer zur ICD-10, 6. A., Huber, 2012

4.3.3 Anhaltende wahnhafte Störung (F22)

Epidemiologie | Gesicherte Zahlen über die Prävalenz liegen nicht vor, in psychiatrischen Kliniken ist die Störung aber sicher seltener als die Schizophrenie.

Ätiologie und Pathogenese | Die Ätiologie ist unklar, überzeugende erbliche oder neuropathologische Faktoren wurden bislang nicht entdeckt. Vor allem bei der klassischen, sich schleichend entwickelnden Paranoia mit einem ausgeklügelten Wahnsystem werden auch **psychologische Faktoren** als Hintergrund diskutiert. Als zusätzliche **prädisponierende Faktoren** kommen Deprivation und Isolation unterschiedlicher Genese in Frage. Menschen mit Sinnesdefekten, Ältere, Vertriebene, Flüchtlinge und Auswanderer sollen vulnerabler sein. Prämorbid werden die Patienten oft als extrovertiert, dominant, starr, abweisend und hypersensitiv beschrieben. Diese **misstrauische Wesensart** führt zu einer Kontaktlücke, die den Kranken weiter isoliert und dadurch wiederum die wahnbereite Persönlichkeit provoziert.

Klinik |

MERKE

Ein **lang andauernder Wahn** ist das einzige oder das am stärksten ins Auge fallende klinische Charakteristikum.

Die Störung wurde in früheren Klassifikationssystemen als **Paranoia** bezeichnet. Die häufigsten Themen sind Verfolgung und Eifersucht (**Othello-Syndrom**), Liebeswahn (**Erotomanie** oder **De-Clérambault-Syndrom**; die Patienten sind davon überzeugt, dass ein anderer in sie verliebt ist), Größe und Bedeutung (**Megalomanie**), **Hypochondrie** (wahnhafte Überzeugung, an einer bestimmten Krankheit zu leiden) und **Querulantenwahn**.

MERKE

Eindeutige und **anhaltende akustische Halluzinationen** (Stimmen) sind **nicht** mit der Diagnose vereinbar. Gelegentliche oder vorübergehende akustische Halluzinationen schließen besonders bei älteren Patienten die Diagnose jedoch nicht aus, solange diese Symptome nicht typisch schizophren erscheinen und nur einen kleinen Teil des klinischen Bildes ausmachen.

Olfaktorische oder taktile Halluzinationen wären mit der Diagnose einer wahnhaften Störung nur vereinbar, wenn sie mit den Wahninhalten in einem thematischen Zusammenhang stünden.

Wichtig ist ferner, dass die Erkrankten **formal geordnet** sind und Aufmerksamkeit und Auffassungsvermögen weitgehend ungestört sind. Sie fallen daher kaum durch ihr Verhalten, ihre Sprache oder ihren Affekt auf. Ein Teil lebt zurückgezogen, ist misstrauisch, seltener offen feindselig oder gar gewalttätig.

EXKURS

Spezielle Wahnsyndrome sind:

- **Capgras-Syndrom:** Der Betroffene glaubt, eine ihm bekannte Person sei durch einen Doppelgänger ersetzt worden, und weist auf angebliche (minimale) Unterscheide zwischen der ihm bekannten Person und dem angeblichen Doppelgänger hin.
- **Fregoli-Wahn:** Es wird gewähnt, dass z. B. Familienangehörige die Gestalt von Fremden angenommen hätten oder ein Familienmitglied sich in ein anderes verwandelt habe.
- **Dermatozoenwahn:** Die Patienten sind davon überzeugt, dass sie von kleinen Tieren befallen sind, die in oder unter ihrer Haut kriechen. Sie wenden sich häufig an Dermatologen, die dann eine psychiatrische Abklärung veranlassen. Die Störung tritt häufig bei älteren Menschen auf und kann auch hirnorganische Ursachen haben. Bei jüngeren Menschen kommt ein Drogenkonsum (v. a. Kokain) als Ursache in Betracht.

Der typische Manifestationszeitraum ist das **mittlere und späte Lebensalter**. Bei der klassischen Paranoia ist der Erkrankungsbeginn **schleichend**, es entwickelt sich ein zunehmend **systematisiertes Wahnsystem**. Typisch ist hier ein oftmals **schwankender Verlauf** mit Änderung der Dynamik der Symptomatik bei insgesamt Neigung zur **Chronifizierung**. Es gibt aber auch akut auftretende Formen, wie z. B. beim Liebeswahn.

4

4

Diagnostik und Differenzialdiagnosen | Nach **ICD-10** muss die Wahnsymptomatik über einen Zeitraum von **mind. 3 Monaten** durchgehend bestehen. Bei kürzer andauernden wahnhaften Störungen sind **„vorübergehende akute psychotische Störungen“** zu diagnostizieren. Andere **endogene und organisch bedingte Psychosen** sind auszuschließen. Treten zusätzlich zur Wahnsymptomatik Ich-Störungen und/oder formale Denkstörungen auf, ist differenzialdiagnostisch eine Erkrankung aus dem **schizophrenen Formenkreis** zu erwägen.

Bei Erstmanifestation einer Wahnsymptomatik im Senium ist an einen beginnenden **demenziellen Prozess** degenerativer oder vaskulärer Genese zu denken. Auch der **Abusus** von Alkohol, Amphetaminen, Sympathomimetika und Kokain kann zu einer Wahnsymptomatik führen. **Steroide** und **L-Dopa** können paranoide Syndrome auslösen.

Eine schwierige Differenzialdiagnose zur andauernden wahnhaften Störung kann die **paranoide Persönlichkeitsstörung** (S. 206) darstellen. Im Gegensatz zu Wahnkranken leiden die paranoiden Persönlichkeiten und deren Umgebung nicht unter einem bestimmten Wahn, sondern allgemein unter der misstrauischen und leicht kränkbaren Wesensart des Betroffenen.

Therapie | Eingesetzt werden **Antipsychotika** begleitet durch **supportive psychotherapeutische** oder **kognitiv-behaviorale Verfahren**. Über das Antipsychotikum **Pimozid** liegen viele Fallberichte, aber keine randomisierten Studien vor, ferner wird heutzutage oft **Antipsychotika der 2. Generation** der Vorzug gegeben. Leider spricht die wahnhafte Störung meist schlecht auf eine antipsychotische Therapie an.

Verlauf |

MERKE

Auch bei dieser Störung gilt: Je **akuter** der Beginn, desto **besser** die Prognose.

Aufgrund der eingeschränkten Symptomatik ist die Prognose für Patienten mit wahnhaften Störungen günstiger als bei schizophren Erkrankten. Das **Sozialleben** (z. B. das Familienleben) ist stärker beeinträchtigt als die intellektuelle Leistungsfähigkeit und die berufliche Tätigkeit.

4.3.4 Induzierte wahnhafte Störung (Folie à deux, F24)

Definition | Bei der induzierten wahnhaften Störung, auch „Folie à deux“ oder symbiotischer Wahn genannt, kommt es zur **Übernahme wahnhafter Überzeugungen** eines psychisch Kranken („Induzierender“) durch eine ansonsten gesunde Person („Induzierter“).

Epidemiologie und Verlauf | Die Störung ist **sehr selten**, genaue wissenschaftliche Untersuchungen zu Prävalenz und Inzidenz fehlen allerdings. Am häufigsten tritt sie unter Geschwistern, Eheleuten und bei Müttern mit Kindern auf. Sowohl bei den Induzierenden als auch bei den Induzierten sind **Frauen** überrepräsentiert.

Ätiologie und Pathogenese | Die Ätiologie ist **multifaktoriell** (schicksalhaftes Zusammenwirken von individueller Disposition, lebensgeschichtlicher Erfahrung und aktueller sozialer Situation). Es gibt Hinweise auf eine infantile Charakterstruktur mit limitierter intellektueller Kapazität bei den induziert Kranken.

Klinik | Die Störung tritt nur bei in enger Beziehung lebenden Menschen auf. Dabei leidet zunächst nur der primäre Wahnkranke unter einer psychotischen Störung. Bei dem sekundär Wahnkranken sind die Wahnvorstellungen induziert.

Gelegentlich betrifft die Störung auch mehr als zwei Personen. Man spricht dann auch von einer **Folie à trois** oder von einer Folie à famille. Der induzierende Partner spielt in der Beziehung meist die dominante Rolle. Der Wahninhalt muss im Rahmen des Möglichen liegen und sich auf gemeinsame Ängste, Erfahrungen und Hoffnungen beziehen. Bei den sog. **induzierten Halluzinationen** handelt es sich in der Regel um illusionäre Verkennungen oder lediglich um verbale Bestätigungen der Halluzinationen des Induzierenden.

Diagnostik und Differenzialdiagnosen | Ein **gemeinschaftlicher Drogenmissbrauch** ist zu erwägen. Auch an die **Simulation einer Psychose** muss gedacht werden.

Therapie | Kontrollierte Therapiestudien fehlen. Der **induziert Wahnkranke** braucht **Distanz** zum Indexpatienten. Nach einer Trennung kommt es häufig zur spontanen Remission der induzierten wahnhaften Störung. Der **primär Wahnkranke** benötigt eine **antipsychotische medikamentöse Therapie**. Mit dieser kann beim sekundär wahnhaft Erkrankten zunächst noch gewartet werden.

4.3.5 Akute polymorphe Störung ohne (F23.0)/ mit (F23.1) Symptomen einer Schizophrenie

Definition | Sowohl bei der akuten polymorphen Störung als auch bei der akuten schizophreniformen psychotischen Störung (s. u.) ist der zeitliche Verlauf entscheidend. Sie **beginnen akut** (innerhalb von 2 Wochen) **bis abrupt** und **dauern max. 4 Wochen** an.

Epidemiologie | Zur Epidemiologie liegen keine verwertbaren Daten vor.

Ätiologie und Pathogenese | Die Ätiologie ist noch **unklar**, häufig finden sich im Vorfeld **akut belastende Lebensereignisse** (z. B. Trauerfälle, Terrorismus).

Klinik | Die Zustandsbilder sind meist sehr **dramatisch**. Es kommt zu Halluzinationen, Wahnphänomenen und Wahrnehmungsstörungen. Die Symptomatik ist **sehr unterschiedlich ausgeprägt** und wechselt von Tag zu Tag oder sogar von Stunde zu Stunde. Häufig findet sich auch **emotionales Aufgewühltsein** mit intensiven vorübergehenden Glücksgefühlen und Ekstase oder Angst und Reizbarkeit. Diese **Vielgestaltigkeit** und Unbeständigkeit ist charakteristisch. Nach der Klassifikation von Leonhardt würden diese Symptome als „Angst-Glücks-Psychose", nach der traditionellen französischen Psychiatrie als „bouffée délirante" klassifiziert werden.

Diagnostik und Differenzialdiagnosen | Die Abgrenzung von den anderen Störungen aus dem **schizophrenen Formenkreis** erfolgt v. a. nach den Zeitkriterien. Da sich im Vorfeld häufig emotionale Belastungen finden, ist auch die Abgrenzung zur **akuten Belastungsreaktion** und zur **posttraumatischen Belastungsstörung** wichtig, bei denen es in der Regel nicht zu psychotischen Symptomen kommt.

Therapie | Kurzfristig ist bei den akuten polymorphen psychotischen Störungen die **stationäre Aufnahme** notwendig, in vielen Fällen sogar auf einer beschützten Station. Die **medikamentöse Therapie** erfolgt **symptomorientiert**, analog zur Behandlung der Schizophrenie. Ob und wie lange eine **Rezidivprophylaxe** durchgeführt werden sollte, ist noch unklar.

Verlauf | Der Verlauf der akuten polymorphen psychotischen Störungen ist gutartig, d. h., sie beginnen abrupt, es kommt aber in der Regel schon nach wenigen Tagen oder Wochen zu einer vollständigen Remission.

4.3.6 Akute schizophreniforme psychotische Störung (F23.2)

Epidemiologie | Die Störung ist selten. Das Ersterkrankungsalter liegt im **Jugend-/frühen Erwachsenenalter**.

Ätiologie und Pathogenese | Häufig gibt es im Vorfeld **akute psychosoziale Stressoren** als Auslöser. Ansonsten ist die Ätiologie weitgehend ungeklärt.

Klinik | Die Symptome entsprechen denen einer Schizophrenie (S. 78), dauern aber **weniger als 1 Monat** an. Die Symptomatik ist ferner **stabil**, d. h., die polymorphen, unbeständigen Merkmale, die unter F23.0 beschrieben wurden, fehlen.

Diagnostik und Differenzialdiagnosen | Da **drogeninduzierte Psychosen** klinisch schizophrenen Psychosen gleichen können und ebenfalls relativ rasch abklingen, sollte stets eine **Drogenanamnese** mit entsprechenden **toxikologischen Laboruntersuchungen** erfolgen.

Therapie | Die Therapie erfolgt symptomorientiert mit **Antipsychotika** analog zur Schizophrenie. Da man aktuell von einem insgesamt besseren Verlauf (im Vergleich zur Schizophrenie) ausgehen muss und entsprechende Studien fehlen, sollte die Empfehlung für eine **Rezidivprophylaxe** kürzer (ca. 1 Jahr) sein.

Verlauf | Langzeitstudien zeigen, dass mehr als die Hälfte der Patienten erneut erkranken, wobei der größere Teil einen Diagnosenwandel in eine Schizophrenie, schizoaffektive Störung oder affektive Störung vollzieht.

4.3.7 Wochenbettpsychosen (Puerperalpsychosen)

Epidemiologie | Die Inzidenz für psychische Erkrankungen insgesamt steigt bei Frauen nach einer Niederkunft dramatisch an. Die Puerperalpsychosen im engeren Sinne stellen mit einer Inzidenz von 1–2 Erkrankungen auf 1000 Geburten allerdings ein eher seltenes Ereignis dar.

Ätiologie und Pathogenese | Die Ätiologie ist noch nicht geklärt. Ein Zusammenhang mit **postpartalen endokrinen Umstellungsvorgängen** wird vermutet. **Risikofaktoren** sind bekannte affektive oder schizophrene Störungen bei der Erkrankten oder eine bereits erlittene Wochenbettpsychose bei vorausgegangener Schwangerschaft.

Klinik | Die Symptomatik beginnt zumeist ab dem **5.–28. Tag post partum** (oft innerhalb weniger Stunden mit stürmischer Entwicklung). Normalerweise klingt sie innerhalb von 3–6 Wochen wieder ab, aber auch Verläufe bis zu 1 Jahr post partum sind bekannt.

Das Beschwerdebild von Wochenbettpsychosen ist heterogen. Affektive Symptome in Form von **manischen und depressiven Stimmungslagen** sind häufig. Simultan können paranoid-halluzinatorische Symptome mit **Beziehungswahn**, **optischen und akustischen Halluzinationen** sowie **psychomotorischen Erregungszuständen** oder **katatoniformem Stupor** auftreten.

MERKE

Die **Suizidalität** ist sehr hoch.

Therapie | Aufgrund der hohen Suizidalitätsrate und der potenziellen Gefahr eines erweiterten Suizids ist eine **stationär-psychiatrische Behandlung** dringend erforderlich; optimal sind spezielle Mutter-Kind-Units. Die medikamentöse Therapie ist wie bei den schizoaffektiven Störungen syndromorientiert. Die Mütter sollten grundsätzlich zum **Abstillen** angehalten werden, damit die Behandlung in der erforderlichen Dosis ohne Gefährdung des Kindes durchgeführt werden kann. Will eine psychotisch erkrankte Mutter unbedingt stillen, sollte die Medikation möglichst niedrig dosiert werden.

Verlauf | Die Prognose ist im Allgemeinen gut, die **Rezidivgefahr** bei einer folgenden Geburt aber relativ hoch (15–40 %). Ferner ist forensisch bedeutsam, dass bis zu 4 % der postpartal psychotischen Mütter ihr Neugeborenes töten (oft im Rahmen eines **erweiterten Suizids**).

Kapitel 5

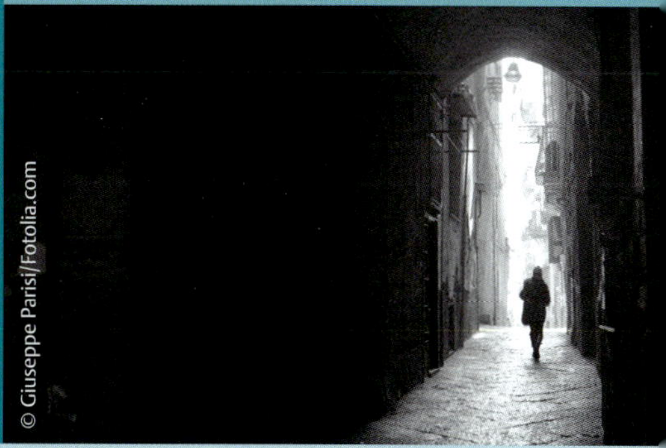

5 Affektive Störungen (F30–F38)

Freude an nichts mehr

Typische Anamnese

Die 43-jährige Frau Walter wird von ihrem Ehemann zur Aufnahme in die Psychiatrie begleitet. Auf die Nachfrage von Herrn Dr. Bauer, was die Patientin zum ihm führe, reagiert diese kaum. Dem Arzt fällt auf, dass Frau Walter gebeugt und in sich zusammengesunken vor ihm sitzt. Ihr Gesichtsausdruck wirkt traurig, Bewegungen und Mimik sind verlangsamt. Als sie leise zu sprechen beginnt, klingt ihre Stimme monoton und ausdruckslos. Sie wisse selber nicht genau, was mit ihr los sei. Ihr Hausarzt habe ihr den Rat gegeben, einen Psychiater aufzusuchen. „Können Sie mir Ihre Symptome etwas genauer schildern?“, bittet Dr. Bauer seine Patientin. Sie fühle sich in letzter Zeit einfach schlapp, erschöpft und innerlich leer, antwortet Frau Walter. Trotz der ständigen Müdigkeit könne sie nur schlecht schlafen, vor allem morgens wache sie immer schon sehr früh auf. Statt wieder einzuschlafen, liege sie dann stundenlang wach und grübele über ihre Situation nach. Die Worte und das Benehmen der Patientin wecken in Dr. Bauer den ersten Verdacht. Um genauere Angaben zu erhalten, fragt er sie gezielt nach ihrer Stimmung, ihren Aktivitäten und ihrem Antrieb im Alltag. Außerdem möchte er wissen, ob dieser Phase besondere Veränderungen in ihrem Leben vorausgegangen seien. Frau Walter berichtet, seit Wochen vernachlässige sie Familie, Freunde und Hobbys, da sie an nichts mehr Freude oder Interesse habe und sich einfach nicht aufraffen könne. Vor einem halben Jahr habe man ihr betriebsbedingt gekündigt, seitdem mache sie sich große Sorgen um die finanzielle Situation der Familie und ihre Altersabsicherung. Ihr Mann sei den ganzen Tag bei der Arbeit. Da ihr jüngster Sohn vor acht Monaten das Elternhaus verlassen habe, habe sie keine wirkliche Aufgabe mehr. Selbst ihr größtes Hobby, das gemeinsame Kochen und Essen mit Freunden, interessiere sie nicht mehr, neben der Lust fehle ihr auch der Appetit.

Dr. Bauer fragt seine Patientin, ob sie solche Stimmungsveränderungen bereits früher einmal gehabt habe oder andere körperliche Erkrankungen bekannt seien. So wie jetzt habe sie sich noch nie gefühlt, antwortet Frau Walter. Sie sei auch nie ernsthaft krank gewesen und müsse keine Medikamente einnehmen. Auf die Frage, ob vielleicht jemand in ihrer Familie diese Symptome schon einmal gezeigt habe, zögert Frau Walter. Schließlich gibt sie an, dass ihre Mutter immer mal wieder Phasen gehabt habe, in denen sie sich vollständig vom Leben zurückgezogen habe. Sie sei damals auch mal in der Klinik gewesen. Darüber habe man aber nie gesprochen.

Organische Ursache?

Herr Walter möchte wissen, ob Dr. Bauer eine Ahnung habe, was seiner Frau fehle. Vorsichtig und behutsam teilt er den Eheleuten seinen Verdacht mit. „Frau Walter, die Symptome, die Sie schildern, sind ganz typisch für eine Depression.“ Frau Walter sackt noch weiter in sich zusammen und sagt leise, „so etwas“ habe sie befürchtet. Woher das denn komme und warum das gerade jetzt auftrete, fragt ihr Ehemann. „Für eine Depression gibt es verschiedene Ursachen und Auslöser“, erklärt Dr. Bauer. „Die Vergangenheit Ihrer Mutter, Frau Walter, spricht für eine genetische Veranlagung. Auf diesem Boden kann der aktuelle Stress durch die Entlassung und den Auszug Ihres Kindes die Erkrankung ausgelöst haben.“ Herr Walter möchte wissen, ob es einen speziellen Test gebe, um die Verdachtsdiagnose zu sichern. „Nein, einen spezifischen Test gibt es nicht“, antwortet Dr. Bauer. „Der wichtigste Hinweis sind die typischen Symptome Ihrer Frau. Aber natürlich müssen wir organische Ursachen wie z. B. eine Schilddrüsenunterfunktion ausschließen, die eine solche Symptomatik auslösen können. Deswegen werden wir auf jeden Fall das Blut Ihrer Frau untersuchen und eine Bildgebung des Gehirns anfordern.“ An seine Patientin gewandt fügt er hinzu: „Frau Walter, Sie bleiben erst einmal bei uns, damit wir das alles in Ruhe abklären und Ihnen helfen können.“

Gut behandelbar

Zwei Tage später liegen alle Untersuchungsbefunde vor. Dr. Bauer erklärt Frau Walter, dass sich keine pathologischen Befunde ergeben hätten. „Ich bin sicher, dass Sie an einer sog. schweren depressiven Episode leiden.“ Frau Walter wirkt verängstigt, schließlich habe man ihrer Mutter damals auch nicht helfen können. „Keine Sorge“, beruhigt Dr. Bauer sie. „Die Depression gehört heute zu den am besten therapierbaren Erkrankungen. Man weiß mittlerweile, dass depressive Patienten in ihrem Gehirn einen Mangel an bestimmten Botenstoffen haben, den wir medikamentös mit den sog. Antidepressiva ausgleichen können. Zusätzlich beginnen wir mit einer individuellen Psychotherapie, und Sie nehmen an verschiedenen gruppentherapeutischen Angeboten, wie z. B. einer Bewegungs- und Beschäftigungstherapie, teil.“

Gut aufgeklärt in die Zukunft

Nach zwei Monaten auf der Station geht es Frau Walter so gut, dass sie entlassen werden kann. Ihr Ehemann fragt den Arzt, ob seine Frau die Tabletten irgendwann absetzen könne. Frau Walter fällt ihm lächelnd ins Wort. „Nein, das habe ich hier gelernt. Ich werde die Medikamente erst einmal für einige Monate weiternehmen. Nach 6 bis 9 Monaten könne man ja mal schauen, wurde mir gesagt.“ „Und bist du dann geheilt?“, fragt Herr Walter. „Das wird die Zeit zeigen. Es kann sein, dass so eine Phase wieder auftritt. Aber wir wissen dann ja, was mit mir los ist, und können viel früher die Notbremse ziehen.“

5 Affektive Störungen (F30–F38)

5.1 Allgemeines

Key Point

Affektive Störungen sind Erkrankungen, deren Hauptkennzeichen Veränderungen von Stimmung (= Affektivität) und Antrieb sind. Unterschieden werden die beiden Syndrompole der Depression und der Manie. Die Einteilung der affektiven Störungen erfolgt heute rein deskriptiv nach dem Verlauf (phasenhaft vs. anhaltend, unipolar vs. bipolar und monophasisch vs. polyphasisch/rezidivierend), der Ausprägung der Symptomatik (Depression vs. Manie) und dem Schweregrad der einzelnen Episode.

5.1.1 Charakteristika der Syndrompole

Zentrale Kennzeichen der **Depression** sind niedergeschlagene, traurige Stimmung, fehlender Antrieb und sozialer Rückzug, Denkhemmung und Grübelneigung mit einer Einschränkung der Gedankenwelt auf negative Denkinhalte, Appetitlosigkeit und Schlafstörungen.

Bei der **Manie** stehen euphorische oder reizbare Stimmung, Antriebssteigerung, Rededrang, Verlust sozialer Hemmungen, übersteigertes Selbstbewusstsein bis hin zum Größenwahn und fehlendes Schlafbedürfnis im Vordergrund.

5.1.2 Einteilung

In früheren Klassifikationssystemen wurden die affektiven Störungen nach der angenommenen **Ätiologie** eingeteilt: **Endogene** Depressionen galten als biologisch bedingt (ohne Kenntnis der genauen Genese), **reaktive** Depressionen folgten auf schwere Belastungen (sie werden heutzutage v. a. unter den Anpassungsstörungen klassifiziert, S. 142), und für neurotische Depressionen sowie depressive Persönlichkeiten machte man **psychogene** Faktoren verantwortlich, die ihren Ursprung in der Entwicklungsgeschichte eines Menschen nahmen.

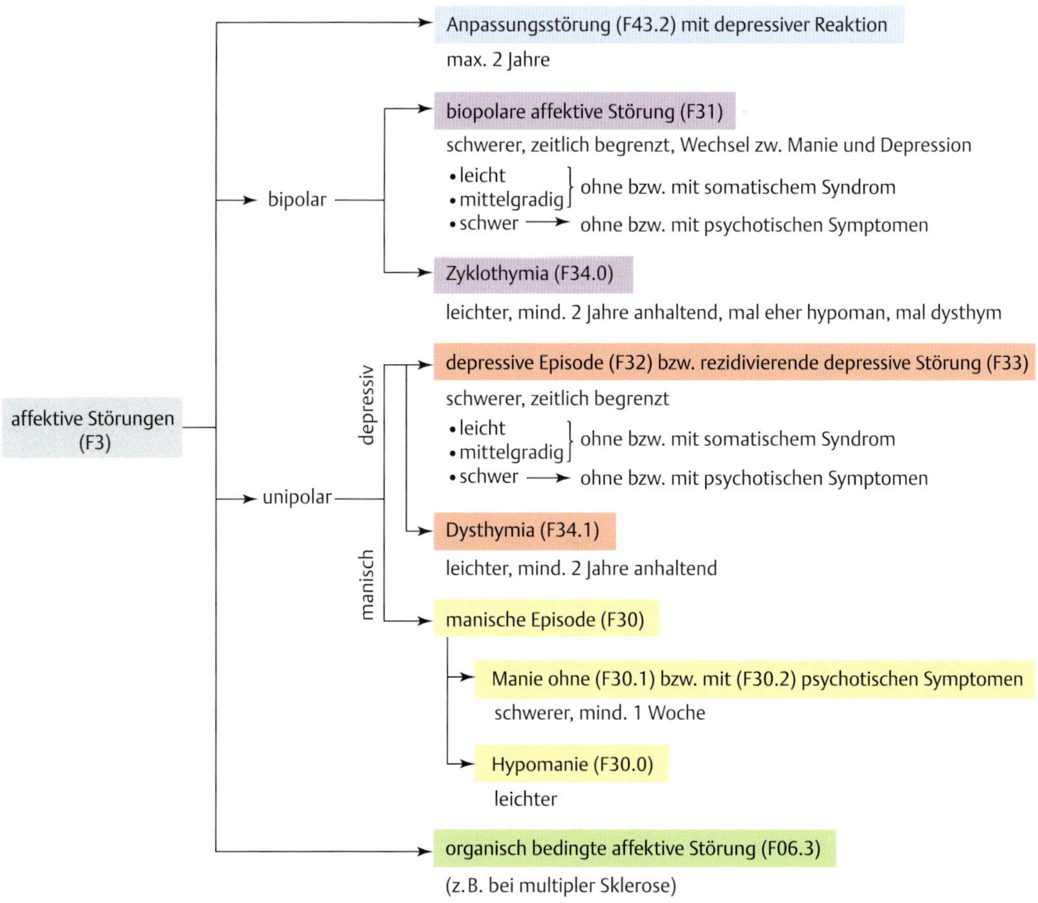

Abb. 5.1 Einteilung der affektiven Störungen.

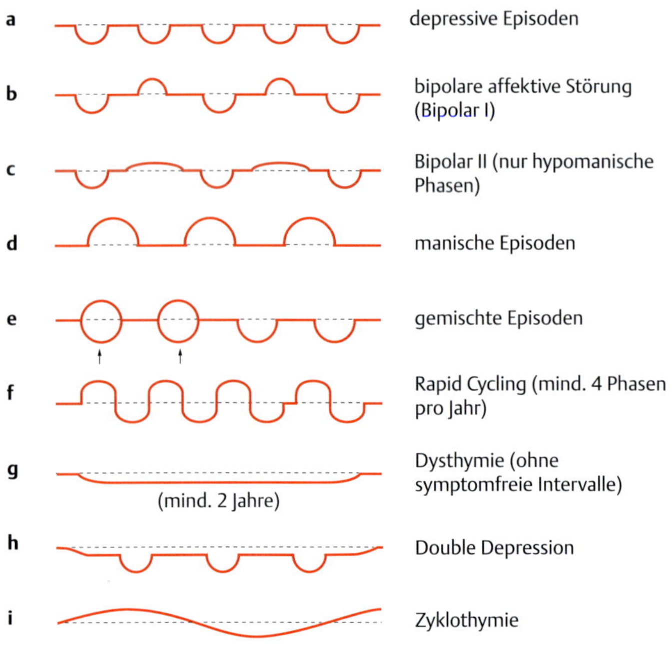

Abb. 5.2 Verlaufsprofile der affektiven Störungen. a-f Rezidivierende Formen. **g–i** Anhaltende Formen.

MERKE

Nachdem sich diese ätiologische Einteilung nicht wissenschaftlich untermauern ließ, erfolgt die **aktuelle Klassifikation** der affektiven Störungen **rein deskriptiv** nach der vorhandenen Symptomatik, dem Schweregrad und dem Verlauf (**Abb. 5.1** und **Abb. 5.2**).

Zunächst wird zwischen **unipolaren** (entweder nur depressive oder nur manische Symptomatik) und **bipolaren** (sowohl depressive als auch manische Symptomatik) Störungen unterschieden.

Die weitere Einteilung erfolgt nach dem **Schweregrad** und dem **Verlauf** der affektiven Störung:

- Ab einem gewissen Schweregrad werden **depressive** und **manische Episoden** diagnostiziert, die typischerweise **phasenhaft** verlaufen. Die einzelnen Krankheitsepisoden sind zeitlich begrenzt und treten bei den meisten Patienten **rezidivierend** mit dazwischenliegenden krankheitsfreien Intervallen (**polyphasisch**) oder nur einmalig (**monophasisch**) auf (bei Manie selten).
- Von den phasenhaften Störungen werden die **anhaltenden** affektiven Störungen **Dysthymie** und **Zyklothymie** abgegrenzt, die vom Schweregrad her leichter sind, aber mind. 2 Jahre lang andauern.

5.2 Depressive Episode (F32) und rezidivierende depressive Störung (F33)

Key Point

Die Depression ist etwas anderes als ein von selbst vorübergehender Zustand der Traurigkeit. Eine Depression hält über längere Zeit an und umfasst tiefgreifende Veränderungen im Fühlen, Denken, Wollen und Handeln, die oft mit körperlichen Beschwerden verbunden sind. Obwohl Depressionen zu den häufigsten Erkrankungen zählen, werden nur etwa 50 % der Erkrankungsfälle vom Hausarzt erkannt.

5.2.1 Definition und Einteilung

Depressive Episoden müssen einen gewissen **Schweregrad** haben. Im Gegensatz zu den anhaltenden affektiven Störungen (S. 117) sind diese Krankheitsepisoden jedoch **zeitlich begrenzt**, zwischen den einzelnen Episoden liegen krankheitsfreie oder -arme Intervalle. Solange ein solcher Zustand nur einmal aufgetreten ist, wird er in der ICD-10 als **depressive Episode** diagnostiziert. Bereits ab dem zweiten Mal spricht man von einer **rezidivierenden depressiven Störung**.

Im Klassifikationssystem der **DSM-IV** entsprechen diese beiden Kategorien der sog. **Major Depression**, die den Zusatz **„einzelne Episode“** bzw. **„rezidivierend“** erhält.

5.2.2 Epidemiologie

Unipolare Depressionen gehören zu den **häufigsten psychischen Störungen** (vgl. Abb. 1.1), die Lebenszeitprävalenz liegt bei **etwa 15 %. Frauen** sind doppelt so häufig betroffen wie Männer. Der Erkrankungsgipfel liegt im **4. Lebensjahrzehnt**, prinzipiell kann sich die Erkrankung aber in jedem Lebensalter manifestieren.

MERKE

Anders als die **saisonale Depression**, die ihren Häufigkeitsgipfel typischerweise in den **Wintermonaten** hat (vgl. S. 120), treten **depressive Episoden** v. a. im **Frühjahr** und **Herbst** auf.

Komorbidität mit anderen psychischen Erkrankungen wie Substanzmittelmissbrauch, Angst-, Zwangs-, somatoforme, Ess- und Persönlichkeitsstörungen ist häufig.

5.2.3 Ätiologie und Pathogenese

Für die Entstehung einer Depression sind mehrere Faktoren verantwortlich (= **multifaktorielle Genese**), die bei jedem Patienten unterschiedlich stark gewichtet sind. Eine einzige, die Depressionsentwicklung erklärende Theorie gibt es aktuell nicht. Vielmehr führt nach dem **Vulnerabilitäts-Stress-Bewältigungs-Modell** (S. 16) ein Zusammentreffen von Prädisposition und aktuellem, die eigenen Bewältigungsmöglichkeiten übersteigendem Stress zur Entwicklung einer Depression.

Genetische Faktoren | Adoptions-, Zwillings- und Familienstudien zeigen eindeutig, dass für die Depression eine **genetische Komponente** vorliegt (Konkordanzrate bei eineiigen Zwillingen von 33–92 %, bei zweieiigen von 0–23 %). Diese allein kann die Depressionsentstehung aber nicht erklären, da sonst alle eineiigen Geschwister eine Depression entwickeln müssten. Weiterhin ist es sehr unwahrscheinlich, dass es ein einziges „Depressionsgen" gibt, vielmehr geht man von **polygenetischen Zusammenhängen** aus. Unter anderem wird eine Variation der Promotorregion des **Serotonin-Transportergens** mit der Depressionsentwicklung in Verbindung gebracht.

Störung der Neurotransmission | Nach der **Monoamindysbalance-Hypothese** führt eine Dysbalance von Noradrenalin und/oder Serotonin im synaptischen Spalt zu einer Depression (Abb. 5.3). Diese Hypothese wurde von der Wirkung der Antidepressiva abgeleitet, die diese Konzentration wieder erhöhen.

Die **„cholinerg-noradrenerge Imbalance-Hypothese"** postuliert ein Überwiegen des cholinergen Systems als Ursache der Depression. Sie leitet sich vom depressogenen Effekt des Cholinesteraseinhibitors Physostigmin ab (S. 268).

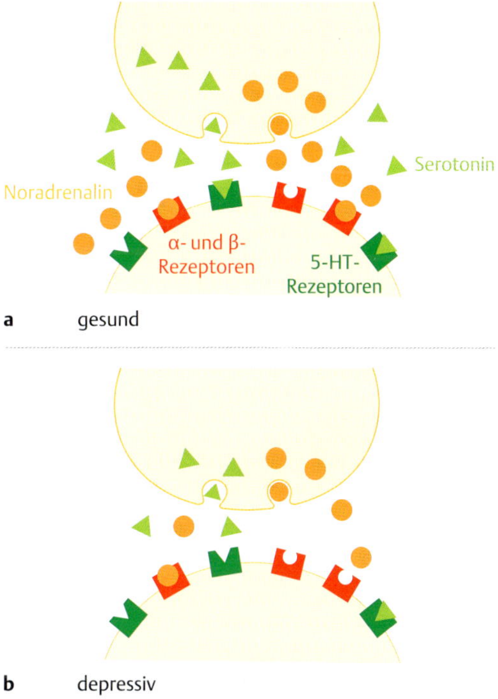

Abb. 5.3 Monoamindysbalance-Hypothese. Eine Dysbalance von Noradrenalin und/oder Serotonin im synaptischen Spalt führt zu depressiven Symptomen. Hier liegt ein Ansatzpunkt für die medikamentöse Therapie.

Auch **Dopamin-** und **α_2-Rezeptoren** scheinen eine Rolle bei der Depressionsentwicklung zu spielen, da ihre medikamentöse Blockade ebenfalls eine antidepressive Wirkung haben kann.

Dysregulation der Hypothalamus-Hypophysen-Nebennierenrinden-Achse | Wie bei Menschen mit chronischem Stress findet man bei Patienten mit Depressionen eine **erhöhte ACTH-** und **Kortisolsekretion** bei verminderter Supprimierbarkeit der Kortisolproduktion im Dexamethason-Hemmtest und verminderter ACTH-Sekretion nach CRF-Gabe.

Praxistipp

Da diese Befunde jedoch nicht spezifisch sind, eignet sich der Dexamethason-Hemmtest nicht als diagnostisches Element bei der Depression.

Psychosoziale Faktoren | Im Vorfeld von Depressionen gibt es häufig **belastende Lebensereignisse** (sog. „Life events", z. B. Beziehungskrisen, Arbeitsplatzverlust, Mobbing- und Burnout-Prozesse), die als **Auslöser** fungieren können. Außerdem haben depressive Menschen in ihrer **Kindheit** häufiger **Traumata** wie den Verlust eines Elternteils durch Tod oder Scheidung erlitten.

Verstärkerverlust | Das **behaviorale Modell** von Lewinsohn stellt den **Verlust von positiven Verstärkern** in den Vordergrund: Ein Mangel oder Wegfall von

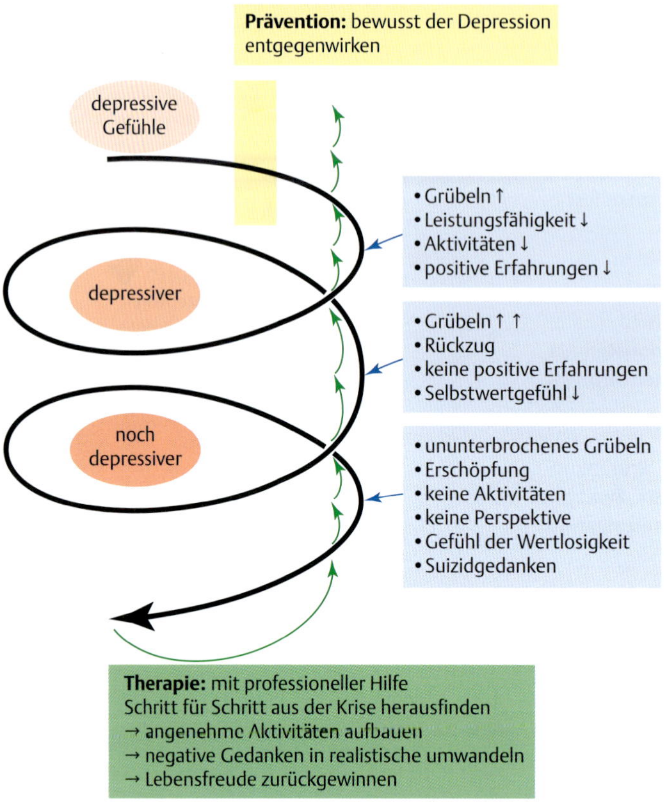

Abb. 5.4 Depressionsspirale. Durch Verminderung von Aktivitäten und sozialen Rückzug kommt es zu einem Verlust an angenehmen Erfahrungen und zu vermehrtem Grübeln; dadurch verstärkt sich die depressive Verstimmung und die Abwärtsspirale wird in Gang gesetzt.

Belohnungen, die bislang für das Wohlbefinden eines Menschen wichtig waren, führt zu Resignation und Depressivität. Hierbei spielen v. a. Verstärker von wichtigen Kontaktpersonen eine Rolle. Aufrechterhalten oder verstärkt wird die Depression dadurch, dass der Patient diejenigen Verhaltensweisen reduziert, die zum Erreichen von Verstärkern dienen könnten (**Depressionsspirale**, **Abb. 5.4**). Therapeutisch wird diesem Prozess durch einen Wiederaufbau von Aktivitäten entgegengewirkt.

Lernpsychologische Faktoren |

- **„Learned Helplessness":** Dieses Modell nach Seligman besagt, dass sich Depressionen als Folge einer **„erlernten Hilflosigkeit"** entwickeln. Seligman stellte fest, dass Hunde, denen man Schmerzreize zugefügt hat, denen sie sich nicht entziehen können, auch in späteren Situationen Passivität und Hilflosigkeit zeigen. Diesem Prinzip folgend sollen Patienten mit Depressionen im Laufe ihres Lebens gelernt haben, sich Situationen hilflos ausgeliefert zu fühlen, ohne Einfluss auf das Geschehen nehmen zu können. Die Ursache dieser gefühlten „Nicht-Kontrollierbarkeit" sehen die Patienten in eigenen Unzulänglichkeiten. Die Übertragung dieser Erfahrung auf praktisch alle Lebenssituationen (→ Verallgemeinerung) führt schließlich zur depressiven Symptomatik.
- **Kognitive Theorie:** Grundlage des kognitiven Modells von Beck ist der Zusammenhang zwischen negativen Gedanken und depressiven Gefühlen. Nach Beck zeigen depressive Menschen drei typische Denkmuster (**„kognitive Triade"**): eine negative Sicht ihrer selbst (negatives Selbstbild), anderer und der Zukunft. Auch die kognitive Theorie geht davon aus, dass Kränkungs- und Verlusterlebnisse aus der eigenen Lebensgeschichte für die negative Sichtweise verantwortlich sind. Aktuelle Stresssituationen aktivieren auf dieser Grundlage die für Depressive typischen Denkmuster. Integriert mit behavioralen Ansätzen (s. o.), ist die kognitive Verhaltenstherapie heutzutage das Standardverfahren zur Behandlung depressiver Störungen (S. 111).

Tiefenpsychologische Theorien | Aus tiefenpsychologischer Sicht wird die Depression als **Folge früher negativer Erfahrungen** (Trennungs- und Verlusterlebnisse, Abhängigkeiten in frühen Objektbeziehungen) aufgefasst, die den Menschen geprägt haben und in aktuellen Krisen wiedererlebt werden. Auf Verlusterlebnisse reagieren die Betroffenen dann sozusagen mit **Selbstaggression**. Es wird auch davon ausgegangen, dass bei Menschen, die eine Depression entwickeln das **Über-Ich** so stark ausgeprägt ist, dass sie ihm nicht entsprechen können. Dies führt zu Schuldgefühlen und Depressivität.

Typus Melancholicus | Der deutsche Psychiater Tellenbach beschrieb, Menschen mit **ausgeprägter Gewissenhaftigkeit, Ordentlichkeit und Leistungsbetonung** als vulnerabel für endogene Depressionen.

5.2.4 Klinik

Depressive Patienten können eine Vielzahl verschiedener Symptome aufweisen, die die unterschiedlichen psychopathologischen Funktionsbereiche betreffen.

MERKE

Leitsymptome einer depressiven Episode sind die mind. 2 Wochen anhaltende **depressive Stimmung**, der **verminderte Antrieb** und der **Interessenverlust**, die fast jeden Tag und die meiste Zeit des Tages bestehen müssen (s. auch **Tab. 5.1**).

Stimmung | Charakteristisch für die depressive Episode sind die **niedergeschlagene** (depressive) **Grundstimmung** und der **Interessenverlust** bzw. die **Freudlosigkeit**. Von einer gewöhnlichen Traurigkeit unterscheidet sich eine solche depressive Episode sowohl qualitativ als auch quantitativ, d. h. der Gemütszustand ist **tiefgreifender** und **länger anhaltend** beeinträchtigt. Zu den weiteren Affektivitätsstörungen zählen **Ängstlichkeit**, eine **dysphorisch-missmutige Stimmung**, ein **vermindertes Selbstwertgefühl** bzw. **Selbstvertrauen** und ein **Gefühl der Wertlosigkeit**.

Typisch für die schwere depressive Episode ist das **„Gefühl der Gefühllosigkeit"**: Die Patienten verspüren eine absolute innere Leere, sie können weder negative noch positive Gefühle empfinden und fühlen sich innerlich wie „abgestorben". Dieses „erlebte Gefühl des Nichtfühlens" wird von den Patienten als extrem belastend empfunden.

Antrieb | Während einer depressiven Episode ist der **Antrieb gemindert**. Die Patienten fühlen sich träge, energielos und klagen über fehlenden Spontanantrieb. Patienten, die an einer **Antriebshemmung** leiden, erleben ihre Energie, Initiative und Aktivität subjektiv als gebremst und blockiert und fühlen sich innerlich unruhig und „innerlich getrieben". Anders als bei der Antriebsminderung kann der Antrieb auch durch maximale Willensanstrengung nicht gesteigert werden.

Antriebsstörungen gehen häufig mit psychomotorischen Störungen einher, die sich sowohl in Form **hypokinetischer** (Bewegungslosigkeit bzw. -mangel) und **hyperkinetischer** (Agitiertheit mit starker innerer Unruhe) Symptome äußern können. Antriebshemmung und Hypokinese können sich bis hin zum **Mutismus** (= schwere Sprechhemmung bei intaktem

Tab. 5.1

Diagnosekriterien für depressive Episoden nach ICD-10 (F32).

Kategorie	Symptome
Leitsymptome	mind. 2 der folgenden Symptome: – depressive Stimmung – Interessenverlust und/oder Freudlosigkeit – verminderter Antrieb mit gesteigerter Ermüdbarkeit
weitere Symptome	mind. 1 weiteres Symptom: – verminderte Denk-, Konzentrations- oder Entscheidungsfähigkeit – Verlust des Selbstvertrauens oder des Selbstwertgefühls – Selbstvorwürfe oder Schuldgefühle, Gefühl der Wertlosigkeit – Suizidgedanken bis hin zu suizidalem Verhalten – psychomotorische Unruhe oder Verlangsamung – Appetitverlust oder gesteigerter Appetit (mit entsprechenden Gewichtsveränderungen) – Schlafstörungen
Dauer	Symptome müssen mind. 2 Wochen andauern und fast täglich die meiste Zeit des Tages bestehen
Zusatzkodierung nach: – ***Schweregrad:*** • *leichte depressive Episode (F32.0): 2 Leit- und mind. 2 weitere Symptome* • *mittlere depressive Episode" (F32.1): 2 Leit- und 3–4 weitere Symptome* • *schwere depressive Episode (F32.2): alle 3 Leit- und mind. 4 weitere Symptome* – ***Vorhandensein psychotischer Symptome:*** *z. B. Wahnideen oder Halluzinationen (F32.3)* – ***Vorhandensein somatischer Symptome:*** *mind. 4 Symptome des somatischen Syndroms (s. Klinik, S. 108)*	

nach WHO/Dilling: Taschenführer zur ICD-10, 6. A., Huber, 2012

Sprechvermögen) und **depressivem Stupor** (= bei vollständig erhaltenem Bewusstsein deutlich eingeschränkte Reizaufnahme und Reaktion in Kombination mit einer relativen Bewegungslosigkeit) steigern.

Praxistipp

Der depressive Stupor gehört zu den psychiatrischen Notfällen, der eine sofortige therapeutische Intervention erfordert! Weitere Einzelheiten hierzu im entsprechenden Kapitel (S. 320).

Denken, Aufmerksamkeit und Konzentration | Während einer depressiven Episode treten häufig typische formale Denkstörungen wie die **Denkverlangsamung** und **-hemmung** auf. Die Gedankenwelt der Patienten ist **unproduktiv** und auf **negative Denkinhalte** (z. B. Hoffnungslosigkeit, Schuldgefühle, hypochondrische Ideen und Verarmungsängste, die z. T. wahnhaftes Ausmaß erreichen können, Suizidgedanken) **eingeengt**. Charakteristisch ist eine **starke Grübelneigung**, die Gedanken der Patienten kreisen unablässig um wenige – i. d. R. negativ besetzte (s. o.) –

Denkinhalte. Konzentrations- und Merkfähigkeit der Patienten sind häufig eingeschränkt. In ausgeprägten Fällen kann sich diese Einschränkung bis hin zur depressiven Pseudodemenz (S. 44) steigern.

Verhalten | Patienten mit Depressionen ziehen sich häufig aus ihrem Sozialleben zurück und haben Schwierigkeiten bei alltäglichen Verrichtungen.

Psychotische Symptome | Bei schweren depressiven Episoden kann es zu psychotischen Symptomen wie Wahn und (seltener) Halluzinationen kommen. Typisch sind sog. synthyme Wahninhalte, die der depressiven Grundstimmung des Patienten entsprechen. Parathyme, nicht zur depressiven Stimmung passende Wahninhalte, wie z. B. der Verfolgungswahn, sind sehr selten.

MERKE

Synthyme Wahninhalte der depressiven Episoden sind **Schuldwahn**, **Verarmungswahn**, **hypochondrischer Wahn**, **nihilistischer Wahn** (Überzeugung, innerlich bereits tot und/oder in einem Totenreich zu sein) und **Verkleinerungswahn** (Gewissheit, körperlich ständig weiter zu schrumpfen).

Praxistipp

Am Ende einer depressiven Episode kommt es bei etwa 10 % der Patienten zu einer hypomanen Nachschwankung. Tritt eine solche nur am Ende einer depressiven Episode auf, darf keine Bipolar-II-Störung diagnostiziert werden (S. 113).

Somatische und vegetative Symptome | Zu den häufigsten somatischen und vegetativen Störungen während einer depressiven Episode zählen:

- Schlafstörungen (jeder Art) und Tagesschwankungen

MERKE

Besonders typisch für die depressive Episode sind das **morgendliche Früherwachen** und das **Morgentief** mit abendlicher Besserung der Symptome.

- Appetitstörungen (häufig Appetitlosigkeit mit Gewichtsverlust, seltener Appetitsteigerung)
- Libidoverlust
- Erschöpfung
- verstärktes Schmerzempfinden
- Veränderungen vegetativer Körperfunktionen (z. B. Obstipation, Kopfschmerzen, Muskelkrämpfe, Ohrgeräusche, Übelkeit, Schwindel)

In diesem Zusammenhang kann nach ICD-10 ein sog. „somatisches Syndrom“ diagnostiziert werden, das auf das ursprüngliche Konzept der endogenen Depression zurückgeht und mit einem guten Ansprechen auf Antidepressiva in Verbindung gebracht wird. In der DSM-IV wird das somatische Syndrom als „melancholische Depression“ beschrieben. Es kann unabhängig vom Schweregrad auftreten, ist aber bei den schwereren Formen häufiger. Diagnostiziert wird es, wenn 4 der folgenden körperbezogenen Symptome vorliegen:

- Interessenverlust
- fehlende Auslenkbarkeit durch freudige Ereignisse (= fehlende Schwingungsfähigkeit)
- Früherwachen
- Tagesschwankungen (v. a. im Sinne eines Morgentiefs)
- Appetit- und Gewichtsverlust
- Libidoverlust
- Hemmung (Denkhemmung oder Antriebshemmung) oder Agitiertheit

5.2.5 Diagnostik

Die Diagnose wird klinisch gestellt, Tab. 5.1 zeigt hierzu die diagnostischen Kriterien nach ICD-10.

Neben der Erhebung des psychopathologischen Befunds können auch standardisierte Eigen- (Beck Depressions-Inventar) und Fremdbeurteilungsskalen (z. B. Hamilton Depression Scale, HAMD [Tab. 1.7, S. 21], oder Montgomery-Asberg Depression Scale, MADRS) die Diagnosefindung unterstützen. Wichtig ist der Ausschluss organischer Ursachen für die Depression (s. Differenzialdiagnosen).

Schweregradbeurteilung | Der Schweregrad der aktuellen Episode wird nach dem Ausprägungsgrad und der Anzahl der Symptome festgelegt (s. Zusatzkodierung in Tab. 5.1).

Praxistipp

Bei leichten depressiven Episoden können die Patienten noch arbeitsfähig sein, bei mittelgradigen sind sie es i. d. R. nicht mehr, und bei schweren bedürfen sie einer kontinuierlichen Betreuung.

5.2.6 Differenzialdiagnosen

Psychische Erkrankungen | Die depressive Episode muss differenzialdiagnostisch abgegrenzt werden von:

- anderen affektiven Störungen wie der bipolaren Störung (S. 113) und den Sonderformen (S. 120)
- Angst- und Zwangsstörungen
- Anpassungsstörungen (als Reaktion auf ein belastendes Lebensereignis)

Differenzialdiagnostische Schwierigkeiten entstehen häufig dadurch, dass die meisten psychischen Störungen mit einer depressiven Begleitsymptomatik einhergehen können und Komorbiditäten nicht selten sind (s. Epidemiologie, S. 105). Entscheidend für die Diagnosefestlegung sind meist der Schwerpunkt

Tab. 5.2

Mögliche organische Ursachen von Depressionen.

körperliche Ursachen	pharmakogene Ursachen
– **zerebrale Erkrankungen:** z. B. Chorea Huntington, Epilepsie, Hirntumoren, Morbus Alzheimer, Morbus Parkinson, Multiple Sklerose – **endokrinologische Erkrankungen:** z. B. Hypo-/Hyperthyreose, Hypo-/Hyperparathyreoidismus, Morbus Addison, Morbus Cushing, Diabetes mellitus – **kardiologische Erkrankungen:** z. B. essenzielle Hypertonie, Z. n. Bypass-OP, Z. n. Myokardinfarkt – **gastroenterologische Erkrankungen:** z. B. entzündliche Darmerkrankungen, Morbus Whipple, Pankreatitis – **metabolische Störungen:** z. B. Leberinsuffizienz, Morbus Wilson, Porphyrie, Urämie, Vitamin B_{12}- oder Folsäure-Mangel – **immunologische Erkrankungen:** z. B. Lupus erythematodes, Panarteritis nodosa, rheumatoide Arthritis – **Infektionskrankheiten:** z. B. AIDS, Borreliose, Influenza, Lues, Tbc, Toxoplasmose, Viruspneumonie – **Karzinome:** z. B. Pankreaskarzinom, Bronchialkarzinom, Ovarialkarzinom	– **Antihypertensiva:** z. B. Betablocker, Clonidin, Reserpin – **Kardiaka:** z. B. Digitalis, Propanolol – **Steroidhormone:** z. B. Gestagene, Glukokortikoide – **Antibiotika:** z. B. Tetrazykline – **Zytostatika:** z. B. Interferon – **Psychopharmaka:** z. B. Antipsychotika, Benzodiazepine (auch bei Entzug) – **Alkohol und Drogen** (auch bei Alkohol-, Koffein- und Nikotinentzug)

der Störung und die **Reihenfolge des Auftretens** der Symptomatik.

Körperliche Erkrankungen und Medikamente | Generell können alle körperlichen Erkrankungen und Medikamente, die eine Funktionsstörung des Gehirns auslösen, depressive Symptome hervorrufen (**Tab. 5.2**). Man spricht dann von einer **sekundären** bzw. **symptomatischen Depression**.

MERKE

Bevor eine depressive Episode diagnostiziert wird, müssen **körperliche Erkrankungen** (z. B. eine Schilddrüsenunterfunktion) und **pharmakogene Ursachen ausgeschlossen** werden.

5.2.7 Therapie

Die Standardtherapie depressiver Patienten besteht in der **kombinierten Anwendung medikamentöser**, **psychotherapeutischer** und **psychoedukativer Verfahren**.

MERKE

Während bei Patienten mit **leichten bis mittelschweren** depressiven Episoden eine **alleinige Psychotherapie** unter Umständen ausreichend ist, erfordert die **schwere** depressive Episode eine **adäquate antidepressive Pharmakotherapie.**

Pharmakotherapie

Therapiephasen | Bei der medikamentösen Therapie der Depression werden drei aufeinander aufbauende Phasen unterschieden: **Akut-, Erhaltungs- und Langzeittherapie** (**Abb. 5.5** und **Tab. 5.3**).

Medikamentenauswahl | Heutzutage steht eine Reihe von Antidepressiva mit verschiedenen Wirkmechanismen zur Verfügung (S. 265). Die Auswahl erfolgt v. a. nach **pragmatischen Kriterien**. So bietet

Tab. 5.3

Therapiephasen in der Pharmakotherapie der depressiven Episode.

Phase	Indikation	Ziel und Dauer	Substanzen
Akuttherapie	i. d. R. immer (Ausnahme: leichte und mittelgradige depressive Episoden, die auf eine alleinige Psychotherapie ansprechen)	**Ziel**: Remissionsinduktion **Dauer**: bis zur Remission der aktuellen depressiven Episode	Auswahl des geeigneten Antidepressivums (Kriterien s. Medikamentenauswahl)
Erhaltungstherapie		**Ziel**: Aufrechterhaltung der Remission (Rückfallprophylaxe[1]) **Dauer**: nach Verschwinden der depressiven Symptomatik für weitere 4–9 Monate	mit dem in der Akuttherapie eingesetzten Antidepressivum in derselben Dosis
Langzeittherapie	≥ 2 depressive Episoden innerhalb der letzten 5 Jahre	**Ziel**: Rezidivprophylaxe[2] **Dauer**: mind. 2 Jahre, ggf. lebenslang[3]	i. d. R. mit der zur Remission führenden Substanz in gleicher Dosierung („what made you well, keeps you well“) alternativ: Lithium

[1] Rückfallprophylaxe = Verhinderung des Wiederauftreten der Symptome, noch ehe eine völlige Gesundung erreicht wurde
[2] Rezidivprophylaxe = Verhinderung des Wiederauftreten der Symptome nach völliger Gesundung
[3] Die aktuelle Leitlinie der deutschen Gesellschaft für Psychiatrie, Psychotherapie und Nervenheilkunde (DGPPN) empfiehlt eine Rezidivprophylaxe von mind. 2-jähriger Dauer; andere Richtlinien schlagen eine deutlich längere Prophylaxe vor.

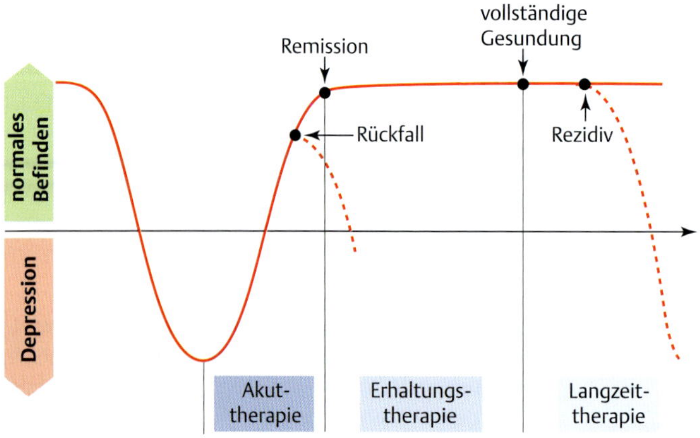

Abb. 5.5 Therapiephasen einer depressiven Störung.

es sich an, bei Patienten mit rezidivierender depressiver Störung zunächst wieder dasjenige Medikament einzusetzen, das bereits in einer vorhergegangenen Episode **wirksam** war und **gut vertragen** wurde. Die individuelle **Präferenz des Patienten** sollte nicht zuletzt aus Compliance-Gründen berücksichtigt werden.

Auch das **allgemeine Nebenwirkungsprofil** ist ein wichtiges Auswahlkriterium. So können bei Patienten mit **Schlafstörungen** und/oder **agitiert-unruhiger Depression** Antidepressiva mit sedierenden Eigenschaften (z. B. Mirtazepin) von Beginn an diese Symptome lindern. Insbesondere bei Schlafstörungen ist auch die kurzfristige (!) Kombination mit einem Benzodiazepin möglich. Patienten mit primär **gehemmt-apathischer Depression** gibt man eher Antidepressiva ohne ausgeprägte sedierende Komponente (z. B. SSRI, SSNRI, MAO-A-Hemmer oder TZA vom Desipramin-Typ).

MERKE

Da die antriebssteigernde Wirkung der Antidepressiva ihrer stimmungsaufhellenden Wirkung vorausgeht, besteht zu Behandlungsbeginn eine **erhöhte Suizidgefährdung**!

Heute beginnt man aufgrund des deutlich geringeren Nebenwirkungsprofils i. d. R. mit neueren Antidepressiva wie den **selektiven Serotonin-Wiederaufnahmehemmern** (SSRI). Anders als bei den älteren trizyklischen Antidepressiva (TZA) werden die kognitiven Funktionen nicht beeinträchtigt und die unangenehmen anticholinergen Nebenwirkungen fehlen.

MERKE

Neuere Antidepressiva sind zwar **nicht wirksamer** als die älteren trizyklischen Antidepressiva, sie sind aber **besser verträglich**. Insbesondere ihre fehlende Kardiotoxizität macht sie hinsichtlich akzidenteller oder absichtlicher (→ Suizid) Intoxikationen – v. a. im ambulanten Bereich – **deutlich sicherer**.

Praxistipp

Aufgrund des erhöhten Intoxikationsrisikos sollten TZA immer nur in kleiner Verpackungsgröße verschrieben werden.

In der **Rezidivprophylaxe** kann alternativ zu den Antidepressiva der Stimmungsstabilisator **Lithium** eingesetzt werden. Lithium besitzt eine erwiesene **antisuizidale Wirkung**, die mit seinen Nebenwirkungen und seiner Toxizität (Möglichkeit des Suizids durch Überdosierung) abgewogen werden muss.

Therapieresistenz | Die Theorie des verzögerten Wirkeintritts der Antidepressiva ist obsolet. Hat sich die Symptomatik des Patienten trotz adäquater Dosierung überhaupt nicht gebessert, sollte man spätestens nach 3 Wochen entweder durch

- **Dosiserhöhung**,
- **Wechsel des Medikamentes**,
- Zugabe eines Präparates aus einer anderen Substanzklasse (= **Augmentation**) oder
- **Zugabe** eines **anderen Antidepressivums**

reagieren. Hierbei ist anzumerken, dass die wissenschaftliche Evidenz für all diese Strategien nicht besonders gut ist.

Praxistipp

Um eine sog. Pseudoresistenz aufgrund einer Unterdosierung auszuschließen, kann es sinnvoll sein, vor einem Strategiewechsel eine Serumspiegeluntersuchung durchzuführen (vgl. S. 263).

Eine Wirkungssteigerung durch **Dosiserhöhung** ist eigentlich nur bei solchen Antidepressiva sinnvoll, für die eine Dosis-Wirkungs-Beziehung nachgewiesen werden konnte (z. B. Venlafaxin), eine solche wird klinisch aber dennoch auch bei anderen oft versucht.

Bei einem **Medikamentwechsel** sollte man auf ein Antidepressivum mit einem **anderen Wirkmechanis-**

mus umstellen. Medikamente mit mehreren Wirkansätzen wie die kombinierten selektiven Serotonin- und Noradrenalin-Wiederaufnahmehemmer (SSNRI) sind wahrscheinlich etwas wirksamer als solche mit nur einem Wirkmechanismus. Gerade bei therapieresistenten Patienten spielen trizyklische Antidepressiva und die irreversiblen Monoaminooxidasehemmer (MAO-Hemmer) weiterhin eine Rolle.
Relativ gute Evidenz liegt für eine **Augmentation** mit Lithium und auch für manche Antipsychotika der 2. Generation vor. Die Wirksamkeit der Augmentationstherapie mit Schilddrüsen- und Sexualhormonen oder Antiepileptika ist nicht in gleicher Weise belegt.
Für die Wirksamkeit einer **gleichzeitigen Gabe verschiedener Antidepressiva** besteht kaum Evidenz. Wenn angewandt, sollten Präparate mit unterschiedlichen Wirkmechanismen kombiniert werden.

Psychotherapie

Wie bei vielen psychischen Störungen ist eine **Psychoedukation** für Patienten und Angehörige im Sinne einer Aufklärung über die Erkrankung, ihre Behandlung und die Selbsthilfemöglichkeiten ein entscheidendes psychotherapeutisches Basisverfahren (S. 91).

MERKE

Psychoedukation fördert die **Kooperation** von Therapeuten, Patienten und Angehörigen in der Behandlung.

Bei den **spezifischen psychotherapeutischen Verfahren** werden in Deutschland die Kosten für zwei Hauptrichtungen von den Krankenkassen erstattet – tiefenpsychologische bzw. psychoanalytische Verfahren und kognitive Verhaltenstherapie:

- Bei der **tiefenpsychologisch fundierten Psychotherapie** wird versucht, die Verbindungen zwischen individueller Lebensgeschichte und den aktuellen Konflikten zu erhellen und zu bearbeiten. Hierbei wird versucht, Eindrücke und Erlebnisse der frühen Kindheit und Jugend in Erinnerung zu bringen und zu analysieren (v. a. Abhängigkeiten in früheren und späteren Objektbeziehungen, Enttäuschungen). Unbewusste Konflikte sollen dem Bewusstsein zugänglich gemacht werden und dadurch ihren störenden Einfluss verlieren. Ziel ist es, aktuell bestehende Konflikte (z. B. starke Abhängigkeitswünsche, Enttäuschungen, Wut, Ambivalenzen) adäquater lösen zu können. Als therapeutische Techniken werden Deutung, Übertragung und Gegenübertragung genutzt.
- Bei der **kognitiven Verhaltenstherapie** werden verhaltenstherapeutische und kognitive Verfahren miteinander kombiniert:
  - Im **kognitiven Teil** der Therapie wird versucht, das depressiv verzerrte Denken im Sinne der „kognitiven Triade“ nach Beck (S. 106) in Richtung eines **realistischeren und hilfreicheren Denkens** zu korrigieren. Dies erfolgt im **sokratischen Dialog**: Geschicktes Fragen ermöglicht es den Patienten, ihre negativen Denkmuster selbst zu erkennen und zu korrigieren. So werden zum Beispiel Gedanken wie „Ich kann das nicht, ich brauche gar nicht damit anzufangen“ im sokratischen Dialog durch hilfreichere Gedanken wie „Nobody is perfect“, „In kleinen Schritten kann es gehen“ oder „Aus Fehlern kann man lernen“ ersetzt.
  - Im **verhaltenstherapeutischen Teil** geht es häufig zunächst um einen **Wiederaufbau von Aktivitäten**, die es den Patienten ermöglichen, überhaupt wieder positive Erfahrungen zu machen. Mithilfe sog. **Depressionstagebücher** werden Zusammenhänge zwischen Aktivität und Stimmungslage aufgedeckt und dann an einer planvollen Steigerung der angenehmen, verstärkenden Aktivitäten gearbeitet. Viele Patienten erleben sich als selbstunsicher. Daher ist häufig auch ein **Training sozialer Kompetenz** indiziert, um soziale Fertigkeiten zu verbessern und soziale Beziehungen befriedigend gestalten zu können. In Rollenspielen lernen die Patienten z. B., Kontakt herzustellen, berechtigte Forderungen auszusprechen, konstruktiv Kritik zu üben oder ihre Gefühle besser auszudrücken. Ein weiteres Element der kognitiven Verhaltenstherapie ist die Vermittlung von **Problemlösestrategien**, mit denen die Patienten dem Gefühl der Hilflosigkeit entgegenwirken können. Neuere Ansätze betonen die **Ressourcenorientierung** der kognitiven Verhaltenstherapie. Dies bedeutet, dass weniger die Defizite im Vordergrund stehen, sondern mehr vorhandene Stärken der Patienten aufgegriffen werden sollen. Darüber hinaus werden im Rahmen der Verhaltenstherapie (oder auch unabhängig davon) **Entspannungsverfahren** wie die Progressive Muskelrelaxation oder das Autogene Training zur aktuellen Entspannung und als Mittel zur Stressbewältigung erlernt.

Die **Interpersonelle Psychotherapie (IPT)** ist eine Therapieform, die auf die Behandlung von Depressionen zugeschnitten ist. Zwischenmenschliche Schwierigkeiten, persönliche Verluste, Einsamkeit oder eine Veränderung in der sozialen Rolle (z. B. Verrentung, Kinder gehen ihrer Wege) können zur Entwicklung einer depressiven Episode beitragen. Umgekehrt kann die Depression Probleme in den zwischenmenschlichen Beziehungen verursachen (z. B. soziale Isolierung durch die Depression, Aggressivität bzw. Überbehütung als Reaktion auf die Depression eines Partners). Im Rahmen der IPT wird versucht, effektive Strategien für das Bewältigen der aktuellen Probleme mit anderen Menschen zu entwickeln.

Zur Psychotherapie **chronischer Depressionen** ist ein Verfahren entwickelt worden, das behaviorale, kognitive und interpersonelle Strategien integriert und zugleich psychodynamische Aspekte berücksichtigt: **Cognitive Behavioral Analysis System of Psychotherapy (CBASP)**. Spezifisch für diese Therapie ist der Fokus auf der Verbesserung der Wahrnehmungsfähigkeit hinsichtlich der interpersonellen Auswirkungen des eigenen Verhaltens. Dabei wird auch die therapeutische Beziehung thematisiert und als Modellsituation für die Entwicklung und Erprobung von Handlungsalternativen genutzt.

5

Weitere Therapieverfahren

Zum Wirkprinzip sowie zur technischen Durchführung der einzelnen Methoden siehe entsprechende ausführliche Beschreibungen ab S. 293.

Elektrokrampftherapie (EKT) | Die therapeutische Wirkung der EKT ist am besten bei **schweren Depressionen** mit wahnhafter Symptomatik, psychomotorischer Hemmung (depressiver Stupor) oder **akuter Suizidalität** nachgewiesen. In diesen Notfallsituationen wird sie manchmal auch **primär** angewendet, da sie der antidepressiven Pharmakotherapie wegen ihres **schnellen Wirkungseintritts** überlegen ist. **Sekundär** wird sie bei Patienten mit **pharmakoresistenter Depression** eingesetzt. So kommt es bei 60–80 % der Patienten, bei denen Antidepressiva nicht geholfen haben, zu einer deutlichen Besserung der Symptomatik. Allerdings halten diese Effekte oftmals nicht an, sodass in schweren Fällen sogar eine Erhaltungstherapie mit EKT zu erwägen ist.

MERKE

Die **pharmakoresistente Depression** ist heute die mit Abstand **häufigste Indikation** für den Einsatz der **EKT**.

Schlafentzug | Depressiv Erkrankte weisen ein verändertes REM-Schlaf-Muster auf. Typisch sind eine **verkürzte REM-Latenz** (die erste REM-Schlafphase nach dem Einschlafen ist vorverlegt und verlängert) und eine **erhöhte REM-Schlaf-Dichte** (während der REM-Schlafes werden deutlich mehr Augenbewegungen ausgeführt).

Rund **60 %** aller Patienten mit Depressionen fühlen sich am Tag nach einem Schlafentzug **besser**. Dabei ist die partielle Umsetzungsform ebenso wirksam wie die komplette. Der **antidepressive Effekt** ist allerdings nur **vorübergehend**, sodass häufig Wiederholungen notwendig sind (meist 2–3-maliger Schlafentzug pro Woche).

Praxistipp

Schlafentzug kann helfen, die Zeit bis zum Wirkungseintritt einer Therapie mit Antidepressiva zu überbrücken.

Sport | Bei Ausdauersport baut der Körper Stresshormone ab und bildet gleichzeitig Endorphine. Sport hilft also, Stress abzubauen, und erhöht das Selbstbewusstsein und die Selbstsicherheit. Diese Effekte können auch bei depressiv Erkrankten nutzbar gemacht werden.

Lichttherapie | Die Licht- oder Phototherapie wird erfolgreich bei Patienten mit jahreszeitlicher Bindung der depressiven Phasen eingesetzt (**saisonal abhängige Depression**, S. 120). Aber auch bei nicht saisonal abhängigen Depressionsformen hat sie möglicherweise einen adjuvanten Effekt.

Soziotherapie | Soziotherapeutische Maßnahmen sollen dem Patienten helfen, trotz der krankheitsbedingten Einschränkungen den Alltag zu meistern. Die Angebote betreffen v. a. folgende Bereiche:

- **Arbeit** (z. B. Einleitung von Arbeitsversuchen, Umstellung auf Teilzeitarbeit, Umschulungsmaßnahmen)
- **Wohnen** (z. B. betreutes Einzelwohnen, therapeutische Wohngemeinschaft, Haushaltshilfen, Betreuung minderjähriger Kinder)
- **Finanzen** (z. B. Sicherung der finanziellen Grundversorgung, Verrentungsmaßnahmen, Wohngeldzuschuss, Schuldnerberatung)
- **Freizeit** (z. B. Kontaktstellen für Patienten, Patientenclubs, Teestuben, Sport- und Freizeitprogramme von Vereinen, Kirchen, Volkshochschulen, Seniorenheimen und -tagesstätten)

In Kliniken und in ambulanten Einrichtungen, wie z. B. den sozialpsychiatrischen Diensten, sind Sozialpädagogen angestellt, die auf die jeweilige soziale Situation des Patienten eingehen und ihn unterstützen bzw. notwendige Hilfsangebote vermitteln.

5.2.8 Verlauf

Anders als die anhaltenden affektiven Störungen (S. 117) verläuft die unipolare Depression **phasenhaft**. In den meisten Fällen **klingen** die Episoden wieder **vollständig ab**, es kann aber auch eine **Restsymptomatik** bleiben und bei etwa **20 % chronifiziert** die Erkrankung.

Nach einer ersten depressiven Episode liegt das **Wiedererkrankungsrisiko** bei etwa 50 %. Nach der zweiten Phase steigt es auf 70 %, nach der dritten Episode beträgt es 90 %.

Unbehandelt dauert eine **depressive Episode** im Durchschnitt **6–8 Monate**, manchmal aber auch bis zu 24 Monate. Die **mittlere Zykluslänge** (= Zeitspanne zwischen dem Beginn einer Episode bis zum Beginn der nächsten) beträgt **4–5 Jahre**, wobei die Episodenhäufigkeit im Gegensatz zu schizophrenen Störungen im Alter eher zunimmt.

Praxistipp

Depressive Episoden können viele Monate bis Jahre andauern. Der Behandler darf sich dadurch nicht entmutigen lassen. Entscheidend im Umgang mit depressiven Patienten sind Geduld und psychiatrisches Stehvermögen!

Bei den Ursachen für **soziale Beeinträchtigung** nimmt die unipolare Depression einen Spitzenplatz vor Volkskrankheiten wie dem Diabetes mellitus oder der koronaren Herzkrankheit ein. Menschen mit Depressionen müssen die größte Zahl an Jahren mit sozialer Beeinträchtigung leben.
Das **Suizidrisiko** ist sehr hoch. Etwa 60–70 % aller akut depressiv Kranken haben Todeswünsche und Suizidideen, **etwa 15 %** der Patienten versterben durch Suizid.

5.3 Bipolare affektive Störung (F31)

Key Point

Bipolare affektive Störungen sind durch das episodenhafte Auftreten der beiden affektiven Syndrompole der Manie („himmelhoch jauchzend") bzw. Hypomanie und der Depression („zu Tode betrübt") gekennzeichnet. Ein Wechsel zwischen manischen und depressiven Phasen wird als Bipolar-I-, zwischen hypomanischen und depressiven Phasen als Bipolar-II-Störung bezeichnet.

5.3.1 Definition und Einteilung

Tritt als Erstmanifestation eine Manie auf, so wird diese nach **ICD-10** zunächst als **manische Episode** diagnostiziert. Kommt im Verlauf eine depressive Episode hinzu, wird die Krankheit als **bipolare affektive Störung** klassifiziert. Im **DSM-IV** wird hingegen bereits bei einer manischen Episode eine bipolare affektive Störung diagnostiziert (sog. **Bipolar-I-Störung**, Tab. 5.4). Erreichen die Patienten nicht den Schweregrad einer manischen Krankheitsepisode, spricht man von einer **Episode mit hypomanischen** (ICD-10) oder **„hypomanen"** (DSM-IV) **Symptomen**.
Im Diagnoseschlüssel des DSM-IV werden zusätzlich die Kategorien **Bipolar-II-Störung** und **Rapid Cycling** aufgeführt (Tab. 5.4).
Ferner gibt es sog. **manisch-depressive Mischzustände** bzw. **gemischte Episoden**, bei denen sowohl depressive als auch manische Symptome innerhalb einer Krankheitsphase auftreten.

Tab. 5.4

Einteilung der bipolaren affektiven Störungen nach DSM-IV.

Form	Definition
Bipolar-I-Störung (Abb. 5.2b)	zeitlich versetztes Auftreten manischer und depressiver Episoden
Bipolar-II-Störung (Abb. 5.2c)	zeitlich versetztes Auftreten **hypomanischer** und depressiver Episoden **Beachte**: Tritt die Hypomanie als Nachschwankung einer depressiven Episode auf, wird keine Bipolar-II-Störung diagnostiziert.
Rapid Cycling (Abb. 5.2f)	≥ 4 Episoden einer bipolar affektiven Störung innerhalb 1 Jahres **Beachte**: Bei manchen Patienten erfolgt der Wechsel innerhalb von Wochen oder Tagen, bei einigen sogar innerhalb von Stunden.

zusammengefasst und modifiziert aus Saß, H. et al. Diagnostische Kriterien DSM-IV-TR, Hogrefe, 2003

Praxistipp

Die Bipolar-II-Störung, gemischte affektive Episoden und Rapid Cycling können im ICD-10 unter „Sonstige bipolare affektive Störungen" verschlüsselt werden.

5.3.2 Epidemiologie

Die Lebenszeitprävalenz der **bipolaren affektiven Störungen** liegt bei **1–2 %**. **Monopolare Manien** (Verläufe mit ausschließlich manischen Episoden) sind **sehr selten**. Im Gegensatz zur rezidivierenden depressiven Störung sind Männer und Frauen von bipolaren affektiven Störungen in etwa **gleich häufig** betroffen. Die Episoden im Rahmen einer bipolaren affektiven Störung beginnen durchschnittlich fast 15 Jahre **früher** als unipolare Depressionen, der Erkrankungsgipfel liegt zu Beginn des **3. Lebensjahrzehnts**.
Bei bipolaren affektiven Störungen besteht eine **hohe Komorbidität** mit anderen psychischen Erkrankungen wie den Angststörungen, Missbrauch bzw. Abhängigkeit von psychotropen Substanzen, Persönlichkeitsstörungen (v. a. der emotional instabilen Persönlichkeitsstörung vom Borderline-Typ) und der Aufmerksamkeitsdefizit-/Hyperaktivitätsstörung (ADHS).

5.3.3 Ätiologie und Pathogenese

Ähnlich wie bei der Schizophrenie und der unipolaren affektiven Störung werden in einem **Vulnerabilitäts-Stress-Bewältigungs-Modell** verschiedene genetische, neurobiochemische, biologische – den Schlaf-Wach-Rhythmus betreffende – und psychosoziale Faktoren integriert (Abb. 1.2, S. 16).
Genetische Faktoren | Bipolare affektive Störungen weisen eine deutlich **stärkere genetische Disposition** auf als die unipolaren Störungen. Die **Konkordanzrate**

zwischen **eineiigen Zwillingen** liegt bei bis zu **80 %**. Bei einem erkrankten Elternteil steigt das Erkrankungsrisiko für die Nachfahren von etwa 1 % in der Normalbevölkerung auf 20 %, sind beide Elternteile betroffen, auf bis zu 50–75 %. Auch bei der bipolaren affektiven Störung macht nicht ein einzelnes Gen, sondern machen mehrere Gene und ihr Zusammenwirken die genetische Veranlagung aus. Verschiedene Kandidatengene wurden untersucht, alle erklären die Krankheitsentwicklung aber nur zu einem kleinen Teil.

MERKE

Genetische Faktoren spielen bei der Entstehung der **bipolaren affektiven Störung** eine **größere Rolle** als bei den unipolaren affektiven Störungen.

Störung der Neurotransmission | Die Prädisposition äußert sich in einer gestörten Interaktion zwischen bestimmten zerebralen **Neurotransmittern**, insbesondere Noradrenalin, Serotonin und Dopamin. Besonders die Aktivitäten im limbischen System scheinen betroffen zu sein. Das Gleichgewicht im Neurotransmitteraustausch an den Synapsen ist gestört, was sich in einem verminderten (depressive Episode) oder erhöhten (manische Episode) Neurotransmitterfluss ausdrückt und letztendlich zu den sichtbaren Symptomen der Erkrankung führt.

Erworbene Hirnschädigungen | Neben den genetischen Faktoren können auch **erworbene Schädigungen des Gehirns** (z. B. durch Virusinfektionen während der Embryonalentwicklung) an der Entstehung einer bipolaren affektiven Störung beteiligt sein.

Psychosoziale Faktoren | Lebensgeschichtliche Erfahrungen, v. a. in Kindheit und Jugend, die den Aufbau von stabilen und sicheren Beziehungen verhindert haben (Verlusterlebnisse, Missbrauchserfahrungen, Gewalt), gelten als psychosoziale Vulnerabilitäten.

Lebensführung | Menschen mit bipolaren affektiven Störungen, die eine erhöhte Empfindlichkeit des Neurotransmittersystems zeigen, reagieren deutlich sensibler auf Veränderungen der zirkadianen biologischen Rhythmen (z. B. Schlaf-Wach-Rhythmus). Ein **unregelmäßiger Lebensrhythmus** kann das Auftreten einer Krankheitsepisode begünstigen. Auch **Stress** ist ein häufiger **Auslöser**. Wenn aktuelle oder chronische Belastungen die Anpassungsfähigkeiten übersteigen, kann es bei prädisponierten Menschen zum Auftreten einer depressiven oder manischen Phase kommen. Auch an sich positive „Life events" wie Hochzeit oder Urlaubsreisen können solche Stressoren darstellen.

MERKE

Protektiv wirken die **Unterstützung** durch das **soziale Umfeld** (Familie, Arbeitsplatz, Freundeskreis) und ein **kompetenter Umgang** mit dem **Rezidivrisiko.** Diese Faktoren sind wichtige Ansatzpunkte für psychotherapeutische Verfahren.

5.3.4 Klinik

Depressive Episode | Die Symptomatik depressiver Episoden im Rahmen einer bipolaren affektiven Störung entspricht derjenigen der **unipolaren depressiven Störung** (S. 107). Allerdings leiden die Patienten deutlich **häufiger** an **psychotischen Symptomen** (ca. 50 %). Patienten mit bipolarer affektiver Störung zeigen in der depressiven Phase manchmal sog. **atypische Symptome** wie starke innere Unruhe, einen vermehrten Appetit und ein vermehrtes Schlafbedürfnis.

Manische Episode | Diese zeichnen sich durch eher **gegensätzliche Veränderungen** aus.

MERKE

Das Leitsymptom der voll ausgeprägten Manie ist die **situationsinadäquate euphorische oder gereizt-aggressive Stimmung.**

- **Stimmung:** Die Patienten sind extrem leicht irritier- und ablenkbar, die Stimmung **schwankt häufig in schnellem Wechsel** zwischen Euphorie, Dysphorie, Heiterkeit, Gereiztheit, übermäßiger Vertraulichkeit, Misstrauen und Aggressivität. Anders als bei der Hypomanie (s. u.) empfinden Außenstehende die Stimmungslage der Patienten i. d. R. als **befremdlich** und **krankhaft**.
- **Antrieb:** Während der manischen Phase sind Antrieb und Aktivitätsniveau **deutlich gesteigert**, was sich in einem ausgesprochenen **Rede-, Taten- und Bewegungsdrang** manifestiert.
- **Denken, Aufmerksamkeit und Konzentration:** Die Aufmerksamkeits- und Konzentrationsfähigkeit sind **vermindert**, die **Wahrnehmung gesteigert**. Die Patienten nehmen ihre Umgebung sehr viel intensiver wahr als Gesunde. Charakteristisch für die Manie ist die **Ideenflucht**, die von den Betroffenen subjektiv als **Gedankenrasen** empfunden wird.
- **Verhalten:** Während der manischen Episode **fallen** die normalen **„sozialen Hemmungen" weg**, die Patienten sind **distanzlos** (bis hin zur Promiskuität), werden **„übergriffig"** (z. B. sexuelle Belästigung, Gewalttaten) und zeigen eine **maßlose Selbstüberschätzung**. Letztere führt gemeinsam mit **Größenwahn** (s. u.) und einer ausgeprägten **Entschlussfreudigkeit** zu **leichtsinnigen Verhaltensweisen**, wie z. B. übermäßiges Geldausgeben („über die Verhältnisse leben"). **Krankheitsgefühl**

und -einsicht fehlen in der manischen Phase fast immer, das Risiko für **Eigen-** (z. B. Verschuldung mit finanziellem Ruin) und **Fremdgefährdung** (aggressives Verhalten) sind dementsprechend deutlich **erhöht**, die berufliche und soziale Integrationsfähigkeit völlig aufgehoben.

Praxistipp

Die fehlende Krankheitseinsicht während der manischen Episode erfordert nicht selten eine richterliche Einweisung nach dem Unterbringungsgesetz zum Schutz des Kranken und seiner Umgebung (S. 257).

- **Psychotische Symptome:** Bei etwa **50 %** der Patienten treten zusätzlich psychotische Symptome auf (sog. **Manie mit psychotischen Symptomen**). Typisch ist der **stimmungskongruente Größenwahn**.
- **Somatische und vegetative Symptome:** In der manischen Phase besteht praktisch **kein Schlafbedürfnis**, **Libido und Potenz** sind deutlich **gesteigert**.

Hypomanische Episode | Von einer Hypomanie wird gesprochen, wenn die Symptomatik nicht den Schweregrad einer manischen Krankheitsepisode erreicht. Typisch ist die **anhaltend gehobene Stimmung**, die von Außenstehenden – anders als bei der voll ausgeprägten Manie – i. d. R. nicht als pathologisch empfunden wird. Die Patienten fühlen sich sehr wohl in ihrer Haut und sind ausgesprochen leistungsfähig und gesellig. Häufig sind das Schlafbedürfnis vermindert und die Libido gesteigert.

Praxistipp

Eine Hypomanie unterscheidet sich von der Manie klinisch primär im Schweregrad der Symptome und einer geringeren psychosozialen Beeinträchtigung.

5.3.5 Diagnostik

Die Diagnose wird **klinisch** erstellt. Wichtig ist eine gute **Eigen- und Fremdanamnese**, um z. B. auch durch eine Befragung der Angehörigen Hinweise auf manische oder hypomanische Phasen in der Vergangenheit zu erhalten. Die Patienten können ihr jeweiliges Befinden in **Stimmungstagebüchern/-protokollen** dokumentieren. In der Zusammenschau bieten sich dafür sog. **Phasen- oder Episodenkalender** (Life charts) an, in denen neben der Symptomatik auch therapeutische Interventionen protokolliert werden. Zur Einstufung des Schweregrades steht als Fremdbeurteilungsskala die **Young Mania Rating Scale (YMRS)** zur Verfügung.

Tab. 5.5

Diagnosekriterien der manischen Episode nach ICD-10 (F30).

Kategorie	Symptome
Leitsymptom	gehobene-euphorische oder gereizte Stimmung
weitere Symptome	mind. 3 weitere Symptome (bei gereiztem Affekt 4 weitere Symptome): – gesteigerter Antrieb, Ruhelosigkeit – vermehrte Gesprächigkeit, Rededrang – Ideenflucht, subjektives Gefühl von Gedankenrasen – starke Ablenkbarkeit, andauernder Wechsel von Aktivitäten und Plänen – vermindertes Schlafbedürfnis – gesteigerte Libido – Wegfall sozialer Hemmungen – überhöhte Selbsteinschätzung oder Größenideen – leichtsinniges Verhalten, Risiken werden nicht beachtet
Dauer	Symptome müssen mind. 1 Woche durchgehend bestehen.
Zusatzkodierung: *nach Schweregrad und Vorhandensein psychotischer Symptome*	
nach WHO/Dilling: Taschenführer zur ICD-10, 6. A., Huber, 2012	

Tab. 5.5 zeigt die ICD-10-Kriterien der **Manie**. Um die Diagnose stellen zu können, müssen die Symptome für **mehr als 1 Woche** anhalten.

Von der voll ausgeprägten Manie wird die **Hypomanie** abgegrenzt, bei der mind. 4 Tage lang eine deutlich gehobene oder gereizte Stimmung und mind. 3 weitere manische Symptome in leichter bis mittelschwerer Ausprägung bestehen müssen.

In beiden Fällen müssen **organische Erkrankungen** als Ursache der Symptomatik **ausgeschlossen** werden.

5.3.6 Differenzialdiagnosen

Psychische Störungen | In der **Adoleszenz** und im **frühen Erwachsenenalter** kann die Diagnosestellung wegen der noch nicht abgeschlossenen Persönlichkeitsentwicklung schwierig sein. Typische Differenzialdiagnosen in diesem Alter sind die Aufmerksamkeitsdefizit-/Hyperaktivitätsstörung (**ADHS**), die **emotional instabile Persönlichkeitsstörung vom Borderline-Typ** und die **Entwicklungskrise**.

Im **Erwachsenenalter** muss v. a. die **unipolare affektive Störung** (S. 104) differenzialdiagnostisch abgegrenzt werden, da die erste Episode häufig eine Depression ist. In vielen Fällen kann eine abschließende Diagnose daher erst im Verlauf gestellt werden. Die Grenze zur **schizoaffektiven Störung** und **Schizophrenie** kann schwer zu ziehen sein, da auch im Rahmen einer manischen Episode psychotische Symptome auftreten können.

Praxistipp
Bei der bipolaren affektiven Störung treten Wahn und Halluzinationen typischerweise immer zusammen mit ausgeprägten affektiven Symptomen auf, sind stimmungskongruent (Größenwahn) und klingen zusammen mit der affektiven Episode wieder vollständig ohne Residualzustand ab.

5

Organische Erkrankungen und Medikamente | Auch verschiedene organische Erkrankungen und der Konsum von Medikamenten bzw. Drogen müssen differenzialdiagnostisch in Betracht gezogen werden:

- Organische Erkrankungen: Hier sind v. a. neurologische Erkrankungen (z. B. Apoplexie, Chorea Huntington, Demenz, Epilepsie, Hydrozephalus, Migräne, Morbus Parkinson, multiple Sklerose), endokrine Störungen (z. B. Morbus Addison, Morbus Cushing, Erkrankungen der Nebenschilddrüse, postpartale Störungen, Schilddrüsenfunktionsstörungen), Infektionen (z. B. HIV, Mononukleose, Pneumonie, Tuberkulose), Kollagenosen (z. B. systemischer Lupus erythematodes) und Tumoren zu nennen.
- Medikamente und Drogen (z. B. Kortison, manche Antibiotika, psychotrope Substanzen)

5.3.7 Therapie

Pharmakotherapie

Akuttherapie | Die Akuttherapie richtet sich nach der aktuellen klinischen Symptomatik (depressive oder manische Episode).

- Depressive Episode: Im Gegensatz zur rezidivierenden depressiven Störung sollte man mit Antidepressiva zurückhaltend sein, da bei Patienten mit bipolarer Störung ein hohes „Switch-Risiko" in die Manie oder in ein Rapid Cycling besteht. Daher werden depressive Episoden bei Patienten mit bipolarer Störung häufig nur mit Stimmungsstabilisierern, wie Lithium oder Carbamazepin (s. manische Episode), behandelt. Auch manche Antipsychotika der 2. Generation, wie z. B. Quetiapin, haben sich als effektiv erwiesen. Bei schweren depressiven Episoden mit akuter Suizidalität kommt man allerdings um die vorübergehende zusätzliche Gabe eines Antidepressivums oft nicht herum.

MERKE

Das **„Switch-Risiko"** ist bei den verschiedenen Antidepressiva unterschiedlich stark ausgeprägt:

- Am **sichersten** sind die **SSRI**, sodass diese bei der Behandlung einer depressiven Phase im Rahmen einer Bipolarstörung unter gleichzeitigem Schutz mit einem Mood Stabilizer (s. u.) als **Medikamente der 1. Wahl** gelten.
- **Trizyklische Antidepressiva** führen besonders **häufig** zu einem „Switch" und sollten daher bei dieser Indikation **vermieden** werden.

Praxistipp
Wenn unter Behandlung mit einem Antidepressivum eine Hypomanie auftritt, wird keine Bipolar-II-Störung diagnostiziert, sondern eine medikamentös induzierte hypomanische Störung.

- Manische Episode: Gegen manische Episoden wirken Stimmungsstabilisierer (engl.: „Mood Stabilizer") wie Lithium, Carbamazepin und Valproinsäure sowie Antipsychotika. Eine Kombination beider Substanzgruppen ist wirksamer als die Monotherapie. Antipsychotika der 2. Generation, wie z. B. Olanzapin, werden aufgrund der selteneren extrapyramidalen Nebenwirkungen gegenüber Haloperidol bevorzugt, welches aber ebenfalls gut wirksam ist.

Erhaltungstherapie und Rezidivprophylaxe | Da bipolare affektive Störungen eine deutlich höhere Rezidivquote (ca. 90 %) besitzen als die rezidivierende depressive Störung, sollten eine Erhaltungstherapie und eine Rezidivprophylaxe bereits nach der ersten manischen Phase erwogen werden. Spätestens nach der zweiten Episode sind sie indiziert. In der Rezidivprophylaxe werden die Stimmungsstabilisierer Lithium, Valproinsäure und Carbamazepin eingesetzt. Für diese Stimmungsstabilisierer gilt, dass sie manische Episoden besser verhindern können als depressive. Auch einige Antipsychotika der 2. Generation, wie z. B. Olanzapin oder Quetiapin, haben eine Indikation für die Rezidivprophylaxe bipolarer Störungen. Zur Prophylaxe depressiver Episoden im Rahmen bipolarer affektiver Störungen wird das Antiepileptikum Lamotrigin eingesetzt.

Psychotherapie

Praxistipp
Da in der akuten manischen Phase aufgrund der Symptomatik häufig keine Therapiemotivation besteht und ein konzentriertes Gespräch und therapeutisches Arbeiten kaum möglich sind, werden spezifische psychotherapeutische Verfahren zumeist erst nach Abklingen der Akutsymptomatik durchgeführt.
Während der depressiven Phasen bestehen bei Patienten mit bipolaren affektiven Störungen dagegen ein hoher Leidensdruck und ein hohe Therapiemotivation, die unbedingt genutzt werden sollten.

Unter den psychotherapeutischen Verfahren haben sich bei bipolaren affektiven Störungen v. a. **Psychoedukation**, **kognitive Verhaltenstherapie**, **verhaltenstherapeutisch-orientierte Familientherapie** und **interpersonelle und soziale Rhythmustherapie** bewährt.

Die Prinzipien der Therapieverfahren wurden bereits bei der rezidivierenden depressiven Störung beschrieben (S. 111). Es wird aber grundsätzlich ein noch größerer Wert auf ein **verbessertes Stressmanagement**, die Etablierung eines **regelmäßigen Lebensrhythmus** und die **Vorbeugung von Substanzmissbrauch** gelegt, damit der Patient selbst dazu beitragen kann, weitere Erkrankungsphasen zu verhindern.

Die **interpersonelle und soziale Rhythmustherapie (IPSRT)** ist eine für Patienten mit bipolaren affektiven Störungen modifizierte Form der interpersonellen Therapie (IPT, S. 111), die im einzeltherapeutischen Setting durchgeführt wird. Diese manualisierte Therapieform integriert behaviorale, interpersonelle und psychoedukative Ansätze. Ziel dieser kombinierten Therapie ist es, das Risiko einer Wiedererkrankung zu vermindern, indem Unregelmäßigkeiten in Schlaf und Tagesablauf ausgeglichen werden, Stress und zwischenmenschliche Konflikte abgebaut werden und auf eine regelmäßige Medikamenteneinnahme geachtet wird.

5.3.8 Verlauf

Häufig **remittieren** die Episoden **vollständig**. Allerdings erreicht etwa ein Drittel der Patienten im Verlauf der Erkrankung keine Vollremission (symptomfreies Intervall), und etwa 10 % der Betroffenen entwickeln ein Rapid Cycling.

Die **Dauer der einzelnen Krankheitsphasen** ist interindividuell und intraindividuell **sehr unterschiedlich**. Das Spektrum reicht von wenigen Tagen bis zu mehreren Jahren. Im Durchschnitt sind die manischen Episoden kürzer als die depressiven. Die Betroffenen erleben im Mittel **8 Krankheitsphasen**. Die **Zyklusdauer** (= Zeitspanne zwischen dem Beginn einer Episode und dem Beginn der nächsten) beträgt durchschnittlich **3–4 Jahre**.

Nach einem WHO-Report gehören die bipolaren affektiven Störungen weltweit zu den **10 häufigsten Erkrankungen**, die zu einer **andauernden Behinderung** führen (vgl. Abb. 1.1). Die **Suizidrate** liegt mit **15–30 %** höher als bei Patienten mit unipolaren affektiven Störungen.

MERKE

Bipolare affektive Störungen haben eine **stärkere genetische Komponente**, sind **seltener**, **beginnen früher**, haben eine **höhere Suizidrate** und gehen öfter mit **psychotischen Symptomen** einher als die rezidivierende depressive Störung. Außerdem gibt es **keine Geschlechtsunterschiede in der Auftretenswahrscheinlichkeit**.

5.4 Anhaltende affektive Störungen (F34)

Key Point

Anhaltende affektive Störungen sind dadurch gekennzeichnet, dass auftretende depressive oder manische Symptome im Schweregrad oder Umfang nicht ausreichen, um eine depressive oder (hypo-)manische Episode zu diagnostizieren. Anders als bei den phasenhaften Störungen spielt sich die Erkrankung nicht in klar abgrenzbaren Episoden ab, sondern erstreckt sich über einen längeren Zeitraum (mind. 2 Jahre).

5

5.4.1 Definition und Einteilung

Bei den anhaltenden affektiven Störungen unterscheidet man **Dysthymie** und **Zyklothymie**:

- **Dysthymie:** leichte depressive Symptomatik über mind. 2 Jahre; **3 Verlaufstypen** werden beobachtet (Abb. 5.2g und h, S. 104):
  - jahrelang andauernde Symptomatik ohne symptomfreie Intervalle
  - jahrelang andauernde Symptomatik mit zusätzlichen depressiven Episoden (sog. **Double Depression**)
- **Zyklothymie**: instabile Stimmung (Wechsel zwischen leicht depressiver und hypomanischer Symptomatik) über mind. 2 Jahre (Abb. 5.2j, S. 104)

MERKE

Unter **„Double-Depression"** versteht man eine **depressive Episode**, die während einer **Dysthymie** eintritt.

Die „reine" Form der Dysthymie ist selten. Etwa 90 % der Dysthymie-Patienten entwickeln im Laufe ihres Lebens auch einmal eine depressive Episode.

5.4.2 Epidemiologie

Die **Lebenszeitprävalenz** für die Dysthymie liegt bei ca. 6 %, für die Zyklothymie bei ca. 0,5–1 %.

Während **Frauen** bei der **Dysthymie** entsprechend den unipolaren affektiven Störungen doppelt so häufig betroffen sind wie Männer (Verhältnis 2 : 1), ist das Geschlechterverhältnis bei der **Zyklothymie** – ähnlich wie bei den bipolaren affektiven Störungen – eher **ausgeglichen**.

Dysthymie oder Zyklothymie können in jedem Lebensalter beginnen, die **beiden Häufigkeitsgipfel** liegen während der **Adoleszenz** (durchschnittlich mit 15 Jahren) und ab dem **4. Lebensjahrzehnt**.

Komorbiditäten sind bei den anhaltenden affektiven Störungen häufig. Im Vordergrund stehen dabei die

depressiven Episoden bzw. **rezidivierende depressive Störung** („Double-Depression", s. u.). Aber auch Angststörungen, Missbrauch bzw. Abhängigkeit von psychotropen Substanzen oder Persönlichkeitsstörungen (v. a. die emotional instabile Persönlichkeitsstörung bzw. die ängstliche und abhängige Persönlichkeitsstörung) werden beobachtet.

5.4.3 Ätiologie und Pathogenese

Dysthymie und Zyklothymie werden größtenteils als **leichte Formen der uni- und bipolaren affektiven Störungen** verstanden. Daher gelten auch die entsprechenden ätiologischen und pathogenetischen Modelle, wonach genetische, neurobiologische, lebensgeschichtliche und aktuelle psychosoziale Faktoren bei der Verursachung eine Rolle spielen (**Vulnerabilitäts-Stress-Bewältigungs-Modell**, S. 16).

Bei der Dysthymie wird den **entwicklungspsychologischen Bedingungen** in Kindheit und Jugend **(intrapsychische Konflikte)** eine große Bedeutung beigemessen. Dies entspricht dem früheren Konzept der **„neurotischen Depression"**.

Praxistipp

Nachdem sich die ätiologisch fundierte Einteilung nicht wissenschaftlich untermauern ließ, wird heute statt des Ausdrucks „neurotische Depression" die neutrale Bezeichnung „Dysthymie" verwendet.

5.4.4 Klinik

Dysthymie

Bei Patienten mit Dysthymie besteht über **mind. 2 Jahre** eine **leichte depressive Symptomatik**. Grundsätzlich können dabei alle Symptome der depressiven Episode auftreten, sie sind aber weniger stark ausgeprägt. Typisch ist der **chronisch leicht deprimierte Affekt**, der sich als gedrückte oder missmutige Stimmung oder eingeschränkte Schwingungsfähigkeit äußern kann. Daneben zeigen sich Symptome wie Müdigkeit, Antriebshemmung, Konzentrationsstörungen, Pessimismus, Lust- und Interesselosigkeit, Insuffizienzgefühle, Schlafstörungen, Rückzugstendenzen, in manchen Fällen auch Gereiztheit, Wut oder nörglerisches Verhalten. Die Patienten versuchen sich mit ihren Symptomen zu arrangieren und kommen i. d. R. mit den alltäglichen Anforderungen des Lebens und ihrer Arbeit zurecht, wenn auch mit großer Anstrengung und auf reduziertem Funktionsniveau.

MERKE

Belastend bei der Dysthymie ist **weniger die Schwere** der depressiven Symptome als die Tatsache, dass sie **über Jahre hinweg** anhalten.

Tab. 5.6

Diagnosekriterien der Dysthymie nach ICD-10 (F34.1).

Kategorie	Symptome
Leitsymptom	konstante oder konstant wiederkehrende Depression, mit oder ohne Zeiten normaler Affektivität, die max. einige Wochen dauern (sehr selten werden die Kriterien einer leichten oder mittelgradigen depressiven Episode bezüglich Dauer oder Schweregrad erfüllt)
weitere Symptome	In Perioden **depressiver Verstimmungen** treten mind. 3 der folgenden Symptome auf: – Antriebsminderung – Schlaflosigkeit – Insuffizienzgefühle – Konzentrationsschwierigkeiten – sozialer Rückzug – Verlust von Interesse und Freude – verminderte Gesprächigkeit – Pessimismus – Grübeln über Vergangenes – Neigung zum Weinen – Gefühl von Hoffnungslosigkeit und Verzweiflung – erkennbares Unvermögen, mit den Alltagsanforderungen fertigzuwerden
Dauer	mind. 2 Jahre lang

nach WHO/Dilling: Taschenführer zur ICD-10, 6. A., Huber, 2012

Zyklothymie

Patienten mit Zyklothymie sind in ihrer **Stimmung** über **mind. 2 Jahre** hinweg **instabil**. Ähnlich wie bei der Dysthymie leiden die Patienten an einer **chronisch depressiven Verstimmung**, die allerdings von **Zeiten gehobener Stimmung** unterbrochen wird. In diesen Phasen treten die gleichen Symptome wie bei hypomanischen Episoden (S. 115) auf, allerdings sind Umfang und Ausprägungsgrad geringer. Eine Abgrenzung von der normalen gehobenen Stimmung fällt daher manchmal schwer. Die gehobene Stimmung drückt sich durch gesteigerten Antrieb und Geselligkeit, vermehrte Aktivitäten, erhöhtes Selbstvertrauen und Optimismus und vermehrte Begeisterungsfähigkeit aus. Manchmal macht sie sich aber auch durch einen aggressiven Affekt bemerkbar, der mit einer Neigung zu Konfrontationen und Streit verbunden ist.

5.4.5 Diagnostik

Die Diagnose erfolgt **klinisch-anamnestisch**. Körperliche Ursachen müssen ausgeschlossen werden. Für die Diagnosestellung einer Dysthymie und Zyklothymie müssen nach **ICD-10** die Symptome (**Tab. 5.6** und **Tab. 5.7**) **mind. 2 Jahre** lang bestehen.

5.4.6 Differenzialdiagnosen

Psychische Erkrankungen | Insbesondere die Abgrenzung von **chronifizierten depressiven Episoden** bei unipolaren oder bipolaren affektiven Störungen kann schwierig sein.

Tab. 5.7

Diagnosekriterien der Zyklothymie nach ICD-10 (F34.0).

Kategorie	Symptome
Leitsymptom	Stimmungsinstabilität mit mehreren Perioden deprimierter und gehobener Stimmung, mit oder ohne Zeiten normaler Affektivität (die Kriterien für eine mittelgradige oder schwere depressive oder manische Episode werden nicht erfüllt)
weitere Symptome	Während der Perioden mit **depressiven Verstimmungen** treten mind. 3 der folgenden Symptome auf: – Antriebsminderung – Schlaflosigkeit – Insuffizienzgefühle – Konzentrationsschwierigkeiten – sozialer Rückzug – Verlust von Interesse und Freude – verminderte Gesprächigkeit – Pessimismus, Grübeln über Vergangenes
	Während der meisten Perioden mit **gehobener Stimmung** treten mind. 3 der folgenden Symptome auf: – Antriebssteigerung – herabgesetztes Schlafbedürfnis – überhöhtes Selbstgefühl – geschärftes oder ungewöhnlich kreatives Denken – „geselliger, gesprächiger oder witziger als sonst“ – gesteigertes Interesse und Sicheinlassen (auch bezüglich Sexualität) – Überoptimismus oder Übertreibung früherer Erfolge
Dauer	mind. 2 Jahre lang

nach WHO/Dilling: Taschenführer zur ICD-10, 6. A., Huber, 2012

Praxistipp

Sind bei einem Patienten in der Vergangenheit bereits mehrere typische depressive oder manische Episoden mit dazwischenliegenden dysthymen oder zyklothymen Zeiten aufgetreten, wird eine rezidivierende depressive Störung oder eine bipolare affektive Störung diagnostiziert.
Bei Auftreten einer depressiven Episode mit nachfolgender Dysthymie oder Zyklothymie sollten beide Diagnosen gestellt werden.
Bei langjähriger Dysthymie mit folgenden depressiven Episoden wird eine „Double Depression“ diagnostiziert.

Darüber hinaus können viele weitere psychische Störungen mit **depressiven Verstimmungen** einhergehen. Zu denken ist an die posttraumatische Belastungsstörung, die generalisierte Angststörung oder verschiedene Persönlichkeitsstörungen (z. B. die ängstliche, die abhängige oder die emotional instabile Persönlichkeitsstörung).
Dysthyme Symptome können als **Prodromi** Jahre vor einer akuten Phase der **Schizophrenie** auftreten. Wenn sie im Anschluss an schizophrene Episoden auftreten, werden sie als **persistierende Negativsymptomatik** oder als **schizophrenes Residualsyndrom** gewertet.

Organische Erkrankungen | Da jede **chronische körperliche Erkrankung** die Stimmung beeinflussen und ähnliche Symptome hervorrufen kann, müssen organische affektive Störungen (S. 37) durch spezifische Zusatzdiagnostik ausgeschlossen werden.

5.4.7 Therapie

Die Dysthymie und Zyklothymie werden i. d. R. **ambulant** behandelt. Empfohlen wird eine **pharmakologische psychotherapeutische Kombinationsbehandlung.**
Bei **erhöhtem Suizidrisiko** und Auftreten einer **depressiven Episode** kann eine **stationäre Behandlung** notwendig werden. Die Behandlung entspricht dann dem therapeutischen Vorgehen bei depressiven Episoden im Rahmen der unipolaren bzw. bipolaren affektiven Störungen (S. 109 bzw. S. 116).

Pharmakotherapie

Dysthymie: Die medikamentöse Therapie der Dysthymie ähnelt derjenigen der depressiven Episode. Eingesetzt werden in erster Linie selektive Serotonin-Wiederaufnahmehemmer (**SSRI**).
Zyklothymie: Bei Patienten mit Zyklothymie kann bei entsprechendem Leidensdruck eine prophylaktische Therapie mit **Stimmungsstabilisierern** versucht werden. Bei Auftreten depressiver Episoden wird zusätzlich mit **Antidepressiva** behandelt.

Psychotherapie

Da man Dysthymie und Zyklothymie früher den Neurosen zugeordnet und sie fast ausschließlich auf ungünstige Familienverhältnisse oder Lebensereignisse zurückgeführt hat, lag es nahe, sie v. a. **tiefenpsychologisch psychoanalytisch** zu behandeln. Heutzutage gelten die Dysthymie und die Zyklothymie als multifaktoriell verursacht (s. Ätiologie, S. 118). Die eingesetzten psychotherapeutischen Verfahren entsprechen denen der oben beschriebenen episodisch verlaufenden affektiven Störungen (S. 116) mit teilweise anderer Schwerpunktsetzung.
Auch bei Patienten mit Dysthymie oder Zyklothymie ist eine **Psychoedukation** sinnvoll. In der **kognitiven Verhaltenstherapie** liegt der Schwerpunkt zu Beginn auf der Makroanalyse der Störung, d. h., es wird im Rahmen der Therapie eruiert, welche lebensgeschichtlichen Erfahrungen zu den depressiven Denk-, Fühl- und Verhaltensmustern geführt haben und welche Bedingungen diese aktuell aufrechterhalten. Im Rahmen der **Ressourcenorientierung** wird sehr viel Wert darauf gelegt, die Stärken und Fähigkeiten des Patienten herauszuarbeiten, um sie als Ausgangspunkt für die Entwicklung geeigneter

Copingstrategien zu nutzen. Komponenten der Therapie sind – wie in der Behandlung unipolarer affektiver Störungen (S. 111) – der Aufbau angenehmer Aktivitäten, die Förderung der sozialen Kompetenz (inkl. Aufbau eines sozialen Netzes), Paartherapie und die Veränderung depressionsfördernder Kognitionen. Auch die anderen, in den vorherigen Kapiteln vorgestellten Verfahren werden bei Dysthymie und Zyklothymie angewandt.

5.4.8 Verlauf

Unbehandelt nehmen die Störungen einen **chronischen Verlauf**. Die Wahrscheinlichkeit einer Spontanremission ist gering. Ein **erhöhtes Suizidrisiko** ist bei **Dysthymie** anzunehmen, genaue Zahlen liegen aber nicht vor.

5.5 Sonderformen affektiver Störungen

Key Point

Im klinischen Alltag kommen auch Depressionen vor, die sich in Ursachen, Symptomen und dementsprechend auch in der Therapie von den bisher beschriebenen Formen abheben können.

5.5.1 Atypische Depression (F32.8)

Unter atypischer Depression versteht man depressive Episoden, die durch das Auftreten **atypischer, somatischer Symptome** gekennzeichnet sind. Sie stellen quasi das Gegenstück zu denen der „typischen Depression" dar.

Charakteristisch sind die **Hypersomnie** und **Hyperphagie** (sog. Kohlenhydrate-Craving) mit Gewichtszunahme. Die Stimmung ist meist **auslenkbar**. Die Patienten beschreiben oft ein bleiernes Gefühl bleierner Schwere in den Gliedern und sind ausgesprochen **kritikempfindlich**. Die Symptomatik ähnelt derjenigen der saisonalen Depression (s. u.).

Therapeutisch sprechen Patienten mit atypischer Depression besonders gut auf **nichtselektive MAO-Hemmer** an.

5.5.2 Saisonale Depression

Anders als die rezidivierende depressive Störung, die typischerweise im Frühjahr und Herbst beginnt, tritt die saisonale Depression (engl. **„Seasonal Affective Disorder"**, **SAD**) regelmäßig im **Winter** mit Höhepunkt im **Januar und Februar** auf. Viele Patienten zeigen im Frühjahr **hypomane Nachschwankungen**.

Die Symptomatik ähnelt der atypischen Depression (s. o.), charakteristisch sind **Hyperphagie** mit Heißhunger auf Kohlenhydrate und **Hypersomnie**. Anders als bei der atypischen Depression **fehlen** aber die Symptome der **emotionalen Reagibilität** (= Auslenkbarkeit) und die **Kritikempfindlichkeit**.

Ätiologisch wird eine **Störung** des durch das Tageslicht gesteuerten und durch Melatonin modulierten **biologischen Tagesrhythmus** angenommen.

Therapeutisch ist daher die **Lichttherapie** besonders aussichtsreich (zu Wirkprinzip und Durchführung siehe S. 294). Ziel ist es, den Tageslichtmangel in den lichtärmeren Jahreszeiten auszugleichen. Die Therapie kann prophylaktisch im Herbst begonnen werden, aber auch sonst sollte sich der Patient (z. B. bei Spaziergängen) möglichst oft dem Tageslicht aussetzen, das auch im Winter deutlich heller ist als Raumlicht. Weitere Therapieoptionen sind **Antidepressiva** und evtl. auch **Melatonin**.

5.5.3 Wiederkehrende kurze Depression

Bei der wiederkehrenden kurzen Depression (engl. **„Recurrent Brief Depression"**, **RBD**) handelt sich um **kurze depressive Episoden**, die mit **Ausnahme** des **Zeitkriteriums** von mindestens 2 Wochen Dauer **alle Diagnosekriterien** der **rezidivierenden depressiven Störung** erfüllen. Die Episoden treten während des Zeitraums von einem Jahr mindestens einmal pro Monat auf und halten mindestens 2 Tage an. Da sich die depressive Stimmung sehr schnell aus einer normalen Gefühlslage heraus entwickelt, zeichnet sich die Erkrankung durch eine **hohe Rate** an **Suizidversuchen** aus. Etwa **5 %** aller **Hausarztpatienten** sollen an einer wiederkehrenden kurzen Depression leiden.

5.5.4 Postpartale Depression

Bei der postpartalen Depression muss das postpartale Stimmungstief (engl. **„Maternity Blues"** bzw. **„Baby Blues"**) von der echten postpartalen Depression unterschieden werden:

- Das **postpartale Stimmungstief** tritt typischerweise in den **ersten 10 Tagen** nach der Entbindung auf und hält i. d. R. nur einige Tage an. Es ist sehr häufig (> 50 %) und wird nicht als pathologisch angesehen, zumal die Symptome meist rasch von selbst vergehen. Eine Behandlung ist meistens nicht notwendig.
- Die **postpartale Depression** beginnt schleichend **innerhalb von 8 Wochen** nach der Entbindung. Als ursächlich werden die hormonellen Veränderungen nach der Schwangerschaft angesehen. Bis zu 20 % der Mütter entwickeln das Syndrom, der Verlauf ist aber meist leicht. Nur 0,01–0,05 % entwickeln eine schwere depressive Episode. Als wichtigster Risikofaktor gelten psychische Erkrankungen vor der Schwangerschaft. Die Behandlung entspricht derjenigen der depressiven Episode (S. 109). In einigen Fällen ist eine stationäre Therapie erforderlich, da die Betroffenen Suizidideen und Tötungsgedanken hinsichtlich des Kindes entwickeln können.

Kapitel 6

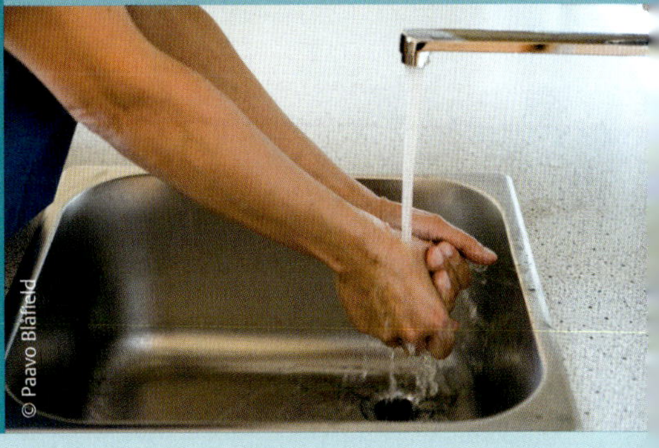

6 Neurotische, Belastungs- und somatoforme Störungen (F40–48)

Angst aus heiterem Himmel

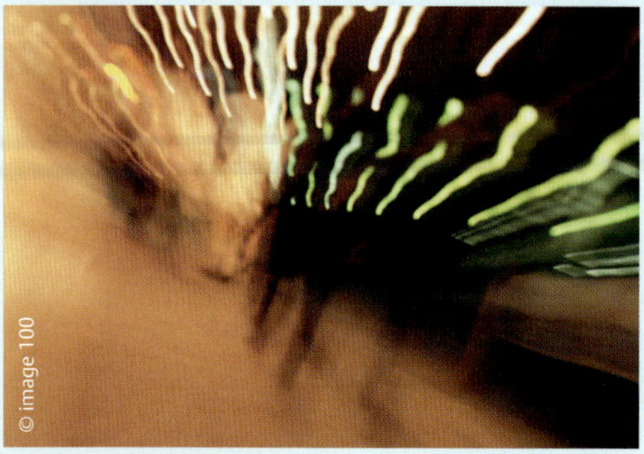

© image 100

Ständige Panikattacken

Auf dringende Empfehlung seines Hausarztes sucht der 40-jährige Rechtsanwalt Philipp Kleinfeld den niedergelassenen Psychiater Dr. Senner auf. Herr Kleinfeld berichtet, bereits seit 4 Jahren an ständigen Panikattacken zu leiden. Er habe lange Zeit nicht wahrhaben wollen, dass seine Symptome nicht-organischer Natur sein könnten. Die Folge sei eine Odyssee von Arztbesuchen gewesen, jedoch wurde nie etwas Konkretes festgestellt.

Die erste Panikattacke sei nach einer sehr anstrengenden Woche in seiner Kanzlei aufgetreten. Er vermutete damals einen Herzinfarkt und habe sofort die Notaufnahme aufgesucht – ein EKG und alle weiteren Untersuchungen seien jedoch unauffällig ausgefallen. Zunächst beruhigt, habe er die Arbeit in seiner Kanzlei wieder aufgenommen. In der Folgezeit sei es aber immer wieder und in völlig unerwarteten Situationen zu Panikanfällen gekommen. Während der Attacken habe er starke Angstgefühle, Herzrasen, Schwindel und meine manchmal sogar, er müsse ersticken. Schließlich habe er sich so beeinträchtigt gefühlt, dass er seine Kanzlei verpachtet habe und mit seiner Ehefrau jetzt von den Ersparnissen lebe. Inzwischen traue er sich fast nicht mehr alleine aus dem Haus. Vor allem das Benutzen öffentlicher Verkehrsmittel halte er kaum aus und auch seine früheren Hobbys wie Tauchen und Skifahren habe er aus Angst, dabei einen Panikanfall zu erleiden, aufgegeben.

Nach seiner Biografie gefragt, berichtet Herr Kleinfeld, dass er als einziger Sohn von seiner Mutter liebevoll aufgezogen worden sei. Sein Vater sei früh an Krebs verstorben. Er sei ein zurückhaltendes, eher ängstliches Kind gewesen. Die Beziehung zu seiner Mutter sei auch heute noch sehr fürsorglich. Mit seiner Frau sei er seit 10 Jahren verheiratet. Obwohl sie sich beide Kinder gewünscht hätten, sei die Ehe jedoch leider kinderlos geblieben.

Teufelskreis und Exposition

Nach einem ausführlichen Gespräch schlägt Dr. Senner seinem Patienten eine kognitive Verhaltenstherapie vor, auf die sich Herr Kleinfeld nach anfänglichem Zögern einlässt. In den folgenden Sitzungen lernt er den teufelskreisartigen Ablauf seiner Panikanfälle kennen und verstehen. Verhaltens- und kognitive Analysen ergeben, dass sein agoraphobes Verhalten v. a. durch das Gefühl des „Alleinseins“ und die Befürchtung, „das sichere Haus verlassen zu müssen“, ausgelöst wird. Er erkennt, dass er seine Katastrophengedanken durch das Erlernen gelassenerer Kognitionen steuern kann.

Im nächsten Schritt beginnt Herr Kleinfeld mit den Übungen (sog. Verhaltensexperimenten). Nachdem Dr. Senner ihn vorbereitend über die Rolle von Vermeidung, Habituation und Exposition informiert hat, konfrontiert er seinen Patienten mit dessen typischen Paniksymptomen: Im geschützten Umfeld werden Schwindel, Herzrasen und Kurzatmigkeit durch visuelles Material, rasches Treppensteigen und einen Hyperventilationstest ausgelöst. Herr Kleinfeld begegnet diesen Symptomen von Mal zu Mal gelassener. Dr. Senner erklärt ihm daraufhin, dass er bei den nächsten Terminen außer Haus – zunächst mit ihm gemeinsam, dann zunehmend selbstständig – gezielt seine angstauslösenden Situationen aufsuchen soll.

Erfolg in der U-Bahn

Etwas unsicher, aber zufrieden verlässt Herr Kleinfeld die U-Bahn-Station. Sein Psychiater erwartet ihn: „Sehr gut! Jetzt sind Sie bereits das fünfte Mal alleine gefahren und haben immer wieder gemerkt, wie die Angstsymptome schwächer wurden. Wie fühlen Sie sich jetzt?“ Herr Kleinfeld atmet tief durch. Es gehe ihm schon deutlich besser. Er habe zunehmend das Gefühl, wieder Herr über sein Leben zu werden.

Im Rahmen der folgenden Gesprächstermine setzen sich Dr. Senner und sein Patient intensiver mit dessen Biografie und Grundannahmen wie „Ich muss immer perfekt sein“ und „Ich muss Rücksicht nehmen“ auseinander. Es stellt sich heraus, dass sich Herr Kleinfeld von seiner Mutter und in seiner Ehe sehr eingeengt fühlt. Das Ausleben von Ärger und Wut sei immer tabuisiert gewesen. Durch die Gespräche verlieren diese belastenden Gefühle ihren Schrecken, und der Patient macht die Erfahrung, dass sie vergehen. Die Angstsymptome treten langsam immer weiter in den Hintergrund.

Erfolgreicher Therapieabschluss

Nach einem halben Jahr beginnt Herr Kleinfeld, wieder in seiner Kanzlei zu arbeiten. Die Psychotherapie kann nach 35 Sitzungen erfolgreich abgeschlossen werden. Die Katamnese nach einem Jahr zeigt noch weitere Fortschritte in Angstfreiheit und Selbstwert. Durch klärende Gespräche hat sich das Verhältnis zu Ehefrau und Mutter deutlich verbessert. Seine Kanzlei konnte er inzwischen wieder ganz übernehmen.

6 Neurotische, Belastungs- und somatoforme Störungen (F40–48)

6.1 Angststörungen (F40 und F41)

Key Point
Mit einer Lebenszeitprävalenz von 15 % gehören Angststörungen zu den häufigsten psychischen Störungen. Die Komorbidität mit Sucht und depressiven Syndromen ist hoch.

6.1.1 Allgemeines

Angst ist normal, oft wichtig und sie gehört zum Leben. Ängstlichkeit ist individuell unterschiedlich ausgeprägt. Es gibt die **Realangst** (konkrete Gefahr), die **Vitalangst** (Angst zu sterben) und die **Existenzangst** (z. B. Angst vor Verarmung).

Angstzustände sind **pathologisch**, wenn sie **unabhängig von realen Gefahren** entweder über Monate (Angstsyndrom) oder sehr intensiv und häufig, aber relativ kurzfristig (Panikattacken) auftreten.

Grundsätzlich lassen sich **situationsbezogene Ängste** (Agoraphobie, soziale Phobie oder spezifische Phobien) von **Ängsten ohne Situationsbezug** (Panikstörungen, generalisierte Angststörung, Angst und Depression gemischt) unterscheiden (**Abb. 6.1**). Ferner werden im DSM-IV die **Zwangsstörung** und die **posttraumatische Belastungsstörung** zu den Angststörungen gezählt, während sie in der ICD-10 als eigenständige Störungen angesehen werden (S. 134 bzw. S. 138).

Merkmale **pathologischer Angst** sind:

- unbegründete, unangemessen starke und häufige Angst, die
- konsistent und überdauernd (d. h. chronisch) ist,
- Vermeidungsverhalten begründet und
- zu einer massiven Beeinträchtigung der Lebensqualität führt.

Bei Auftreten der Symptome ist es wichtig, sich Zeit für eine **gründliche Diagnostik** zu nehmen, da Angststörungen und Panikattacken auch bei unterschiedlichsten **körperlichen Erkrankungen** (**Tab. 6.1**) auftreten können. Ferner können beinahe alle anderen **psychischen Störungen** mit Angst einhergehen.

Auch bestimmte **anamnestische Fragen** können bei der Einordnung bei den unterschiedlichen Angststörungen weiterhelfen:

- **Phobische Störungen:**
  - Leiden Sie unter unbegründeter großer Angst vor Plätzen, Menschenmengen, öffentlichen Verkehrsmitteln? (**Agoraphobie**)
  - Leiden Sie unter unbegründeter starker Angst vor sozialen Situationen, z. B. vor anderen zu essen, zu reden oder von anderen kritisch beobachtet zu werden? (**soziale Phobie**)
  - Leiden Sie unter unangemessenen starken Ängsten vor einer bestimmten Situation oder einem bestimmten Objekt? (**spezifische Phobie**)
  - Leiden Sie unter unbegründeten wochen- bis monatelang dauernden Befürchtungen und Sorgen verbunden mit körperlicher Anspannung, Schlafstörungen und vielfältigen körperlichen Symptomen (**generalisierte Angststörung**)?
- **Panikstörung:** Leiden Sie unter plötzlichen unerwarteten Anfällen von Panik, verbunden mit Schwindel, Zittern, Herzrasen, Erstickungsgefühl, Brustschmerzen, Angst zu sterben, die Kontrolle zu verlieren oder verrückt zu werden?

6.1.2 Agoraphobie (F40.0)

Definition | Als Agoraphobie (von griechisch ἀγορά agorá „Markt“ und φόβος phóbos „Furcht“) wird eine definierte Gruppe von Phobien bezeichnet mit **charakteristischen Befürchtungen**, das Haus zu verlas-

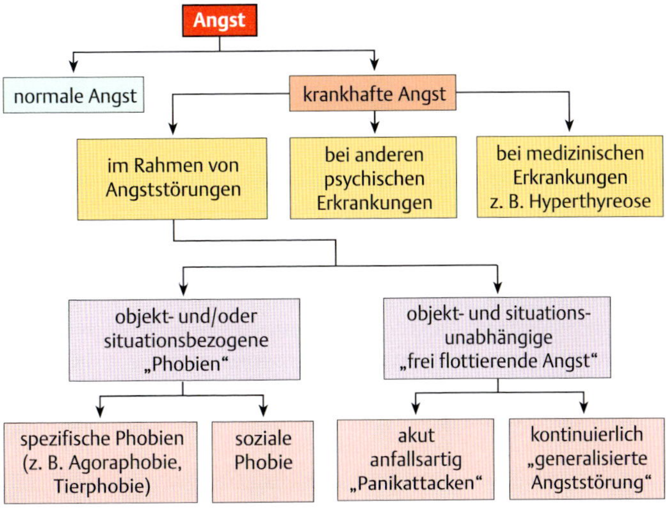

Abb. 6.1 Merkmale verschiedener Angststörungen (nach Kasper, S., Volz, H.-P., Psychiatrie und Psychotherapie compact, Thieme, 2009).

6

Tab. 6.1

Körperliche Erkrankungen, die zu Angstsymptomen führen können.

Ursachen	Beispiele für ursächliche Erkrankungen
endokrin	Hyperthyreose, Hyper-/Hypoparathyreoidismus, Phäochromozytom, Karzinoidsyndrom, Cushing-Syndrom
metabolisch	Hypoglykämie, Hypokaliämie
kardial	KHK, Herzinsuffizienz, Herzrhythmusstörungen, Myokardinfarkt, Mitralklappenprolapssyndrom
zerebral	zerebrale Anfallsleiden, multiple Sklerose, zerebrale Vaskulitiden, demenzielle Erkrankungen, Morbus Parkinson, Chorea Huntington, Hirntumoren
pulmonal	Asthma bronchiale, COPD, Lungenembolie
immunologisch	systemischer Lupus erythematodes

sen, Geschäfte zu betreten, sich in Menschenmengen und auf öffentliche Plätze zu begeben, alleine mit Bahn, Bus oder Flugzeug zu reisen. Eine begleitende **Panikstörung** (S. 130) kommt häufig als zusätzliches Merkmal vor.

Epidemiologie | Die Agoraphobie beginnt meist im **frühen Erwachsenenalter** (ca. 25. Lebensjahr) und ist bei **Frauen** deutlich überrepräsentiert (Geschlechtsverhältnis 3–4 : 1). Die **Lebenszeitprävalenz** beträgt ca. 5 %. Die **Komorbidität** ist hoch, häufig bestehen parallel andere Angsterkrankungen, Depressionen sowie Substanzabhängigkeiten (wahrscheinlich begonnen als Selbstheilungsversuch).

Ätiologie und Pathogenese | Als Ursache wird, wie bei anderen psychischen Erkrankungen auch, ein multifaktorielles Modell aus prädisponierenden, auslösenden und aufrechterhaltenden biologischen, psychologischen und sozialen Faktoren angenommen (**Vulnerabilitäts-Stress-Modell**, vgl. S. 16):

- **Vulnerabilitäten:**
  - **Prädisponierende biologische Faktoren:** Adoptionsstudien weisen auf **genetische Einflüsse** hin. Neurobiologische Faktoren können **physiologische oder neuroanatomische Auffälligkeiten**, wie z. B. ein habituell erhöhtes Arousal oder eine erhöhte Noradrenalinaktivität, sein.
  - **Prädisponierende psychologische Faktoren:** Ein fruchtbarer Boden für eine Angststörung kann bereits in der Kindheit gelegt werden. Hier spielen z. B. folgende Faktoren eine Rolle: **übermäßige Selbstbeobachtung** (genaue Beobachtung und negative Interpretation körperlicher Erregungszustände) und **Angstsensitivität** (d. h. Angst vor der Angst, die nicht nur als Folge einer Angststörung, sondern auch bereits in der Kindheit entweder aufgrund traumatischer Erfahrungen oder als Persönlichkeitsdisposition vorhanden sein kann). Die **Bindungstheorie** (Bowlby) bildet eine Brücke zwischen Verhaltenstheorie und -therapie zu tiefenpsychologischen Konzepten. Angstpatienten und solche mit anderen psychischen Störungen haben in der Kindheit nicht genügend Bindungssicherheit erworben.
- **Stressoren:** Der **Erziehungsstil** (übermäßige Behütung und Vorsicht, emotionale Kälte) und das **Lernen am Modell** (z. B. überängstliche Eltern) sind als Risikofaktoren von Bedeutung. Ebenfalls können frühe **Erfahrungen von Unkontrollierbarkeit** und Unberechenbarkeit relevant sein.
  Einschneidende **Erlebnisse** (Traumata) lösen die Angststörung oft direkt aus: So kann z. B. ein Schwächeanfall oder ein starkes Herzrasen in der Öffentlichkeit im Sinne der klassischen und operanten Konditionierung (Zwei-Faktoren-Modell, s. u.) zu Angst und Agoraphobie führen. **„Life events"** wie ein Arbeitswechsel oder auch Beförderungen, Todesfälle, Trennungen können ebenfalls Angststörungen auslösen. Weiterhin können **kumulativer Stress** oder **Unzufriedenheit mit der Lebenssituation** eine Angsterkrankung begünstigen.
- **Aufrechterhaltende Bedingungen:** Grundsätzlich spielt hier die bereits erwähnte **Angstsensitivität** eine große Rolle. Auch die **Stärke des ersten Angstanfalls** und dessen **negative Bewertung** sind prognostisch von Bedeutung. Biologische Auffälligkeiten wie die **Noradrenalinaktivität** können bei Panikpatienten eine aufrechterhaltende Rolle spielen.
  Auch ist die kurzfristig höchst erfolgreiche **Vermeidung** der oder die **Flucht** aus der angstvollen Situation (z. B. U-Bahn, Kino, Flugzeug, Restaurants, Menschenmengen) als **aufrechterhaltender Prozess** zu nennen. Vermeidung und Flucht zusammen mit **Schonung** und **Ablenkung** (z. B. sich nicht mehr anstrengen, Sport aufgeben) gehören zum **Sicherheitsverhalten**. Und schließlich kann auch das Maß der **Zuwendung von Bezugspersonen** ein aufrechterhaltender Faktor sein. Zuviel Hilfe statt wohlwollender Ermunterung und Unterstützung schadet hier, da sie die Störung stabilisiert.
  Die beiden für die Erklärung von Angststörungen immer noch wichtigen, aber nicht mehr ausreichenden Modelle der **klassischen und operanten Konditionierung** werden im **Zwei-Faktoren-Modell von Mowrer und Mowrer** (S. 297) zusammengefasst (s. Exkurs).
  Diese lerntheoretischen Modelle müssen erweitert werden um **kognitive Faktoren** wie **Schemata/Grundüberzeugungen** (z. B. „Ich bin ein schwacher Mensch", „Die Welt ist gefährlich") und Prozesse der **Erwartung** (z. B. „Da wird mir wieder schlecht werden"). Weiterhin stabilisieren **Bewertung** und **Interpretation** verschiedener Situationen (wie z. B. körperlicher Veränderungen als ka-

tastrophal) sowie die **Aufmerksamkeitseinengung** auf bedrohliche Reize in der Umwelt u. Ä. (Unheimlichkeitsauslese) (z. B. „Im Tunnel ist niemand, der mir helfen könnte, wenn ich in Ohnmacht falle“) die Angst ebenfalls.

EXKURS

Zwei-Faktoren-Modell am Beispiel der Agoraphobie

Ein ursprünglich **neutraler Stimulus**, z. B. eine Fahrt in der überfüllten U-Bahn, wird mit einem angstauslösenden Ereignis gekoppelt: Schwüles Wetter und stickige Luft (**unkonditionierter Stimulus**, UCS) bewirken plötzlich auftretende Atemnot und Beklemmung (= Angst) (**unkonditionierte Reaktion**, UCR). Der zuvor neutrale Stimulus „U-Bahn“ hat nun symbolische Bedeutung und eine bedrohliche Signalfunktion (als **konditionierter Stimulus**, CS) erhalten. Der Betroffene wird bei der nächsten U-Bahn-Fahrt die angstvolle Befürchtung haben, dass erneut Atemnot (= Angst) auftritt. U-Bahn (**Stimulus**, CS) und Angst (**Reaktion**, CR) sind im Sinne der klassischen Konditionierung verknüpft.

Nun greift das Modell der operanten Konditionierung: Um dies zu vermeiden, wird evtl. die U-Bahn (unangenehmer **Stimulus**, CS) fluchtartig verlassen oder gar nicht erst aufgesucht (**Reaktion**, R). Als Folge lässt die Angst unmittelbar nach, das Fluchtverhalten wird also belohnt (**Konsequenz**, c; hier: **negative Verstärkung**, C̸–). Dies führt zu einer steigenden Erwartungsangst hinsichtlich weiterer Fahrten und zur **Vermeidung** (R ↓) von ähnlichen Situationen. Als Folge kommt es zur Ausweitung und zum Fortbestehen der Angst, da keine korrigierende Erfahrung gemacht werden kann.

Psychodynamische Modelle:

- Die Grundlage eines **psychoanalytischen Konfliktmodells** für Angststörungen ist eine misslungene neurotische Lösung eines unbewussten intrapsychischen Konflikts, d. h., das Individuum versucht, sich widersprechende, d. h. konkurrierende Bestrebungen in sich (Beispiel: Libidinöse Strebungen, evtl. eine Verführungssituation, stehen in Konflikt entweder mit befürchteter Bestrafung oder mit internalisierten Normen und Werten [= Gewissen], z. B. immer treu zu sein) durch Abwehrmechanismen zu lösen, wie etwa **Verschiebung** nach außen, d. h., der intrapsychische Konflikt wird nach außen auf ein bedrohliches Objekt verlegt.
- Aus der Sicht der tiefenpsychologisch orientierten **Entwicklungspsychologie** hat jeder Mensch im Verlauf seiner Kindheit phasentypische Konflikte. Also lassen sich aus der Qualität und Spezifität der Ängste Rückschlüsse auf unbewältigte, phasenbezogene Konflikte bzw. auf Traumatisierungen in dieser Phase ziehen (z. B. Kastrations- [= Entwertungs-]gefahr zur phallischen Phase, Objektverlustangst [Verlassenheit] zur Phase der ersten Kinderjahre, Über-Ich-Angst [Gewissensangst] zur Latenzzeit [6.–10. Lj.]).
- Das **Defizitmodell** (Angstentstehung über Traumatisierung) bezieht die **Bindungstheorie** mit ein. Diese weist explizit auf die sozial-kommunikative Funktion der Angst hin. Sie zeigt, dass bei drohendem Verlust von Bindung Angst als Affekt aktiviert wird. So soll das Bindungssystem des Interaktionspartners mobilisiert werden. Der Ausdruck von Angst zielt darauf ab, dass Trennung und Verlassenwerden (vormals von den Eltern) vermieden werden. In der aktuellen Situation wird bei pathologischer Angst das unsichere Bindungssystem reaktiviert und es kommt zur **Regression** (Kinderangst). Im Zusammenhang mit Objekt- und Selbstrepräsentanzen, also die gewordene Sicht auf die Bezugspersonen und auf die eigene Person (z. B. „Die Umwelt bzw. die Bezugspersonen [Objekte] sind böse, ich selbst erwarte deshalb permanente Bestrafung oder Kritik und kann mich nicht wehren“) führt unsichere Bindung auch zu einem unsicheren Selbstwert, der mit Angst einhergeht.

Klinik | Der Begriff Agoraphobie ist psychiatrisch weiter gefasst, sodass man darunter nicht nur eine Angst vor großen Plätzen versteht, sondern insgesamt vor **Situationen, die eine Flucht schwer möglich oder peinlich** machen würden oder in denen bei einer Angst-/Panikattacke **keine Hilfe** möglich wäre (öffentliche Verkehrsmittel, auf der Autobahn, freie Plätze, aber auch in Menschenmengen, **Abb. 6.2**). Es kommt als Folge zu einem **Vermeidungsverhalten** (s. Pathogenese). Bei manchen Patienten ist die Angst so stark ausgeprägt, dass sie das Haus alleine nicht mehr verlassen. **Komorbide Störungen** sind häufig (z. B. Substanzmissbrauch zur Spannungsregulation, s. Epidemiologie).

Diagnostik | Die Diagnostik erfolgt **klinisch** nach Ausschluss anderer psychiatrischer und körperlicher Erkrankungen. Die Kriterien nach ICD-10 zeigt **Tab. 6.2**. Das Vorliegen oder Fehlen einer **Panikstörung** (F41.0, S. 130) bei der Mehrzahl der agoraphobischen Situationen führt zur weiteren Konkretisierung der diagnostischen Bezeichnung:

- **Agoraphobie ohne Panikstörung (F40.00):** Es bestehen Angst und panikartige Symptome, aber keine unerwarteten Panikattacken.
- **Agoraphobie mit Panikstörung** (auch: Panikstörung mit Agoraphobie) **(F40.01):** S. 130

Praxistipp

In der ICD-10 erfolgt die Klassifikation in die Agoraphobie ohne oder mit Panikstörung, in der DSM-IV ist es gerade umgekehrt: Panikstörung mit oder ohne Agoraphobie.

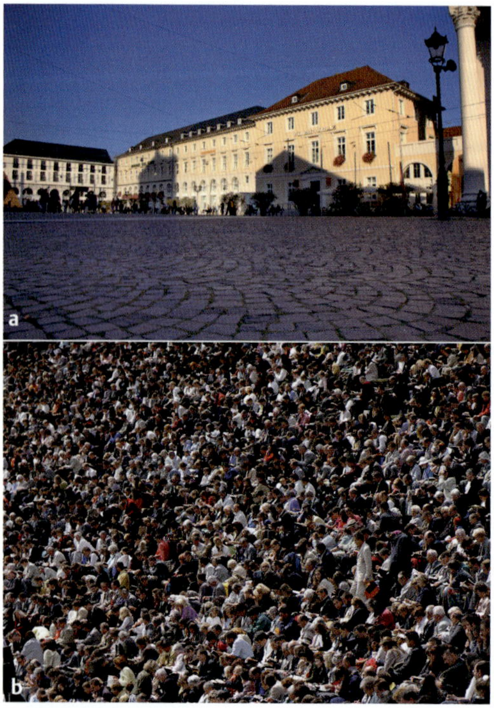

Abb. 6.2 Typische angstauslösende Situationen bei Agoraphobien. **a** Großer freier Platz (© M. Kirst). **b** Menschenmenge (© creativ collection).

Tab. 6.2

Agoraphobie nach ICD-10 (F40.0).
Diagnosekriterien
– Die psychischen oder vegetativen Symptome müssen primäre Manifestationen der Angst sein und beruhen nicht auf anderen Symptomen wie Wahn- oder Zwangsgedanken.
– Die Angst muss in mind. 2 der folgenden umschriebenen Situationen auftreten: in Menschenmengen, auf öffentlichen Plätzen, bei Reisen mit weiter Entfernung von zu Hause oder bei Reisen alleine.
– Die Vermeidung der phobischen Situation muss ein entscheidendes Symptom sein oder gewesen sein.
nach WHO/Dilling: Taschenführer zur ICD-10, 6. A., Huber, 2012

Therapie

Psychotherapie:

– **Kognitive Verhaltenstherapie** (vgl. S. 295): Bei der Agoraphobie werden heutzutage vorwiegend kognitiv-verhaltenstherapeutische Techniken eingesetzt, da diese sich am meisten bewährt haben. Der Aufbau einer **guten therapeutischen Beziehung** durch Empathie, Transparenz, Kongruenz steht an erster Stelle. Angstpatienten benötigen viel Vertrauen. Wichtig ist auch eine differenzierte und gründliche **biografische Analyse**. Sie bewirkt, dass die Patienten verstehen, warum sie in der Gegenwart so angstvoll reagieren. **Psychoedukation**, d. h. ausführliche Aufklärung über Diagnose und Behandlungsmöglichkeiten, ist dann der erforderliche erste Schritt vor spezifischeren Maßnahmen. Wichtig ist die Erarbeitung eines gemeinsamen **Störungsmodells**, aus dem sich die Angst als ängstliche Bewertung ungefährlicher Situationen oder Körpersensationen und Vermeidungsverhalten (= Sicherheitsverhalten) ableiten lässt. Dann werden folgende **spezifische Techniken** eingesetzt:

- Die **kognitive Therapie** hat ihren Schwerpunkt in der **Bearbeitung der gedanklichen Prozesse** (z. B. Katastrophenphantasien → „Ich könnte auf der langen Reise bedrohliche Zustände haben und hilflos ausgeliefert sein"), die mit der Angst meist einhergehen. Die Interpretation von Körpersignalen wie Herzklopfen, Schweißausbrüchen, Zittern usw. wird modifiziert durch Psychoedukation, Selbstbeobachtung und imaginative Verfahren, um den Patienten die Erfahrung zu vermitteln, dass diese Körpersensationen natürliche und ungefährliche Prozesse sind.
- Die **konfrontativen Verfahren** sind handlungs- und erlebnisorientiert. Sie beruhen auf dem **Prinzip der Habituation** und des **Verhaltensexperiments**, das die dysfunktionalen Annahmen infrage stellen soll. Die Patienten werden zunächst in Begleitung, dann alleine mit der angstauslösenden Situation konfrontiert. Die Konfrontation bzw. Exposition kann auf **2 Arten** erfolgen:

  1. gestuft, d. h. mit zunehmendem Schwierigkeitsgrad und im Gegensatz zur systematischen Desensibilisierung (s. u.) **ohne** Entspannung (z. B. zunächst in Begleitung kurze Fahrten [U-Bahn, Auto, Zug], dann längere Fahrten, dann alleine kürzere Fahrten, schließlich alleine längere Fahrten usw.)

  2. massiert, d. h. sich nach Vorbereitung und zunächst in professioneller Begleitung so lange in die stärkste Angstsituation begeben (**Flooding** = Reizüberflutung), bis die Angst reduziert ist (z. B. mehrfache Flüge mit Starts und Landungen in fremde Städte, langer Aufenthalt in vollen Kaufhäusern, längere Autofahrten auf der Autobahn mit Brücken oder Tunneln).

Die Auffassungen über Expositionen/Konfrontationen waren darauf gerichtet, dass diese Verfahren am besten wirken, wenn es die Patienten schaffen, sich einfach so lange der Angstsituation auszusetzen, bis die Angst nachlässt. Es erscheint jedoch ebenfalls sehr wirkungsvoll, wenn die Patienten ihre Angstsymptome ganz bewusst in **Verhaltensexperimenten** (z. B. durch Hyperventilation im Kaufhaus) hervorrufen, dabei aber ihr Sicherheitsverhalten (z. B. sich festhalten bei Schwindel) unterbinden. Die Angstreduktion erfolgt dabei sozusagen automatisch, da die Patienten so ihre Gefahrenhypothesen überprüfen und relativ direkt ihre Theorie falsifizieren. Bei diesen Verhaltensexperimenten handelt es sich also um eine aktive kognitive Auseinandersetzung der Patienten mit ihrer Angst.

Die **systematische Desensibilisierung** (S. 300) als gestuftes, die agoraphoben Angstsituationen hierarchisch von minimaler bis starker Angst in **entspanntem** Zustand zunächst in der **Vorstellung** (in sensu) und erst anschließend im **realen Leben** (in vivo) durchgehendes Verfahren ist sinnvoll bei Komorbidität mit z. B. schweren schizophrenen oder depressiven Störungen. Bei diesen Patienten ist eine Konfrontation zu Beginn der Behandlung oft weder möglich noch sinnvoll. Bei stabilisiertem Zustand und remittierter Symptomatik können gestufte Konfrontationen dann auch bei diesen Diagnosen wünschenswert sein.

Wenn bei der Agoraphobie die **Angst vor dem Alleinsein** im Vordergrund steht, sollte hierauf fokussiert werden. Als basales Verfahren zur grundsätzlichen Beruhigung, aber nicht während der Verhaltensexperimente einzusetzendes Verfahren gilt **Entspannungstraining** in Form von autogenem Training, progressiver Muskelrelaxation, Yoga oder Biofeedback. Zur Vorbereitung oder auch als Einstiegsmöglichkeit für schwer gestörte Angstpatienten, die sich nicht mehr aus dem Haus trauen, sind **Selbsthilfebücher** oder auch **PC-gestützte Angebote** zunächst sinnvoll. Wenn die Symptomatik einigermaßen stabilisiert ist, wird an anderen Problemen gearbeitet.

Praxistipp
Oft ist es sinnvoll, die Bezugspersonen in die Therapie miteinzubeziehen, damit diese die Prinzipien verstehen und unterstützen können.

- **Tiefenpsychologische Verfahren:** Schon Freud plädierte für eine aktive Auseinandersetzung mit den phobischen Situationen und schickte die Menschen „nach draußen". Bei vielen Nachfolgern ist eine solche aktive Vorgehensweise jedoch immer noch verpönt.

  Es liegen nur wenige psychodynamisch orientierte, störungsspezifische Manuale vor, da das Symptom Angst eher als Epiphänomen einer zugrundeliegenden Störung (z. B. Konflikt) beurteilt wurde. Wichtig ist die **Exploration** der zu den Ängsten gehörenden **Phantasien**. Weiterhin wird versucht, auch die **unbewussten Phantasien, Einfälle, Erinnerungen, Assoziationen** zur Angst zu entdecken. Die therapeutische Beziehung mit **Übertragungs- und Gegenübertragungsdeutungen** spielt eine große Rolle. Bevor konfliktaufdeckend gearbeitet werden kann, sollten die Patienten allerdings durch entsprechende Verfahren **stabilisiert** werden. Später erst finden sie Zugang zu den intrapsychischen Konflikten.

  (Anmerkung: Auch die kognitiv-verhaltenstherapeutischen Verfahren (s. o.) sind inzwischen so komplex, dass natürlich auch bei ihnen solche „Hintergründe" wie etwa Trennungsangst, unsicheres Bindungsverhalten etc. bearbeitet werden.)

MERKE
Bei **tiefenpsychologischen** Verfahren geht es v. a. darum, die der Angst **zugrundeliegenden Konflikte** individuell zu **identifizieren** und zu **bearbeiten** (S. 302).

Pharmakotherapie: Evidenzbasiert ist die Gabe von selektiven Serotonin-Wiederaufnahme-Hemmern (**SSRI**), selektiven Serotonin-Noradrenalin-Wiederaufnahme-Hemmern (**SNRI**), **trizyklischen Antidepressiva** (besonders gut untersucht: Imipramin) und **Benzodiazepinen** (besonders gut untersucht: Alprazolam). SSRI werden trizyklischen Antidepressiva vorgezogen, weil die Patienten oft besonders nebenwirkungsempfindlich sind.

Praxistipp
Benzodiazepine sollten wegen der Abhängigkeitsgefahr nur kurzfristig zur Überbrückung der Wirklatenz von Antidepressiva gegeben werden!

Verlauf | Der Verlauf der Agoraphobie ist schwankend, nur 10 % der Patienten berichten ein langfristiges Anhalten ihres Angstniveaus. Bei Vollausbildung sind Spontanremissionen selten, vielmehr kommt es nicht oder unspezifisch behandelt zu **chronischen Verläufen**: Nach 7 Jahren weisen über 90 % der Betroffenen weiterhin eine agoraphobe Symptomatik auf. Vor allem bei ausgeprägter Erwartungsangst und Vermeidung der angstauslösenden Situationen kann es zu **sozialer Isolierung** und chronischem Verlauf kommen. Mit verhaltenstherapeutischer Behandlung besteht jedoch eine **gute Prognose**.

6.1.3 Soziale Phobien (F40.1)

Synonym | Anthropophobie, soziale Angststörung, soziale Neurose.

Definition | Eine soziale Phobie liegt vor, wenn eine unangemessene und anhaltende Angst vor **Situationen** besteht, in denen sich die Person im **Mittelpunkt der Aufmerksamkeit** befindet. In der Regel führt dies zu Vermeidungsverhalten. Thematisch sind Ängste vor öffentlichem Sprechen am häufigsten vertreten, seltener ist die Angst vor dem Sprechen mit Fremden oder die Angst, neue Menschen kennenzulernen. Auch Ängste vor Essen, Trinken oder Schreiben vor anderen Personen kommen vor.

Epidemiologie | Die angegebenen **Lebenszeitprävalenzen** schwanken je nach Kriterien zwischen 7 und 12%. Damit sind Sozialphobien die **häufigste Angststörung**. Soziale Phobien beginnen früh: 50% der Betroffenen sind **jünger als 12 Jahre**. Bei **Frauen** kommt die Sozialphobie etwas öfter (3 : 2) vor, aber Männer begeben sich häufiger in Behandlung. Der Übergang zu ängstlich-vermeidender (= selbstunsicherer) Persönlichkeitsstörung (S. 217) ist fließend.

6

Ätiologie und Pathogenese | Abgesehen von den allgemeinen biologischen, psychologischen und sozialen Grundlagen i. S. eines **Vulnerabilitäts-Stress-Modells** (S. 16 bzw. S. 124) spielen bei der Entwicklung einer sozialen Phobie auch eine primärpersönlich **ängstlich-vermeidende Haltung** wie wahrscheinlich genetisch verankerte **Schüchternheit und Verhaltenshemmung** und frühe **psychosoziale Auslöser** eine große Rolle. Dies sind häufig subjektiv höchst aversive, angstbesetzte **Schulerlebnisse** mit Kränkungen, negativen Bewertungen, Herabsetzungen, öffentlichen Bestrafungen durch Lehrer oder Mitschüler. Im Unterschied zu ängstlich-vermeidender Persönlichkeitsstörung ist die **subjektive Furcht vor Peinlichkeit** wichtig. Eine **erhöhte Selbstbeobachtung und Grübeln** über „richtige" Fragen, Antworten oder Erscheinungsbild verschärfen die Symptomatik. Nach den Situationen wird oft stundenlang detailliert gehadert, was die Angst stabilisiert. Dazu kommt ein primär **niedriges Selbstwertkonzept**, das durch **Vermeidungs- und Sicherheitsverhalten** (wie z. B. permanentes Lächeln oder kein Blickkontakt, gesenkter Kopf o. ä.) aufrechterhalten wird.

Weitere wichtige Risikofaktoren, die neben den anderen am meisten Erklärungswert haben, bestehen in einer **kontrollierenden, überbehütenden Erziehung** mit wenig emotionaler Zuwendung. Auch **ängstliches Verhalten der Bezugspersonen** trägt zur Entstehung oder Verstärkung sozialer Ängste bei.

Soziale Phobien im Jugendalter sind andererseits Risikofaktoren für die Entwicklung weiterer Störungen, wie z. B. Substanzabhängigkeit (Alkohol oder Drogen als Selbsthilfe) und Depressionen. Auch besteht eine starke **Komorbidität** mit diesen psychischen Erkrankungen, aber auch mit anderen Angststörungen.

Psychodynamische Modelle: Triebtheoretisch wird von unbewussten Konflikten im Zusammenhang mit der ödipalen Dreiecksbeziehung in der phallischen Phase von einer kindlichen Kastrationsangst (= Entwertung, Entmächtigung) ausgegangen. Diese manifestiert sich aber in einem Gefühl der permanenten Bedrohung, v. a. des Körpers.

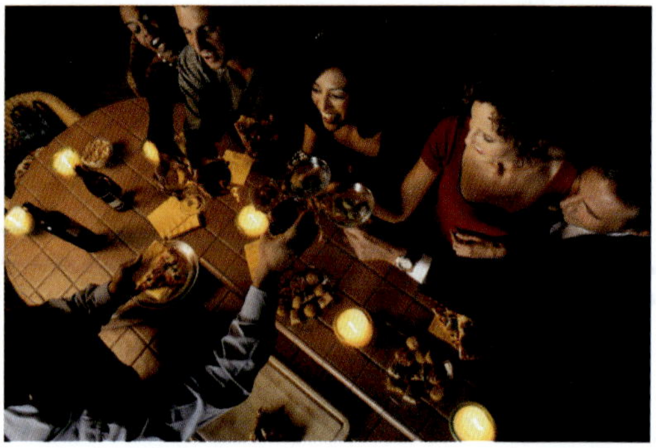

Abb. 6.3 Typische Auslösesituation einer sozialen Phobie (© PhotoDisc).

In der Theorie der **Objektbeziehung** werden – in Übereinstimmung mit kognitiv-verhaltenstheoretischen Erkenntnissen – frühe beschämende Erlebnisse mit den Eltern oder anderen Bezugspersonen als wesentliche Bedingungen für das zentrale Gefühl der **Beschämung** gesehen.

Klinik | Typische Angstsymptome sind Erröten, Vermeiden von Blickkontakt, Schwitzen, Zittern der Hände, Übelkeit und/oder Harndrang. Viele Patienten glauben, diese Symptome seien die Ursache des Problems. Auf kognitiver Ebene treten unangemessene Gedanken und Vorstellungen über die soziale Situation auf („Die werden mich auslachen", „Mir wird nichts einfallen"). Die Furcht vor Kritik ist ausgeprägt und es besteht ein niedriges Selbstwertkonzept. Die Ängste können auf bestimmte Situationen, wie Essen oder Trinken in der Öffentlichkeit, Interaktionen mit dem anderen Geschlecht, Teilnahme an Partys oder Konferenzen beschränkt sein (**Abb. 6.3**). Bei **generalisierter sozialer Phobie** ist die Angst eher unspezifisch und überall – außer im Kreis vertrauter Menschen – vorhanden.

Diagnostik und Differenzialdiagnosen | Die Diagnostik erfolgt **klinisch** nach Ausschluss anderer psychiatrischer und körperlicher Erkrankungen. Die Kriterien nach ICD-10 zeigt **Tab. 6.3**.

Therapie |

Psychotherapie: Im Rahmen der spezifischen Psychotherapie sind die wesentlichen Bausteine einer **kognitiv-verhaltenstherapeutischen Behandlung** bei sozialer Phobie folgende:

- Zentrale sozialphobische **Überzeugungen** wie „Wenn ich in der Sitzung etwas sage, merken die anderen, dass ich dumm bin" werden mit kognitiver Therapie **verändert**.
- **Veränderung des Sicherheitsverhaltens:** Diese vermeidenden Verhaltensweisen wie etwa permanentes Lächeln, Wegschauen, Arme verschränken, in der Tasche wühlen o. Ä. müssen zunächst

Tab. 6.3

Soziale Phobie nach ICD-10 (F40.1).
Diagnosekriterien
– Furcht vor prüfender Betrachtung durch andere Menschen, die zu Vermeidung sozialer Situationen führt.
– Umfassendere soziale Phobien sind i. d. R. mit niedrigem Selbstwertgefühl und Furcht vor Kritik verbunden.
– Sie können sich in Beschwerden wie Erröten, Händezittern, Übelkeit oder Drang zum Wasserlassen äußern.
– Die psychischen, Verhaltens- oder vegetativen Symptome müssen primäre Manifestationen der Angst sein und beruhen nicht auf anderen Symptomen wie Wahn oder Zwangsgedanken.
– Die Angst muss auf bestimmte soziale Situationen beschränkt sein oder darin überwiegen.
– Wenn möglich, werden die auslösenden Situationen vom Betroffenen vermieden.
nach WHO/Dilling: Taschenführer zur ICD-10, 6. A., Huber, 2012

identifiziert werden. Als nächster Schritt sollen sie unterbunden bzw. andererseits bewusst eingesetzt werden. Diese Maßnahmen haben oft zur Folge, dass die Patienten bemerken, dass sie weniger ängstlich und unsicher sind, wenn sie das Sicherheitsverhalten sein lassen (z. B. die Hände freilassen, anstatt sie krampfhaft ineinander zu verschränken).

- Veränderungen der **Aufmerksamkeitslenkung** sind wichtig und hilfreich. Sinnvoll ist es, die Aufmerksamkeit **nach außen** zu richten und nicht nach innen zu fokussieren, weg von der zwanghaften Selbstbeobachtung hin zur Außenwelt.
- In der Therapie wird außerdem auf eine **Veränderung des Fremd- und Selbstbilds** hingearbeitet. Hierfür werden neben kognitiven Verfahren Rollenspiele mit Videofeedback durchgeführt, um eine differenziertere und konstruktivere Sicht zu erzielen (z. B. Selbstsicherheitstraining).
- **Verhaltensexperimente** werden in „echten" (In-vivo-) Situationen durchgeführt (= Exposition) (Beispiel: Ein Patient wird angehalten, in der Mittagspause ein Gespräch mit einem völlig belanglosen Thema zu eröffnen oder verschiedenfarbige Socken anzuziehen, also bewusst aufzufallen).
- **Kognitive Strategien** in Form von sokratischen Dialogen (z. B. „Ich bin zu langweilig, um beliebt zu sein." – „Woher wissen Sie, dass Sie nicht beliebt sind?").

Pharmakotherapie: Ein pharmakotherapeutischer Versuch kann mit **SSRI** oder **SNRI** (S. 271 bzw. 271) gemacht werden, v. a. wenn begleitend eine depressive Erkrankung besteht. Bei spezifischer Rede- und Prüfungsangst können sich auch **Betablocker** als symptomatische Therapie anbieten.

Verlauf | Soziale Phobien verlaufen **chronisch**, sofern sie nicht spezifisch behandelt werden. Spontanremissionen sind also selten. Häufig besteht ein zwar schwankender Verlauf mit zwischenzeitlichen Verbesserungen, aber insgesamt eher mit **zunehmender Verschlechterung** ab dem 24. Lebensjahr (u. a. wegen Komorbidität, S. 128). Insgesamt ist der unbehandelte Verlauf **ungünstiger** als bei Panikstörung oder Depression.

6.1.4 Spezifische (isolierte) Phobien (F40.2)

Synonym | Einfache Phobie.

Definition | Die Betroffenen haben anhaltende Angst vor einem **bestimmten Objekt** oder einer **bestimmten Situation**.

6

Epidemiologie | Die **Lebenszeitprävalenz** wird mit 15 % angegeben. Spezifische Phobien beginnen oft bereits in der **Kindheit**. **Frauen** sind mehr als doppelt so häufig betroffen wie Männer.

Ätiologie und Pathogenese | Die biologischen, psychologischen und sozialen Faktoren sind nicht so bedeutsam wie bei komplexeren Phobien, können aber natürlich auch als Grundlage für spezifische Phobien dienen. Hauptauslöser für spezifische Phobien sind entsprechende **traumatische Erlebnisse** in Kindheit und Jugend (z. B. von einem großen Hund gebissen werden; Strafmaßnahmen wie eingesperrt werden; starke Turbulenzen im Flugzeug erleben). Genauso relevant sind **Modelle**, so beispielsweise eine Mutter, die beim Anblick einer Spinne ängstlich reagiert. Kinder mit entsprechender **Disposition** (etwa Angstsensitivität) spüren – auch ohne dass die Mutter etwas äußert – sehr stark die vegetative Spannung und verbinden die entsprechende Situation mit Gefahr.

EXKURS

Preparedness-Theorie (nach Seligman)

Einem evolutionären Prinzip entsprechend besteht eine biologische Prädisposition hinsichtlich potenziell bedrohlicher Reize. Bestimmte Verbindungen von Reizsituationen und Angsterleben werden rascher, leichter und stabiler gelernt. Beispielsweise entwickelt sich eher eine Angst vor Enge, Höhe, Spinnen oder Schlangen als eine Angst vor Bücherregalen oder Autos.

Psychodynamische Modelle: Bei diesen theoretischen Grundlagen geht es um die **Verschiebung auf ein bedrohliches Außenobjekt**, das mit unbewussten, meist aggressiven oder sexuellen Konflikten in Verbindung steht. Die phobische Angst verhindert eine Entdeckung bzw. Bewusstwerdung des eigentlichen, vom Über-Ich (= Gewissen) unerlaubten Triebes (vgl. S. 303).

Klinik | Bei diesen Phobien bezieht sich die Angst auf bestimmte Situationen oder Objekte, wie z. B. Tiere (**Zoophobie**), Menschen (**Anthropophobie** bzw. soziale Phobie, s. o.), Höhen (**Höhenangst/Akrophobie**), Flugangst (**Aviophobie**), geschlossene, enge Räume

(**Klaustrophobie**), Anblick von Blut, Furcht, bestimmten Krankheiten ausgesetzt zu sein (z. B. Geschlechtskrankheiten: **Venero-/Syphiliphobie**), Angst vor Ansteckung (**Bakteriophobie**) usw. Die Stärke der Angst bei diesen Auslösern kann **Panikcharakter** haben.

Die Phobien können in folgende **Subtypen** eingeteilt werden:

- **Tier-Typus:** Dieser Typ ist in der Allgemeinbevölkerung am häufigsten vorhanden; Angst v. a. vor kriechenden oder krabbelnden Tieren wie Spinnen, Schlangen, Würmern, Ratten
- **Umwelt-Typus:** Angst vor natürlichen Umweltphänomenen wie Stürmen, Gewittern, Wasser, Höhen
- **Blut-Spritzen-Verletzungs-Typus:** Anblick von Blut, Spritzen, Verletzungen. Dieser Typ tritt familiär gehäuft auf und geht häufig mit einer starken vasovagalen Reaktion einher (nach anfänglichem Anstieg des Blutdrucks und der Herzrate starker Abfall bis zur Ohnmacht)
- **Situativer Typus:** spezifische Situationen wie öffentliche Verkehrsmittel, Tunnel, Brücken, Fahrstühle, Autofahren, Fliegen
- **Anderer Typus:** andere Auslöser, z. B. Angst vor Ersticken, Erbrechen, bei Kindern z. B. Angst vor lauten Geräuschen, vor verkleideten Personen

Bei **klinischen, stationär behandelten Gruppen** kommen diese Subtypen mit abnehmender Häufigkeit in folgender Reihenfolge vor: situativer, Umwelt-, Blut-Spritzen-Verletzungs- und Tier-Typus.

6

MERKE

Die **spezifischen angstauslösenden Objekte oder Situationen** werden möglichst **vermieden.**

Diagnostik und Differenzialdiagnosen | Die Diagnose erfolgt **klinisch** (**Tab. 6.4**). Häufig fehlen – im Unterschied zu anderen Angsterkrankungen – weitere begleitende psychiatrische Symptome.

Angst vor bestimmten Krankheiten wird unter **hypochondrischen Störungen** (F45.2, S. 151) geführt. Bei wahnhaftem Ausmaß muss die Diagnose einer **wahnhaften Störung** (F22.0, S. 97) vergeben werden.

Therapie |

Psychotherapie: Die wichtigsten Module sind **verhaltenstherapeutischer** Natur:

- **Aufklärung/Psychoedukation:** Diese beinhaltet Informationen über phobische Störungen sowie die Vermittlung eines individuellen Störungs- und Entwicklungsmodells (wie bei allen Angststörungen).
- **Exposition und Konfrontation:** Die Patienten setzen sich Situationen mit dem gefürchteten Objekt bewusst aus, auch mit Bildern oder vor Ort kann hier gearbeitet werden (z. B. Schlangen: Fotos, Zoobesuch). Eine weitere Technik ist die Konfrontation in der Vorstellung ohne Entspannung (vgl. S. 126).
- **Kognitive Verfahren:** bedingungsanalytische Gespräche i. S. von Verhaltensanalysen und kognitive Umstrukturierung, d. h. die Arbeit an Gedanken, Vorstellungen und Überzeugungen (wie bei allen Angststörungen).
- **Systematische Desensibilisierung:** hierarchisch von minimaler bis zu maximaler Angst gestufte Darbietung des Furchtobjekts in entspanntem Zustand in der Vorstellung (in sensu), wenn möglich anschließend in vivo (S. 127 bzw. S. 300).

Tab. 6.4

Spezifische Phobie nach ICD-10 (F40.2).
Diagnosekriterien
– Die Angst muss auf die Anwesenheit eines bestimmten phobischen Objektes oder eine spezifische Situation begrenzt sein.
– Die psychischen, Verhaltens- oder vegetativen Symptome müssen primäre Manifestationen der Angst sein und nicht auf anderen Symptomen wie Wahn- oder Zwangsgedanken beruhen.
– Die phobische Situation wird wann immer möglich vermieden.
nach WHO/Dilling: Taschenführer zur ICD-10, 6. A., Huber, 2012

Die **psychodynamischen Hypothesen** gehen bei den spezifischen Phobien von einer Verschiebung aus. Dieser Abwehrvorgang bewirkt, dass die Angst vor einem intrapsychischen Konflikt, dem nicht ausgewichen werden kann, auf ein äußeres Objekt oder eine Situation verlagert wird, die man nun effektiv vermeiden kann. Dabei wird die Wahl des Furchtobjekts nicht als zufällig beurteilt, sondern steht in unbewusster assoziativer Verbindung mit einem unbewussten psychischen Konflikt (z. B. Schlange oder Messer als Symbol für abgewehrte sexuelle oder aggressive Triebstrebungen, die in Konflikt mit dem Gewissen geraten). Dies wird gedeutet, dann erkannt und anschließend wird der eigentliche Konflikt bearbeitet.

Eine spezifische **Pharmakotherapie** gibt es nicht.

Verlauf | Spezifische Phobien dauern unbehandelt oft **jahrzehntelang** und remittieren ohne Therapie nur in weniger als 20 % der Fälle. Mit verhaltenstherapeutischen Methoden ergeben sich **sehr gute Erfolge**. Da isolierte Phobien häufig jedoch gut vermeidbar sind und das Leben nicht wesentlich einschränken, wird eine Therapie eher selten aufgesucht.

6.1.5 Panikstörung (F41.0)

Synonym | Episodisch paroxysmale Angst, Panikattacke, Panikzustand.

Definition | Das wesentliche Kennzeichen sind **wiederkehrende schwere Angstattacken**, die sich **nicht** auf eine spezifische Situation oder besondere Umstände beschränken und deshalb auch nicht vorhersehbar sind. Oft entsteht **sekundär** auch die Furcht zu sterben, vor Kontrollverlust oder die Angst, wahnsinnig zu werden.

Epidemiologie | Die **Lebenszeitprävalenz** beträgt ca. 1,5–3 %. Die Panikstörung beginnt üblicherweise im **20. bis 30. Lebensjahr**. **Frauen** sind 2- bis 3-mal so häufig betroffen.

Panikstörungen und Angststörungen sind – wenn sie mit anderen psychischen Erkrankungen, wie z. B. Depression, einhergehen – generell Risikofaktoren für Verlauf und Behandlung. Die Suizidalität ist in solchen Fällen erhöht.

Die **Komorbidität** ist ausgeprägt, v. a. mit Depression (66 %) sowie Drogen- und Alkoholabusus (33 %) (**dysfunktionale Selbstheilungsversuche**). Die Kombination mit einer Agoraphobie (S. 123) ist in ca. 50 % der Fälle gegeben.

Praxistipp

Wenn bei Beginn der Panikattacken bereits eine depressive Störung vorliegt, soll die Panikstörung nicht als Hauptdiagnose verwendet werden, da die Panikattacken unter diesen Umständen wahrscheinlich Symptome der Depression sind.

Ätiologie und Pathogenese | Grundsätzlich gilt als Krankheitskonzept ein **Vulnerabilitäts-Stress-Modell** (S. 16 bzw. S. 124). Panikpatienten neigen dazu, ihre **Körperempfindungen** als **bedrohlich** zu beurteilen, können sie aber nur ungenau wahrnehmen. Zu diesen Körperempfindungen gehören hauptsächlich vegetative Symptome wie Herzklopfen, Atemnot, Kribbelgefühle, Schwindel, Sehstörungen, Zittrigkeit usw. Diese werden dann sehr rasch als Signal für Gefahr im Sinne einer unmittelbar ausbrechenden schweren **psychischen** (Kontrollverlust) oder **körperlichen** (Herz, ZNS) **Krankheit** interpretiert.

So können z. B. innere Zeichen relevant sein wie Herzklopfen im Liegen (→ deutlichere Wahrnehmung des Herzschlags, gefolgt von Fokussierung auf Körpersensationen) oder auch Emotionen wie Ärger, der von psychophysiologischer Erregung begleitet wird. Auch plötzliches Aufstehen, das leichten Schwindel nach sich ziehen kann, oder eine körperliche Anstrengung mit konsekutiver Atemnot können eine Attacke triggern. Schließlich können körperliche Erkrankungen, wie z. B. eine Erkältung, die mit Kreislaufproblemen und damit mit Herzrasen oder Schweißausbrüchen einhergeht, selbst häufig über die fälschliche Interpretation dieser Symptome als „hochgefährlich" Panikattacken auslösen.

Stabilisierend wirkt **selektive Aufmerksamkeitslenkung** (permanentes Körperscanning) auf Symptome, die diese erst hervorrufen und verstärken. Die Patienten können ohne Behandlung nicht unterscheiden zwischen den auslösenden psycho-physiologischen inneren Prozessen und der folgenden Panikattacke selbst. Deshalb scheint diese wie „aus heiterem Himmel" zu entstehen. **Trigger** dafür werden dann im Verlauf z. B. Situationen in der **Außenwelt** (wie Autobahnen, U-Bahnen, Kaufhäuser), die mit Panikattacken verbunden waren.

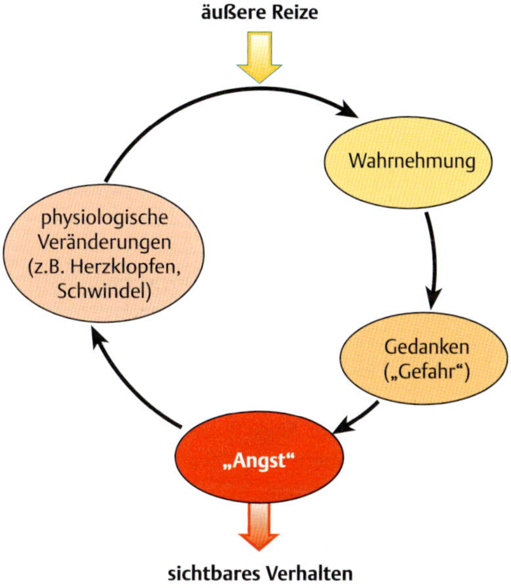

Abb. 6.4 Teufelskreis der Angst (nach Margraf u. Schneider 1990).

Darüberhinaus kommt es zu **Sicherheitsverhalten** (Schonung aus Angst vor Herzschädigung, Rückzug). Dies bewirkt wiederum vegetative Aufschaukelung und erhöhte Reagibilität. Weiteres Sicherheitsverhalten sind Flucht und Vermeidung bei zusätzlicher Agoraphobie. Der Teufelskreis entsteht und dreht sich rascher. Das Modell des psychophysiologischen Teufelskreises zeigt, dass diese Prozesse der körperlichen Veränderungen, der Wahrnehmung derselben, der Interpretation als „Gefahr" und darauffolgender Angst bzw. Panik extrem rasch ablaufen. Eine bewusste Gegenregulation (z. B. Körperempfindungen anders deuten) kann dann therapeutisch auf jeder Stufe vorgenommen werden (**Abb. 6.4**).

Psychodynamische Modelle: Auch für die Panikstörung gibt es nur relativ unspezifische Modelle. Die entwicklungspsychologischen Hypothesen gehen davon aus, dass jede Entwicklungsphase ihre typischen Konflikte hat und dass das Symptom nur auf unbewusste Konfliktkonstellationen verweist. Der Abwehrmechanismus ist die Verschiebung. Objektbeziehungstheoretisch geht man bei Angstsymptomen von Verlassenheitsängsten aus. Die Panikstörung wird spezifisch unter dem Aspekt der Herzphobie betrachtet. Dieses Organ soll symbolisch eine mächtige Repräsentanz darstellen (z. B. die Mutter), der man nicht ausweichen kann, da sie vital wichtig ist.

Klinik | Die Panikstörung ist durch wiederkehrende Panikattacken gekennzeichnet. Diese sollen gemäß ICD-10 unabhängig von spezifischen Situationen und in zeitlich klar abgrenzbaren Episoden auftauchen. Das Kernsyndrom beinhaltet Herzrasen, Atemnot bis hin zu Erstickungsgefühlen, Schwindel, Entfremdungsgefühle (Depersonalisation), Brustschmerz, häufig Hyperventilation, Verdauungsdrang. Weiterhin glauben die Patienten zu sterben, verrückt zu werden oder die Kontrolle zu verlieren. Die Emotion ist panische Angst. Typischweise entwickelt sich nach einigen Attacken eine erhebliche Erwartungsangst („Angst vor der Angst"). Die Symptome setzen rasch ein und dauern von Sekunden bis Stunden (meist ca. 10–30 Minuten).

6

Diagnostik und Differenzialdiagnosen | Die Diagnose erfolgt **klinisch**. Die diagnostischen Kriterien nach ICD-10 zeigt **Tab. 6.5**.

Panikattacken bei **anderen Phobien** werden in der ICD-10 unter deren Diagnose eingeordnet. So können z. B. auch im Rahmen spezifischer Phobien Panikattacken auftreten (S. 130). Für die **Abgrenzung** von anderen Phobien, bei denen auch Panikattacken auftreten, sind folgende Überlegungen wichtig:

- Bei Panikstörungen sind die Attacken nicht ausschließlich auf bestimmte Situationen bezogen (im Unterschied zu spezifischen Phobien).
- Die Bedrohung durch Paniksymptome selbst ist bedeutsam und nicht die Bewertung der Auslöser (im Unterschied zur spezifischen oder sozialen Phobie).
- Die vegetativen Symptome selbst sind von Bedeutung und nicht die soziale Beurteilung der Symptome wie Erröten, Zittern (im Unterschied zur sozialen Phobie).
- Akute Gefahr und Bedrohung stehen im Mittelpunkt und nicht die Sorge um zukünftige Gefahren (im Unterschied zur Generalisierten Angststörung).

Tab. 6.5

Panikstörung nach ICD-10 (F41.0).
Diagnosekriterien
– Wiederkehrende schwere Angstattacken, die nicht auf bekannte oder vorhersagbare Situationen begrenzt sind und deshalb auch nicht vorhersehbar sind.
– Typisch ist ein plötzlicher Beginn mit Herzklopfen, Atemnot, Schwindel, Thoraxschmerzen, Derealisationserleben.
– Als Folge besteht Angst vor Kontrollverlust, Furcht zu sterben bzw. Angst, wahnsinnig zu werden.
– Zwischen den Attacken müssen weitgehend angstfreie Zeiträume liegen (cave: Erwartungsangst).
– Es müssen mehrere schwere vegetative Angstanfälle pro Monat vorgelegen haben, damit die Diagnose überhaupt gestellt werden kann.
nach WHO/Dilling: Taschenführer zur ICD-10, 6. A., Huber, 2012

Insbesondere bei einer Panikstörung ist differenzialdiagnostisch weiterhin eine differenzierte **medizinische Abklärung** dringend erforderlich. Panikstörungen können u. a. in Verbindung mit den in **Tab. 6.1** genannten **körperlichen Erkrankungen** auftreten.

Therapie |

Psychotherapie

- **Kognitive Verhaltenstherapie:** Zunächst sollen die Panikpatienten nach Förderung einer vertrauensvollen und empathischen therapeutischen Beziehung davon überzeugt werden, dass ihre Körpersymptome tatsächlich normale psychophysiologische Angstreaktionen sind und keine Gefahr bedeuten. Es wird ein **gemeinsames Störungsmodell** erarbeitet. Dies geschieht zum einen über **Psychoedukation**, d. h. Information und Einsicht in die Störung, in der Einzeltherapie oder in der Gruppe. Wenn der Patient verstanden hat, dass es sich um psycho-physiologische Symptome der Angst und nicht um krankhafte körperliche Beschwerden handelt, ist bereits viel gewonnen. Eine genaue **Exploration der Befürchtungen** der vorherrschenden Katastrophenphantasien, der **persönlichen Einstellungen** im Hinblick auf die Symptomatik sowie des **individuellen Sicherheitsverhaltens** ist ebenfalls wichtig (z. B. nur in Begleitung einkaufen gehen, sichere Orte mit Fluchtmöglichkeiten aufsuchen, schauen, wo medizinische Hilfe schnell erreichbar ist) und erlaubt später die Ableitung verschiedener therapeutischer Verfahren:
  - **Kognitive Verfahren**, mit denen dysfunktionale Gedanken und Schemata wie Bedrohung durch die Körperempfindungen und Katastrophenphantasien konstruktiv umgewandelt werden können.
  - **Hyperventilationstests:** Hierdurch entsteht die Induktion gefürchteter Symptome. Die Patienten können so erfahren, dass sie die Symptome selbst hervorrufen und auch wieder reduzieren können. Selbstwirksamkeit und Perspektivenänderung können entstehen. Bei Hyperventilationstests ist es wichtig, bestimmte organische Erkrankungen, wie etwa Epilepsie, auszuschließen, da es zu einer Provokation kommen könnte. Sie können aber gut in der Praxis angewendet werden.
  - **Angstexpositionsübungen** im Sinne von **Verhaltensexperimenten.**

  Die weiteren Übungen sind individuell abzustimmen, um eine sinnvolle kognitive Auseinandersetzung mit den Bedrohungsvorstellungen zu erreichen. Sie dienen auch dazu, das Sicherheitsverhalten zu unterbinden.
- **Psychodynamische Verfahren** beinhalten einsichtsfördernde und konfliktorientierte Maßnahmen, tendieren heutzutage aber auch mehr zu

einem zunächst symptomspezifischen Vorgehen. Später werden die unbewussten eigentlichen Konflikte bearbeitet.

Pharmakotherapie: Im akuten Anfall sind **Benzodiazepine** gut wirksam, die allerdings wegen Abhängigkeitsgefahr nur kurzfristig verschrieben werden sollten. Am besten untersucht ist Alprazolam (S. 289). Evidenzbasiert ist der Einsatz von **Antidepressiva** mit serotonergem Schwerpunkt aus der Gruppe der SSRI, aber auch Imipramin, alternativ Venlafaxin (S. 271), wobei bei Antidepressiva eine Latenz von 2–3 Wochen bis zum Wirkeintritt berücksichtigt werden muss.

Praxistipp

Eine vorsichtige Eindosierung der Medikation ist wichtig, da die Patienten häufig sehr empfindlich auf Nebenwirkungen reagieren.

Verlauf | Unbehandelt verlaufen Panikstörungen **häufig chronisch**. Sie werden als außerordentlich belastend erlebt. Allerdings ist der Verlauf fluktuierend mit Jahren der relativen Symptomfreiheit. Bei ca. der Hälfte der Betroffenen ergibt sich eine Spontanremission. Die Prognose ist bei Kombination von kognitiv-behavioraler und pharmakologischer Therapie gut.

6.1.6 Generalisierte Angststörung (GAS) (F41.1)

Definition | Die Angst ist **generalisiert** und **langanhaltend**, es bestehen **unrealistische Sorgen und Ängste** rund um alltägliche Dinge wie z. B. Gesundheit, Arbeit, Familie, Finanzen. Sie ist nicht auf bestimmte Umgebungsbedingungen beschränkt, sie ist vielmehr **frei flottierend** und gepaart mit vegetativer Übererregbarkeit (**Hypervigilanz**) und **motorischer Spannung**.

Epidemiologie | Die **Lebenszeitprävalenz** beträgt ca. 5 %, 55–60 % der Betroffenen sind **Frauen**.

Ätiologie und Pathogenese | Auch hier ist das **Vulnerabilitäts-Stress-Modell** (S. 16 bzw. S. 124) eine wesentliche Erklärungsgrundlage. Ein zentraler Aspekt pathologischer Sorgen besteht in der **scheinbaren Unkontrollierbarkeit** der sorgenvollen Gedanken. Nach dem **meta-kognitiven Modell** werden die Inhalte aufgegliedert in:

- **Typ-1-Sorgen:** „Ich könnte krank werden und dann meine Arbeit und meine Wohnung verlieren."
- **Typ-2-Sorgen (= Meta-Sorgen):** „Ich drehe bald durch vor Angst. Die Sorgen machen mich völlig kaputt." (negative Metagkognitionen); aber auch: „Es ist sinnvoll, sich Sorgen zu machen, dann bin ich vorbereitet auf schlechte Erfahrungen." (positive Metakognitionen)

Die Aufmerksamkeit ist zunehmend auf **bedrohungsrelevante Informationen** gerichtet, die grundsätzlich mehr in den Fokus des Bewusstseins dringen als „harmlose" Nachrichten. Dazu kommt **Sicherheitsverhalten**, d. h., es werden keine Nachrichten mehr geschaut, keine Zeitungen gelesen. Häufige Telefonate mit Familienangehörigen oder Freunden dienen der permanenten Rückversicherung und Ablenkung sowie der Beruhigung. Die Patienten halten sich so in **ständiger ängstlicher Erwartung.** Dies vermehrt die vegetative Symptomatik und hält i. S. eines **Teufelskreises** die Sorgen und Ängste um die Auswirkungen von Sorgen aufrecht. Tiefenpsychologische/psychoanalytische Konzepte gehen bei generalisierten Angststörungen von einer **defizitären Ich-Struktur** durch frühe **unsichere Bindungserfahrungen** aus. Es konnten sich keine verlässlichen Objekt- und Selbstrepräsentanzen ausbilden. Die üblichen Abwehrmechanismen versagen hier aufgrund dieser sog. niedrigen Strukturorganisation („Frühstörung").

Klinik | Bei der generalisierten Angststörung handelt es sich um eine **komplexe und andauernde Angst** um alltägliche Dinge mit sorgenvollem Grübeln und Vorahnungen, auch Reizbarkeit und Konzentrationsschwierigkeiten. Auslöser sind keine bestimmten Situationen, sondern die Angst äußert sich **frei flottierend**. Befürchtungen und Gedanken kreisen um zukünftige drohende Ereignisse wie ein Unglück, einen Unfall oder eine Krankheit, auch um Finanzen oder die Gesundheit. **Vegetativ** bestehen, wie bei allen anderen Angststörungen auch, unterschiedlichste Symptome wie Anspannung, Nervosität, Zittern, Benommenheit, Herzklopfen, Schwindelgefühle, Schmerzen, Schlafstörungen usw. Die Inhalte der Sorgen sind ähnlich wie bei klinisch unauffälligen Menschen, aber deutlich intensiver und anhaltender. Diese Patienten befinden sich häufig in allgemeinärztlicher Untersuchung und lassen sich – ebenso wie Panikpatienten – immer wieder beruhigen. Dies unterscheidet sie von hypochondrischen Patienten (S. 151).

MERKE

Wie auch bei anderen Angststörungen ist bei der **generalisierten** Ausprägungsform eine **ausgeprägte Komorbidität** mit Depression und Substanzmissbrauch sowie weiteren Angststörungen gegeben.

Diagnostik und Differenzialdiagnosen | Die Diagnose erfolgt **klinisch**. Die diagnostischen Kriterien nach ICD-10 zeigt **Tab. 6.6**.

Differenzialdiagnostisch ist zu beachten, dass unbestimmte Ängste bei vielen **psychiatrischen Störungen** auftreten können, deren Diagnose dann den Vorrang erhält. Ferner müssen auch hier **körperliche Erkrankungen** ausgeschlossen werden (**Tab. 6.1**, S. 124). Auch **Koffein** und bestimmte **Pharmaka** wie Sympathikomimetika, Theophyllin, Bronchodilatatoren

Tab. 6.6

Generalisierte Angststörung nach ICD-10 (F41.1).

Diagnosekriterien
Die Patienten müssen folgende **primäre Symptome von Angst** zeigen an den meisten Tagen über mind. mehrere Wochen: – **Befürchtungen** (Sorge über zukünftiges Unglück, Nervosität, Konzentrationsschwierigkeiten usw.) – **motorische Spannung** (körperliche Unruhe, Spannungskopfschmerz, Zittern, Unfähigkeit, sich zu entspannen) – **vegetative Übererregbarkeit** (Benommenheit, Schwitzen, Tachykardie oder Tachypnoe, Oberbauchbeschwerden, Schwindelgefühle, Mundtrockenheit)
nach WHO/Dilling: Taschenführer zur ICD-10, 6. A., Huber, 2012

können die Symptome einer generalisierten Angststörung simulieren.

Therapie |

Psychotherapie:

- **Kognitive Verhaltenstherapie:** Verhaltenstherapeutisch ist ein hierarchisches, meta-kognitives Konzept (s. Ätiologie) wichtig. Zunächst müssen die dysfunktionalen Annahmen über das Sich-Sorgen (Typ-2-Sorgen) modifiziert werden, bevor die Typ-1-Sorgen behandelt werden können.
  5 zentrale Behandlungsansätze können unterschieden werden:
  - Erarbeitung des meta-kognitiven Modells mit **Exploration** und **Psychoedukation** zu Typ-1- und Typ-2-Sorgen
  - Herausarbeitung und Widerlegung der individuellen, negativen Annahmen über das Sich-Sorgen mit **kognitiven Verfahren**
  - Herausarbeiten des individuellen Sicherheits- und Vermeidungsverhaltens mit Planung und Durchführung von **konfrontativem Vorgehen** (z. B. jeden Tag mehrfach Nachrichten hören, Zeitung lesen, Telefonate unterlassen, Sorgentagebuch)
  - positive Annahmen über die Sorgen mit **kognitiven Interventionen** wie sokratischer Dialog, Diskussion, Rollentausch u. a. modifizieren
  - dann erst Bearbeitung der Typ-1-Sorgen mit **kognitiven und konfrontativen Maßnahmen**

  Auch **Entspannungsverfahren** sind hier effektiv.
- **Psychodynamische Kurzzeittherapien** fokussieren auf aktuelle Konflikte mit Klärung, Konfrontation (verbale Deutung, **nicht** im verhaltenstherapeutischen Sinne) und Durcharbeiten (z. B. Partnerkonflikt). **Tiefenpsychologische**, d. h. psychoanalytische Konzepte und Verfahren lassen eine langfristige Therapie indiziert erscheinen. Hier geht es um Übertragungsanalysen mit dem Ziel einer Regression der Patienten, Analyse des Widerstandes sowie Durcharbeiten und Deutung der Konflikte, die im Rahmen der Übertragungsbeziehung auftreten. Assoziationen, Träume und Rekonstruktion früher Erlebnisse sind die Brücken dorthin.

Pharmakotherapie: Erste Wahl sind **Antidepressiva**, hier v. a. SSRI, SSNRI und Buspiron (S. 291). Neu zugelassen ist Pregabalin (S. 291). **Benzodiazepine** können kurzfristig zur akuten Therapie eingesetzt werden (S. 289).

Verlauf | Der Verlauf ist schwankend, häufig kommt es zur **Chronifizierung** mit Verschlechterungen in Belastungssituationen.

6.2 Zwangsstörung (F42)

Key Point

Die Häufigkeit von Zwangserkrankungen wird insgesamt deutlich unterschätzt. Eine Ursache hierfür liegt in der Verheimlichung oder Schwere der Störung, die Betroffene oft ans Haus fesselt.

6.2.1 Allgemeines

Nicht pathologische, leicht zwanghafte Verhaltensweisen kennt jeder. Im Alltag haben sie sogar Vorteile. Sie strukturieren und erleichtern uns durch automatische Abläufe und Entscheidungen. Auch bringen sie uns dazu, z. B. zu lernen, eine langfristige Ausbildung durchzuhalten und erfolgreich zu Ende zu bringen. Subklinische Alltagszwänge, wie z. B. nicht auf die Trennlinien von Fliesen zu treten oder etwas zählen zu müssen, sind weit verbreitet.

6.2.2 Definition

Eine Zwangsstörung liegt vor, wenn sich **wiederholt als unangenehm empfundene Gedanken und Handlungen aufdrängen**. Die Betroffenen erkennen diese Gedanken und/oder Handlungen als **unsinnig und übertrieben**, können sich gegen deren Auftreten jedoch **nicht wehren**. Die Vorstellungen, Handlungsimpulse oder Handlungen wiederholen sich **stereotyp**. Geben die Betroffenen dem Zwangsimpuls nicht nach, hat dies **starke Anspannung** zur Folge.

6.2.3 Epidemiologie

Die Störung beginnt häufig früh in der **Adoleszenz** oder im **frühen Erwachsenenalter**, die **Lebenszeitprävalenz** beträgt neueren Studien zufolge 2,5 %. Im Erwachsenenalter kommt sie bei Frauen und Männern gleich häufig vor.

Die **Komorbidität** mit anderen Angststörungen, Depressionen sowie mit einigen Persönlichkeitsstörungen (zwanghafte, dependente, ängstlich-vermeidende) ist hoch (S. 217). Eine Zwangsstörung tritt häufig bei Kindern und Erwachsenen mit einem **Tourette-Syndrom** (= komplexe Ticstörung, S. 244) auf, umgekehrt seltener. Frühere einzelne Tics sind häufig. Die Diagnostik erfordert die Benennung beider Störungen.

Praxistipp

Tic-Störungen, Tourette-Syndrom und Trichotillomanie („Haarrupfsucht“, S. 222) u. a. werden neuerdings unter Zwangsstörungs-Spektrums-Erkrankungen subsumiert.

6.2.4 Ätiologie und Pathogenese

Auch bei der Zwangsstörung ist – wie bei der Angststörung – von einem komplexen **Vulnerabilitäts-Stress-Modell** (S. 16) auszugehen.

Vulnerabilitäten werden sowohl in einer **genetischen Disposition** als auch in **neurobiologischen Beteiligungen** gesehen. Hier spielt sowohl eine Überaktivität des serotonergen Systems (Serotoninhypothese) als auch die Überaktivität eines neuroanatomischen Funktionskreises (Orbitofrontalregion, Gyrus cinguli und Basalganglien) eine große Rolle. Möglicherweise bleiben die Zwangspatienten wegen dadurch bedingter chronischer Fehlermeldung in Handlungs- oder Gedankenschleifen hängen.

In der **Persönlichkeit** verankerte Züge können sowohl ein „zwangsneurotischer Charakter“ als auch eine ängstlich-unsichere Haltung und/oder rigider Perfektionismus sein. Diese Eigenschaften können die Entwicklung einer Zwangsstörung begünstigen. Speziell **psychodynamische** Aspekte berühren ältere entwicklungspsychologische Vorstellungen von durch Verwöhnung oder Bestrafung bedingter Fixierung auf der analen Stufe oder ein überstrenges Über-Ich mit Abspaltung des Affekts und einem Konflikt zwischen Autonomie und Abhängigkeit. Neutraler formuliert sind Zwangspatienten eher „Gefühlsvermeider“. Des Weiteren wird davon ausgegangen, dass familiäre Erziehungsmuster und Modelle eine große ätiologische Rolle spielen.

Lerntheoretische Modellvorstellungen gehen vom **Zwei-Faktoren-Modell** (S. 297 bzw. S. 125) aus. Beispiel: Auf einer Reise wird ein brennendes Haus (unkonditionierter Stimulus, UCS) gesehen, die unkonditionierte Reaktion (UCR) ist Schreck/Angst. Dies wird zum Auslöser (S) für folgende Reaktion (R): Es wird sofort zu Hause angerufen und geklärt, ob Ofen, Bügeleisen, TV abgestellt sind. Die Folge (C) ist Beruhigung. Nun wird vor Entfernung von zu Hause immer kontrolliert, ob alle Geräte, die einen Brand verursachen könnten, ausgeschaltet sind.

Auch **kognitive Prozesse** spielen eine wichtige Rolle (s. Definition bzw. **Abb. 6.5**): Wenn z. B. eine Mutter denkt, sie könnte ihr Baby verletzen oder sie könnte sich bei ihm anstecken, und diesen Gedanken schrecklich und einer Mutter nicht würdig befindet („So darf eine Mutter nicht denken“ oder „Es wäre schrecklich, krank zu werden“), kommt es zu einem Anstieg der Erregung, die reduziert wird durch Gegengedanken oder -handlungen, die zunehmend ritualisiert werden. So

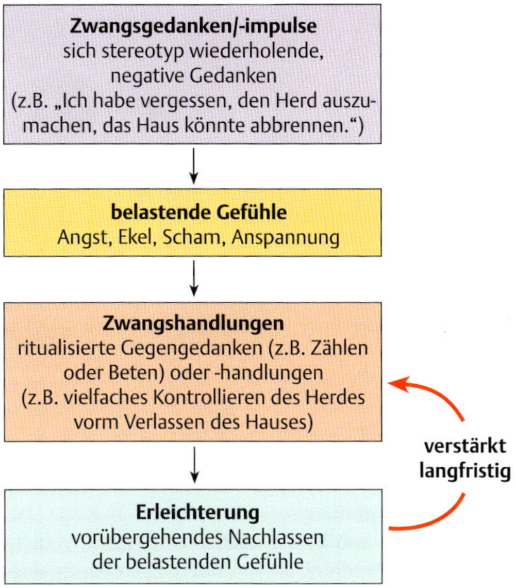

Abb. 6.5 Entstehung und Aufrechterhaltung von Zwangshandlungen.

kommt es zwar kurzfristig zur Entlastung, sogleich drängen sich die Gedanken aber wieder auf und der Teufelskreis dreht sich von neuem.

6.2.5 Klinik

Die Zwangsstörung ist eine komplexe Störung und besteht in wiederkehrenden **Zwangsgedanken** und/oder **Zwangshandlungen**. Entscheidend ist, dass diese als **unsinnig** erlebt werden. Ferner muss der Patient – wenn auch erfolglos – Widerstand gegen die Handlungen leisten. Oft wird die Symptomatik von heftiger **Anspannung** und **Angst** begleitet. **Unsicherheit** und **Ambivalenz** im Umgang mit Entscheidungen sind mit Zwängen oft eng verknüpft. Häufig sind die Betroffenen völlig **isoliert**, zumal sie aus Scham und Angst die Zwänge oft lange verheimlichen.

Zwangsgedanken und Zwangsimpulse manifestieren sich in wiederholten, intensiven, sich aufdrängenden Vorstellungen und Denkinhalten. Diese können sich in aufdringlichen, **ich-fremd** (ich-dyston) erlebten Impulsen oder in der Vorstellung äußern. Die häufigsten Inhalte von Zwangsgedanken sind (in der Reihenfolge der Häufigkeit): Verschmutzung (Kontaminationsängste), pathologische Zweifel, Krankheitsängste, Symmetriebedürfnis, aggressive (Befürchtung, sich selbst oder andere zu verletzen) und sexuelle Inhalte (z. B. in der Kirche beim Anblick des Kreuzes).

Zwangshandlungen verursachen starke Angst beim Versuch, sie zu unterdrücken. Sie können in stundenlangen Waschritualen, in zigfachem Kontrollieren (z. B. des Herdes vorm Verlassen des Hauses, **Abb. 6.6**) bzw. Ordnen oder motorischen Wiederholungen (z. B. an einem Straßenübergang permanent drei

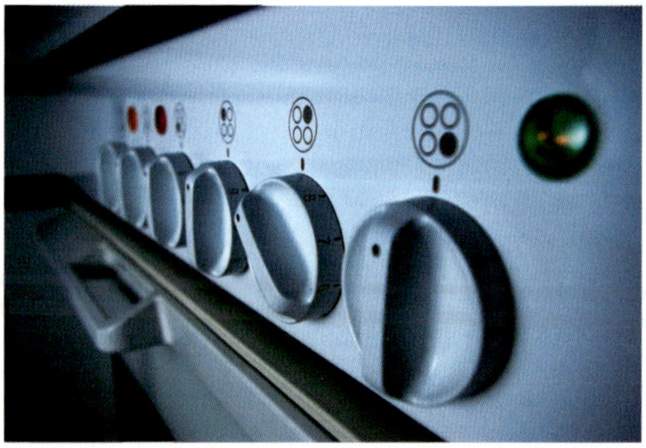

Abb. 6.6 Typische Zwangshandlung: vielfaches Kontrollieren des Herdes (© M. Kirst).

Schritte vor- und zurückgehen) bestehen. Häufig entstehen aus Zwangshandlungen **Zwangsrituale**, d.h. die Zwangshandlungen werden in einer bestimmten Art und Weise ausgeführt. Wenn es nicht gelingt, die Handlung abzuschließen, entsteht wiederum Angst und das Ritual muss häufig von Anfang an wiederholt werden.

MERKE

Die **häufigsten Zwangshandlungen** sind: Kontrollieren, Waschen, Zählen, Frage- und Beichtzwang, Zwänge rund um Symmetrie und Präzision, Horten.

6.2.6 Diagnostik und Differenzialdiagnosen

Die Diagnose der Zwangsstörung erfolgt **klinisch**. Die diagnostischen Kriterien nach **ICD-10** zeigt Tab. 6.7. Dabei wird noch einmal unterschieden zwischen dem Vorherrschen von **Zwangsgedanken (F42.0)** oder **Zwangshandlungen (F42.1)**, beide Syndrome treten aber auch häufig **zusammen** auf **(F42.2)**.

MERKE

Im **DSM-IV** gehört die Zwangsstörung zu den **Angststörungen**, während sie in der **ICD-10** eine **eigene Kategorie** darstellt.

Folgender **Fragebogen** kommt diagnostisch ergänzend zum Einsatz: Die **Yale-Brown Obsessive Compulsive Scale (Y-BOCS)** ist eine Fremdbeurteilungsskala bestehend aus **10 Subskalen**. In Bezug auf die Zwangsgedanken (**obsessions**) und -handlungen (**compulsions**) werden jeweils beurteilt:

- Zeitaufwand
- Beeinträchtigung im Alltag
- subjektiver Leidensdruck
- Widerstand gegen den Zwang
- reale Kontrolle über die Symptomatik

Differenzialdiagnostisch können Zwangssymptome mit **zerebralen Krankheiten** assoziiert sein, wie Demenz, Enzephalitis, Chorea minor oder Hirninfarkt. Neu aufgetretene Fälle müssen daher gründlich organisch abgeklärt werden. Auch die Unterscheidung zwischen Zwangsstörung und **Depression** kann schwierig sein, weil beide Erkrankungen häufig zusammen auftreten. Diagnostisch wichtig ist hierbei insbesondere, welche Symptomatik zuerst vorlag: Trat zuerst der Zwang auf und erst dann die Depression, spricht das eher für die Zwangsstörung und vice versa. Zwangssymptome können manchmal auch so bizarr sein, dass man eine **Schizophrenie** abgrenzen muss. Andererseits sind Zwangsstörungen relativ häufig komorbid mit schizophrenen Erkrankungen.

Tab. 6.7

Zwangsstörung nach ICD-10 (F42).

Diagnosekriterien
– Es sollen mind. 2 Wochen lang an den meisten Tagen Zwangsgedanken oder -handlungen oder beides nachweisbar sein. Sie müssen quälend sein oder die normalen Aktivitäten erheblich stören.
– Sie müssen als eigene Gedanken und Impulse für die Patienten erkennbar sein.
– Wenigstens einem Gedanken oder einer Handlung muss noch, wenn auch erfolglos, Widerstand geleistet werden, selbst wenn sich der Patient gegen andere nicht länger wehrt. Wenigstens ein Gedanke oder eine Handlung wird als unsinnig angesehen.
– Der Gedanke oder die Handlungsausführung dürfen nicht an sich angenehm sein (einfache Erleichterung von Spannung und Angst wird nicht als angenehm in diesem Sinne betrachtet).
– Die Gedanken, Vorstellungen oder Impulse müssen sich in unangenehmer Weise wiederholen.
nach WHO/Dilling: Taschenführer zur ICD-10, 6. A., Huber, 2012

Praxistipp

Bei der Zwangsstörung ist sich der Patient der Unsinnigkeit seiner Gedanken bewusst, während diese bei der Schizophrenie als real und richtig angenommen werden.

Bei der Unterscheidung von **zwanghafter Persönlichkeit** (S. 218) und Zwangsstörung hilft der Aspekt der Ich-Nähe. Zwangshandlungen oder -gedanken werden als ich-fremd (ich-dyston), die perfektionistische, übergründliche, rigide Haltung und Handlung der Persönlichkeitsstörung als ich-synton erlebt.

6.2.7 Therapie

Psychotherapie

Die Therapie der Zwangsstörung ist heute eine Domäne der **kognitiven Verhaltenstherapie.**

MERKE

Schlüsselelement der **kognitiven Verhaltenstherapie** von Zwangshandlungen ist die **Exposition mit Reaktionsverhinderung**.

Besonders bedeutsam sind folgende Module:

- Zunächst sollte eine präzise **Verhaltensanalyse** der gesamten Problematik auf kognitiver, emotionaler, psychophysiologischer und handlungsbezogener Ebene erfolgen. Auch beim Zwang ist **Psychoedukation** für den Behandlungserfolg wichtig.
- Bei **Zwangshandlungen** steht die **Exposition mit Reaktionsverhinderung** im Mittelpunkt. Hierbei werden die Patienten mit ihren Zwangshandlungen konfrontiert, dürfen diese aber nicht ausüben. Hintergrund des Modells ist, dass Zwang Angst erzeugt, die aber nach einer gewissen Zeit von selbst wieder abklingt, auch wenn der Patient die Handlung nicht ausführt. Diese sollte zu Beginn in der **Begleitung** des Therapeuten und evtl. auch zunächst nur in der Vorstellung (**in sensu**, imaginativ) stattfinden. Beispiel: Bei einem Waschzwang wird Schmutz berührt, benutzte Handtücher werden zum Händeabtrocknen verwendet usw. Die Waschhandlungen sollen anschließend unterlassen werden.
  In massierter Form – meist nur in stationärer Behandlung möglich – sollen die Patienten in einer harten Prozedur sich über mehrere Tage nicht waschen und immer dieselben Kleidungstücke anziehen (**Flooding**).
- **Zwangsgedanken** sind auf diese Weise sehr viel schwieriger zu behandeln. Am leichtesten ist eine **Konfrontation** möglich, wenn die Patienten ihre als verboten indizierten Gedanken (z. B. aggressiver Inhalt, etwa: „Ich werde meinen Sohn mit dem Messer verletzen") aufschreiben oder sogar auf ein Tonband sprechen und wiederholt (mehrere Stunden am Tag) lesen bzw. anhören, bis die Anspannung nachgelassen hat. Dabei sollen neutralisierende Gedanken unterbunden werden. Dies verlangt eine hohe Motivation und Kooperation, ist aber effektiv.

Diese Komponenten sind mit **weiteren Bausteinen** der kognitiven Verhaltenstherapie zu kombinieren. Wichtig ist die gleichzeitige **Förderung von Alternativen zur Zwangsstörung** („Der Therapeut sollte nicht den Ast absägen, auf dem die Patienten sitzen"). Hier ist z. B. die Förderung anderer gedanklicher Beschäftigungen und Ressourcen wichtig, damit die Patienten nicht „in ein Loch fallen", wenn die intensive Beschäftigung mit der Zwangssymptomatik reduziert wird. Sonst besteht die Gefahr, dass sich die soziale Isolation weiter verschärft und sich eine depressive Störung entwickelt. Auch allgemeine Prinzipien wie das **Training sozialer Kompetenz** und **Entspannungsverfahren** sind häufig sinnvoll.

Psychodynamische Verfahren sind konfliktorientiert, befürworten aber auch zunächst konkrete handlungsbezogene Konfrontationsübungen. Wesentliche **Therapieprinzipien** dabei sind:

- Über-Ich-Entlastung
- Einsicht in die psychodynamischen Zusammenhänge der Symptomentstehung
- Intensivierung des therapeutischen Prozesses durch den Umschlag der positiven in eine negative Übertragung

Pharmakotherapie

Mittel der Wahl sind **serotonerg wirksame Antidepressiva**, wie SSRI (Citalopram, Escitalopram, Fluoxetin, Fluvoxamin, Paroxetin, Sertralin, S. 271), oder das trizyklische Antidepressivum **Clomipramin** (S. 268). Die **Wirklatenz** ist allerdings länger als bei depressiven Episoden, sie beträgt **6–8 Wochen** (→ Vorsicht vor zu raschem Wechsel wegen Unwirksamkeit!). Ferner müssen die Medikamente i. d. R. **deutlich höher dosiert** werden als bei depressiven Episoden.

MERKE

Serotonerg wirksame Antidepressiva sind bei Zwangsstörungen **deutlich wirksamer** als andere Substanzen, sie müssen aber **in höherer Dosierung** und **länger** gegeben werden als bei depressiven Störungen.

Praxistipp

Insgesamt wirken Medikamente besser bei Zwangsgedanken, kognitive Verhaltenstherapie besser bei Zwangshandlungen. Dennoch sollten i. d. R. beide Verfahren kombiniert werden.

6.2.8 Verlauf

Häufig ist der Verlauf **chronisch**.

Prognostisch günstig sind eine gute Motivation, ein episodischer Verlauf, eine gute prämorbide Struktur, d. h. das Fehlen von wesentlichen psychischen Störungen in der Katamnese. Weiterhin positiv sind sowohl eine kurze Dauer der Störung als auch „Life Events" als Auslöser.

Prognostisch ungünstig sind überwertige Ideen, eine lange Dauer der Symptomatik, reine Zwangsgedanken sowie einerseits soziale Isolation, andererseits aber auch eine unterstützende Partnerschaft. Letzteres bedeutet, dass der Partner in das Zwangssystem eingebunden ist, vielleicht selbst entsprechende Be-

6

fürchtungen hegt und/oder Vorteile, wie etwa eine enge Bindung oder Kontrolle über den Partner, hat.

6.3 Reaktionen auf schwere Belastungen und Anpassungsstörungen (F43)

Key Point
Für diese Kategorie psychischer Störungen ist charakteristisch, dass sie im Anschluss an ein objektives Trauma oder eine belastende Situation entstehen. Es handelt sich um klinisch sehr unterschiedliche Erscheinungsbilder.

6.3.1 Einteilung

Eine **akute Belastungsreaktion** ist eine relativ kurzdauernde (Minuten bis Stunden bzw. einige Tage – selten bis zu 30 Tagen anhaltende) Reaktion, die in Folge extremer Belastung auftritt.

Bei der **posttraumatischen Belastungsstörung (PTBS)** handeltes sich um eine entweder sofort oder mit einer gewissen zeitlichen Verzögerung auftretende, anhaltende psychische Störung mit einem charakteristischen Muster als Reaktion auf ein Ereignis, das von jedem Menschen als belastend erlebt werden würde.

Auch die **Anpassungsstörung** stellt eine Reaktion auf eine belastende Situation oder ein belastendes Ereignis dar, das aber nicht katastrophale Ausmaße, wie bei der PTBS gefordert, aufweist. Typische Ursachen sind „Life events", wie z. B. Trennung, Kündigung oder Todesfall.

Praxistipp
Die Reaktionen auf schwere Belastungen und Anpassungsstörungen sind im DSM-IV und ICD-10 unterschiedlich zugeordnet. Im ICD-10 bilden sie eine eigene Störungsgruppe, während das DSM-IV sie zusammen mit den Zwangsstörungen unter die Angststörungen subsummiert.

Eine weitere Diagnose mit Traumaätiologie ist die **andauernde Persönlichkeitsveränderung nach extremer Belastung**. Diese wird nur im ICD-10 bei den Persönlichkeitsstörungen vergeben (F62.0, S. 219).

6.3.2 Akute Belastungsreaktion (F43.0)

Unter der akuten Belastungsreaktion wird zusammengefasst, was man umgangssprachlich unter einem **„Nervenzusammenbruch"** oder einem **„psychischen Schock"** versteht. Diese vorübergehende Reaktion wird als **quasi normale Reaktion** auf eine außergewöhnliche Belastungssituation verstanden.

Sie äußert sich im peritraumatischen Zeitraum – also **nahezu sofort** – in einer Art emotionaler Taubheit, also fehlender emotionaler Reaktion, in Bewusstseinseinengung (manche Aspekte der Situation werden gar nicht wahrgenommen), Handlungen, die wiedersinnig erscheinen, in Derealisations- und Depersonalisationserleben (S. 146) und eingeschränkter Erinnerungsfähigkeit (vgl. Diagnosekriterien nach ICD-10, **Tab. 6.8**).

Tab. 6.8

Akute Belastungsreaktion nach ICD-10 (F43.0).
Diagnosekriterien
– Es muss ein klarer zeitlicher Zusammenhang zwischen einer außergewöhnlichen Belastung (Trauma) und dem Beginn der Symptomatik vorliegen. Die Reaktion entwickelt sich nahezu sofort.
– Es tritt ein gemischtes und gewöhnlich wechselndes Bild auf; nach dem anfänglichen Zustand von „Betäubung" werden Depression, Angst, Ärger, Verzweiflung, Überaktivität und Rückzug beobachtet. Kein Symptom ist längere Zeit vorherrschend.
– Die Symptome sind rasch rückläufig, längstens innerhalb von wenigen Stunden, wenn eine Entfernung aus der belastenden Situation möglich ist. In den Fällen, in denen die Belastung weiter besteht oder in denen sie naturgemäß nicht reversibel ist, klingen die Symptome in der Regel nach 24–48 h ab und sind gewöhnlich nach 3 Tagen nur noch minimal vorhanden.
nach WHO/Dilling: Taschenführer zur ICD-10, 6. A., Huber, 2012

Die auslösende Krisensituation ist meist eine **Konfrontation mit körperlicher oder seelischer Gewalt** (z. B. schwerer Unfall) oder ein **plötzlicher schwerer Verlust** (z. B. Tod mehrerer Angehöriger).

Wenn die Belastungsstörung länger andauert, kommt es zu Symptomen wie bei einer posttraumatischen Belastungsstörung (s. u.) mit Intrusionen, Vermeidung der an das Trauma erinnernden Reize, erhöhtem Arousal (Tachykardie, Schwitzen, Erröten) mit Schlaf- und Konzentrationsstörungen, Schreckhaftigkeit, Reizbarkeit, Wutausbrüchen.

Die Therapie besteht in **stützenden Gesprächen** sowie evtl. **Benzodiazepinen** zur Entlastung und soll auch die Entwicklung einer PTBS verhindern.

Da die akute Belastungsreaktion **keinen eigentlichen Krankheitswert** hat, wird sie im Folgenden zusammen mit der posttraumtraumatischen Belastungsstörung besprochen. Spezifische Unterschiede der beiden Diagnosen – abgesehen von der Dauer der Störung – werden ebendort beschrieben.

6.3.3 Posttraumatische Belastungsstörung (PTBS) (F43.1)

Praxistipp
Ausgehend von den psychischen Folgen bei Veteranen des Vietnamkrieges gilt seit 1980 die Diagnose einer posttraumatischen Belastungsstörung im DSM als eigene Störung.

Definition und Einteilung | Die PTBS (engl. Posttraumatic Stress Disorder, PTSD) ist eine Störung, die auftritt nach extremen, **für beinahe jeden Menschen** belastenden und erschreckenden Erlebnissen (z. B. tödliche Gefahr, Unfälle, Naturkatastrophen, interpersonelle Gewalt, wie Vergewaltigung, Kriegserlebnisse oder Folter), die an der eigenen Person, aber auch an fremden Personen erlebt werden können und psychische Probleme nach sich ziehen. In vielen Fällen kommt es zum Gefühl von **Hilflosigkeit** und durch das traumatische Erleben zu einer **Erschütterung des Selbst- und Weltverständnisses**. Es wird unterschieden zwischen:

- **Einmaligen bzw. kurzdauernden traumatischen Ereignissen (Typ-I-Traumen):** z. B. Unfall, einmalige Natur- oder technische Katastrophe, einmalige Vergewaltigung, kriminelle Gewalterfahrungen (Abb. 6.7a). Kennzeichen: akute Lebensgefahr, Plötzlichkeit, Überraschung (z. B. wenn durch vertraute Personen plötzlich eine Vergewaltigung erfolgt).
- **Wiederholten bzw. längerdauernden traumatischen Ereignissen (Typ-II-Traumen):** z. B. längere Folter- oder Geiselhaft, Kriegserlebnisse, Kriegsgefangenschaft, KZ-Haft, andauernde sexuelle oder körperliche Misshandlung in der Kindheit (Abb. 6.7b). Kennzeichen: verschiedene Einzelereignisse, geringe Vorhersagbarkeit des weiteren Verlaufs. Häufig kommt es in der Folge zu **komplexen, chronischen Störungen**.

Weiterhin ist zu differenzieren zwischen **primären**, d. h. selbst erlebten, und **sekundären**, d. h. beobachteten Traumatisierungen. Die Symptomatik muss i. d. R. **innerhalb von 6 Monaten** nach dem Trauma auftreten.

Epidemiologie | Mehr als die Hälfte aller Menschen machen in ihrem Leben eine oder mehrere potenziell traumatisierende Erfahrungen. Es entwickeln jedoch nur **etwa 10 %** der Betroffenen eine entsprechende Belastungsreaktion. Die **Lebenszeitprävalenz** liegt in der Allgemeinbevölkerung bei 1–9 %. **Frauen** erleben häufiger eine interpersonelle Traumatisierung als Männer und entwickeln bei gleicher Traumaexposition doppelt so häufig eine PTBS. In Europa scheint die PTBS seltener aufzutreten als in den USA. Dort leiden heute noch über 200 000 Vietnam-Veteranen unter den Symptomen einer PTBS. Für Deutschland wird eine Zahl von 800 000 PTBS-Betroffenen geschätzt. Eine hohe **Komorbidität** mit anderen psychischen Störungen (am häufigsten Depression, somatoforme Störungen und Abhängigkeiten) ist gegeben.

Besondere **Risikogruppen** für die Entwicklung einer PTBS sind Polizisten, Rettungssanitäter, Feuerwehrleute, Militärangehörige sowie Pflegepersonal von Intensivstationen. Von diesen sollen ca. 50 % eine PTBS aufweisen, ein weiteres Drittel zeigt einige Symptome davon. In neuerer Zeit wird insbesondere die Traumatisierung von Afghanistan-Soldaten in den Blickpunkt der Aufmerksamkeit gerückt. Ob diese allerdings eine quantitative Relevanz haben, wird sich herausstellen.

Ätiologie und Pathogenese | Die Ätiopathogenese dieser Störung beinhaltet i. S. des bereits beschriebenen **Vulnerabilitäts-Stress-Modells** (S. 16) somatische, neurobiologische, psychische und soziale Faktoren:

- **Neurobiologisch** scheinen der Katecholaminstoffwechsel und eine Prädisposition zu überschießenden Reaktionen eine Rolle zu spielen. Eine Verkleinerung des Hippocampus wurde bei PTBS-Patienten prämorbid gesehen. Weiterhin scheint eine Überaktivierung der Amygdala gegeben zu sein. Der mediale präfrontale Kortex spielt bei der PTBS vermutlich eine zentrale Rolle. Im Trauma bricht sozusagen die „geregelte Kommunikation" zwischen Amygdala und Hippocampus zusammen. Gedächtnisspuren werden angelegt, können örtlich und zeitlich aber nicht mehr positioniert werden. Diese Bruchstücke der Erinnerung haben eine isolierte Existenz ohne Vernetzung und keinen Anschluss an die kognitive Verarbeitung. Das Trauma ist also nicht als persönliche Geschichte reproduzierbar. Bis auf die prämorbide und damit

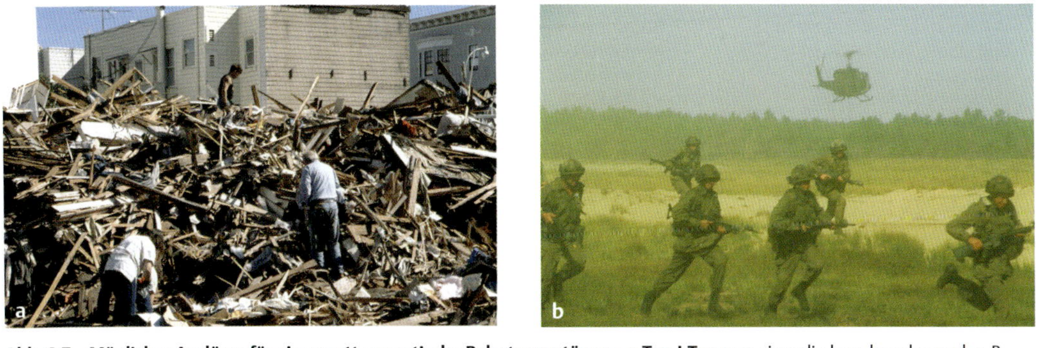

Abb. 6.7 Möglicher Auslöser für eine posttraumatische Belastungsstörung. a Typ-I-Trauma: einmalig bzw. kurzdauernd, z. B. Erdbeben (© Stefan Lochmann/Fotolia.com). **b Typ-II-Trauma:** wiederholt bzw. längerdauernd, z. B. Kriegserlebnisse (© Corel Stock).

als Vulnerabilitätsfaktor manifeste Verkleinerung des Hippocampus (s. o.) ist noch unklar, ob diese Veränderungen die Erkrankung verursachen oder mit ihr einhergehen.

- Klassisch **verhaltenstheoretische Modelle** der Entstehung erklären die Störung im Sinne einer klassischen Konditionierung mit Verknüpfung von traumarelevanten Reizen und Schreckreaktionen, die durch Vermeidungsverhalten operant aufrechterhalten bleiben.
- **Kognitive Modelle** gehen einerseits von vorbestehenden dysfunktionalen Schemata (z. B. „Ich habe Schuld und verdiene Bestrafung") oder auch von ungünstiger Verarbeitung der traumatischen Reaktionen (z. B. „Wenn ich so reagiere mit meinen ständigen Erinnerungen, kann ich nur verrückt werden", „Es ist passiert, weil ich so bin, wie ich bin", „Es kann nie wieder gut werden") aus.

Risikoverstärkend sind eine wiederholte (Trauma-Typ-II, s. o.), interpersonelle (man-made-desaster) Traumatisierung, die Irreversibilität eines Verlustes, schwere körperliche Verletzungen sowie Plötzlichkeit und Unkontrollierbarkeit des Geschehens (z. B. World-Trade-Center-Attentate am 11. September 2001). Traumen, die diese Merkmale nicht aufweisen, sind **prognostisch günstiger**. Erworbene Stressbewältigungs-Strategien sowie eine höhere Intelligenz tragen erheblich zur günstigen Verarbeitung bei. Ebenfalls hilfreich sind soziale Kontakte und ein unterstützendes Netzwerk.

Klinik |

- Die Patienten erleben die traumatischen Erfahrungen immer wieder, sie drängen sich auf (Nachhallerinnerungen, **Flash-backs**, **Intrusionen**). In Tagträumen (dissoziative Symptome) oder im Schlaf (Albträume) wiederholt sich das Erleben immer wieder. Die Betroffenen versuchen verständlicherweise aktiv, diese Zustände zu **vermeiden**. Auch eine Art „emotionale Stumpfheit" oder Taubheit kommt als passive Vermeidungsstrategie vor. Typisch sind außerdem Konzentrationsstörungen, Schreckhaftigkeit (**Hyperarousal**), Ängstlichkeit, Depressivität und Reizbarkeit. Die Betroffenen verlieren auch bisweilen wegen des unerträglichen permanenten Leids ihre Partner oder andere Beziehungen. Darüber hinaus kann es zu weiteren erheblichen sozialen und beruflichen Einschränkungen kommen (**Abb. 6.8**).

Diagnostik und Differenzialdiagnosen | Die Diagnose erfolgt **klinisch** aufgrund der Anamnese (**Tab. 6.9**). Da die Symptome auch bei vielen anderen psychischen Erkrankungen auftreten können, müssen diese abgegrenzt werden. **Borderline-Persönlichkeitsstörungen** (S. 209) werden häufig unter den „komplexen PTBS" subsummiert. **Depressionen**, **dissoziative Störungen** oder **organische Psychosyndrome** müssen ausgeschlossen werden. Da die PTBS von behandelnden Ärzten häufig nicht erkannt wird, ist ein kurzer **Screening-Fragebogen** von Nutzen (**Tab. 6.10**).

Therapie |

Psychotherapie:

- **Allgemeines:** Wichtig ist, dass dem Traumaopfer zunächst einmal **Sicherheit** geboten wird. Es kann eine Tasse Tee helfen und die Äußerung, dass die betroffene Person sich nun in Sicherheit befindet. Frühe Interventionen sollten nicht zu sehr auf Emotionen ausgerichtet sein, sondern auf **Entspannung** und eine Reduzierung der psychophysiologischen Stress-Symptome. Wichtig sind **geduldige Zuwendung, aufmerksames Zuhören, Flexibilität und Mitfühlen**: Der Therapeut soll sich durchaus berühren lassen, gleichzeitig soll er aber der pathogenen Gewalt des Traumas standhalten und ihm **gesunde, protektive, kompensierende Kräfte** entgegenstellen.

  Sowohl Überengagiertheit („Sie können mich Tag und Nacht erreichen"), Überidentifikation und Allmachtsphantasien („Ich bin der Einzige, der dir helfen kann"), aber auch zynische Abwendung („Das passiert anderen auch einmal"), Hilflosig-

Intrusion	Vermeidung	Hyperarousal
• Wachzustand: wiederkehrende und eindringlich belastende Erinnerungen (Bilder, Gedanken, Wahrnehmungen → Flash-backs) • Schlaf: wiederkehrende belastende Träume • Handeln oder Fühlen, als ob das Ereignis wiederkehrt	• bewusstes Vermeiden von: – traumabezogenen Gedanken, Gefühlen oder Gesprächen – Aktivitäten, Orten oder Menschen, die Erinnerungen wachrufen • traumabezogene Teilamnesie • vermindertes Interesse an Aktivitäten • Entfremdungsgefühl • Bandbreite des Affekts ↓ • Gefühl einer eingeschränkten Perspektive	• Ein- oder Durchschlafstörungen • Reizbarkeit, Wutausbrüche • Konzentrationsschwierigkeiten • Hypervigilanz (extreme Wachsamkeit) • übertriebene Schreckhaftigkeit

Abb. 6.8 Typische Symptome der PTBS (nach DSM IV).

keit (selbst weinen, Fassungslosigkeit, keine Worte finden) oder Desinteresse (Gähnen, kein Blickkontakt, immer dieselben Fragen stellen, vergessen, nicht vorbereitet sein auf die Sitzungen) sind zu vermeiden.

Rettungshelfer und Psychotherapeuten sollten sich unbedingt an den **momentanen Bedürfnissen der Menschen** orientieren und dabei respektieren, dass viele Betroffene nicht mit professionellen Helfern, sondern – wenn überhaupt – lieber mit Kollegen oder Angehörigen, also mit vertrauten Bezugspersonen, sprechen möchten.

Ein etwas später einsetzendes **multiprofessionelles** Vorgehen mit Psychotherapie, Psychopharmakologie, Soziotherapie oder anderen, evtl. auch juristischen Hilfen trägt oft dazu bei, die Patienten zu entlasten und einer Chronifizierung vorzubeugen.

Praxistipp

Frühe psychosoziale Interventionen nach traumatischen Ereignissen sind nicht sinnvoll. Hier ist v. a. das sog. Debriefing (Nachbesprechung) zu erwähnen. Dieses immer noch beliebte Vorgehen, bei dem die Traumaopfer 2–6 Tage nach dem Trauma über das Geschehen berichten und sich in einer Gruppensitzung von 1–3 Stunden Dauer austauschen sollen, hat sich vorläufig nicht bewährt.

- **Spezifische Therapie der PTBS:** Die Indikatieon zur Behandlung der PTBS ist gegeben sobald die **Diagnose eindeutig** gestellt werden konnte. Falls Symptome **anderer Störungen** (Depression, Substanzmissbrauch, Angststörungen, dissoziative Störungen, Schmerzen u. a.) zusammen mit der PTBS bestehen, sollten diese **zuerst** behandelt werden, um eine ausreichende Stabilisierung zu erreichen.
  - **Kognitive Verhaltenstherapie:** Die Therapie läuft in mehreren Phasen ab. Zunächst gilt: **Stabilisierung**, **Sicherheitssignale** setzen, **komorbide Symptomatik** behandeln. Erst nach dieser Phase kann mit der eigentlichen Therapie begonnen werden. Bei komplexeren oder längerdauernden Fällen muss entsprechend differenziert vorgegangen werden. Häufig dauert die Stabilisierungsphase länger als die eigentliche Therapie, sollte aber Vermeidungstendenzen keinen Vorschub leisten.

6

Tab. 6.9

Posttraumatische Belastungsstörung (PTBS) nach ICD-10 (F43.1).	
Diagnosekriterien	
A.	Die Betroffenen waren einem kurz- oder langanhaltenden Ereignis oder Geschehen von außergewöhnlicher Bedrohung mit katastrophalem Ausmaß ausgesetzt, das nahezu bei jedem tiefgreifende Verzweiflung auslösen würde.
B.	Anhaltende Erinnerungen oder Wiedererleben der Belastung durch aufdringliche Nachhallerinnerungen, lebendige Erinnerungen, sich wiederholende Träume oder durch innere Bedrängnis in Situationen, die der Belastung ähneln oder mit ihr in Zusammenhang stehen.
C.	Umstände, die der Belastung ähneln oder mit ihr in Zusammenhang stehen, werden tatsächlich oder möglichst vermieden. Dieses Vermeiden bestand nicht vor dem belastenden Ereignis.
D.	Entweder 1. oder 2.: 1. teilweise oder vollständige Unfähigkeit, einige wichtige Aspekte der Belastung zu nennen 2. anhaltende Symptome (nicht vorhanden vor der Belastung) mit 2 der folgenden Merkmale: Schlafstörungen, Reizbarkeit/Wutausbrüche, Konzentrationsprobleme, Hypervigilanz, erhöhte Schreckhaftigkeit
E.	Die Kriterien B, C, D treten innerhalb von 6 Monaten nach dem Belastungsereignis oder nach Ende einer Belastungsperiode auf. (Aus bestimmten Gründen kann ein späterer Beginn berücksichtigt werden, dies sollte aber gesondert angegeben werden.)
nach WHO/Dilling: Taschenführer zur ICD-10, 6. A., Huber, 2012	

Tab. 6.10

PTBS-Screening-Fragebogen (Primary Care PTSD Screen, PC-PTSD) (nach Prins, Ouimette, Kimberling, 2003; Quelle: National Center for PTSD, http://www.ptsd.va.gov).		
Hatten Sie in Ihrem Leben jemals ein Erlebnis, das so angsteinjagend, grausam oder erschütternd war, dass Sie innerhalb des vergangenen Monats...		
...Albträume davon hatten oder daran denken mussten, obwohl Sie es nicht wollten?	Ja	Nein
...große Anstrengungen unternommen haben, um nicht daran zu denken oder um Situationen zu vermeiden, die Sie an dieses Erlebnis erinnern?	Ja	Nein
...permanent auf der Hut, wachsam oder leicht aufzuschrecken waren?	Ja	Nein
...sich betäubt oder von anderen Menschen, Aktivitäten oder Ihrer Umwelt abgesondert gefühlt haben?	Ja	Nein
Auswertung: *Wenn 3 Fragen mit „Ja“ beantwortet werden, liegt der Verdacht auf eine PTBS nahe und es sollte eine genauere Diagnostik von einem Spezialisten vorgenommen werden.*		

Des Weiteren kommen zum Einsatz:
- **Entspannungstechniken** (z. B. progressive Muskelrelaxatioan)
- **imaginative Verfahren** (z. B. Vorstellung eines sicheren Ortes, sog. Tresorübung [Erinnerungen werden in Tresor eingeschlossen und sind damit zwar noch greifbar, aber weniger belastend], Wendung zum Positiven [Änderung des Ausgangs des Ereignisses])
- **systematische Desensibilisierung**, d. h. in entspanntem Zustand gestufte Heranführung in der Vorstellung an die traumatische Situation (vgl. S. 300 bzw. S. 127)
- **kognitive Umstrukturierung** (z. B. Stressimpfungstraining [Erlernen von Stressbewältigungsstrategien inkl. Anwendungsübung], Herausarbeiten der stärkenden Anteile des Traumas, Selbstwerterhöhung durch Aufmerksamkeitslenkung)
- **Emotionsregulation** (z. B. Ärger- und Wutgefühle)
- **Selbstbehauptungstraining** mit Rollenspielen
- **Exposition/Konfrontation in vivo oder in sensu** (z. B. Rückkehr an den Überfallort, auch Aufschreiben ist eine Expositionstechnik)
- **Orientierung an Ressourcen** (Fähigkeiten, Beziehungen, Arbeit), um ein langfristiges Opferselbstbild zu vermeiden und Kontrolle zu erreichen

- **Eye Movement Desensitization and Reprocessing (EMDR):** Kernelement dieses inzwischen gut validierten Verfahrens ist es, dass sich die Patienten die traumatische Situation oder Teile davon vorstellen und dabei gleichzeitig Handbewegungen des Therapeuten mit ihren Augen folgen. Der Wirkmechanismus ist noch unklar (kognitiv, neurobiologisch?). Es wird angenommen, dass durch die bilaterale Stimulation mittels bestimmter Augenbewegungen eine Synchronisation der Hirnhälften ermöglicht wird, die bei der posttraumatischen Belastungsstörung gestört ist. Während der Intervention erfahren die Patienten eine Veränderung ihrer Erinnerungen, Einsicht in diese oder neue Assoziationen.
- **Psychodynamische/psychoanalytische fundierte Therapie:** Deutung von Übertragung und Gegenübertragung, Assoziationsarbeit, szenisches Verstehen (Verständnis für das nonverbale Verhalten der Patienten, z. B. auf welchen Stuhl er sich setzt) sowie die therapeutische Beziehung sind wichtige Elemente dieses Ansatzes. Die psychologische Bedeutung der traumatischen Erfahrung wird durch die Bearbeitung unbewusster Wünsche, Ängste, Phantasien und Widerstände herausgearbeitet. Die wissenschaftliche Evidenz ist allerdings noch ungenügend.

Pharmakotherapie: In Ergänzung zur psychotherapeutischen Behandlung sind oftmals Psychopharmaka erforderlich und hilfreich. Mittel der ersten Wahl sind Serotoninwiederaufnahmehemmer (**SSRI**, S. 271), die anfangs wegen Empfindlichkeit (unerwünschte Wirkungen) niedriger dosiert werden sollten. **Benzodiazepine** sollten **nur vorübergehend** – auch wegen der bei PTBS-Patienten hohen Anfälligkeit für Substanzmissbrauch – eingesetzt werden.

Verlauf | **Spontanremissionen** kommen vor, häufig ist der Verlauf jedoch **lang andauernd** und **kompliziert**. Wenn die Symptomatik **länger als 2 Jahre** anhält und zusätzlich Misstrauen, Depressionen, Dissoziationen, soziale Probleme auftreten, ist der Übergang in eine **andauernde Persönlichkeitsveränderung nach Extrembelastung** (S. 219) möglich.

Eine **sequenzielle Traumatisierung** kann zur **komplexen PTBS** führen (→ keine Codierung in ICD-10 oder DSM-IV). Sie weist, ebenso wie die andauernde Persönlichkeitsveränderung, über die PTBS-Symptome hinausgehende Merkmale auf wie Somatisierung, Dissoziation, affektive und soziale Veränderungen. Dieses Störungsbild wird bisweilen in Bezug zu **emotional-instabilen Persönlichkeitsstörungen** (**Borderline-Typ**, S. 209) gesetzt.

6.3.4 Anpassungsstörungen (F43.2)

Definition | Bei Anpassungsstörungen handelt es sich um Zustände **emotionaler Beeinträchtigung**, die während des Anpassungsprozesses nach einer **Lebensveränderung** oder nach **belastenden „Life events“** (Lebensereignisse wie Trennung, Umzug, Kündigung) auftreten und **soziale Funktionen und Leistungen** behindern. Es kommt zu unterschiedlichen affektiven Symptomen.

Die Anpassungsstörungen werden hier nur kurz abgehandelt, da es sich um ein mit anderen Störungen (z. B. Angst/Depression) stark überlappendes Störungsbild und eine Art „Restkategorie“ handelt. Insbesondere früher als **reaktive Depression** bezeichnete Krankheitsbilder werden dabei berücksichtigt.

Epidemiologie | Grundsätzlich stehen bislang nicht genügend wissenschaftliche Daten zur Verfügung. Die Häufigkeit der Störung scheint jedoch hoch (**5–20 %**). Es scheint **Risikogruppen** zu geben: Lehrer, soziale Berufe, Ledige, Geschiedene, Verwitwete. Das Risiko an einer **anderen psychischen Störung** – insbesondere Depression und Angst – zu erkranken, ist bei Vorliegen einer Anpassungsstörung vermutlich höher.

Ätiologie und Pathogenese | Hinreichende wissenschaftliche Grundlagen sind nicht bekannt. Zentrale Bedeutung scheint das **Vulnerabilitätskonzept** (S. 16) zu haben, d. h. Personen, die eine Anpassungsstörung entwickeln, sind prämorbid besonders **empfindsam, verletzlich und labil**. Auch prämorbide **asthenische und ängstliche Persönlichkeitszüge** sowie vorbestehende psychische Erkrankungen fördern die Disposition. Allerdings wird davon ausgegangen, dass die Störung ohne das **„Life event"** als Hauptauslöser nicht aufgetreten wäre. Wahrscheinlich spielen auch **dysfunktionale Schemata** i. S. von Hilflosigkeitskognitionen, die durch das Erlebnis einer Trennung, eines Todesfalls oder einer Krankheit reaktiviert werden, eine ätiologische Rolle.

Aufrechterhaltend könnte eine **übermäßige Zuwendung** wichtiger oder professioneller Bezugspersonen sein. Andererseits kann auch die **Verachtung der Umwelt** („Das passiert doch jedem mal", „Deine Sorgen möchte ich haben!") das Beschwerdebild verstärken, da der Betroffene nicht das Gesicht verlieren möchte und deshalb evtl. die Symptome fixiert.

Klinik | Diese Reaktion tritt in einer **belastenden Lebenssituation** oder nach einem **belastenden Ereignis** auf, die aber nicht katastrophale Ausmaße, wie bei der PTBS gefordert, aufweisen. Die Zustandsänderung sollte innerhalb **1 Monats** im Zusammenhang mit dem Ereignis aufgetreten sein. Meist dauert sie nicht länger als ein **halbes Jahr**, sie kann aber – z. B. bei anhaltender Belastung – auch **chronifizieren**.

Die Symptomatik kann **vielschichtig** sein, was in der ICD-10 dann entsprechend kodiert wird (Tab. 6.12). Die Betroffenen leiden unter deprimierter Stimmung und unklarer Ängstlichkeit, Besorgnis oder Furcht vor konkreten Belastungen oder Folgen, Nervosität, sie fühlen sich überfordert, hilflos, sind äußerst besorgt, weinerlich. Sie können ihren alltäglichen Aufgaben kaum noch nachkommen. Es bestehen meist auch vegetative Symptome. Bisweilen kann es auch zu gereizten bis aggressiven Reaktionen kommen. Bei Kindern sind regressive Symptome wie Bettnässen, Daumenlutschen und Dunkelangst häufig.

MERKE

Die Symptome der Anpassungsstörung erreichen aber **nicht** das Ausmaß einer anderen psychischen Störung.

Auch die **„pathologische (protrahierte) Trauer"** kann nach ICD-10 und nach DSM-IV unter den Anpassungsstörungen diagnostiziert werden. Hierbei handelt es sich um anhaltendere und intensivere/umfassendere Trauerreaktionen, als zu erwarten wäre (≥ 1 Jahr). Wichtige Differenzialdiagnosen sind genuine Depressionen und die posttraumatische Belastungsstörung.

MERKE

Trauer nach einem Todesfall (< 1 Jahr in intensiver Ausprägung) ist **keine** Anpassungsstörung.

Diagnostik und Differenzialdiagnosen | Die Diagnose erfolgt **klinisch** (Tab. 6.11). Die vielfältigen **Unterformen** der Anpassungsstörung zeigt Tab. 6.12. Differenzialdiagnostisch sollten erklärende **organische Befunde** sowie **spezifischere psychische Störungen** ausgeschlossen werden.

Therapie | Allgemein gilt: Die **psychotherapeutische** Beziehung sollte verständnisvoll, unterstützend und aufbauend sein. Vor allem die **Ressourcenorientierung** ist ein Hauptwirkfaktor.

Eine **spezifische Psychotherapie** für Anpassungsstörungen ist weder verfügbar noch erforscht, da sowohl die „Life events" als auch die individuellen Reaktionen eine sehr große Varianz aufweisen. Ein **individuelles Vorgehen** ist deshalb besonders wichtig. Empfohlen wird die Berücksichtigung folgender **Ziele**:

- Vor allem zu Beginn ist **Entlastung** wichtig durch geduldiges Zuhören, um negative Emotionen wie Ärger, Druck, Schuldgefühle zu reduzieren
- Entspannungsverfahren
- evtl. soziales Kompetenztraining
- **Problembewältigung** mit Aktivierung aller zur Verfügung stehenden Ressourcen (Fähigkeiten, Stärken wahrnehmen und entfalten)

Tab. 6.11

Anpassungsstörung nach ICD-10 (F43.2).

Diagnosekriterien
– Es muss ein belastendes Lebensereignis vorliegen, in dessen Zusammenhang die Störung auftritt.
– Weitere Kriterien sind folgende Symptome, die aber nicht das Ausmaß einer anderen Störung erfüllen: • depressive Stimmung • Besorgnis • Angst • ein Gefühl, unmöglich zurechtzukommen • Einschränkung bei der alltäglichen Routine
– Die Symptomatik muss innerhalb 1 Monats nach einem belastenden Erlebnis auftreten und dauert meist nicht länger als ein halbes Jahr.

nach WHO/Dilling: Taschenführer zur ICD-10, 6. A., Huber, 2012

Tab. 6.12

Unterformen der Anpassungsstörung (F43.2).

ICD-10	Beschreibung
F43.20	kurze (leichte) depressive Reaktion (≤ 1 Monat)
F43.21	längere depressive Reaktion auf eine längere Belastungssituation (≤ 2 Jahre)
F43.22	Angst und depressive Reaktion gemischt
F43.23	mit vorwiegender Beeinträchtigung von anderen Gefühlen (z. B. Angst, Anspannung, Ärger)
F43.24	mit vorwiegender Störung des Sozialverhaltens (z. B. aggressives Verhalten bei Jugendlichen nach Trauerfall)
F43.25	Störungen des Sozialverhaltens und der Emotionen gemischt
F43.28	mit sonstigen spezifischen deutlichen Symptomen

- positive Erinnerungen an die Bewältigung schwieriger Situationen aktivieren, um das Gefühl der **Selbstwirksamkeit** zu stärken
- evtl. Einbeziehung der **Angehörigen**

Zur **Pharmakotherapie** gibt es wegen der großen Varianz von Symptomen und individuellen Unterschieden der Verbreitung keine speziellen Empfehlungen. Wenn überhaupt, dann empfehlen sich **Benzodiazepine** mit kurzer Halbwertszeit. Diese sollten jedoch nie länger als 14 Tage eingenommen werden. Evtl. sind auch **Antidepressiva** oder **Mirtazapin** in niedriger Dosierung indiziert.

6

Verlauf | Die Spontanremissionsrate ist niedriger als früher angenommen, dennoch ist die **Prognose gut**.

6.4 Dissoziative Störungen (Konversionsstörungen) (F44 und F48.1)

Key Point

Bei dissoziativen Störungen handelt es sich um Störungen der körperlichen Funktionen ohne somatisches Korrelat. Die Ursache ist also psychischer Natur. Der Begriff Dissoziation spielt dabei auf die Trennung der geistigen Kontrolle über körperliche Funktionen an.

6.4.1 Allgemeines

Historisch gesehen wurden die heute als dissoziative Störungen bzw. Konversionsstörungen bezeichneten Phänomene bereits von **Hippokrates** unter dem Begriff „Hysterie" subsumiert. Man ging davon aus, dass es sich um auf Frauen beschränkte Störungen mit organischem Korrelat handelte, bei denen der Uterus im Körper herumwandert (hysteron = griechisch Uterus). Historisch eine große Rolle spielten auch der französische Psychiater **Jean-Martin Charcot** (1825–1893, Abb. 6.9) und **Sigmund Freud** (1856–1939).

Da der Begriff „hysterisch" grundsätzlich eine abwertende bzw. diskriminierende Konnotation hat, wurde er durch die neutraleren Begriffe „Dissoziation" bzw. „Konversion" ersetzt. Analog dazu spricht man heutzutage von der histrionischen und nicht mehr von der hysterischen Persönlichkeitsstörung (S. 215).

6.4.2 Epidemiologie

Die Häufigkeit der meisten dissoziativen Störungen ist unklar, zumal davon auszugehen ist, dass das Auftreten von kulturellen Faktoren abhängt. So kamen Vollbilder dissoziativer Störungen wie der „Arc de cercle" (Abb. 6.10) Anfang des 20. Jahrhunderts deutlich häufiger vor, was teilweise mit einer heutzutage besseren Aufklärung über das Aussehen körperlicher Erkrankungen erklärt werden kann.

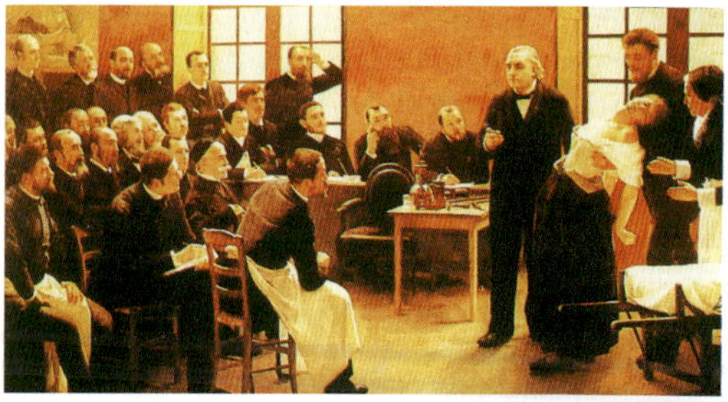

Abb. 6.9 Charcot demonstriert vor Kollegen bzw. Schülern die Hypnose einer „hysterischen" Patientin (Ausschnitt aus „Une leçon de Charcot à la Salpêtrière" von André Bouillet, 1887).

Schätzungen gehen von **Lebenszeitprävalenzen** zwischen 0,5 und 4 % aus. **Frauen** sind deutlich häufiger betroffen als Männer. Am häufigsten sind die **dissoziativen Störungen der Bewegung und der Sinnesempfindungen**. Sehr selten ist die dissoziative Amnesie und noch seltener die dissoziative Fugue zu beobachten. Die multiple Persönlichkeitsstörung wird in Europa kaum beobachtet. Alle Altersgruppen können betroffen sein, der **Altersgipfel** liegt aber zwischen **20 und 40 Jahren**.

MERKE

Häufig treten **dissoziative Phänomene** im Rahmen **anderer psychischer Störungen** auf.

6.4.3 Ätiologie und Pathogenese

Entscheidend ist, dass die Genese dissoziativer Störungen **per definitionem psychogener Natur** ist.

Aus **psychodynamischer Sicht** können **ursächliche Konflikte nicht ausreichend gelöst** werden, sodass diese in **körperliche Symptome** übersetzt werden. Hierfür spricht auch der häufig ausgeprägte Symbolcharakter der Symptome (s. Klinik). Dissoziation (z. B. eine dissoziative Amnesie) kann hierbei auch als Abwehrmechanismus gesehen werden. Der unerträgliche Konflikt wird durch eine Verdrängung aus dem Bewussten abgespalten und somit erträglich gemacht.

Wichtig sind in diesem Kontext auch die Begriffe „primärer" und „sekundärer Krankheitsgewinn": Unter **primärem Krankheitsgewinn** versteht man die rasche Entlastung, die der Patient durch die Störung erfährt. So muss er sich z. B. einer belastenden Situation nicht mehr stellen, wenn Lähmungserscheinungen auftreten. Mit dem **sekundären Krankheitsgewinn** ist v. a. die Zuwendung, vermehrte Rücksichtnahme oder evtl. sogar eine Rente gemeint, die ein Patient durch die Krankheitssymptome erfährt. **Lerntheoretisch** können primärer und sekundärer Krankheitsgewinn die Symptome verstärken.

Ferner gibt es häufig insofern ein **Modelllernen**, als oft Symptome auftreten, die der Betroffene von tatsächlich erkrankten nahestehenden Personen kennt. Allgemein akzeptierte biologische Erklärungsmodelle gibt es nicht.

6.4.4 Klinik

Die Symptome sind je nach Unterform sehr unterschiedlich. Allen dissoziativen Phänomenen ist jedoch gemeinsam, dass es zu einem **Ausfall psychischer oder körperlicher Funktionen** kommt, ohne dass es hierfür ein **hinreichendes organisches Korrelat** gibt. Für den Außenstehenden offensichtliche Konflikte als Hintergrund der Symptomatik werden von den Betroffenen oft vehement verneint. Typisch – aber nicht zwingend vorhanden – ist die sog. **„belle indifférence“**, d. h., dass der Patient sich emotional kaum von der Schwere der Symptome beeinträchtigt zeigt. Hierbei ist aber zu beachten, dass dieses Phänomen auch bei körperlichen Erkrankungen auftreten kann (z. B. bei der multiplen Sklerose). Die Symptome haben dabei typischerweise einen **starken Symbolcharakter** (z. B. könnte eine dissoziative Lähmung bedeuten: „Es geht nicht mehr weiter“ oder eine psychogene Blindheit: „Ich mag das nicht mehr mit ansehen“). Im Folgenden wird die Symptomatik der einzelnen Untergruppen beschrieben (vgl. **Tab. 6.14**, S. 147).

MERKE

Dem Patienten ist der psychogene Hintergrund seiner Störung **nicht bewusst**, er kann die Symptome **nicht kontrollieren**. Es handelt sich also **nicht** um eine **absichtliche Simulation** von Symptomen.

Dissoziative Amnesie (F44.0)

Bei der dissoziativen Amnesie kommt es i. d. R. abrupt zu einem **Erinnerungsverlust für aktuelle Ereignisse**, der nicht durch reine Vergesslichkeit oder Ermüdung erklärt werden kann. Die Amnesie ist oft **partiell** auf bestimmte Inhalte oder einen bestimmten Zeitabschnitt beschränkt und **variiert** bei wiederholter Exploration.

Dissoziative Fugue (F44.1)

Die Person **verlässt plötzlich** und **unvorbereitet**, aber **geordnet** ihre gewohnte Umgebung. Die Dauer der Fugue variiert von wenigen Stunden oder Tagen bis hin zu langen Reisen und Umzügen in andere Länder, wo die Patienten eine völlig andere Identität annehmen. Die Reiseziele sind für die Betroffenen oft von gefühlsmäßiger Bedeutung. Nach außen erscheinen die Patienten während der Fugue völlig geordnet, einfache soziale Interaktionen (z. B. Fahrkartenkauf) gelingen problemlos. Wichtig ist, dass für den Zeitraum eine **dissoziative Amnesie** besteht. Auslöser der Fugue ist häufig ein massiver Konflikt im Sinne einer Patt-Situation, bei der jede Entscheidung unangenehme Konsequenzen hätte.

Dissoziativer Stupor (F44.2)

Der dissoziative Stupor tritt als direkte Reaktion auf akute massive Belastungen auf. **Spontanbewegungen** und **Reaktionen auf äußere Reize** sind **drastisch reduziert**, die Betroffenen können wie gelähmt wirken, der Muskeltonus ist aber normal. Häufig gehen dem Stupor ausgeprägte innere Anspannungszustände voraus (z. B. häufig bei der emotional-instabilen Persönlichkeitsstörung vom Borderline-Typ, S. 209).

6

Dissoziative Trance und Besessenheitsstörung (F44.3)

Solche Zustände treten in unserem Kulturkreis selten auf. Das **Bewusstsein** ist **verändert** und die **Empfänglichkeit für Umgebungsreize** deutlich **reduziert**. Körperhaltung und Sprache sind monoton. Der Besessene ist davon überzeugt, eine „anderer“ oder ein „Geist“ zu sein. Die Diagnose sollte nicht verwendet werden, wenn die Trance z. B. im Rahmen eines religiösen Rituals absichtlich herbeigeführt wurde.

Dissoziative Störungen der Bewegung und der Sinnesempfindungen

Hinter dieser Diagnose verbergen sich mehrere Störungsbilder:

- dissoziative Bewegungsstörungen (F44.4)
- dissoziative Krampfanfälle (F44.5)
- dissoziative Sensibilitäts- und Empfindungsstörungen (F44.6)
- dissoziative Störungen, gemischt (F44.7)

MERKE

Die Symptome verkörpern häufig das **Konzept der betroffenen Person**, wie sich eine **körperliche Krankheit** manifestieren müsste.

Dissoziative Bewegungsstörungen (F44.4)

Häufig sind vollständige oder unvollständige **Lähmungen** bis hin zur Querschnittssymptomatik. Bei der Untersuchung fällt oft auf, dass gleichzeitig antagonistische Muskeln unbewusst angespannt werden. Ferner sind die Reflexe erhalten. Es gibt aber auch dissoziative Störungen des Sprechens (**Aphonie**, **Dysarthrie**), eine Unfähigkeit, ohne Hilfe zu stehen (**Abasie**), und mangelnde Koordination mit bizarrem Gangbild (**psychogene Gangstörung**). Bei Soldaten des 1. Weltkriegs war ein ausgeprägter dissoziativer Tremor häufig (**„Kriegszitterer“**). Selten geworden ist das Bild des **„Arc de cercle“**(**Abb. 6.10**), bei dem der

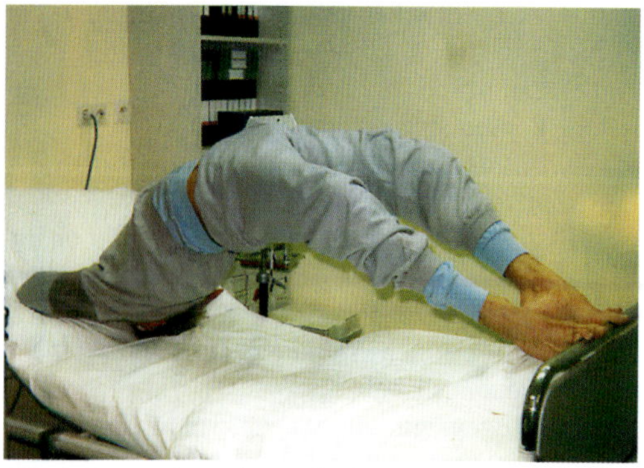

Abb. 6.10 Arc de cercle. Ausdruck einer dissoziativen Bewegungsstörung bei einem 30-jährigen Patienten. Dieser stützt sich mit Hinterkopf, Armen und Füßen ab und baut mit seinem Körper eine kreisbogenförmige „Brücke" (aus Masuhr, K.F., Neumann, M., Duale Reihe Neurologie, Thieme, 2007).

Körper in Rückenlage überstreckt wird und eine Brückenform annimmt.

Praxistipp

Zur Abgrenzung von läsionsbedingten Lähmungen sind bei den dissoziativen Formen die Reflexe üblicherweise erhalten.

Dissoziative Krampfanfälle (F44.5)

Dissoziative Krampfanfälle können **echten** Krampfanfällen **täuschend ähnlich** sein. Ferner treten dissoziative und echte Krampfanfälle nicht selten gleichzeitig auf. Für die **Diagnosestellung** ist wichtig:

- Es kommt selten zu Zungenbiss, Sturz mit Verletzung oder Einnässen.
- Die Reorientierung erfolgt oft rasch.
- Es besteht kein echter Bewusstseinsverlust, sondern ein eher stuporöses Bild.
- Es kommt zu keinem Prolaktin- oder CK-Anstieg, wie sie beim echten Anfall häufig sind.
- Im EEG (idealerweise während des Anfalls durchgeführt) finden sich keine epilepsietypischen Potenziale.

Dissoziative Sensibilitäts- und Empfindungsstörungen (F44.6)

Dissoziative Störungen der Sinnesempfindungen treten meist in Form von **Sensibilitätsstörungen** auf.

Praxistipp

Diagnostisch bedeutsam ist, dass solche dissoziativen Sensibilitätsstörungen häufig nicht dem anatomischen Versorgungsgebiet der Nerven entsprechen, sondern vielmehr z. B. den ganzen Rumpf erfassen oder an der Körpermittellinie ausgerichtet sind.

Visuelle Störungen äußern sich als allgemeines **Verschwommen- oder Tunnelsehen** bis hin zur vollständigen **psychogenen Blindheit**. Dissoziative Hör- oder Geruchsstörungen sind seltener.

Ganser-Syndrom (F44.80)

Bei diesem von dem deutschen Psychiater Sigbert Ganser (1853–1931) erstmalig beschriebenen Krankheitsbild verhalten sich die Betroffenen so, wie man sich laienhaft einen **psychisch Erkrankten** vorstellen könnte. Die Patienten reden vorbei, d.h., sie geben auf einfachste Fragen völlig unsinnige Antworten. Einfache Rechenaufgaben werden falsch beantwortet (z.B. 1 und 1 ist 3). Diese Fehlhandlungen wirken demonstrativ, da die Patienten systematisch alles falsch machen. Gleichzeitig treten auch andere dissoziative Symptome auf. Diese Störung ist heutzutage extrem selten und soll z.B. im Zusammenhang mit Verhaftungen auftreten.

Multiple Persönlichkeitsstörung (F44.81)

Die Betroffenen nehmen **wechselnd zwei oder mehr verschiedene Persönlichkeiten** an, wobei zu einem bestimmten Zeitpunkt nur eine Persönlichkeit auftritt und diese in aller Regel von den anderen nichts weiß. Jede dieser Persönlichkeit ist vollständig und besitzt Eigenschaften, Vorlieben und Erinnerungen. Diese Untergruppe – auch **„dissoziative Identitätsstörung (DIS)"** genannt – ist sehr umstritten. Möglicherweise gibt es eine kulturelle Spezifität, weil sie zuerst in den USA beschrieben wurde, in Europa aber äußerst selten vorkommt. Manche Autoren ordnen sie bei der emotional-instabilen Persönlichkeitsstörung vom Borderline-Typ ein (S. 209).

MERKE

Der Begriff **„multiple Persönlichkeitsstörung"** hat nichts mit der landläufigen Vorstellung von Schizophrenie gemein.

Depersonalisations- und Derealisationssyndrom (F48.1)

Die ICD-10 gliedert diese Störungen unter der Rubrik „Andere neurotische Störungen (F48)" ein, während sie das DSM-IV unter den dissoziativen Störungen aufführt.

Die Patienten **erleben sich selbst als verändert**, z.B. wie im Traum oder wie ein Roboter, neben sich stehend. Sie fühlen sich „wie Watte" oder „wie unter einer Glasglocke stehend". Häufig ist auch das **Erleben der Umwelt verändert**, diese wirkt fremd oder unwirklich. Dies bezeichnet man dann Derealisation. Hintergrund ist – wie bei allen dissoziativen Störungen – eine äußere Belastung bzw. ein innerer Konflikt. Depersonalisationserleben kann auch im Rahmen verschiedener Erkrankungen wie z. B. Schizophrenie, Depression oder Persönlichkeitsstörungen auftreten.

Praxistipp

Nur wenn Depersonalisation unabhängig von anderen Störungen isoliert auftritt, ist die Diagnose Depersonalisationsstörung zu stellen. Ansonsten ist das Phänomen im Rahmen der Hauptdiagnose zu beschreiben.

Tab. 6.13

Dissoziative Störungen nach ICD-10 (F44 und F48.1).
Diagnosekriterien (gelten für alle Unterformen)
– Es gibt keine körperliche Erkrankung, die die Symptome ausreichend erklärt.
– Es existierien überzeugende Belege für eine psychische Verursachung.
– Es finden sich die typischen klinischen Charakteristika der einzelnen Unterform (Tab. 6.14).
nach WHO/Dilling: Taschenführer zur ICD-10, 6. A., Huber, 2012

6.4.5 Diagnostik

Die diagnostischen Kriterien sind in **Tab. 6.13** und **Tab. 6.14** festgehalten. Im Gegensatz zur DSM-IV werden in der ICD-10 alle Untergruppen als dissoziative Störungen bezeichnet, während DSM-IV dissoziative Störungen und Konversionsstörungen getrennt aufführt. **Konversionsstörungen** sind dabei solche, bei denen es zu einer Störung körperlicher Funktionen kommt (Sensibilitäts- und Bewegungsstörungen, Krampfanfälle), während bei dissoziativen Störungen psychische Funktionen beeinträchtigt sind (dissoziative Amnesie, Fugue etc).

Die Diagnose wird nach **Ausschluss körperlicher Ursachen** durch eine **umfassende Exploration** und **Anamneseerhebung** gestellt. Der Tatsache, dass die Patienten psychische Konflikte oft vehement verneinen, kann durch **Fremdanamnesen** entgegengewirkt werden.

6

MERKE

Die Diagnose **dissoziative Störung** darf nur **nach Ausschluss körperlicher Ursachen** mit ausreichender Diagnostik (z. B. EEG bei dissoziativen Krampfanfällen) gestellt werden. Ferner muss sich ein wirklich überzeugender **psychischer Konflikt** finden, der die Dissoziation erklärt.

Tab. 6.14

Unterformen der dissoziativen Störungen nach ICD-10.

ICD-10	Beschreibung
F44.0	**Dissoziative Amnesie** Verlust der Erinnerung an meist wichtige aktuelle Ereignisse, der nicht durch eine organische psychische Störung bedingt ist und für den Vergesslichkeit oder Ermüdung als Erklärung nicht ausreicht. Die Amnesie ist in der Regel unvollständig und selektiv.
F44.1	**Dissoziative Fugue** Zielgerichtete Ortsveränderung, die über die gewöhnliche Alltagsmobilität hinausgeht. Kennzeichen einer dissoziativen Amnesie (s. o.) sind nachweisbar. Das Verhalten des Patienten kann während dieser Zeit auf unabhängige Beobachter vollständig normal wirken.
F44.2	**Dissoziativer Stupor** Deutliche Verringerung oder Fehlen willkürlicher Bewegungen und normaler Reaktionen auf äußere Reize wie Licht, Geräusche oder Berührung. Es ergibt sich kein Anhalt für eine körperliche Ursache. Häufig sind kurz vorhergegangene belastende Ereignisse oder Probleme zu eruieren.
F44.3	**Dissoziative Trance- und Besessenheitszustände** Zeitweiliger Verlust der persönlichen Identität und der vollständigen Wahrnehmung der Umgebung. Der Zustand tritt ungewollt und außerhalb religiöser oder kulturell akzeptierter Situationen auf.
F.44.4–F44.7	**Dissoziative Störungen der Bewegung und der Sinnesempfindung** Dissoziative Störungen, die sich im Bereich motorischer und sensibler Funktionen manifestieren. Trotz der körperlichen Symptome ist keine ausreichende organische Erklärung zu finden. – dissoziative Bewegungsstörungen (F44.4) – dissoziative Krampfanfälle (F44.5) – dissoziative Sensibilitäts- und Empfindungsstörungen (F44.6) – dissoziative Störungen gemischt (F44.7)
F44.8	**Andere dissoziative Störungen** – **Ganser-Syndrom (F44.80):** Typisch ist das Vorbeiantworten auch auf einfachste Fragen. – **Multiple Persönlichkeitsstörung (F44.81):** Es existieren zahlreiche unterschiedliche Persönlichkeiten, die abwechselnd die Kontrolle über das Verhalten übernehmen. An das Handeln der jeweils „anderen" Personen kann sich der Betroffene entweder nicht oder nur schemenhaft erinnern.
F48.1	**Derealisations- und Depersonalisationssyndrom** – **Derealisation:** Zeitweilige oder dauerhafte abnorme oder verfremdete Wahrnehmung der Umwelt oder der eigenen Person. Objekte, Menschen und/oder die Umgebung erscheinen unwirklich, künstlich, leblos. – **Depersonalisation:** Die Betroffenen klagen über das Gefühl „nicht richtig hier" zu sein. Die Einsicht, dass die Veränderungen nicht von außen durch andere Personen oder Kräfte eingegeben wurde, bleibt erhalten.

nach WHO/Dilling: Taschenführer zur ICD-10, 6. A., Huber, 2012

Erfahrungsgemäß werden Symptome im klinischen Alltag häufig vorschnell als psychogen diagnostiziert und der Psychiater soll dies nur noch bestätigen. Es ist daher oft sinnvoll, zunächst eine ausreichende **organische Abklärung** zu empfehlen, bevor man eine abschließende psychiatrische Stellungnahme abgibt.
Fragebögen, wie z. B. die „Dissociative Experience Scale (DES)“, können die Diagnose unterstützen. Bei manchen Unterformen – insbesondere der dissoziativen Amnesie oder der dissoziativen Fugue – sind manchmal durch **Hypnose** oder **Benzodiazepine** unterstützte **Explorationen** hilfreich. Oftmals sind Patienten mit dissoziativen Störungen sehr suggestibel.

6.4.6 Differenzialdiagnosen

Es gilt zu klären, ob die dissoziativen Phänomene nur im Rahmen einer **anderen psychischen Erkrankung** auftreten. Dissoziative Phänomene kommen z. B. häufig bei Schizophrenien, Depressionen, posttraumatischen Belastungsstörungen oder emotional-instabilen Persönlichkeitsstöungen vor. In diesen Fällen ist keine eigenständige Diagnose im Sinne einer dissoziativen Störung zu stellen.
Beim Ausschluss **körperlicher Erkrankungen** ist auf Unstimmigkeiten zu achten, die nicht zu den klassischen Diagnosekriterien der vermuteten Grunderkrankung passen. Zum Beispiel können sich Patienten mit dissoziativen Lähmungen, wenn sie sich unbeobachtet fühlen, manchmal doch bewegen. Dissoziative Sensibilitätsstörungen passen nicht zu den anatomischen Dermatomgrenzen.
Ischämische Ereignisse (z. B. transiente ischämische Attacken = TIA) sind als Ursache von Lähmungen, Blindheit oder Sensibilitätsstörungen auszuschließen. Auch **Drogen- und Medikamentenintoxikationen** können dissoziativen Zuständen ähneln. Delirante Symptome müssen von **Trance- und Besessenheitszuständen** abgegrenzt werden. Bei **Epilepsien** kann es postiktal zu Amnesien kommen, ferner kommt es bei epileptischen Dämmerzuständen zu Fugue-ähnlichem Verhalten. Dieses ist aber weniger gerichtet, meist kürzer und ein psychischer Hintergrund fehlt. Eine wichtige Differenzialanamnese der dissoziativen Amnesie ist die **transiente globale Amnesie**. Hier handelt es sich wahrscheinlich um eine vorübergehende Durchblutungsstörung im Hippocampus, erklärende Konflikte fehlen, es können aber neurologische Begleitsymptome wie Schwindel auftreten. Schließlich ist durch eine gründliche Anamnese eine **Simulation** auszuschließen.
Die **histrionische Persönlichkeitsstörung** bezeichnet Menschen, deren Auftreten sehr theatralisch wirkt und die intensive, aber nicht sehr tiefgehende Affekte zeigen (S. 215). Es kommt aber nicht zu Störungen der Körperfunktion.

6.4.7 Therapie

Psychotherapie

Es ist unbedingt darauf zu achten, die Patienten nicht zu früh mit der psychischen Genese ihrer Probleme zu konfrontieren. Vielmehr muss man den Patienten zunächst vermitteln, dass man ihre Symptome ernst nimmt, um überhaupt eine therapeutische Beziehung aufbauen zu können.
Kognitiv-verhaltenstherapeutische Interventionen spielen die größte Rolle. Um eine tragende therapeutische Beziehung herstellen zu können, müssen die Betroffenen ernst genommen werden. Es hat sich beispielsweise bewährt, den Betroffenen durch **physiotherapeutische Übungsbehandlungen** eine Brücke zu bauen.
Erst im weiteren Verlauf sollen die den Phänomenen zugrunde liegenden Konflikte herausgearbeitet und besprochen werden. Wichtig ist hierbei – gewissermaßen im Sinne einer **Psychoedukation** –, die Zusammenhänge zwischen psychischem Befinden und körperlichen Symptome zu erklären.

Pharmakotherapie

Die Pharmakotherapie spielt bei den dissoziativen Störungen keine große Rolle. Diese werden allenfalls **vorübergehend** oder **adjuvant** eingesetzt (insbesondere Benzodiazepine und Antidepressiva).

6.4.8 Verlauf

Typischerweise **beginnen und enden** dissoziative Störungen **abrupt** im engen Zusammenhang mit einem belastenden Ereignis. **Spontanremissionen** sind häufig. Es gibt aber auch chronifizierte Störungen mit jahrelangem Verlauf.

6.5 Somatoforme Störungen (F45)

Key Point

Kennzeichnend für somatoforme Störungen sind körperliche Symptome ohne ausreichend erklärendes organisches Korrelat. Sie stehen damit in diagnostischer Nähe zu den dissoziativen Störungen (Konversionsstörungen, S. 144). Die Patienten betreiben häufig ein intensives „Doctor Shopping“ und fordern trotz negativer Befunde und der Versicherung verschiedener Ärzte, dass keine körperliche Erkrankung vorliegt, immer weitere Untersuchungen ein.

6.5.1 Allgemeines

Historisch gesehen stehen somatoforme Störungen in engem Zusammenhang mit den Konversionsstörungen und leiten sich ursprünglich aus dem Hysteriebegriff ab, der wegen seiner negativen Konnotation aufgegeben wurde (S. 144). Im Unterschied zu den dissoziativen Störungen klagen die Betroffenen bei den somatoformen Störungen meist über Beschwerden vonseiten des **vegetativen Nervensystems** oder des **muskuloskelettalen Systems**. Ferner wird auch der Beweis eines **psychischen Konflikts** als Ursache der Symptome von den diagnostischen Kriterien **nicht** explizit gefordert, es findet sich im Gegensatz zu den dissoziativen Störungen meist auch **kein klarer zeitlicher Zusammenhang** mit solch einer Auslösesituation. Typisch ist, dass die Patienten Arzt um Arzt konsultieren und trotz wiederholter Untersuchungen und teilweise auch Behandlungen hartnäckig am Vorliegen einer organischen Erkrankung festhalten. Eine psychische Genese ihrer Symptome lehnen die Patienten zunächst strikt ab, sie kommen daher oft erst nach Jahren in psychiatrische bzw. psychotherapeutische Behandlung.

MERKE

Kurzfristige und vorübergehende körperliche Symptome ohne organische Ursache sind häufig und normal. Die **Dauer**, die **Fokussierung** der Patienten auf diese Symptome und die damit einhergehenden **psychosozialen Konsequenzen** machen den Störungswert aus!

Die **ICD-10** subsummiert unter dem Begriff „somatoforme Störungen“ folgende **Unterformen**:

- Somatisierungsstörung (F45.0)
- undifferenzierte Somatisierungsstörung (F45.1)
- hypochondrische Störung (F45.2)
- somatoforme autonome Funktionsstörung (F45.3)
- anhaltende somatoforme Schmerzstörung (F45.4)

DSM-IV fügt noch die Konversionsstörungen hinzu, die in der ICD-10 unter den dissoziativen Störungen (S. 147) geführt werden.

Obwohl sie in der ICD-10 an anderer Stelle klassifiziert werden, werden in diesem Kapitel auch die Neurasthenie, das „Chronic Fatigue Syndrome“, das „Multiple Chemical Sensitivity Syndrome“, das Fibromyalgiesyndrom, die artifizielle Störung und die Rentenneurose aufgeführt, weil es auch hier um körperliche Symptome ohne eindeutige organische Ursache geht.

6.5.2 Somatisierungsstörung (F45.0)

Definition | Charakteristisch sind **multiple und häufig wechselnde körperliche Symptome**, die über **mind. 2 Jahre** bestehen. Die meisten Betroffenen weisen eine lange und komplizierte „Patientenkarriere“ auf. Die Symptome können sich auf jeden Körperteil oder jedes Körpersystem beziehen.

Wenn die körperlichen Beschwerden zahlreich, unterschiedlich und hartnäckig sind, aber das vollständige und typische klinische Bild einer Somatisierungsstörung nicht erfüllt ist, ist die Diagnose **undifferenzierte Somatisierungsstörung (F45.1)** sinnvoller.

Epidemiologie | Somatoforme Störungen sind **insgesamt häufig** und machen einen beträchtlichen Anteil der Patienten in allgemeinärztlichen Praxen aus. **Frauen** sind häufiger betroffen als Männer. Die Prävalenz in der Allgemeinbevölkerung liegt bei etwa 4 %, in allgemeinärztlichen Praxen bei etwa 10 % und in Kliniken zwischen 20 und 40 %, wobei häufig einzelne somatoforme Symptome, nicht aber das Vollbild vorliegen.

Ätiologie und Pathogenese |

- **Lerntheoretisch** wird folgender **sich selbst verstärkender Kreislauf** (**Abb. 6.11**) angenommen: Die Betroffenen richten ihre Aufmerksamkeit auf ihren Körper, körperliche Funktionen werden daher verstärkt wahrgenommen und als Krankheitszeichen fehlinterpretiert. Dies führt zu erhöhter körperlicher Anspannung, die wiederum die körperlichen Symptome verstärkt. **Aufrechterhaltende Faktoren** in diesem Teufelskreis sind das „Kontrollieren“ des Körpers, Schonungsverhalten, Rückzug aus sozialen Beziehungen und übermäßige Beschäftigung mit Krankheit und Gesundheit. Häufig findet sich ein Zusammenhang mit chronischer psychischer oder körperlicher Überforderung. Frühere Erkrankungen oder Erkrankungen nahestehender Personen können erklären, warum ein Mensch eine Anfälligkeit spezieller Organe hat.
- Aus **tiefenpsychologischer Sicht** wird die Ätiologie der Somatisierungsstörung ähnlich wie bei den dissoziativen Störungen (S. 144) gesehen: Psychische Konflikte bzw. Belastungssituationen werden nicht adäquat bewältigt und daher durch körperliche Symptome ausgedrückt. Die Somatisierungsstörung kommt auch häufig im Kontext mit Traumatisierungserfahrungen vor. Primärer und sekundärer Krankheitsgewinn halten die Störung aufrecht. Häufig fällt auch der Begriff der **Alexithymie**: Hierunter versteht man, dass Patienten mit Somatisierungsstörungen ihre Emotionen schlecht wahrnehmen, was zu einem Ausdrücken in körperlichen Symptomen führen soll.

Klinik | Im Prinzip kann sich die Störung auf **jedes Organsystem** beziehen (vgl. **Tab. 6.15**).

Diagnostik | Die Diagnosestellung erfolgt **klinisch** nach Ausschluss organischer Erkrankungen durch ausreichende Diagnostik. Hinweise auf eine Somatisierungsstörung sind neben den diagnostischen Kriterien nach ICD-10 (**Tab. 6.15**) das langjährige Bestehen und der häufige Wechsel der multiplen Beschwerden, das sog. Ärztehopping („Doctor Shopping“), die Einengung der Patienten auf die Symptome, die oftmals inadäquate Beschwerdeschilderung

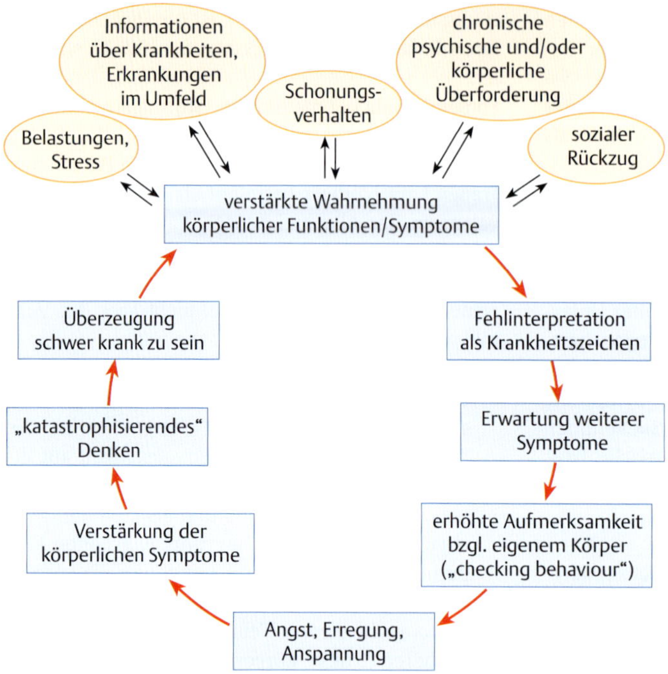

Abb. 6.11 Pathogenese der somatoformen Störungen.

Tab. 6.15

Somatisierungsstörung nach ICD-10 (F45.0).
Forschungskriterien (modifiziert)
– Seit mind. 2 Jahren bestehende multiple körperliche Symptome, für die keine ausreichend erklärende organische Ursache besteht.
– Hartnäckige Weigerung, die Versicherung mehrerer Ärzte anzunehmen, dass keine behandlungsbedürftige Erkrankung vorliegt.
– Psychosoziale Beeinträchtigung durch die Symptome und das aus ihnen resultierende Verhalten der Patienten.
– Mind. 6 Symptome aus mind. 2 der folgenden Gruppen: • **gastrointestinale Symptome:** Bauchschmerzen, Übelkeit, Überblähung, schlechter Geschmack im Mund oder belegte Zunge, Regurgitation oder Erbrechen von Speisen, Klagen über Durchfall oder Austreten von Flüssigkeit aus dem Anus • **kardiovaskuläre Symptome:** Atemlosigkeit ohne Anstrengung, Brustschmerzen • **urogenitale Symptome:** Dysurie, häufige Miktion, unangenehme Empfindungen im Genitalbereich, Klagen über vaginalen Ausfluss • **Haut- und Schmerzsymptome:** Klagen über Fleckigkeit oder Farbveränderung der Haut, Schmerzen in den Gliedern, Extremitäten oder Gelenken, Taubheit oder Kribbelgefühl
nach WHO/Dilling: Taschenführer zur ICD-10, 6. A., Huber, 2012

und die auffällige Diskrepanz zwischen geringen objektiven Befunden und ausgeprägten subjektiven Beschwerden.

Die Forschungskriterien des ICD-10 fordern mind. 6 Symptome aus 2 Gruppen (→ Organsystemen, Tab. 6.15). Sind diese diagnostischen Kriterien nicht vollständig erfüllt, kann auch eine **undifferenzierte Somatisierungsstörung (F45.1)** diagnostiziert werden (s. Definition).

Differenzialdiagnosen | Zunächst ist der Ausschluss einer **körperlichen Erkrankung** erforderlich. Auch nach Vergabe der Diagnose ist daran zu denken, dass Patienten mit Somatisierungsstörungen (und anderen somatoformen Störungen) ein ähnliches Risiko wie die Allgemeinbevölkerung haben, an einer organischen Störung zu erkranken.

MERKE

Eine **Änderung der Klagen** muss Anlass zu **erneuter Diagnostik** geben (bei etwa einem Drittel der Patienten finden sich langfristig doch organische Krankheiten als Auslöser).

Differenzialdiagnostisch ist zu beachten, dass die beschriebenen körperlichen Symptome bei einer Vielzahl **anderer psychiatrischer Erkrankungen**, wie Depressionen, Angststörungen oder Schizophrenien, auftreten können. Besonders erwähnenswert ist die **somatisierte** oder **larvierte Depression**, eine Depressionsform, bei der das Klagen über körperliche Beschwerden ganz im Vordergrund steht.

Praxistipp
Treten die körperlichen Symptome im Rahmen anderer psychischer Störungen auf, so ist diesen diagnostisch Vorrang zu geben.

Therapie |
Psychotherapie:

- Meist werden **kognitiv-verhaltenstherapeutische Ansätze** angewandt. Hierbei sollten folgende **Grundregeln** beachtet werden:
  - Da die Patienten oft von einer körperlichen Ursache ausgehen und daher erst spät in psychotherapeutische Behandlung gelangen, ist zunächst der Aufbau einer **tragenden Beziehung** wesentlich.
  - Die Patienten müssen hierbei mit ihren **Beschwerden ernst genommen** werden. Eine zu frühe Konfrontation mit einem psychologischen Erklärungsmodell sollte vermieden werden.
  - Die ärztliche Behandlung sollte **in einer Hand** bleiben, da die Patienten zum „Doctor Shopping" neigen (s. o.), was zu entsprechender Verwirrung führen kann.
  - Enge Rücksprache und Informationsaustausch mit **Ärzten anderer Fachrichtungen**.
  - Die Indikation von **Kontrolluntersuchungen** ist eng zu stellen, um die Störung nicht zu verstärken.

    Ferner sollte im Verlauf der Therapie ein Zusammenhang zwischen psychischen Belastungen und dem Auftreten körperlicher Symptome herausgearbeitet werden. Hierfür sind **Symptomtagebücher** hilfreich. Das kontraproduktive Schonungsverhalten der Patienten sollte reduziert werden. Aktivitätsaufbau, Entspannungsverfahren und Strategien der Aufmerksamkeitsumlenkung (Ablenken von den Symptomen z. B. durch ein Telefonat oder einen Spaziergang) sind regelmäßig eingesetzte Therapiebausteine.
- **Tiefenpsychologische Verfahren** können dann sinnvoll sein, wenn den Patienten die psychische Ursache ihrer körperlichen Symptome bewusst ist. Sie konzentrieren sich auf die Bearbeitung früherer Traumatisierungen und Krankheitserfahrungen.

Pharmakotherapie: Eine spezifische Pharmakotherapie gibt es nicht. **Antidepressiva** können versucht werden, wobei die insgesamt besser verträglichen **SSRI** und andere **neuere Substanzen** den trizyklischen Antidepressiva vorgezogen werden sollten, weil man erwarten würde, dass solche Patienten aufgrund ihrer Fokussierung auf ihren Körper nebenwirkungsempfindlich sind. Benzodiazepine sollten vermieden werden, weil ein Abusus häufig ist.

Verlauf | Für die Somatisierungsstörung ist ein **chronisch fluktuierender Verlauf** mit häufigem Symptomwechsel typisch. Es kommt häufig zu **Medikamentenmissbrauch** und **umfangreichen körperlichen Untersuchungen und Therapieversuchen** bis hin zu Operationen.

6.5.3 Hypochondrische Störung und dysmorphophobe Störung (F45.2)

Definition | Vorherrschendes Kennzeichen der **hypochondrischen Störung** (gr. υποχόνδρια: Gegend unter den Rippen) ist eine beharrliche Beschäftigung mit der Möglichkeit, an einer schweren körperlichen Krankheiten zu leiden.

Bei der **dysmorphophoben Störung** nehmen die Betroffenen ihren Körper oder einzelne Körperteile als hässlich oder entstellt wahr.

Epidemiologie | Die **Prävalenz** in der Allgemeinbevölkerung liegt bei etwa 4–6 %, in Allgemeinarztpraxen ist sie deutlich höher. Es gibt keine klaren Geschlechtsunterschiede.

Ätiologie und Pathogenese | Die grundsätzlichen Überlegungen entsprechen denen der Somatisierungsstörung (S. 149). Man geht davon aus, dass bei der Entstehung sowohl soziale und psychische als auch biologische Faktoren eine Rolle spielen. Die Betroffenen neigen dazu, **normale Körperreaktionen** – z. B. in Stresssituationen – **falsch zu interpretieren**. Auch der unmittelbare Umgang mit dem Thema Krankheit sowie belastende Lebensereignisse oder schwere Erkrankungen oder Todesfälle im Umfeld können die Ängste auslösen oder verstärken.

Klinik | Bei der **hypochondrischen Störung** klagen die Betroffenen über anhaltende körperliche Beschwerden oder anhaltende Beschäftigung mit ihren körperlichen Phänomenen. Die Patienten sind davon überzeugt, an einer bestimmten Erkrankung zu leiden. Sie können diese Krankheit i. d. R. genau benennen, Spitzenreiter sind Krebserkrankungen und neurologische Erkrankungen wie z. B. multiple Sklerose. Normale oder allgemeine Körperwahrnehmungen (körperliche Sensationen) und Symptome werden als abnorm bzw. Ausdruck solch einer Erkrankung gedeutet, wobei die Aufmerksamkeit meist auf nur ein oder zwei Organe oder Organsysteme des Körpers fokussiert ist. Auch hier lassen sich die Patienten durch die Versicherungen der Ärzte, dass keine Erkrankung vorliegt, nicht beruhigen, fordern vielmehr immer weitere Untersuchungen ein („Doctor Shopping", S. 149). Eine psychische Genese wird von den Patienten strikt abgelehnt. Eine Sonderform ist der **„Morbus Clinicus"** („Medical Students' Disease"): Medizinstudenten befürchten häufig, an Krankheiten zu leiden, von denen sie in den Vorlesungen erfahren haben.

Die **dysmorphophobe Störung** wird in der ICD-10 als Unterform der hypochondrischen Störung gesehen. Hier sind die Patienten davon überzeugt, an einer körperlichen Entstellung zu leiden, obwohl diese Überzeugung für die Umgebung nicht nachvollziehbar ist. Häufig geht es um den Gesichtsbereich (z. B. ein vermeintlich vorstehendes Kinn oder eine zu große Nase), nicht selten lassen die Patienten schönheitschirurgische Operationen durchführen.

Diagnostik und Differenzialdiagnosen | Die Diagnosestellung erfolgt **klinisch**, **Tab. 6.16** fasst die wesentlichen Kriterien nach ICD-10 zusammen.

6

MERKE

Patienten mit **hypochondrischer Störung** sind davon überzeugt, an einer **bestimmten** Krankheit zu leiden. Bei den meisten **anderen somatoformen Störungen** beklagen die Betroffenen eher Symptome, **ohne** diese aber fest einer **konkreten** Erkrankung zuzuordnen.

Bezüglich allgemeiner **Differenzialdiagnosen** siehe S. 150. Schwierig ist manchmal die Abgrenzung vom **hypochondrischen Wahn** bei schizophrenen oder depressiven Erkrankungen (S. 82 bzw. S. 107). Ausschlaggebend ist hier das Ausmaß der Fixierung (beim Wahn im Sinne einer unverrückbaren Überzeugung noch stärker ausgeprägt). Erreicht eine dysmorphophobe Störung wahnhaftes Ausmaß, so ist sie als wahnhafte Störung zu klassifizieren (F22.0).

Therapie | Therapie der Wahl ist die **kognitive Verhaltenstherapie**. Hierbei soll ein neues adäquateres Erklärungsmodell der körperlichen Symptome aufgebaut werden; die Patientin sollen lernen, ihre Körperempfindungen neu zu bewerten und nicht bei jedem Symptom den Arzt aufzusuchen oder im Internet zu recherchieren. Auch Körperwahrnehmungstraining ist hilfreich.

Psychopharmaka werden nur ergänzend eingesetzt, z. B. **Antidepressiva** bei depressiver Begleitsymptomatik oder starker Angst. **Antipsychotika** werden bei sehr stark ausgeprägten hypochondrischen Befürchtungen (insbesondere bei Tendenz zum Wahnhaften) versucht.

Verlauf | Auch die hypochondrische Störung zeichnet sich häufig durch einen **chronischen und schwankenden Verlauf** aus, **Spontanremissionen** sind jedoch möglich.

Tab. 6.16

Hypochondrische Störung nach ICD-10 (F45.2).
Diagnosekriterien
– Eine mind. 6 Monate anhaltende Überzeugung an einer oder mehreren ernsthaften körperlichen Erkrankung als Erklärung für vorhandene Symptome zu leiden, auch wenn wiederholte Untersuchungen keine ausreichende körperliche Erklärung erbracht haben (**hypochondrische Störung**) **oder** anhaltende Beschäftigung mit einer vom Betroffenen vermuteten Entstellung oder Missbildung (**dysmorphophobe Störung**).
– Die ständige Sorge verursacht andauerndes Leiden oder eine Störung des alltäglichen Lebens und führt zu medizinischen Behandlungen und Untersuchungen.
– Ständige Weigerung, den Rat verschiedener Ärzte anzunehmen, dass keine körperliche Krankheit vorliegt.
nach WHO/Dilling: Taschenführer zur ICD-10, 6. A., Huber, 2012

6.5.4 Somatoforme autonome Funktionsstörung (F45.3)

Synonyme | Psychovegetatives Syndrom, psychosomatischer Beschwerdekomplex oder bezogen auf spezifische Organsysteme z. B. psychogenes Colon irritabile (Reizdarmsysdrom) oder Herzneurose (Da-Costa-Syndrom) für kardiale Beschwerden.

Definition | Bei der somatoformen autonomen Funktionsstörung klagen die Patienten über **vegetative Beschwerden** (z. B. Tachykardie, Hitzewallungen, Durchfall, Dyspnoe), für die sich **kein organisches Korrelat** finden lässt.

Epidemiologie | Die autonome somatoforme Funktionsstörungwird **häufig** diagnostiziert. Es gibt keine klaren Geschlechtsunterschiede.

Ätiologie und Pathogenese | Siehe Somatisierungsstörung (S. 149).

Klinik und Diagnostik | Die Diagnosestellung erfolgt **klinisch**, **Tab. 6.17** fasst die wesentlichen Kriterien nach ICD-10 zusammen. Die Einteilung der **Unterformen** erfolgt anhand der betroffenen Organsysteme (**Tab. 6.18**).

Therapie und Verlauf | Siehe Somatisierungsstörung (S. 149).

6.5.5 Somatoforme Schmerzstörung (F45.4)

Definition | Bei der somatoformen Schmerzstörung. klagen die Patienten über **chronische schwere und quälende Schmerzen**, die sich durch einen physiologischen Prozess oder eine körperliche Störung nicht ausreichend erklären lassen.

Epidemiologie | Die somatoforme Schmerzstörung wird unter den somatoformen Störungen ebenfalls relativ **häufig** diagnostiziert. Es gibt keine klaren Geschlechtsunterschiede.

Ätiologie und Pathogenese | Siehe Somatisierungsstörung (S. 149).

Klinik | Die Betroffenen sind gedanklich völlig auf ihre Schmerzen eingeengt.

Diagnostik und Differenzialdiagnosen | Die Diagnosestellung erfolgt **klinisch**, **Tab. 6.19** fasst die wesentlichen Kriterien nach ICD-10 zusammen.

Tab. 6.17

Somatoforme autonome Funktionsstörung nach ICD-10 (F45.3).

Diagnosekriterien		
A.	Symptome der vegetativen (autonomen) Erregung[1]:	– Herz oder kardiovaskuläres System – oberer oder unterer Gastrointestinaltrakt – respiratorisches System – urogenitales System
B.	2 oder mehr der vegetativen Symptome:	– Palpitationen – Schweißausbrüche – Mundtrockenheit – Hitzewallungen – Erröten – Kribbeln oder Unruhe im Bauch – Druckgefühl im Epigastrium
C.	Mind. 1 der Symptome:	– Brustschmerzen oder Druckgefühl in der Herzgegend – Dyspnoe oder Hyperventilation – Ermüdbarkeit bei leichter Anstrengung – Aerophagie – Singultus oder brennendes Gefühl im Brustkorb oder Epigastrium – Bericht über häufigen Stuhlgang – erhöhte Miktionsfrequenz oder Dysurie – Gefühl der Überblähung oder Völlegefühl

[1] vom Patienten als Erkrankung einem der Systeme zugeordnet

nach WHO/Dilling: Taschenführer zur ICD-10, 6. A., Huber, 2012

Tab. 6.18

Unterformen der somatoformen autonomen Funktionsstörung nach ICD-10.

ICD-10	betroffenes Organsystem
F45.30	Herz-Kreislauf-System
F45.31	oberes Verdauungssystem
F45.32	unteres Verdauungssystem
F45.33	Atmungssystem
F45.34	Urogenitalsystem
F45.37	mehrere Organe und Systeme
F45.38	sonstige Organe und Systeme
F45.39	nicht näher bezeichnetes Organ oder System

Tab. 6.19

Somatoforme Schmerzstörung nach ICD-10 (F45.4).

Diagnosekriterien
– Seit mind. 6 Monaten kontinuierlicher an den meisten Tagen anhaltender schwerer und quälender Schmerz, der nicht adäquat durch einen physiologischen Prozess oder eine körperliche Störung erklärt werden kann und der anhaltend der Hauptfokus für die Aufmerksamkeit des Patienten ist.
– Der Schmerz tritt in Verbindung mit emotionalen Konflikten oder psychosozialen Problemen auf, die schwerwiegend genug sind, um als ursächlich für die Störung angesehen zu werden.

nach WHO/Dilling: Taschenführer zur ICD-10, 6. A., Huber, 2012

Differenzialdiagnostisch ist im klinischen Alltag die Abgrenzung **seltener Schizophrenieformen** häufig schwierig, die sich in erster Linie in Schmerzen äußern (Zoenästhesien, S. 82). Für die diagnostische Einordnung sind hierbei das Auftreten anderer schizophrener Symptome und die Bizarrheit der Beschwerden zu beachten. Schwierig ist oftmals auch die Abgrenzung der Störung von der **histrionischen Verarbeitung organisch verursachter Schmerzen**.

Therapie | Pharmakotherapeutisch können **Antidepressiva** zur Linderung der Symptome eingesetzt werden. Besonders **trizyklische Antidepressiva** und das dual wirksame Antidepressivum **Duloxetin** haben eine nachgewiesene Wirkung auf Schmerzen und erscheinen deshalb besonders geeignet. Die grundsätzlichen Überlegungen hinsichtlich der **Psychotherapie** entsprechen denen der Somatisierungsstörung (S. 151).

6.5.6 Weitere Störungen mit körperlicher Symptomatik unklarer Genese

Die folgenden Störungsbilder werden in der ICD-10 **nicht** unter den somatoformen Störungen aufgeführt. Nachdem es aber auch bei ihnen um **körperliche Syndrome unklarer Genese** geht, werden sie in diesem Kapitel beschrieben.

Artifizielle Störung (F68.1)

Artifizielle Störungen werden in ICD-10 unter „anderen Persönlichkeitsstörungen" (F68.1) subsummiert. Typisch ist das **Vortäuschen** und/oder das **künstliche Hervorrufen körperlicher oder seelischer Krankheitssymptome** bzw. ein **heimliches manipulatives, selbstschädigendes Verhalten**. Beispiele sind das Auslösen von Hypoglykämien durch Insulininjektionen oder das Einspritzen infektiösen Materials unter die Haut, sodass es zur Bildung von Abszessen kommt. Die Patienten sind sich dieser Handlungen oftmals aber nicht völlig bewusst, sie finden z. B. in Zuständen

teilweiser Dissoziation statt, was die artifizielle Störung von der reinen Simulation unterscheidet. Ferner sind Menschen mit artifizieller Störung im Gegensatz zu reinen Simulanten, die ein konkretes (oftmals finanzielles) Ziel verfolgen und gesund sind, psychisch krank.

In ausgeprägten Fällen ziehen die Betroffenen von Klinik zu Klinik, immer bereit, sich neuer Diagnostik zu unterziehen. Manche Patienten erzwingen diagnostische Maßnahmen oder behindern diese aktiv, um ein Aufdecken des artifiziellen Charakters ihrer Beschwerden zu verhindern.

MERKE

Ein anderer Begriff für die artifizielle Störung ist das **„Münchhausen-Syndrom"** , abgeleitet vom Baron Münchhausen der Literatur und seinen Lügengeschichten. Es geht darum, die Krankenrolle zu erzwingen. Besteht dabei ein krankhafter Drang, die Symptome bzw. ihre vermeintliche Entstehungsgeschichte übertrieben oder besonders blumig darzustellen, spricht man von der **Pseudologica phantastica**.

Eine Sonderform ist das **„Münchhausen-by-proxy-Syndrom"** (vgl. S. 254). Hier fügen Erziehungsberechtigte ihren Kindern körperliche Schäden zu und bringen sie daraufhin zum Arzt. Ziel der Patienten (sprich: der Erziehungsberechtigten) ist es, vom klinischen Personal Zuwendung zu erlangen. Die Störung ist selten, verläuft meist chronisch und mit ungünstiger Prognose. Die Ätiologie ist unklar. Oftmals handelt es sich aber um in der Kindheit und Jugend häufig erkrankte Menschen mit viel Kontakt zu medizinischen Einrichtungen. Die Biographien weisen in vielen Fällen auch psychische Traumatisierungen auf. Komorbiditäten mit Persönlichkeitsstörungen, Depression, Sucht und anderen psychischen Störungen sind ebenfalls häufig.

Die Patienten benötigen **intensive Psychotherapie**, eine spezifische Pharmakotherapie gibt es nicht.

Entwicklung körperlicher Symptome aus psychischen Gründen (F68.0)

Als Beispiel sei hier die sog. **Rentenneurose** genannt. Die Betroffenen haben ein Rentenbegehren, wobei das Ausmaß tatsächlich bestehender psychischer oder körperlicher Beschwerden aggraviert bzw. deutlich stärker erlebt wird, als es nach den objektiven Fakten der Fall sein sollte. Entscheidend ist dabei, dass es nicht um eine Simulation, sondern um ein wirkliches **unbewusstes seelisches Bedürfnis** im Rahmen einer **neurotischen Störung** handelt. Es gilt also herauszuarbeiten, dass das Rentenbegehren auf einem psychischen Konflikt bzw. einer psychischen Fehlentwicklung basiert und nicht auf der bloßen Berechnung, einen materiellen Vorteil zu erlangen. Die Therapierbarkeit hängt davon ab, wie gut die zugrunde liegenden Begleitumstände beeinflusst werden können. In schweren Fällen kann es sein, dass eine Rentenneurose zur Gewährung einer Rente führt.

Neurasthenie (F48.0)

Bei der Neurasthenie handelt es sich um Patienten, die entweder:

- an **andauernder oder quälender Erschöpfung** nach **geringer geistiger Anstrengung** klagen oder
- schon nach **geringer körperlicher Belastung ermüden**.

Zusätzlich treten weitere körperliche Symptome wie Muskelschmerzen, Schwindelgefühl, Kopfschmerzen, Schlafstörungen, Reizbarkeit, depressiv/dysphorische Verstimmung und Freudlosigkeit auf. Die Patienten sind über ihre eingeschränkte geistige und körperliche Belastbarkeit sehr besorgt.

Die **Ätiologie** ist **unklar**, methodisch valide Studien über den Verlauf gibt es kaum. Die Neurasthenie wird in der ICD-10 neben der Depersonalisations-/Derealisationsstörung (F48.1, S. 146) im Kapitel „andere neurotische Störungen" aufgeführt.

Früher wurde der Begriff „Neurasthenie" sehr häufig verwendet, aktuell wird die Störung aufgrund ihrer differenzialdiagnostischen Überlappung mit anderen Syndromen insbesondere aus dem Bereich der affektiven Störungen (z. B. Dysthymie, S. 117) eher selten diagnostiziert. Wenn die diagnostischen Kriterien spezifischer affektiver Störungen erfüllt sind, sollten diese Diagnosen gestellt werden. Manchmal trifft aber die Beschreibung der Neurasthenie die Symptomatik der Patienten besser. Die diagnostische Überlappung der Symptome mit dem nachfolgend beschriebenen chronischen Müdigkeitssyndrom („chronic fatigue syndrom") ist eindrücklich.

Therapeutisch kommen medikamentös v. a. **Antidepressiva** zum Einsatz, psychotherapeutisch erscheint die **kognitive Verhaltenstherapie** besonders geeignet.

Chronisches Müdigkeitssyndrom (G93.3)

Synonym | Chronic Fatigue Syndrome (CFS).

Patienten mit chronischem Müdigkeitssyndrom klagen über **seit mind. 6 Monaten anhaltende Erschöpfung** und **leichte Ermüdbarkeit**. Die Müdigkeit wird von **körperlichen Beschwerden** wie Lymphknotenschwellungen, Hals- und Kopfschmerzen, Muskel- oder Gelenkschmerzen begleitet.

Die **Ätiologie** ist **unklar**, vorausgegangene Virusinfektionen z. B. mit dem Ebstein-Barr-Virus, wurden als Ursache diskutiert. Es gibt deutliche Überschneidungen mit der Dysthymie (S. 117), Neurasthenie (s. o.) und dem Fibromyalgie-Syndrom (s. u.). Oft kommt es zu **längeren bis chronischen Verläufen**, therapeutisch kommen **Antidepressiva** und **kognitive Verhaltenstherapie** zum Einsatz.

MERKE

Bislang wurden **keine** entsprechenden **serologischen oder immunologischen** Marker für das chronische Müdigkeitssyndrom gefunden.

Fibromyalgie-Syndrom (M79.7)

Beim Fibromyalgie-Syndrom klagen die Patienten über **anhaltende Schmerzen** v. a. in **Sehnenansätzen der Muskeln** in verschiedenen Körperregionen (insbesondere Rücken, Nacken, Brustkorb), aber auch in den **Arm- und Beingelenken**.

Nach den diagnostischen Kriterien müssen 11 von 18 spezifischen Druckpunkten, sog. **Tender Points**, betroffen sein. Zusätzlich kommt es zu **Allgemeinsymptomen** (z. B. Müdigkeit und Schwächegefühl) sowie **weiteren körperlichen Symptomen** (z. B. Bauchschmerzen, Stuhlunregelmäßigkeiten, Miktionsbeschwerden) und **psychischen Beschwerden** (z. B. Depressivität und Schlafstörungen). Differenzialdiagnostisch müssen neben körperlichen Erkrankungen (z. B. aus dem rheumatischen Formenkreis) v. a. somatoforme Störungen berücksichtigt werden.

Die **Ätiologie** ist **unklar** und die diagnostische Einordnung umstritten. **Frauen** sind deutlich häufiger betroffen als Männer. Der Verlauf ist meist **schleichend** und zieht sich oft über Jahrzehnte hin. Eine kausale Therapie gibt es nicht, versucht werden u. a. **Antidepressiva** (SSRI), **Pregabalin**, **Ausdauertraining** und **psychotherapeutische Verfahren** angelehnt an die somatische Schmerztherapie (Stufenschema nach WHO).

Multiple-Chemical-Sensitivity-Syndrom (MCS)

Synonym | Vielfache bzw. multiple Chemikalienunverträglichkeit.

Die Betroffenen klagen über **unspezifische körperliche Beschwerden** wie Schwäche, Schwindel, Kopfschmerzen, Tachykardien, Hautveränderungen, gastrointestinale Probleme und vieles mehr. Sie führen diese Symptome auf eine **Exposition mit Umweltgiften** zurück, z. B. Elektrosmog, Amalgam, flüchtige Chemikalien (Lösemittel, Duftstoffe). Eine solche „Vergiftung" lässt sich aber **objektiv nicht nachweisen**.

Auch bei diesem Syndrom ist die **Ätiologie unklar** und die diagnostische Wertigkeit umstritten. Viele Betroffene erfüllen bei genauer Exploration die Kriterien **psychiatrischer Störungen**, wie z. B. somatoformer Störungen (S. 148). Ähnlich der somatoformen Störung lehnen die Betroffenen eine psychische Erklärung ab. Therapeutisch ist eine **Aufklärung der Patienten** und kognitive Verhaltenstherapie sinnvoll.

Burn-out-Syndrom

Das Burn-out Syndrom (engl. to burn out = ausbrennen) wird in der ICD-10 nicht als eigene psychiatrische Diagnose verschlüsselt.

Es handelt sich um einen Zustand **körperlicher, emotionaler und geistiger Erschöpfung** aufgrund **beruflicher Überlastung**. Die Patienten beschreiben neben der ausgeprägten emotionalen Erschöpfung auch **reduzierte Leistungsfähigkeit** und **psychische Symptome**, wie Depressivität, Ängste, ein Gefühl der Überforderung oder aggressive Durchbrüche. Auch eine Steigerung von Alkohol-, Kaffee-, Nikotinkonsum ist häufig. An **körperlichen Symptomen** kommen Kopfschmerzen, sexuelle Probleme, Herzrhythmusstörungen, Appetitverlust und Schlafstörungen hinzu.

Die Überschneidung der Symptome mit denen **depressiver Episoden** (S. 104) ist eindrücklich. Oftmals werden genuine depressive Erkrankungen mit der sozial besser verträglichen Bezeichnung „Burn-out" „umetikettiert".

Ätiologisch handelt es sich um eine **anhaltende Stressreaktion** auf **chronische berufliche Belastungen** (**Abb. 6.12**). Burn-out wurde zunächst v. a. bei helfenden Berufen beschrieben, ist jedoch auch in zahlreichen anderen Berufsgruppen zu beobachten.

Eine hohe Arbeitsbelastung allein verursacht jedoch nicht unbedingt ein Burn-out-Syndrom. Vielmehr müssen **Risikofaktoren** hinzukommen. Hierzu zählen u. a.:

- Tätigkeiten, die **hohe emotionale Zuwendung** erfordern, z. B. Lehrer, Altenpfleger, aber auch pflegende Angehörige
- **soziale Faktoren:** wenig private Ressourcen (z. B. fehlende Partnerschaft, wenig Freundschaften oder Hobbys), private Probleme, schlechtes Arbeitsklima, ungerechte Vorgesetzte etc.
- **persönliche Konstitution:** Perfektionismus, hohe Verausgabungsbereitschaft, geringe Distanzierungsfähigkeit, wenig offensive Konfliktlösungsstrategien

MERKE

Vor allem **ehrgeizige** und **motivierte Menschen** sind Burn-out-gefährdet.

Therapeutisch ist es wichtig, die Belastungsfaktoren und dysfunktional-kognitive Schemata (z. B. „Ich bin in der Arbeit unersetzlich") zu identifizieren und **Entlastungs- und Bewältigungsstrategien** zu erarbeiten. Hier hat sich die **kognitive Verhaltenstherapie** bewährt. Auch das Erlernen von **Entspannungsverfahren** ist von Bedeutung, ebenso wie die **Stärkung von Ressourcen**, z. B. Anstreben von Zufriedenheitserlebnissen, Suche nach zwischenmenschlicher Unterstützung oder Verbesserung sozialer Fertigkeiten. Große Bedeutung kommt auch der **Prophylaxe** zu.

	Anforderungen	Ressourcen
körperliche, psychische, soziale und organisatorische Aspekte des Jobs	• Arbeitsbelastung, Zeitdruck, Verantwortung, Komplexität • schlechtes Arbeitsklima, unfaire Behandlung • örtliche Gegebenheiten (z.B. Großraumbüro) • hohe emotionale Zuwendung erforderlich (z.B. Lehrer, Pflegepersonal) • unsichere Zukunft	• Wertschätzung und gute Beziehungen (Zugehörigkeit) • Feedback, Erfolgserlebnisse, finanzielle Belohnung • Aufstiegschancen • Gestaltungsmöglichkeiten, Kreativität und Abwechslung • persönliche Entwicklung • Autonomie, Einfluss, Entscheidungsgewalt
private Aspekte	• Beziehungsprobleme • Versorgung von Familie/Haushalt • Pflege von Angehörigen • Tod von Angehörigen/Freunden	• intaktes soziales Netzwerk (Partnerschaft, Familie, Freundschaften) • Hobbies
persönliche Konstitution	• Perfektionismus • Ehrgeiz • hohe Verausgabungsbereitschaft • geringe Distanzierungsfähigkeit • wenig offensive Konfliktlösungsstrategien	• soziale Kompetenz („soft skills“) • Volition (Willenskraft, Umsetzungskompetenz) • Selbstmanagement und -regulation
	↓ **Energieverbrauch** → Erschöpfung und gesundheitliche Probleme	↓ **Energiequellen** → Motivation

Abb. 6.12 Entstehung des Burn-out-Syndroms. Ausschlaggebend dabei ist die Imbalance zwischen Anforderungen (→ Energieverbrauch) und Ressourcen (→ Energiequellen).

Kapitel 7

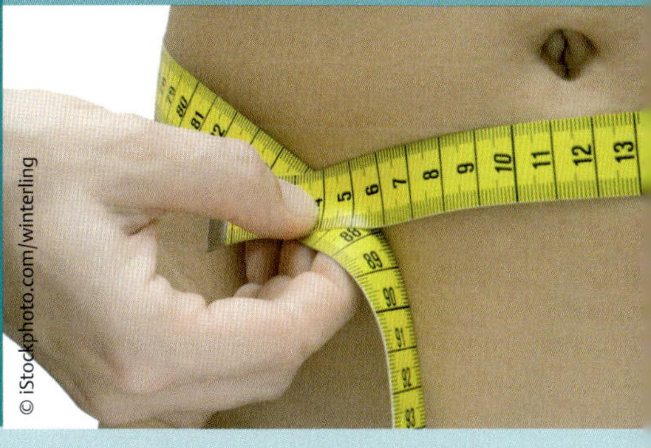

7 Essstörungen (F50)

Die Waage geht falsch...

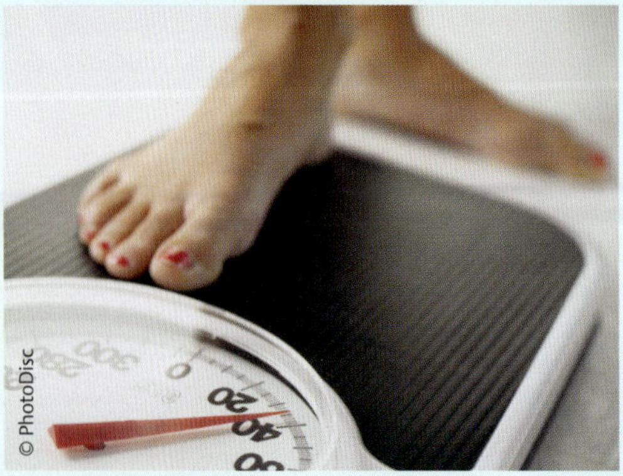

Unwillige Patientin

Die 16-jährige Julia ist während des Sportunterrichts zusammengebrochen und wird von ihrer Mutter in die Notaufnahme begleitet. Zunächst hatte Julia sich geweigert, die Klinik aufzusuchen, der behandelnde Notarzt bestand aber auf einer weiterführenden Untersuchung. Doch auch Julias Mutter wirkt ungehalten. So ein kleiner Aussetzer sei doch kein Drama. Sie habe wirklich keine Zeit, schließlich sei sie alleinerziehend und voll berufstätig. In der Ambulanz versucht die diensthabende Ärztin Frau Dr. Wehner mit Julia ins Gespräch zu kommen. Die Jugendliche macht auf sie einen trotzigen Eindruck und antwortet nur unwillig auf die ihr gestellten Fragen. Gleich zu Beginn des Gespräches stellt sie klar, dass sie diesen Besuch für übertrieben halte. Sie sei nicht krank. In der nächsten Woche habe sie einen wichtigen Leichtathletikwettkampf, vermutlich habe sie einfach zu wenig geschlafen.

Verzerrte Körperwahrnehmung

Bereits während der Inspektion fällt Frau Dr. Wehner auf, dass Julia sehr dünn und blass ist. Der Blutdruck beträgt 100/70 mmHg, auch der ist Puls mit 60/min etwas erniedrigt. Auf die Frage nach ihrer letzten Regelblutung antwortet Julia, dass sie diese bereits seit Monaten nur noch sehr schwach und unregelmäßig bekomme. Als Frau Dr. Wehner Julia nach Größe und Gewicht fragt, antwortet die Patientin beschämt, dass sie bei einer Größe von 176 cm immer noch 58 kg wiege. Die Ärztin schaut skeptisch. Nach längerem Überreden erklärt sich Julia bereit, auf die Waage zu steigen; diese zeigt ein Gewicht von 51 kg an. Angesprochen auf diese Diskrepanz, behauptet Julia steif und fest, die Waage gehe falsch, sie esse genug. In diesem Moment mischt sich Julias Mutter ein und stellt klar, dass ihre Tochter wie jedes Mädchen in dem Alter auf ihr Gewicht achte. Sie esse diszipliniert, aber das sei in Hinblick auf ihre Karriere als Leichtathletin auch notwendig.

Frau Dr. Wehner sieht Julia und ihre Mutter ernst an. „Ich vermute, dass es sich bei Julias Problemen um eine ernstzunehmende Essstörung handelt“, erklärt sie. „Julias BMI von 16,5 zeigt ein erhebliches Untergewicht an. Selbstverständlich werden wir organische Ursachen für Julias Zusammenbruch ausschließen. Aber ich halte es für wichtig, dass Julia mit jemandem spricht, der auf diese Erkrankung spezialisiert ist.“ Julia und ihre Mutter reagieren ungehalten. Ihrer Meinung nach macht die Ärztin aus einer Mücke einen Elefanten. Da sie Julia nicht zu einer Aufnahme zwingen kann, gibt Frau Dr. Wehner ihnen nur die Telefonnummer der Psychiatrie mit.

Lebensgefährliches Untergewicht

Drei Monate später wird Julia erneut in die Notaufnahme eingeliefert. Sie war während des Joggens ohnmächtig geworden. Der Notarzt hatte bereits im Notarztwagen eine Hypoglykämie diagnostiziert und entsprechend behandelt. In der Notaufnahme übernimmt zufällig wieder Frau Dr. Wehner die Patientin. Diesmal ruft sie sofort die Psychiaterin Frau Dr. Seefeld hinzu und teilt ihr ihre Vermutung mit. Nachdem Julia wieder richtig zu sich gekommen ist, sucht Frau Dr. Seefeld das Gespräch mit ihr. „Nach allem, was mir meine Kollegin berichtet hat, bin ich überzeugt, dass du an einer Magersucht leidest. Die Untersuchungen bei deinem letzten Aufenthalt haben keinen Hinweis auf eine andere Ursache für deinen Zusammenbruch gezeigt.“ Julia schaut zweifelnd. „Dein aktueller BMI liegt nur noch bei 13,8. Damit bist du inzwischen so unterernährt, dass wir dich unbedingt stationär behandeln müssen“, erklärt ihr Frau Dr. Seefeld. Immer noch schaut Julia trotzig. Um ihr den Ernst der Lage vor Augen zu führen, fügt die Ärztin hinzu, dass bis zu 20 % der Patientinnen an den körperlichen Folgen der Unterernährung sterben.

Geduld und Wille gefordert

Julia fängt an zu weinen. Sie wisse, dass sie ein Problem habe. Sie glaube aber nicht, dass ihr jemand helfen könne. „Doch, Julia. Das können wir“, ermutigt sie Frau Dr. Seefeld. „Wir haben viel Erfahrung in der Behandlung von Essstörungen.“ Wie eine solche Therapie aussehe, fragt Julia zweifelnd. „Du und ich werden einen sogenannten Behandlungsvertrag abschließen, in dem wir gemeinsam Bedingungen, wie z. B. dein Zielgewicht, einen Essensplan und eine Mindestgewichtszunahme pro Woche, festlegen“, erklärt die Psychiaterin. Julia lächelt schief und möchte wissen, was passiere, wenn sie sich nicht an diese Bedingungen halte. Frau Dr. Seefeld lächelt. „Dafür werden wir im Vorfeld Vereinbarungen treffen, die dir das Einhalten erleichtern sollen. Außerdem werden dir eine Ernährungsberatung und eine Verhaltenstherapie helfen, eine neue Körperwahrnehmung und Einstellung zum Essen erlangen, die Angst vor der Gewichtszunahme zu verlieren und dich nicht mehr über dein Körpergewicht zu definieren. Aber Julia, dir muss klar sein, dass eine solche Therapie lange dauern wird und viel Geduld und Willenskraft erfordert.“

7 Essstörungen (F50)

7.1 Allgemeines

Key Point
Essstörungen sind relativ häufige psychische Störungen v. a. junger Frauen, die mit einer hohen internistischen Komorbidität und Mortalität einhergehen.

Die Essstörungen **Anorexia nervosa** (Magersucht, der Begriff „nervosa" spielt auf die psychische Genese an) und **Bulimia nervosa** (Ess-Brech-Sucht, wörtlich „Ochsenhunger") haben eine übermäßige Angst vor dem Dickwerden gemeinsam. Während das Leitsymptom der Anorexia nervosa das Untergewicht ist, stellen es bei der Bulimia nervosa Ess-Brech-Anfälle bei oftmals normalem Gewicht dar. Zwischen beiden Erkrankungen gibt es Übergangsformen, die diagnostischen Kriterien sind manchmal für beide erfüllt. In diesem Fall spricht man von einer **„Bulimarexie"**.

Zu den Essstörungen zählt auch die **Adipositas**, die ab einem Body-Mass-Index > 30 diagnostiziert wird. Trotz der enormen sozialmedizinischen Konsequenzen dieser Störung sind ihre Ursachen noch nicht ausreichend erforscht. Weil die in letzten Jahrzehnten deutlich häufiger gewordene Störung traditionell als überwiegend körperliche Erkrankung angesehen wird, sei zu diesem Krankheitsbild auf Lehrbücher der Inneren Medizin verwiesen. Besonderheiten im Kindes- und Jugendalter werden ab S. 251227 beschrieben.

7.2 Anorexia nervosa (F50.0)

Key Point
Der augenscheinlichste Aspekt der Anorexia nervosa ist der drastische Gewichtsverlust der Patientinnen. Dieser wird durch massive Einschränkung der Nahrungszufuhr, durch Erbrechen, exzessive körperliche Aktivität oder die Einnahme von Abführmitteln bzw. Diuretika selbst herbeigeführt.

7.2.1 Epidemiologie

Unter einer Anorexia nervosa leiden **etwa 1%** der jungen Frauen, es gibt zwei Erkrankungsgipfel (**14. und 18. Lebensjahr**). Männer machen nur etwa 5–10% der Fälle aus, wobei neuere Studien auf eine größere Dunkelziffer hinweisen.

7.2.2 Ätiologie und Pathogenese

Für die Entwicklung einer Essstörung spielen gesellschaftliche, psychologische, familiäre und biologische Faktoren eine Rolle. Das in den westlichen Gesellschaften geltende **Schlankheitsideal** stellt einen Nährboden für die Entwicklung dieser Erkrankung dar. Entsprechend hat die Häufigkeit dieser Störung in den letzten Jahrzehnten zugenommen. Ferner kommen Essstörungen in industrialisierten Ländern häufiger als in Entwicklungsländern vor.

Entwicklungspsychologisch sind durch die Pubertät ausgelöste Ängste vor dem Erwachsenwerden im Allgemeinen sowie sexuelle Konflikte und Ängste hinsichtlich des Frauwerdens im Speziellen maßgeblich. Diese werden durch die Gewichtsabnahme und die damit einhergehenden hormonellen Störungen (Amenorrhö) vermieden. Aus **lerntheoretischer Sicht** wird das Verhalten der Patientinnen manchmal zunächst verstärkt, weil diese Gewichtsabnahme von der Umwelt erst einmal positiv gesehen wird und die Mädchen Aufmerksamkeit und Komplimente erhalten. Gleichzeitig handelt es sich bei anorektischen Menschen häufig um Personen mit geringem Selbstwertgefühl. Dieses geringe Selbstwertgefühl wird durch das Gefühl der Kontrolle über das eigene Körpergewicht kurzfristig gestärkt. Auch weisen die **Familien** anorektischer Patientinnen häufig pathologische Interaktionsmuster auf. Wie bei fast allen psychischen Erkrankungen **prädisponiert** sexueller, emotionaler oder körperlicher Missbrauch für die Entwicklung einer Essstörung.

Was **biologische Faktoren** angeht, sind genetische Faktoren durch Familienstudien und hohe Konkordanz bei Zwillingen belegt. Gleichzeitig spielt der Hypothalamus bei der Gewichtsregulation eine zentrale Rolle. Im lateralen Bereich des Hypothalamus ist das Hungerzentrum lokalisiert, es interagiert mit dem ventromedial gelegenen Sättigungszentrum. Gleichzeitig wird das Essverhalten über periphere Regulationsmechanismen aus dem Gastrointestinaltrakt sowie Hormone bzw. Botenstoffe wie Leptin, Serotonin oder CRF reguliert. Diese Regelkreise sind bei den Patientinnen gestört.

7.2.3 Klinik

Durch Nahrungsrestriktion und Vermeidung hochkalorischer Speisen kommt es bei den Patientinnen zu einem **ausgeprägten Untergewicht**. Definiert ist dieses als ein 15% unter dem erwarteten Gewicht liegendes Körpergewicht oder ein **BMI < 17,5** (BMI = Body-Mass-Index, syn. Quételet-Index, Tab. 7.1).

MERKE
Body-Mass-Index (BMI)
= Körpergewicht (kg) / Quadrat der Körpergröße (m^2).

Das Verhalten der Patienten wird durch eine große Angst vor Gewichtszunahme bestimmt. Hinzu kommt, dass die Betroffenen im Sinne einer **Körperschemastörung** ihre Körperformen falsch einschätzen.

Sie beschäftigen sich übermäßig mit ihrem Körpergewicht und ihrer Figur, welche ihr Selbstwertgefühl definieren. Das Essverhalten ist gestört, auf das Verspeisen kleiner Mengen wird viel Zeit verwendet. Auch werden strenge Essregeln und Rituale beim Essen eingehalten. Neben der Diät wird die Gewichtsabnahme durch exzessiven Sport, aber auch durch die Einnahme von Laxanzien, Diuretika, Gewichtszügler und Schilddrüsenhormone herbeigeführt.

Je nachdem, ob die Gewichtsabnahme allein durch Diät erreicht wird oder ob hierfür zusätzliche Maßnahmen wie Erbrechen, Abführen usw. eingesetzt werden, werden von ICD-10 und DSM IV eine **asketische Form** und eine **bulimische Form** der Anorexia nervosa unterschieden.

Es kommt zu einer **endokrinen Störung auf der Hypothalamus-Hypophysen-Achse**, die sich bei Frauen insbesondere durch eine Amenorrhö und bei Männern als Libido- und Potenzverlust äußert. Die weiteren körperlichen Folgeerscheinungen sind vielfältig, u. a. Hirnatrophie, Hypothyreose, Ösophagitis, diabetische Stoffwechsellage, Niereninsuffizienz, Osteoporose, Polyneuropathie, Hypothermie und Elektrolytstörungen einschließlich Hypokaliämie und gefährlichen Herzrhythmusstörungen (**Abb. 7.1**).

Tab. 7.1

Beurteilung des Körpergewichts anhand des Body-Mass-Index (BMI).

Kategorie	BMI	Gewichtseinteilung
starkes Untergewicht	< 16	
mäßiges Untergewicht	16–17	Untergewicht
leichtes Untergewicht	17–18,5	
Normalgewicht	18,5–25	Normalgewicht
Präadipositas	25–30	Übergewicht
Adipositas Grad I	30–35	
Adipositas Grad II	35–40	Adipositas
Adipositas Grad III	≥ 40	

MERKE

Eine **manifeste Osteoporose** kann bereits **6 Monate** nach Beginn einer Amenorrhö auftreten!

Essstörungen sind in aller Regel **von anderen psychischen Erkrankungen begleitet**. Sehr häufig handelt es sich dabei um depressive Episoden, Dysthymie, Angststörungen, Zwangssymptome und Alkohol- und Drogenmissbrauch.

Praxistipp

Akzentuierte Persönlichkeitszüge bzw. Persönlichkeitsstörungen stammen bei der Anorexia nervosa häufig aus dem Cluster C (z. B. zwanghafte Persönlichkeit, S. 218), bei der Bulimia nervosa hingegen aus dem Cluster B (z. B. Borderline-Störung, S. 209).

7.2.4 Diagnostik und Differenzialdiagnosen

Die Diagnose erfolgt **klinisch** und ist i. d. R. leicht zu stellen. **Tab. 7.2** zeigt die Kriterien nach ICD-10. Auf die Frage nach ihrem Gewicht geben die Patienten an, sich trotz ihres Untergewichts zu dick zu fühlen bzw. keinesfalls zunehmen zu wollen (→ Körperschemastörung). Neben der **Eigen-** ist auch die **Fremd-**

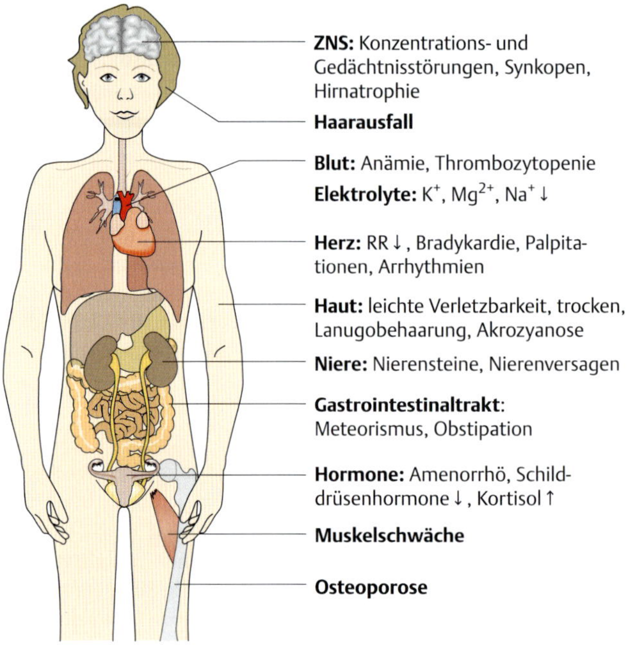

Abb. 7.1 Mögliche körperliche Folgeschäden der Anorexia nervosa.

Tab. 7.2

Anorexia nervosa nach ICD-10 (F50.0).
Diagnosekriterien
– Körpergewicht 15 % unter dem zu erwartenden Gewicht bzw. BMI ≤ 17,5 (bei Erwachsenen)
– Gewichtsverlust selbst durch Diät oder Vermeidung hochkalorischer Speisen herbeigeführt und eine oder mehrere der folgenden Maßnahmen: • übertriebene Aktivität/Sport • selbstinduziertes Abführen • selbstinduziertes Erbrechen • Gebrauch von Appetitzüglern und/oder Diuretika
– Körperschemastörung (überwertige Angst, zu dick zu werden)
– Störung der Hypothalamus-Hypophysen-Achse (bei Frauen: Amenorrhö, bei Männern: Libido- und Potenzverlust)
– bei Beginn vor der Pubertät: verzögerte bzw. gehemmte Abfolge der körperlichen Entwicklung (z. B. Wachstumshemmung)
nach WHO/Dilling: Taschenführer zur ICD-10, 6. A., Huber, 2012

anamnese relevant. Eine gründliche **körperliche Untersuchung** (einschließlich **Labor** und **EKG**) ist ebenfalls erforderlich.

Differenzialdiagnostisch sind an **organischen Ursachen** Stoffwechselstörungen (wie z. B. die Schilddrüsenüberfunktion) auszuschließen. Malabsorptionssydrome und andere Magen-Darm-Erkrankungen können ebenso zu einem ungewollten Gewichtsverlust führen wie chronische Infektionen und Entzündungen sowie konsumierende Tumoren.

Die Abgrenzung von Gewichtsverlust im Rahmen anderer **psychischer Erkrankungen**, z. B. affektive Störung, Zwangserkrankung und schizophrenen Psychose, fällt in der Regel nicht schwer, weil diesen Erkrankungen keine Körperschemastörung zugrunde liegt.

7.2.5 Therapie

Bei der Behandlung der Anorexia nervosa müssen die sich daraus ergebenden gefährlichen **körperlichen Folgeschäden** (**Abb. 7.1**) bedacht werden. Das Körpergewicht, bedrohliche körperliche Begleiterscheinungen und die Therapiemotivation spielen die entscheidende Rolle bei der Frage, ob die Therapie **ambulant** oder **stationär** erfolgt.

Praxistipp
Spätestens bei vitaler Gefährdung ist eine stationäre Behandlung erforderlich!

Psychotherapie

Die grundsätzliche Schwierigkeit der Behandlung liegt in der häufig fehlenden Veränderungsmotivation der Patientinnen. **Verhaltenstherapeutische Ansätze** haben sich bewährt.

In der Akutphase steht zunächst der **Gewichtsaufbau** im Vordergrund. In sog. **Therapieverträgen** werden konkrete Vereinbarungen über die Gewichtszunahme getroffen. Hierbei ist es wichtig, den Ängsten der Patientinnen durch Obergrenzen entgegenzuwirken (z. B. minimal 0,7 kg/Woche bis maximal 3 kg/Woche). In extremen Fällen ist anfangs eine Ernährung über eine **Magensonde** erforderlich. Die gewünschte Gewichtszunahme wird mit **Verstärkern** verbunden. Solche können z. B. eine großzügigere Ausgangsregelung oder das Erlauben von Hobbys sein. Es ist nicht sinnvoll, die Gewichtszunahme mit einer Weiterbehandlung in der Klinik zu verknüpfen, weil eine solche Vereinbarung oftmals nicht haltbar ist. Der Therapieerfolg wird durch **regelmäßiges Wiegen** überprüft, wobei die Betroffenen manchmal versuchen, durch Trinken von Wasser vor dem Wiegen das Gewicht zu manipulieren.

Gleichzeitig müssen die Patienten ein **normales Essverhalten** erst wieder erlernen. Viele Patientinnen wissen nicht, was gesunde Ernährung ist, und benötigen daher eine Ernährungsberatung. Der Essensplan wird stark vorstrukturiert und mit den Patientinnen besprochen. Die Mahlzeiten finden in Essgruppen statt. Kochgruppen können als eine Art Exposition in vivo angesehen werden. In Anti-Diät-Gruppen soll eine bessere Hunger-Sättigungs-Wahrnehmung erreicht und das gezügelte Essverhalten abgebaut werden.

Wie bei vielen psychischen Störungen ist eine **Psychoedukation** im Sinne einer Aufklärung über die Erkrankung und ihre Behandlung wichtig. Aufgrund der angstbesetzten Gewichtszunahme ist ein transparentes Vorgehen bei den Essstörungen besonders entscheidend. Hier haben sich auch **Esstagebücher** bewährt, mit denen versucht wird, die Trigger für die Essattacken zu identifizieren. Nachdem die Patientinnen häufig an einer verzehrten Körperwahrnehmung leiden, wird diese durch **körperorientierte Therapien** (wie z. B. Bewegungstherapie oder Tanztherapie) verbessert.

Viele Patienten wirken vordergründig kompetent, sind aber äußerst selbstunsicher. Daher ist ein **Training sozialer Kompetenz** indiziert. Die verbesserte Kompetenz wirkt den Ängsten in Bezug auf das Erwachsenwerden und die Geschlechterrolle entgegen. In Rollenspielen lernen die Patientinnen auch, ihre Gefühle auszudrücken. **Entspannungsverfahren** sind ebenfalls hilfreich. Der kognitive Teil der Therapie besteht darin, die irrationalen Ängste vor der Gewichtszunahme im sokratischen Dialog abzubauen. **Familiengespräche** sind erforderlich, um problematische Strukturen in der Familie zu identifizieren und um die Familien mit ins Boot zu holen. Eine Essstörung ist für eine Familie extrem belastend. Die Familien einzubeziehen ist daher für einen positiven Behandlungsverlauf sehr wichtig. Nachdem solche Faktoren die Störung aufrechterhalten bzw. wieder auslösen können, sind sie auch für die Vorbereitung einer Entlassung entscheidend. In den **psychotherapeutischen Gesprächen** werden die Ursachen für die Erkrankung eruiert und bearbeitet, z. B. Selbstwertproblematik, übermäßiger Perfektionismus, dysfunktionale Schemata.

Pharmakotherapie

Weil Essstörungen oft mit Depressivität und Suizidalität einhergehen, werden häufig **Antidepressiva** (v. a. selektive Serotonin-Wiederaufnahmehemmer, SSRI) verordnet, wobei die Wirkung auf die Anorexie selbst unklar ist. Weiterhin ist zu berücksichtigen, dass die meisten trizyklischen Antidepressiva und Mirtazapin im Gegensatz zu den SSRI zu einer Gewichtszunahme führen. Dies ist auch bei atypischen Antipsychotika der Fall, die z. T. ebenfalls „off-label" und ohne eindeutigen Wirkungsnachweis verschrieben werden. Die Compliance ist dadurch stark beeinträchtigt.

Die Gabe von **Kalzium** (1200–1500 mg/d) und Vitamin D (400–800 IU/d) wird aufgrund der häufig bestehenden Osteoporose routinemäßig empfohlen, nicht aber eine Hormonsubstitution. Zur ausführlichen Beschreibung der Behandlung der körperlichen Begleiterscheinungen sei auf Lehrbücher der Inneren Medizin verwiesen.

7.2.6 Verlauf

Die **Mortalität** ist um das etwa 10-Fache erhöht, bis zu **20 %** der Patientinnen versterben entweder an den Folgen des Untergewichts oder an Suizid, wobei die Ergebnisse verschiedener Studien variieren. Bei gut behandelten Patienten ist die Sterblichkeit aber deutlich geringer. Als Marker für den Verlauf werden ein normalisiertes Gewicht und ein regelmäßiger Menstruationszyklus herangezogen. Der Verlauf ist sehr variabel, es gibt auch Spontanremissionen.

MERKE

Nach einer **groben Faustregel** remittieren 30 % der Anorexie-Patientinnen weitgehend, 30 % partiell, 30 % weisen einen chronischen Verlauf auf.

7.3 Bulimia nervosa (F50.2)

Key Point

Bei der Bulimie ist das Essverhalten gestört, es wird anfallsartig alles an kalorienreicher Nahrung verschlungen, was verfügbar ist. Anschließend erbrechen die Betroffenen absichtlich oder nehmen Appetitzügler und Abführmittel ein. Heißhungerattacken wechseln mit Hungerphasen.

7.3.1 Epidemiologie

Die **Lebenszeitprävalenz** der Bulimie ist etwas höher (**etwa 2 %**) als die der Anorexia nervosa. Sie beginnt im Mittel etwas später (Häufigkeitsgipfel **18. Lebensjahr**).

7.3.2 Ätiologie und Pathogenese

Die grundsätzlichen Überlegungen entsprechen denen der Anorexia nervosa (S. 159).

7.3.3 Klinik

Wie bei der Anorexia nervosa besteht auch bei der Bulimia nervosa eine **krankhafte Furcht vor Gewichtszunahme**. Leitsymptom sind hier **rezidivierende Heißhungerattacken**, bei denen in kürzester Zeit enorme Mengen an Nahrungsmitteln verspeist werden. Häufig kommt es am Ende dieser Attacken zu **selbst induziertem Erbrechen**. Andere Methoden sind die Einnahme von Laxanzien oder Diuretika. Die Fressanfälle finden allein und geheim statt. Es bestehen ausgeprägte Schamgefühle wegen des Kontrollverlustes bei den Essanfällen (**Tab. 7.3**).

MERKE

Im Gegensatz zur Anorexia nervosa sind **Bulimie-Patientinnen** häufig **normalgewichtig**.

In schweren Fällen kann es durch das Erbrechen zu **körperlichen Begleitsymptomen**, wie Karies (durch den Reflux der Magensäure), Mallory-Weiss-Syndrom (durch Erbrechen hervorgerufener Schleimhautriss am gastroösophagalen Übergang) oder Elektrolytstörungen (Hypokaliämie, metabolische Alkalose) kommen (**Abb. 7.2**).

Tab. 7.3

Bulimia nervosa nach ICD-10 (F50.2).

Diagnosekriterien
– andauernde Beschäftigung mit Essen, unwiderstehliche Gier nach Nahrungsmitteln; Essattacken, bei denen in kurzer Zeit sehr große Mengen an Nahrung konsumiert werden
– Versuch, dem dickmachenden Effekt von Nahrungsmitteln durch verschiedene ausgleichende Verhaltensweisen gegenzusteuern: selbst herbeigeführtes Erbrechen, Missbrauch von Abführmitteln, zeitweilige Hungerperioden, Einnahme von Appetitzüglern, Schilddrüsenpräparaten oder Diuretika
– krankhafte Furcht dick zu werden und eine scharf definierte Gewichtsgrenze, die weit unter dem prämorbiden, medizinisch als „gesund" betrachteten Gewicht liegt
– häufig Vorgeschichte einer Episode mit Anorexia nervosa mit einem Intervall von einigen Monaten bis mehreren Jahren; diese Episode kann voll ausgeprägt gewesen sein oder eine verdeckte Form mit mäßigem Gewichtsverlust und/oder einer vorübergehenden Amenorrhö

nach WHO/Dilling: Taschenführer zur ICD-10, 6. A., Huber, 2012

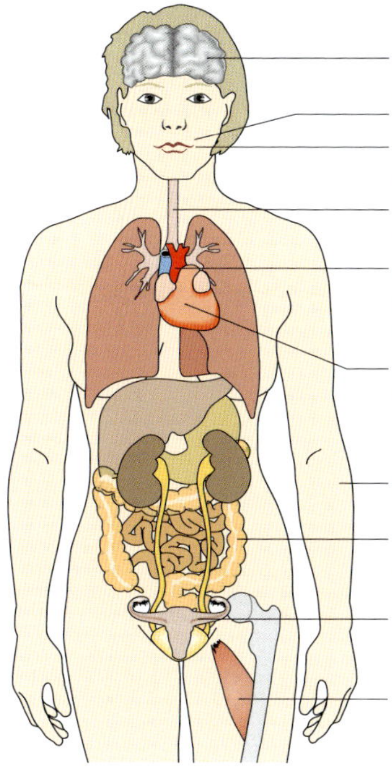

Abb. 7.2 Mögliche körperliche Folgeschäden der Bulimia nervosa.

Praxistipp
Häufig leiden die Patienten zunächst unter einer Anorexia nervosa, aus der sich eine Bulimie entwickelt; aber auch der umgekehrte Verlauf ist möglich.

Im Gegensatz zu ICD-10 unterscheidet **DSM-IV** zudem zwischen:
- einem **„Purgingtyp"**, bei dem die Symptomatik mit Erbrechen oder anderem der Gewichtszunahme zutragenden Verhalten kombiniert ist, und
- einem **„Nicht-Purgingtyp"**, bei dem es zu Essattacken ohne nachfolgendes Erbrechen kommt.

Dem Nicht-Purgingtyp steht auch die **psychogene Hyperphagie** (syn.: **Binge-Eating-Störung**; engl. binge = Gelage) nahe. Hier kommt es ohne gegensteuernde Maßnahmen zu periodischen Heißhungeranfällen und entsprechend zur Entwicklung von Übergewicht. Der Geschlechterunterschied in der Häufigkeit ist weniger klar als bei der Bulimie, etwa 40 % der Erkrankten sind Männer, das mittlere Erkrankungsalter liegt bei der Binge-Eating-Störung deutlich höher als bei der Bulimie.

7.3.4 Diagnostik und Differenzialdiagnosen

Wie bei der Anorexia nervosa erfolgt die Diagnose **klinisch** (Tab. 7.3). Auch hier sollten eine gründliche **körperliche Untersuchung** (inkl. **Labor** und **EKG**) erfolgen. Auszuschließen sind v. a. Magen-Darm-Erkrankungen, Stoffwechselstörungen und andere psychische Ursachen als Gründe des Erbrechens.

Differenzialdiagnostisch gibt es einige seltene Hirntumoren und noch seltenere ZNS-Erkrankungen, wie das Klüver-Bucy-Syndrom und das Kleine-Levine Syndrom, die mit Heißhungerattacken einhergehen.

7.3.5 Therapie

Auch bei der Bulimie ist die **kognitive Verhaltenstherapie** die Methode der Wahl. Zusätzlich werden **SSRI** gegeben, wobei Fluoxetin aktuell die einzige Substanz mit einer offiziellen Zulassung für eine Reduktion von Heißhungerattacken im Rahmen einer Bulimie ist. Die **psychotherapeutischen Module** entsprechen im Prinzip denen, die bei der Anorexia nervosa Verwendung finden, selbstverständlich mit einer anderen Gewichtung. So geht es z. B. oft nicht um einen Gewichtsaufbau, weil die Patientinnen – wie oben beschrieben – häufig normalgewichtig sind.

7.3.6 Verlauf

Bei der Bulimie gibt es ebenfalls häufig **chronische Verläufe**. Insgesamt ist die Prognose jedoch **günstiger** als bei der Anorexia nervosa.

Kapitel 8

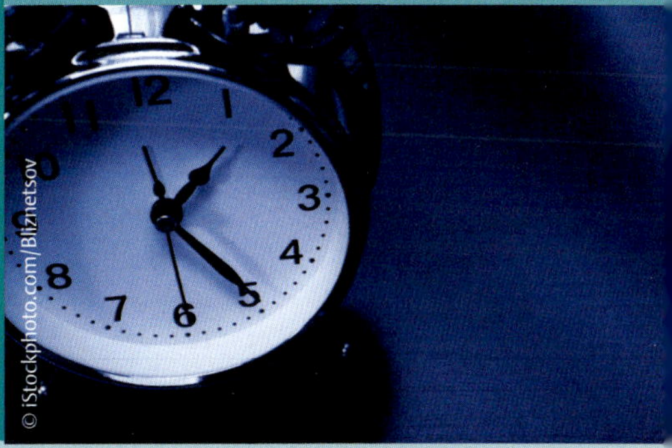

8 Schlafstörungen

Schlaflos in Meppen

Ständig müde und gerädert

Die 54-jährige Frau Jäger wurde von ihrem Hausarzt an den niedergelassenen Psychiater und Psychotherapeuten Dr. Mehrsmann überwiesen. Auf dem Überweisungsschein hatte er vermerkt, dass Frau Jäger seit mehreren Monaten an ausgeprägten Schlafstörungen leide, für die er kein organisches Korrelat gefunden habe. Die Patientin komme ihm aber sehr angespannt und auf ihre Schlafstörung fixiert vor. „Schildern Sie mir Ihre Schlafstörungen doch etwas genauer", bittet Herr Dr. Mehrsmann. „Können Sie nicht einschlafen oder haben Sie eher Schwierigkeiten durchzuschlafen? Womit beschäftigen Sie sich während der schlaflosen Zeit und welche Auswirkungen haben die Schlafstörungen auf Ihren Alltag?" Frau Jäger fängt sofort an zu berichten. Sie habe große Probleme beim Ein- und Durchschlafen, nachts liege sie lange wach und grübele über verschiedene Dinge, vor allem aber über die Krankheit ihres Mannes und den so schleppend verlaufenden Hausbau. Morgens fühle sie sich dann wie gerädert. Sie sei seit Wochen ständig müde und könne ihren normalen Alltagsaktivitäten wie Einkaufen und Putzen nicht mehr richtig nachkommen, geschweige denn auf der Baustelle mithelfen.

Chronische Belastung

Herr Dr. Mehrsmann unterbricht die Patientin. „Sie bauen ein Haus? Können Sie mir da ein bisschen mehr drüber erzählen?", bittet er sie. Sie und ihr Mann hätten sich vor 4 Jahren ein Grundstück gekauft, um sich dort einen Alterswohnsitz zu errichten, erklärt Frau Jäger. Wegen ständiger Baustopps ziehe sich dieser Prozess nun bereits seit Jahren hin. Inzwischen seien fast alle ihre finanziellen Mittel erschöpft und das Haus sei immer noch nicht bezugsfertig. Ihr Mann habe daher begonnen, so viel wie möglich in Eigenarbeit zu errichten. Beim Ausbessern der Außenmauern sei er vor 7 Monaten vom Gerüst gefallen und habe sich einen Wirbelbruch zugezogen. Seitdem leide er an chronischen Rückenschmerzen und die Wiedereingliederung in seinen Beruf als Busfahrer verlaufe nicht gut. „Und wie gehen Sie mit dieser schwierigen Situation um?", möchte Dr. Mehrsmann wissen. Frau Jäger beginnt zu weinen und berichtet, dass das alles sehr schwierig sei. Die ersten Jahre habe sie fest daran geglaubt, dass alles gut ausgehen werde. Ihr Mann habe viele ihrer Sorgen mitgeschultert, sie habe sich auf ihn und seine Versprechen verlassen können. Seit dem Unfall sei aber alles anders. Ihr Mann sei häufig niedergeschlagen und habe seinen alten Tatendrang verloren. Sie habe das Gefühl, nun alleine mit diesen Problemen dazustehen, und wisse einfach nicht mehr ein noch aus...

Vorsicht vor Schlafmitteln!

Herr Dr. Mehrsmann schaut seine Patientin ernst an. „Frau Jäger, ich denke, dass Ihre Schlafstörungen eine Folge Ihrer chronischen Belastungssituation sind. Die permanente innere Anspannung und Unruhe hindern Sie am Schlafen. Ich rate Ihnen dringend zu einer Psychotherapie." Frau Jäger wirkt nicht überzeugt, schließlich könne sie an ihren Problemen nichts ändern. „Selbstverständlich lassen sich die tatsächlich existierenden Probleme nicht einfach aus der Welt schaffen", antwortet Dr. Mehrsmann. „Aber wir können mit verschiedenen verhaltenstherapeutischen Mitteln und Entspannungstechniken versuchen, Ihren Schlaf zu verbessern. Sie sollten zum Beispiel regelmäßige Schlaf- und Wachzeiten einhalten und spät abends keine schweren Mahlzeiten oder Kaffee mehr zu sich nehmen. Hilfreich sind auch bestimmte entspannende Schlafrituale wie Lesen oder Musik hören. Diese sogenannten schlafhygienischen Maßnahmen werden wir Ihnen aber im Detail noch erklären." Frau Jäger schaut ihren Arzt unsicher an. Sie könne sich vorstellen, dass eine solche Therapie lange dauere und auch nicht sofort helfe. Sie möchte aber gerne schon bald wieder schlafen können. „Da haben Sie recht", antwortet Dr. Mehrsmann. „Eine solche Therapie erfordert Zeit und Geduld. Da Sie so stark unter den Schlafstörungen leiden, werde ich Ihnen vorübergehend ein Medikament verschreiben. Es handelt sich um ein Antidepressivum, welches beruhigend wirkt und Ihnen beim Ein- und Durchschlafen helfen wird." Frau Jäger ist erleichtert. Das höre sich alles sehr gut und wohlüberlegt an. Wann sie denn mit dieser Therapie beginnen könne. „Das können Sie im Grunde gleich heute", sagt Herr Dr. Mehrsmann. „Ich gebe Ihnen hier ein Rezept für das Schlafmittel mit. Diese Packungsgröße reicht erst einmal für 2 Wochen. Ich sehe Sie dann kommende Woche zu unserem nächsten Gespräch."

8 Schlafstörungen

8.1 Allgemeines

Key Point

Die Schlafmedizin ist ein interdisziplinäres Gebiet. Sie befasst sich mit Krankheitsbildern aus dem psychiatrisch-psychotherapeutischen Bereich sowie der Inneren Medizin (v. a. der Pneumologie und Kardiologie), der Hals-Nasen-Ohren-Heilkunde, der Neurologie und der Pädiatrie. Nachfolgend liegt der Schwerpunkt ganz auf den erstgenannten Krankheitsbildern. Andere Störungsformen werden mitberücksichtigt, insoweit sie durch eine „Psychiatrie-nahe" Symptomatik von differenzialdiagnostischer Bedeutung sind (z. B. die Narkolepsie). Für alle weiteren sei auf die entsprechenden Lehrbücher verwiesen.

MERKE

25 % der Bevölkerung klagen über Schlafstörungen, mehr als 10 % empfinden ihren Schlaf häufig oder dauerhaft als „nicht erholsam".

8.1.1 Normaler Schlaf

Schlaf ist ein hoch komplexer, dynamischer und nach strengen Regeln ablaufender physiologischer Prozess. Kontrolliert durch verschiedene neuronale Zentren und Neurotransmittersysteme (ein präzise lokalisierbares, einheitliches „Schlafzentrum", von dem häufig gesprochen wird, existiert nicht), handelt es sich dabei um einen periodisch auftretenden, **aktiven Erholungsvorgang des Organismus**. Die vorhandene Bewusstseinsminderung kann jederzeit durch innere oder äußere Reize beendet werden. Vegetative Parameter wie Körpertemperatur, Blutdruck oder Herzfrequenz sind herabgesetzt, die Muskelspannung ist reduziert. Neben der Erholung hat der einer zirkadianen Rhythmik folgende Schlaf eine wichtige Bedeutung für Lern- und Gedächtnisprozesse.

Inklusive des Wachzustandes können **5 Schlafstadien** unterschieden werden, die während des Schlafs periodisch durchlaufen werden (ca. 4–5 Zyklen, vgl. Hypnogramm in **Abb. 8.1**):

- **Wach**: Wachzustand
- **3 NREM-Stadien**: „Non-REM-Schlaf":
  - N1: Einschlafen bzw. Dösen (Übergang zwischen Wachen und Schlafen)
  - N2: stabiler Schlaf
  - N3: Tiefschlaf
- **REM**: „REM-Schlaf" (charakterisiert durch schnelle Augenbewegungen [Rapid Eye Movements] bei Erschlaffung des übrigen Muskeltonus; Traumfrequenz, Gehirnstoffwechsel, Herzaktivität, Atemfrequenz und Temperatur sind gesteigert → **paradoxer, aktiver Schlaf**)

Das erste Nachtdrittel wird vom Tiefschlaf dominiert, gegen Ende der Nacht häufen sich längere REM-Phasen. Zwischenzeitliches kurzes Aufwachen ist normal und wird morgens meist nicht erinnert.

Die Anteile der verschiedenen Schlafstadien, die Gesamtdauer des Schlafes und seine zirkadiane Positionierung (d. h. der Zeitabschnitt des Schlafes innerhalb eines 24-stündigen Tages) sind altersabhängig (**Abb. 8.2**) und können auch bei gesunden Personen variieren. Manche Menschen bevorzugen einen **polyphasischen** Schlaf, der auch Tagschlafepisoden umfasst, gegenüber einem **monophasischen**, auf die Nacht beschränkten Schlaf. Es gibt **Kurzschläfer** und **Langschläfer**, die habituell von der mittleren Schlafdauer von etwa **7–8 Stunden** nach unten oder oben abweichen. Wie bei den **„Morgentypen"** („Frühauf-

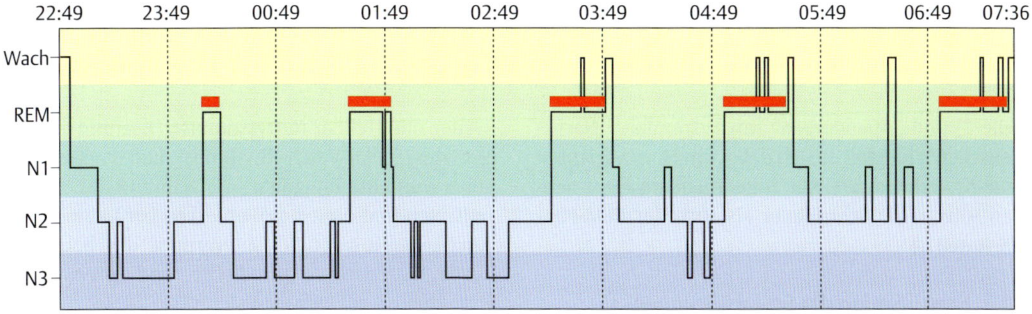

Abb. 8.1 Hypnogramm (Normalbefund eines jungen Mannes). Durch Auswertung von über eine komplette Nacht aufgezeichneten Parametern (→ Ganznacht-Polysomnografie, S. 169: Hirn- [EEG], Augen- [EOG] und Muskelaktivität [EMG] sowie Verhaltensbeobachtung anhand Videoaufzeichnung) werden in 30-Sekunden-Schritten („Epochen") die einzelnen Schlafstadien zugewiesen. Die REM-Phasen sind durch waagrechte rote Balken hervorgehoben.
Im dargestellten Beispiel liegt die Einschlaflatenz im Normbereich (→ Erreichen des Stadiums N2 nach Ausschalten des Lichts), die erste REM-Phase tritt nach etwa 70 min und damit innerhalb des „normalen" Zeitfensters (ca. 50–90 min) auf. Auch die gelegentlichen Wechsel zwischen den Schlafstadien N2 und N3 sowie das gelegentliche kurze Erwachen sind normal.
W: Wach; R: REM (Rapid Eye Movement)-Schlaf; N1 bis N3: NREM (Non-REM)-Schlafstadien 1 bis 3.

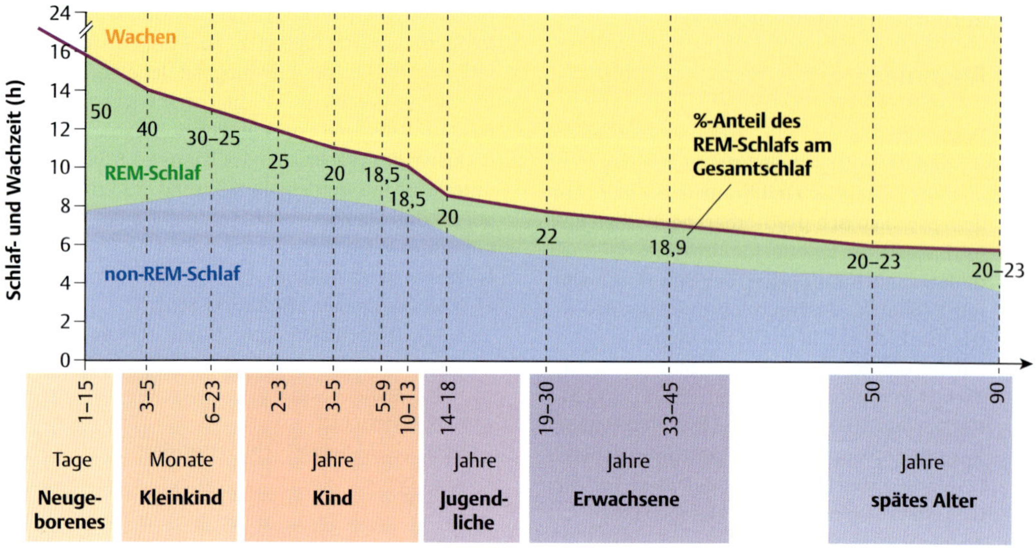

Abb. 8.2 Altersabhängigkeit des Schlaf-Wach-Rhythmus. Schlafdauer und REM-Phasen-Anteil nehmen mit zunehmendem Alter ab (aus Behrends et. al, Duale Reihe Physiologie, Thieme, 2010).

Tab. 8.1

Klassifikation der Schlafstörungen nach ICD-10.

ICD-10	Beschreibung	
F51	***Nichtorganische Schlafstörungen***	
F51.0	Nichtorganische Insomnie	**Dyssomnien**
F51.1	Nichtorganische Hypersomnie	
F51.2	Nichtorganische Störung des Schlaf-Wach-Rhythmus	
F51.3	Schlafwandeln	**Parasomnien**
F51.4	Pavor nocturnus	
F51.5	Albträume (Angstträume)	
F51.8	Andere nichtorganische Schlafstörungen	**andere nichtorganische Schlafstörungen**
F51.9	Nichtorganische Schlafstörung, nicht näher bezeichnet	
G47	***Schlafstörungen***	
G47.0	Ein- und Durchschlafstörungen	**organisch bedingte Schlafstörungen**
G47.1	Krankhaft gesteigertes Schlafbedürfnis	
G47.2	Störungen des Schlaf-Wach-Rhythmus	
G47.3	Schlafapnoe	
G47.4	Narkolepsie und Kataplexie	
G47.8	Sonstige Schlafstörungen	
G47.9	Schlafstörungen, nicht näher bezeichnet	

steher“) und **„Abendtypen“** (im Extremfall: „Nachtmenschen“) handelt es sich dabei um Normvarianten ohne Krankheitswert. Mit zunehmendem **Alter nehmen** sowohl die **Schlafdauer** als auch der **REM-Phasen-Anteil ab**.

8.1.2 Klassifikation der Schlafstörungen

Die Einteilung der heterogenen Krankheitsgruppe von Schlafstörungen anhand der **ICD-10-Klassifikation** (**Tab. 8.1**) entspricht der klassischen Differenzierung zwischen **nichtorganischen** (F51, Untergruppe der psychiatrischen Kategorie „Verhaltensauffälligkeiten mit körperlichen Störungen und Faktoren“) – weiter unterteilbar in **Dyssomnien** (Beeinträchtigungen des Schlaf-Wach-Rhythmus) und **Parasomnien** (unerwünschte Ereignisse, die während des Schlafes auftreten und diesen ggf. unterbrechen) – und **organischen Formen** (G47, Untergruppe der neurologischen Kategorie „Episodische und paroxysmale Krankheiten des Nervensystems“).

Da im **klinischen Alltag** in vielen Fällen diese scharfe Trennung jedoch nicht so ohne Weiteres möglich ist – so ist z. B. bei Störungen des Schlaf-Wach-Rhythmus die Trennung in „organisch“ und „nicht-organisch“ meist nicht sinnvoll, da hier eine physiologische Konstitution (z. B. Abend- vs. Morgentyp) mit Verhaltens-

Tab. 8.2

Klassifikation der Schlafstörungen nach ICSD-2 (2005).

Hauptkategorie	zugeordnete Krankheitsbilder
1. Insomnien	akute und chronische (primäre/komorbide) Insomnien
2. Schlafbezogene Atmungsstörungen	obstruktive/zentrale Schlafapnoesyndrome, schlafbezogene Hypoventilation
3. Hypersomnien zentralnervösen Ursprungs	Narkolepsie mit/ohne Kataplexie, idiopathische oder periodische Hypersomnie
4. Zirkadiane Schlaf-Wach-Rhythmus-Störungen	verzögertes/vorverlagertes Schlafphasensyndrom, Jetlag-Syndrom, Schichtarbeiter-Syndrom
5. Parasomnien	Schlafwandeln, Pavor nocturnus, REM-Schlaf-Verhaltensstörung, Albträume
6. Schlafbezogene Bewegungsstörungen	z. B. Restless-Legs-Syndrom (RLS), periodische Bewegungsstörungen der Gliedmaßen (PLMS)
7. Isolierte Symptome, Normvarianten, ungeklärte Probleme	
8. Andere Schlafstörungen	

weisen und psychischen Verarbeitungsmustern interagiert –, wird dort alternativ die Klassifikation nach **ICSD-2** (International Classification of Sleep Disorders, 2. Auflage von 2005, **Tab. 8.2**) angewandt.

Die nachfolgende Darstellung der einzelnen Krankheitsbilder orientiert sich an dieser letztgenannten Einteilung, wobei innerhalb der Kategorien 1 bis 6 (im Folgenden die Unterkapitel **Kap. 8.2** bis **Kap. 8.7**) nur jeweils die wichtigsten Störungen beschrieben werden. Die Kategorien 7 und 8 bleiben unberücksichtigt.

8.1.3 Grundlegende diagnostische Methoden der Schlafmedizin

MERKE

Wie in anderen Bereichen der Medizin auch sind eine **ausführliche Anamnese** und die **Erhebung des körperlichen (internistisch/neurologisch) und psychopathologischen Befundes** (S. 23) die wichtigsten diagnostischen Methoden in der Schlafmedizin.

Apparative Methoden I

- **Nächtliche Polysomnografie (Schlafableitung):** Zur objektiven Beurteilung von Ablauf und Struktur des Schlafes und ggf. Identifizierung spezifischer Schlafstörungen empfiehlt sich die polysomnografische Untersuchung in einem Schlaflabor. Im Anschluss an eine dort verbrachte Nacht erfolgt die kombinierte Auswertung kontinuierlich erfasster Messgrößen (**Abb. 8.3**): Elektroenzephalogramm (EEG), Elektrookulogramm (EOG), Elektromyogramm (EMG) an Kinn und beiden Beinen, Elektrokardiogramm (EKG), Atemexkursion von Thorax und Abdomen, Atemfluss an Mund und Nase, Atemgeräusch, Sauerstoffsättigung (S_pO_2) mittels Pulsoxymeter, Verhaltensbeobachtung anhand Videoaufzeichnung. Zu beispielhaften Befunden siehe **Abb. 8.6** (S. 176).
- **Polysomnografische Tagschlafuntersuchung:** Bei Vorliegen einer erhöhten Müdigkeit und/oder

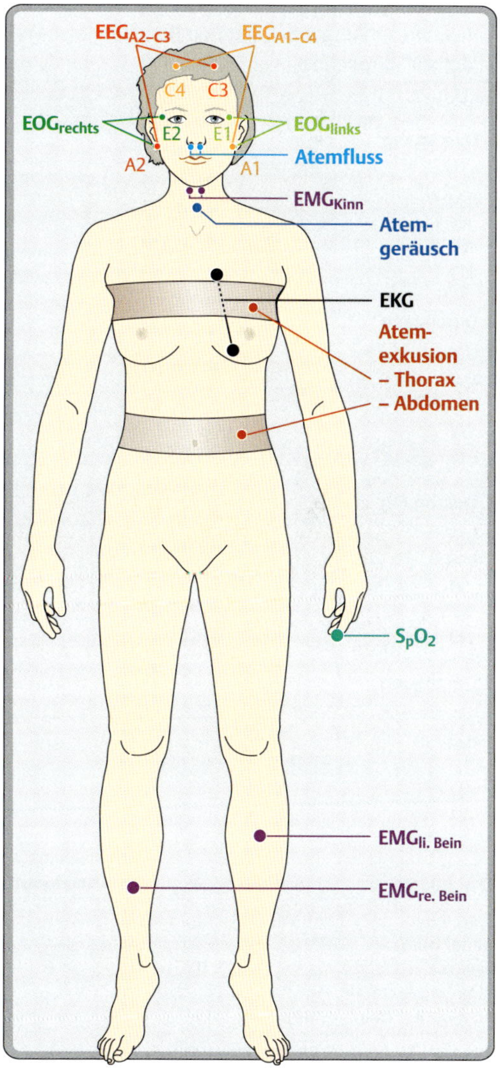

Abb. 8.3 Polysomnografie. Position der Sensoren zur Aufzeichnung der im Text genannten Parameter.

8

Einschlafneigung am Tage wird neben der nächtlichen Polysomnografie diese auch tagsüber in Form eines **MSLT** (**Multipler Schlaflatenz-Test**: Bestimmung der Zeit bis zum Einschlafen; Patient darf dies während des standardmäßig 30-minütigen Beobachtungszeitraums tun, wenn er das Bedürfnis hat, **Abb. 8.4**; Registrierung von verfrühten REM-Phasen innerhalb dieser 30 min wäre pathologisch) oder **MWT** (**Multipler Wachbleibe-Test**: Patient soll über 30 min versuchen, wach zu bleiben, auch wenn er gegen das Einschlafen kämpfen muss) durchgeführt. Die Untersuchungen dienen ebenfalls der Objektivierung des Befundes sowie der differenzialdiagnostischen Abgrenzung zwischen echten Hypersomnien (S. 176) und Erschöpfungszuständen, die nicht mit einer Schlafneigung einhergehen (von den Patienten als „Müdigkeit" bezeichnet).

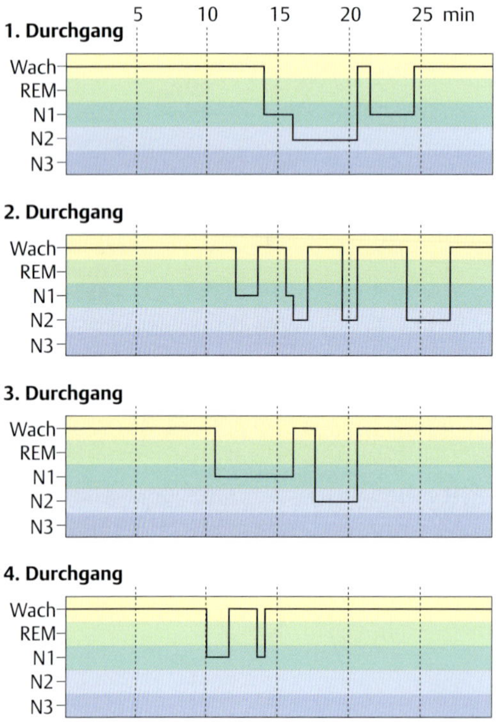

Durchgang	1.	2.	3.	4.	Mittelwert
Startzeit	09:03	11:04	13:13	15:01	–
Dauer (min)	30	30	30	30	–
Einschlafzeit (min)	14	12	10,5	10	11,6
REM-Latenz (min)	–	–	–	–	–
REM-Dauer (min)	–	–	–	–	–

Abb. 8.4 Multipler Schlaflatenztest (MSLT). Normalbefund bei vier 30-minütigen Durchgängen. Es treten keine verfrühten REM- oder NREM-Schlafphasen auf. Die mittlere Einschlaflatenz beträgt ca. 11,6 min. W: Wach; R: REM (Rapid Eye Movement)-Schlaf; N1 bis N3: NREM (Non-REM)-Schlafstadien 1 bis 3.

- **Apparative Vigilanzmessungen:** Diese werden zur Objektivierung des Vigilanzgrades bei Tagesschläfrigkeit eingesetzt; Beispiele sind die **Lidschlussmessung** (kürzere Lidschlussdauer und niedrigere -frequenz weisen auf Wachheit hin) und die **Pupillografie** (Bestimmung des Pupillendurchmessers bzw. des sog. Pupillenunruheindex [PUI]: ein niedriger Wert wird als Wachheit interpretiert).
- **Aktometrie (Aktigrafie):** Mithilfe eines ähnlich einer Armbanduhr am Handgelenk getragenen Beschleunigungssensors (Aktometer bzw. Aktigraf, **Abb. 8.5**), der registrierte Bewegungen über Tage bis hin zu mehreren Wochen speichert, kann ein **Ruhe-Aktivitäts-Profil** für den betreffenden Zeitraum erstellt werden. Hierdurch lassen sich Veränderungen des Schlaf-Wach-Rhythmus oder Diskontinuitäten der Ruhe- oder Aktivitätsperioden erkennen. Die Ergebnisse können quantifiziert und statistisch weiterverarbeitet werden.

Psychosoziale Skalen/Fragebögen | Wichtige Instrumente der Schlafmedizin sind auch Untersuchungsverfahren der **psychosozialen Datenebene**, d. h. in der Regel Skalen zur Erfassung (mittels Selbst- oder Fremdbeurteilung) von Verhalten, Kognitionen und Emotionen. Aus der großen Zahl solcher Verfahren, die – je nach spezifischer Fragestellung – in der Schlafmedizin im Rahmen klinischer und wissenschaftlicher Diagnostik eingesetzt werden, sollen hier nur einige stichwortartig erwähnt werden:

- **Schlafprotokoll oder -tagebuch**: Über einen längeren Zeitraum (meist 2–3 Wochen) protokolliert der Patient morgens retrospektiv einige Daten über die jeweils vergangene Nacht (Zeitpunkt des Zubettgehens, geschätzter Einschlafzeitpunkt, Häufigkeit und Dauer intermittierender Wachzustände, Zeitpunkt des endgültigen Erwachens etc.).
- **Abend- und Morgenfragebogen:** Wird routinemäßig in fast allen Schlaflaboren vor und nach der Labornacht von den Patienten ausgefüllt. Der Abendfragebogen erfasst Informationen über den abgelau-

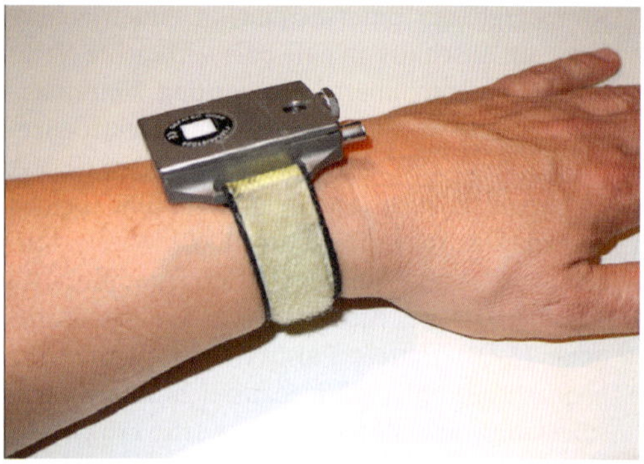

Abb. 8.5 Aktometer. Beschleunigungssensor zur Ermittlung des Ruhe-Aktivitäts-Profils eines Patienten.

fenen Tag, aktuelle Befindlichkeit und Müdigkeit etc., der Morgenfragebogen die Charakteristika der im Labor verbrachten Nacht (entspricht dem Schlafprotokoll, allerdings ausführlicher).

- **Pittsburgher Schlafqualitäts-Fragebogen** (**PSQI**, Pittsburgh Sleep Quality Inventory): International gebräuchlicher Fragebogen zur retrospektiven, globalen Einschätzung von Schlafqualitäts-Parametern für den zurückliegenden Zeitraum (meist auf 2 Wochen bezogen).
- **Epworth-Schläfrigkeits-Skala** (**ESS**, Epworth Sleepiness Scale): Screeningverfahren zur Abschätzung der aktuellen Müdigkeit (z. B. bei Hypersomnien).

MERKE

Gemeinsames Merkmal der meisten nachfolgend beschriebenen Schlafstörungen ist ein **als „nicht erholsam" empfundener Schlaf**, oft verbunden mit einer beeinträchtigten Befindlichkeit und Leistungsfähigkeit am Tage. Einige dieser Störungen sind bei langjährigem Bestehen mit dem Risiko der Entwicklung schwerer körperlicher, v. a. **kardiovaskulärer Erkrankungen** sowie einer erhöhten **Mortalität** verbunden.

8.2 Insomnien

Key Point

Insomnien sind nächtliche Schlafstörungen, die durch Schlafmangel aufgrund von Ein- und/oder Durchschlafstörungen und/oder vorzeitigem morgendlichem Erwachen gekennzeichnet sind. Teilweise fühlen sich die Betroffenen auch nach einer eigentlich ausreichenden Schlafzeit nicht erholt. Mögliche Folgen sind Beeinträchtigungen der Tagesbefindlichkeit (→ Unruhe, Reizbarkeit, Angst, depressive Verstimmung, Erschöpfung/Müdigkeit, Muskelschmerzen) und der Leistungsfähigkeit (→ sozial und beruflich, Konzentrationsstörungen).

8.2.1 Einteilung

In Abhängigkeit von Dauer und Ursache wird zwischen **akuter** Insomnie (max. 4 Wochen) und den beiden **chronischen** (länger als 4 Wochen andauernden) Formen **primäre** (ohne körperliche oder psychische Grunderkrankung) und **komorbide** Insomnie (mit auslösender/begleitender Erkrankung) unterschieden.

MERKE

Eine **Behandlungsbedürftigkeit** besteht bei allen Insomnieformen nur dann, wenn neben dem gestörten Nachtschlaf auch Tagesbefindlichkeit bzw. **Leistungsfähigkeit stark beeinträchtigt** sind.

8.2.2 Akute Insomnie

Definition | Gemeint ist eine **reaktiv** oder **situativ** bedingte Insomnie, die während **≤ 4 Wochen** in **>3 Nächten pro Woche** auftritt.

Epidemiologie und Ätiologie | Die Auslöser dieser **häufig** vorkommenden Schlafstörung sind meist offensichtlich: **psychische bzw. körperliche Belastungen** (z. B. akute Schmerzen, Alkoholgenuss) oder andere Störfaktoren (z. B. Lärm, Klimaveränderungen).

Klinik | Je nach zugrunde liegender Ursache kann die Ausprägung der einleitend genannten Insomnie-Symptome (→ Key Point) **individuell** sehr unterschiedlich ausfallen.

Diagnostik | Die Diagnosestellung erfolgt auf Basis der **Anamnese** und einer orientierenden **körperlichen bzw. psychopathologischen Untersuchung**. Ergänzend kann ein **Schlaftagebuch** hinzugezogen werden.

Praxistipp

Eine akut aufgetretene, eindeutig situativ oder reaktiv bedingt erscheinende Insomnie erfordert üblicherweise keine darüber hinausgehenden Untersuchungen.

Differenzialdiagnosen | Vor allem wenn schlüssige Auslösebedingungen fehlen, muss differenzialdiagnostisch an das **Prodromalstadium einer Depression** gedacht werden (s. komorbide Insomnie, S. 173) und eine weitere Beobachtung erfolgen. Auch eine **akute Medikationsgabe oder -änderung** (Stimulanzien, Antidepressiva, Antihypertensiva etc., S. 173) kann eine situativ/reaktiv nicht erklärbare Insomnie induzieren.

Therapie | Falls möglich, sollte die akute Insomnie durch Beseitigung der Ursache **kausal behandelt** werden. Darüber hinaus gilt es, allgemeine **Regeln zur Schlafhygiene** (Tab. 8.3) zu vermitteln, unterstützend sollte eine **psychotherapeutische Behandlung** angeboten werden. Über einen kurzen Zeitraum – max. 4 Wochen (s. Praxistipp, S. 173) – können **Hyp-**

Tab. 8.3

Allgemeine schlafhygienische Regeln für Insomnie-Patienten.

Regeln
– Einhalten regelmäßiger Schlaf-/Wachzeiten, v. a. möglichst gleichmäßiger Aufstehzeitpunkt – kein Tagschlaf oder nur kurzer (<20 min) Mittagsschlaf – keine zu späten und/oder schweren Abendmahlzeiten – Zurückhaltung bei Alkohol (hilft beim Einschlafen, verschlechtert aber das Durchschlafen) und Kaffee (nicht nach 16:00 Uhr) – keine körperlichen oder geistigen Anstrengungen vor dem Schlafengehen, langsam „abschalten" – Einhalten individueller, entspannender „Schlafrituale": Lesen, Musik hören etc. – nicht zu viel über den Schlaf nachdenken

notika (Schlafmittel) zum Einsatz kommen. Aufgrund des deutlich günstigeren Nutzen-Risiko-Profils (u. a. Abhängigkeitspotenzial ↓) sollte dabei den Benzodiazepinrezeptor-Agonisten **Zopiclon** und **Zolpidem** Vorrang gegenüber den Benzodiazepinen und anderen älteren Hypnotika gegeben werden.

Verlauf | Nach Identifizierung und Beseitigung des Stressors bessert sich die Symptomatik in aller Regel oder verschwindet sogar komplett. Wenn allerdings bestimmte **Chronifizierungsmechanismen** auftreten (→ Teufelskreis der primären, psychophysiologischen Insomnie, s. u.), kann die Insomnie auch nach Wegfall der Auslöser fortbestehen.

MERKE

Aufgrund dieser Chronifizierungsgefahr sollte eine akute, situative Insomnie **nicht bagatellisiert** und unbedingt **adäquat behandelt** werden.

8.2.3 Primäre Insomnie

Definition | Die primäre Insomnie ist eine der **chronischen** Formen, d. h., die Beschwerden treten **> 4 Wochen** in jeweils **> 3 Nächten** auf. Äußere Einflüsse oder zugrunde liegende psychische oder körperliche Erkrankungen sind nicht erkennbar. Im Klassifikationssystem der ICSD-2 werden 3 Unterformen unterschieden, die sich durch bestimmte pathogenetische und klinische Merkmale (s. u.) voneinander abgrenzen lassen: **psychophysiologische**, **paradoxe** und **idiopathische** Insomnie.

Epidemiologie | Genaue Zahlen zur Häufigkeit liegen nicht vor. Bei den Patienten, die in schlafmedizinischen Zentren betreut werden, beträgt der Anteil ca. 15 %.

Ätiologie und Klinik |

- **Psychophysiologische Insomnie:** Gelernte (konditionierte), den Schlaf behindernde Gedanken (z. B. Grübeln, innerer Druck, einschlafen zu müssen) führen in Kombination mit erhöhter körperlicher und psychischer Anspannung zu einem Teufelskreis: Die ständige Beschäftigung mit dem potenziell gestörten Schlaf hat ein erhöhtes emotionales, kognitives und vegetatives Erregungsniveau zur Folge (→ Frust, Gedankenkreisen, Herzrasen), welches wiederum im Sinne einer „selbsterfüllenden Prophezeiung" den natürlichen Biorhythmus des Schlafes beeinträchtigt und zu einer zunehmenden Fixierung auf die Schlafstörung führt. Der Leidensdruck der Patienten ist oft erheblich. Befindlichkeit und Leistungsfähigkeit am Tage sind subjektiv, häufig aber auch objektivierbar beeinträchtigt. Ätiologisch werden genetische Faktoren, neuroendokrinologische Störungen sowie ein auch im Schlaf konstant erhöhtes „Arousal" (= Aktivierungs)-Niveau subkortikaler Hirnbereiche (→ PET-Studien) diskutiert.
- **Fehlbeurteilung des Schlafes (paradoxe Insomnie):** Die Betroffene beschreiben subjektiv Beschwerden einer Insomnie oder einer übermäßigen Müdigkeit während des Tages, ohne dass der objektive (z. B. polysomnografische) Nachweis einer Schlafstörung besteht.
- **Idiopathische Insomnie:** Diese bereits in der Kindheit vorliegende Form der Insomnie ist gekennzeichnet durch das lebenslange Unvermögen, ausreichend zu schlafen, ohne dass eine konkrete Ursache oder aufrechterhaltende Faktoren erkennbar wären. Vermutet wird eine neurologisch bedingte Störung der den Schlaf-Wach-Rhythmus-regulierenden Systeme.

Diagnostik | Wesentlich ist eine ausführliche schlafmedizinische, körperliche und psychiatrische **Anamnese** (möglichst inkl. Fremdanamnese) unterstützt durch **Schlaffragebögen und -tagebücher**. Darüber hinaus müssen der **körperliche und psychiatrische Befund** erhoben sowie grundlegende **apparative** Diagnostikmaßnahmen (z. B. EKG, Routine-Labor) durchgeführt werden. Vor allem bei langem Krankheitsverlauf oder Therapieresistenz wird eine **Polysomnografie** erforderlich.

Differenzialdiagnosen | Hauptsächlich gilt es, **komorbide Insomnien** (z. B. durch periodische Beinbewegungen im Schlaf oder Herzrhythmusstörungen, S. 173) auszuschließen. Besonders wichtig ist die Abgrenzung zu einer Insomnie als Symptom einer zugrundeliegenden **Depression**, die einer adäquaten antidepressiven Behandlung bedarf.

Praxistipp

Bei einer Depression dominieren Schlafprobleme häufig derart die Symptomatik, dass die affektive Störung selbst übersehen wird. Es handelt sich jedoch um einen Kunstfehler, wenn diese symptomatische Insomnieform ausschließlich mit Hypnotika behandelt wird.

Therapie | Bei den chronischen Insomnie-Formen sollte immer ein **Gesamtbehandlungsplan** erstellt werden, in dem **verhaltenstherapeutische Methoden**, die sich gegen die die Schlafstörung aufrechterhaltenden Faktoren richten, Vorrang haben: Entspannungsverfahren (z. B. Muskelrelaxation nach Jacobson), Vermittlung allgemeiner Regeln zur Schlafhygiene (**Tab. 8.3**, S. 171), kognitive Techniken zur Reduktion nächtlicher Grübeleien sowie Stimuluskontrolle (→ Benutzung des Bettes nur zum Schlafen, bei längerem Wachliegen muss der Patient aufstehen und einige Zeit außerhalb des Bettes verbringen) und Schlafrestriktionstherapie (→ anfangs bewusste Einschränkung auf z. B. 5 h, im Verlauf einiger Wochen zunehmend mehr Schlaf erlaubt). Vor allem die beiden letztgenannten Verfahren erfordern eine hohe Compliance des Patienten, führen aber bei konsequenter Durchführung zu einer anhaltenden Besserung des Schlafes. **Psychoedukative Verfahren** umfassen die Information des Patienten über normalen Schlaf und seine Normvarianten (S. 167). Stellt sich heraus, dass die Schlafproblematik im Rahmen übergreifender Lebenskonflikte steht, sind **psychotherapeutische Verfahren** indiziert, die einen weniger auf das Symptom Schlafstörung zentrierten Ansatz haben. Ergänzend kommen auch **Antihistaminika**, **sedierende Antidepressiva** und **Antipsychotika** zum Einsatz.

Praxistipp

Die Verwendung von Benzodiazepinrezeptor-Agonisten wird – um einer möglichen Abhängigkeit vorzubeugen – auch bei den chronischen Insomnie-Formen nur für max. 4 Wochen empfohlen. Da jedoch meist eine deutlich längere Behandlungsdauer erforderlich ist, sollte eher auf sedierende Antidepressiva (z. B. Mirtazapin, Trimipramin) oder niedrigpotente Antipsychotika (z. B. Levomepromazin) zurückgegriffen werden.

MERKE

Pflanzliche Hypnotika, die z. B. **Baldrian** oder **Hopfen** enthalten, sind gut verträglich, haben aber einen sehr schwachen Effekt. Es ist strittig, ob dieser über den Plazeboeffekt hinausgeht.

Verlauf | Der Verlauf ist **chronisch**, oft über Jahrzehnte. Als Komplikationen können **depressive Verstimmungen** und **Substanzabusus bzw. -abhängigkeit** (Hypnotika, Alkohol) auftreten.

8.2.4 Komorbide Insomnie

Definition | Wenn begleitend mit der chronischen Insomnie eine **psychische oder körperliche Erkrankung** vorliegt oder die Schlafstörung durch den Gebrauch oder das Absetzen von **Substanzen** (Medikamente, Drogen, Genussmittel) verursacht wurde, spricht man von einer komorbiden Insomnie.

EXKURS

Das Henne-Ei-Problem

Der Begriff „komorbide Insomnie" hat in letzter Zeit die ältere Bezeichnung „sekundäre Insomnie" abgelöst, da sich immer mehr herausstellt, dass die in der Medizin traditionelle Trennung in primäre und sekundäre Erkrankungen bei der Insomnie nicht mehr angemessen ist.

Insomnie ist **Symptom** vieler psychischer und körperlicher Erkrankungen, ist aber auch selbst **Ursache** für Entstehung, ungünstigen Verlauf und Rezidiv dieser Störungen. Der Begriff „komorbide Insomnie" enthält sich einer Stellungnahme zu diesem „Henne-Ei-Problem". Er hat aber insoweit therapeutische Konsequenzen, als er signalisiert: Eine chronische Insomnie bedarf stets einer spezifischen Therapie, ungeachtet einer möglicherweise vorliegenden Grunderkrankung, die ihrerseits spezifische Behandlungsnotwendigkeiten mit sich bringt.

Epidemiologie | Komorbide Insomnien kommen **sehr häufig** vor, aber auch hier variieren die Angaben zur Prävalenz in der Bevölkerung stark.

MERKE

Bei der **Depression** beträgt die Komorbidität mit Insomnie **über 90 %** (Ausnahme: saisonale Depressionen, die v. a. mit Hypersomnie einhergehen, S. 120 bzw. S. 176).

Ätiologie und Pathogenese |

- **Körperliche und psychische Grunderkrankungen:** Zerebrovaskuläre Störungen und degenerative Erkrankungen des ZNS (z. B. die Alzheimer-Krankheit, bei der häufig zusätzliche zirkadiane Rhythmusstörungen [S. 179] das Krankheitsbild komplizieren) sind oft mit Insomnien verbunden. Das Gleiche gilt für Herz-Kreislauf- oder Atemwegserkrankungen sowie Erkrankungen, die mit Schmerzen einhergehen. Weitere nicht seltene Ursachen für einen unerholsamen Nachtschlaf sind periodische Bewegungen der Gliedmaßen im Schlaf (S. 183), oft verbunden mit einem Restless-Legs-Syndrom (S. 182), und Störungen der nächtlichen Atmungsregulation (S. 174). Die Depression in allen ihren Varianten gilt als eine der Hauptursachen von Insomnien. Auch schizophrene Erkrankungen können sich im Prodromalstadium durch Schlafstörungen ankündigen.

MERKE

Grundsätzlich kann **jede** psychiatrische Erkrankung mit **Schlafstörungen** einhergehen.

- **Medikamentöse/toxische Ursachen:** Der Gebrauch oder das Absetzen von **Medikamenten** können Insomnie verursachen, dazu gehören häufig verordnete Präparate wie Antibiotika, Antihypertensiva (z. B. ACE-Hemmer, β-Rezeptoren-Blocker, Diuretika → Nykturie) und Psychopharmaka. Auch **Genussmittel und Drogen** sind hier zu erwähnen: Koffein kann bei disponierten Individuen Insomnien hervorrufen. Alkohol wirkt in der Regel schlafinduzierend, kann jedoch erheblich das

Durchschlafen behindern. Auch Nikotin und „illegale“ Drogen wie Kokain und Halluzinogene sollten nicht außer Acht gelassen werden, wenn es gilt, die Ursache für eine sonst nicht erklärbare Schlaflosigkeit zu finden.

Praxistipp

Wenn Patienten, die in jüngeren Jahren stets gut geschlafen haben, im mittleren Lebensalter über zunehmende Durchschlafstörungen klagen, sollte immer nach gewohnheitsmäßigem abendlichem Alkoholgenuss gefragt werden. Dieser ist (v. a. bei Männern) eine häufige Ursache für eine Verflachung des Schlafs in der zweiten Nachthälfte.

Klinik | Diese entspricht der allgemeinen Insomnie-Symptomatik (s. Key Point, S. 171). Es gibt jedoch einzelne **Akzentuierungen**, z. B. das quälende Früherwachen der komorbiden Insomnie bei Depression.

Diagnostik und Differenzialdiagnosen | Die Diagnosestellung erfolgt im Allgemeinen durch die **Anamneseerhebung** (z. B. zeitliches Zusammentreffen mit dem Absetzen eines Medikaments), an die sich die Abklärung möglicher **komorbider Erkrankung** anschließt (u. a. auch Laboruntersuchungen, z. B. zum Nachweis von Intoxikationen). Lässt sich keine der genannten Ursachen identifizieren, ist die **primäre Insomnie** die wichtigste Differenzialdiagnose.

Therapie | Bei identifizierter Ursache hat deren **kausale Therapie** Vorrang. Daneben können **psycho- und pharmakotherapeutische Methoden** (s. primäre Insomnie, S. 172) angewendet werden.

Verlauf | Der Verlauf ist **abhängig** von der jeweiligen **Grunderkrankung**: Insomnien, die durch zeitlich begrenzte, gut behandelbare saisonale nächtliche asthmatische Beschwerden verursacht werden, haben beispielsweise eine bessere Prognose als Schlafstörungen auf der Basis degenerativer zerebraler Erkrankungen.

8.3 Schlafbezogene Atmungsstörungen

Key Point

Wesentliches Merkmal dieser Erkrankungsgruppe sind im Schlaf auftretende Unregelmäßigkeiten der Atmungstätigkeit, die durch Alarmreaktionen (Mikroaktivierungsreaktionen des Gehirns, sog. Arousals) zur Störung des physiologischen Schlafablaufs führen (→ Schlaffragmentation) mit Folgen für die Befindlichkeit am Tage (→ Vigilanzminderung).

8.3.1 Obstruktives Schlafapnoe-Syndrom (OSAS)

Definition | Durch intermittierende, vollständige oder partielle **Verlegung der oberen Atemwege** kommt es zu einem reduzierten Atemfluss (**Hypopnoe**) oder Atemstillstand (**Apnoe**, s. Merke, S. 175). Dabei sind der zentrale Atemantrieb erhalten und die thorakale/abdominale Atemanstrengung konstant oder gesteigert.

Epidemiologie | Die Häufigkeit beträgt bei Männern durchschnittlich 4 %, bei Frauen 2 % und nimmt mit steigendem Lebensalter zu.

Ätiologie und Pathogenese | Die schlafbedingte **Erschlaffung der Muskulatur** im oberen Respirationstrakt führt bei der Einatmung durch einen Kollaps im Bereich der Rachenmuskulatur zur Obstruktion (mechanischen Verlegung) der Atemwege. Folge der wiederholten Minderbelüftung der Lunge sind O_2-Mangel und CO_2-Überschuss im Blut, die zu den o. g. Alarmreaktionen (**Arousals**) und Schlafstörungen führen. **Risikofaktoren** für das OSAS sind Adipositas, Stenosen der oberen Atemwege (u. a. durch Tumoren) oder vergrößerte Rachen- und Gaumenmandeln.

Klinik | Das OSAS ist gekennzeichnet durch häufige **obstruktive** und/oder **gemischte Apnoe-** und/oder **Hypopnoephasen** während des Schlafes sowie meist starkes **Schnarchen**. Polysomnografisch sind die Atempausen mit **kurzzeitigem**, subjektiv meist kaum bemerktem **Erwachen** verbunden. Klinisches Hauptsymptom ist eine ausgeprägte **Tagesmüdigkeit** mit Einschlafneigung. Oft treten morgendliche **Kopfschmerzen** und **Mundtrockenheit** auf. Weitere assoziierte Erkrankungen sind **arterielle Hypertonie** (typischerweise „Non-Dipper“ ohne nächtlichen RR-Abfall) und **pulmonale Hypertonie** (Hochdruck im Lungenkreislauf).

Diagnostik | Bei Verdacht auf ein OSAS erfolgt mithilfe eines mobilen Gerätes zunächst eine ambulante Aufzeichnung von Atemfluss an Mund und Nase, atemabhängigen Exkursionen von Thorax und Abdomen, EKG und perkutaner O_2-Sättigung (kardiorespiratorische Polygrafie, sog. **„Apnoe-Screening“**). Sind dabei signifikante Atempausen und O_2-Entsättigungen erkennbar, erfolgt eine **Polysomnografie** im Schlaflabor (**Abb. 8.6a**), ggf. einschließlich **Kapnometrie** (Messung des CO_2-Gehalts in der Ausatemluft) und **Ösophagusmanometrie** (Erfassung des intrathorakalen Drucks). Zur Objektivierung des Ausmaßes des Tagesmüdigkeit werden ein **MSLT** oder **MWT** (S. 170) sowie ggf. eine **apparative Vigilanzmessung** durchgeführt.

MERKE

Für die Diagnosestellung eines obstruktiven oder zentralen Schlafapnoe-Syndroms ist ein **AHI von mind. 5** erforderlich. Ab **15** spricht man von einem **mittelschweren**, ab **30** von einem **schweren** Schlafapnoe-Syndrom.
(**AHI**: Apnoe-Hypopnoe-Index = Summe von Apnoe- und Hypopnoephasen pro Stunde Schlaf, gemittelt über die ganze Nacht).

Differenzialdiagnosen | Erforderlich ist die Abgrenzung gegen **andere Formen nächtlicher Atmungsstörungen** (s. u.) sowie andere Erkrankungen, deren **Hauptsymptom eine Tagesmüdigkeit** ist (z. B. Narkolepsie, S. 176, oder Hypothyreose).

Therapie | Standardtherapie des OSAS ist die Behandlung mit einem **CPAP-Gerät** (Continuous Positive Airway Pressure; Prinzip der „pneumatischen Schienung" durch leichten Überdruck im Nasen-Rachen-Raum). Bei milder Ausprägung oder Versagen bzw. Nicht-Tolerierung der CPAP-Behandlung ist darüber hinaus die Therapie mit einer **Unterkieferprotrusionsschiene** möglich, die zur Erweiterung und zum Offenhalten des Rachenraums den Unterkiefer leicht nach vorne schiebt. Durch spezielle **„Rückenlage-Verhinderungs-Westen"** kann die nachteilige Rückenlage im Schlaf vermieden werden. Bei anatomischen Stenosen kommen auch **operative Methoden** in Betracht (z. B. UPPP = uvulo-palato-pharyngeale Plastik), ihr therapeutischer Nutzen ist jedoch häufig geringer als der einer CPAP-Behandlung (→ Indikation meist nur, wenn die OP auch unabhängig von der Atemstörung notwendig wäre). Eine **medikamentöse Therapie** ist i. d. R. nicht indiziert. In Einzelfällen kann zur Behandlung einer trotz adäquater CPAP-Behandlung weiterbestehenden Tagesschläfrigkeit zusätzlich das Psychostimulans **Modafinil** gegeben werden („Off-label"-Gebrauch: Die Zulassung für diese Indikation wurde vor kurzem zurückgenommen).

Praxistipp

Zusätzliche Maßnahmen wie Gewichtsreduktion, Meiden von Nikotin und sedierenden Substanzen (z. B. Alkohol, Hypnotika) werden grundsätzlich bei allen Formen der schlafbezogenen Atmungsstörungen empfohlen.

Verlauf | Bei einer unbehandelten Schlafapnoe wird die **Lebenserwartung** – v. a. wegen der z.T erheblichen internistischen Folgeerkrankungen wie Hypertonie (s. o.) – **um etwa 10 Jahre verkürzt**.

8.3.2 Zentrales Schlafapnoe-Syndrom

Definition | Diese Form der Schlafapnoe ist gekennzeichnet durch eine intermittierend auftretende Störung des **zentralen Atemantriebs**, die zu periodisch wiederkehrenden Atemstillständen im Schlaf führt.

Epidemiologie | Da die Erkrankung oft asymptomatisch verläuft, gibt es keine verlässlichen Angaben zur Häufigkeit.

Ätiologie und Pathogenese | Beim Gesunden treten zentrale Apnoen gehäuft im **REM-Schlaf** auf, bei Patienten mit **Herzinsuffizienz** oder entzündlich (z. B. Borreliose) bzw. degenerativ (z. B. Multisystematrophien) bedingten **Schädigungen des Nervensystems** hingegen in **verschiedenen Schlafstadien**. In allen Fällen ist die **zentrale Aktivierung** sämtlicher für die Atmung erforderlichen Muskelgruppen gestört.

Klinik | Die Beschwerden sind ähnlich wie beim OSAS (s. o.), allerdings tritt **weniger oder kein Schnarchen** auf und die **Tagesmüdigkeit** ist **geringer** ausgeprägt. 8

Diagnostik | Auch das diagnostische Vorgehen ähnelt dem beim OSAS (s. o.). Nach **polysomnografischer Bestätigung** der Diagnose (im Unterschied zum OSAS ist während der Atempausen keine Aktivität der Atemmuskulatur erkennbar, **Abb. 8.6**b) muss eine weitere **internistische und neurologische Diagnostik** zur Ursachenklärung erfolgen.

Differenzialdiagnosen | Abzugrenzen sind **andere Formen schlafbezogener Atmungsstörungen**.

Therapie | Falls eine Ursache (z. B. Herzinsuffizienz) gefunden werden kann, ist eine **kausale Therapie** indiziert. Symptomatisch kommen eine kontinuierliche, nächtliche **O_2-Gabe** oder eine Behandlung mit **CPAP** (s. o.) infrage. Medikamentös können **Acetazolamid** oder **Theophyllin** eingesetzt werden (cave: keine systematischen Studien bzgl. Effektivität!).

Verlauf | Abhängig von der Grunderkrankung.

8.3.3 Schlafbezogene Hypoventilation

Synonym | Zentral-alveoläre Hypoventilationssyndrome, nächtliche Hypoventilation.

Definition | Länger anhaltende Phasen der **Minderbelüftung der Lunge** im Schlaf führen zu einem O_2-Abfall und einem CO_2-Anstieg im Blut. Definitionsgemäße Hypo- oder Apnoen kommen jedoch nicht vor.

MERKE

Hypoventilation = für einen suffizienten Gasaustausch zu oberflächliche oder zu langsame Atmung.
Hypopnoe = Reduktion des Atemflusses um mind. 50 % über mind. 10 sec. **Apnoe** = Reduktion des Atemflusses um mind. 90 % über mind. 10 sec.

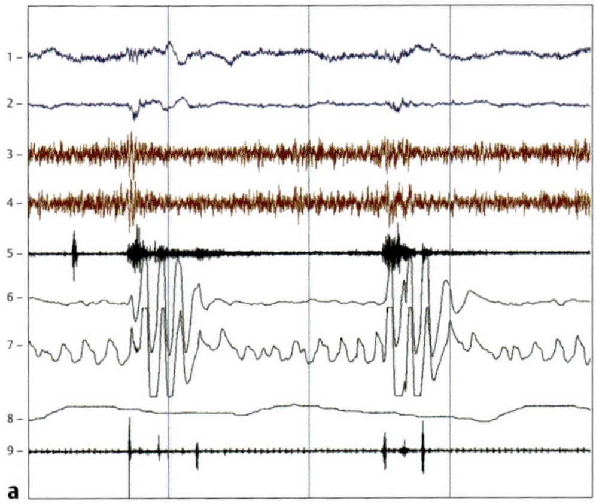

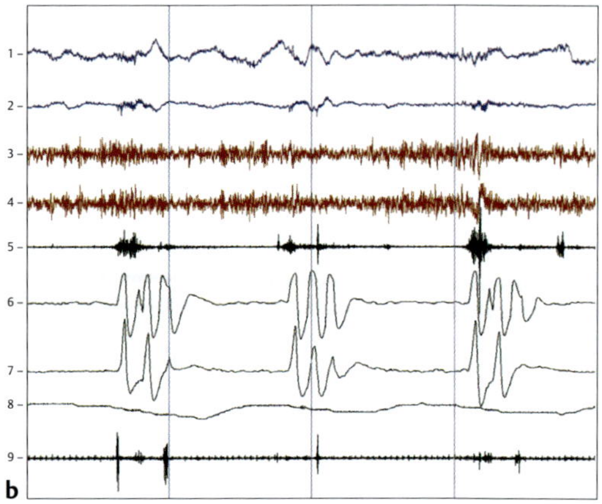

Abb. 8.6 Polysomnografische Aufzeichnungen bei Schlafapnoe. Dargestellt sind je 120 Sekunden Aufzeichnung, d. h. 4 Epochen à 30 Sekunden. **a Obstruktive Schlafapnoe.** Der über Mund und Nase erfasste Luftfluss kommt für etwas mehr als 30 Sekunden zum Erliegen, während die Atembewegungen von Thorax und Abdomen mit leicht reduzierter Amplitude weiter registriert werden. Der zugehörige Abfall der Blutsauerstoffsättigung erfolgt erst mit Verzögerung (gegen Ende des dargestellten Abschnitts) und ist im vorliegenden Fall nur schwach ausgeprägt. Im EMG des Kinns zeigt sich beide Male, wenn der Patient wieder kurz durchatmet, eine flüchtige Zunahme der Muskelaktivität. Im EEG spiegeln sich beide Ereignisse nicht wieder, es kommt also nicht zum Erwachen. Erkennbar sind auch die mit dem Durchatmen verbundenen Schnarchgeräusche. **b Zentrale Schlafapnoe.** Luftfluss an Mund und Nase sowie abdominale Atemexkursionen kommen regelmäßig und synchron zum Erliegen; beim vorübergehenden Durchatmen kommt es, wie bei der obstruktiven Apnoe, zur Aktivierung des Kinn-EMGs und der Schnarchgeräusche. Auch hier erfolgt kein Aufwachen.
EOG: Elektrookulogramm, 2 Ableitungen: rechts und links; **EEG:** Elektroenzephalogramm, 2 Ableitungen: rechts (C 4/A1) und links (C 3/A2); **EMG:** Elektromyogramm des Musculus mentalis = Kinnmuskulatur; **Luftfluss:** mit Thermistor simultan an Mund und Nase gemessenen (Summensignal); **Atemanstrengung:** mit einem Gurt über Thorax und Abdomen gemessen; **Sauerstoffsättigung:** pulsoxymetrisch am Finger gemessen; **Schnarchgeräusche:** über Mikrofon erfasst. Aus Gründen der Übersichtlichkeit sind weitere, hier nicht relevante Parameter nicht dargestellt: EKG (Elektrokardiogramm), EMG der Tibialmuskulatur.
Beschriftungen der Kanäle: 1: EOG rechts, 2: EOG links, 3: EEG rechts, 4: EEG links, 5: EMG Kinnmuskulatur, 6: Luftfluss, 7: Atemanstrengung, 8: Sauerstoffsättigung, 9: Schnarchgeräusche.
In der Abbildung sind entsprechend der früher üblichen Konvention lediglich zwei EEG-Kanäle dargestellt. Nach den neuen Empfehlungen der American Academy of Sleep Medicine sollten künftig weitere EEG-Kanäle erfasst werden.

Epidemiologie | Zur Häufigkeit gibt es keine zuverlässigen Angaben.

Ätiologie und Pathogenese | Mögliche Ursachen sind **neurologische Erkrankungen** (zentral: z. B. kongenitale Störung des Atemantriebs [Undine-Syndrom]; peripher: neuromuskuläre oder muskuloskelettale Erkrankungen), Verformungen der Brustwirbelsäule (**Kyphoskoliose**), **fortgeschrittene Lungenerkrankungen** (z. B. COPD) und **extreme Adipositas**.

Klinik | Hauptbeschwerde der Patienten ist die **Tagesschläfrigkeit**, die weiteren Beschwerden sind vergleichbar mit denen des OSAS (s. o.). Unter Umständen tritt eine Belastungsdyspnoe auf.

Diagnostik | Die Diagnosestellung erfordert eine **Polysomnografie** sowie eine umfassende **internistische, pneumologische und neurologische Abklärung**; dabei müssen andere Formen nächtlicher Atmungsstörungen ausgeschlossen werden.

Therapie | Vorrangig wird eine bestehende Grunderkrankung **kausal** behandelt. Eine symptomatische Therapie kann durch verschiedene Formen **nächtlicher Beatmung** erfolgen. Bei einer zentralen Atemantriebsstörung kann ein **Zwerchfell-Schrittmacher** zum Einsatz kommen.

Verlauf | Abhängig von der Grunderkrankung.

8.4 Hypersomnien zentralnervösen Ursprungs

Key Point

Bei Hypersomnien besteht ein gesteigertes Schlafbedürfnis, das sich in einem tendenziell verlängerten Nachtschlaf, v. a. aber in einer erhöhten Tagesmüdigkeit manifestiert. In leichteren Fällen macht sich diese in monotonen Situationen bemerkbar, im Extremfall kommt es auch in kritischen Situationen zu unwiderstehlichen „Einschlafattacken".

MERKE

Wesentlich bei allen Hypersomnien ist die differenzialdiagnostische Abgrenzung zu **anderen Schlafstörungen**, die mit einer erhöhten Tagesmüdigkeit verbunden sind (z. B. Insomnien, schlafbezogene Atmungsstörungen) sowie zur vermehrten Erschöpftheit bei **schweren organischen Erkrankungen** (z. B. Krebserkrankungen, Entzündungen oder hormonellen Störungen) oder Interesselosigkeit und Mattigkeit bei einer **depressiven Störung**.

Tab. 8.4

Klinik der Narkolepsie mit Kataplexie.

Symptom	Beschreibung
bei mehr als der Hälfte der Patienten	
– erhöhte Tagesmüdigkeit mit imperativem Schlafdrang	sog. „Schlafanfälle", treten besonders in entspannten und langweiligen Situationen mehrfach am Tage auf, danach erfrischtes Erwachen
– Kataplexie (affektiver Tonusverlust)	plötzlicher Muskeltonusverlust bei Gemütsbewegungen (Schrecken, Angst, Freude, Erwartungsdruck), aus klarem Bewusstsein heraus, Dauer Sekunden bis Minuten, in Kombination mit Tagesmüdigkeit extrem spezifisch für das Krankheitsbild!
bei weniger als der Hälfte der Patienten	
– hypnagoge Halluzinationen	visuelle, taktile, akustische und/oder kinetische Sinnestäuschungen, die das Einschlafen angstbesetzt/quälend begleiten
– gestörte Kontinuität (Fragmentation) des Nachtschlafs	z. B. verfrühtes Einschlafen, häufiges Erwachen, flacher Schlaf, motorische Unruhe
– Schlaflähmungen	sog. „Wachanfälle", schlaffe Lähmung (Bewegungsunfähigkeit und Sprachblockierung) nach dem Erwachen oder vor dem Einschlafen (→ Übergangsphasen zwischen Schlaf und Wachheit) bei vollem Bewusstsein, Dauer Sekunden bis Minuten
– automatische Handlungen	geordnete Aktivitäten für Minuten bis Stunden, retrograde Amnesie (→ Fremdanamnese!)

8

8.4.1 Narkolepsie mit Kataplexie

Definition | Diese Form der Hypersomnie ist charakterisiert durch erhöhte **Tagesmüdigkeit** mit imperativen **Einschlafattacken** und **Kataplexie**. Weitere typische Symptome, die jedoch nicht bei allen Patienten auftreten, sind **hypnagoge Halluzinationen**, **gestörter Nachtschlaf**, **Schlaflähmung** und **automatische Handlungen** (Tab. 8.4).

Epidemiologie | Die Krankheit ist **selten**, ihre Prävalenz beträgt 0,03–0,1 %. Sie tritt in der Regel in der **2.–3. Lebensdekade** auf und entwickelt sich **schleichend**.

Ätiologie und Pathogenese | Die Ätiologie ist **unklar** (Genetik? Infektion? Autoimmunprozess?). Eine Erklärung für die **erhöhte Tagesmüdigkeit** ist der im Liquor nachweisbare **Mangel** an oder das völlige Fehlen **von Hypocretin** (= Orexin, einem der wichtigsten aktivierenden Neuropeptide im ZNS, gebildet im Hypothlamus), der dazu führt, dass der Zustand der Wachheit nicht kontinuierlich über einen ganzen Tag aufrechterhalten werden kann. Die genaue Pathogenese der übrigen Symptome ist unklar. Als gemeinsames Charakteristikum zeigen sie das „Einbrechen" von Elementen eines der drei fundamentalen Hirnfunktionszustände „Wach", „NREM-Schlaf" und „REM-Schlaf" in einen der anderen Zustände: Bei den **Kataplexien** bricht ein konstitutives Moment des REM-Schlafes – die schlaffe Lähmung – in den Wachzustand ein. Auch die **hypnagoge Halluzination** lässt sich als „deplaziertes" REM-Schlaf-Element (im Übergang von Wach zu NREM-Schlaf) sehen.

Klinik | Siehe Tab. 8.4.

Praxistipp

Erstes Symptom ist meist die Tagesmüdigkeit. Die Kataplexien und übrigen Symptome können z. T. erst in einem zeitlichen Abstand von einigen Jahren auftreten. Bis zur Diagnosestellung vergehen deshalb oft viele Jahre, da die Tagesmüdigkeit gerade bei Jugendlichen kein sehr spezifisches Symptom ist und differenzialdiagnostisch bei einer großen Zahl von Krankheiten vorkommt. Zudem ist die Erkrankung vielen Ärzten nicht ausreichend bekannt.

Diagnostik | Oft ist die **(Fremd-)Anamnese** schon weitgehend zielführend, unterstützt wird diese durch **Schlaftagebücher und -fragebögen** (Epworth Sleepiness Scale, Narcolepsy Questionnaire etc.).

MERKE

Beweisend ist das Auftreten sog. **Einschlaf-REM-Episoden** (erste REM-Phase < 20 min nach dem Einschlafen) in der nächtlichen Polysomonografie sowie im Tagschlaftest (MSLT oder MWT, S. 169).

In der **Polysomnografie** zeigen sich ferner eine kurze Einschlaflatenz, reduzierte Schlafkontinuität, verringerte Schlafeffizienz und eine vermehrte motorische Aktivität im Schlaf. In Zweifelsfällen erlaubt eine **immungenetische Untersuchung**, die Wahrscheinlichkeit der Diagnose zu erhöhen (→ hohe Assoziation mit HLA DQB1*0602). Die **Hypocretin-Bestimmung** im Liquor ist bislang nur im Rahmen wissenschaftlicher Studien sinnvoll.

Differenzialdiagnosen | Hier kommen die **Narkolepsie ohne Kataplexie**, die **idiopathische Hypersomnie** (s. u.) sowie – v. a. bei Auftreten in höherem Lebensalter – die (seltene) **symptomatische Narkolepsie** infrage. Bei Letzterer handelt es sich um eine Erkrankung mit Narkolepsie-ähnlichen Symptomen, die durch organische oder funktionelle Läsionen das ZNS ausgelöst wird (z. B. Schädel-Hirn-Trauma, Enzephalitis oder endokrine Erkrankungen).

Therapie |

- **Nichtmedikamentöse Grundbehandlung:** Wesentlich sind die **Aufklärung** über die Natur der Erkrankung, Vermittlung der Regeln zur **Schlafhygiene** (Tab. 8.3, S. 171), Anpassung des Nachtschlafs **an den individuellen Rhythmus** und gezielt geplante, kurze **Tagschlafepisoden**. Unterstützend werden eine **Gewichtsreduktion** bei Übergewicht, sportliche Aktivität sowie **Nikotin- und Alkoholverzicht** empfohlen. Infrage kommt auch eine begleitende **psychotherapeutische Behandlung**.
- **Medikamentöse Therapie:** Bei dominierender Tagesschläfrigkeit und Einschlafattacken (sog. „NREM-Symptomatik") ist **Modafinil** heute das Mittel der ersten Wahl, da es im Gegensatz zu **„klassischen" Stimulanzien** keine Toleranzentwicklung und kein Abhängigkeitsrisiko vorweist. Letztere kommen jedoch als Mittel zweiter Wahl weiterhin in Betracht (z. B. Methylphenidat).
  Bei dominierender „REM-Symptomatik" (Kataplexien, hypnagoge Halluzinationen, Schlaflähmung) gibt es folgende Behandlungsoptionen: **Natriumoxybat** (GABA-Rezeptor-Agonist, zugleich wirksam auf den gestörten Nachtschlaf), verschiedene **trizyklische Antidepressiva**, **selektive Serotonin-Wiederaufnahmehemmer (SSRI)**, den MAO-Hemmer **Moclobemid** und den Noradrenalin-Wiederaufnahmehemmer **Reboxetin**.

Verlauf | Der Verlauf ist **chronisch**.

8.4.2 Narkolepsie ohne Kataplexie

Bei dieser deutlich **seltener** auftretenden Erkrankung besteht lediglich eine **Hypersomnie** (vermehrte Tagesmüdigkeit mit Monotonieintoleranz, gelegentlich mit imperativem Einschlafen) **ohne** die übrige Symptomatik der zuvor beschriebenen Narkolepsie mit Kataplexie. Die genaue Ätiologie und Pathogenese sind unklar, im Gegensatz zur kataplektischen Form ist das **Hypocretin** jedoch **normal** oder allenfalls **leicht vermindert** (→ dieser Unterschied, der eine abweichende Pathogenese vermuten lässt, war vor wenigen Jahren der Grund für die Aufspaltung des früher als einheitlich betrachteten Krankheitsbildes „Narkolepsie" in die beiden Varianten „mit" vs. „ohne Kataplexie"). Das **diagnostische Vorgehen** ist weitgehend analog zur kataplektischen Narkolepsie (s. o.). Differenzialdiagnostisch ist an eine Narkolepsie mit Kataplexie im **monosymptomatischen Frühstadium** zu denken. Fließende Übergänge gibt es zur **idiopathischen Hypersomnie** (s. u.). Eine ähnliche Symptomatik gibt es auch bei der **posttraumatischen Hypersomnie**, einer lang anhaltenden, übermäßigen Tagesschläfrigkeit als Folge eines zerebralen Traumas jeder Art, die besonders ausgeprägt bei subkortikalen Traumata vorkommt. Die **Behandlung** entspricht der der kataplektischen Narkolepsie mit dominierender Tagesschläfrigkeit (s. o.). Der Verlauf ist **chronisch**.

8.4.3 Idiopathische Hypersomnie

Bei der idiopathischen Hypersomnie besteht **chronisch** ein **übermäßiges Schlafbedürfnis.** Die Erkrankung manifestiert sich meist schon in der **Kindheit** und hält **lebenslang** an. Genaue Zahlen zur Häufigkeit liegen nicht vor (5–10 % der Hypersomnie-Patienten in schlafmedizinischen Zentren). Ätiologie und Pathogenese sind ungeklärt. Analog zur Narkolepsie wird eine **genetische Ursache** diskutiert, Einzelfälle mit **postinfektiösem Beginn** wurden beobachtet. Die Patienten schlafen tagsüber v. a. in monotonen Situationen ein. Die Nachtschlafdauer kann verlängert oder normal sein. Auch nach ausreichend langem Schlaf besteht – im Unterschied zur Normvariante „Langschläfer" – die Müdigkeit weiter. Die Diagnose wird durch **(Fremd-)Anamnese**, **Schlaftagebücher** und **polysomnografische Untersuchungen** (nachts und am Tage) gestellt. Im Gegensatz zu den **Narkolepsien** zeigen sich keine verkürzten REM-Latenzen, wohl aber eine verkürzte Einschlaflatenz im Tagschlaftest. Die Hypocretin-Werte im Liquor sind normal. Ein Kurzschlaf am Tage hat anders als bei der Narkolepsie keinen erfrischenden Effekt, imperative Einschlafattacken sind eher die Ausnahme. Ferner kommen differenzialdiagnostisch **alle anderen Varianten** von Hypersomnien infrage. Die Therapie sollte analog der **nichtmedikamentösen** Narkolepsie-Behandlung erfolgen (s. o.). Das Ansprechen auf die Behandlung mit **Stimulanzien** (→ Therapie bei „NREM-Symptomatik", s. o.) ist variabel, oft werden sehr hohe Dosierungen benötigt.

MERKE

Entscheidendes Merkmal der **idiopathischen** Hypersomnie ist der **Beginn in der Kindheit.**

8.4.4 Periodische Hypersomnie (Kleine-Levin-Syndrom)

Bei dieser **seltenen** (vermutlich unter- und oft fehldiagnostizierten) Erkrankung treten **periodisch** mehrere Tage bis Wochen anhaltende **Schläfrigkeitsepisoden** auf, die begleitet werden von **kognitiven und emotionalen Auffälligkeiten** (s. u.). Ätiologie und Pathogenese sind unbekannt. Es wird eine **Autoimmungenese** vermutet, die v. a. hypothalamische Funktionsbereiche beeinträchtigt. Überwiegend erkranken **junge Männer** (m : w = 4 : 1), oft im Anschluss an **Infekte** oder ungewöhnliche **körperliche Anstrengung**, selten **sekundär** bei Hydrozephalus, multipler Sklerose oder nach einem Schlaganfall. Die periodisch auftretende **Hypersomnie** dauert zwischen 12 und 24 h. Zu Beginn, v. a. aber nach Rückgang dieser Episoden treten **Enthemmungsphänomene** auf (z. B. Fresssucht oder Hypersexualität), teilweise begleitet von **psychopathologischen Symptome** wie Depression, Verwirrtheit, Halluzinationen, Depersonalisationserscheinungen oder Aggressivität. Die Frequenz des Auftretens variiert extrem (meist 2–3 Episoden pro Jahr, max. 12). Im **asymptomatischen Intervall** sind die Patienten psychopathologisch und hinsichtlich ihres Schlafbedürfnisses völlig unauffällig. In der 4. oder 5. Lebensdekade kommt es meist zur **spontanen Remission**. Die Diagnostik erfolgt durch **Eigen-** und v. a. **Fremdanamnese**. Mithilfe einer **Polysomnografie** in der akuten Krankheitsepisode kann die Hypersomnie objektiviert werden. **Neurologische Untersuchungen** (inkl. Bildgebung und Liquordiagnostik) zeigen i.d.R keine Auffälligkeiten. In Anbetracht der Plötzlichkeit des Auftretens der einzelnen Episoden kommen differenzialdiagnostisch **Intoxikationen** sowie **psychotische Erkrankungen** in Betracht (v. a. bei Erstmanifestation oder falls das Auftreten früherer Krankheitsepisoden unbekannt ist; häufige Fehldiagnose: Schizophrenie). Aussagekräftige, kontrollierte Therapiestudien fehlen. In erster Linie wird **Lithium** zur Phasenprophylaxe eingesetzt, **Carbamazepin** ist das Mittel zweiter Wahl. In der akuten Episode können **Stimulanzien** eingesetzt werden, die jedoch ausschließlich die Vigilanz steigern, ohne die Verhaltensauffälligkeiten zu beeinflussen. Neuroleptika, Antidepressiva und Elektrokrampftherapie sind meist wirkungslos.

8.5 Zirkadiane Schlaf-Wach-Rhythmus-Störungen

Key Point

Bei den zirkadianen Schlaf-Wach-Rhythmus-Störungen ist der Schlaf in Dauer und Qualität normal, zeigt jedoch eine abweichende zeitliche Verteilung über den Tag. Die Auslöser dafür können endogen (z. B. verzögertes oder vorverlagertes Schlafphasensyndrom) oder exogen liegen (z. B. Jetlag- oder Schichtarbeiter-Syndrom). Krankheitswert erlangen die größtenteils zunächst als nicht-pathologische Normvarianten anzusehenden Störungen erst, wenn die Betroffenen in Konflikt mit sozialen Anforderungen (z. B. in Beruf oder Partnerschaft) geraten.

8.5.1 Verzögertes oder vorverlagertes Schlafphasensyndrom

Vermutlich genetisch bedingt kommt es durch eine **abweichende Phasenlage** des zirkadianen Hauptzeitgebers im Nucleus suprachiasmaticus zu einer **Verspätung** (verzögertes S. → Extremvariante eines „Abendtyps“, S. 168) oder einer **gegensinnigen Verschiebung** (vorverlagertes S. → Extremvariante eines „Morgentyps“) der „inneren Uhr“ des Patienten. Die genaue Prävalenz der Erkrankung ist nicht bekannt bzw. bestimmbar, da sich die Betroffenen ihre Umgebungsbedingungen häufig so einrichten, dass sie mit ihrem individuellen Schlaf-Wach-Muster im Einklang stehen. In beiden Fällen entspricht dies nachgewiesenermaßen gleichzeitig der besten Prophylaxe gegen mögliche Beschwerden.

Wegweisend ist meist die **spezifische Anamnese**. Das Führen eines **Schlaftagebuches** und die Erfassung des Ruhe-Aktivitäts-Muster mittels **Aktometrie** (über 1–2 Wochen, S. 170) erhärten die Diagnose. Zusätzliche Hinweise gibt die kontinuierliche **Messung der Körperkerntemperatur**, die ein deutlich verschobenes nächtliches Temperaturminimum zeigt (normalerweise ca. 3 Uhr nachts, bei verzögerter Schlafphase Verschiebung nach hinten, bei vorverlagerter nach vorne). Im Rahmen wissenschaftlicher Untersuchungen können **Kortisol- und Melatonin-Messungen** herangezogen werden.

Eine Gegenüberstellung der **weiteren Charakteristika** und **therapeutischen Möglichkeiten** der beiden Formen des Schlafphasensyndroms zeigt **Tab. 8.5**.

8.5.2 Jetlag-Syndrom

Verursacht durch **rasche Änderungen der Zeitzone** (z. B. nach Transatlantikflügen) treten Wachheit und Müdigkeit „zur (lokalen) Unzeit“ auf. Dies liegt daran, dass der zirkadiane Rhythmus nur bedingt fähig ist, sich sofort auf eine neue Zeitzone einzustellen. Die Größenordnung der unproblematischen Adaptation liegt bei ca. 1,5 h. Vorübergehend kommt es zu einer **Diskrepanz zwischen „äußerer“ und „innerer“ Zeit**, die sich in nächtlichen Ein- und Durchschlafstörungen, Tagesschläfrigkeit und Verminderung der körperlichen und geistigen Leistungsfähigkeit manifestiert. In der Regel ist die Adaptation nach einigen Tagen abgeschlossen, es gibt jedoch erhebliche interindividuelle Differenzen: Bei manchen Menschen kann die Anpassung mehrere Wochen in Anspruch nehmen.

Praxistipp

Das Jetlag-Syndrom ist ausgeprägter nach Flügen in östlicher Richtung, da Flüge in Westrichtung der „inneren Uhr“ der meisten Menschen (→ endogener 25-Stunden-Rhythmus) eher entgegenkommen.

Tab. 8.5

Charakteristika der Syndrome mit verschobenen Schlafphasen.

	verzögertes Schlafphasensyndrom	vorverlagertes Schlafphasensyndrom
Klinik	– zur gewünschten Schlafenszeit noch keine Müdigkeit, vergebliche Versuche einzuschlafen – zur Zeit des – z. B. durch Schul- oder Arbeitsbeginn – determinierten Aufstehens kein Gefühl des Ausgeschlafenseins, mehrere Wecker werden benötigt, Einschränkung der Leistungsfähigkeit bis in den späten Vormittag hinein – ggf. chronischer Schlafmangel	– Müdigkeit schon vor der gewünschten Schlafenszeit – vorzeitiges morgendliches Erwachen, auch wenn durch soziale Umstände am Abend zuvor der Zwang bestand, später zu Bett zu gehen – ggf. chronischer Schlafmangel
DD	– mangelhafte Schlafhygiene (spätabendlicher Genussmittelgebrauch, Mangel an Disziplin etc.)	– beginnende Depression
Therapie	– Lichtexposition am frühen Morgen (1. Wahl) – abendliche Gabe von Melatonin oder einem Melatonin-Agonisten – kurzzeitig Gabe von Hypnotika (nur ausnahmsweise; Benzodiazepine meiden → Melatonin-supprimierende Wirkung) – regelmäßige, fest eingeplante Tagschlafepisoden (Linderung des chronischen Schlafmangels)	– abendliche Lichtexposition (1. Wahl) – regelmäßige, fest eingeplante Tagschlafepisoden (Verringerung des abendlichen „Schlafdrucks")
Verlauf	– Beginn meist in der Adoleszenz, zunächst Zunahme der Beschwerden – ab 40. Lebensjahr Rückgang der Symptomatik (→ physiologische Verschiebung der „inneren Uhr" in entgegengesetzter Richtung) – mögliche Komplikationen: Alkohol-, Sedativa- oder Stimulanzienabusus (inadäquate Selbstheilungsversuche)	– Akzentuierung nach der Lebensmitte (→ physiologische Verschiebung der „inneren Uhr" in gleicher Richtung)

Prophylaktisch sollte man schon vor der Reise die **Bettzeit allmählich** in Richtung auf die Bettzeit am Zielort **verschieben** und sich möglichst sofort dem **örtlichen Rhythmus anpassen**. Tagsüber gilt es, sich viel dem **Tageslicht** auszusetzen und der Versuchung zu widerstehen, längere Tagschlafepisoden einzulegen. Interindividuell sehr unterschiedlich wirksam ist die Gabe von **Melatonin** (2 mg etwa 1 h vor dem Schlafengehen am Zielort).

8.5.3 Schichtarbeiter-Syndrom

Auch die Fähigkeit der Schlafen und Wachen regulierenden Systeme sich an Wechselschichtarbeit anzupassen ist begrenzt und nimmt mit steigendem Lebensalter ab. Das sog. Schichtarbeiter-Syndrom entsteht, wenn die **Grenze der Anpassungsfähigkeit überschritten** wird. Etwa **2–5 %** der Bevölkerung sind betroffen (bestimmte Berufsgruppen deutlich stärker: z. B. bis zu 25 % der Nachtschicht-Mitarbeiter in Krankenhäusern). Meist besteht eine Kombination aus **Hypersomnie während der Wachzeiten** mit Einschlafneigung und Einschränkung der Leistungsfähigkeit und **Insomnie während der Ruhezeiten** (der Schlaf vormittags nach einer Nachtschicht ist kürzer und wird als weniger erholsam empfunden). Daraus resultieren ein **chronischer Schlafmangel** sowie diverse körperliche und psychische **Folgeerkrankungen** (z. B. Magengeschwüre, kardiovaskuläre Erkrankungen, Depressionen).

Die Diagnosestellung erfolgt über **Eigen- und Fremdanamnese**, ergänzt durch **Schlaftagebücher** und eine **aktometrische Aufzeichnung** des Ruhe-Aktivitäts-Musters. Durch **Ermöglichung von Arbeitspausen** mit Kurzschlaf, helle **Beleuchtung** am Arbeitsplatz und eine **Optimierung des Schichtplans** kann die Symptomatik häufig gebessert werden. Im Extremfall ist eine Herausnahme aus der Schichtarbeit erforderlich. Die Einnahme von **Modafinil** vor Nachtschichtbeginn fördert die Wachheit während dieser Zeit und führt damit indirekt zu einer Verbesserung des morgendlichen Erholungsschlafes („Off-label-Verordnung": Die Zulassung für diese Indikation wurde wie beim OSAS [S. 175] zurückgezogen). Vor Beginn des Erholungsschlafes ist auch die Gabe von **Hypnotika** möglich (→ nur im Einzelfall und keine Benzodiazepine oder Benzodiazepinrezeptor-Agonisten!).

8.6 Parasomnien

Key Point

Als Parasomnien werden motorische oder autonome Vorgänge bezeichnet, die aus dem Schlaf heraus auftreten. Der Schlaf selber, d. h. seine Qualität und Quantität, ist in der Regel nicht beeinträchtigt. Vor allem in der Kindheit sind Parasomnien häufig und meist harmlos. Im höheren Lebensalter können sie Ausdruck weitergehender zentralnervöser Störungen sein.

Wichtig ist in allen Fällen die Abgrenzung gegenüber nächtlichen epileptischen Anfällen, die sich jedoch in eher stereotypen, wiederholten, einfachen Bewegungsmustern manifestieren und durch eine polysomnografische Untersuchung leicht identifiziert werden können.

MERKE

Non-REM-Parasomnien (Schlafwandeln und Pavor nocturnus) treten im Normalfall in der **1. Nachthälfte** auf, **REM-Parasomnien** (Albträume und REM-Schlaf-Verhaltensstörung) eher gegen Morgen (→ **2. Nachthälfte**).

8.6.1 Non-REM-Parasomnien

Schlafwandeln (Somnambulismus)

Als Schlafwandeln bezeichnet man **komplexe Verhaltensmuster**, die durch zentralnervöse Aktivierung aus dem Tiefschlaf heraus – also in der **1. Hälfte der Nacht** und nicht im Zusammenhang mit Träumen – auftreten und zum Aufstehen und Herumgehen führen. Während der Episode sind die Patienten nur **schwer erweckbar**, nach dem Aufwachen besteht eine **vollständige Amnesie.** Die Störung tritt v. a. im **Kindesalter** auf und sistiert häufig mit der Pubertät. Da sich die meisten Schlafwandelepisoden jedoch auf ein kurzdauerndes Aufsitzen im Bett beschränken (mit anschließendem Weiterschlafen ohne Verlassen des Bettes) und sowohl vom Patienten als auch von Angehörigen unbemerkt bleiben, ist die Dunkelziffer vermutlich auch bei Erwachsenen hoch. Von diesen **„abortiven"** (d. h. unvollständigen, nicht voll ausgeprägten) Formen gibt es einen fließenden Übergang zu **komplexeren** bis hin zu **hochkomplexen Verhaltensmustern**, z. B. zielloses Umherwandern oder Autofahren (stets auf vertrauten Strecken).

Auslösende Faktoren können auch nach jahrelanger Symptomfreiheit z. B. Schlafentzug, Fieber, Alkohol sowie einige Medikamente (u. a. Lithium, trizyklische Antidepressiva oder Chlorpromazin) sein, wegen familiärer Häufung wird ein **genetischer Faktor** vermutet. Die Diagnostik stützt sich in erster Linie auf **fremdananmestische Angaben**. Wenn entsprechende Episoden **polysomnografisch** erfasst werden, lassen sie sich Tiefschlafphasen zuordnen. Dies kommt jedoch in der Schlaflaborsituation selten vor, typische Hinweise sind hingegen wiederholte Arousals aus dem Schlafstadium N3 (S. 167) heraus, die ohne erkennbare externe Auslöser auftreten. **Differenzialdiagnostisch** kommen Parasomnien infrage, die aus dem REM-Schlaf heraus entstehen, v. a. die „REM-Schlaf-Verhaltensstörung" (s. u.).

Therapeutisch wesentlich sind **präventive Maßnahmen**: Um während der Schlafwandelepisoden eine Selbst- oder Fremdgefährdung auszuschließen, sollte der Schlafraum sicher gestaltet sein. In ausgeprägten Fällen können unterstützend **verhaltenstherapeutische Interventionen** zum Einsatz kommen. Auch **„schlafhygienische" Maßnahmen** haben einen hohen Stellenwert, da Schlafmangel, Schlafentzug und Alkoholkonsum das Risiko für Schlafwandelepisoden erhöhen (s. o.). Aufgrund der Harmlosigkeit und des spontanen Sistierens ist bei Kindern meist **keine spezifische Therapie** erforderlich, beunruhigte Eltern sollten entsprechend **aufgeklärt** werden. Bei Erwachsenen kann, wenn die Episoden häufig auftreten und die Schlafqualität beeinträchtigt wird, ein Behandlungsversuch mit **Clonazepam** gemacht werden.

Pavor nocturnus (Nachtangst)

Beim Pavor nocturnus **erwachen** die Betroffenen **plötzlich** aus dem Tiefschlaf heraus (Stadium N3, S. 167). Initial stoßen sie meist einen **lauten Schrei** aus, richten sich im Bett auf, wirken **panisch** (pavor: lat. Angst) und zeigen Zeichen **autonomer Aktivierung** wie schnelle Atmung, Herzrasen/-klopfen, Schweißausbruch, Mydriasis und Muskelverspannungen. Durch **umherschlagende Bewegungen** kann es zu Verletzungen kommen. Die Betroffenen lassen sich während der mehrere Minuten dauernden Episode **schwer beruhigen**. Im Unterschied zum Albtraum sind nach Erwachen oder Weckung **keine Trauminhalte erinnerlich**. Wie das Schlafwandeln tritt der Pavor nocturnus überwiegend bei **Kindern** auf (ca. 3 % der präpubertären Kinder, deutlich < 1 % der Erwachsenen) und ist pathogenetisch vermutlich auch mit ihm verwandt. Die **diagnostischen Maßnahmen** entsprechen sich. Angesichts der oft noch spektakuläreren Symptomatik steht therapeutisch eine **Beruhigung und Aufklärung der Eltern** über die Harmlosigkeit und vorübergehende Natur (→ meist spontanes Sistieren) im Vordergrund. Schlafentzug sollte vermieden und die Schlafumgebung sicher sein. In hartnäckigen Fällen wurden Therapieerfolge mit **Hypnose** beschrieben. Als Ultima Ratio können **Benzodiazepine** (z. B. Clonazepam) oder **trizyklische Antidepressiva** eingesetzt werden.

8.6.2 REM-Schlaf-assoziierte Parasomnien

Albträume

Von nächtlichen Albträumen berichtet von Zeit zu Zeit jeder Mensch, es besteht ein **fließender Übergang** zwischen normalen und krankheitswertigen Ausprägungen. Die bei ca. einem Drittel aller Kinder vorkommenden Formen sistieren meist spontan, chronische Verläufe werden eher bei Erwachsenen beschrieben. Die genauen pathogenetischen Mechanismen sind noch unklar. Mögliche Auslöser können akute oder chronische **psychische Belastungen**, **Alko-**

holgenuss oder -entzug sowie die Einnahme oder das Absetzen bestimmter **Medikamente** (z. B. Antidepressiva, Benzodiazepine, Neuroleptika, β-Rezeptorenblocker oder Antimalariamittel wie Mefloquin) sein. Nicht selten treten sie auch als **Begleiterscheinungen psychischer Erkrankungen** auf (z. B. Depressionen oder posttraumatische Belastungsstörungen). Vorherrschendes Gefühl während der Träume ist meist **Angst**, aber auch Ärger, Traurigkeit oder Abscheu werden beschrieben. Sie treten v. a. gegen Morgen (→ 2. Nachthälfte) in **REM-Schlaf-Episoden** auf. Die Diagnose wird durch **Eigen- und Fremdanamnese** gestellt. Eine **polysomnografische Untersuchung** im Schlaflabor kann helfen, gegen andere Parasomnieformen – REM-assoziierte (z. B. REM-Schlaf-Verhaltensstörung, s. u.) oder NREM-Parasomnien (v. a. Pavor nocturnus, S. 181) – sowie nächtliche Panikattacken oder bestimmte Formen der Schlafepilepsie abzugrenzen. Ist eine Grunderkrankung identifizierbar, sollte in erster Linie diese **kausal behandelt** werden. Eine auslösende Medikation sollte ab- oder umgesetzt werden. Ansonsten stehen **psychotherapeutische Maßnahmen** im Vordergrund (z. B. Entspannung, Desensibilisierung oder Hypnose). Unterstützend kommen in schweren Fällen **REM-Schlaf-unterdrückende Medikamente** (in erster Linie **trizyklische Antidepressiva**) niedrig dosiert zum Einsatz.

Praxistipp
Die medikamentöse Behandlung von Albträumen ist problematisch, da alle in Frage kommenden Medikamente selbst Albträume auslösen oder verstärken können.

REM-Schlaf-Verhaltensstörung

Beruhend auf dem **Wegfall der physiologischen Muskelatonie** während der REM-Phasen, treten komplexe motorische Verhaltensweisen auf. Häufig im Nachhinein als bedrohlich beschriebene Trauminhalte werden „ausgestaltet“, indem die Patienten **ruckartige, oft heftige Bewegungen** ausführen (Umsichschlagen, Schreien), die zu **Eigen- oder Fremdverletzungen** führen können. Entsprechend der physiologischen REM-Schlafverteilung tritt diese Störung eher in der zweiten Hälfte der Nacht auf – im Unterschied zu den sog. NREM-Parasomnien wie Schlafwandeln oder Pavor nocturnus, die aus dem Tiefschlaf der ersten Nachthälfte heraus erfolgen. Etwa 50 % der Fälle kommen **symptomatisch** im Rahmen einer neurologischen Erkrankung (v. a. bei neurodegenerativen Erkrankungen wie Parkinson-Syndrom oder Multisystematrophie), als Nebenwirkung einer Medikation (v. a. Antidepressiva) oder bei Entzugssyndromen (S. 65) vor. Bei den übrigen 50 % lässt sich keine Ursache identifizieren (→ **idiopathisch**).

MERKE
Nicht selten ist die REM-Schlaf-Verhaltensstörung **erstes Symptom** einer in Entstehung begriffenen **neurologischen Erkrankung**.

Entscheidend für die Diagnosestellung ist die **charakteristische Fremdanamnese**. Durch eine **Polysomnografie** mit simultaner **Videometrie** können die Bewegungen den REM-Schlafphasen zugeordnet werden. Bei bekannter Grunderkrankung sollte primär diese **kausal behandelt** werden, z. B. in Form einer dopaminergen Medikation bei Morbus Parkinson. Symptomatisch kann das Benzodiazepin **Clonazepam** von Nutzen sein. Vereinzelte positive Erfahrungen liegen mit **Melatonin** vor.

8.7 Schlafbezogene Bewegungsstörungen

Key Point
Allen schlafbezogenen Bewegungsstörungen gemeinsam ist das Auftreten von unwillkürlichen Bewegungen im Schlaf und/oder von bewusst erlebtem Bewegungsdrang im Wachzustand.

8.7.1 Restless-Legs-Syndrom (RLS)

Definition und Klinik | Das „Syndrom der unruhigen Beine“ wird definiert durch 4 Kriterien: **Quälende Empfindungen in den Beinen** (Dysästhesien, spontane Parästhesien, Schmerzen; z. T. auch in den Armen), die bei **körperlicher Ruhe auftreten oder sich verstärken** und sich durch **Bewegungen unterdrücken** lassen. Die Symptomatik **verschlechtert** sich meist **abends** oder nachts.

Epidemiologie | Etwa 10 % der Erwachsenen sind betroffen, zwei Drittel davon sind **Frauen** (Häufigkeit nimmt mit Anzahl der Schwangerschaften zu → bedingt durch Eisenmangel? Endokrine Genese?).

Ätiologie und Pathogenese | Bei allen Formen werden ursächlich **Dysfunktionen in zentralnervösen dopaminergen und opioiden Systemen** diskutiert, die u. a. mit einer gesteigerten Erregbarkeit von Reflexen einhergehen.

- Das **primäre (idiopathische) RLS** ist vermutlich genetisch (mit-)bedingt (40–60 % haben eine positive Familienanamnese). Die Patienten erkranken früher als bei den sekundären Formen.
- Ein **sekundäres RLS** kommt z. B. vor bei Eisen-, Folsäure- oder Vitamin-B_{12}-Mangel, Niereninsuffizienz, multipler Sklerose, spinalen Läsionen, Polyneuropathie, rheumatoider Arthritis sowie Schilddrüsenüber- oder -unterfunktion. Es kann vorübergehend bei Schwangerschaften auftreten (v. a. im 3. Trimenon). Bei ADHS (S. 235) scheint

eine höhere RLS-Prävalenz vorzuliegen (wegen Symptomüberlappung schwieriger Nachweis). Ferner gibt es Hinweise auf Zusammenhänge mit Angststörungen und Depressionen. Medikamentös kann ein RLS u. a. induziert werden durch Antidepressiva, Neuroleptika (DD Akathisie), Dopaminantagonisten oder Kalziumantagonisten.

Diagnostik | In Ergänzung zu den 4 Definitionskriterien (s. o.) gelten als die Diagnose **bestätigende Kriterien**: eine positive Familienanamnese, periodische Beinbewegungen im Schlaf (s. u.) und das Ansprechen auf eine dopaminerge Therapie.

Zur Abklärung einer sekundären Genese sind eine **Anamnese**, eine **neurologische Untersuchung** und **Laboruntersuchungen** (u. a. Eisen, Ferritin, Folsäure) erforderlich. In unklaren Fällen ist eine **Polysomnografie** indiziert (ggf. mit EMG der Handextensoren).

Differenzialdiagnosen | Es gibt zahlreiche Differenzialdiagnosen, die wichtigsten davon sind: **Polyneuropathien** mit ihrer vielgestaltigen sensiblen Symptomatik, **„Burning feet"-Syndrom** (nächtliches Brennen in den Füßen), **„Painful legs and moving toes"-Syndrom** (Beinschmerzen und auf Zehen beschränkte unwillkürliche Bewegungen), **nächtliche Wadenkrämpfe**, **Myalgien**, **Gefäßerkrankungen** (arterielle Verschlusskrankheit und venöse Insuffizienz) sowie Neuroleptika-bedingte **Akathisie** (nicht auf die Extremitäten beschränkte, ganztägig auftretende Sitz-/Stehunruhe, S .285).

Therapie |

Praxistipp

Nur etwa ein Drittel der RLS-Patienten ist medikamentös therapiebedürftig. Häufig lässt sich die Symptomatik durch geistige Aktivierung (Ablenkungseffekt), Kaffee- und Alkoholkarenz, Absetzen von RLS-verursachenden Medikamenten (s. o.) und Eisensubstitution bereits positiv beeinflussen.

Beim primären RLS sind **dopaminerge Substanzen** Mittel der ersten Wahl: initial bei leichter Ausprägung **L-Dopa** (bei Bedarf in Kombination mit retardierter Zubereitungsform), bei stärkeren Formen **nonergotamine Dopaminrezeptor-Agonisten** (Pramipexol, Ropinirol, Rotigotin). Vorteile der Letztgenannten gegenüber L-Dopa sind v. a. ihre längeren Halbwertszeiten und die geringere Gefahr einer Augmentation (→ Symptome treten zunehmend früher am Tag auf, dehnen sich auf weitere Körperregionen aus und nehmen in ihrer Intensität und Frequenz zu).

Mittel zweiter Wahl sind – v. a. in therapieresistenten Fällen – **Opioide** (Oxycodon, Codein, Methadon), auch **Benzodiazepine** und **Gabapentin** können eingesetzt werden. Bei einem Serumferritin < 50 µg/l empfiehlt sich eine **Eisensubstitution**.

Beim sekundären RLS sollte die Behandlung der **Grunderkrankung** im Vordergrund stehen (in der Schwangerschaft ggf. **Folsäure- und Eisensubstitution**).

8.7.2 Periodische Bewegungsstörung der Gliedmaßen (PLMS)

Definition | Im Schlaf treten **periodisch stereotype Bewegungen** (PLM = periodic limb movements) der unteren –seltener auch der oberen – Extremitäten auf.

Epidemiologie | Vor allem ältere Personen > 60 Jahre sind betroffen, häufig bleiben die PLM unbemerkt (v. a. dann, wenn die Schlafqualität nicht beeinträchtigt ist).

Ätiologie und Pathogenese | Wie beim RLS liegt vermutlich eine noch nicht geklärte **zentralnervöse Funktionsstörung dopaminerger Systeme** zugrunde. Die Störung findet sich bei fast allen RLS-Patienten (Hypothese: Frühform des RLS), umgekehrt leidet aber nur ein kleiner Teil der PLMS-Patienten auch an RLS. Begleitend kommen PLM auch bei anderen **Schlafstörungen** (z. B. Schlafapnoesyndrom, Narkolepsie, REM-Schlaf-Verhaltensstörung) und **neurologischen** (z. B. Morbus Parkinson, Radikulo- und Neuropathien, Schädigungen des Rückenmarks), **internistischen** (z. B. Diabetes mellitus) und **psychischen Erkrankungen** (z. B. Depression, Angststörungen, schizophrene Psychosen, ADHS, Drogenabhängigkeit) vor.

Klinik | Der Bewegungsablauf **ähnelt der Reflexantwort des Babinski-Reflexes**: Es handelt sich typischerweise um eine Kombination aus langsamer Zehenextension, Dorsalflexion im Sprunggelenk sowie z. T. auch Knie- oder Hüftflexion. Bei ausgeprägten Formen kann es zu **Ein- und Durchschlafstörungen** sowie **verminderter Erholsamkeit des Schlafes** verbunden mit **Tagesmüdigkeit** kommen. In diesen Fällen sind häufiger „Arousals" (Weckreaktionen) im EEG nachweisbar.

Diagnostik | Die Anamnese (inkl. Fremdanamnese) ist oft unergiebig, da die PLMS vom Patienten und seinem Bettpartner unbemerkt bleiben. Ambulant kann eine Aufzeichnung der Beinbewegungen mittels **Aktometrie** (S. 170) erfolgen. Entscheidend ist jedoch der **polysomnografische Befund**, dabei gilt ein **PLM-Index** (durchschnittliche Anzahl der PLM pro Stunde) von **> 10 PLM/h** als pathologisch.

Differenzialdiagnosen | Wenn der Schlaf als unerholsam empfunden und damit einhergehend eine **Insomnie** (S. 171) oder **Hypersomnie** (S. 176) erlebt wird, gilt es, diese Krankheitsbilder entsprechend differenzialdiagnostisch abzuklären.

Therapie | Analog zum RLS werden **dopaminerge Substanzen** eingesetzt, bei dieser Indikation fehlen jedoch aussagekräftige Studien.

8

Kapitel 9

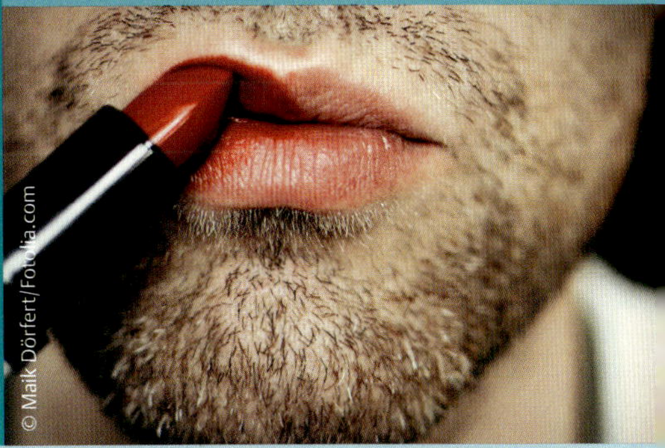

9 Sexuelle Störungen

Alte Wunden

Schmerzen beim Geschlechtsverkehr

Die 46-jährige Frau Wagner wendet sich ratsuchend an ihre Gynäkologin Frau Dr. Kleist, da sie seit etwa 6 Monaten unter starken Schmerzen beim Geschlechtsverkehr leide. Auf die Bitte der Ärztin, diese Schmerzen und ihr Lustempfinden während des Aktes genauer zu beschreiben, reagiert die Patientin zunächst konsterniert. Es komme zu krampfartigen Schmerzen beim Eindringen des Penis. Einen Orgasmus habe sie nur noch selten. Am Anfang dachte sie, dass gehe wieder vorbei. Inzwischen habe sie aber doch Angst, vielleicht krank zu sein.

Keine gynäkologische Ursache

Frau Dr. Kleist führt eine ausführliche gynäkologische Untersuchung inklusive eines Ultraschalls durch und entnimmt einen Abstrich von Vagina und Zervix. Anschließend wendet sie sich an ihre Patientin. „Ich kann Sie beruhigen, Frau Wagner, es ist alles normal. Ich konnte keine Ursache für Ihre Symptome wie z. B. eine Entzündung der Scheide oder der Gebärmutter, Narbengewebe, Tumore oder überdurchschnittlich stark ausgeprägte altersbedingte Schleimhautveränderungen nachweisen. Zur Sicherheit werde ich aber eine Untersuchung Ihres Blutes, Ihres Urins und des Abstriches im Labor veranlassen. Ich erwarte dabei jedoch eigentlich nichts Auffälliges." Darüber sei sie natürlich froh, antwortet Frau Wagner. Aber irgendwo müssten die Schmerzen ja herkommen. „Man spricht bei Ihrer Symptomatik von einem sogenannten Vaginismus. Dieses Krankheitsbild hat nicht selten psychische Auslöser", erklärt Dr. Kleist. „Da ich von organischer Seite keine Erklärung für Ihre Symptome entdecken konnte, rate ich Ihnen, sich an eine Kollegin, die niedergelassene Psychiaterin und Psychotherapeutin ist, zu wenden. Frau Dr. Zimmer hat viel Erfahrung in der Behandlung psychischer sexueller Funktionsstörungen."

Eine alte Affäre

Nach langer Bedenkzeit ringt sich Frau Wagner schließlich durch, Frau Dr. Zimmer aufzusuchen. In einem ausführlichen Gespräch über ihre Beziehung und ihr Sexualleben berichtet die Patientin schließlich, dass ihr Ehemann vor 3 Jahren eine kurze Affäre mit seiner Sekretärin gehabt habe. Das habe sie sehr gekränkt und verletzt. Diese Dame sei deutlich jünger und schlanker gewesen als sie selbst. Sie kämpfe seit Jahren mit ihrem Gewicht.

Auf die Frage, ob denn seit etwa einem halben Jahr eine Veränderung in ihrem Leben stattfinde, überlegt Frau Wagner lange. Schließlich antwortet sie zögernd, dass sie tatsächlich seit etwa 6 Monaten unter ständigem Druck bei der Arbeit stehe. Sie habe eine neue Vorgesetzte, mit der sie nicht klarkomme. Frau Mann sei jung, erfolgreich und sehr attraktiv. „Wenn mein Mann mich abends abholt, kann er den Blick gar nicht von ihr lassen."

Schmerzhafter Teufelskreis

„Es ist möglich, dass diese neue Situation an Ihren Beschwerden eine Mitschuld trägt", erklärt Frau Dr. Zimmer. Frau Wagner unterbricht die Ärztin. Es könne doch nicht sein, dass ihre neue Vorgesetzte Auswirkungen auf ihr Sexualleben habe. Frau Dr. Zimmer beruhigt die Patientin: „Vermutlich hat die ständige Auseinandersetzung mit dieser Frau alte Wunden und Ängste wieder an die Oberfläche gebracht." Das könne schon sein, gibt die Patientin zögernd zu. Aber so ganz sei ihr der Zusammenhang zwischen diesem Vaginismus und ihren Ängsten von damals nicht klar. Frau Dr. Zimmer versucht zu erklären: „Ihre Befürchrungen führen dazu, dass Sie sich während des Sexualaktes unbewusst anspannen, Ihre Unterleibsmuskulatur verkrampft. Die dabei auftretenden Schmerzen setzen einen Teufelskreis in Gang: Die durch die Schmerzen ausgelöste sexuelle Unlust führt beim nächsten sexuellen Kontakt zu einer erhöhten Ausschüttung von Stresshormonen, was wiederum die Anspannung und die Schmerzen verstärkt." Was sie dagegen tun könne, möchte Frau Walter wissen. „Ich würde Ihnen auf jeden Fall zu einer Paartherapie raten, um die Konflikte in Ihrer Beziehung einmal richtig zu bearbeiten. Zusätzlich kommt auch noch eine sogenannte Sexualtherapie nach Masters und Johnson in Betracht, die Ihnen helfen kann, Ihre ‚Leistungsängste' während des Geschlechtsaktes abzubauen." Das müsse sie erst einmal mit ihrem Mann besprechen, erwidert Frau Wagner. „Tun Sie das", antwortet Frau Dr. Zimmer. „Wenn Sie sich dazu entschließen, können Sie diese Therapie gerne bei mir machen."

9 Sexuelle Störungen

9.1 Allgemeines

Key Point

Die Sexualität des Menschen ist in den jeweiligen gesellschaftlichen Kontext implementiert. Die Differenzierung zwischen gestörtem und ungestörtem sexuellem Verhalten ist fließend: Sie unterliegt großen individuellen Unterschieden sowie soziokulturellen Normen und ist altersabhängig.

9.1.1 Historische Aspekte

Schon ein kurzer schlaglichtartiger Überblick über die Geschichte der Sexualforschung zeigt, welchem zeitgeschichtlichen Wandel die Bewertung verschiedener sexueller Verhaltensweisen unterliegt. Um die Wende des 19./20. Jahrhunderts fand zunächst die Beschreibung abweichender, aus damaliger Sicht nicht normaler sexueller Verhaltensweisen Aufmerksamkeit. Mit der Entwicklung der Psychoanalyse hob **Sigmund Freud** in einer triebfeindlichen und von strengen Normen geprägten Gesellschaft die Bedeutung frühkindlicher und teils unbewusster Triebbedürfnisse für die spätere psychosexuelle Entwicklung hervor. In den USA formulierte **Alfred Kinsey** bereits 1948, dass am Sexualverhalten des Menschen biologische, psychologische und soziologische Faktoren beteiligt sind. Er veröffentlichte in den USA erste empirische Untersuchungen über das sexuelle Verhalten des Mannes und der Frau. **William H. Masters** und **Virginia E. Johnson** beschrieben in den 60er-Jahren nach direkter Beobachtung in experimentellen Untersuchungen die sexuelle Reaktionsweise des Menschen. Ihre Erkenntnisse sind auch heute noch in modifizierter Form Grundlage einer lerntheoretisch fundierten Therapie sexueller Störungen.

Das Verhältnis zur Sexualität wurde im Rahmen der 68er-Bewegung gesellschaftspolitisch unter dem inzwischen historischen Schlagwort der **„sexuellen Revolution“** neu diskutiert. Vor allem die Empfängnisverhütung bewirkte eine grundlegende Änderung der Einstellung zu sexuellem Verhalten, da seitdem Sexualität nicht mehr unabdingbar an die reproduktive Funktion gebunden ist. Das Auftreten von HIV und AIDS verstärkte in den 80er-Jahren nach einer Zeit liberalerer Sichtweise wieder homophobe Vorurteile und beeinflusste das sexuelle Verhalten (**„Safer Sex“**).

Die dadurch ausgelösten Diskussionen prägen die Auffassungen von Sexualität und sexuellen Verhaltensweisen. Gerade der Wandel in der Beurteilung homosexuellen Verhaltens von der Kriminalisierung über Medizinalisierung bis zur nahezu selbstverständlichen Akzeptanz in den letzten Jahren macht beispielhaft die zeitgeschichtlich veränderte Bewertung einer sexuellen Verhaltensweise im gesellschaftlichen Kontext deutlich.

Auch wenn die im Folgenden dargestellte Klassifikation sexueller Störungen sich an der ICD-10 orientiert und damit impliziert wird, dass es kategoriale Unterschiede zwischen gestörtem und ungestörtem sexuellem Verhalten gibt, so sind die Grenzen dennoch fließend. Dies erklärt u. a., warum die epidemiologische Datenlage zur Häufigkeit sexueller Störungen unsicher ist.

9.1.2 Klassifikation sexueller Störungen

Unterschieden werden in den Klassifikationssystemen:

- Funktionelle Sexualstörungen (F52)
- Geschlechtsidentitätsstörungen (F64)
- Störungen der Sexualpräferenz (F65)
- Psychische und Verhaltensstörungen in Verbindung mit der sexuellen Entwicklung und Orientierung (F66)

Während die funktionellen Sexualstörungen in der ICD-10 den **Verhaltensauffälligkeiten mit körperlichen Störungen und Faktoren** (F5) zugeordnet werden, werden Störungen der Geschlechtsidentität, Sexualpräferenz und Orientierung unter **Persönlichkeits- und Verhaltensstörungen** (F6) subsumiert.

9.1.3 Phasen der ungestörten sexuellen Entwicklung

Die Kenntnis der Phasen sexueller Entwicklung und des sexuellen Reaktionszyklus bei Mann und Frau ist Grundlage für die Einteilung sexueller Funktionsstörungen bzw. auch Basis für eine gezielte Beratung.

Bei Mädchen beginnt und endet die Pubertät mit der **Veränderung körperlicher Merkmale** früher als bei Jungen. Die erste Menstruation (Menarche) tritt im Vergleich zu früheren Jahrzehnten inzwischen deutlich früher ein, durchschnittlich im 13. Lebensjahr (10. bis 16. Lebensjahr).

Die Pubertät wird durch **hormonelle Veränderungen** angestoßen, die die körperliche Entwicklung bedingen und begleiten. Sie beginnt bei Mädchen mit der Vergrößerung der Brust und der Entwicklung der Schambehaarung, bei Jungen mit der Vergrößerung von Hoden und Skrotum. Die körperlichen Veränderungen sind eng mit der psychosexuellen Entwicklung und Identitätsfindung des Jugendlichen verbunden und verlangen vielfältige Adaptationsprozesse.

Tab. 9.1 zeigt einen Überblick über die endokrinen und körperlichen Veränderungen.

9.1.4 Sexueller Reaktionszyklus

Bei den Phasen der sexuellen Reaktion werden unterschieden (**Abb. 9.1**):

- **Erregungsphase** mit zunehmendem Lustgefühl
- **Plateauphase** (die sexuelle Erregung bleibt auf demselben Niveau)
- **Orgasmusphase** mit intensivem Lusterleben
- **Rückbildungs- bzw. Entspannungsphase** (mit Befriedigungsgefühl und Schlafbedürfnis)

Plateau- und Orgasmusphase sind bei **Frauen** interindividuell und individuell variabler als bei Männern. Die Entspannungsphase ist bei **Männern** mit einer Refraktärzeit für erneute sexuelle Erregung verbunden, die individuell unterschiedlich lang und altersabhängig ist.

Die Phasen der sexuellen Erregung sind bei Frau und Mann mit **physiologischen Veränderungen** wie Pulsanstieg, erhöhter Atmungsfrequenz, verstärkter Muskelspannung sowie Veränderungen der Genitalien (u. a. Lubrikation, Erektion und Ejakulation) verbunden.

9.2 Sexuelle Funktionsstörungen

Key Point

Unter dem Oberbegriff sexuelle Funktionsstörungen werden alle Beeinträchtigungen zusammengefasst, bei denen der sexuelle Reaktionszyklus unabhängig von der Ätiologie beeinträchtigt ist. Die Untergruppe der funktionellen Sexualstörungen nach ICD-10 (F52) ist nicht durch eine organische Ursache bzw. Krankheit bedingt. Sie beeinträchtigen eine befriedigende sexuelle Interaktion der Partner, obwohl die organischen Voraussetzungen gegeben sind, und werden von sexuellen Dysfunktionen unterschieden, bei denen vorwiegend eine körperliche Ursache zugrunde liegt.

9.2.1 Epidemiologie

Die tatsächliche Prävalenz sexueller Störungen lässt sich schwer erfassen. Zum einen ist die **Dunkelziffer hoch**, da viele Patienten aus Scham nicht über ihre

Tab. 9.1

Biologische Veränderungen bei der sexuellen Entwicklung.

Alter	Mädchen	Jungen
9–10	– Vergrößerung von Brust und Becken – FSH-Anstieg	–
10–11	– Schambehaarung – LH-, Estradiol-Anstieg – Wachstumsschub	– Vergrößerung von Hoden und Skrotum – FSH-Anstieg
11–12	– Vergrößerung der Geschlechtsorgane	– Vergrößerung des Penis – Schambehaarung
12–13	– Beschleunigung des Wachstums – Schweißdrüsensekretion	– Wachstumsschub
13–14	– Menarche – Achselbehaarung	– Schweißdrüsensekretion
14–15	– Ovulation	– Beschleunigung des Wachstums – Stimmbruch – Achselbehaarung, Oberlippenflaum – erste Ejakulation
15–16	– möglicherweise Akne	– möglicherweise Akne
16–17	– Längenwachstum abgeschlossen	– Körperbehaarung
17–18		– Längenwachstum abgeschlossen

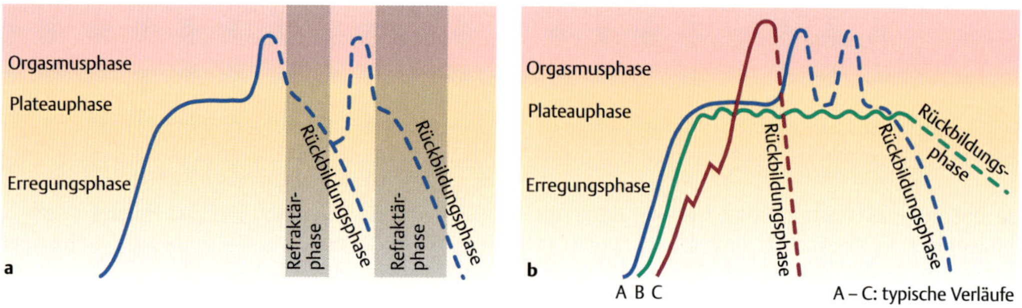

Abb. 9.1 Sexueller Reaktionszyklus bei Mann (a) und Frau (a) nach Masters und Johnson (nach Stauber, M., Weyerstahl, T., Duale Reihe Gynäkologie, Thieme, 2007).

Problematik sprechen bzw. keine fachkundige Hilfe aufsuchen. Zum anderen sind Studien wegen der unterschiedlichen diagnostischen Kriterien (ICD vs. DSM) nur schwer zu vergleichen.

Eine im Jahr 1999 durchgeführte **soziologischen Studie** an 1749 Frauen und 1410 Männern (im Alter von 18–59 Jahren) mit allgemeinen Fragen zum sexuellen Erleben im zurückliegenden Jahr lieferte folgendes Ergebnis: 22 % der befragten **Frauen** gaben ein herabgesetztes sexuelles Interesse an, 14 % litten an einer Störung der sexuellen Erregung und 7 % berichteten über Schmerzen beim Geschlechtsverkehr. Bei den **Männern** berichteten 5 % über verminderte Appetenz, 5 % über Erektionsstörungen, 21 % über vorzeitigen Samenerguss und 8 % über einen verzögerten Orgasmus im vergangenen Jahr. Allerdings entspricht auch diese Untersuchung nicht den ICD 10-Kriterien.

Klinisch scheinen bei **Männern** Erektionsstörungen und Ejaculatio praecox die häufigsten Störungen zu sein, bei **Frauen** sind es die Appetenzstörungen, gefolgt von Erregungs- und Orgasmusstörungen sowie Schmerzen beim Geschlechtsverkehr.

9.2.2 Klassifikation und Klinik

Zu den **funktionellen (nicht organisch bedingten) Sexualstörungen** zählen:

- Störungen des sexuellen Verlangens/der Appetenz (Verlust, Mangel oder Steigerung)
- sexuelle Aversion (angstbesetzte Abneigung)
- mangelnde sexuelle Befriedigung
- Störungen der sexuellen Erregung
- Störungen mit Schmerzen bei sexueller Aktivität (Dyspareunie)
- Orgasmusstörungen
- nachorgastische Störungen

Während die **ICD-10** rein deskriptiv die sexuellen Funktionsstörungen beschreibt und als diagnostisches Kriterium eine Organogenese ausschließt (**Tab. 9.2**), sei erwähnt, dass im multiaxialen **DSM-IV** sexuelle Funktionsstörungen umfassender betrachtet und auch ätiologische Gesichtspunkte (wie medizinische Krankheitsfaktoren und pharmakogene Auslöser der Störung) miteinbezogen werden. Außerdem findet im DSM-IV der subjektive Leidensdruck als diagnostisches Kriterium Berücksichtigung.

Tab. 9.2

Sexuelle Funktionsstörungen, nicht verursacht durch eine organische Störung oder Krankheit nach ICD-10 (F52).

ICD-10	Beschreibung
F52.0	**Mangel an oder Verlust von sexuellem Verlangen** Der Verlust des sexuellen Verlangens (Appetenz) ist das Grundproblem und beruht nicht auf anderen sexuellen Störungen wie Erektionsstörungen oder Dyspareunie. Der Mangel an sexuellem Verlangen schließt sexuelle Befriedigung oder Erregung nicht aus, sondern bedeutet, dass sexuelle Aktivität seltener initiiert wird. (inkl. **sexuelle Hypoaktivität**)
F52.1	**Sexuelle Aversion und mangelnde sexuelle Befriedigung** Entweder ist der Bereich sexueller Partnerbeziehungen mit so großer Furcht oder Angst verbunden, dass sexuelle Aktivitäten vermieden werden (**sexuelle Aversion**), oder sexuelle Reaktionen verlaufen normal und ein Orgasmus wird erlebt, aber ohne die entsprechende Lust daran (**Mangel an sexueller Befriedigung**). (inkl. **Anhedonie**)
F52.2	**Versagen genitaler Reaktionen** Das Hauptproblem bei Männern ist die **Erektionsstörung** (Schwierigkeit, eine für einen befriedigenden Geschlechtsverkehr notwendige Erektion zu erlangen oder aufrechtzuerhalten). Bei Frauen ist das Hauptproblem **mangelnde oder fehlende vaginale Lubrikation**. (inkl. **Erektionsstörung**, **psychogene Impotenz**, **Störung der sexuellen Erregung bei der Frau**; exkl.: organisch bedingte Erektionsstörung)
F52.3	**Orgasmusstörung** Der Orgasmus tritt nicht oder nur stark verzögert ein. (inkl. **gehemmter Orgasmus**, **psychogene Anorgasmie**)
F52.4	**Ejaculatio praecox** Unfähigkeit, die Ejakulation ausreichend zu kontrollieren, damit der Geschlechtsverkehr für beide Partner befriedigend ist. In schweren Fällen kann die Ejakulation auch vor dem Einführen des Penis erfolgen oder auch ohne Erektion.
F52.5	**Nichtorganischer Vaginismus** Spasmus der die Vagina umgebenden Beckenbodenmuskulatur, wodurch der Introitus vaginae verschlossen wird. Die Immission des Penis ist unmöglich oder schmerzhaft. (inkl. **psychogener Vaginismus**)
F52.6	**Nichtorganische Dyspareunie** Eine Dyspareunie (Schmerzen während des Sexualverkehrs) tritt sowohl bei Frauen als auch bei Männern auf. Sie kann häufig einem lokalen krankhaften Geschehen zugeordnet werden und sollte dann unter der entsprechenden Störung klassifiziert werden. Diese Kategorie sollte nur dann verwendet werden, wenn keine andere primäre nicht organische Sexualstörung vorliegt (z. B. Vaginismus oder mangelnde/fehlende vaginale Lubrikation). (inkl. **psychogene Dyspareunie**)
F52.7	**Gesteigertes sexuelles Verlangen** (inkl. Nymphomanie, Satyriasis)

nach WHO/Dilling: Taschenführer zur ICD-10, 6. A., Huber, 2012

9

MERKE

Es entspricht inzwischen auch der allgemeinen klinischen Sichtweise, allerdings noch nicht den Kriterien der ICD-10, nur dann von einer **Störung** zu sprechen, wenn **Leidensdruck** besteht. Dies ist z. B. bei Frauen mit Orgasmusproblemen relevant.

Störungen der sexuellen Appetenz

Bei Appetenzstörungen ist das sexuelle Verlangen verändert, es kann sowohl reduziert als auch gesteigert sein. Beides kann zu partnerschaftlichen Problemen führen.

Mangel an oder Verlust von sexuellem Verlangen

Grundlegend ist das **verminderte Bedürfnis nach sexueller Aktivität**. Diese Störung kann unabhängig von Erregung und Befriedigung eines sexuellen Kontakts vorliegen. In der Folge kommt es seltener zu sexueller Aktivität. Bei Frauen kann in bestimmten Phasen, wie z. B. in der Schwangerschaft oder im Wochenbett, ein vermindertes Bedürfnis bestehen.

Ätiologisch liegen der Störung häufig **Partnerschaftprobleme** zugrunde, die auch zu sexueller Aversion führen können. Ein Nachlassen der Appetenz im **Alter** ist ebenfalls häufig. Bei zugrunde liegenden anderen psychiatrischen Erkrankungen, wie z. B. depressiven Störungen, kann es **sekundär** zu Appetenzstörungen kommen.

Steigerung des sexuellen Verlangens

Gelegentlich empfinden junge Erwachsene eine Steigerung des sexuellen Verlangens als problematisch. Setzt sich das Bedürfnis nach gesteigerter sexueller Aktivität bis in das Erwachsenenalter fort oder verstärkt sich, wird auch der Begriff der **Hypersexualität** oder populärwissenschaftlich **„Sexsucht“** verwendet. Bei Männern spricht man gelegentlich auch von **„Satyriasis“**, bei Frauen von **„Nymphomanie“**. Es werden immer mehr sexuelle Erlebnisse gesucht, weil die augenblicklichen Aktivitäten zur Befriedigung nicht ausreichen. Dies kann dazu führen, dass die Betroffenen wegen ihres sexuellen Verlangens promiskuitive oder riskante sexuelle Kontakte eingehen, soziale und berufliche Aktivitäten vernachlässigen und unter depressiven Verstimmungen oder anderen psychosomatischen Beschwerden leiden (S. 199).

Störungen der sexuellen Erregung

Erektionsstörungen

Der Mann kann keine für einen befriedigenden Geschlechtsverkehr ausreichende Erektion erlangen und diese aufrechterhalten. So kann die Erektion schon während der sexuellen Stimulation im Vorspiel nicht ausreichend sein oder sie lässt bei Beginn des Koitus deutlich nach. Aus der genauen Anamnese können sich bereits Hinweise auf die Ätiologie der Erektionsstörung ergeben. Eine durchgängig zu schwache Erektion, auch während der Masturbation und morgens, deutet auf organische Ursachen hin.

Sexuelle Erregungsstörung der Frau

Wiederholt kommt es zu nicht ausreichender Lubrikation bzw. Anschwellung des äußeren Genitale als Zeichen einer verminderten genitalen Erregung oder diese Erregung kann nicht bis zum Ende der sexuellen Aktivität aufrechterhalten werden.

Störungen mit Schmerzen bei sexueller Aktivität

Als **Dyspareunie** werden unangenehme, schmerzhafte Empfindungen wie Stechen, Brennen und Jucken bis zu wehenähnlichen Krämpfen bei der Frau bezeichnet, die bei Einführen des Penis und während des Geschlechtsverkehrs auftreten. Es kann bereits bei Einführen des Penis zu unwillkürlichen Muskelverkrampfungen mit Verengungen des Scheideneingangs (**Vaginismus**) kommen, sodass ein Koitus nicht möglich ist. Immer ist eine organische Ursache wie Entzündung, Tumor etc. auszuschließen. Bei etwa 50 % der Schmerzzustände liegt eine gynäkologische Ursache vor.

Orgasmusstörungen

Orgasmusstörungen liegen vor, wenn nach einem normalen Erregungszyklus der Orgasmus als Höhepunkt sexueller Erregung verzögert, wiederholt oder situativ gar nicht auftritt. Beim Mann kann dies als **Ejakulationsstörung** imponieren: Eine vorzeitige Ejakulation (**Ejaculatio praecox**) liegt vor, wenn durch minimale Stimulation bzw. vor Immission des Penis ein Samenerguss ausgelöst wird. **Ausbleibende Ejakulation** trotz intensiver Stimulation sowie **Ejakulation ohne Lust- und Orgasmusgefühl** gehören ebenfalls zu den Orgasmusstörungen.

Nachorgastische Störungen können sich als Gereiztheit, depressive Gestimmtheit, innere Unruhe, Schlafstörungen und genitale Missempfindungen manifestieren.

9.2.3 Diagnostik und Differenzialdiagnosen

Grundlage der Diagnostik ist eine **differenzierte Anamnese**, die die sexuelle Funktionsstörung einerseits den verschiedenen Phasen der sexuellen Interaktion zuordnet, andererseits die Umstände des Auftretens erfragt. Hierbei bedarf es des Geschicks des Untersuchers, ausreichender Zeit sowie einer tragfähigen, vertrauensvollen Arzt-Patient-Beziehung um das Thema Sexualität und damit zusammenhängende Probleme anzusprechen. Die Anamnese muss neben einer ausführlichen **Sexualanamnese** (**Tab. 9.3**) auch die **partnerschaftliche Situation** berücksichtigen. Sie bezieht im Idealfall den Partner/die Part-

Tab. 9.3

Sexualanamnese.	
Aspekte	**wesentliche, abzufragende Inhalte**
Beschreibung des Problems	z. B. Erektionsstärke, Häufigkeit, plötzliches oder langsames Auftreten der Störung bei sexuellen Funktionsstörungen
frühkindliche sexuelle Entwicklung	liberales vs. restriktives Elternhaus, Tabus
Masturbationserfahrungen	Zeitpunkt, Häufigkeit, Schuldgefühle
erste sexuelle Kontakte	homo-, heterosexuelle Erfahrungen, positiv/negativ besetzte Erfahrungen, erster Koitus
Partnerschaften	Häufigkeit von Partnerwechsel, Auftreten sexueller Probleme, aktuelle Partnerschaft, Häufigkeit sexueller Aktivität
sexuelle Orientierung	hetero-, homosexuell, (bisexuell)
ungewöhnliche Sexualpraktiken	z. B. Erregung durch bestimmte Objekte (Fetisch); sadomasochistische Praktiken

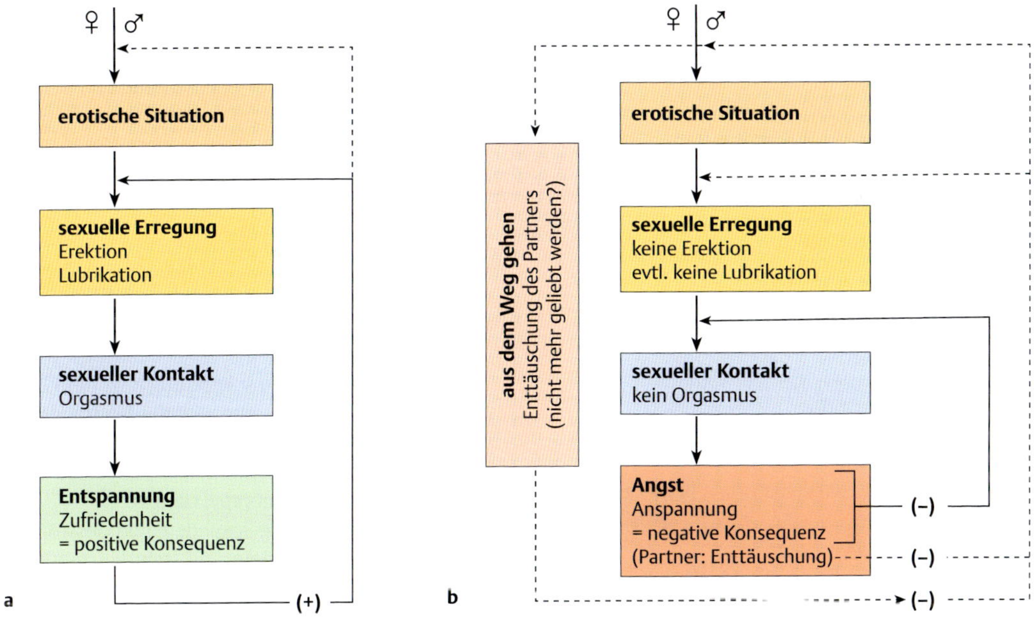

Abb. 9.2 Verhaltenskette ungestörten (a) und gestörten (b) Sexualverhaltens. Lerntheoretisches Modell: Die erotische Situation wird als Verhaltenskette verstanden. Den Abschluss dieser Kette mit Orgasmus und postkoitaler Entspannung bilden positive Verstärker (+). Bei Unterbrechung der Verhaltenskette bleibt die positive Verstärkung aus (-). Dies ist ein Modell, das die Vermeidung weiterer sexueller Kontakte erklärt. (nach Kockott, G., Die Sexualität des Menschen, 1. Aufl., C.H. Beck, München, 1995).

nerin mit ein, da funktionelle Sexualstörungen vorwiegend als Störungen partnerschaftlicher Interaktion und Kommunikation verstanden werden können (**Abb. 9.2**).

MERKE

Sexuelle Störungen bedürfen einer gründlichen **somatischen Anamnese** und **organischen Abklärung**.

Eine rationelle **organische Diagnostik** ist immer erforderlich, um behandlungsbedürftige organische Grunderkrankungen auszuschließen (**Tab. 9.4**). Auch auf mögliche **Medikamentennebenwirkungen** ist zu achten, besonders bei Einnahme von Antihypertensiva, SSRI (S. 271), Sexualhormonen oder bestimmten Antipsychotika (durch Prolaktinerhöhung, S. 282). Ebenso können **Suchtmittel** wie Alkohol die sexuelle Erlebensfähigkeit beeinträchtigen.

Ätiologisch können nach **gründlichem Ausschluss** einer organischen Genese **psychische Ursachen** angenommen werden. Berufliche Belastung, sexueller Leistungsdruck, partnerschaftliche Probleme etc. können bei entsprechender persönlicher Disposition (z. B. Selbstwertproblematik, negative sexuelle Vorerfahrungen) sexuelle Funktionsstörungen mitbedingen und nach **lerntheoretischem** Verständnis im Sinne eines Selbstverstärkungsmechanismus durch Versagensängste aufrechterhalten (vgl. **Abb. 9.2**).

Tab. 9.4

Beispiele möglicher organischer Ursachen für Erektionsstörungen.	
zugrunde liegende Erkrankung	**Beispiele**
kardiovaskuläre Erkrankungen	koronare Herzerkrankung, weitere atherosklerotische Veränderungen, Gefäßanomalien im Becken-/Genitalbereich
urogenitale Erkrankungen oder Fehlbildungen	Phimose, Induratio penis plastica, Endometriose
neurogene Störungen	Polyneuropathie, Z. n. Bandscheibenvorfall, Multiple Sklerose, Z. n. Prostata-OP
endokrine Störungen	Diabetes mellitus, Hepathopathien, Hypophysenerkrankungen
Alkohol- und Drogenmissbrauch, Medikamente	Antihypertensiva, SSRI, Kortikoide

Praxistipp

Gerade im höheren Lebensalter wird es zunehmend schwieriger, organische und psychische Ursachen sexueller Störungen voneinander zu unterscheiden. Zudem erhöht eine organische Erkrankung die Vulnerabilität für psychische Auslöser sexueller Störungen.

Außerdem sollten differenzialdiagnostisch auch **psychische Störungen** ausgeschlossen werden, wie depressive oder schizophrene Störungen (S. 104 bzw. S. 78), die die Sexualität bei Mann und Frau beeinträchtigen können.

9.2.4 Therapie

MERKE

Nicht jede sexuelle Funktionsstörung bedarf einer **gezielten** Therapie.

Häufig kann eine **Beratung** – im Idealfall des Paares – durch **Aufklärung und gezielte Information** sexuelle Mythen entkräften und zur Klärung unterschiedlicher Erwartungen der Partner beitragen. Hier ist der Hausarzt häufig der erste Ansprechpartner, der auch in der Regel die psychosozialen Hintergründe des Paares kennt. Bereits die Akzeptanz und Offenheit des Arztes gegenüber sexueller Thematik kann zu einer Entlastung und durch Wissensvermittlung zur Versachlichung der Situation beitragen. Mangelnde Kommunikation der Partner ist ein häufiger Grund für eine sexuelle Paarproblematik. In der Folge kommt es zu Missverständnissen, die von den Partnern jedoch nicht angesprochen werden. Diese lassen sich in beratenden Gesprächen ohne Parteinahme für einen der Partner häufig klären. Manchmal ergeben sich jedoch auch Hinweise darauf, dass die sexuelle Störung Ausdruck tiefergehender Konflikte in der Paarbeziehung ist. Dann dient der beratende Arzt als Weichensteller und kann je nach Problematik eine gezielte Therapie vermitteln.

Je nach Problematik kann das Paar zunächst zur organischen Abklärung in **urologische bzw. gynäkologische Behandlung** verwiesen werden. Stellt sich eine organische Grunderkrankung heraus, bedarf diese zunächst primär der Behandlung. Einige fachärztliche Kollegen verfügen inzwischen auch über eine zusätzliche sexualmedizinische Qualifikation.

Psychotherapeutische Verfahren

MERKE

Sexualtherapie setzt eine **psychotherapeutische Ausbildung** und Kenntnisse in diesem Spezialgebiet voraus.

Eine mögliche Methode der Beratung folgt dem **PLISSIT-Modell**. Es beinhaltet eine gestufte Beratungsfom bis hin zu therapeutischen Interventionen (P = Permission, LI = Limited Information, SS = Specific Suggestions, IT = Intensive Therapy, Tab. 9.5).
Etabliert sind – wenn die sexuelle Funktionsstörung im engeren Sinn im Vordergrund steht – inzwischen **sexuelle Paartherapien**, die auf den Erkenntnissen von Masters und Johnson (1973) beruhen. Bei diesen haben neben therapeutischen Gesprächen auch **praktische Verhaltensübungen** zwischen den Sitzungen einen großen Stellenwert. **Sensualitätstraining** (sensate focus) ist ein wesentlicher Bestandteil dieser therapeutischen Übungen. Hier führt das Paar Streichelübungen durch, um im entspannten Zustand Angst vor Körperberührung schrittweise abzubauen und neue sinnliche Erfahrungen zu machen. Deshalb wird im ersten Schritt direkte sexuelle Stimulierung vermieden und zunächst ein **Koitusverbot** vereinbart. Die Übungen bauen aufeinander auf und das Paar tauscht sich in den dazwischenliegenden Therapiesitzungen mit den Therapeuten über angenehme und unangenehme Erfahrungen aus. Rahmenbedingungen für eine solche Therapie sind: Beide Partner wollen die Partnerschaft fortsetzen, das Paar wird gemeinsam behandelt, die Störung darf nicht ausschließlich organisch bedingt sein und die Partner sollten sich für den Zeitraum der Sexualtherapie in

Tab. 9.5

Form der Intervention nach dem PLISSIT-Modell.

Stufe	Inhalt
I	**Permission:** Durch seine Haltung erlaubt der Therapeut dem Patienten (oder dem Paar) über seine Bedürfnisse, Probleme, Ängste ohne Bewertung zu sprechen. Gespräch mit Modellcharakter, das dem Paar ermöglichen soll, tabuisierte Themen anzusprechen.
II	**Limited Information:** Dem Patienten (oder Paar) werden die dem Problem entsprechenden gezielten Information gegeben, ohne ihn (oder beide) zu überfordern; der Therapeut ist zurückhaltend mit Interpretationen und Deutungen der Störung.
III	**Specific Suggestions:** Der Therapeut gibt dem Patienten (dem Paar) spezifische der vermuteten Pathogenese entsprechende Ratschläge und Empfehlungen.
IV	**Intensive Therapy:** Entspricht der für das Störungsbild entsprechenden Interventionen im Rahmen psychotherapeutischer Behandlung.

keiner anderen psychotherapeutischen Behandlung befinden.

Je nach Art der sexuellen Störung gibt es zusätzlich **spezifische Interventionen**:

- Bei der Erektionsstörung die **Teasing-Technik**, bei der die Partner schrittweise durch manuelles Stimulieren eine Erektion herbeiführen und abklingen lassen. Hier kann der Mann die Erfahrung machen, wieder Kontrolle über seine Erektionsfähigkeit zu erlangen und – durch das Koitusverbot – nicht unter Leistungsdruck zu stehen.
- Bei der Ejaculatio praecox lernt der Mann durch die **Squeeze-Technik** allmählich wieder, den Zeitpunkt des Ejakulationsprozesses selbst zu bestimmen. Dabei wird der Ejakulationsdrang durch Druck auf die dorsale Penisseite kurz vor der Ejakulation unterbrochen.
- Beim Vaginismus haben sich Übungen mit **Hegarstiften** bewährt. Die Frau führt dabei nach Erklärung in verschieden Übungsdurchgängen diese Metallstifte unterschiedlichen Durchmessers in entspanntem Zustand mit dem kleinsten Durchmesser beginnend in die Vagina ein. Später kann diese Übung dann in das Vorspiel mit dem Partner integriert werden.

Alle diese beispielhaften Interventionen sind in ein **therapeutisches Gesamtsetting** integriert. Zum Teil liegen bereits Therapiemanuale vor. Alle therapeutischen Ansätze betonen den Einbezug des Partners in die Therapie. Neben eher **verhaltenstherapeutischen Ansätzen**, die auf spezifische Problembereiche fokussiert sind, finden auch **tiefenpsychologisch fundierte Verfahren** Anwendung, wenn z. B. die Problematik in Persönlichkeitsaspekten eines Partners liegt.

Praxistipp
Sexualtherapie ist möglichst immer sexuelle Paartherapie.

EXKURS

Sexuelle Bedürfnisse im Alter

Hierbei handelt es sich nach wie vor um ein Tabuthema. Häufig besteht auch die Fehlannahme, dass ältere Menschen, insbesondere ältere Frauen, sexuell nicht mehr aktiv seien. Erst mit der Zunahme des Anteils älterer Menschen an der Bevölkerung findet dieses wichtige Thema zunehmend die notwendige Beachtung. Zur allgemeinen psychiatrischen Anamnese gehört sowohl bei jungen wie bei älteren Menschen die Frage nach ihrer Sexualität. Grundlage einer fundierten Beratung älterer Menschen ist zum einen Offenheit gegenüber dieser Thematik und Kenntnisse in altersassoziierten Veränderungen sexuellen Verhaltens. Die Sexualität des älteren Menschen ist störanfälliger und der sexuelle Reaktionszyklus verändert sich. Häufige bestehende organische Erkrankungen wie Diabetes mellitus und kardiovaskuläre Risikofaktoren müssen bei der Genese der Störung berücksichtigt werden.

Pharmakologische und andere somatische Therapieverfahren:

Vor allem bei Männern im höheren Lebensalter werden bei Erektionsstörungen zunehmend auch somatische Therapieverfahren mit in die Therapie des Paares einbezogen. So kommen neben **lokal applizierbaren vasoaktiven Substanzen** (SKAT = Schwellkörperautoinjektionstherapie) nach gründlichem Ausschluss von Kontraindikationen **orale Pharmaka**, wie z. B. **Sildenafil** und Apomorphin, zum Einsatz. Auch das aus der Yohimbe-Wurzel hergestellt Extrakt Yohimbin ist bei Appetenz- und Erektionsstörungen wirksam.

Mechanische Hilfsmittel, wie Vakuumpumpe und Penisring, werden gelegentlich bei Erektionsstörungen eingesetzt. **Gefäßchirurgische Eingriffe** und **Penisprothesen** sind in ihrer Anwendung umstritten und gelten als Ultima Ratio.

Bei Frauen mit postmenopausalen Veränderungen der Vaginalschleimhaut kann die verminderte Lubrikation zu Schmerzen beim Geschlechtsverkehr füh-

9

ren, nach Ausschluss einer anderen organischen Ursache können **Östradiolpräparate** hilfreich sein.

Praxistipp

Nitrathaltige Präparate dürfen nicht in Kombination mit Sildenafil eingesetzt werden, da ihre blutdrucksenkende Wirkung verstärkt werden kann.

9.3 Störungen der Geschlechtsidentität (F64)

Key Point

Transsexualität bezeichnet eine Divergenz zwischen dem biologischen Geschlecht und dem subjektiven Gefühl, diesem Geschlecht zuzugehören. Sie ist die ausgeprägteste Form der Geschlechtsidentitätsstörung und unabhängig von der sexuellen Orientierung.

9.3.1 Epidemiologie

Epidemiologisch tritt die **Mann-zu-Frau-Transsexualität** (1 : 30 000) etwa **3-mal häufiger** als die Frau-zu-Mann-Identitätsstörung auf, wobei die empirischen Studien zur Prävalenz aufgrund unterschiedlicher Kriterien nicht vergleichbar sind. Zur unterschiedlichen Prävalenz transsexueller Entwicklungslinien bei Männern und Frauen gibt es verschiedene Hypothesen; sie scheint multifaktoriell bedingt zu sein. Neben der entwicklungspsychologischen Vermutung einer erhöhten Vulnerabilität der männlichen Identitätsfindung wird vermutet, dass die Übernahme der „männlichen Stereotype" für Frauen einfacher ist. In Deutschland wird die Anzahl Transsexueller auf etwa 4000 geschätzt.

9.3.2 Klinik

Die Unzufriedenheit mit dem eigenen biologischen Geschlecht, die i. d. R. seit früher Kindheit und nicht nur zeitweise, sondern überdauernd vorliegt, ist mit dem intensiven Wunsch nach geschlechtsangleichenden Maßnahmen verbunden. Es besteht ein **durchgängiges** Unbehagen, dass das Geburtsgeschlecht nicht das richtige sei. Neben dem Wunsch nach Personenstandsänderung ist der Transsexuelle bestrebt, sich durch hormonelle und operative Behandlung dem gewünschten Geschlecht anzupassen.
Bei der **Mann-zu-Frau-Transsexualität** beginnt die Symptomatik häufig bereits in der Kindheit (**early onset**). Der Transsexuelle berichtet später, er habe sich schon immer als Frau gefühlt. Die sexuelle Orientierung ist entsprechend seiner Identität auf Männer (**androphil**) ausgerichtet. Seltener zeigt sich die transsexuelle Symptomatik später (**late onset**), meist erst nach der Pubertät. Nach einem **transvestitischen Zwischenstadium** und unsicherer sexueller Orientierung kommt es dann zum Vollbild der Mann-zu-Frau-Transsexualität, häufiger allerdings verbunden mit sexueller Orientierung auf Frauen (**gynäphil**).
Bei der **Frau-zu-Mann Transsexualität** ist die sexuelle Orientierung nahezu immer auf Frauen ausgerichtet (**gynäphil**). Ein transvestitisches Zwischenstadium spielt in dieser Entwicklungslinie nur eine unbedeutende Rolle.

Tab. 9.6

Störungen der Geschlechtsidentität nach ICD-10 (F64).

ICD-10	Beschreibung
F64.0	**Transsexualismus** Der Wunsch, als Angehöriger des anderen Geschlechts zu leben und anerkannt zu werden. Dieser geht meist mit Unbehagen oder dem Gefühl der Nichtzugehörigkeit zum eigenen anatomischen Geschlecht einher. Es besteht der Wunsch nach chirurgischer und hormoneller Behandlung, um den eigenen Körper dem bevorzugten Geschlecht soweit wie möglich anzugleichen.
F64.1	**Transvestitismus unter Beibehaltung beider Geschlechtsrollen** Tragen gegengeschlechtlicher Kleidung, um die zeitweilige Erfahrung der Zugehörigkeit zum anderen Geschlecht zu erleben. Der Wunsch nach dauerhafter Geschlechtsumwandlung oder chirurgischer Korrektur besteht nicht; der Kleiderwechsel ist nicht von sexueller Erregung begleitet. **Ausschluss:** fetischistischer Transvestitismus (F65.1, S. 197)
F64.2	**Störung der Geschlechtsidentität des Kindesalters** Diese Störung zeigt sich während der frühen Kindheit, immer lange vor der Pubertät. Sie ist durch ein anhaltendes und starkes Unbehagen über das zugefallene Geschlecht gekennzeichnet, zusammen mit dem Wunsch oder der ständigen Beteuerung, zum anderen Geschlecht zu gehören. Es besteht eine andauernde Beschäftigung mit der Kleidung oder den Aktivitäten des anderen Geschlechts und eine Ablehnung des eigenen Geschlechts. Die Diagnose erfordert eine tief greifende Störung der normalen Geschlechtsidentität; eine bloße Knabenhaftigkeit bei Mädchen und ein mädchenhaftes Verhalten bei Jungen sind nicht ausreichend. Geschlechtsidentitätsstörungen bei Personen, welche die Pubertät erreicht haben oder gerade erreichen, sind nicht hier, sondern unter F66 (S. 197) zu klassifizieren. **Ausschluss:** sexuelle Reifungskrise (F66.0), ichdystone Sexualorientierung (F 66.1)

nach WHO/Dilling: Taschenführer zur ICD-10, 6. A., Huber, 2012

9.3.3 Diagnostik und Differenzialdiagnosen

Die Diagnose wird von **spezialisierten Fachärzten** nach ausführlicher Untersuchung anhand der in Tab. 9.6 aufgeführten **diagnostischen Kriterien** gestellt.

> **MERKE**
>
> Vor geschlechtsangleichenden Maßnahmen und Personenstandsänderung sind nach Transsexuellengesetz **2 voneinander unabhängige Gutachten** erforderlich.

Differenzialdiagnostisch abzugrenzen sind Geschlechtsidentitätsstörungen geringeren Ausmaßes, wie die Ablehnung der gesellschaftlich festgelegten Geschlechtsrolle, die Unsicherheit über die eigene Geschlechtsidentität und Geschlechtsidentitätsstörungen im Rahmen einer konflikthaften homosexuellen Entwicklung.

Von der Transsexualität sind der **Transvestitismus unter Beibehaltung der Geschlechterrolle** ohne sexuelle Erregung und der **fetischistische Transvestitismus** (S. 197), bei dem das Tragen gegengeschlechtlicher Kleidung zu sexueller Erregung führt, abzugrenzen. Der Wunsch nach einer Geschlechtsumwandlung besteht nicht.

> **MERKE**
>
> Transvestitisches Verhalten tritt **vorübergehend** auf. Es besteht keine grundlegende Unzufriedenheit mit der geschlechtlichen Identität als Mann.

Im Rahmen der transsexuellen Entwicklung kann es zwar auch zu Phasen mit Tragen der nicht dem eigenen Geschlecht entsprechenden Kleidung kommen (**cross dressing**), dann und auch außerhalb dieser Phasen ist Transsexualität jedoch **durchgängig** mit der Ablehnung des biologischen Geschlechts verbunden. Allerdings weisen einige Männer mit Transvestitismus im Verlauf dann doch alle Kriterien einer Geschlechtsidentitätsstörung (s. o.) auf.

Weiterhin ist differenzialdiagnostisch eine **effeminierte Homosexualität** abzugrenzen: Hier steht die **gleichgeschlechtliche sexuelle Orientierung** im Vordergrund. Effeminierte männliche Homosexuelle ahmen das weibliche Verhalten nach und tragen zeitweise auch weibliche Kleidung oder Accessoires, auch hier besteht i. d. R. kein Bruch mit der männlichen Identität.

Ferner kann es bei **akuter schizophrener Erkrankung** vorübergehend zur wahnhaften Überzeugung kommen, nicht dem biologischen Geschlecht anzugehören. In der Regel weisen weitere Symptome auf eine psychotische Grunderkrankung hin (S. 81). Erschwert kann die Diagnosestellung bei einem protrahierten präpsychotischen Syndrom sein, wenn die Positivsymptomatik der schizophrenen Erkrankung noch nicht so ausgeprägt ist.

9.3.4 Therapie

Nach der Diagnosestellung ist die **psychotherapeutische Begleitung** durch einen spezialisierten Therapeuten die unabdingbare Voraussetzung für eine Geschlechtsangleichung. Dieser langfristige therapeutische Prozess ist vor der Transformationsbehandlung mit einem psychotherapeutisch begleiteten Alltagstest mit **Tragen** der dem gewünschten Geschlecht **entsprechenden Kleidung** im Alltagsleben über **mind. 1 Jahr** verbunden (sog. **full-time-real-life-experience**). **Somatische geschlechtsangleichende Therapieverfahren**, wie bereits die **hormonelle Behandlung**, sind tief greifende Behandlungsschritte mit unumkehrbaren Konsequenzen, die nur bei eindeutiger Diagnose begonnen werden dürfen und die beschriebenen psychotherapeutischen Schritte voraussetzen. Nach der Hormonbehandlung folgen die **geschlechtsangleichenden chirurgischen Eingriffe**.

Nach den geschlechtsangleichenden Behandlungen sollte die psychotherapeutische Behandlung fortgesetzt werden. Die deutschen sexualwissenschaftlichen Gesellschaften überarbeiten derzeit die **Richtlinien** über „Standards der Behandlung und Begutachtung von Transsexuellen".

9

> **EXKURS**
>
> **Geschlechtsangleichende Operation keine Voraussetzung mehr für personenstandsrechtliche Änderung**
>
> Mit Beschluss vom 28.01.2011 hat das Bundesverfassungsgericht (BVerfG) die Voraussetzungen für die rechtliche Anerkennung von Transsexuellen für verfassungswidrig erklärt. Die bisherigen rechtlichen Bestimmungen im Transsexuellengesetz (TSG) ermöglichten eine Vornamensänderung (**kleine Lösung**), wenn die betroffene Person sich seit mind. 3 Jahren dem anderen Geschlecht als zugehörig empfindet und unter dem Zwang steht, ihren Vorstellungen entsprechend zu leben, und mit hoher Wahrscheinlichkeit anzunehmen ist, dass sich das Empfinden, dem anderen Geschlecht zuzugehören, nicht mehr ändern wird.
>
> Eine personenstandrechtliche Änderung (**große Lösung**) setzte aber bisher die dauernde Fortpflanzungsunfähigkeit und eine Operation der äußeren Geschlechtsmerkmale voraus, mit der die Annäherung an das andere Geschlecht erreicht werden sollte. Das BVerfG sah mit der bisher im Transsexuellengesetz festgelegten Voraussetzung eines geschlechtsangleichenden operativen Eingriffs für eine personenstandsrechtliche Änderung das Recht auf sexuelle Selbstbestimmung und körperliche Unversehrtheit verletzt. Nach diesem Urteil ist für die personenstandsrechtliche Änderung die bisher geforderte geschlechtsangleichende Operation keine Voraussetzung mehr. Dies hat Konsequenzen für Eheschließung und das Eingehen einer Lebenspartnerschaft. Der Gesetzgeber ist nun zu einer Neuregelung aufgefordert.

9.3.5 Verlauf

Es liegen einige katamnestische Untersuchungen vor, die bei behandelten Transsexuellen bei sorgfältiger Indikation eine **günstige Prognose** hinsichtlich der Lebenszufriedenheit vermuten lassen, wobei der Beobachtungszeitraum meist weniger als 10 Jahre umfasste.

9.4 Störungen der Sexualpräferenz (F65)

Key Point

Paraphilien bzw. sexuelle Deviationen sind synonyme Begriffe für Störungen der Sexualpräferenz. Die sexuell erregenden Impulse und Phantasien beziehen sich hier wiederholt auf ungewöhnliche Objekte und Sexualpraktiken oder die sexuelle Aktivität ist nahezu ausschließlich auf Partner fixiert, die mit der sexuellen Interaktion nicht einverstanden sind. Die Sexualpräferenz ist ausgesprochen veränderungsresistent.

9

9.4.1 Epidemiologie

Epidemiologisch lässt sich die Prävalenz von Störungen der Sexualpräferenz nur schwer erfassen, da der Übergang zur „normalen" Sexualität fließend ist und die Betroffenen häufig ihre Sexualpräferenz nicht als gestört empfinden bzw. keine fachliche Hilfe aufsuchen. So ist von einer **hohen Dunkelziffer** auszugehen. Befragungen lassen den Schluss zu, dass bei allen beschriebenen Störungsbildern überwiegend **Männern** betroffen sind. Etwa 25 % der Frauen und 10 % der Männer geben an, mindestens einmal in ihrem Leben einen sexuellen Übergriff erlebt zu haben, exhibitionistische Handlungen sind hier eingeschlossen.

9.4.2 Ätiologie

Zur Ätiologie sexueller Präferenzstörungen gibt es vielfältige Konzepte; es wird eine **multifaktorielle Genese** angenommen.

9.4.3 Klinik

Im Folgenden seien Beispiele benannt.

Bei der **Pädophilie** besteht eine sexuelle Präferenz des Erwachsenen für präpubertäre oder im frühen Stadium der Pubertät befindliche Kinder, Jungen, Mädchen oder Kinder beiderlei Geschlechts. Gelegentlich findet auch der Begriff Pädosexualität Verwendung.

Beim **Exhibitionismus** kommt es zu sexueller Befriedigung durch anonymes Zurschaustellen der Genitalien vor fremden Personen, meist des anderen Geschlechts (sog. „Hands-Off-Tat"). Der Exhibitionismus ist mit sexueller Erregung und meist nachfolgender Masturbation verbunden.

Sadismus beinhaltet sexuelle Aktivität, bei der die sexuelle Erregung mit der Unterwerfung und Erniedrigung des Sexualpartners durch zum Teil auch gewaltsame Praktiken erzielt wird. Ist das Erleiden dieser Erniedrigung und Stimulation mit sexueller Erregung verbunden, handelt es sich um **Masochismus**. Oft sind beide Formen als **Sadomasochismus** miteinander kombiniert.

Wird die sexuelle Erregung und Befriedigung vorwiegend durch Gegenstände, bestimmte Materialien oder Körperteile hervorgerufen, z. B. Leder, Lack oder Gummi wird dies als **Fetischismus** bezeichnet. Die Fähigkeit zu sexueller Stimulation ist nur auf wenige, umschriebene Reize begrenzt und das ganze Spektrum sexuellen Erlebens auch in seinem Beziehungsaspekt eingeschränkt. In weniger ausgeprägter Form können Fetischobjekte aber auch in die "normale Sexualität" integriert sein.

Eine besondere Form des Fetischismus ist der **fetischistische Transvestitismus**. Fetischistischer Transvestitismus ist mit dem Bedürfnis des zeitweiligen Tragens gegengeschlechtlicher Kleidung verbunden und führt zu Anspannung wenn diesem Bedürfnis nicht nachgegeben wird. Das Tragen der gegengeschlechtlichen Kleidung ist mit sexueller Erregung verbunden. Da kein Wunsch zur Geschlechtsangleichung besteht und dem Wunsch nur zeitweise in Verbindung mit sexueller Erregung nachgegangen wird, ist es von der Transsexualität abzugrenzen (Kap. 9.5). Aus Verheimlichung und fehlender Akzeptanz können psychische Symptome und Probleme im sozialen Umfeld entstehen.

Voyeurismus beinhaltet das heimliche Beobachten sexueller Aktivitäten oder Intimitäten mit gleichzeitiger Erregung oder Masturbation.

Beim **Frotteurismus** wird die sexuelle Stimulation in der Enge von dichten Menschenansammlungen durch Reiben oder Drücken gesucht.

Sodomie – hier wird die sexuelle Erregung wird im Kontakt mit Tieren gesucht. In ländlichen oder einsamen Gegenden kann der sexuelle Kontakt mit Tieren eine Ersatzhandlung sein.

9.4.4 Diagnostik

Die **eingehende Exploration** ist Voraussetzung für die Diagnosestellung. Neben der gezielten Beschreibung der **Symptomatik** (Tab. 9.7) wird die Häufigkeit und Dauer des Auftretens erfragt, u. a. auch inwieweit die sexuelle Aktivität ausschließlich in devianter Weise phantasiert und erlebt wird. Der Schweregrad der Präferenzstörung beruht auf der Einschätzung, inwieweit der Patient in der Lage war, die Interessen seines Sexualpartners zu berücksichtigen bzw. selbstschädigende Verhaltensweisen zu vermeiden.

Tab. 9.7

Störungen der Sexualpräferenz nach ICD-10 (F65).

ICD-10	Beschreibung
F65.0	**Fetischismus** Gebrauch toter Objekte als Stimuli für die sexuelle Erregung und Befriedigung. Viele Fetische stellen eine Erweiterung des menschlichen Körpers dar, z. B. Kleidungsstücke oder Schuhwerk. Andere gebräuchliche Beispiele sind Gegenstände aus Gummi, Plastik oder Leder. Die Fetischobjekte haben individuell wechselnde Bedeutung. In einigen Fällen dienen sie lediglich der Verstärkung der auf üblichem Wege erreichten sexuellen Erregung (z. B. wenn der Partner ein bestimmtes Kleidungsstück tragen soll).
F65.1	**Fetischistischer Transvestitismus** Zur Erreichung sexueller Erregung wird Kleidung des anderen Geschlechts getragen; damit wird der Anschein erweckt, dass es sich um eine Person des anderen Geschlechts handelt. Fetischistischer Transvestismus unterscheidet sich vom transsexuellen Transvestitismus durch die deutliche Kopplung an sexuelle Erregung und das starke Verlangen, die Kleidung nach dem eingetretenen Orgasmus und dem Nachlassen der sexuellen Erregung abzulegen. Er kann als eine frühere Phase in der Entwicklung eines Transsexualismus auftreten. **Synonym:** Transvestitischer Fetischismus
F65.2	**Exhibitionismus** Die wiederkehrende oder anhaltende Neigung, die eigenen Genitalien vor meist gegengeschlechtlichen Fremden in der Öffentlichkeit zu entblößen, ohne zu einem näheren Kontakt aufzufordern oder diesen zu wünschen. Meist wird das Zeigen von sexueller Erregung begleitet und im Allgemeinen kommt es zu nachfolgender Masturbation.
F65.3	**Voyeurismus** Wiederkehrender oder anhaltender Drang, anderen Menschen bei sexuellen Aktivitäten oder intimen Tätigkeiten, z. B. Entkleiden, zuzusehen ohne Wissen der beobachteten Person. Zumeist führt dies beim Beobachtenden zu sexueller Erregung und Masturbation.
F65.4	**Pädophilie** Sexuelle Präferenz für Kinder, Jungen oder Mädchen oder Kinder beiderlei Geschlechts, die sich meist in der Vorpubertät oder in einem frühen Stadium der Pubertät befinden.
F65.5	**Sadomasochismus** Es werden sexuelle Aktivitäten mit Zufügung von Schmerzen, Erniedrigung oder Fesseln bevorzugt. Wenn die betroffene Person diese Art der Stimulation erleidet, handelt es sich um Masochismus; wenn sie sie jemand anderem zufügt, um Sadismus. Oft empfindet die betroffene Person sowohl bei masochistischen als auch sadistischen Aktivitäten sexuelle Erregung. **Synonyme**: Masochismus, Sadismus
F65.6	**Multiple Störungen der Sexualpräferenz** In manchen Fällen bestehen bei einer Person mehrere abnorme sexuelle Präferenzen, ohne dass eine im Vordergrund steht. Die häufigste Kombination ist Fetischismus, Transvestitismus und Sadomasochismus.
F65.8	**Sonstige Störungen der Sexualpräferenz** Hier ist eine Vielzahl anderer sexueller Präferenzen und Aktivitäten zu klassifizieren wie obszöne Telefonanrufe, Pressen des eigenen Körpers an andere Menschen zur sexuellen Stimulation in Menschenansammlungen (Frotteurismus), sexuelle Handlungen an Tieren (Sodomie), Strangulieren und Nutzung der Anoxie zur Steigerung der sexuellen Erregung.

nach WHO/Dilling: Taschenführer zur ICD-10, 6. A., Huber, 2012

9.4.5 Therapie

Therapeutischen Interventionen gehen **beratende Gespräche** voraus, die zunächst diagnostische, aufklärende und motivierende Aspekte beinhalten. Wertfreier Umgang im Gespräch kann dem Patienten mit sexueller Devianz zunächst Entlastung bieten. Im Beratungsgespräch wird die Indikation für eine **weiterführende Therapie** geklärt und die Motivationslage erfasst. Hier gilt es auch zu klären, inwieweit es für den Betroffenen möglich ist, Kompromisse mit dem unüblichen Sexualverhalten zu schließen, z. B. das Ausleben der sadomasochistischen Neigung in entsprechenden Zirkeln. Ist der Leidensdruck beim Patienten groß oder besteht eine mögliche Gefährdung Dritter durch die paraphile Neigung, können in der Therapie **„übliche" sexuelle Verhaltensweisen verstärkt** werden. Wichtig sind außerdem Interventionen zum Erlernen einer verbesserten interpersonellen Kommunikation und sozialer Fertigkeiten, die **selbstwertstärkend** wirken.

9.5 Psychische und Verhaltensstörungen in Verbindung mit der sexuellen Entwicklung und Orientierung (F66)

Key Point

Im Folgenden werden emotionale Störungen und Verhaltensstörungen beschrieben, denen eine Verunsicherung über die sexuelle Identität bzw. die sexuelle Orientierung zugrunde liegt. Die Betroffenen sind meist Heranwachsende; sie nehmen wegen begleitender psychischer Symptome und Leidensdruck fachliche Hilfe in Anspruch.

MERKE

Zu betonen ist, dass die sexuelle Orientierung **an sich** – sei sie homo- oder bisexuell – **nicht als Störung** anzusehen ist!

9.5.1 Epidemiologie

Gesicherte epidemiologische Daten zur Prävalenz von sexuellen Entwicklungs- und Orientierungsstörungen liegen nicht vor.

9.5.2 Ätiologie

Ätiologische Konzepte favorisieren eine **multifaktorielle Genese**.

9.5.3 Klinik, Diagnostik und Differenzialdiagnosen

Die Diagnosestellung erfolgt **klinisch** anhand der in Tab. 9.8 zusammengefassten diagnostischen Kriterien.

MERKE

Eine **bisexuelle Orientierung** ist aus klinischer Sicht **extrem selten**, meistens handelt es sich um eine noch nicht eingestandene **Homosexualität**.

Gerade die Pubertät und das frühe Erwachsenenalter können mit Verunsicherungen über sexuelle Identität und sexuelle Orientierung einhergehen. Diese Problemsituation kann sich möglicherweise auch hinter **anderen psychischen Symptomen** oder einem **Leistungsknick** in der Schule verbergen.

Grundlage dafür, dies zu erkennen, sind – wie auch im gesamten Bereich von Problemen mit der sexuellen Entwicklung – das **vertrauensvolle, vorurteilsfreie Gespräch** und eine **gründliche Anamnese**. Hierbei ist zu beachten, dass bei aller Liberalisierung die sexuelle Identitätsfindung häufig mit konflikthaftem Selbsterleben verbunden ist, insbesondere, wenn sie von der allgemeinen Norm abweicht. Tabuisierung, restriktive Normen oder verallgemeinernde Stigmatisierungen im sozialen Umfeld tragen ihren Teil dazu bei. Schwerwiegende krisenhafte Zuspitzungen, die sich auf alle Lebensbereiche beziehen, können die Folge sein.

Praxistipp

Gerade bei Jugendlichen können psychische Symptome, Verhaltensauffälligkeiten oder schlechtere Schulleistungen auf innere Konflikte in Bezug auf die sexuelle Identität zurückzuführen sein und sollten daher bei Schwierigkeiten in dieser Lebensphase mit bedacht werden. Die zugrunde liegende Problematik wird von Jugendlichen häufig nicht selbst direkt benannt, da sie eine Stigmatisierung fürchten.

EXKURS

Coming-out in der homosexuellen Entwicklung

Als **Coming-out** wird der Prozess bezeichnet, in dem sich ein weiblicher oder männlicher Jugendlicher seiner gleichgeschlechtlichen, homosexuellen Neigung bewusst wird. Dieser Prozess beginnt mit der Pubertät und kann zeitlich unterschiedlich lang sein. Abhängig von der eigenen Einstellung und Sozialisation sowie dem Umfeld ist das Coming-out mehr oder weniger problembehaftet, da die ersten eigenen sexuellen Bedürfnisse und Phantasien nicht der allgemeinen Norm entsprechen. Das Zu-sich-Stehen und die Gewinnung von Klarheit über die eigene sexuelle Orientierung wird auch als **inneres Coming-out** bezeichnet, während sich daran das Bekenntnis im sozialen Umfeld als ein **äußeres Coming-out** (syn: Going-Public) anschließen kann. Selbstsicherheit und innere Akzeptanz der eigenen Homosexualität erleichtern das Coming-out. Das Going-Public kann aber auch beschränkt bleiben auf einen engen Freundes- und Familienkreis. In jeder neuen Umgebung ist der homosexuell Empfindende jedoch neu mit der Frage konfrontiert, ob und wie er seine sexuelle Orientierung offenbart.

Die Selbstorganisation von Homosexuellen in der sog. **Gay Community** bietet in Treffpunkten in größeren Städten Beratungsangebote und geleitete Coming-out-Gruppen, die den Prozess der Auseinandersetzung mit der homosexuellen Entwicklung durch den Erfahrungsaustausch erleichtern und begleiten können.

Differenzialdiagnostisch sollten **Störungen der Sexualpräferenz** und **Geschlechtsidentitätsstörungen** ausgeschlossen werden (S. 188 bzw. 194). Gerade in der Adoleszenz können sich unabhängig von der sexuellen Entwicklung vielfältige psychische Konflikte ausbilden. Bei Leistungsknick und nicht durch einen fassbaren Auslöser bedingte Depressivität sollte auch an eine beginnende **affektive Störung** oder das unspezifische Vorstadium einer **schizophrenen Erkrankung** gedacht werden (S. 103 bzw. 77). Störungen der sexuellen Entwicklung und Orientierung können auch als Begleitsymptome einer beginnenden **Persönlichkeitsstörung**, wie z. B. der emotional-instabilen Persönlichkeitsstörung, auftreten (S. 209).

9.5.4 Therapie

Wie bei allen sexuellen Störungen bieten vorurteils- und wertfreie **Beratungsgespräche** ohne Zeitdruck Möglichkeit zur Aussprache und können bereits erheblich zur Klärung der Situation und zur Entlastung beitragen. Arzt oder Therapeut sollten bedenken, dass das Gespräch über sexuelle Wünsche, Bedürfnisse und Probleme für den Patienten einer großen Überwindung bedarf, und verantwortungsvoll das gegebene Vertrauen wertschätzen. Hilfreich kann

Tab. 9.8

Psychische und Verhaltensstörungen in Verbindung mit der sexuellen Entwicklung und Orientierung nach ICD-10 (F66).

ICD-10	Beschreibung
Die Ausrichtung der sexuellen Orientierung selbst ist nicht als Störung anzusehen.	
F66.0	**Sexuelle Reifungskrise** Die betroffene Person leidet unter einer Unsicherheit hinsichtlich ihrer Geschlechtsidentität oder sexuellen Orientierung, begleitet durch Ängste, Depressionen, Gereiztheit oder anderen Verhaltensauffälligkeiten. Meist kommt dies bei Heranwachsenden vor, die sich hinsichtlich ihrer homo-, hetero- oder bisexuellen Orientierung nicht sicher sind, oder bei Menschen, die nach einer Zeit scheinbar stabiler sexueller Orientierung (oftmals in einer lange dauernden Beziehung) die Erfahrung machen, dass sich ihre sexuelle Orientierung ändert.
F66.1	**Ichdystone Sexualorientierung** Die Geschlechtsidentität oder sexuelle Ausrichtung (heterosexuell, homosexuell, bisexuell oder präpubertär) ist eindeutig, aber die betroffene Person hat den Wunsch, dass diese wegen begleitender psychischer oder Verhaltensstörungen anders wäre, und unterzieht sich möglicherweise einer Behandlung, um diese zu ändern.
F66.2	**Sexuelle Beziehungsstörung** Die Geschlechtsidentität oder sexuelle Orientierung (hetero-, homo- oder bisexuell) bereitet bei der Aufnahme oder Aufrechterhaltung einer Beziehung mit einem Sexualpartner Probleme.

nach WHO/Dilling: Taschenführer zur ICD-10, 6. A., Huber, 2012

später auch der Verweis auf spezialisierte Beratungsangebote sein, um die Gespräche zu vertiefen. Dort kann auch gegebenenfalls eine entsprechende **Psychotherapie** vermittelt werden.

9.6 Besondere Problembereiche

Key Point

In den letzten Jahren Zeit gewinnt der süchtige Konsum von Internetsexualität immer größere Bedeutung. Neben dem Konsum von pornografischen Material gehört hierzu auch Cybersex (virtuelle sexuelle Beziehungen über das Internet). Es besteht noch keine eindeutige diagnostische Einordnung.

9.6.1 Sexuelle Süchtigkeit

Der Begriff „sexuelle Süchtigkeit" beschreibt **sexuelle Gedanken und Handlungen**, die als **nicht kontrollierbar** erlebt und die **beim Verzicht darauf zu einem Gefühl der Leere** führen. Die Problematik führt zu Schwierigkeiten im beruflichen oder sozialen Umfeld mit Einschränkung der Leistungsfähigkeit. Dabei scheint wohl eine Kombination von Internetsucht und einer sexuell stimulierenden Aktivität das Suchtpotenzial zu erhöhen.

Die Internetpornografie mit ihrer leichten, kostengünstigen Zugänglichkeit und der Möglichkeit zur Anonymität mit der Annahme einer virtuellen Identität erleichtert den suchtartigen Konsum. **Prädisponiert** scheinen Menschen mit psychiatrischer Komorbidität. Neben depressiven Erkrankungen, Angststörungen, Persönlichkeitsstörungen sind im Kontext dieses Kapitels auch Menschen mit paraphilen Störungen (S. 196) als gefährdet anzusehen, für die das Internet ein virtuelles Experimentierfeld ist. Aber auch exzessive Masturbation und nicht paraphile Phantasien können das süchtige Verhalten bestimmen. Wichtiges Kriterium ist der **Kontrollverlust** beim exzessiven Internetgebrauch bzw. bei exzessiver Masturbation, den auch die allgemeine **Internetsucht** kennzeichnet.

Therapeutische Überlegungen zielen zum einen auf **allgemeine präventive Maßnahmen** mit sexueller Aufklärung vor der Adoleszenz über den Umgang mit dem Internet, ggf. auch mit restriktiven Maßnahmen, die den Zugang zum Internet erschweren. Für Internetsucht und sexuell süchtiges Verhalten werden derzeit therapeutische Ansätze aus der **kognitiven Verhaltenstherapie**, die bei anderen Süchten bewährt sind, erprobt. Sie zielen auf eine Stimuluskontrolle ab, um den Internetkonsum zu reduzieren, und verwenden Strategien der kognitiven Umstrukturierung (vgl. S. 301).

Komorbide psychische Störungen bedürfen einer besonderen Aufmerksamkeit in der Diagnostik und müssen in der Behandlung Berücksichtigung finden (z. B. medikamentöse Behandlung von Depression, Angst und Zwang). Von großer therapeutischer Bedeutung ist der **Aufbau realer, über längere Zeit stark vernachlässigter sozialer Kontakte**, im Idealfall auch mit dem Ziel realer körperlicher zwischenmenschlicher Beziehungen.

9.6.2 Sexuelle Straftäter

Sexueller Missbrauch wird juristisch als **Straftatbestand gegen die sexuelle Selbstbestimmung** verstanden. Hierunter fallen u. a.:

- sexueller Missbrauch von Schutzbefohlenen < 16 Jahren, von Kindern < 14 Jahren (S. 254)
- Vergewaltigung ohne Altersgrenze
- sexuelle Nötigung

Sexuelle Straftäter lassen sich in zwei Gruppen einteilen:

- Den größten Anteil stellen **nicht-paraphile Straftäter**, die Vergewaltigungen verüben. Hier wird

„normale Sexualität" in krimineller Form gegen die Selbstbestimmung des Opfers ausgelebt. Die Täter sind in ihrer Persönlichkeitsstruktur häufig anderen Kriminellen ähnlich, häufig liegt eine Persönlichkeitsstörung vor.
- Zur anderen, entgegen der öffentlichen Meinung zahlenmäßig geringeren Gruppe gehören **Straftäter mit paraphiler Ausrichtung** (Pädophile, Exhibitionisten, S. 196).

Klinisch relevant scheint die Unterscheidung zwischen **innerfamiliärem** und **außerfamiliärem** sexuellem Missbrauch zu sein sowie der **Schweregrad**, der u. a. abhängig davon ist, ob der Täter sein Opfer berührt hat oder nicht (**Hands-on-** bzw. **Hands-off-Taten**; Exhibitionismus ist beispielsweise eine Hands-off-Tat). Außerdem ist bei der Beurteilung das **Ausmaß der Aggression** bzw. die **Rücksichtnahme auf die Interessen des Opfers** von Bedeutung.

9

MERKE

Etwa 10 % der sexuellen Straftaten werden aus **sadistischen Motiven** verübt. Es handelt sich um sexuell motivierte Tötungsdelikte mit extremer Gewalt, wobei der Täter den Lustgewinn aus der aggressiven Handlung zieht.

Allgemein ist die Indikation für eine **spezifische Psychotherapie** sexueller Straftäter abhängig vom Leidensdruck und der Motivation. In der Therapie geht es zunächst darum, dem Straftäter ein Unrechtsbewusstsein zu vermitteln und kognitive Schemata und Verzerrungen zu korrigieren, z. B. beim Entscheidungsprozess vom Motiv zur Tat. Hier werden im Rahmen von sog. Deliktszenarien Rekonstruktionen der Tat, Auslösesituationen für das Delikt in der Gruppe oder Einzeltherapie bearbeitet und Verleugnungen und Bagatellisierungen bewusst gemacht. Damit können Selbststeuerungsprozesse gestärkt werden. Soziale Fertigkeiten, adäquate Konfliktlösungsstrategien, Strategien zum Umgang mit Frustration, Ärger und Wut fließen in die Therapie mit ein. Es handelt sich also um **multimodale Behandlungsstrategien**.

Therapeutische Interventionen bei Straftätern mit **paraphiler Neigung** sollen dem Täter Strategien dafür vermitteln, wie er mit seiner Neigung kontrolliert umgehen kann. Dies ist wichtig, da die sexuelle Präferenz an sich sehr veränderungsresistent ist. Bei pädophilen Straftätern finden auch selbstwertstärkende Interventionen Anwendung.

Bei **Vergewaltigungsstraftaten** bilden die Impulskontrollstörung und die Persönlichkeitsproblematik beim Täter häufig den Fokus therapeutischer Interventionen. Auch komorbide psychische Störungen wie Substanzmissbrauch (v. a. Alkohol), die die Schwelle für sexuell motivierte Straftaten verringern, sollten bei dieser Tätergruppe mit in das Therapiekonzept einbezogen werden. Außerdem wurden Rückfall-Verhütungsprogramme (Relapse Prevention) entwickelt. Hinzu kommen somatische Therapieverfahren, wie u. a. der Einsatz von Antiandrogenen, die appetenzmindernd wirken. Sie können mit psychotherapeutischen Verfahren kombiniert werden.

Auch bei initial eher extrinsischer Motivation zeigen neuere Studien, dass gerade bei einem Teil der sexuellen Straftäter therapeutische Interventionen **rückfallprophylaktisch** wirken. Die psychotherapeutische Behandlung sollte allerdings spezialisierten Therapeuten mit spezifischer Ausbildung und Erfahrung vorbehalten sein.

Das Thema sexuell motivierter Straftaten wird in der Öffentlichkeit kontrovers diskutiert. Vor allem Sexualdelikte mit tödlichem Ausgang bei Kindern führen zur Forderung nach härterer Bestrafung. Auch die Diskussion um sexuellen Missbrauch an Kindern und Jugendlichen nimmt breiten Raum ein. Ohne Sexualdelikte zu verharmlosen, ist anzumerken, dass ihr Anteil an der Gesamtkriminalität weniger als 1 % beträgt. Die Anzahl der Kindstötungen mit sexuellem Motiv ist in Deutschland in den letzten Jahren zurückgegangen. Die Anzahl der Kindstötungen aus nicht sexuellem Motiv liegt weit höher.

Kapitel 10

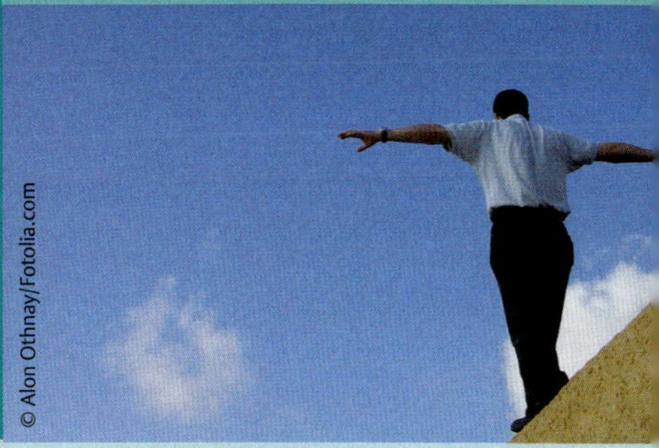

© Alon Othnay/Fotolia.com

10 Persönlichkeits- und Verhaltensstörungen (F60, F62, F63)

Männer fürs Leben

Schnittwunden am Unterarm

Die 21-jährige Soziologiestudentin, Frau Niemann, wird von einer Freundin mit multiplen, blutenden Schnittwunden am linken Unterarm im Badezimmer ihrer WG gefunden und in die chirurgische Ambulanz gebracht. Die Schnittwunden verlaufen parallel zueinander, sind nicht sehr tief und ausschließlich in Bereichen, die von Rechtshändern gut erreicht werden können. Frau Niemann äußert sich nicht zu den Fragen des behandelnden Chirurgen. Die Freundin berichtet dem Arzt aber leicht genervt, dass ihre Mitbewohnerin sich bereits in der Vergangenheit selbst „geritzt" habe. Nachdem die Wunden versorgt wurden, fordert der Arzt nach Rücksprache mit seiner Patientin wegen des Verdachts auf selbstverletzendes Verhalten ein psychiatrisches Konsil an.

Die hinzukommende Kollegin, Frau Dr. Lehmann, zieht sich mit Frau Niemann in ein Arztzimmer zurück. Ohne ihre Mitbewohnerin wird die Patientin etwas zugänglicher. Freimütig berichtet sie der Ärztin, dass sie sich die Wunden mit einem Rasiermesser selbst zugefügt habe. Sie habe sich am Vortag nach drei Monaten Beziehung von ihrem Freund getrennt und deswegen unter großem innerem Druck gestanden. Das Ritzen sei für sie die einzige Möglichkeit gewesen, diese Spannung abzubauen. Einmal angefangen, beginnt Frau Niemann sehr lebhaft und heraussprudelnd von ihrer Situation zu erzählen. Diese Trennung sei eine riesige Tragödie. Schließlich habe sie wirklich gedacht, Peter sei der Mann fürs Leben. Es sei alles so perfekt gewesen und dann habe er gestern einfach ein Date abgesagt. „War denn das abgesagte Date der alleinige Grund für die Trennung?", möchte Dr. Lehmann wissen. Sicher, rechtfertigt sich Frau Niemann, das sei unerhört und nicht hinnehmbar.

Ausführliche Akte

„Sprechen Sie zum ersten Mal mit einem Psychiater?", erkundigt sich Dr. Lehmann. Nein, antwortet Frau Niemann, sie sei vor etwa 2 Jahren – auch nach einer Trennung – bereits einmal stationär in der psychiatrischen Abteilung dieses Hauses gewesen. Damals habe man die Diagnose Borderline gestellt. Mit einem Mal wird Frau Niemann sehr verschlossen und verweigert das weitere Gespräch. Die Psychiaterin besorgt sich die alte Akte der Patientin: Tatsächlich hat der psychiatrische Kollege Dr. Schuster vor zwei Jahren bei Frau Niemann die Diagnose einer emotional-instabilen Persönlichkeitsstörung vom Borderline-Typ gestellt. Die Patientin hatte damals über mehrfachen Missbrauch durch den inzwischen getrennt von der Mutter lebenden Stiefvater berichtet. Seitdem sei das Verhältnis zwischen Mutter und Tochter sehr schwierig. In einer Zusammenfassung liest Dr. Lehmann, dass die Patientin eine ausgeprägte Affektlabilität, den Hang zu intensiven, aber instabilen zwischenmenschlichen Beziehungen und Promiskuität gezeigt habe. Sie leide an autoaggressiven Verhaltensweisen, Depersonalisierungserlebnissen und dissoziativen Phänomenen. Nebenbefundlich seien ein Alkoholmissbrauch und eine Nikotinabhängigkeit diagnostiziert worden. Frau Niemann wurde damals zur Krisenintervention stationär aufgenommen, hatte den stationären Aufenthalt aber nach einer Woche abgebrochen.

Nach dem Durcharbeiten der alten Akte kehrt Dr. Lehmann zu ihrer Patientin zurück. In einem ausführlichen Gespräch versucht sie Frau Niemann von der Notwendigkeit einer intensiven ambulanten Behandlung zu überzeugen. Die Patientin lehnt eine Psychotherapie zunächst ab. Das habe doch damals schon nichts gebracht. „Frau Niemann, vor 2 Jahren haben Sie die Therapie bereits nach einer Woche abgebrochen. Das war einfach zu kurz, um Erfolge zu erreichen." Nach einigem Zögern stimmt Frau Niemann schließlich zu. Dr. Lehmann stellt den Kontakt zwischen der Patientin und dem niedergelassenen Psychiater Dr. Senner her.

Stimmungswechsel

Zu Beginn der ambulanten Behandlung gestaltet sich die Beziehung zwischen Dr. Senner und der Patientin ganz charakteristisch für die Borderline-Störung: Frau Niemann ist zunächst sehr freundlich, zugewandt und kooperativ. Dr. Senner und die Therapie werden im weiteren Verlauf von der Patientin nahezu idealisiert. Nach ca. 4 Monaten fängt Frau Niemann dann plötzlich an, ihren Therapeuten und das bereits Erreichte massiv in Frage zu stellen. Sie ist zunehmend unwillig und erscheint zu mehreren Sitzungen mit einer Alkoholfahne. Frau Niemann teilt Dr. Senner schließlich mit, dass sie die Therapie abbrechen werde. Sie habe „jemanden kennengelernt", mit dem sie ein gemeinsames Leben aufbauen werde. Ihr gehe es sehr gut und sie benötige keine Hilfe mehr. Jeder Versuch des Therapeuten, sie von einer Fortführung der Therapie zu überzeugen, scheitert an ihrer Überzeugung, den neuen „Mann fürs Leben" gefunden zu haben und gesund zu sein. Dr. Senner bleibt nichts anderes übrig, als die Patientin schließlich gehen zu lassen. Er wünscht Frau Niemann alles Gute und bietet ihr an, dass sie sich wieder bei ihm melden kann, wenn sie Hilfe benötigt. Das werde sicherlich nicht nötig sein, ihr gehe es schließlich sehr gut, antwortet die Patientin und verlässt gut gelaunt die Praxis.

10 Persönlichkeits- und Verhaltensstörungen (F60, F62, F63)

10.1 Persönlichkeitsstörungen (F60)

Key Point

In der Adoleszenz beginnende, einseitige Ausprägung von Persönlichkeitszügen, die zu unflexiblen und starren Reaktionen auf Lebenssituationen führt; aus diesem Reaktionsmuster ergeben sich erhebliche negative Konsequenzen in sozialer, beruflicher und persönlicher Hinsicht. Die Störungsbilder lassen sich nicht besser durch andere psychische oder organische Erkrankungen erklären.

10.1.1 Allgemeines

Definition

Unter einer Persönlichkeitsstörung versteht man die **überdauernde und einseitige Ausprägung** eines – im Ansatz bei jedem Menschen zu findenden – **Persönlichkeitszuges**, die so schwerwiegend sein muss, dass der **Betroffene selbst** oder seine **Umgebung** darunter **leidet**.

Die Folge ist ein **anhaltendes Muster inneren Erlebens und Verhaltens**, das von den Erwartungen der sozialen Umwelt merklich **abweicht**. Dabei können Denken, Affekt, Beziehungsgestaltung sowie Impulskontrolle gestört sein. Im Alltag zeigt sich ein unflexibler Umgang mit persönlichen und sozialen Situationen. Das berufliche, kreative und zwischenmenschliche Potenzial eines Betroffenen kann meist nicht ausgeschöpft werden.

Die Störung lässt sich bis in die **Adoleszenz** zurückverfolgen und darf **nicht** durch eine **andere psychische Problematik** oder einen **medizinischen Krankheitsfaktor** erklärbar sein.

Überwiegend erleben Menschen ihre Persönlichkeitseigenschaften als **„ich-synton“**, d. h. als unmittelbar und genuin zu ihrer Person gehörig. Dies steht im Gegensatz zu vielen Symptomen psychischer Störungen, die als „ich-dyston“ (= fremd) bewertet werden (z. B. Zwangsstörungen). Daher fehlt vielen Betroffenen einer Persönlichkeitsstörung die innere Distanz, zu erkennen, dass es sich bei ihrer Persönlichkeitsausprägung um ein Störungsbild handelt. Subjektives Leid entsteht eher durch **Probleme in der Beziehungsgestaltung** („Niemand versteht mich“, „Ich fühle mich fremd auf der Welt, wie ein Alien“) oder in Form **sekundärer depressiver Entwicklungen**.

Tab. 10.1 fasst diese allgemeinen Charakteristika im Sinne der **ICD-10-Klassifikation** zusammen.

Tab. 10.1

Persönlichkeitsstörungen nach ICD-10 (F60).
Allgemeine Diagnosekriterien (gekürzt)
Grundbedingung: Das Zustandsbild lässt sich nicht auf eine beträchtliche Hirnschädigung oder eine andere psychische Störung zurückführen.
– deutliche Unausgeglichenheit in den Einstellungen und im Verhalten in mehreren Funktionsbereichen (z. B. Affekt, Antrieb, Impulskontrolle, Wahrnehmen, Denken, zwischenmenschliche Beziehungen)
– Störung ist nicht phasenhaft auf Episoden psychischer Krankheiten begrenzt, sondern anhaltend zu beobachten.
– Störung ist tiefgreifend und in vielen persönlichen und sozialen Situationen eindeutig unpassend.
– Störung beginnt in der Kindheit/Jugend und manifestiert sich auf Dauer im Erwachsenenalter.
– Störung verursacht deutliches subjektives Leid, wenn auch gelegentlich erst im Verlauf.
– Störung ist mit Einschränkungen der beruflichen und sozialen Leistungsfähigkeit verbunden.
nach WHO/Dilling: Taschenführer zur ICD-10, 6. A., Huber, 2012

Historischer Hintergrund

Der heutige Begriff der Persönlichkeitsstörung leitet sich aus dem **Psychopathiekonzept** ab. Dieses geht ganz wesentlich auf die Arbeiten des deutschen Psychiaters Kurt Schneider (1887–1967) zurück. Erhalten hat sich z. B. die grundsätzliche Auffassung Schneiders, dass es sich bei den „Psychopathien“ um eine **„quantitative Abweichung von der Norm handelt“** und das Störungsbild erst zu diagnostizieren ist, wenn der **Betroffene selbst** oder die **Gesellschaft** unter der „Abnormität“ **leidet** (s. Definition).

Während gegenwärtig versucht wird, nicht-wertende, neutrale Begriffe im Sinne beschreibender medizinischer Diagnosen zu finden, enthielten frühere Konzepte stets einen moralischen Aspekt in ihrer Begrifflichkeit. Beispielhaft sei die Bezeichnung des „gemütlosen Psychopathen“ genannt, der – so die historische Beschreibung – „ohne Mitleid, Scham, Ehrgefühl, Reue, Gewissen, im Wesen kalt, mürrisch, finster, in den Handlungen triebhaft und brutal“ sei. Vielfach erhalten psychiatrische Fachbegriffe aber erst durch Eingang in den Alltagssprachgebrauch einen wertenden Charakter. So war z. B. der Fachbegriff des „Psychopathen“ in der Entwicklung zunächst ohne Wertung, fand in der Gesellschaft jedoch als Schimpfwort Verwendung.

In der psychiatrischen Beschäftigung mit Persönlichkeit und Persönlichkeitsstörungen ist der Begriff abzugrenzen von ethisch-pädagogischen Bewertungen in dem Sinne, jemand „sei eine Persönlichkeit“, unterscheide sich also vom Durchschnitt der Mitmenschen.

DSM-IV	ICD-10
Cluster A: sonderbar-exzentrisch	
• paranoide PS • schizoide PS • schizotype PS	(F60.0) (F60.1) (F21)
Cluster B: dramatisch-emotional	
• antisoziale PS • Borderline-PS • histrionische PS • narzisstische PS	dissoziale PS (F60.2) emotional instabile PS (F60.3) (F60.4) sonstige spezifische PS (F60.8)
Cluster C: ängstlich-vermeidend	
• vermeidend-selbstunsichere PS • dependente PS • zwanghafte PS	ängstliche (vermeidende) PS (F60.6) abhängige (asthenische) PS (F60.7) anankastische PS (F60.5)

Abb. 10.1 Einteilung der Persönlichkeitsstörungen (PS). 3 Cluster mit 10 Unterformen nach DSM-IV bzw. 8 Unterformen nach ICD-10.

MERKE

„Persönlichkeit" meint im psychiatrischen Verständnis die Summe der Eigenschaften eines Menschen. Eng damit verknüpft ist der Begriff des **„Charakters"**, als Ausdruck langfristiger Einstellungen und das **„Temperament"**, als vitale Grundeigenschaft eines Menschen.

Klassifikation

Die derzeitige Klassifikation der Persönlichkeitsstörungen hat ihren Ursprung in der amerikanischen Einteilung psychischer Erkrankungen (DSM, S. 18) Die im europäischen Raum verbindliche Internationale Klassifikation psychischer Störungen (ICD-10, Kapitel F) lehnt sich an das amerikanische Modell an, ohne es in ganzer Konsequenz zu übernehmen. Die folgende Darstellung bezieht sich inhaltlich überwiegend auf das **DSM-IV**, dem Konzept des Buches folgend werden bei den Diagnosen jedoch jeweils auch die ICD-10-Kodierungen mit angegeben.

Unterschiede zwischen DSM-IV und ICD-10 bzgl. der Klassifikation von Persönlichkeitsstörungen sind:

- Um das Vorhandensein unangepasster Persönlichkeitszüge nicht zu übersehen, werden diese im DSM-IV auf **Achse II**, zusammen mit den geistigen Behinderungen, getrennt von allen anderen psychischen Störungen (Achse I) kodiert. Die ICD-10 kennt diese Achseneinteilung nicht.
- Das DSM-IV unterscheidet nach gemeinsamen Merkmalen geordnet **3 Hauptgruppen (Cluster)** von Persönlichkeitsstörungen (**Abb. 10.1**), die ICD-10 wiederum nicht.
- Insgesamt werden **10 Unterformen** anhand deskriptiver Merkmale voneinander abgegrenzt (ICD-10: 8 Unterformen).

MERKE

Menschen weisen häufig **mehr als nur eine** Persönlichkeitsstörungsdiagnose auf. Dabei ist es nicht ungewöhnlich, dass eine Person die Kriterien für Persönlichkeitsstörungen aus **verschiedenen Clustern** erfüllt.

Epidemiologie

Bislang existieren für die Gesamtheit der Persönlichkeitsstörungen nur wenige wissenschaftliche Daten. Geschätzt wird, dass **3–10 % der Bevölkerung** von einer Persönlichkeitsstörung betroffen sind. Männer und Frauen sind allgemein gleich häufig betroffen, aber es gibt teils deutliche Unterschiede in den spezifischen Persönlichkeitsstörungen. In der **städtischen Bevölkerung** finden sich Persönlichkeitsstörungen häufiger als in ländlichen Regionen. Soweit bekannt, werden Angaben zur Prävalenz bei den einzelnen Unterformen der Persönlichkeitsstörungen angegeben.

In **psychiatrischen Kliniken** weisen **bis zu 40 %** aller Patienten zumindest die Zusatzdiagnose einer Persönlichkeitsstörung auf, in der forensischen Psychiatrie sogar 70–90 %.

Genauere Analysen werden durch eine Reihe von **Einflussfaktoren** erschwert:

- offenbar deutlichere **regionale/kulturelle Einflüsse** als bei den klassischen psychischen Erkrankungen
- hohe Rate im Leben auftretender **komorbider psychischer Störungen** (z. B. Suchterkrankung, affektive Störung), welche die Diagnose einer Persönlichkeitsstörung oft verschleiern (vgl. **Abb. 10.2**, S. 209)

Ätiologie und Pathogenese

Angenommen wird heute ein **multifaktorielles Geschehen**, aus genetisch/biologischen Anteilen und psychosozialen Faktoren. **Genetisch** dominiert scheinen bestimmte Anteile des Temperaments, aber auch ein Teil menschlicher Verhaltensmuster zu sein. Die Entwicklung einer Persönlichkeitsstörung bedarf jedoch auch immer **psychosozialer Einflüsse**. Sowohl frühkindliche Entwicklung und elterliches Milieu als auch Integration unter Gleichaltrigen und Lebensereignisse spielen eine Rolle.

Am klarsten ausformuliert wurde diese Auffassung im **biopsychosozialen Ursachenmodell** der Borderline-Persönlichkeitsstörung nach Marsha M. Linehan (S. 209).

Diagnostik

Während das **allgemeine psychiatrische Untersuchungsgespräch** den Verdacht auf das Vorliegen einer Persönlichkeitsstörung ergeben kann, ist eine rein klinische Diagnosestellung wenig zuverlässig. Zusätzlich zu einer **sorgfältigen klinischen Untersuchung** ist es notwendig, **strukturierte diagnostische Hilfsinstrumente** zu verwenden. Am weitesten verbreitet sind:

- **International Personality Disorder Examination (IPDE):**
  - Untersuchungsinstrument zur Diagnostik von Persönlichkeitsstörungen nach **ICD-10** (→ 8 Unterformen)
  - **strukturiertes Interview** mit Einleitung zum lebensgeschichtlichen Hintergrund
  - von leicht zu beantwortenden Fragen bis hin zu komplexen Themen
  - Zeitaufwand ca. 45 min
  - Auswertung unkompliziert
- **Strukturiertes Interview zu DSM-IV-Achse-II-Diagnosen (SKID-II):**
  - Untersuchungsinstrument bestehend aus einem **Fragebogenteil** mit > 100 Sätzen, die für den Zeitraum der vergangenen 5–10 Jahre vom Patienten als „zutreffend" oder „nicht zutreffend" beantwortet werden sollen (Zeitaufwand ca. 20–30 min)
  - In einem **mündlichen Interview** werden alle mit „ja" beantworteten Sätze nach einem Kriterienkatalog weiter exploriert. Alle vollständig zutreffenden Merkmale werden summiert (Zeitaufwand ca. 40–60 min).
  - Für jede Persönlichkeitsstörung ist ein „Cut off" zutreffender Merkmale definiert, die Diagnose kann gestellt werden, wenn 4–5 der 7–9 beschreibenden Merkmale erfüllt sind.

Praxistipp
Eine rein klinisch gestützte Diagnostik überschätzt das Vorhandensein einer Persönlichkeitsstörung zumeist. So reicht z. B. die Tatsache, dass ein Mensch sich selbst in typischer Weise Verletzungen zufügt bei weitem nicht aus, die Diagnose einer Borderline-Störung (S. 209) zu stellen.

Grenzen der Diagnostik

Bei ICD-10 und DSM-IV handelt es sich um **rein deskriptive, kategoriale Diagnosesysteme**. Dabei geht der in der Störungsdefinition enthaltende **dimensionale Aspekt** von einem kontinuierlichen Übergang – beginnend bei der Normalität hin zu einer schwerwiegend einseitigen Ausprägung von Persönlichkeitseigenschaften – **weitgehend verloren**. Die gewählten Cut-off-Werte wirken klinisch oft willkürlich, eine Aussage über den tatsächlichen Schweregrad des Störungsbildes lässt sich nicht ableiten. Die meisten Betroffenen weisen zudem, aufgrund der sich stark überschneidenden Merkmale, **mehr als eine Persönlichkeitsstörungsdiagnose** auf.

Ein Rest an dimensionaler Auffassung ist in der Clusterbeschreibung des DSM-IV gegeben (s. o.); die ICD-10 verzichtet auf diesen Aspekt komplett.

Differenzialdiagnosen

Zeigt sich in der Anamnese eine unvermittelt nach schwerwiegenden Lebensbelastungen (z. B. Folteropfer, langdauernde Lagerhaft etc.) einsetzende Änderung der Persönlichkeit, so ist trotz phänomenologischer Übereinstimmung eine **andauernde Persönlichkeitsänderung** (F62, S. 219) zu diagnostizieren.

Eine durch eine Schädigung oder Krankheit des Gehirns erklärbare Persönlichkeitsstörung ist unter den **organisch bedingten Persönlichkeitsstörungen** (F07) abzubilden.

Differenzialdiagnostisch sind des Weiteren **affektive und schizophrene Erkrankungen** auszuschließen. Dabei kann ein Mensch neben z. B. einer schizophrenen Psychose durchaus gleichzeitig z. B. eine schizoide Persönlichkeitsstörung aufweisen, wenn sichergestellt wird, dass die Persönlichkeitsstörung bereits vor Manifestierung der schizophrenen Erkrankung vorhanden war.

10

MERKE
Hinsichtlich affektiver Störungen ist zu bedenken, dass z. B. Menschen mit einer **Borderline-Persönlichkeitsstörung** in bis zu **80 %** der Fälle zumindest **einmal** in ihrem Leben eine belangvolle **depressive Episode** erleben.

Zwanghafte Persönlichkeiten sind ebenso wie ängstlich-vermeidende Persönlichkeiten von der jeweiligen symptomatisch **neurotischen Störung** abzugrenzen (z. B. Zwangserkrankung, generalisierte Angststörung). Hauptunterscheidungskriterium ist neben einer insgesamt oft milderen Symptomausprägung der Persönlichkeitsstörung das kontinuierliche Vorhandensein der Persönlichkeitsstörung seit der Adoleszenz.

Praxistipp
Persönlichkeitsstörungsdiagnosen sollten nicht während der akuten Episode einer anderen psychischen Erkrankung oder im akuten Entzug von einer psychotropen Substanz gestellt werden.

Therapie

MERKE

Bei der Behandlung von Persönlichkeitsstörungen steht die **Psychotherapie** eindeutig im Vordergrund.

Auf diese wird bei den einzelnen Krankheitsbildern jeweils spezifisch eingegangen.
Da es hingegen keine spezifische **Pharmakotherapie** gibt, werden Psychopharmaka nur **adjuvant** eingesetzt.

MERKE

Allgemein gilt, dass bei Persönlichkeitsstörungen der Einsatz von Psychopharmaka stets außerhalb der zugelassenen Indikationen stattfindet (**„Off label"-Gebrauch**).

Dieser „Off label"-Gebrauch muss **im Einzelfall begründbar** sein. An die Aufklärung des Patienten und die Abwägung der medikamentösen Therapie hinsichtlich möglicher Risiken sowie gegenüber alternativen Behandlungsoptionen werden höhere Ansprüche gestellt als im bestimmungsgemäßen Gebrauch von Medikamenten. Es gelten folgende **Grundsätze**:

- Medikamente **zielgerichtet, d. h. syndromorientiert** einsetzen (z. B. Antidepressiva bei Auftreten eines ausgeprägten depressiven Syndroms, Stimmungsstabilisierer bei Stimmungsschwankungen, ausgeprägter Impulsivität oder Aggressivität, Antipsychotika bei psychosenahen Zuständen)
- **risikoreiche Therapiestrategien vermeiden** (cave: Verschreibung von Substanzen mit hohem Risiko bei Z. n. einer parasuizidalen Intoxikation)
- Substanzen mit **Abhängigkeitsrisiko** aufgrund höherer Rate komorbider Abhängigkeiten **vermeiden** (z. B. Benzodiazepine)
- **keine** Behandlung mit **nebenwirkungsreichen** Präparaten (z. B. trizyklische Antidepressiva)
- **polypharmazeutische** Strategien **vermeiden**!

Verlauf

Per definitionem (→ Beginn bereits in der Jugend) ist der Verlauf **anhaltend**, wobei durch entsprechende Lebenserfahrungen eine **Modulation** eintreten kann.

10.1.2 Cluster A (Dimensionen: sonderbar-exzentrisch)

Paranoide Persönlichkeitsstörung (F60.0)

Charakteristika | Erhebliche **Schwierigkeit**, zu anderen einen **vertrauensvollen Kontakt** aufzubauen, da stets angenommen wird, der andere könne böswillig das **Vertrauen ausnutzen**.

Epidemiologie | Bis zu **2,5 % der Bevölkerung** sind betroffen.

Ätiologie und Pathogenese | Siehe Allgemeines zur Ätiologie (S. 204). Paranoide Persönlichkeiten sollen oftmals einen **grausamen, rigiden Erziehungsstil** und eine **wenig liebevolle Eltern-Kind-Beziehung** erlebt haben.

Klinik | Die Grundeinstellung zur Umwelt ist eine **Erwartung feindlicher Handlungen**. Psychiatrische Hilfe wird selten gesucht. Wenn ein offenes Gespräch gelingt, wird häufig von einer Vielzahl von **Missachtungen und psychischen Verletzungen** berichtet. Der Betroffene hat den Wunsch nach menschlicher Nähe, ist im eigenen Erleben aber allzu häufig enttäuscht worden. In der klinischen Untersuchung zeigt sich ein Mensch, der oft **sozial weitgehend isoliert** ist, wobei es sein kann, dass andere den Betroffenen als unberechenbar und bedrohlich erleben und ihn dann tatsächlich ausgrenzen, was seine Haltung wiederum verstärkt. Die Entwicklung **fanatischer Wertesysteme** ist möglich, z. B. können religiöse oder politische Extremisten paranoide Persönlichkeiten sein. Handelt es sich um charismatische Personen, kann es zur **Identifikation anderer mit ihnen** kommen. Nachdem die **Realitätskontrolle überwiegend erhalten** bleibt, zeigt sich kein wahnhaftes Erleben im eigentlichen Sinne. Problematisch im Umgang kann eine Neigung zu **wütenden Gegenangriffen** nach vermeintlichen Missachtungen werden.

Diagnostik | Siehe Allgemeines zur Diagnostik (S. 205). Zur Diagnosestellung müssen **mind. 4** der in **Tab. 10.2** dargestellten **ICD-10-Kriterien** erfüllt sein.

Differenzialdiagnosen | Paranoide Psychosen, wahnhafte und organisch bedingte wahnhafte Störungen.

Therapie | Besonders geeignet ist die **kognitiv-verhaltenstherapeutische Psychotherapie**. Aufgrund des misstrauischen Weltbilds der Patienten sind **Beziehungsaufbau** und **Verlässlichkeit** besonders wichtig. Es geht u. a. darum, dysfunktionale Einstellungen

Tab. 10.2

Paranoide Persönlichkeitsstörung nach ICD-10 (F60.0).

Diagnosekriterien (gekürzt)
– übertriebene Empfindlichkeit bei Rückschlägen oder Kränkungen
– Neigung zu ständigem Groll, aufgrund der Unfähigkeit, Beleidigungen, Verletzungen oder Missachtung zu verzeihen
– Misstrauen und verändertes Erlebtes, weil neutrale/freundliche Handlungen anderer als verächtlich oder feindlich missdeutet werden
– streitsüchtiges und beharrliches, situationsunangemessenes Bestehen auf eigenen Rechten
– ungerechtfertigtes Misstrauen gegen den Sexualpartner hinsichtlich sexueller Treue
– ständige Selbstbezogenheit, überhöhtes Selbstwertgefühl
– Ereignisse im persönlichen und allgemeinen Umfeld werden ungerechtfertigt als Verschwörung aufgefasst.
nach WHO/Dilling: Taschenführer zur ICD-10, 6. A., Huber, 2012

und paranoide Kognitionen zu identifizieren. Die Patienten erleben sich als umgeben von Feinden, provozieren dies teilweise aber auch selbst. Die Therapie kann zu Erfahrungen verhelfen, dass, wenn sie anders reagieren, sie auch ein anderes Feedback der Umwelt erhalten. Da häufig die **Partner** in das paranoide System einbezogen sind, ist es oft sinnvoll, diese in die Behandlung **miteinzubeziehen**, um das System zu durchbrechen. Ferner ist oftmals **soziales Kompetenztraining** sinnvoll. Weiterhin bietet sich prinzipiell eine **Gruppentherapie** an; auch hier ist aber aufgrund des Weltbilds der Patienten eine Integration schwierig.

Verlauf | Zum Verlauf existieren kaum zuverlässige Daten. Es deutet sich an, dass paranoide Persönlichkeitszüge über die Zeit – im Unterschied zu anderen Formen von Persönlichkeitsstörungen – nicht abnehmen.

Schizoide Persönlichkeitsstörung (F60.1)

Charakteristika | **Affektarmut** und **scheinbares Fehlen des Wunsches** nach **Intimität**, Zugehörigkeit zu einem **familiären System** oder **engen Freundschaften**.

EXKURS

Schizoid vs. schizotyp

In den Begriffen „schizoid" und „schizotyp" steckt der von Eugen Bleuler (1857-1939) geprägte Wortanteil „schizo" (griech.: gespalten, vgl. S. 77). Während „schizoid" dabei aber eher die „Abspaltung" und ein tiefes Unverständnis für emotionale Vorgänge beschreibt, meint „schizotyp" einen eigentümlich exzentrischen Rückzug aus den sozialen Lebensbezügen - oft verbunden mit magisch-mystischen Überzeugen oder paranoiden Ideen.

Epidemiologie | Hierzu sind keine genauen Daten verfügbar, insgesamt **selten**. Die Störung scheint bei **Männern** etwas häufiger als bei Frauen diagnostiziert zu werden. Im familiären Umfeld finden sich vermehrt **schizophrene**, **wahnhafte** oder **schizotype Störungen**.

Ätiologie und Pathogenese | Siehe Allgemeines zur Ätiologie (S. 204). Zur schizoiden Persönlichkeitsstörung im Speziellen gibt es nur wenig gesicherte Daten.

Klink | Betroffene sind in aller Regel **Einzelgänger**, eine Neigung dazu besteht häufig schon im Kindesalter: Aufgrund ihrer „Andersartigkeit" werden die Patienten oft frühzeitig Opfer von Spott und Hänseleien Gleichaltriger. In zwischenmenschlichen Begegnungen und Gesprächen sind sie „hölzern" und ungeübt. Sie wirken **gefühlsarm**, können auch nach Provokation Gefühlen wie Wut kaum Ausdruck verleihen. Für Kritik oder Lob sind sie wenig zugänglich. Das Leben scheint oft richtungslos zu verlaufen. Beruflicher Erfolg ist selten, meist nur möglich wenn die Tätigkeit den persönlichen Bedürfnissen nach Rückzug entspricht („berufliche Nische"). Zeit wird überwiegend allein verbracht, es werden auch keine Freundschaften gesucht. Partnerschaften oder Heirat sind ausgesprochen selten.

Diagnostik | Siehe Allgemeines zur Diagnostik (S. 205). Zur Diagnosestellung müssen **mind. 4** der in Tab. 10.3 dargestellten **ICD-10-Kriterien** erfüllt sein.

Differenzialdiagnosen | Schizophrene Störungen, schizotype Störung, Asperger-Syndrom (autistische Psychopathie).

Therapie | Ähnlich wie bei der paranoiden Störung (s. o.) kommen schizoide Menschen kaum in Behandlung – wenn, dann aufgrund einer zusätzlichen Problematik, etwa einer akuten Lebenskrise. Wie bei der paranoiden Persönlichkeitsstörung ist der Beziehungsaufbau schwierig. Komponenten der Behandlung können **Training der Körperwahrnehmung, Sensorik und emotionalen Differenzierung** sein. Die Patienten müssen lernen, Emotionen wahrzunehmen und auszudrücken. Ferner geht es um den **Aufbau sozialer Kompetenz** (z. B. Kommunikationstechniken, Blickkontakt), die Teilnahme an Gruppenaktivitäten, wie z. B. Mannschaftssport, soll gefördert werden.

Schizotype Persönlichkeitsstörung (F21)

Dieses Störungsbild zählt im Gegensatz zum DSM-IV in der ICD-10 nicht zu den Persönlichkeitsstörungen, sondern fällt in das Kapitel schizophrener und wahnhafter Störungen (F2). Zusammenfassend besteht eine Kombination von **Defiziten in sozialer und zwischenmenschlicher Hinsicht** mit gleichzeitig auffallenden **Verzerrungen des Denkens** (überwiegend magisch, mystisch oder religiös gefärbt). Zu weiteren Einzelheiten siehe S. 96.

Tab. 10.3

Schizoide Persönlichkeitsstörung nach ICD-10 (F60.1).
Diagnosekriterien (gekürzt)
– Es können kaum Tätigkeiten benannt werden, die Vergnügen bereiten.
– Affekt: kühl, flach, distanziert
– reduzierte affektive Ausdrucksfähigkeit, sowohl warme, zärtliche Gefühle als auch Ärger betreffend
– Gleichgültigkeit gegen Lob oder Kritik
– wenig Interesse an sexuellen Erfahrungen mit anderen
– ausgeprägte Vorliebe für einzelgängerische Beschäftigung
– übermäßige Inanspruchnahme durch Phantasie oder Introspektion
– Mangel an vertrauensvollen und engen Beziehungen (max. 1 Person), fehlender Wunsch danach
– Gesellschaftliche Regeln werden nur schwer erkannt und befolgt.
nach WHO/Dilling: Taschenführer zur ICD-10, 6. A., Huber, 2012

10

10.1.3 Cluster B (Dimensionen: dramatisch-emotional)

Dissoziale Persönlichkeitsstörung (F60.2)

Synonym | DSM-IV: **antisoziale Persönlichkeitsstörung**.

Charakteristika | Die Grundüberzeugung solcher Menschen ist es, dass **Normen für sie nicht gelten**. Es findet sich daher ein tiefgreifendes Muster der **Missachtung der Rechte anderer**.

Epidemiologie | **Etwa 3 %** der Männer, **1 %** der Frauen in der Bevölkerung; in **Gefängnissen** oder **Suchtbehandlungseinrichtungen** ist die Prävalenz um ein Vielfaches höher. Frauen sind wahrscheinlich unterdiagnostiziert.

Überwiegend liegt bei diesen Patienten **mehr als eine Störung** vor: Es finden sich gehäuft z. B. depressive Krankheitsbilder, somatoforme Störungen, andere Persönlichkeitsstörungen (v. a. Borderline, narzisstisch) und Abhängigkeitserkrankungen.

Ätiologie und Pathogenese | Siehe Allgemeines zur Ätiologie (S. 204). Wenn z. B. der Vater selbst dissozial war, kann **Lernen am Modell** eine Rolle spielen.

10

Klinik | Menschen mit dissozialer Persönlichkeit lassen Mitgefühl vermissen, sie wirken abgebrüht, zeigen kaum verantwortliches Handeln. Sie weisen gehäuft delinquente oder aggressive Handlungen in der Anamnese auf. Sie haben kein Schuldbewusstsein und lernen daher auch kaum aus Bestrafung. Ein Teil der Betroffenen zeigt einen oberflächlichen Charme, der auch aus ihrer Furchtlosigkeit gespeist wird. Gründe, in Behandlung zu kommen, liegen – neben erzwungenen Therapien nach Straftaten – häufig in den Spätfolgen eines Substanzmissbrauchs oder einer Abhängigkeit, Somatisierungsstörungen, Störungen der Impulskontrolle (z. B. pathologisches Spielen) oder dysphorischen Zuständen innerer Anspannung (z. B. wenn Leerlauf und Langeweile nicht zu ertragen sind).

Diagnostik | Siehe Allgemeines zur Diagnostik (S. 205). Zur Diagnosestellung müssen **mind. 3** der in **Tab. 10.4** dargestellten **ICD-10-Kriterien** erfüllt sein. Im Unterschied zur DSM-IV verlangt die ICD-10-Diagnose nicht die Vorbedingung einer Störung des Sozialverhaltens in der Jugend. Damit ergibt sich eine erhöhte Wahrscheinlichkeit zur Diagnosestellung.

MERKE

In der Diagnostik muss unbedingt auch auf **fremdanamnestische Quellen** zurückgegriffen werden, da viele Betroffene dazu neigen, einseitig, in Hinblick auf eigene Vorteile, orientiert zu berichten.

Tab. 10.4

Dissoziale Persönlichkeitsstörung nach ICD-10 (F60.2).
Diagnosekriterien (gekürzt)
– herzloses Unbeteiligtsein gegenüber den Gefühlen anderer
– deutliche und andauernde Verantwortungslosigkeit und Missachtung sozialer Normen, Regeln und Verpflichtungen
– Unvermögen, stabile Beziehungen aufrechtzuerhalten, ohne Vorliegen einer Störung des Kontaktverhaltens
– Schwelle für aggressives Verhalten niedrig, Frustrationstoleranz gering
– kein Erleben von Schuldbewusstsein, kein Lernen aus Erfahrung oder Bestrafung
– Neigung, bezüglich der Ursachen von Konflikten andere zu beschuldigen oder vordergründige Rationalisierungen anzubieten
nach WHO/Dilling: Taschenführer zur ICD-10, 6. A., Huber, 2012

Differenzialdiagnosen |
- Substanzabhängigkeit mit Begehen antisozialer Handlung im Rahmen des abhängigen Verhaltens
- schizophrene oder manische Krankheitsepisode
- narzisstische, Borderline- oder histrionische Persönlichkeitsstörung

Therapie | Patienten mit dissozialer Persönlichkeitsstörung kommen häufig **nicht freiwillig** in Behandlung, sondern vielmehr im Rahmen eines **stationär forensisch-psychiatrischen Klinikaufenthaltes**.

Im Unterschied zur therapeutischen Realität im regulären ambulanten und stationären Versorgungssystem besteht in der Forensik in aller Regel kein knapp bemessenes Kontingent therapeutischer Stunden. Während sich einerseits Veränderungsmöglichkeiten und -bereitschaft der Patienten häufig als problematischer als im therapeutischen Durchschnitt darstellen, können andererseits Veränderungen über einen deutlich längeren Zeitraum schrittweise erwirkt werden.

Aufnahmeanlass sind im forensischen Kontext meist **schwerwiegende Straftaten**, die Auseinandersetzung mit „der Tat" spielt in der Therapie eine zentrale Rolle. Eine **erfolgreiche Behandlung** dissozialer Straftäter beinhaltet **nach Fiedler** folgende Module:
- systematische Einübung und Absicherung einer selbstkontrollierten Rückfallvermeidung (Identifizierung von Auslösern, z. B. aggressiven Verhaltens, und Erlernen alternativen Verhaltens)
- Entwicklung von Opferempathie: Die Patienten sollen lernen, sich in die Gefühle ihrer Opfer hineinzuversetzen.
- Entwicklung und Einübung zwischenmenschlicher Kompetenzen
- Wahrnehmung sozialer Belastungen und Stresssituationen
- Erlernen eines angemessenen Umgangs mit Gefühlen von Wut/Ärger und Impulsivität
- Abbrechen von Brücken zum kriminellen Milieu

Grenzen der therapeutischen Arbeit mit dissozialen Patienten sind hingegen:

- Bei schwerwiegender Ausprägung dissozialer Persönlichkeitseigenschaften – mit einer Art **„emotionalen Blindheit“** bezüglich der Gefühlswelt des Gegenübers – macht Therapie den Betroffenen allenfalls „geschickter“ in seinem Wissen um die Gefühle und Motive anderer, nicht jedoch einfühlsamer und tatsächlich einsichtiger.
- Bedingt durch die **ständige Möglichkeit der Täuschung** des Therapeuten durch den Patienten, ist die Psychotherapie stets von einem therapiefeindlichen Klima des Misstrauens bedroht.
- In der Konsequenz ist der Umgang mit diesen Patienten, insbesondere nach schweren kriminellen Handlungen, etwa zur Einschätzung eines Wiederholungsrisikos von Straftaten, **erfahrenen forensischen Psychiatern** vorbehalten.

Verlauf | Meist werden **chronische Verlaufsformen** beobachtet, teilweise mit Besserung um das 4.–5. Lebensjahrzehnt.

Emotional instabile Persönlichkeitsstörung (F60.3)

Synonym | DSM-IV: **Borderline-Persönlichkeitsstörung (BPS)**.

Charakteristika | Kennzeichnend ist ein **tiefgreifendes Muster von Instabilität in zwischenmenschlichen Beziehungen**. Dabei wird in der ICD-10 unter dem **impulsiven Typ** (F60.30) eine emotionale Instabilität in Kombination mit **Impulsdurchbrüchen**, insbesondere nach Provokation durch andere, verstanden. Der **„Borderline-Typ“** (F60.31) beinhaltet zusätzlich die weiteren Probleme emotional instabiler Menschen im Selbstbild und in der Beziehungsgestaltung in Verbindung mit schwankenden inneren Präferenzen, der Unfähigkeit allein zu sein, chronischer innerer Leere und Suizidalität/Selbstschädigung.

EXKURS

Warum „Borderline“?

Die Bezeichnung „Borderline“ (engl. „Grenzlinie“) wurde ursprünglich gewählt, weil die Erkrankung mit Symptomen beider Störungsgruppen im Grenzbereich zwischen Neurosen und Psychosen eingeordnet wurde.

Epidemiologie | Betroffen sind **0,7–2 %** der Bevölkerung. Die Diagnose wird überwiegend bei **Frauen** gestellt (Verhältnis: 70 : 30), dies ist jedoch vermutlich ein Artefakt (u. a. bedingt durch unterschiedliches Hilfesuchverhalten, höhere Rate strafbarer Fremdaggressivität der Männer, was zu Gefängnisaufenthalten anstatt zu Therapie führen kann).

Die **Komorbidität** der Borderline-Persönlichkeitsstörung ist ausgeprägt, folgende Diagnosen kommen dabei häufig vor: affektive Störung (Lebenszeitprävalenz > 80 %!), Essstörung, Abhängigkeitserkrankungen, posttraumatische Belastungsstörung, dissoziative Störung, ADHS, **Abb. 10.2**).

10

MERKE

Bis zu **10 %** der Borderline-Patienten versterben durch **Suizid**.

Ätiologie und Pathogenese | Wie bei allen Persönlichkeitsstörungen wird von einem **multifaktoriellen Geschehen** mit biologisch/genetischen und psychosozialen Anteilen ausgegangen (S. 204). Speziell zur Borderline-Persönlichkeitsstörung wurde von der amerikanischen Psychologin **Marsha M. Linehan** hierzu ein entsprechendes **biopsychosoziales Ursachenmodell** ausformuliert (**Abb. 10.3**).

Kurz zusammengefasst meint dieses Modell, dass die Störung auf dem Boden einer **genetisch** bedingten **Affektregulationsstörung** entsteht, in der ein Kind

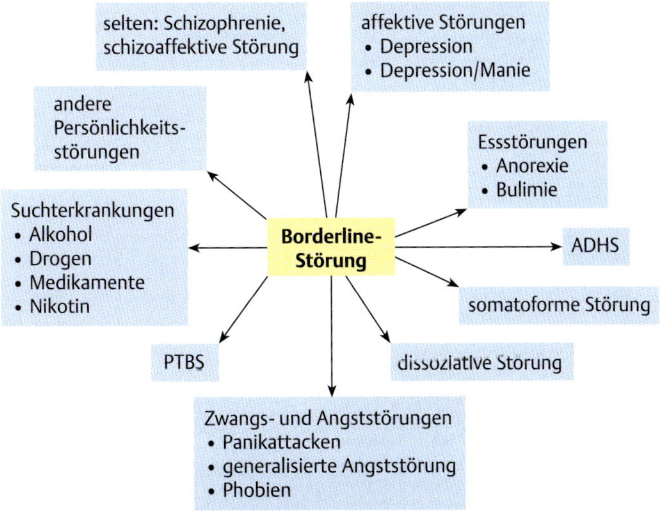

Abb. 10.2 Übersicht komorbider psychischer Störungen bei Borderline-Persönlichkeitsstörung (nach Rentrop, M., Reicherzer, M., Bäuml, J., Psychoedukation Borderline-Störung, Abb. 6.6, S. 70, Elsevier Verlag, Urban und Fischer, 2007).

schnell, lang anhaltend und heftig auf Außenreize reagiert. Diese individuelle Eigenschaft wird erst dann zum störungsfördernden Faktor, wenn die Umwelt – meist aufgrund von Überforderung – **invalidierend** mit den affektiven Zuständen des Kindes umgeht, indem sie den jeweiligen Gefühlsausdruck des Kindes entwertet. (Beispiel: Ein Kind weint, und die Reaktion der Bezugsperson ist etwa: „Traurig? Du hast doch überhaupt keinen Grund, traurig zu sein, ich geb' dir gleich Gründe...") Oder aber es wird sehr wechselhaft und unberechenbar auf den Affekt des Kindes reagiert, z. B. einmal mitfühlend, in einer vergleichbaren Situation dann ausgesprochen ablehnend. Diese Invalidierung und fakultativ hinzutretende schwerwiegende Traumatisierungen führen zur Ausbildung **dysfunktionaler Verhaltensweisen** beim Kind; z. B. werden Gefühle verborgen, das Kind gibt sich nach außen, wie es „richtig" zu sein glaubt, verliert den Bezug zur eigenen Innenwelt. Im Verlauf werden **Spannungszustände** zunehmend **problematisch bewältigt**, etwa mit der Entdeckung des „Ritzens" (vgl. **Abb. 10.4**). Aus einem derartigen interindividuellen Wechselspiel entsteht letztendlich eine Borderline-Persönlichkeit, mit heftigen, subjektiv unerklärlichen und kaum zu bewältigenden Affekten und einer **tiefen Verunsicherung über das Selbstbild**, nebst einem meist **schwer gestörten Selbstwertgefühl**.

Aus **tiefenpsychologischer Sicht** handelt es sich um eine frühe Störung bei der es in den ersten Lebensjahren nicht zu einer Ausbildung stabiler Selbst- und Objektrepräsentanzen kommt. Dies führt zu dem später fehlenden Selbstbild und der Unfähigkeit, stabile Beziehungen zu führen.

Oftmals (aber nicht immer) findet sich bei den Betroffenen ein **sexueller oder körperlicher Missbrauch** in der Kindheit.

Klinik I Typische Verhaltensweisen sind in **Tab. 10.5** und **Tab. 10.6** beschrieben. Patienten kommen überwiegend in Krisensituationen in Behandlung, dann mit einem hohen Druck, dass sich an ihrer augenblicklichen Situation sofort etwas ändern muss. Dabei kommt es beim Therapeuten häufig innerhalb kurzer Zeit zu einer intensiven inneren Reaktion (**„Gegenübertragung"**).

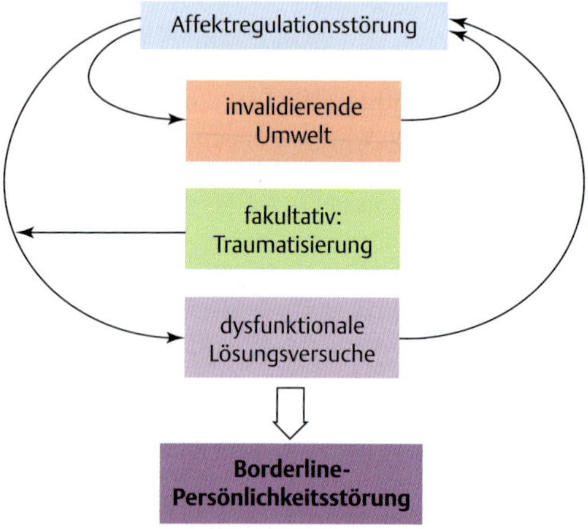

Abb. 10.3 Ursachenmodell der Borderline-Persönlichkeitsstörung (modifiziert nach Linehan und Bohus).

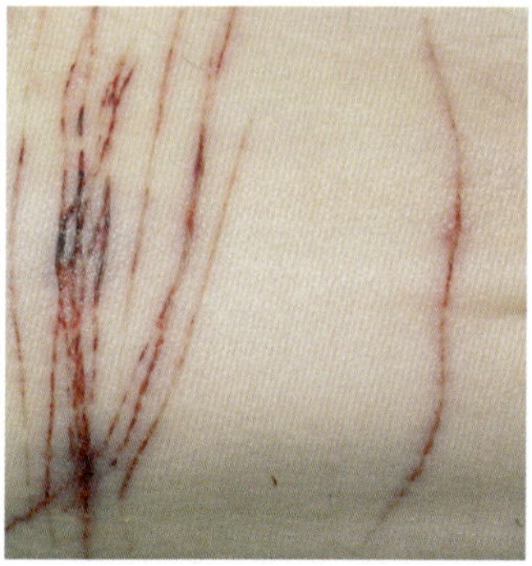

Abb. 10.4 Selbstverletzendes Verhalten („Ritzen"). Zahlreiche oberflächliche Schnitte am Unterarm (aus Zimmer, G., Prüfungsvorbereitung Rechtsmedizin, Thieme, 2009).

EXKURS

Gegenübertragung

Im Verlauf der Behandlung beim Therapeuten auftretende Einstellungen, Gefühle und Reaktionsmuster gegenüber dem Patienten werden als Gegenübertragung bezeichnet.

Möglich sind sowohl **sehr positiv getönte**, alle Last vom Betroffenen nehmende Gegenübertragungsreaktionen („Ich bin der Einzige, der diesem Patienten helfen kann...", „Ich möchte alles tun, dass es diesem Menschen schnell und umfassend besser geht...") als auch **intensive Gefühle der Ablehnung**.

Beide Reaktionsweisen sind, sofern der Therapeut diesen Impulsen unkritisch folgt, einseitig und unprofessionell, ein Scheitern der Behandlung damit voraussehbar. Ist ein Therapeut jedoch in der Lage, seine Gegenübertragung wahrzunehmen und zu analysieren, stellt dies ein wichtiges Instrument zur Sicherung einer Behandlung dar.

Konkret könnte das bei sehr zugewandter innerer Reaktion heißen, sich die Frage zu stellen, ab wann die Übernahme von Verantwortung dem Betroffenen mehr schadet als nutzt. Auf der anderen Seite könnte es bei deutlicher Ablehnung die Frage aufwerfen, was die sympathischen Seiten eines Menschen sind oder wo sich seine innere Not zeigt.

Insgesamt kann eine deutliche Wahrnehmung der Gegenübertragung folglich helfen, eine balancierte Sicht auf einen Patienten einzunehmen. Wesentliches Instrument zu dieser Selbstwahrnehmung des Therapeuten ist die bei den störungsspezifischen Behandlungsverfahren der Borderline-Störung auch explizit geforderte **Supervision** (S. 212).

Diagnostik | Siehe Allgemeines zur Diagnostik (S. 205). Nachdem die **ICD-10** über die in **Tab. 10.5** genannten **allgemein beschreibenden Kriterien** hinaus keine genaueren Items zur Diagnosestellung anbietet, zeigt **Tab. 10.6** eine verkürzte Darstellung der **störungsbeschreibenden Kriterien** des **DSM-IV**. Zur Diagnosestellung sind **5 der 9 Kriterien** zu erfüllen.

Aus diesen diagnostischen Kriterien ergeben sich **> 200 rechnerische Wege**, die Diagnose einer Borderline-Störung zu erhalten, was die Patientengruppe ausgesprochen **heterogen** macht. Weiter erschwert wird die Situation durch eine Vielzahl typischerweise auftretender **komorbider psychischer Störungen** (s. Epidemiologie, S. 204).

Tab. 10.5

Emotional instabile Persönlichkeitsstörung nach ICD-10 (F60.3).
Diagnosekriterien (gekürzt)
impulsiver Typ (F60.30)
– impulsives Handeln, ohne Konsequenzen zu bedenken
– Tendenz zu Streitereien
– Neigung zu Wutausbrüchen
– Schwierigkeiten bei der Beibehaltung von Handlungen, v. a. denjenigen, die nicht direkt belohnt werden
– unbeständige Stimmung
zusätzliche Kriterien für den Borderline-Typ (F60.31)
– Störungen des Selbstbildes und der inneren Präferenzen
– instabile, aber intensive Beziehungen
– Versuch, ein tatsächliches oder vermeintliches Verlassenwerden unbedingt zu vermeiden
– selbstbeschädigende Handlungen oder ihre Androhung
– Gefühl der inneren Leere
nach WHO/Dilling: Taschenführer zur ICD-10, 6. A., Huber, 2012

MERKE

Der **klinische Schweregrad** der Borderline-Störung ist eher abhängig von der **suizidalen Gefährdung**, der zusätzlichen Entwicklung einer **Abhängigkeitserkrankung** und dem erreichten **sozialen Entwicklungsniveau** als allein vom Erfüllen bestimmter diagnostischer Kriterien.

Differenzialdiagnosen | Organisch bedingte, schizophrene oder maniforme Störungsbilder sowie substanzbedingte Verhaltensänderungen, die allerdings auch begleitend (komorbid) auftreten können (s. o.).

Therapie | Neben den bislang üblichen **psychodynamischen** und **verhaltenstherapeutischen Behandlungen** haben sich für die Borderline-Persönlichkeitsstörung **4 störungsspezifische Behandlungsverfahren** etabliert:

- Dialektisch-Behaviorale Therapie (DBT) nach Linehan
- Übertragungsfokussierte Psychotherapie (TFP) nach Kernberg
- Mentalisierungsbasierte Therapie (MBT) nach Fonagy
- Schematherapie nach Young

Praxistipp

Alle störungsspezifischen Verfahren sind in randomisierten kontrollierten Studien untersucht, der Standardtherapie fehlt der wissenschaftliche Beleg der Wirksamkeit.

Zur **Therapievorbereitung** wurden **psychoedukative Gruppenprogramme** entwickelt. Die wesentlichen Inhalte dieser Patienteninformation über die Borderline-Persönlichkeitsstörung sind dabei (→ vergleich-

Tab. 10.6

Borderline-Persönlichkeitsstörung nach DSM-IV.
störungsbeschreibende Kriterien
– verzweifeltes Bemühen zu verhindern, von Bezugspersonen tatsächlich oder vermeintlich verlassen zu werden; dabei wird in aller Regel erheblicher psychischer Druck ausgeübt (z. B. auch bei Urlaubsankündigung des Bezugstherapeuten)
– intensive, aber instabile, von Idealisierung und Entwertung geprägte zwischenmenschliche Beziehungen (auch instabile therapeutische Beziehungen, z. B.: „Sie sind der erste Therapeut in den letzten 20 Jahren, der mich versteht" und kurze Zeit später: „So einen unfähigen Idioten wie Sie habe ich noch nicht erlebt, Sie ruinieren mein Leben…")
– schnell wechselndes, brüchiges Selbstbild (von Selbstüberschätzung zu völliger Entwertung, teils innerhalb weniger Minuten)
– impulsive Verhaltensmuster, die Betroffene in Schwierigkeiten bringen (z. B. aus dem Moment, einer Gestimmtheit heraus gefällte Entscheidungen für Geldausgaben, sexuelle Kontakte, Alkohol- oder Drogenkonsum, Fressattacken, rücksichtslose Autofahrten)
– Suizidalität, Suiziddrohungen und/oder selbstverletzendes Verhalten (typisch sind Schnittverletzungen [**Abb. 10.4**], Brandwunden, Schlagen mit Kopf oder Armen gegen Wände etc. zum kurzfristigen Spannungsabbau, aber auch minutiös geplante, schwere Suizidversuche)
– unangemessene Reaktivität der Stimmung auf Außenereignisse, mit ausgeprägter Reizbarkeit, Angst oder Dysphorie, jeweils über begrenzte Zeiträume von maximal wenigen Tagen
– chronische innere Leere
– Schwierigkeiten, Gefühle von Wut zu kontrollieren, mit heftigen Wutausbrüchen oder körperlichen Auseinandersetzungen
– vorübergehende dissoziative Zustände oder paranoide Entgleisungen bei Belastung
zusammengefasst und modifiziert aus Saß, H. et al. Diagnostische Kriterien DSM-IV-TR, Hogrefe, 2003

bar mit denen bei anderen Krankheitsbildern, S. 91):

- Störungsbegriff und Symptomatik
- Ursachenmodell
- komorbide psychische Störungen
- medikamentöse Behandlung
- Psychotherapie
- Notfallplan und Krisenmanagement

Die **Dialektisch-Behaviorale Therapie (DBT)** nach Marsha M. Linehan ist ein aus der kognitiven Verhaltenstherapie stammendes Verfahren. Ziel dabei ist es, die bei den Patienten meist ausgeprägte Bewertungstendenz (z. B. Einteilung in „gut“ und „böse“ bzw. „richtig“ und „falsch“) zu überwinden und sie zu unterstützen, Situationen in ausgewogener Form einzugehen, mit angemessenen Emotionen und Gedanken. DBT will die emotionale Belastbarkeit erhöhen und aus einer Lebenssituation ständiger Krisen herausführen.

Bei der DBT handelt es sich um ein **manualisiertes** Therapieverfahren, d. h., für die einzelnen Abschnitte der Therapie (Aushandeln des Vertrages, Anfangsphase, mittlere Therapiephase und Ende) existiert, ebenso wie für Notfallsituationen und Probleme in der Therapie, eine **schriftliche Hilfestellung** für den Therapeuten.

Die DBT besteht aus **4 Modulen**:

- **Einzeltherapie:** Grundlage der Behandlung ist ein schriftlicher **Therapievertrag**, der die Rechte und Pflichten für den Patienten und den Therapeuten festlegt. Dabei versteht sich ein DBT-Therapeut im Gegensatz zu anderen Psychotherapeuten als „Bergführer“ auf einem schwierigen Weg zur Gesundung und im Wesentlichen auf „gleicher Augenhöhe“ mit dem Betroffenen. Der Therapievertrag gibt der Behandlung einen festen Rahmen und legt eine **Themenhierarchie** (s. „Merke“ bzw. Abb. 10.5) in der Therapie fest. Darüber hinaus ist er wesentliches Instrument, Patienten an Vereinbarungen und eigene Absichten zu erinnern, wenn die Therapie in Gefahr gerät zu scheitern. Die Behandlung in Einzeltherapie ist für mind. 1 Jahr konzipiert.
- **Fertigkeiten (Skills)-Training in der Gruppe:** Ebenfalls über 1 Jahr arbeiten ergänzend zur Einzeltherapie jeweils 8 Patienten mit 2 Therapeuten in einem Trainingsprogramm daran, ihre bisherigen selbstschädigenden Strategien zum Spannungsabbau (z. B. Selbstverletzungen) durch neue Möglichkeiten zu ersetzen. Themen sind die Implementierung von Notfallfertigkeiten, das Erlernen eines sicheren Umgangs mit Gefühlen und der Erwerb zwischenmenschlicher Fertigkeiten. Zusätzlich sind (z. B. mit der „Achtsamkeit“) Elemente des Zen-Buddhismus integriert.
- **Option auf Notfalltelefonate:** Im Notfall haben Patienten die Möglichkeit, sich telefonisch an ihren Therapeuten zu wenden, sie erfahren dabei eine kurz und zielgerichtet gehaltene Notfallberatung, um kritische Situationen zu meistern.
- **Verpflichtung des Therapeuten**, **Supervision** (s. Exkurs) wahrzunehmen.

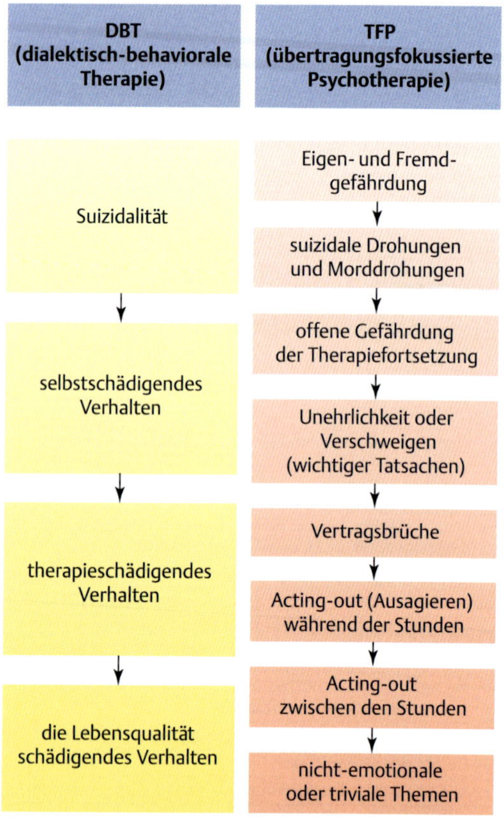

Abb. 10.5 Hierarchisierung von Themen im therapeutischen Prozess von Patienten mit Borderline-Persönlichkeitsstörung aus Sicht der dialektisch-behavioralen Therapie (DBT) und der übertragungsfokussierten Psychotherapie (TFP). Solange Suizidalität für den Patienten ein belangvolles Thema ist, kann kein anderes Problem in der Therapie behandelt werden. Besteht keine Suizidalität (mehr), können andere Themen in der Reihenfolge ihrer Wichtigkeit angegangen werden (nach Herpertz, S.C., Saß, H., Persönlichkeitsstörungen, Thieme, 2002).

EXKURS

Supervision und Intervision

Hierbei handelt es sich um zwei wesentliche Methoden zur Reflexion, Analyse und ggf. Optimierung eines psychotherapeutischen Behandlungsprozesses.

Bei der **Supervision** werden die Patientenfälle in regelmäßigen Abständen einem **erfahrenen externen Therapeuten** vorgestellt. Dies geschieht meist im Rahmen einer Einzelsupervision, in einer Supervisionsgruppe oder durch Einschicken von Videobändern.

Im Gegensatz dazu stellt sich bei der **Intervision** eine Gruppe gleichwertig ausgebildeter Psychotherapeuten **gegenseitig** regelmäßig „Fälle“ bzw. Behandlungsvideos vor und diskutiert Diagnose, Therapieverlauf, Gegenübertragung und Behandlungstechnik.

MERKE

Unter den psychotherapeutischen Verfahren hat die DBT den **höchsten Grad an Evidenz**. Eine gute Wirksamkeit besteht insbesondere bei **chronisch** ausgeprägten Formen von **Suizidalität** und **Selbstschädigung**.

Die **übertragungsfokussierte Psychotherapie** (Transference-Focused-Psychotherapy, **TFP**) nach Otto F. Kernberg ist ein aus der Psychoanalyse stammendes Verfahren zur Therapie der sog. **Borderline-Persönlichkeitsorganisation (BPO)**. Dieses Modell greift im Unterschied zu den klassischen psychiatrischen Klassifikationen weit mehr das **dimensionale Konzept** einer Persönlichkeitsproblematik auf, indem es zugrunde legt, dass es ein Kontinuum zwischen „gesund“ und „krank“ gibt (**Abb. 10.6**). Frühkindliche Beziehungserfahrungen, das angeborene Temperament und die wesentlichen weiteren Lebenserfahrungen der Entwicklungszeit bedingen eine unterschiedliche Ausreifung und Funktion der Persönlichkeit.

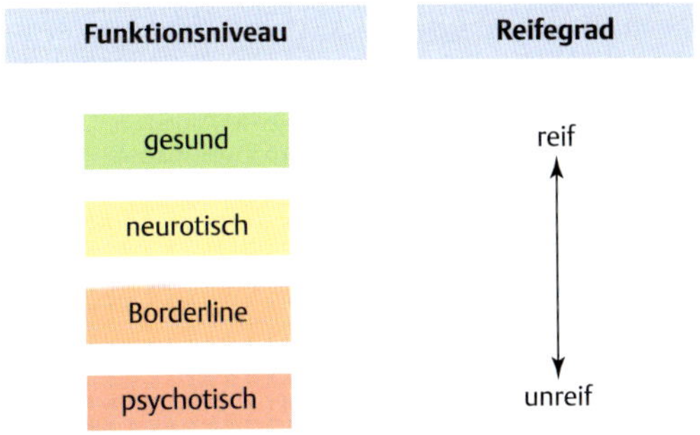

Abb. 10.6 Dimensionales Konzept der Persönlichkeitsorganisation nach Kernberg.

MERKE

Während die klassischen psychiatrischen **Klassifikationssysteme** nur die **Verhaltensweisen** der einzelnen Persönlichkeitsstörungen beschreiben, geht es beim Konzept der **Persönlichkeitsorganisation** nach Kernberg um das **Ausmaß der Reife** der Persönlichkeit.

Folgende **Grundelemente** bestimmen nach Kernberg die **Persönlichkeitsorganisation** (vgl. **Tab. 10.7**) und sind daher von besonderem Interesse:

- Fähigkeit, die **innere von der äußeren Realität** zu unterscheiden
- Entwicklung eines **stabilen inneren Konzeptes** von **„sich selbst“** („Was sind meine wesentlichen Stärken und Schwächen? Was unterscheidet mich von anderen?“) und **„den anderen“** („Welche Stärken und Schwächen haben meine wichtigsten Bezugspersonen?“)
- Verfügen über eine **Bandbreite unterschiedlich intensiver und modulierter Gefühle**, die kontrolliert und der jeweiligen Situation entsprechend eingebracht werden können
- Entwicklung **stabiler innerer Werte**

Letztlich sind diese Elemente entscheidend für die Möglichkeiten zur Gestaltung grundlegender Aspekte des Lebens (Arbeit, Freizeit, Partnerschaft, Freundschaften).

Wesentliche Hinweise auf eine **Borderline-Persönlichkeitsorganisation (BPO)** ergeben sich aus der Unsicherheit des Betroffenen in der Frage seiner Identität (sog. **Identitätsdiffusion**).

Praxistipp

In der klinischen Diagnostik ist die Bitte an einen Patienten, seine wichtigsten Eigenschaften zu beschreiben bzw. zu sagen, was ihn von anderen Menschen unterscheidet, von großer Bedeutung.

Tab. 10.7

Persönlichkeitsorganisation nach Kernberg.

Kernfragen	Beschreibung	Kennzeichen der Borderline-Persönlichkeitsorganisation (BPO)
Identität	kohärentes Selbstbild und stabiles Bild der wichtigsten Bezugspersonen	Identitätsdiffusion
Realität	Fähigkeit zur Realitätskontrolle	Fähigkeit erhalten
Abwehrmechanismen	unreife (z. B. Spaltung, „Acting Out“, Projektion) vs. reife (z. B. Rationalisierung) (vgl. S. 305)	Vorherrschen primitiver Abwehrmechanismen, wie z. B. Spaltung, projektive Identifizierung, omnipotente Kontrolle, primitive Idealisierung
internalisierte Werte		Wertesystem widersprüchlich
Aggression	Kontrolle von Wut?	selbstgerichtete Aggression
Beziehungen	Tiefe, Sexualität, Dauer	gestörte interpersonelle Beziehungen

Menschen mit Borderline-Störung können hier meist keine nachvollziehbare Antwort geben (d. h., es wird z. B. nur eine vage Eigenschaft genannt, um sich zu beschreiben, etwa „anders als andere“ oder „tierlieb“), oder die Betroffenen erklären, diese Frage nicht beantworten zu können.

Darüber hinaus werden sog. **primitive Abwehrmechanismen** eingesetzt, die sonst nur in der frühen Entwicklungszeit (innerhalb der ersten Lebensjahre) in dieser Massivität verwendet werden (vgl. S. 305); bekanntestes Beispiel ist hier die **Spaltung**. Damit ist ein unbewusster Vorgang gemeint, bei der ein Mensch sein Gegenüber in sich meist abwechselnden, gegensätzlichen Zuständen erfährt, z. B. als „nur gut“ oder „nur schlecht“, die jeweils andere Seite eines komplexen Anderen ist ihm nicht zugänglich. Gleiches gilt für die eigene Person. Der Abwehrmechanismus der **projektiven Identifizierung** meint, dass ein für den Patienten unerträglicher affektiver Zustand, z. B. eine ausgeprägte Wut, im Anderen induziert wird. Der Patient selbst erscheint frei von deutlicheren Affekten, während das Gegenüber alle Wut spürt.

Neben der Borderline-Persönlichkeitsstörung findet sich eine BPO überwiegend auch bei schwerer narzisstischer, histrionischer und antisozialer Persönlichkeitsstörung.

10

MERKE

Die **übertragungsfokussierte Psychotherapie (TFP)** hat das Ziel, die **Organisation** der Persönlichkeit zu **verbessern**, und verlässt damit den Bereich einer Linderung von Symptomen.

Wie die DBT ist die TFP ein **manualisiertes Therapieverfahren** und arbeitet auf Grundlage eines mündlich vereinbarten **Therapievertrages**. Die **Themenhierarchie** in der Therapie ist entsprechend der DBT gestaltet (**Abb. 10.5**, S. 212). Für Notfälle hat der Patient mit dem Therapeuten eine Vereinbarung darüber geschlossen, wo eine **Notfallversorgung** stattfindet. Notfalltelefonate sind nicht vorgesehen.

TFP basiert auf einer **Einzelpsychotherapie**, welche in einer Frequenz von 2 Sitzungen pro Woche über > 1 Jahr stattfinden soll. Der Patient hat die Aufgabe, alles zu berichten, was ihn beschäftigt. Suizidale Gefährdung, Selbstgefährdung und Gefährdung der Therapie sind dabei – entsprechend der Themenhierarchie – stets bevorzugt zu thematisieren. Der Therapeut nimmt die Position eines **neutralen Beobachters** ein, die immer dann verlassen wird, wenn der Patient dabei ist, sich z. B. durch spontane Entscheidungen selbst zu gefährden. Ein TFP-Therapeut wird also einschreiten und sehr klar das Für und Wider einer Entscheidung mit dem Patienten besprechen, wenn jemand z. B. wenige Wochen vor einem Schulabschluss ankündigt, sofort „alles hinzuwerfen“.

Ansonsten liegen die Aufgaben des Therapeuten darin, zunächst den dominierenden Affekt und das entscheidende Thema einer Sitzung innerhalb der ersten Minuten nach Beginn der Therapiestunde zu identifizieren. Es ist dabei hilfreich, eine Einigung zu erzielen („Sind wir uns darüber einig, dass wir heute über ... sprechen wollen?“) Im weiteren Verlauf ist Aufgabe des Therapeuten, dass er den Patienten mit Widersprüchen seiner Aussagen **konfrontiert**, diese Widersprüche **klärt** und das Gesagte in einem aktuellen Zusammenhang **deutet**. Deutung meint hier, die Aussage eines Patienten zu interpretieren, also eine Erklärung anzubieten oder in einen neuen Sinnzusammenhang zu stellen („Könnte es sein, dass...?“). Übergeordnet wird die therapeutische Beziehung zum Patienten in **Übertragung** (s. Exkurs) **und Gegenübertragung** (S. 210) verstanden.

EXKURS

Übertragung

Übertragung meint, dass in einer Begegnung durch den Patienten in unangemessener Weise frühere Beziehungserfahrungen eingebracht werden, die an einem heftigen Affekt erkennbar sind. So kann z. B. eine über alle Maßen wütende Reaktion einer Patientin auf die Ankündigung des Therapeuten, für 1 Woche in Urlaub zu fahren, als Übertragung verstanden werden, wenn klar ist, dass diese Patientin von ihren Eltern regelmäßig über längere Zeiträume bei Verwandten abgegeben wurde. Gleichzeitig wird klar, dass das aktuelle Verhaltensmuster der Patientin, unbewusst in einen inneren Zustand zu geraten, der dem eigenen Erleben in der Kindheit entspricht, in sozialen Situationen der Gegenwart immer wieder zu erheblichen Problemen führen muss und nicht angemessen ist. Die Patientin nimmt zwar die Rolle des kleinen zurückgelassenen Kindes ein und erlebt die zugehörigen Affekte, tatsächlich ist ihre Situation als erwachsene Frau jedoch nicht vergleichbar mit der eines Kindes, das überhaupt nicht begreift, ob und wann seine Bezugspersonen zurückkommen werden. Eine Intervention des Therapeuten wäre z. B. zu sagen: „Sie behandeln mich gerade wie jemanden, der Sie in all Ihrem Elend hilflos und mutterseelenallein lässt und nur für sich selbst sorgt. Lassen Sie uns versuchen zu verstehen, was für eine Rolle Sie gerade einnehmen und wie es kommt, dass Sie sich in dieser Weise verhalten.“

Für TFP-Therapeuten gilt ebenfalls eine Verpflichtung zur **Supervision** (in Form einer Einzel- oder Gruppensupervision). Bevorzugt wird ein Gruppensupervision anhand von Videosequenzen aus den Therapiesitzungen.

MERKE

Unter den Persönlichkeitsstörungen hat die Therapie der Borderline-Störung gegenwärtig den größten Stellenwert. Etwa **20 % aller finanziellen Ressourcen** der psychiatrischen Versorgungssysteme müssen für die Behandlung dieses Störungsbildes aufgewendet werden.

Histrionische Persönlichkeitsstörung (F60.4)

Charakteristika | Weit überdurchschnittliches **Bedürfnis nach der Aufmerksamkeit anderer**, oft erkennbar in **überzogen ausgedrückten Affekten**.

Allgemeines | Von der früheren Bezeichnung als „hysterische" Persönlichkeitsstörung hat man sich wegen des psychoanalytisch begründeten, im Alltag aber eher beleidigenden Begriffs der **„Hysterie"** abgewandt. Das ursprüngliche Bedeutungsbild dieses Begriffs stammt von „Hystera", der Gebärmutter, welche sich nach Vorstellung der griechischen Medizin, „bleibe sie [die Gebärmutter] länger kinderlos, erzürne und im Körper umherwandere und dabei allerlei Schaden anrichte". Diese Beschreibung passt besser zur histrionischen **„Symptomneurose"** mit ihrem bunten und sich im Laufe der Zeit immer wieder wandelnden klinischen Bild (→ dissoziative Störungen, S. 144) als zur sog. **Charakterneurose** der in diesem Abschnitt beschriebenen histrionischen Persönlichkeitsstörung. Aber auch im Kontext der Symptomneurose wurde der Begriff „Hysterie" inzwischen durch die neutraleren Bezeichnungen „Dissoziation" oder „Konversion" ersetzt.

Epidemiologie | **Etwa 2–3 %** der Bevölkerung sind betroffen.

Ätiologie und Pathogenese | Siehe Allgemeines zur Ätiologie (S. 204).

Klink | Betroffene kommen meist in **Krisensituationen** erstmals in Behandlung, subjektiv als dringender Notfall. Häufig finden sich bei Betrachtung der Gestaltung zwischenmenschlicher Beziehungen der Einsatz **manipulativen Verhaltens** sowie ein **theatralisch anmutender**, von der Umgebung oft **nicht als stimmig erlebter Affekt**. Handlungen sind allgemein auf die **unmittelbare Bedürfnisbefriedigung** ausgerichtet, Betroffene zeigen wenig Toleranz für Routine. **Sexualität** stellt einen **problematischen Bereich** dar zwischen Verführung/unangemessenem Einsatz sexueller Anspielungen und meist zeitgleich bestehenden Schwierigkeiten, eine zufriedenstellende Sexualität zu erleben. Durch den unangemessenen Einsatz verführerischer Gesten ergeben sich gehäuft Probleme im Umgang mit gleichgeschlechtlichen Freunden/Bekannten, da ständig Konkurrenzsituationen hergestellt werden. Die Sprache und das Denken sind geprägt von **Detailarmut** und **impressionistischem Stil** („Schlagzeilenwissen"). Es findet sich eine Neigung zu **Dramatisierung** und **Suggestibilität**

Tab. 10.8

Histrionische Persönlichkeitsstörung nach ICD-10 (F60.4).
Diagnosekriterien (gekürzt)
– Dramatisierung bezüglich der eigenen Person, theatralisches Verhalten, übertriebener Ausdruck von Gefühlen
– Suggestibilität: in Denken und Meinungsäußerung von Umständen und Personen leicht zu beeinflussen
– oberflächliche und labile Affektivität
– andauerndes Verlangen nach Anregungen und Aktivität, bei denen die betroffene Person im Mittelpunkt steht
– sexualisierte, verführerische Erscheinung bzw. entsprechendes Verhalten
– übermäßiges Interesse an körperlicher Attraktivität
nach WHO/Dilling: Taschenführer zur ICD-10, 6. A., Huber, 2012

(d. h. eine gesteigerte Bereitschaft, Gedanken, Gefühle oder Vorstellungen anderer zu übernehmen und eigene Ideen aufzugeben).

Diagnostik | Siehe Allgemeines zur Diagnostik (S. 205). Zur Diagnosestellung müssen **mind. 4** der in Tab. 10.8 dargestellten **ICD-10-Kriterien** erfüllt sein.

Differenzialdiagnosen | Borderline-, narzisstische und dependente Persönlichkeitsstörung.

Therapie | Sowohl **verhaltenstherapeutische** als auch **psychodynamische Psychotherapien** sind grundsätzlich als Behandlungsverfahren geeignet. Aufgrund der Konkurrenzsituation gegenüber dem eigenen Geschlecht werden histrionisch strukturierte Menschen bevorzugt einen **gegengeschlechtlichen Therapeuten** aufsuchen. Dabei besteht immer die Gefahr, dass auch der Therapeut in eine sexualisierte Beziehung gerät und sich verführen lässt. Ohne Supervision bleiben viele verführerische, mit dem Therapeuten spielende Handlungen verborgen und untergraben langfristig den Therapieerfolg.

MERKE

Als Therapeut auf das Verführungsangebot eines Patienten einzugehen und tatsächlich eine körperliche Beziehung herzustellen, ist ein **Kardinalfehler** und gleichzeitig eine **Straftat**. In der Literatur findet sich eine hintergründige Auseinandersetzung mit dieser Thematik in Irvin D. Yaloms Roman „Die rote Couch".

Verlauf | Über den **Langzeitverlauf** gibt es wenig gesicherte Erkenntnisse.

Narzisstische Persönlichkeitsstörung (F60.8)

Charakteristika | Übergroßes **Bedürfnis nach Bewunderung** durch andere, welche immer wieder eingefordert wird, in Kombination mit **geringem Einfühlungsvermögen** und einem **schwachen inneren Selbstbild**.

Epidemiologie | **< 1 %** der Bevölkerung, in 75 % der Fälle sind **Männer** betroffen.

10

EXKURS

Narzisstische Züge

Am Beispiel des narzisstischen Persönlichkeitsstils lässt sich sehr gut die **Dimensionalität des Persönlichkeitsstörungsbegriffs** ableiten. Viele Menschen in Führungspositionen in Politik, Medizin, Gesellschaft zeigen in Ansätzen narzisstische Züge, ohne dass dabei die Diagnose einer Persönlichkeitsstörung vorläge. Die Grenze zu einer klinisch relevanten Störung liegt am ehesten dort, wo ein Betroffener nicht mehr in der Lage ist, längerfristige Beziehungen einzugehen (**maligner Narzissmus** nach Kernberg), oder fehlendes Einfühlungsvermögen und Geltungssucht Leid erzeugen.

Ätiologie und Pathogenese | Siehe Allgemeines zur Ätiologie (S. 204). **Lerntheoretisch** kann es sich bei narzisstischen Eltern um ein Modelllernen handeln: Wenn von den Eltern früh vermittelt wurde, dass das Kind etwas Besonderes ist, denken diese, das auch mit einem Minimum an Einsatz erreichen zu können bzw. es „einfach so“ verdient zu haben. **Psychodynamische** Theorien sehen die narzisstische Persönlichkeitsstörung in der Nähe der Borderline-Störung, es liegen aber reifere Abwehrmechanismen (vgl. Tab. 10.7) vor.

Klinik | Die Aufmerksamkeit und Bewunderung anderer wird oft durch **Übertreibung der eigenen Leistungen** eingefordert. Häufig zeigt sich auch ein Stil mit Inanspruchnahme besonderer Behandlung, ohne irgendeine Gegenleistung dafür erbracht zu haben. Es besteht eine **hohe Anspruchshaltung** in Alltagssituationen, zudem ein **Mangel an Einfühlungsvermögen** und folglich die **Missachtung der Bedürfnisse anderer**. Gleichzeitig zeigt sich eine hohe Sensibilität für Verletzungen des eigenen Selbstwertes. Manche Betroffene neigen dazu, tatsächliche Aktivitäten durch **unangemessene Tagträume** (Inhalt: Macht, Reichtum, Einfluss, ideale Liebe) zu ersetzen.

MERKE

In Zusammenhang mit Verletzungen des Selbstwertes besteht eine deutliche erhöhte Gefahr suizidaler Handlungen (**narzisstische Krise**), weil narzisstische Menschen sehr kränkbar sind. Suizidale Äußerungen sind daher immer ernst zu nehmen!

Im Alltag ist es für Menschen mit dieser Persönlichkeit oft **schwer Hilfe anzunehmen**, in der Therapie werden vermehrt **Konkurrenzsituationen** hergestellt, dann auch verbunden mit verbalen Angriffen und erheblicher Entwertung des Therapeuten.

Diagnostik | Die narzisstische Persönlichkeitsstörung wird in ICD-10 nicht als Kategorie aufgeführt, sie muss dort unter der Restkategorie „andere spezifische Persönlichkeitsstörung“ (F60.8) eingeordnet werden. Daher werden in Tab. 10.9 die störungsbeschreibenden Kriterien der **DSM-IV** verkürzt aufgeführt. Zur Diagnosestellung müssen **5 der 9 Kriterien** erfüllt sein.

Differenzialdiagnosen | Borderline-Störung, histrionische und antisoziale Persönlichkeitsstörung sowie manische oder hypomanische Gestimmtheit.

Therapie | Grundsätzlich kommen sowohl **kognitiv-verhaltenstherapeutische** als auch **psychodynamische** Therapien zum Einsatz. Menschen mit narzisstischer Persönlichkeit haben oft Schwierigkeiten, sich langfristig in eine Patientenrolle zu begeben, wie dies bei einer 1–2 Jahre dauernden Psychotherapie verlangt wird. Nach schweren Erschütterungen des Selbstwertes (z. B. von einem Partner verlassen worden zu sein) oder einem Suizidversuch findet sich meist zwar initial eine gewisse Bereitschaft, Hilfe anzunehmen, jedoch wird mit zunehmendem zeitlichen Abstand der Umstand, „hilfsbedürftig“ zu sein, Rat oder Sichtweisen des Therapeuten als neue Perspektive zu erleben, zu einem Belastungsfaktor für den labilen Selbstwert. In der Folge kommt es neben einem konkurrierenden Verhalten in der Therapie meist auch zu massiven Entwertungen des Therapeuten.

Tab. 10.9

Narzisstische Persönlichkeitsstörung nach DSM-IV.
störungsbeschreibende Kriterien (gekürzt)
– grandioses Gefühl der eigenen Wichtigkeit (Leistungen/Talente werden übertrieben dargestellt („Ich bin so gut wie…“) oder Erwartung der Anerkennung der Überlegenheit ohne entsprechende Leistung erbringen zu müssen)
– ausgiebige Beschäftigung mit Phantasien besonderer Größe, Macht, Erfolg, idealer Liebe
– Überzeugung, „besonders“ oder einzigartig zu sein und nur von besonderen oder angesehenen Personen (oder Institutionen) verstanden zu werden oder nur mit solchen verkehren zu können
– Verlangen nach übermäßiger Bewunderung
– Anspruchsdenken, z. B. im Sinne der bevorzugten Behandlung im Alltag oder des automatischen Eingehens der Umwelt auf eigene Erwartungen
– nutzt andere aus, um eigene Ziele zu erreichen
– Mangel an Einfühlung in die Gefühle und Bedürfnisse anderer
– Gefühle von Neid, z. B. auf den Erfolg anderer oder Annahme, der Betroffene werde seinerseits von anderen beneidet
– arrogante überhebliche Einstellung oder Handlungen
zusammengefasst und modifiziert aus Saß, H. et al. Diagnostische Kriterien DSM-IV-TR, Hogrefe, 2003

10.1.4 Cluster C (Dimensionen: ängstlich – vermeidend)

Ängstliche (vermeidende) Persönlichkeitsstörung (F60.6)

Synonym | DSM-IV: **vermeidend-selbstunsichere Persönlichkeitsstörung**.

Charakteristika | Tiefgreifendes Muster **sozialer Gehemmtheit** und **Insuffizienzerleben**.

Epidemiologie | **Um 1 %** in der Bevölkerung. Zusätzlich zu diesem Störungsbild treten gehäuft **affektive Störungen** und **Angst** auf.

Ätiologie und Pathogenese | Siehe Allgemeines zur Ätiologie (S. 204).

Klinik und Verlauf | Betroffene zeigen eine erhebliche **soziale Gehemmtheit** aus dem Motiv der **Furcht vor Kritik**. So wird z. B. ein beruflicher Aufstieg zugunsten des Vermeidens vermehrter zwischenmenschlicher Kontakte abgelehnt. Betroffene sind übermäßig **zurückhaltend** und **still**, erleben sich als weniger klug, attraktiv, geschickt, scheuen neue Aktivitäten aus Angst vor Blamage. Dabei besteht ein tiefes inneres Bedürfnis, am gesellschaftlichen Leben teilzunehmen. Häufig wird eine negative Kritik anderer innerlich bereits vorweggenommen. Kommt es tatsächlich zu Kritik durch andere, wird diese ausgesprochen empfindlich aufgenommen.

Im **Verlauf** lässt sich häufig bereits im Kindesalter eine innere Unsicherheit beobachten. Während diese bei den meisten zurückgeht, zeigen Menschen mit ängstlich-vermeidender Persönlichkeit eine Zunahme der Schüchternheit in der Jugend. Im Erwachsenenalter besteht oft eine Tendenz zur Besserung.

Diagnostik | Siehe Allgemeines zur Diagnostik (S. 205). Zur Diagnosestellung müssen **mind. 4** der in Tab. 10.10 dargestellten **ICD-10-Kriterien** erfüllt sein.

Differenzialdiagnosen | Soziale Phobie, schizoide/schizotype oder paranoide Persönlichkeit

Tab. 10.10 Ängstliche (vermeidende) Persönlichkeitsstörung nach ICD-10 (F60.6).

Diagnosekriterien (gekürzt)
– anhaltende, umfassende Gefühle von Anspannung und Besorgtheit
– Überzeugung, im Vergleich zu anderen sozial unbeholfen, unattraktiv und minderwertig zu sein
– in sozialen Situationen stets von Sorge eingenommen, kritisiert oder abgelehnt zu werden
– soziale Kontakte werden nur eingegangen, wenn der Betroffene sicher ist, gemocht zu werden
– Lebensstil wegen des Bedürfnisses nach körperlicher Sicherheit eingeschränkt
– Vermeidung beruflicher und sozialer Aktivitäten, die zwischenmenschliche Kontakte voraussetzen, aus Furcht vor Kritik und Ablehnung
nach WHO/Dilling: Taschenführer zur ICD-10, 6. A., Huber, 2012

Therapie | Auch hier muss genügend Zeit in den Aufbau einer tragenden therapeutischen Beziehung investiert werden. **Gruppentherapie** ist häufig indiziert, aufgrund der Selbstunsicherheit der Patienten muss aber oftmals eine **Einzeltherapie** vorgeschaltet werden. Bei schwer ausgeprägten Störungsbildern kann ferner ein **soziales Kompetenztraining** die Vorstufe zur eigentlichen Therapie bilden.

Abhängige (asthenische) Persönlichkeitsstörung (F60.7)

Synonym | DSM-IV: **dependente Persönlichkeitsstörung**.

Charakteristika | Dominierende Wünsche nach **Versorgung und Fürsorge durch andere**.

Epidemiologie | Im Patientengut **psychiatrisch/psychosomatischer Kliniken** tritt diese Form der Persönlichkeitsstörungen **häufig** auf. In klinischen Studien wird sie überwiegend bei **Frauen** diagnostiziert, in epidemiologischen Untersuchungen besteht jedoch kein Anhalt für einen tatsächlichen Geschlechterunterschied.

Ätiologie und Pathogenese | Siehe Allgemeines zur Ätiologie (S. 204). Möglicherweise führen sowohl **massive Frustrationen** als auch **überprotektive Verhaltensweisen der Eltern** in der Kindheit zu einer ungenügenden Ausbildung eines Selbstvertrauens. Werden **Kränkungen** in der Entwicklung (Schule etc.) ständig **vermieden**, können Kinder auch keine Selbstwirksamkeit entwickeln; kontinuierliche Kränkungen verhindern aber wiederum auch den Aufbau einer solchen.

Klinik | Typisch ist eine **Abhängigkeit vom Zuspruch anderer**, selbst in Alltagsentscheidungen (z. B. welche Kleidung am Morgen, Essensauswahl in einem Restaurant). Zudem besteht ein **Mangel an Zutrauen in die eigenen Fähigkeiten** in Bezug auf Lebensgestaltung, finanzielle oder andere wichtige persönliche Angelegenheiten. Es zeigt sich ein **Verzicht auf die Äußerung einer eigenen Meinung**, aus Angst vor dem Verlust der Zuwendung, und eine **übermäßige Furcht**, von Personen, zu denen ein **Abhängigkeitsverhältnis** besteht, allein oder im Stich gelassen zu werden, mit der Konsequenz einer oft selbstaufopfernden Rolle, um die Zuwendung nicht zu verlieren. Die dominante Rolle wird meist von einem Elternteil oder Partner eingenommen. **Eigene Wünsche und Bedürfnisse** oder Vorlieben können bis in einen Bereich **zurückgestellt** werden, in dem es zu einer physischen oder sexuellen Missbrauchssituation mit einem dominanten Partner kommt.

Diagnostik | Siehe Allgemeines zur Diagnostik (S. 205). Zur Diagnosestellung müssen **mind. 4** der in Tab. 10.11 dargestellten **ICD-10-Kriterien** erfüllt sein.

Tab. 10.11

Abhängige (asthenische) Persönlichkeitsstörung nach ICD-10 (F60.7).
Diagnosekriterien (gekürzt)
– Bei den meisten Lebensentscheidungen wird an die Hilfe anderer appelliert, oder die Entscheidung wird anderen überlassen.
– unverhältnismäßige Nachgiebigkeit gegenüber den Wünschen anderer, zu denen eine Abhängigkeit besteht, und Unterordnung eigener Bedürfnisse
– Angemessene eigene Ansprüche werden gegenüber Menschen, zu denen eine Abhängigkeit besteht, nicht geäußert.
– Angst allein zu sein, aus Sorge nicht für sich selbst sorgen zu können
– häufige Angst von einer Person verlassen zu werden, zu der eine enge Beziehung besteht
– Fähigkeit, Alltagsentscheidungen zu treffen, ist eingeschränkt; Betroffene haben ein starkes Bedürfnis nach Zuspruch und Bestätigung.
nach WHO/Dilling: Taschenführer zur ICD-10, 6. A., Huber, 2012

Tab. 10.12

Zwanghafte Persönlichkeitsstörung nach ICD-10 (F60.5).
Diagnosekriterien (gekürzt)
– ausgeprägter, unangemessener Zweifel und Vorsicht
– ständige Beschäftigung mit Planen, Details, Regeln, Listen, Ordnung, Organisation
– Perfektionismus, der das Fertigstellen von Aufgaben behindert
– Gewissenhaftigkeit, Skrupel und Leistungsbereitschaft übermäßig und zu Lasten von Vergnügen und zwischenmenschlichen Beziehungen ausgeprägt
– übermäßige Pedanterie und Einhalten von Konventionen
– Rigidität und Eigensinn
– Bestehen darauf, dass sich andere den eigenen Gewohnheiten unterordnen, oder unbegründetes Zögern, Aufgaben zu delegieren
– Andrängen unerwünschter Gedanken oder Impulse
nach WHO/Dilling: Taschenführer zur ICD-10, 6. A., Huber, 2012

Differenzialdiagnosen | Schwierig ist die Abgrenzung zur **ängstlich vermeidenden Persönlichkeitsstörung**. Dependente Personen suchen die Nähe des Anderen, während ausgeprägt selbstunsichere Menschen so sehr Angst vor einer Demütigung haben, dass sie Nähe vermeiden.

Ein dem Bild dieser Persönlichkeitsstörung ähnliches klinisches Syndrom kann sich auch nach schweren Krankheitsepisoden **affektiver** oder **schizophrener Psychosen** ergeben oder aufgrund einer **organisch bedingten psychischen Störung** entstehen. Die Diagnose ist dann entsprechend der Grunderkrankung zu stellen.

Therapie | Ähnlich wie bei der ängstlich-vermeidenden Persönlichkeit sind auch hier der **Aufbau sozialer Kompetenz**, **Gruppentherapie** wesentliche Elemente der Therapie.

Anankastische (zwanghafte) Persönlichkeitsstörung (F60.5)

Charakteristika | Ausgeprägtes Bedürfnis nach **Perfektion**, **Ordnung** und **Kontrolle**.

Epidemiologie | Betroffen ist **etwa 1 %** der Bevölkerung.

Ätiologie und Pathogenese | Siehe Allgemeines zur Ätiologie (S. 204). **Psychodynamische Konzepte** gingen ursprünglich von einer zu starken Reinlichkeitserziehung in der analen Phase als mitverursachend aus. **Lerntheoretisch** mag ein strenger, von Bestrafung geprägter Erziehungsstil eine Rolle spielen, bei dem Kinder v. a. lernen, was sie nicht tun sollen. Dies schränkt die Autonomie ein und führt zu einem starren Festhalten an Regeln.

Klinik | Menschen mit diesem Persönlichkeitstypus fallen durch eine **rigide Anwendung von Regeln** auf, sie gelten oft als **eigensinnig** oder **stur**. Handlungen/Tätigkeiten werden **exakt vorausgeplant**, meist zuungunsten einer im Alltag angemessenen Flexibilität. **Begonnene Arbeiten** werden oft **nicht zu einem Abschluss** gebracht, da sie **nicht gut genug** erscheinen oder der Betroffene sich an einem Detail oder bereits an der akribischen Planung **verzettelt**. Vergnügungen und soziale Kontakte werden zugunsten von Arbeit/der Erledigung von Pflichten vernachlässigt. Bezüglich moralischer Vorstellungen und dem Gewissen zeigen sich Betroffene **von Skrupeln gefangen**. Im Alltag zeigt sich gelegentlich die Unfähigkeit, Wertloses zu entsorgen oder Geld für sich und andere auszugeben.

Diagnostik | Siehe Allgemeines zur Diagnostik (S. 205). Zur Diagnosestellung müssen **mind. 4** der in Tab. 10.12 dargestellten **ICD-10-Kriterien** erfüllt sein.

Differenzialdiagnosen | Ausschluss einer **Zwangsstörung**, diese zeigt echte Zwangshandlungen oder -gedanken (S. 134). Entscheidend ist hierbei, dass zwanghafte Persönlichkeiten ihre Handlungen als „ich-synton" (mit ihnen stimmig) erleben, während dem Patienten mit der Zwangsstörung die Sinnlosigkeit ihres Verhaltens klar ist (sie erleben es als „ich-dyston").

Zudem muss eine **narzisstische** und **schizoide Persönlichkeit** ausgeschlossen werden. Züge, die dieser Persönlichkeitsstörung ähneln, treten auch nach anhaltendem Kokainkonsum auf. Ein solches Bild ist dann als Persönlichkeitsstörung im Rahmen der Abhängigkeit unter F14.71 einzuordnen.

Therapie | Grundsätzlich sind **verhaltenstherapeutische** und **psychodynamische Behandlungsansätze** geeignet. Patienten kommen häufig eher wegen komorbider Probleme in Therapie. Um den Beziehungsaufbau zu erleichtern, bietet es sich an, rational mit Hilfe eines **medizinischen Erklärungsmodells** zu argumentieren. **Kognitive Strategien** zielen darauf ab,

Wesentliches von Unwesentlichem zu trennen und dysfunktionale Annahmen wie „Es gibt immer eine richtige und eine falsche Entscheidung" oder „Ich muss immer alles unter Kontrolle haben" zu modifizieren.

10.2 Andauernde Persönlichkeitsänderung (F62)

Key Point

Anhaltende Veränderungen in Wahrnehmung, Denken und Verhalten in Bezug auf die eigene Person und die Umwelt, welche durch eine ungewöhnlich schwere oder lang anhaltende Belastung entstanden ist. Dabei werden Persönlichkeitsänderungen nach Belastungserlebnissen im eigentlichen Sinne von solchen infolge einer schweren psychischen Erkrankung unterschieden.

Voraussetzung ist stets, dass im Vorfeld der Belastung bzw. der schweren psychischen Erkrankung keine Auffälligkeit in der Persönlichkeit eines Betroffenen gesehen werden konnte und die Veränderung ausgeprägt und lebensverändernd ist.

10.2.1 Andauernde Persönlichkeitsänderung nach Extrembelastung (F62.0)

Definition | Es handelt sich um eine Form **psychischer Folgeerscheinungen** nach **extremer Belastung** (Folter, Geiselhaft, Konzentrationslager, Katastrophen).

Epidemiologie | Unsicher, stark kontextabhängig.

Ätiologie und Pathogenese | Die Störung tritt per definitionem als **Folge schwerster Traumatisierungen** auf (s. Definition).

Klinik | Es gibt Zeichen eines **sozialen Rückzugs**, häufig kommt es aufgrund des **erheblichen Misstrauens** gegen die Umwelt zu einem **Einzelgängertum**. Die Patienten kommen am ehesten in Behandlung, weil **Bezugspersonen** sich Sorgen um den Zustand dieser Menschen machen.

Diagnostik | Zur Diagnosestellung müssen **mind. 2** der in Tab. 10.13 dargestellten **ICD-10-Kriterien** erfüllt sein.

Im Vorfeld zur anhaltenden Persönlichkeitsänderung ist das Vorhandensein einer **posttraumatische Belastungsstörung (PTBS**, S. 138**)** möglich, dann entspricht die andauernde Persönlichkeitsänderung einer anhaltenden Form der PTBS. Die Persönlichkeitsänderung muss so schwerwiegend sein, dass **Auswirkungen auf den zwischenmenschlichen, beruflichen und sozialen Bereich** bestehen, und muss bei Diagnosestellung seit **mind. 2 Jahren** vorhanden sein. Es wird eine **fremdanamnestische Bestätigung** gefordert.

Tab. 10.13

Andauernde Persönlichkeitsänderung nach Extrembelastung nach ICD-10 (F62.0).

Diagnosekriterien (gekürzt)
– umfassende feindlich/misstrauische Haltung
– sozialer Rückzug
– Gefühle von Leere und Hoffnungslosigkeit
– chronischer Eindruck, bedroht zu sein
– Entfremdung
nach WHO/Dilling: Taschenführer zur ICD-10, 6. A., Huber, 2012

Differenzialdiagnosen | **PTBS**, soweit die o. g. Zeitkriterien nicht erfüllt sind. Auszuschließen sind eine **vorbestehende Persönlichkeitsstörung** sowie eine **affektive** oder **schizophrene Erkrankung**.

Therapie | Soweit von Betroffenen annehmbar, wird eine **supportive psychotherapeutische Intervention**, z. B. durch Unterstützung bei der Bewältigung alltäglicher Aufgaben, empfohlen. Wenn hinsichtlich einer spezifischen Behandlung alle Möglichkeiten ausgeschöpft wurden, sollte eher **keine erneute** traumatherapeutische Arbeit, mit Ausnahme stützender Elemente (z. B. Imagination eines „sicheren inneren Ortes", kunst- oder bewegungstherapeutischer Techniken – je nach Begabung/Neigung des Patienten) stattfinden. Eine **medikamentöse Behandlung** sollte soweit notwendig erfolgen, z. B. Antidepressiva, ggf. auch Schlafregulation und der Versuch, z. B. Albträume zu reduzieren.

10.2.2 Andauernde Persönlichkeitsänderung nach psychischer Krankheit (F62.1)

Definition | Kennzeichnend ist ein **anhaltend unangepasster und unflexibler Persönlichkeitsstil** mit langfristiger sozialer, beruflicher und zwischenmenschlicher Beeinträchtigung. Er ist Folge der subjektiv traumatischen Erfahrung einer **schweren psychischen Erkrankung**. Das Störungsbild entwickelt sich **nach Abklingen** der auslösenden psychischen Erkrankung.

Epidemiologie | Unsicher.

Ätiologie und Pathogenese | Die Störung ist als **reaktiv** auf die vorhergehende Krankheit zu verstehen.

Klinik | Betroffene leben häufig in einem **engen familiären oder professionellen Hilfsrahmen**, z. B. intensiv betreuten Wohngemeinschaften, Familienpflege oder Heimen. Die Initiative zur Behandlung geht überwiegend von Betreuungspersonen aus.

Diagnostik | Zur Diagnosestellung müssen **mind. 2** der in Tab. 10.14 dargestellten **ICD-10-Kriterien** erfüllt sein.

Die Kriterien müssen für **mehr als 2 Jahre** vorhanden, die Veränderung darf **nicht** durch eine Schädi-

Tab. 10.14

Andauernde Persönlichkeitsänderung nach psychischer Krankheit nach ICD-10 (F62.1).
Diagnosekriterien (gekürzt)
– hochgradige Abhängigkeit und Anspruchshaltung gegenüber anderen
– soziale Isolation und Fehlen vertrauensvoller Beziehung, aufgrund der subjektiven Überzeugung, durch die Krankheit verändert worden zu sein
– Passivität, Vernachlässigen von Aktivitäten
– Klage, krank zu sein, teils verbunden mit Verhaltensänderung und hypochondrischen Beschwerden
– Stimmung dysphorisch und labil, nicht durch Restsymptome der vorhergehenden Erkrankung bedingt
– soziale und berufliche Funktion reduziert
nach WHO/Dilling: Taschenführer zur ICD-10, 6. A., Huber, 2012

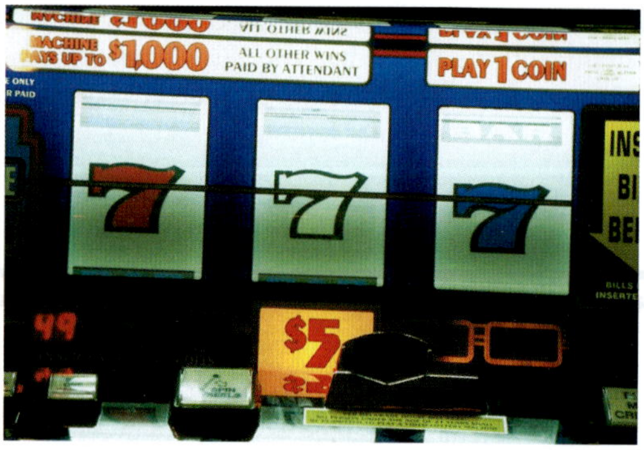

Abb. 10.7 Glücksspiel an Geldspielautomaten. Häufigste Form des pathologischen Spielens (© Diamar Interactive).

gung des Gehirns erklärbar sein. Die frühere Diagnose einer **schizophrenen Erkrankung** ist mit der Diagnose **vereinbar**.

Differenzialdiagnosen | **Restsymptomatik** oder **Residuum** der vorbestehenden psychischen Störung.

10

Therapie | Empfohlen werden **supportive Strategien**, die dem Betroffenen ein Höchstmaß selbstverantwortlicher und selbstbestimmter Lebensgestaltung zubilligen. Eine **medikamentöse Behandlung** sollte erfolgen, soweit die Grunderkrankung dies erfordert. Ansonsten sollte, wenn notwendig, eine milde **Regulation des Schlafes** zur Anwendung kommen. Bei schwerem Antriebsmangel kann ein Therapieversuch mit **Antidepressiva** erwogen werden (z. B. SSRI).

Verlauf | Meist **chronisch**.

10.3 Abnorme Gewohnheiten und Störungen der Impulskontrolle (F63)

Key Point

Zusammengefasst werden hier Verhaltensstörungen, die nicht an anderer Stelle der ICD-10 verschlüsselt werden können. Übergeordnet berichten Betroffene von einem nicht kontrollierbaren Impuls, der sie dazu bewegt, wiederholt unvernünftig und für sich oder andere schädlich zu handeln. Für alle Unterformen sind eine zunehmende Anspannung vor der Handlung und eine merkbare Befriedigung während der Ausführung wesentlich. Die zugrundeliegenden Ursachen dieser Störungsbilder sind unbekannt.

Ausgeschlossen von dieser Diagnosegruppe sind der gewohnheitsmäßige Gebrauch psychotroper Substanzen (F1, S. 55) und Störungen, welche das sexuelle Verhalten betreffen (F52 und F64–F66, S. 187).

10.3.1 Pathologisches Spielen (F63.0)

Synonym | Glücksspielsucht.

Definition | Es kommt zu **wiederkehrende Episoden von Glückspiel**, die so ausgeprägt sein müssen, dass das **Leben** des Betroffenen in sozialer, zwischenmenschlicher und wirtschaftlicher Hinsicht **beeinträchtigt** wird. Triebfeder ist nicht der Gewinn, sondern die mit dem Spielen verbundene **Spannung**.

Epidemiologie | Die **Prävalenz** des pathologischen Spielens beträgt in Deutschland **ca. 0,2–0,6 %**, die Zahl der **stationären Behandlungen** hat sich von 2000 zu 2010 **verdreifacht**. Der **Männeranteil** liegt bei **70–80 %**. Am häufigsten ist Glücksspiel an **Geldspielautomaten** (Abb. 10.7), gefolgt von Kasinospielen. Es besteht eine **hohe Komorbidität** (ca. 90 %), v. a. mit affektiven Störungen, Angststörungen, PTBS, Substanzmissbrauch, Persönlichkeitsstörungen und ADHS.

Klinik | Eine Behandlung kommt oft erst zustande, wenn die **wirtschaftliche Situation bedrückend** ist und **Beziehungen weitgehend zerbrochen** sind. Manchmal kommen Menschen mit diesem Problem aufgrund des **„Drucks“ der Angehörigen** oder nach strafbaren Handlungen auf **richterliche Auflage** in Therapie.

MERKE

Behandlungen, die **initial gegen den Willen** eines Menschen begonnen wurden, sind **nicht wesentlich weniger erfolgreich** als Therapien auf „freiwilliger“ Basis. **Fazit:** Ein Therapieversuch ist eine Chance und lohnt sich!

Diagnostik | Tab. 10.15 zeigt eine Zusammenfassung der diagnostischen Kriterien aus **DSM-IV** und **ICD-10**.

Differenzialdiagnosen |

- **gewohnheitsmäßiges oder professionelles Spielen**, welches bei negativen Konsequenzen aufgegeben wird respektive welches durch Planen und Disziplin geprägt ist

Tab. 10.15

Pathologisches Spielen nach DSM-IV und ICD-10 (F63.0).
Diagnosekriterien (Zusammenfassung)
– Betroffene nehmen unangemessene berufliche und wirtschaftliche Risiken in Kauf.
– Schulden werden nicht bezahlt.
– Neue Gelder werden erschlichen.
– Subjektiv wird ein unstillbarer Drang zu Spielen beschrieben, welcher verstärkt in problembelasteten Lebenssituationen auftritt.
– Entscheidendes Motiv zu spielen ist das Erleben eines „Kicks", welcher im Laufe der Störung nur durch immer riskantere Einsätze und Situationen erreicht werden kann.
– Das Denken ist ganz vom Spielen, den Plänen um die nächsten Spiele oder der gedanklichen Durcharbeitung vergangener oder zukünftiger Spielsituationen dominiert.
– Spielen wird gegen jede Vernunft und trotz vielfältiger negativer Konsequenzen aufrechterhalten.
zusammengefasst und modifiziert aus Saß, H. et al. Diagnostische Kriterien DSM-IV-TR, Hogrefe, 2003 und WHO/Dilling: Taschenführer zur ICD-10, 6. A., Huber, 2012

- Spielen in **manischen Episoden** einer bipolaren Störung
- Spielen auf Grundlage einer **antisozialen Persönlichkeitsstörung** (F60.2, S. 208)

Therapie und Verlauf | Indiziert ist eine **psychotherapeutische Behandlung** (vorwiegend Verhaltenstherapie) mit dem Ziel der **Spielabstinenz**. Insgesamt sind die **Prognose** und die **Erfolgsaussichten** jedoch schwierig, nach 2 Jahren sind nur etwa ⅓ der Behandelten ohne anhaltenden Rückfall. Hinsichtlich einer **medikamentösen Behandlung** gibt es bislang lediglich kleine, wenig aussagekräftige Studien. Probatorisch versucht wird jedoch eine **Besserung der Impulskontrolle** (SSRI, Stimmungsstabilisierer).

10.3.2 Pathologische Brandstiftung (F63.1)

Synonym | Pyromanie.

Definition | Die Betroffenen **beschäftigen** sich mit allem, was mit **Feuer** zu tun hat (einschließlich der Feuerwehr, deren Fahrzeuge und Technik), und es kommt zu einer **wiederholten**, in ihrer Motivation unklaren, vollendeten oder versuchten **Brandstiftung**.

Epidemiologie | Selten.

Klinik | Brandstifter zeigen neben dem **überdurchschnittlichen Interesse am Thema „Feuer"** (z. B. Mitgliedschaft bei der freiwilligen Feuerwehr) ein hohes Maß an **innerer Spannung** vor ihrer Tat, welche durch **Erregung beim Feuerlegen** abgelöst wird. Bei einem Teil der Betroffenen (ca. 15 %) zeigt sich eine **sexuelle Komponente**.

Diagnostik | Nach **ICD-10** gehört zu den **diagnostischen Kriterien**, dass der Betroffene aus psychisch bedingten Motiven einmalige oder wiederholte Brandstiftung begeht und dabei Unruhe und Anspannung vor sowie ein Nachlassen der Spannung nach der Tat empfindet. Weiteres Kriterium ist, dass er sich ständig mit der Thematik beschäftigt (vgl. Definition bzw. Klinik).

Differenzialdiagnosen | Alle in ihrer Motivation **eindeutig politisch** oder durch einen **Konflikt** begründbaren Brandstiftungen fallen nicht in diese Kategorie.

Zudem muss eine Abgrenzung von folgenden Problemen erfolgen:

- Brandstiftung **ohne** psychische Störung
- Brandstiftung im Rahmen **anderer** psychischer Störungen
  - Störung des Sozialverhaltens bei Jugendlichen
  - schizophrene Psychose
  - Manie
  - Demenz
  - antisoziale Persönlichkeit
  - bei Intoxikation, Abhängigkeitserkrankung
  - schwere intellektuelle Einschränkungen

Therapie | Empfohlen wird eine **kognitive Verhaltenstherapie**. Medikamentös kommen probatorisch **SSRI** oder **Stimmungsstabilisierer** zum Einsatz.

10.3.3 Pathologisches Stehlen (F63.2)

Synonym | Kleptomanie.

Definition | Kennzeichnend ist das häufige Nachgeben gegenüber dem **Impuls, Dinge zu stehlen**. Es geht dabei nicht um den materiellen Gewinn, sondern um den **Kick beim Stehlen**.

Epidemiologie | Insgesamt ausgesprochen **selten**, **Frauen** sind häufiger betroffen als Männer. Unter den festgenommenen Ladendieben wird der Anteil an Kleptomanie Leidender auf ca. 4 % geschätzt. Häufig findet sich anamnestisch oder zeitgleich eine **komorbide psychische Störung** (z. B. Angsterkrankung, depressive Episoden).

Klinik | Betroffene kommen häufig, nachdem sie des **Diebstahls überführt** wurden oder aufgrund **rechtlicher Auflagen** in Behandlung. Es zeigt sich im Gespräch häufig ein **tiefes Gefühl der Scham** im Umgang mit der Thematik, welches trotzdem nie ausreicht, neue Diebstähle (u. U. auch aus der Praxis des Therapeuten) zu verhindern. Im Unterschied zur Motivation des antisozial handelnden Diebes besteht zu den gestohlenen Gegenständen **kein persönlicher Bezug**, diese werden weggeworfen, verschenkt oder gehortet. Beschrieben wird eine **ansteigende Spannung** vor einem Diebstahl, ein **Gefühl der Befriedigung** während oder sofort danach. Taten werden **allein** verübt, ohne Einfluss von Wahn/Halluzinationen, ohne Motive wie etwa Rache. Zwischen den Diebstählen bestehen oft Gefühle von **Angst oder Schuld**, ohne dass dies eine Verhaltensänderung herbeiführen könnte.

Differenzialdiagnosen | Abzugrenzen sind:
- Diebstahl **ohne** psychische Störung, mit folgenden typischen Zeichen:
  - sorgfältige Planung
  - Ausführung mit Komplizen
  - Bestehen eines persönlichen Nutzens
- Diebstähle im Rahmen einer **organisch bedingten** psychischen Störung (F0, ab S. 37), z. B. bedingt durch Vergessen des Bezahlens bei Gedächtnisbeeinträchtigung oder Verlust sozialer Normen bei frontotemporaler Demenz
- Diebstahl im Rahmen **anderer** psychischer Störungen (schizophrene Psychosen, manische Episoden, Persönlichkeitsstörungen)

Therapie | Es liegen kaum gesicherte Daten vor. Im Allgemeinen wird eine **kognitive Verhaltenstherapie** empfohlen. Soweit vorhanden, ist eine **Therapie komorbider psychischer Störungen** dringlich. Medikamentös können probatorisch ein **SSRI** oder **Stimmungsstabilisierer** versucht werden.

10

10.3.4 Trichotillomanie (F63.3)

Synonym | „Haarrupfsucht".

Definition | Es besteht der **anhaltende Impuls**, sich die **Haare auszureißen**.

Epidemiologie | Seltenes Störungsbild, **Frauen** sind häufiger betroffen als Männer. Zum Auftreten im Kindes- und Jugendalter siehe entsprechende Beschreibung ab S. 252.

Klinik | Es zeigt sich ein **sichtbarer Haarverlust** (**Abb. 10.8**), der alle behaarten Körperstellen betreffen kann. Gelegentlich ist die gesamte Kopfhaut mit Ausnahme der Nackenregion kahl (**Tonsurtrichotillomanie**), häufig sind dann auch Augenbrauen und -wimpern betroffen.

Diagnostik | Als wesentliche Kriterien sind festzuhalten:
- Haarverlust ohne dermatologische oder andere plausible Erklärung
- innere Spannung vor dem Haareausreißen
- Gefühl der Befriedigung danach
- Betroffene suchen Gelegenheiten zum erneuten Haareausreißen meist heimlich und allein auf, gelegentlich werden soziale Situationen massiv gemieden
- allgemein häufigeres Auftreten in belasteten Lebenssituationen
- gelegentlich verknüpft mit **Trichophagie** (Aufessen der Haare, cave: gastrointestinale Probleme!)
- das Störungsbild bzw. die Ursache des Haarverlustes wird häufig geleugnet, dann ist ein Nachweis durch Biopsie möglich (fehlende Hautveränderungen wie z. B. Entzündung oder Abschürfung)

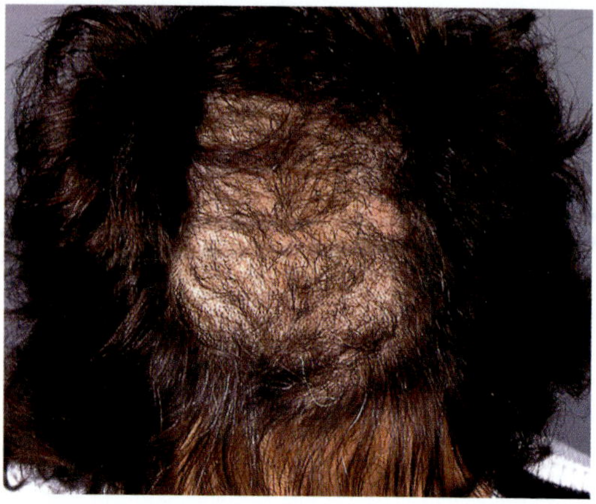

Abb. 10.8 Trichotillomanie. In Abgrenzung zum nicht willentlich verursachten Haarausfall sieht man typischerweise kurze, „stoppelartige", festsitzende Resthaare (aus Moll, I., Duale Reihe Dermatologie, Thieme, 2010).

Differenzialdiagnosen | Abzugrenzen sind v. a.:
- Haareausreißen bei Hauterkrankungen/-entzündungen
- stereotype Bewegungsstörungen
- Haareausreißen im Rahmen anderer psychischer Störungen (z. B. wahnhaftes Erleben, geistige Behinderung)
- Haarausfall (Alopezie)

Therapie | Überwiegend finden sich positive Berichte in Bezug auf die **kognitive Verhaltenstherapie**. Medikamentös können probatorisch **SSRI** oder **Stimmungsstabilisierer** versucht werden.

10.3.5 Weitere Störungen der Impulskontrolle

Weitere Störungen der Impulskontrolle, die allerdings unter ICD-10 keiner eigenen Kategorie zuzuordnen sind:
- Bei der **Internetsucht** verbringen die Betroffenen so viel Zeit vor dem Computer, dass Schlaf und soziale Kontakte vernachlässigt werden und es in ausgeprägten Fällen zu weitgehender sozialer Isolation, schulischem Abstieg bzw. Verlust des Arbeitsplatzes und finanziellen Problemen kommen kann.
- Die **Störung mit intermittierender Reizbarkeit** hat nach DSM-IV eine eigene Kodierung (intermittent explosive disorder). Es kommt unvermittelt zu kurzen Episoden mit Aggressivität, die sich rasch wieder legen. Zwischen den Episoden besteht keine erhöhte Reizbarkeit.

Kapitel 11

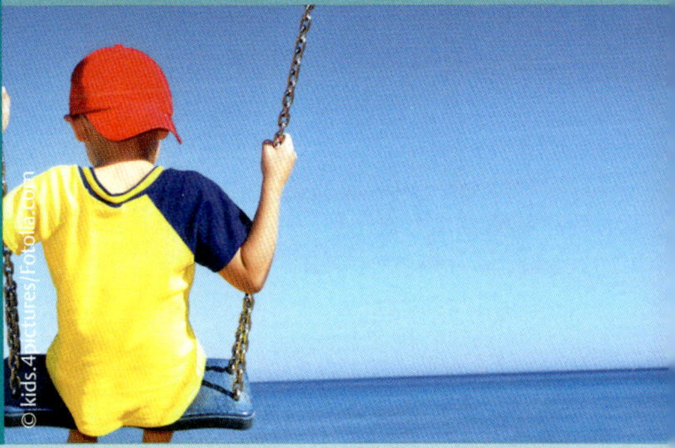

11 Kinder- und Jugendpsychiatrie

Zappel-Max

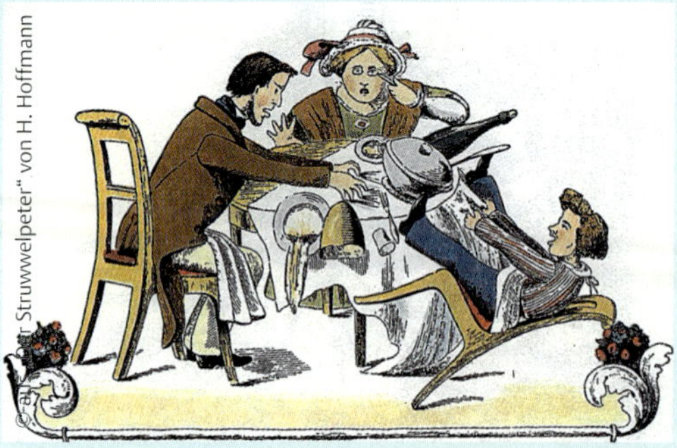

„So geht das nicht weiter!“

Die Klassenlehrerin von Max habe sie hierher geschickt, beginnt die sichtlich angestrengt wirkende Mutter das Gespräch beim Kinder- und Jugendpsychiater Dr. Wagner. Ihr Mann nickt mit besorgter Miene: „Eine höchst unangenehme Situation – wir wurden zu einem Gespräch mit dem Schulleiter einbestellt, wo uns die Klassenlehrerin eröffnet hat, dass es mit Max so nicht weiter gehen könne. Wenn sich nicht bald etwas ändere...“ „Herr Doktor“, fällt ihm seine Frau ins Wort, „Wir wissen einfach nicht weiter!“ „Ihr Sohn Max ist jetzt 8 Jahre alt und geht in die 2. Klasse“, versucht Dr. Wagner mit einem Blick auf den Anmeldebogen das Gespräch zu strukturieren. „Was genau kann denn nicht mehr so weitergehen?“

Kleiner Störenfried

„Naja, diese ganze Aufregung immer...“ stöhnt die Mutter. Max könne einfach nicht stillsitzen und sich nie länger als wenige Minuten auf eine Sache konzentrieren. In der Schule störe er ständig den Unterricht und lenke die anderen Kinder ab. Seine Leistungen seien dementsprechend schlecht. Ihr Sohn sei extrem leicht reizbar, gerate schnell in Wut und trete in solchen Situationen schon mal um sich. Er verletzte sich auch häufig, weil er einfach nicht aufpasse und manchmal so ungeschickt sei. Auf die Frage nach dem Verlauf von Schwangerschaft und Geburt sowie den familiären Rahmenbedingungen berichtet die Mutter, dass die Schwangerschaft unproblematisch, die Geburt aber wegen eines Nabelschnurvorfalls dramatisch gewesen sei. Man habe Max mit der Zange holen müssen. Max sei ein Einzelkind. Ihr Mann arbeite ganztägig in einem Betrieb, sie selbst sehr unregelmäßig als Krankenschwester im Schichtdienst. Max werde deshalb häufig von einer Tagesmutter oder Bekannten betreut, je nachdem wie sie es organisiert bekomme. Dr. Wagner bespricht mit den Eltern, dass er sich bei einem weiteren Termin gerne in Ruhe ein persönliches Bild von Max machen möchte.

Tapferer Ritter

Ein schmächtiger, eher schüchtern wirkender Junge mit großen, wachen Augen gibt Dr. Wagner die Hand. Dann entdeckt er die Ritterburg, die in der Spielecke des Arztzimmers steht. Im Spiel verliert Max seine Schüchternheit – als tapferer Ritter besiegt er alle „Angreifer“, die von Dr. Wagner gespielt werden müssen. „So, jetzt wär' der Geburtstag vom Ritter – und der kriegt ganz viele Geschenke.“ Dr. Wagner muss nun alle möglichen „Geschenke“ für den Ritter heranschaffen. Er fragt, ob der Ritter denn keine Freunde zur Geburtstagsfeier eingeladen habe, worauf Max nur mit dem Kopf schüttelt: „Der wird ja auch nie eingeladen!“ „Aber wieso das denn?“ erkundigt sich Dr. Wagner. „Die sagen immer, den laden wir nicht ein, weil der zu wild ist!“ „Ach, so ist das – naja, ich könnte mir vorstellen, dass das den Ritter nur noch wütender und wilder macht...“ „Ja, genau, aber jetzt spielen wir mit den Autos!“ Die anschließende körperliche und testpsychologische Untersuchung findet bei einem weiteren Termin durch eine Kollegin statt. Neurologisch fallen bei Max deutliche Defizite in den Koordinations-, Gleichgewichts- und feinmotorischen Leistungen auf. Die testpsychologischen Untersuchungen zeigen, dass er normal intelligent, seine Aufmerksamkeitsfokussierung aber gestört ist.

Aufklärung und Regeln

„Max zeigt die typischen Symptome des sog. Aufmerksamkeitsdefizit- und Hyperaktivitätssyndroms, kurz ADHS“, erklärt der Kinder- und Jugendpsychiater den Eltern im folgenden Abschlussgespräch. Diese seufzen – davon hätten sie schon gehört. Sie wollen wissen, wie sie ihrem Sohn helfen können. „Das Wichtigste ist, dass Sie und sein engeres Umfeld, also auch seine Lehrer, gut über die Erkrankung bescheid wissen. Hierzu gibt es hilfreiche Informationsveranstaltungen“, antwortet Dr. Wagner. „Für Max ist wichtig, dass eine gewisse Regelmäßigkeit in seinem Alltag herrscht. Seine Bezugspersonen müssen einen etwas gelasseneren, aber konsequenten Umgang mit ihm finden. Zusätzlich empfehle ich eine ambulante Gruppentherapie für ihn.“ Dr. Wagner wendet sich an Max: „Es wäre toll, wenn Du einmal in der Woche dorthin kommst. Da werden noch mehr Kinder sein, die wie Du manchmal Schwierigkeiten haben, ihren „wilden Ritter“ im Zaum zu halten.“ Max' Vater wirft ein, dass man Kindern mit ADHS doch dieses Medikament gebe. Dr. Wagner nickt zögernd. „Sie meinen bestimmt Methylphenidat, besser bekannt unter dem Handelsnamen Ritalin. Wenn die von mir vorgeschlagenen Maßnahmen nicht ausreichend sein sollten, empfiehlt sich ein Versuch mit dem sog. Psychostimulanz. Es gibt jedoch auch Nebenwirkungen zu berücksichtigen und nicht alle Kinder sprechen auf die Medikation an – wir probieren es also erst einmal ohne...“

11 Kinder- und Jugendpsychiatrie

11.1 Allgemeines

Key Point

Die psychiatrische Diagnostik, Indikationsstellung und Behandlung von Kindern und Jugendlichen weist aufgrund des Entwicklungsbezuges und der stärkeren Einbindung familiärer und sozialer Systeme (z. B. Schule) einige relevante Unterschiede zur „Erwachsenenpsychiatrie" auf.

11.1.1 Definition

Die Kinder- und Jugendpsychiatrie, -psychosomatik und -psychotherapie umfasst die Erkennung, nichtoperative Behandlung, Prävention und Rehabilitation bei psychischen, psychosomatischen, entwicklungsbedingten und neurologischen Erkrankungen oder Störungen sowie bei psychischen und sozialen Verhaltensauffälligkeiten im Kindes- und Jugendalter.

MERKE

Kinder sind keine kleinen Erwachsenen!

Die Weiterbildungszeit für den **Facharzt für Kinder- und Jugendpsychiatrie und Psychotherapie** beträgt mind. 5 Jahre, von denen 4 in der Kinder- und Jugendpsychiatrie oder -psychosomatik und 1 Jahr in der Pädiatrie oder Psychiatrie zu absolvieren sind.

11.1.2 Epidemiologie

Psychische Störungen kommen im Kindes- und Jugendalter etwa gleich häufig vor wie bei Erwachsenen. Eine Reihe von Studien belegt, dass **ca. 18 %** der Kinder und Jugendlichen psychische Auffälligkeiten zeigen, die zumindest einer weiteren Diagnostik bedürfen. Am häufigsten finden sich mit einer durchschnittlichen Prävalenz von 10,4 % **Angststörungen**, gefolgt von **dissozialen Störungen** mit 7,5 %.

Praxistipp

Die häufigsten kinder- und jugendpsychiatrischen Symptome, die zu einer Vorstellung in einer Hausarzt- oder Kinderarztpraxis führen, sind aggressives und dissoziales Verhalten, Aufmerksamkeitsprobleme, (psycho-)somatische Beschwerden und ein sozialer Rückzug.

11.1.3 Besonderheiten in der Kinder- und Jugendpsychiatrie

In diesem Spezialgebiet der Psychiatrie werden Kinder und Jugendliche von **0–18 Jahren** (teilweise auch bis zum 21. Lebensjahr) behandelt. Die **Einbindung der Familie** (Eltern, Großeltern, Geschwister) spielt in dieser Altersgruppe bei der Diagnostik und Therapie psychischer Erkrankungen eine zentrale Rolle. Eltern- und Familiengespräche sowie Familientherapie stellen daher neben Einzel- und Gruppentherapie eine wichtige Behandlungssäule dar.

Eine weitere Besonderheit in der Kinder- und Jugendpsychiatrie ist, dass die minderjährigen Patienten häufig **nicht aus eigenem Antrieb** kommen, sondern durch das „Erwachsenensystem" (Eltern, Kinderarzt, Jugendamt, Schule etc.) vorgestellt bzw. überwiesen werden. Diese Konstellation bedarf eines umsichtigen und empathischen Vorgehens, da der eigentlichen Diagnostik- und Therapiephase häufig zunächst eine **adäquate Kontaktaufnahme- und Motivationsphase** vorausgehen muss.

Grundkenntnisse über die **kindliche Entwicklung** (s. u.) sind eine wichtige Voraussetzung für die Erfassung von Entwicklungs- und Verhaltensstörungen sowie für das Erstellen von Behandlungsplänen.

Meist ist eine **multimodale Behandlung** indiziert. Darunter versteht man eine Kombination verschiedener Behandlungsmethoden wie medizinische, psychotherapeutische, pädagogische und soziale Hilfen sowie psychopharmako- und somatotherapeutische Interventionen. Die **Behandlungsteams** setzen sich dementsprechend aus unterschiedlichen Professionen zusammen.

Im Vergleich zur Pharmakotherapie von Erwachsenen gilt es bei der medikamentösen Behandlung von Kindern und Jugendlichen, eine Reihe **wichtiger Unterschiede in der Pharmakokinetik und -dynamik** zu beachten. Für diese Unterschiede sind im Hinblick auf biologische Faktoren insbesondere Hirnreifungsprozesse, neuroendokrine Regelkreise, alters- und geschlechtsabhängige Veränderungen der Fett- und Muskelmasse, Geschlechtsunterschiede und genetische Einflüsse verantwortlich. Ferner ist zu bedenken, dass viele Psychopharmaka, die in der Kinder- und Jugendpsychiatrie eingesetzt werden, keine Zulassung für diese Altersgruppe haben (sog. **„Off-Label"-Gebrauch**).

Praxistipp

Bei der Verordnung nicht-zugelassener Medikamente sind sowohl Eltern als auch Kinder darüber aufzuklären, dass es sich um einen „individuellen Heilversuch" handelt. Vor- und Nachteile müssen kritisch und verantwortungsbewusst gegeneinander abgewogen werden.

11.1.4 Multiaxiales Klassifikationsschema (MAS)

Ausgehend von einer **multifaktoriellen Genese** psychischer Erkrankungen, in welcher biologische, psychologische und soziale Aspekte von Bedeutung sind, wurde speziell für das Kindes- und Jugendalter ein **mehrdimensionales Diagnosesystem** entwickelt: das

Tab. 11.1

Multiaxiales Klassifikationsschema (MAS).

Achse	beschreibt	Beispiel: 8-jähriger Junge, vorgestellt auf Initiative der Schule wegen Unruhe im Unterricht (Diagnoseziffern nach ICD-10)
1	klinisch-psychiatrisches Syndrom	ADHS (F90)
2	Vorliegen umschriebener Entwicklungsstörungen (ICD-10-Kategorien: F80–83, S. 231)	keine
3	Intelligenzniveau (ICD-10-Kategorie: F7, S. 227)	durchschnittliche Intelligenz
4	somatische Befunde	Diabetes mellitus (E10.0)
5	aktuell assoziierte abnorme psychosoziale Umstände, die nicht länger als 6 Monate zurückliegen	– Depression des Vaters (Z63.7) – Migrationshintergrund (Z60.3) – elterliche Überfürsorge (Z62.1)
6	globales Niveau der psychosozialen Anpassung bei der Untersuchung (Ausprägungsgrad 0–9)	mäßige soziale Beeinträchtigung in mind. 1 oder 2 Bereichen (3)

multiaxiale Klassifikationsschema (MAS). Mit seiner Hilfe können alle relevanten Störungsaspekte in einer international standardisierten Form abgebildet werden (**Tab. 11.1**).

Praxistipp

Zur Einordnung der psychischen Erkrankungen werden auch im Kindes- und Jugendalter die Kriterien der ICD-10 bzw. der DSM-IV verwendet und deshalb nachfolgend die entsprechenden Kodierungen bei den Krankheitsbildern angegeben.

Einzelne Störungsgruppen, die speziell Kinder und Jugendliche betreffen, werden in den Klassifikationen mit eigenen Unterabschnitten berücksichtigt (z. B. F9: Verhaltens- und emotionale Störungen im Kindes- und Jugendalter). Bei anderen erfolgt die Einordnung in die gleichen Kategorien wie im Erwachsenenalter (z. B. F20: Schizophrenie).

11.1.5 Entwicklungspsychologie

Grundwissen darüber, welches Verhalten bei Kindern und Jugendlichen als altersadäquat bzw. situationsangemessen anzusehen ist und welches als auffällig, ist ein unverzichtbares Handwerkszeug in der klinischen Praxis – und für die betroffenen Kinder und Jugendlichen häufig die einzige Chance, professionelle Hilfe zu erhalten.

- **Meilensteine der Entwicklung:** Sie beschreiben motorische und kognitive Fortschritte, die ein gesundes Kind in bestimmten chronologischen Stadien erreichen sollte (**Tab. 11.2**).
- **Bindung:** Einer der wichtigsten Faktoren für eine gesunde seelische Entwicklung eines Kindes ist die personenspezifische, emotionale Bezogenheit des Kindes auf seine Bezugsperson, meist Mutter oder Vater, die sog. Bindung. Macht das Kind während des ersten Lebensjahres die Erfahrung, dass in Phasen der Unsicherheit eine Bezugsperson verlässlich und angemessen auf es eingeht, entwickelt sich eine **sichere** Bindung. Diese bildet die Basis für das aktive Explorationsverhalten des Kindes. Bei **unsicher** gebundenen Kindern wird das Handeln von Irritation und Angst dominiert.

Tab. 11.2

Meilensteine der kindlichen Entwicklung (Beispiele).

Alter	Meilenstein
9 Monate	Unterscheiden von bekannten und fremden Personen („Fremdeln")
10 Monate	Kind sitzt ohne Unterstützung
14 Monate	Kind steht ohne Hilfe
15 Monate	erstes Sprachverständnis („Ball", „nein")
18 Monate	Kind läuft ohne Hilfe
2. Lebensjahr	Ein- bis Zweiwortsätze; spielt alleine in einem Raum, wenn Bezugsperson in Wohnung
3. Lebensjahr	Drei- bis Fünfwortsätze
5. Lebensjahr	versteht Spielregeln

11.1.6 Diagnostik in der Kinder- und Jugendpsychiatrie

Praxistipp

Von besonderer Bedeutung in der kinder- und jugendpsychiatrischen Diagnostik ist die Erhebung und Zusammenführung der einzelnen Perspektiven auf die Problemkonstellation (Eigen- und Fremdanamnese). Nur so können intra- und interpersonelle bzw. systemische Konflikte sichtbar werden und adäquat behandelt werden.

Anamnese

Wichtig sind Fragen zur **Eigenanamnese** (Entwicklung, soziale Situation in Kindergarten/Schule, Freundeskreis) sowie zur **Familienanamnese** (Beruf und Erkrankungen der Eltern, Geschwister). Gegebenenfalls kann auch die Durchsicht von Schulzeugnis-

sen sowie der Kontakt zur Schule oder zum Kindergarten (**Fremdanamnese**) zusätzlich hilfreich sein.
In der Regel werden zunächst die Eltern ohne die Kinder einbestellt und interviewt, in einem zweiten Termin werden dann die Kinder (ca. ab dem 5. Lebensjahr) allein gesehen. Bei Jugendlichen kann es zum Aufbau eines tragfähigen Arbeitsbündnisses indiziert sein, zunächst mit ihnen selbst zu sprechen. Auf die Einhaltung der **Schweigepflicht** auch gegenüber den Eltern sowie die Ausnahmen hiervon (z. B. akute Eigen- oder Fremdgefährdung) ist hinzuweisen.

Psychopathologischer Befund

Die Erhebung des psychopathologischen Befundes erfolgt prinzipiell analog zur Vorgehensweise bei Erwachsenen (S. 23).

Standardisierte Testverfahren

Je nach Symptomatik kommen unterschiedliche Tests zur Anwendung:

- **Intelligenztests**, z. B. der WISC®-IV (Wechsler Intelligence Scale for Children, **Abb. 11.1**; früher: Hamburg-Wechsler-Intelligenztest für Kinder = HAWIK) oder der K-ABC (Kaufman assessment battery for children)
- **Konzentrationstests**, z. B. der Aufmerksamkeits-Belastungs-Test d2 (vgl. **Tab. 1.8**, S. 22) und Testungen zur Überprüfung einer Teilleistungsstörung (Lese- und Rechtschreib- bzw. Rechenstörung, S. 231)
- **Selbst- oder Fremdbeurteilungsbögen**, z. B. FBB-HKS (Fremdbeurteilungsbogen für hyperkinetische Störungen)
- **Persönlichkeitsfragebögen**, z. B. FPI (Freiburger Persönlichkeitsinventar, erst ab 16 Jahren normiert)
- **projektive Tests**, z. B. Familie in Tieren (**Abb. 11.2**) oder Scenotest (**Abb. 11.3**)

Körperliche und neurologische Untersuchung

Eine körperliche und neurologische Untersuchung gehört zu jeder kinder- und jugendpsychiatrischen Abklärung. Eventuell ist – bei V. a. Essstörungen oder bei Vorliegen einer Adipositas (S. 251) – die Berechnung des **Body-Mass-Index** (**BMI**, S. 159) erforderlich.

Praxistipp
Aufgrund des bei Kindern und Jugendlichen noch nicht abgeschlossenen Längenwachstums und erheblichen entwicklungs- und geschlechtsabhängigen Schwankungen des BMI sollte die Beurteilung des Körpergewichts anhand von alters- und geschlechtsspezifischen BMI-Perzentilen erfolgen (z. B. Übergewicht > 90. Perzentile; Adipositas > 97. Perzentile; zur Einteilung bei Erwachsenen s. Tab. 7.1, S. 160).

Labor und weiterführende Diagnostik

Um körperliche Erkrankungen auszuschließen sowie vor Beginn einer Medikation kann die Anfertigung eines **Routinelabors** und die Ableitung eines **EKGs** bzw. eines **EEGs** (z. B. vor geplanter Methylphenidat-Gabe, S. 236) erforderlich sein. Bei sich hieraus ergebenden Auffälligkeiten ist ggf. eine **weiterführende Diagnostik** (z. B. **MRT**) indiziert.

11.2 Intelligenzminderung (F70–F73)

Key Point
Die Intelligenzminderung (IQ < 70) ist frühkindlich veranlagt und stellt per se keine Krankheit dar. Sie kann allein oder zusammen mit einer anderen psychischen oder körperlichen Störung auftreten.

Allgemeines | Die Klassifikation der Intelligenzvarianten (von unterdurchschnittlich bis zur Hochbegabung) wird durch **Intelligenztests** bestimmt (vgl. **Tab. 1.8**, S. 22). Das angegebene Intelligenzniveau basiert auf Testergebnissen mit einem Mittelwert von 100 und einer Standardabweichung von 15 und wird in einem Quotienten ausgedrückt (**Intelligenzquotient**; **IQ**). Darüber wird der relative Leistungsstand eines Individuums definiert, den es im Vergleich zu einer repräsentativen Stichprobe Gleichaltriger hat. Dabei wird eine Standardnormalverteilung (Gauß'sche Glockenkurve) der Intelligenz vorausgesetzt.

MERKE
Der normale, d. h. **durchschnittliche IQ** liegt bei Werten zwischen **85–114**, ab einem **IQ > 129** spricht man von einer **Hochbegabung**.

Definition | Eine Intelligenzminderung bezeichnet eine **signifikant unterdurchschnittliche Ausprägung kognitiver Leistungsfähigkeit (IQ < 70)**. **Tab. 11.3** (S. 230) gibt die zugehörige ICD-10-Klassifikation wieder.

MERKE
Die früheren Bezeichnungen **„Idiotie"**, **„Imbezillität"** und **„Debilität"**, die unter dem Oberbegriff Oligophrenie („Schwachsinn") zusammengefasst wurden, sind **obsolet**.

Epidemiologie | Die Prävalenzangaben in der Literatur weisen z. T. große Differenzen auf. Als Richtwert kann gelten, dass eine Intelligenzminderung bei **ca. 1 % der Schulkinder** vorliegt. **Jungen** sind häufiger als Mädchen betroffen. Bei schweren Graden der geistigen Behinderung scheint kein signifikanter Geschlechtsunterschied vorzuliegen.

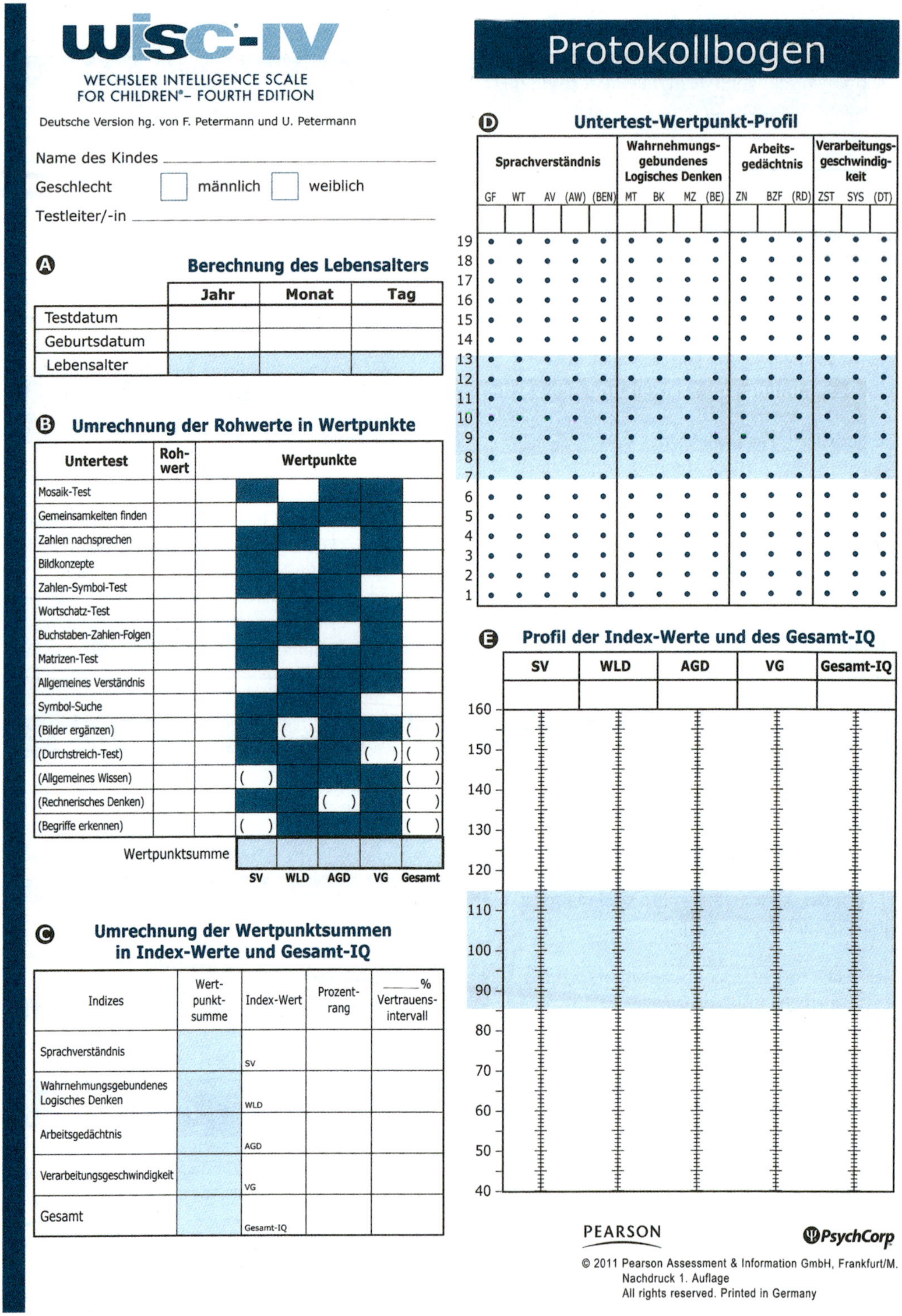

WISC-IV

WECHSLER INTELLIGENCE SCALE FOR CHILDREN®– FOURTH EDITION

Deutsche Version hg. von F. Petermann und U. Petermann

Protokollbogen

Name des Kindes ____________

Geschlecht ☐ männlich ☐ weiblich

Testleiter/-in ____________

A Berechnung des Lebensalters

	Jahr	Monat	Tag
Testdatum			
Geburtsdatum			
Lebensalter			

B Umrechnung der Rohwerte in Wertpunkte

Untertest	Rohwert	Wertpunkte				
Mosaik-Test						
Gemeinsamkeiten finden						
Zahlen nachsprechen						
Bildkonzepte						
Zahlen-Symbol-Test						
Wortschatz-Test						
Buchstaben-Zahlen-Folgen						
Matrizen-Test						
Allgemeines Verständnis						
Symbol-Suche						
(Bilder ergänzen)			( )			( )
(Durchstreich-Test)					( )	( )
(Allgemeines Wissen)		( )				( )
(Rechnerisches Denken)				( )		( )
(Begriffe erkennen)		( )				( )
Wertpunktsumme						
		SV	WLD	AGD	VG	Gesamt

C Umrechnung der Wertpunktsummen in Index-Werte und Gesamt-IQ

Indizes	Wertpunktsumme	Index-Wert	Prozentrang	___% Vertrauensintervall
Sprachverständnis		SV		
Wahrnehmungsgebundenes Logisches Denken		WLD		
Arbeitsgedächtnis		AGD		
Verarbeitungsgeschwindigkeit		VG		
Gesamt		Gesamt-IQ		

D Untertest-Wertpunkt-Profil

Sprachverständnis					Wahrnehmungsgebundenes Logisches Denken				Arbeitsgedächtnis			Verarbeitungsgeschwindigkeit		
GF	WT	AV	(AW)	(BEN)	MT	BK	MZ	(BE)	ZN	BZF	(RD)	ZST	SYS	(DT)

Skala: 19, 18, 17, 16, 15, 14, 13, 12, 11, 10, 9, 8, 7, 6, 5, 4, 3, 2, 1

E Profil der Index-Werte und des Gesamt-IQ

SV	WLD	AGD	VG	Gesamt-IQ

Skala: 160, 150, 140, 130, 120, 110, 100, 90, 80, 70, 60, 50, 40

PEARSON PsychCorp

Abb. 11.1 Deckblatt des WISC®-IV. Der WISC®-IV ist ein Intelligenztest, mit dem die allgemeine kognitive Funktion beurteilt wird. Anhand verschiedener Untertests werden die Bereiche Sprachverständnis, wahrnehmungsgebundenes logisches Denken, Arbeitsgedächtnis und Verarbeitungsgeschwindigkeit altersbezogen überprüft. Aus den Ergebnissen lässt sich der Gesamt-IQ berechnen (© Pearson Assessment & Information GmbH, Frankfurt/M.).

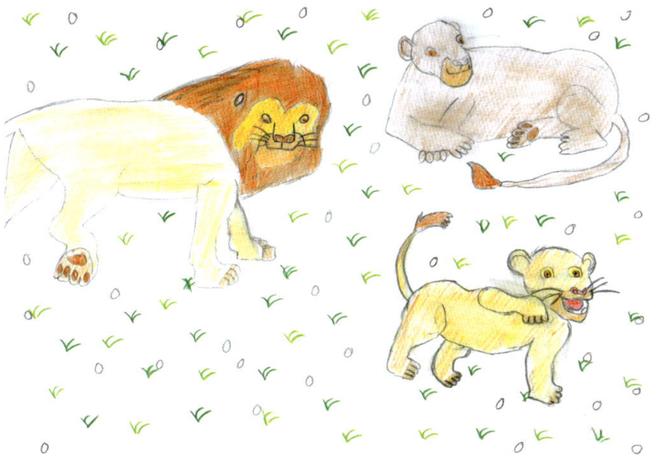

Abb. 11.2 Familie in Tieren. Bei diesem projektiven Test bittet man das Kind, sich seine Familienmitglieder als Tiere vorzustellen und sie dann zu zeichnen. So können nonverbal intrafamiliäre Beziehungsmuster dargestellt werden (aus Hellstern, G., Kurzlehrbuch Pädiatrie, Thieme, 2012).

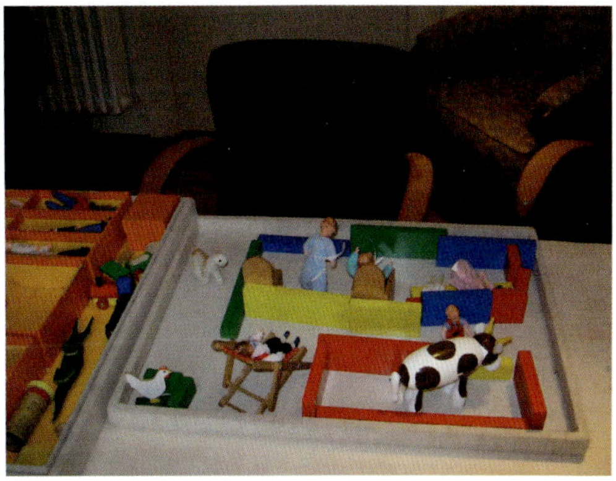

Abb. 11.3 Scenotest. Das Kind wird aufgefordert, mit Spielmaterial aus dem Sceno-Kasten (enthält z. B. Bauklötze, Figuren, Tiere oder Gegenstände wie Stühle) eine beliebige Szenerie aufzubauen. Anschließend bespricht man mit ihm, was die aufgebaute Situation darstellt, und versucht, sie im Hinblick auf den psychosozialen Hintergrund des Kindes zu interpretieren.

Ätiologie und Pathogenese | Störungen der Intelligenzentwicklung beruhen im Wesentlichen auf **erblichen Faktoren**, **hirnorganischen Ursachen** und **negativen psychosozialen Einflüssen**. Sie kommen aber auch als Normvariante der multifaktoriellen Intelligenzveranlagung vor. Die häufigsten biologischen Ursachen sind in Tab. 11.4 aufgeführt.

Klinik | Das klinische Bild ist außerordentlich **vielfältig** und abhängig vom Ausprägungsgrad der Intelligenzminderung, psychischer und körperlicher Begleiterkrankungen sowie einer Vielzahl von psychosozialen Faktoren (familiäre Bewältigungskräfte, Beschulung, soziale Beziehungen etc.). Eine Regel-Beschulung sowie eine selbstständige berufliche und wohnliche Lebensführung können evtl. nicht möglich sein. Eine Vorstellung im kinder- und jugendpsychiatrischen Rahmen erfolgt meist wegen **Verhaltensstörungen** oder akuter **Eigen- oder Fremdgefährdung**.

Praxistipp

Aus pädagogischer Sicht ist die Unterscheidung zwischen geistiger Behinderung (Förderschwerpunkt geistige Entwicklung) mit einem IQ < 55 und Lernbehinderung (Förderschwerpunkt Lernen) mit einem IQ zwischen 55 und 75 üblich.

Psychische Störungen treten bei Personen mit Intelligenzminderung **etwa 3–4-mal häufiger** auf als in der Allgemeinbevölkerung (v. a. Hyperaktivität, autistische Störungen, Stereotypien, Störungen im Sozialverhalten und emotionale Störungen wie Angst oder Depression).

MERKE

Für Personen mit einer **Intelligenzminderung** besteht ein deutlich **erhöhtes Risiko**, ausgenutzt oder instrumentalisiert sowie körperlich und sexuell missbraucht zu werden!

Diagnostik | Die Diagnostik zur intellektuellen Entwicklung und zum Leistungsstand erfolgt durch eine **ausführliche Entwicklungsdiagnostik** und **standardisierte Intelligenztests** (S. 21).

Therapie | Die Förderung und Behandlung von Personen mit Intelligenzminderung beruht auf **3 Säulen** und ist eine **interdisziplinäre Aufgabe**:

1. **Entwicklungsförderung** (beginnend mit der Frühförderung in den ersten Lebensjahren, z. B. heilpädagogische Entwicklungsförderung, Physiotherapie, Musiktherapie)
2. **soziale Integration** (Familie, Kindergarten, Schule, Beruf)
3. **Therapie psychischer Störungen**

Die **Psychotherapie** basiert bei Kindern mit Intelligenzminderung auf überwiegend verhaltenstherа-

Tab. 11.3

Klassifikation der Intelligenzminderung nach ICD-10 (F70–F73).

ICD-10	Intelligenzminderung	IQ	Anteil an geistiger Behinderung	mentales Alter
F70	leicht	50–69	85 %	9 bis < 12 Jahre
F71	mittelgradig	35–49	10 %	6 bis < 9 Jahre
F72	schwer	20–34	3–4 %	3 bis < 6 Jahre
F73	schwerst	< 20	1–2 %	< 3 Jahre

Tab. 11.4

Biologische Ursachen von Intelligenzminderung (nach Remschmidt H., Mattejat F., Warnke A., Therapie psychischer Störungen bei Kindern und Jugendlichen, Thieme, 2007).

1. Pränatal begründete Intelligenzminderung, hereditär:
- Dysplasien (z. B. Phakomatosen)
- Stoffwechselstörungen (z. B. Phenylketonurie)
- Mitochondriopathien (z. B. Aspers-Syndrom)
- hormonelle Störungen (z. B. angeborene Hypothyreose)
- erbliche Hirn- und Schädelfehlbildungen (z. B. Prader-Willi-Syndrom)

2. Fehlbildungen des Nervensystems (dysrhaphische Fehlbildungen):
- Mikrozephalie
- Makrozephalie
- Porenzephalie

3. Chromosomenanomalien:
- Störungen der Körperchromosomen (z. B. Trisomie 21)
- Störungen der Geschlechtschromosomen (z. B. XXX-Konstitution), Marker-X-Syndrom, Rett-Syndrom (S. 234)

4. Exogen verursachte biologische Schädigungen:
- **pränatal:** Virusinfektionen, chemisch-toxisch (Alkoholembryopathie), intrauterine Mangelernährung
- **perinatal** (Schädigungen zwischen der 24. Gestationswoche und der 1. Woche nach der Geburt): Hirnblutungen, Enzephalitis
- **postnatal:** entzündliche Erkrankungen des ZNS, Schädel-Hirn-Traumata, Hirntumoren, Vergiftungen, hormonelle Störungen (Hypothyreose), zerebrales Anfallsleiden

5. Idiopathische Intelligenzminderung (unbekannte Ätiologie):
- Normvariante der multifaktoriellen Intelligenzveranlagung

peutisch orientierten Techniken. Für die **Pharmakotherapie** gelten grundsätzlich die gleichen störungsbezogenen Indikationen wie bei Kindern und Jugendlichen ohne Intelligenzminderung. Der Wirkstoff **Risperidon** ist speziell zur Behandlung einer Störung des Sozialverhaltens (S. 238) bei Kindern mit Intelligenzminderung zugelassen (ab dem 5. Lebensjahr).

Praxistipp
Wirkung und unerwünschte Wirkungen sind für die meisten Präparate in dieser Patientenpopulation nicht systematisch untersucht. Daher hat die Medikation unter strenger Indikationsstellung und kontinuierlicher medizinischer Kontrolle zu erfolgen.

Verlauf | Die **Mortalitätsrate** liegt bei Menschen mit geistiger Behinderung **höher** als bei der Durchschnittsbevölkerung, wobei sich die Lebenserwartung jedoch mit dem Fortschreiten der medizinischen Versorgung deutlich gesteigert hat.

11.3 Altersbezogene Störungen: Entwicklungsstörungen (F80–F84)

Key Point
In der ICD-10 werden zwei Arten von Entwicklungsstörungen unterschieden: umschriebene (F80–83) und tiefgreifende Formen (F84).

11.3.1 Allgemeines

Bei den **umschriebenen Entwicklungsstörungen** (**Tab. 11.5**) sind nur Teilbereiche von einem Entwicklungsdefizit betroffen (daher auch die Bezeichnung **„Teilleistungsstörungen"**), während andere Entwicklungsdomänen der Altersnorm entsprechen. Die umschriebene Entwicklungsstörung ist nicht Ausdruck einer allgemeinen Intelligenzminderung. Sie umfasst Lernstörungen in den Bereichen Sprache, schulische Fertigkeiten (Lesen, Rechtschreiben und Rechnen) sowie Motorik.

Bei den **tiefgreifenden Entwicklungsstörungen** (**Tab. 11.6**) ist die Entwicklung der betroffenen Kinder hingegen von Geburt an erheblich beeinträchtigt und ein vollständiges Aufholen der Entwicklungsrückstände i. d. R. nicht möglich.

Tab. 11.5

Unterformen der umschriebenen Entwicklungsstörungen nach ICD-10 (F80–83).

ICD-10	Bezeichnung
F80	***Umschriebene Entwicklungsstörungen des Sprechens und der Sprache***
F80.0	Artikulationsstörungen
F80.1	Expressive Sprachstörung
F80.2	Rezeptive Sprachstörung
F80.3	Erworbene Aphasie mit Epilepsie
F81	***Umschriebene Entwicklungsstörungen schulischer Fertigkeiten***
F81.0	Lese- und Rechtschreibstörung
F81.1	Isolierte Rechtschreibstörung
F81.2	Rechenstörung
F81.3	kombinierte Störung schulischer Fertigkeiten
F82	***Umschriebene Entwicklungsstörungen der motorischen Funktionen***
F83	***Kombinierte umschriebene Entwicklungsstörungen***

Beide Arten von Entwicklungsstörungen weisen aber auch **gemeinsame Merkmale** auf (ICD-10):

- Sie beginnen ausnahmslos im Kleinkindalter oder in der Kindheit.
- Sie sind gekennzeichnet durch Entwicklungsverzögerungen, die eng mit der biologischen Reifung des ZNS zusammenhängen.
- Sie zeigen einen stetigen Verlauf, der nicht die für viele psychische Störungen typischen Remissionen und/oder Rezidive aufweist.

Die jeweils am häufigsten vorkommenden Unterformen werden nachfolgend ausführlich beschrieben.

11.3.2 Umschriebene Entwicklungsstörungen

Lese- und Rechtschreibstörung (LRS, F81.0)

Synonym | Legasthenie.

Definition | Das Hauptmerkmal der LRS ist eine umschriebene und bedeutsame **Beeinträchtigung in der Entwicklung der Lesefertigkeiten**, die nicht allein durch das Entwicklungsalter, Visusprobleme oder unangemessene Beschulung erklärbar und in aller Regel mit einer **Rechtschreibstörung** verbunden ist.

Epidemiologie | Die Häufigkeit der LRS liegt im Kindes- und Jugendalter zwischen **4 und 8 %**. **Jungen** sind 2–3-mal häufiger betroffen als Mädchen. Im Längsschnitt ist das Niveau der erreichten Schul- und Berufsausbildung niedriger, als es der Quote der gleich intelligenten Normbevölkerung entspricht.

Ätiologie und Pathogenese | Die Ursachen sind **noch unbekannt**. Erste Hinweise auf kausale Faktoren geben sog. Kandidatengene, die etwa 60–70 % der Varianz der Fähigkeit, Lesen und Rechtschreiben zu erlernen, erklären. Umwelteinflüssen, wie z. B. der sozialen Schicht, wird eine symptombeeinflussende, jedoch keine kausale Bedeutung zugeschrieben.

Tab. 11.6

Unterformen der tiefgreifenden Entwicklungsstörungen nach ICD-10 (F84).

ICD-10	Bezeichnung
F84.0	Frühkindlicher Autismus
F84.1	Atypischer Autismus
F84.2	Rett-Syndrom
F84.3	Andere desintegrative Störungen des Kindesalters
F84.4	Hyperkinetische Störung mit Intelligenzminderung und Bewegungsstereotypien
F84.5	Asperger-Syndrom

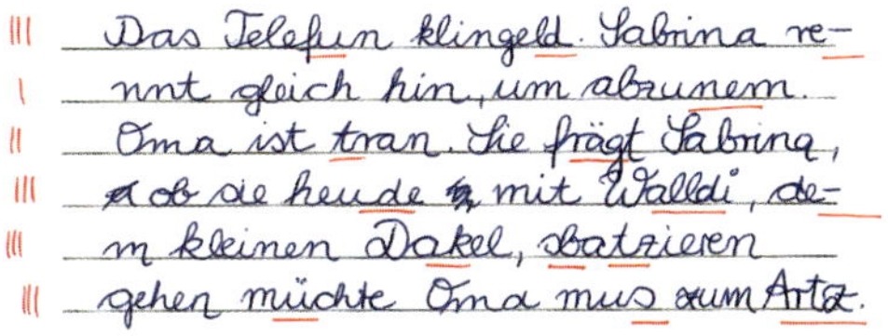

Abb. 11.4 Diktatausschnitt eines Kindes mit Legasthenie.

Klinik | Die **Beeinträchtigung der Lesefertigkeiten** äußert sich z. B. im Auslassen, Ersetzen, Verdrehen oder Hinzufügen von Wörtern oder Wortteilen, in verlangsamtem Lesetempo, Startschwierigkeiten beim Vorlesen, zögerndem, stockendem Lesen, Verlieren der Zeilen im Text, nicht sinnentsprechender Betonung usw.

Die meist begleitend vorhandene **Rechtschreibstörung** ist z. B. durch eine hohe Anzahl von Fehlern beim Schreiben, Regelfehler (Fehler in der Dehnung [„Hölle" anstatt „Höhle"], Fehler in der Dopplung [„Tase" statt „Tasse"] sowie Fehler in Groß- und Kleinschreibung charakterisiert. Zudem zeigen sich ein lautlich getreues Schreiben [„Fuks" statt „Fuchs"] und eine Inkonstanz von richtigem und fehlerhaftem Schreiben ein und desselben Wortes (**Abb. 11.4**).

Sekundär kann es zu **Verhaltensstörungen** (z. B. Arbeitsverweigerung bei Hausaufgaben, aggressives Verhalten) und **psychosomatischen Beschwerden** (z. B. Kopf- oder Bauchschmerzen) kommen.

An **komorbiden Erkrankungen** sind Sprech- und Sprachstörungen, ADHS, Rechenstörung, schulbezogene Angststörungen, Störungen des Sozialverhaltens und emotionale Anpassungsstörungen (depressive Entwicklung) zu beachten.

Diagnostik und Differenzialdiagnosen | Die Diagnose ergibt sich aus:

- **Anamnese** (Eigen-, Familie- und Fremdanamnese, z. B. Schule)
- **Exploration** (vorschulische Besonderheiten, wie z. B. Sprachentwicklungsstörungen)
- **körperlicher Untersuchung** (Ausschluss von Sinnesstörungen)

11

- Entscheidend ist auch die Durchführung von **Testverfahren** (IQ-Testung und standardisierte Lese- und Rechtschreibtests).

Praxistipp

Die Diagnostik beginnt entscheidend damit, überhaupt an die Möglichkeit einer Lese- und Rechtschreibstörung zu denken – nicht selten werden die betroffenen Kinder wegen unspezifischer Symptome, psychosomatischer Beschwerden oder Verhaltensauffälligkeiten („mangelnde Leistungshaltung") vorgestellt.

Differenzialdiagnostisch lassen sich Rechtschreibstörungen aufgrund einer erworbenen Hirnschädigung (z. B. Schädel-Hirn-Trauma) oder aufgrund mangelnder schulischer Förderung (Analphabetismus) durch die Anamnese eruieren. Abzugrenzen sind ferner Einschränkungen des Hör- und Sehvermögens sowie der Motorik (z. B. Zerebralparese).

MERKE

Eine **Intelligenzminderung** (IQ < 70) muss **ausgeschlossen** sein, um die Diagnose einer LRS stellen zu können.

11

Therapie und Verlauf | Aufgrund der Komplexität des Störungsbildes ist ein **multimodaler Therapieansatz** unter Einbeziehung verschiedener Institutionen (Elternhaus, Schule, Erziehungsberatungsstellen, ggf. Jugendamt, Kinder- und Jugendpsychiatrie) empfehlenswert. Im Mittelpunkt steht die funktionelle Behandlung (**Lese- und Rechtschreibtraining**), die so früh wie möglich und in Einzeltherapie erfolgen sollte. Weiteres Therapieelement ist die **Unterstützung des Kindes und seiner Familie** bei der psychischen Bewältigung der Problematik. Bei ausgeprägter Sekundärsymptomatik kann evtl. eine **Psychotherapie** indiziert sein. Zusätzliche psychische Störungen und eine ungünstige soziale Entwicklung verschlechtern die **Prognose**.

Praxistipp

Eltern sollten dahingehend beraten (und entlastet) werden, dass ihr Kind nicht „dumm, faul, aufsässig oder gleichgültig" ist, sondern eine umschriebene Lernschwäche hat, für die es nichts kann.

Rechenstörung (F81.2)

Synonym | Dyskalkulie.

Definition | Die Rechenstörung umfasst **Beeinträchtigungen in den Grundrechenarten** (Addition, Subtraktion, Multiplikation, Division), die – analog zur LRS (s. o.) – nicht allein durch eine allgemeine Intelligenzminderung oder eine unangemessene Beschulung erklärbar sind. Höhere Rechenfertigkeiten (z. B. Algebra) sind weniger relevant.

Epidemiologie | Etwa **4–6 %** der Kinder sind von einer Dyskalkulie betroffen, **Mädchen** tendenziell etwas häufiger.

Ätiologie und Pathogenese | Diese sind **unbekannt**, vermutet werden v. a. genetische und hirnorganische Ursachen.

Klinik | Schwierigkeiten können im Bereich des Verständnisses von Rechenoperationen (**Zahlensemantik**), in der **sprachlichen Zahlenverarbeitung** sowie beim Erwerb des **arabischen Stellenwertsystems** und der **Kodierung** (Übertragung der Ziffer in Wortform oder umgekehrt) bestehen. Meist fallen die Patienten durch **schlechte Benotungen** im Fach Mathematik auf, oft in Diskrepanz zu Benotungen in anderen Fächern.

Bei etwa ⅔ der Patienten liegt zudem eine **Lese- und Rechtschreibstörung** vor, bei 40 % zeigt sich eine Komorbidität mit einer **Aufmerksamkeitsstörung**. Wie bei der LRS kann es sekundär zu weiteren **psychischen Störungen** kommen.

Diagnostik und Differenzialdiagnosen | Es kommen **standardisierte Rechentests** zum Einsatz, die die verschiedenen Rechenfertigkeiten abprüfen. Ansonsten entsprechen Diagnostik und Differenzialdiagnosen der der LRS (s. o.).

Therapie | Auch bei der Dyskalkulie ist eine **multimodale Therapie** empfehlenswert. Im Mittelpunkt steht das **Rechentraining**. Bei ausgeprägter Sekundärsymptomatik ist eine **psychotherapeutische Unterstützung** indiziert.

11.3.3 Tiefgreifende Entwicklungsstörungen

Frühkindlicher Autismus (F84.0) und Asperger-Syndrom (F84.5)

Definition | Unter Autismus versteht man eine **angeborene Wahrnehmungs- und Informationsverarbeitungsstörung**, die sich v. a. in den Bereichen soziale Interaktion, Verhalten und Sprache/Kommunikation bemerkbar macht und sich definitionsgemäß **vor dem 4. Lebensjahr** manifestiert.

Allgemeines | Die klinisch häufigsten und bedeutsamsten autistischen Störungen sind der **frühkindliche Autismus** (syn. Kanner-Syndrom; benannt nach dem Erstbeschreiber Leo Kanner, 1943) sowie das **Asperger-Syndrom** (Erstbeschreiber: Hans Asperger, 1944).

Gemeinsam mit dem atypischen Autismus (F84.1, Tab. 11.6) werden sie klinisch als **Autismus-Spektrum-Störungen (ASD)** zusammengefasst.

Epidemiologie | Die Prävalenz der ASD tendiert insgesamt gegen **1 %**. Das Verhältnis männlich : weiblich liegt beim **frühkindlichen Autismus** bei ca. 3–4 : 1, beim **Asperger-Syndrom** bei ca. 8 : 1.

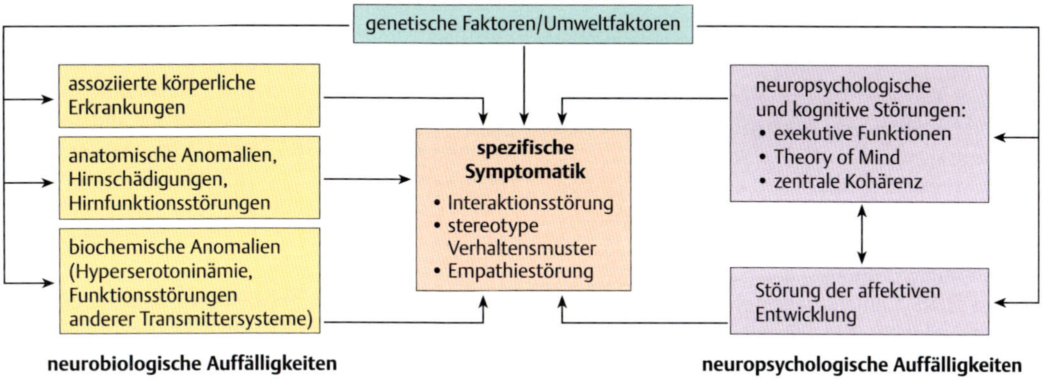

Abb. 11.5 Modellvorstellung zur Ätiologie und Pathogenese der Autismus-Spektrum-Störungen (ASD) (aus Remschmidt, H., Mattejat, F., Warnke, A., Therapie psychischer Störungen bei Kindern und Jugendlichen, Thieme, 2008).

Ätiologie und Pathogenese | Bislang fehlt ein schlüssiges Modell zur Ätiologie und Genese der ASD. Die nach derzeitigem Kenntnisstand beteiligten Faktoren sind in **Abb. 11.5** zusammengefasst.

Klinik | Die **diagnostischen Kriterien** der ASD beruhen auf 3 Säulen. **Tab. 11.7** verdeutlicht die Überschneidungen und Unterschiede in der Symptomatik.

- **Störungen der sozialen Interaktion:** Diese zeigen sich z. B. darin, dass nicht-sprachliche Ausdrucksformen (Mimik, Gestik, Körperhaltung) nicht adäquat eingesetzt werden können, um soziale Beziehungen zu gestalten. So **vermeiden** Kinder mit ASD häufig den **Blickkontakt** oder machen durch Hinführen (statt durch Sprechen oder Zeigen) auf eigene Wünsche oder Anliegen aufmerksam. So wirkt ihr Verhalten häufig sehr bizarr. Durch einen **Mangel an Einfühlungsvermögen** oder auch die eingeschränkte Fähigkeit, spontan Freude oder Interessen mit anderen zu teilen, fällt es den Betroffenen schwer, altersgemäße Beziehungen aufzubauen.
- **Störungen des Verhaltens:** Typisch sind stereotype und sich wiederholende motorische **Manierismen** (z. B. das Wedeln mit den Händen) sowie eine zwanghafte Anhänglichkeit an spezifische, nicht-funktionale Handlungen und Rituale (z. B. Drehen von Gegenständen). Daraus resultieren **starre Routinen**, nicht selten verbunden mit großem Widerstand gegen und ausgeprägten Ängsten vor Veränderungen. Darüber hinaus findet sich häufig auch eine intensive Beschäftigung mit Teilobjekten oder nicht-funktionalen Elementen des Spielmaterials (z. B. ihrem Geruch oder der Oberflächenbeschaffenheit). Die umfassende Beschäftigung mit begrenzten und z. T. ungewöhnlichen Interessen ist ein weiteres charakteristisches Merkmal der ASD. Diese **Fixierung auf spezielle Themen** (Züge, Dinosaurier, Glühbirnen etc.)

Tab. 11.7

Vergleich zwischen frühkindlichem Autismus und Asperger-Syndrom.

frühkindlicher Autismus (Kanner)	**Asperger-Syndrom**
Störungen der sozialen Interaktion	
stereotype Verhaltensmuster, Interessen und Aktivitäten	
Störungen der Sprache und Kommunikation	ungewöhnliche, wenig angepasste Sprache und Kommunikation

geht in ca. 15 % der Fälle mit **außergewöhnlichen Begabungen** einher. Diese reichen von musikalischem Talent über besondere mathematische Fähigkeiten bis hin zu außergewöhnlichen Gedächtnisleistungen (z. B. sog. fotografisches Gedächtnis). Als typisches Merkmal des Asperger-Syndroms ist ferner eine auffällige **motorische Ungeschicklichkeit** zu nennen.

- **Beeinträchtigung der Sprache und Kommunikation:**
  - Beim **frühkindlichen Autismus** kommt es zu einer **verspäteten Entwicklung** oder einem **vollständigen Fehlen** der gesprochenen Sprache. Der Gebrauch der Sprache wirkt oft eigentümlich und beinhaltet nicht selten auch **Stereotypien** und nicht-funktionale Wiederholungen (**Echolalie**). Gerade bei Kindern ist der Mangel an spontanen Als-ob-Spielen und sozialen Imitationsspielen auffällig.
  - Beim **Asperger-Syndrom** verläuft die **Sprachentwicklung zunächst normal**, jedoch fallen die Patienten durch eine besonders **elaborierte, gestelzte oder altklug wirkende Sprache** auf. Die Kommunikationsschwierigkeiten zeigen sich hier durch eine mangelnde Anpassung von Sprache und Verhalten an wechselnde soziale Situationen und Zusammenhänge.

MERKE

Der **frühkindliche Autismus** geht typischerweise mit Störungen der Sprachentwicklung sowie einer allgemeinen Entwicklungsverzögerung einher und unterscheidet sich darin vom **Asperger-Syndrom**, bei dem die Entwicklung zunächst unauffällig verläuft.
Der frühkindliche Autismus wird deshalb meist **früher**, d. h. noch vor dem Grundschulalter, diagnostiziert.

An **komorbiden Erkrankungen** treten häufig Konzentrations- und Aufmerksamkeitsstörungen (im Sinne einer hyperkinetischen Störung bei fast der Hälfte der Kinder mit Autismus) sowie Ticstörungen auf. Auto- und Fremdaggressionen sind nicht selten. Häufig schwerwiegende Begleitsymptome sind neben Selbstverletzungen Probleme der Sauberkeitsentwicklung sowie Ess- und Schlafprobleme.

Etwa 60 % der Kinder mit **frühkindlichem Autismus** sind geistig behindert, ca. 20 % lernbehindert, bei etwa 17 % liegt der Intelligenzquotient im Grenzbereich zur Normalität und nur 3 % weisen einen IQ im Durchschnittsbereich auf. Kinder mit **Asperger-Syndrom** verfügen dagegen meist über durchschnittliche bis gute intellektuelle Fähigkeiten.

Diagnostik und Differenzialdiagnosen | Die Diagnose erfolgt **klinisch** aufgrund der **Vorgeschichte** und der **Beobachtung des Kindes** in verschiedenen Situationen. Hierzu liegen mittlerweile eine Reihe von **Interviews, Skalen und Beobachtungsverfahren** vor, die eine standardisierte Diagnostik erleichtern (z. B. Diagnostische Beobachtungsskala für Autistische Störungen [ADOS] oder Marburger Beurteilungsskala zum Asperger-Syndrom [MBAS]). Darüber hinaus gehören eine **Intelligenzdiagnostik**, eine **neurologische Untersuchung** (inkl. Seh- und Hörprüfung) sowie eine **EEG-Untersuchung** (wegen der erhöhten zerebralen Erregungsbereitschaft) zur Standarddiagnostik.

Während die Diagnosestellung des **frühkindlichen Autismus** i. d. R. relativ klar ist, gestaltet sich die diagnostische Einordnung des **Asperger-Syndroms** in der Praxis meist schwieriger, da eine Reihe von anderen Verhaltensstörungen und psychiatrischen Erkrankungen (ADHS, Zwangsstörung, Schizophrenie, schizoide Persönlichkeitsstörung, Mutismus) eine ähnliche Symptomatik bieten können.

Therapie | Eine **frühzeitige Diagnosestellung** verbunden mit einer **umfassenden Förderung** verbessert Prognose und Behandlungsergebnis. Ziel der Behandlung kann jedoch nur die **Abschwächung der Symptome** sowie der **Auf- und Ausbau von Fähigkeiten** sein, um den Patienten zu einem möglichst eigenständigen Leben zu verhelfen.

Bewährt haben sich **multimodale Behandlungsansätze**, die neben verhaltenstherapeutischen Interventionen auch pädagogische Maßnahmen, Frühförderung, medikamentöse Therapie sowie körperbezogene und kreative Verfahren (z. B. Musiktherapie) beinhalten. Wichtig für einen erfolgreichen Behandlungsprozess ist, dass sowohl die Eltern als auch alle anderen Personen, die in das Therapiekonzept involviert sind (z. B. Lehrer), über möglichst profundes Wissen über die Erkrankung und ein damit einhergehendes Verständnis der inneren Welt des autistischen Kindes verfügen.

Eine **medikamentöse Behandlung** kann eine wichtige Behandlungskomponente darstellen und richtet sich nach Zielsymptomen, die mehr oder weniger spezifisch beeinflusst werden können (z. B. **atypische Antipsychotika** bei aggressivem oder selbstverletzendem Verhalten, **Stimulanzien** bei Hyperaktivität und impulsivem Verhalten, **SSRIs** bei Stereotypien und depressiver Symptomatik).

Verlauf | Bei entsprechender Förderung können bis zu 75 % der Patienten mit frühkindlichem Autismus eine Verbalsprache erlernen. Menschen mit Asperger-Syndrom sind i. d. R. deutlich besser integriert als solche mit frühkindlichem Autismus.

EXKURS

Asperger-Syndrom im Erwachsenenalter

Im Erwachsenenalter kommt es bei Asperger-Patienten in einigen Fällen zu einer gewissen Abmilderung der Symptomatik, wenngleich die basale Störung in ihrem Kern persistiert. Obwohl sie vergleichsweise besser zurechtkommen als Menschen mit frühkindlichem Autismus, haben die Betroffenen jedoch häufig Probleme in sozialen, beruflichen und partnerschaftlichen Lebensbereichen: Sie besitzen wenige Sozialkontakte und leben oft zurückgezogen. In Partnerschaften kann ihnen z. B. ihre mangelnde Empathiefähigkeit Probleme bereiten. Der Umgang mit anderen Menschen überfordert die Betroffenen auch im Beruf schnell. Im Rahmen ihrer Spezialinteressen können Asperger-Patienten hingegen beruflich sehr erfolgreich sein.

Rett-Syndrom (F84.2)

Epidemiologie | Das von Andreas Rett 1966 in Wien erstmals beschriebene Syndrom tritt mit einer Prävalenz von **etwa 1 : 10.000** auf und gehört zu den **häufigsten neurodegenerativen Erkrankungen** bei Mädchen.

Ätiologie und Pathogenese | Die Erkrankung beruht auf einer dominant vererbten Mutation des **X-Chromosoms** (MeCP2-Gen).

MERKE

Das **Rett-Syndrom** betrifft fast ausschließlich **Mädchen.**

Klinik | Nach einer scheinbar normalen frühen Entwicklung folgen ein **teilweiser oder vollständiger Verlust der Sprache**, **Einbußen der motorischen Fähigkeiten** sowie eine **Verlangsamung des Kopfwachstums**. Der Verlust zielgerichteter Handbewegungen, Stereotypien in Form von **Drehbewegungen der Hände** („waschende Handbewegungen“) und Hyperventilation sind charakteristisch. Es resultiert fast immer eine **schwere Intelligenzminderung**. Häufig tritt begleitend eine **Epilepsie** auf.

Diagnostik | Die Diagnosestellung erfolgt anhand der **Anamnese** und der **klinischen Symptome**. Zudem kann eine **Chromosomenanalyse** sinnvoll sein, ggf. eine Ableitung der Hirnströme (**EEG**).

Therapie | Die Therapie beschränkt sich auf **symptomatische Maßnahmen** wie Physio-, Ergo- oder Musiktherapie.

11.4 Verhaltens- und emotionale Störungen mit Beginn in der Kindheit und Jugend (F90–F98)

11.4.1 Aufmerksamkeitsdefizit-/Hyperaktivitätsstörungen (ADHS) (F90)

Definition | Diese Gruppe von Störungen ist gekennzeichnet durch folgende 3 Leitsymptome: **Aufmerksamkeitsstörung**, **Impulsivität** und **Hyperaktivität**.

Epidemiologie | Die Aufmerksamkeitsdefizit-/Hyperaktivitätsstörungen gehören zu den häufigsten Krankheitsbildern im Kindesalter. Im Alter von 6–12 Jahren liegen die Prävalenzen bei **Jungen** zwischen **7 und 17 %** und bei **Mädchen** zwischen **3,3 und 6 %**.

Ätiologie und Pathogenese | Die Entstehung des Syndroms lässt sich am besten in einem **biopsychosozialen Modell** (Abb. 11.6) zusammenfassen: Ausgehend von einer genetisch bedingten **Dysfunktion des Neurotransmittersystems** in frontostriatalen Hirnarealen – insbesondere der Katecholamine (Dopamin- und Noradrenalin-Stoffwechsel) – kommt es zu einer Störung von Aufmerksamkeit, motorischer Aktivität und Impulskontrolle. Beginn, Schweregrad und Verlauf der Störungen werden durch **ungünstige**

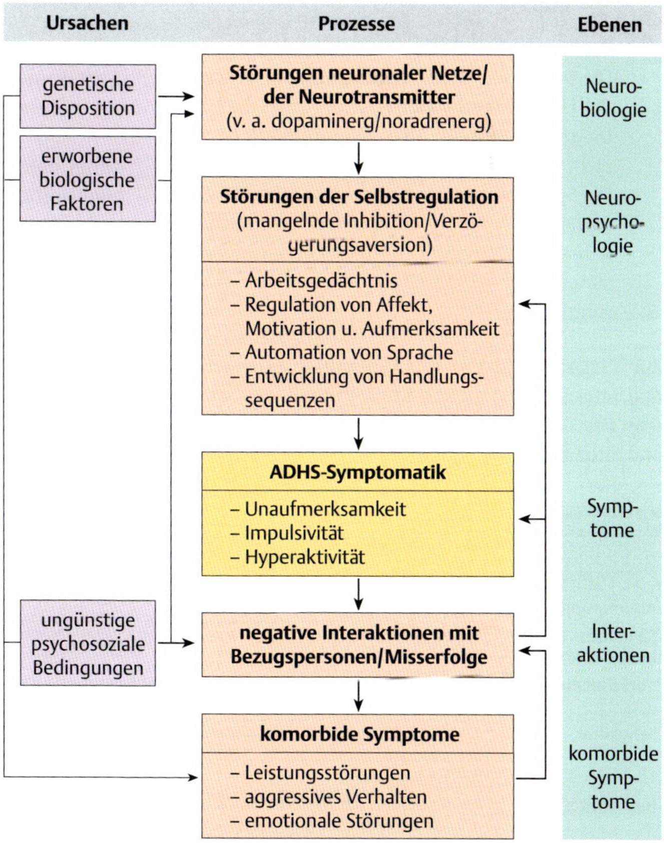

Abb. 11.6 Biopsychosoziales Modell zur Entstehung von Aufmerksamkeitsstörungen (nach Döpfner, M. et al. in Petermann, F. (Hrsg.), Lehrbuch der Klinischen Kinderpsychologie, 6. Aufl., Hogrefe, Göttingen, 2008).

interaktionelle und psychosoziale Bedingungen in Familie und Schule negativ beeinflusst.
Neurophysiologische Befunde sprechen für Probleme bei der Signalerkennung und Verarbeitung, verbunden mit einer Dysfunktion im präfrontalen Kortex. **Neuropsychologische Ergebnisse** zeigen eine mangelnde Inhibition und eingeschränkte Funktion der Selbstregulation, der Flexibilität im Denken, des Planens und Organisierens von Verhalten.
Klinik | Die einzelnen Symptome können **individuell unterschiedlich** ausgeprägt sein und variieren in Abhängigkeit vom **Alter** des Kindes (**Tab. 11.8**). Sie beginnen vor dem 7. Lebensjahr und bewirken einen hohen Leidensdruck für das Kind und sein soziales Umfeld. Im Einzelkontakt treten die Symptome meist vermindert oder gar nicht auf. Kinder, bei denen das Symptom **Hyperaktivität überwiegt**, sind in der Klinik häufig **früher auffällig** als die Kinder, bei denen das Symptom Unaufmerksamkeit im Vordergrund steht. Letztere – meist Mädchen – werden zunächst oft als „Träumer“ oder „Traumsuse“ bezeichnet.
80 % der Kinder mit ADHS weisen **komorbide Störungen** auf, typisch sind dabei: Störungen des Sozialverhaltens, oppositionelle Störungen, Somatisierungs-, Angst-, Teilleistungs-, depressive und bipolare Störungen.
Diagnostik und Differenzialdiagnosen |

Praxistipp
Die Diagnose „ADHS“ wird häufig auf Druck der Eltern oder der Lehrer ohne ausreichende Diagnostik gestellt. Aber: Symptomatik ist nicht gleich Diagnose!
Die Symptome können ohne dass eine ADHS vorliegt (z. B. bei Hyperthyreose) oder auch im Rahmen anderer Störungsbilder (z. B. Anpassungsstörung, tiefgreifende Entwicklungsstörung) auftreten.

Zur Diagnostik gehört die **Exploration** von Patient und Eltern. Dabei sollten der Zeitpunkt des Auftretens der Leitsymptome sowie Häufigkeit, Intensität und Situation erfragt werden (**Tab. 11.9**). Hierbei können **fremdanamnestische Daten** von Kindergarten und Schule (Lehrerbeurteilung, Schulzeugnisse) hilfreich sein. Ergänzt wird die Diagnostik durch eine **Verhaltensbeobachtung** während der Exploration, der körperlichen und psychologischen Diagnostik und ggf. durch eine **Intelligenz-, Leistungs- und Entwicklungsdiagnostik**. Weiterhin können **spezifische Fragebögen** zum Einsatz kommen, z. B. Conner-Skalen oder FBB-HKS (S. 227).
Die beiden Diagnosesysteme ICD-10 und DSM-IV unterscheiden sich in den jeweils angelegten Kriterien (**Abb. 11.7**). **Differenzialdiagnostisch** müssen andere psychiatrische und somatische Erkrankungen sowie psychodynamische Ursachen ausgeschlossen werden (**Tab. 11.9**).
Therapie | Die i. d. R. **multimodale Therapie** kann meist **ambulant** erfolgen und beinhaltet:

- **Eltern- und Familiengespräche/Psychoedukation** mit dem Ziel der Entlastung und Stützung statt einer Schuldzuweisung
- **Verhaltenstherapie** unter Einbeziehung von Trainingsprogrammen
- **medikamentöse Behandlung** (s. u.)
- **Lehrerberatung:** Aufklärung über Wesen und mögliche Ursachen von ADHS

MERKE
Die Indikation zur **medikamentösen Therapie** besteht bei einer **ausgeprägten situationsübergreifenden Symptomatik**, wenn eine Psychotherapie alleine nicht ausreichend ist.

Mittel der ersten Wahl sind die dem Bundesbetäubungsmittelgesetz (BtM) unterliegenden **Psychostimulanzien**, da sie eine eine hohe Wirksamkeit bei einem geringen Nebenwirkungsspektrum vorweisen. Sie beeinflussen den Stoffwechsel der Transmitter Dopamin und Noradrenalin und können so die neurologischen Besonderheiten der Informationsverarbeitung bei der ADHS günstig beeinflussen. Der Wirkstoff **Methylphenidat** (z. B. Ritalin) ist ab dem 6. Lebensjahr im Rahmen einer therapeutischen Gesamtstrategie zugelassen, wenn sich die übrigen the-

Tab. 11.8
Alterstypischer Verlauf der hyperkinetischen Störungen.

Altersgruppe	typische Symptome
Säuglings- und Kleinkindalter	hohes physiologisches Aktivitätsniveau, ungünstige Temperamentsmerkmale, negative Eltern-Kind-Interaktion
Vorschulalter	Hyperaktivität (ziellose Aktivität), geringe Spielintensität und -ausdauer, Entwicklungsdefizite, oppositionelles Verhalten
Schulalter	Unruhe/Ablenkbarkeit im Unterricht, Lernschwierigkeiten/Teilleistungsschwächen, Umschulung/Klassenwiederholungen, aggressives Verhalten (mind. 30–50 %), Ablehnung durch Gleichaltrige, Leistungsunsicherheit/Selbstwertprobleme
Jugendalter	Verminderung der motorischen Unruhe, Aufmerksamkeitsstörungen persistieren, aggressives Verhalten, dissoziales Verhalten und Delinquenz (30 %), Alkohol- und Drogenmissbrauch, emotionale Auffälligkeiten

Tab. 11.9

Diagnosekriterien des ADHS nach ICD-10 (F90).

Leitsymptome	Symptome	Dauer und Ausprägung
Unaufmerksamkeit	– unaufmerksam gegenüber Details – nicht in der Lage, Aufmerksamkeit bei Aufgaben/Spiel aufrechtzuerhalten – hören scheinbar nicht zu – können Erklärungen oft nicht folgen – beeinträchtigt bei der Organisation von Aufgaben – vermeiden ungeliebter Arbeiten – verlieren oft Gegenstände – häufig abgelenkt durch externe Stimuli – im Alltag oft vergesslich	– mind. 6 Monate – mind. 6 der Symptome
Überaktivität	– fuchteln mit Händen, winden sich auf dem Sitz – verlassen ihren Platz in Situationen, in denen Sitzen erwartet wird (Schule, Kirche) – häufig unnötig laut	– mind. 6 Monate – mind. 3 der Symptome
Impulsivität	– platzen mit Antworten heraus – können nicht in einer Reihe warten – unterbrechen und stören andere – reden exzessiv, reagieren nicht auf soziale Beschränkungen	– mind. 6 Monate – mind. 1 der Symptome
– Beginn vor dem 7. Lebensjahr – Unaufmerksamkeit und Überaktivität treten in mehr als einer Situation gemeinsam auf. – Die Symptome verursachen Leiden oder eine Beeinträchtigung der sozialen Funktion.		
Ausschluss	**psychiatrisch**	– tiefgreifende Entwicklungsstörung – manische/depressive Episode – Angststörung
	somatisch	– organische Psychosyndrome (z. B. Hyperthyreose, Infektionen) – Oligophrenien – Intoxikationen – Epilepsien
	psychodynamisch	– Anpassungsreaktionen – posttraumatische Hypervigilanz – Abwehr depressiver Symptome – fehlende familiäre Beziehungsstrukturen – massive Beziehungsstörungen

nach WHO/Dilling: Taschenführer zur ICD-10, 6. A., Huber, 2012

rapeutischen Maßnahmen alleine als unzureichend erwiesen haben. Es stehen Präparate in **kurzwirksamer Form** und auch als **Retardpräparate** zur Verfügung. Zu den wichtigsten **Nebenwirkungen** gehören Tics, Appetitminderung, Schlafstörungen, Kopfschmerzen und Dysphorie. Die Krampfschwelle kann gesenkt werden.

Praxistipp

Unter der Behandlung mit Psychostimulanzien kann die Wachstumsgeschwindigkeit verringert sein, die endgültige Körpergröße wird dadurch aber nicht beeinträchtigt!

Absolut kontraindiziert sind Psychostimulanzien bei kardialen Arrhythmien, Schilddrüsenüberfunktion, Glaukom oder Schizophrenie. **Relative Kontraindikationen** stellen Ticstörungen, Depression, arterielle Hypertonie sowie Drogen-/Medikamentenmissbrauch dar. Alternativ zur Tablettenform kann ein **Amphetaminsaft** verordnet werden, dessen Hauptinhaltsstoff Dextroamphetaminsulfat ebenfalls der Gruppe der Stimulanzien angehört. Er wird individuell vom Apotheker hergestellt.

Bei Unverträglichkeit der Stimulanzien, Substanzmissbrauch oder gewünschter 24h-Wirkung kann der Noradrenalin-Wiederaufnahmehemmer **Atomoxetin** (z. B. Strattera) geeignet sein. Er ist ebenfalls ab dem 6. Lebensjahr zugelassen, dabei aber nicht BtM-pflichtig. Die **Nebenwirkungen**, v. a. bezogen auf Schlaf und Appetit, sind bei Atomoxetin geringer als bei Methylphenidat. **Absolute Kontraindikation** sind das Vorliegen eines Engwinkelglaukoms sowie eine Therapie mit MAO-Hemmern.

MERKE

Methylphenidat und **Amphetaminsaft** sind **stärker wirksam** als Atomoxetin.

EXKURS

ADHS im Erwachsenenalter

Eine Aufmerksamkeits-/Hyperaktivitätsstörung kann auch im Erwachsenenalter weiter bestehen. Meist schwächt sich jedoch die Symptomatik ab oder verändert sich: Die motorische Unruhe lässt häufig nach und es dominieren Konzentrationsprobleme, Vergesslichkeit, Selbstorganisationsprobleme, ein impulsiver Handlungs-

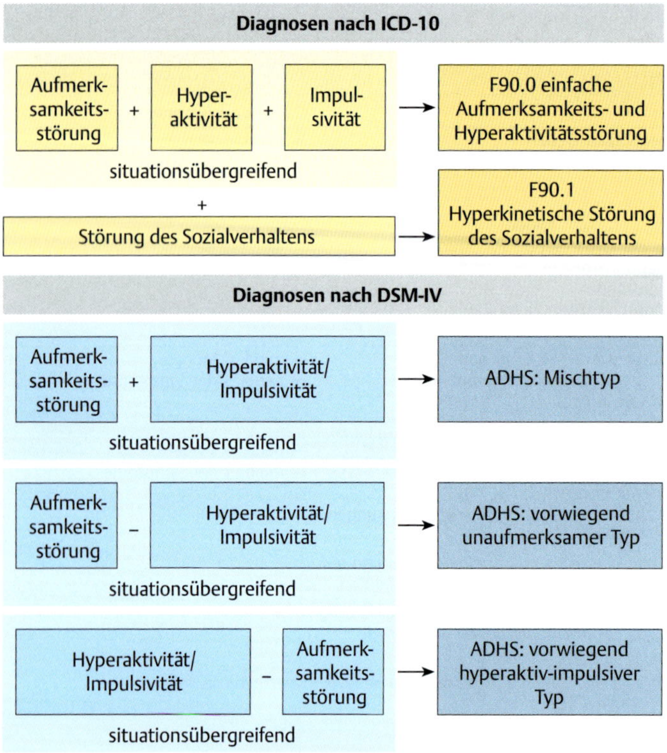

Abb. 11.7 Diagnosekriterien und Subgruppen der Aufmerksamkeitsdefizit-/Hyperaktivitätsstörungen (ADHS) nach ICD-10 und DSM-IV (nach Döpfner, M., Lehmkuhl, G., DISYPS-KJ – Diagnostik-System für psychische Störungen im Kindes- und Jugendalter nach ICD-10 und DSM-IV, Huber, Bern, 2000).

stil und Stimmungsschwankungen. Aufgrund dieser Symptomatik ergeben sich häufig Probleme im beruflichen und privaten Alltag (z. B. auch in partnerschaftlichen Beziehungen). Seit 2011 ist auch für Erwachsene eine Medikation mit Methylphenidat zugelassen.

11.4.2 Störung des Sozialverhaltens (F91)

Definition | Die Störung des Sozialverhaltens ist charakterisiert durch ein sich wiederholendes und andauerndes Muster **dissozialen, aggressiven** und/oder **aufsässigen Verhaltens**.

Epidemiologie | Das Störungsbild gehört zu den häufigsten psychischen Störungen bei Kindern und Jugendlichen. Die Prävalenzrate in **nicht-klinischen Stichproben** wird mit **1–10 %** angeben, in **klinischen Studien** zeigten **5–10 %** der Kinder zwischen dem 8. und 16. Lebensjahr eine Störung des Sozialverhaltens.

Ätiologie und Pathogenese | Präferiert wird ein **bio-psychosoziales Modell**, welches **biologische Faktoren** (männliches Geschlecht, niedrige Kortisolwerte, reduzierte Serotoninaktivität), **Risiken der Entwicklung** (Drogenkonsum oder Belastungen in der Schwangerschaft), **psychische Merkmale** (niedrige Intelligenz, unzureichendes Einfühlungsvermögen, unzureichende Impulskontrolle) sowie **psychosoziale Einflüsse** (unsichere Bindung, familiäre Belastung, Misshandlung) umfasst.

Das Modell beinhaltet eine Entwicklungsperspektive sowie eine Wechselwirkung zwischen den Risikofaktoren und Dispositionen. Diese Wechselwirkung bedingt eine Fehlanpassung, die als psychische Auffälligkeit wiederum negative Reaktionen aus der sozialen Umwelt hervorruft. Im Verlauf der Entwicklung können diese bei weiterem Einfluss von Risikofaktoren zu einer psychischen Störung führen.

Klinik |

- Die auffälligen Verhaltensweisen gehen mit einer **Verletzung altersentsprechender sozialer Erwartungen** sowie **grundlegender Rechte anderer** einher. Die Symptomatik besteht **über mind. 6 Monate**.

Leitsymptome sind:

- deutliches Maß an Ungehorsam, Streiten
- häufige, schwere Wutausbrüche
- Grausamkeit gegenüber anderen Menschen/Tieren
- destruktiver Umgang mit Eigentum
- Zündeln
- Stehlen
- häufiges Lügen
- Schuleschwänzen
- Weglaufen.

Tab. 11.10

Klassifikation der Störungen des Sozialverhaltens nach ICD-10 (F91 und F92).

ICD-10	Bezeichnung	spezifisches Symptome
F91.0	Auf den familiären Rahmen beschränkte Störung des Sozialverhaltens	– abnormes Verhalten auf häuslichen Rahmen/Kernfamilie beschränkt – stärker als oppositionell, trotzig
F91.1	Störung des Sozialverhaltens bei fehlenden sozialen Bindungen	deutliche Beeinträchtigung der Beziehungen zu anderen/zu Gleichaltrigen
F91.2	Störung des Sozialverhaltens bei vorhandenen sozialen Bindungen	gute Einbindung in die Altersgruppe (häufig dissoziale, delinquente Gleichaltrige)
F91.3	Störung des Sozialverhaltens bei oppositionellem, aufsässigem Verhalten	– bei Kindern < 9 Jahren – keine schweren dissozialen oder aggressiven Handlungen
F92	Kombinierte Störung des Sozialverhaltens und der Emotionen	mit deutlichen Symptomen von Depression, Angst oder sonstigen emotionalen Störungen

MERKE

Einzelne dissoziale Handlungen wie einmaliges Stehlen oder eine kleinere Prügelei auf dem Schulhof reichen **nicht** aus, um die Diagnose zu stellen.
Bei **erheblicher Ausprägung** ist jedoch **jedes einzelne** der Symptome ausreichend für die Diagnosestellung (z. B. wiederholte Körperverletzung oder mutwillige Zerstörung von Eigentum).

Häufigste **Komorbiditäten** liegen mit der hyperkinetischen Störung, dem Substanzmissbrauch, depressiven Störungen, phobischen und Angststörungen sowie Suizidalität vor.

Diagnostik und Differenzialdiagnosen | Die Störungen des Sozialverhaltens werden in **Untergruppen** klassifiziert, die durch spezifische Symptome bzw. Konstellationen charakterisiert werden (Tab. 11.10).
Die Diagnostik beinhaltet **Anamnese**, **Beobachtung des Verhaltens** und Erhebung folgender **Zielsymptome**: Umgang und Ausleben von Impulsen, Verantwortungsübernahme, kognitive Fähigkeiten (Leistungsdiagnostik), Peer-Beziehung, Substanzmissbrauch sowie Schullaufbahn.

Praxistipp
Bei der Diagnostik der Störung des Sozialverhaltens muss das Entwicklungsniveau des Kindes berücksichtigt werden. So gehören Wutausbrüche bei einem dreijährigen Kind oder riskantes Verhalten bei einem Adoleszenten zum Spektrum alterstypischen Verhaltens.

Differenzialdiagnostisch müssen **psychische Erkrankungen** mit auffälligem sozialem Verhalten (z. B. hyperkinetische Störung, Psychose/Schizophrenie, PTBS, Substanzmissbrauch, dissoziale Persönlichkeitsstörung, affektive Störungen oder eine tiefgreifende Entwicklungsstörung) ausgeschlossen werden. An **somatischen Erkrankungen** müssen ein organisches Psychosyndrom oder ggf. eine Temporallappen-Epilepsie ausgeschlossen werden.

Therapie | Die Behandlungserfolge sind u. a. vom Kontext (familiäre, schulische Aspekte etc.) abhängig und profitieren von einem frühen Beginn.
Die multimodale Therapie umfasst neben **Interventionen am Patienten** (soziales Kompetenztraining, kognitiv-behaviorale Interventionen und Problemlösetrainings) auch **familien- und umfeldbezogene Maßnahmen** (Einbeziehung der Jugendhilfe). Aufgrund der hohen Gefahr einer chronifizierenden Entwicklung (s. Verlauf) sollten diese frühzeitig implementiert werden.
Eine **medikamentöse Therapie** kann zusätzlich Kern- und Begleitsymptome positiv beeinflussen (z. B. mögliche Reduzierung des aggressiven Verhaltens durch das Antipsychotikum [Neuroleptikum] Risperidon, welches ab einem chronologischen Alter von 5 Jahren zur Behandlung einer Störung des Sozialverhaltens bei Intelligenzminderung zugelassen ist, S. 230).

Verlauf | Bei ca. 50 % der Patienten **bildet sich** die Störung **zurück**, während bis zu 40 % eine **antisoziale Persönlichkeitsstörung** entwickeln. Bei Beginn **vor dem 10. Lebensjahr** ist der oft **chronische Verlauf** von körperlicher Aggressivität und eingeschränkter Beziehung zu Gleichaltrigen gekennzeichnet, verbunden mit einer höheren Gefahr der Entwicklung einer dissozialen Persönlichkeitsstörung.

11.4.3 Angststörungen (F93)

Allgemeines | Wichtig ist die Abgrenzung zu entwicklungstypischen Ängsten ohne Krankheitswert. Wie bereits ab S. 123 beschrieben, ist Angst oder Furcht eine **normale Reaktion** auf akute oder vorgestellte Gefahr. Insbesondere im Kindesalter sind Ängste weit verbreitet und gehören zur **gesunden Entwicklung** eines Kindes (z. B. das „Fremdeln" oder Angst vor Dunkelheit). Behandlungsbedürftig sind Ängste erst dann, wenn sie **starke und anhaltende Beeinträchtigungen** für das Kind bedeuten, langfristig die normale Entwicklung des Kindes verhindern und zu ausgeprägten Problemen in der Familie oder in anderen Lebensbereichen (z. B. Schule) führen.

11

Zu allgemeinen Erläuterungen der Angststörungen siehe S. 123, nachfolgend werden gezielt nur kinder- und jugendspezifische Aspekte beschrieben.

Epidemiologie | Angststörungen stellen die häufigsten psychischen Störungen im Kindes- und Jugendalter dar. Die Prävalenz im Kindes- und Jugendalter liegt **insgesamt bei ca. 10 %**, sie verteilt sich folgendermaßen auf die **4 Unterformen** (vgl. **Tab. 11.11**):

- Trennungsangst: ca. 1–3 %
- Spezifische Phobie: ca. 2,5–6 %
- Soziale Phobie: ca. 0,5–4,5 %
- Generalisierte Angststörung: ca. 0,5–1,5 %

Klinik | In der ICD-10 werden **4 Angststörungen** des Kindes- und Jugendalters aufgeführt (**Tab. 11.11**).

Diagnostik und Differenzialdiagnosen | Bei der Diagnostik von Angststörungen, insbesondere des Kindesalters, müssen im Vergleich zur Vorgehensweise bei erwachsenen Patienten folgende **Besonderheiten** beachtet werden:

- Beurteilung, ob die geschilderten Ängste alters- und entwicklungsadäquat sind
- spezifische auf die Schule bezogene Ängste
- unterschiedliche Angaben von Eltern und Kind zur Art und Häufigkeit von Symptomen sowie zur inneren Befindlichkeit des Kindes

Therapie | Für die **psychotherapeutische Behandlung** von Angststörungen im Kindes- und Jugendalter liegen eine Reihe von Therapiemanualen vor, die **kognitiv-verhaltenstherapeutischen Ansätzen** folgen. Es werden möglichst auch die Eltern in die Interventionen miteinbezogen. Typische Bausteine solcher Therapieprogramme sind Psychoedukation, Abbau dysfunktionaler Gedanken, graduierte Reizkonfrontation, operante Verfahren, soziales Kompetenztraining und Entspannungsverfahren.

Pharmakotherapeutisch kommen im Prinzip die gleichen Medikamentengruppen wie bei Erwachsenen zum Einsatz, erste Wahl sollten im Kindes- und Jugendalter nach derzeitigem Forschungsstand **SSRIs** sein.

Verlauf | Ohne Behandlung besteht die Gefahr einer **Chronifizierung**.

MERKE

Angststörungen im Kindes- und Jugendalter sind ein bedeutsamer **Risikofaktor** für die Entwicklung psychischer Störungen im **Erwachsenenalter** (v. a. Angst-, affektive und Suchtstörungen).

11.4.4 Schulabsentismus

Definition | Schulabsentismus ist ein Überbegriff, mit dem neutral das **Fernbleiben schulpflichtiger Kinder oder Jugendlicher von der Schule** bezeichnet wird. Es ist keine Diagnose nach ICD-10 oder DSM-IV, stellt aber einen häufigen Vorstellungsgrund in der Kinder- und Jugendpsychiatrie dar, welcher einer

Tab. 11.11

Symptomatik, Ausschlusskriterien, Beginn und Dauer der Angststörungen des Kindesalters nach ICD-10 (F93) (nach WHO 2004, aus Remschmidt, H., Mattejat, F., Warnke, A., Therapie psychischer Störungen bei Kindern und Jugendlichen, Thieme, 2008).

ICD-10	Bezeichnung	Symptomatik	Ausschlusskriterien	Beginn	Dauer
F93.0	Emotionale Störung mit Trennungsangst des Kindesalters	übermäßig starke/unrealistische Angst in Erwartung der oder unmittelbar bei einer Trennung von den Eltern oder anderen engen Bezugspersonen	generalisierte Angststörung	vor dem 6. Lebensjahr	mind. 4 Wochen
F93.1	Phobische Störung des Kindesalters	unangemessene, anhaltende und starke Angstreaktion gegenüber bestimmten Objekten, Situationen oder Tieren, von denen keine reale Gefahr ausgeht	generalisierte Angststörung	keine Angabe	mind. 4 Wochen
F93.2	Störung mit sozialer Ängstlichkeit des Kindesalters	anhaltende Angst in sozialen Situationen mit fremden Erwachsenen oder Gleichaltrigen; große Befangenheit, Verlegenheit oder auch übertriebene Sorge über die Angemessenheit des eigenen Verhaltens gegenüber fremden Personen	generalisierte Angststörung	vor dem 6. Lebensjahr	mind. 4 Wochen
F93.8	Generalisierte Angststörung des Kindesalters	übermäßig starke oder unbegründete und nicht kontrollierbare Sorgen über verschiedene Situationen und Lebensbereiche: Sorgen über Kleinigkeiten wie Unpünktlichkeit, Sorgen darüber, sich richtig verhalten zu haben, gut genug in der Schule oder im Sport zu sein oder genug Freunde zu haben		vor dem 18. Lebensjahr	mind. 6 Monate

fundierten Differenzialdiagnostik bedarf. Klinisch relevant ist dabei die Unterscheidung zwischen Schulangst, Schulphobie und Schulschwänzen.

Epidemiologie | Die Prävalenz von stark ausgeprägtem Schulabsentismus liegt zwischen **5 und 10 %** und ist bei **Jugendlichen** deutlich häufiger als bei Kindern. **Jungen** sind in etwa doppelt so häufig betroffen wie Mädchen.

Ätiologie und Pathogenese | Schulangst und Schulphobie entstehen meist aus einem Zusammentreffen **verschiedenster Belastungsfaktoren** im familiären (z. B. Trennung der Eltern), schulischen (z. B. Überforderung) und Gleichaltrigenkontext (z. B. Mobbing) vor dem Hintergrund **individueller Vulnerabilitäten** (z. B. Teilleistungsstörungen, ängstliches Temperament).

Klinik | Gemeinsam ist allen Formen des Schulabsentismus das Leitsymptom **kein oder nur unregelmäßiger Schulbesuch**. Die Störungsbilder unterscheiden sich jedoch sowohl hinsichtlich der **Art weiterer Symptome**, hinsichtlich ihrer **Genese** (Tab. 11.12) und folglich auch hinsichtlich der hieraus abzuleitenden **therapeutischen Interventionen**.

Diagnostik und Differenzialdiagnosen | Die Diagnosestellung erfolgt **klinisch** (Eigen- und Fremdanamnese). Eine **Intelligenzdiagnostik** empfiehlt sich, um eine Unter- oder Überforderung des Kindes oder des Jugendlichen auszuschließen. Auch Teilleistungsstörungen (S. 231) müssen ausgeschlossen werden.

Praxistipp

Differenzialdiagnostisch sollte als erstes danach gefragt werden, wo sich das Kind aufhält, wenn es nicht in der Schule ist (vgl. Tab. 11.12).

Therapie | Das vorrangige Behandlungsziel ist die **schnelle Wiederaufnahme des Schulbesuchs**. Häufig ist eine **ambulante**, in schwereren Fällen auch eine **(teil-)stationäre** kinder- und jugendpsychiatrische Behandlung indiziert. Dies beinhaltet kind-, familien- und schulzentrierte Therapieansätze.

MERKE

Eine **Krankschreibung** aufgrund etwaiger psychosomatischer Symptome ist hier **kontraindiziert**, weil dies das schulvermeidende Verhalten zusätzlich verstärken und so zu einer Chronifizierung beitragen kann.

Für die Therapie dissozial bedingten Schulschwänzens bedarf es **multimodaler** Therapieansätze, ggf. unter Einbeziehung auch des zuständigen Jugendamtes.

Verlauf | Alle Formen des Schulabsentismus gehen mit einer großen **Chronifizierungsgefahr** einher. Manche Kinder oder Jugendliche gehen über Monate oder Jahre (!) nicht zur Schule. Dadurch kommt es zu erheblichen **Entwicklungsdefiziten in allen Lebensbereichen**.

11.4.5 Ausscheidungsstörungen

Enuresis (Einnässen, F98.0)

Allgemeines | Die **funktionelle Reifung der Blasenkontrolle** findet während des 2.–5. Lebensjahres statt. So entwickeln Kinder ab dem 2. Lebensjahr ein Gefühl für den Harndrang, ab dem 3. Lebensjahr ist die neurologische Kontrolle über den Sphinkter in der Regel ausgereift. 50 % der Kinder entwickeln die Fähigkeit der Blasenkontrolle tagsüber im Alter von 3 Jahren, 90 % im 4. Lebensjahr, wobei die nächtliche Kontrolle meist mit einer mehrmonatigen Verzögerung folgt.

Ausscheidungsstörungen gehören zu den funktionellen Reifungs- und Entwicklungsstörungen. Sie umfassen die funktionellen Störungen der Blasen- und Darmkontrolle (vgl. S. 243), welche im Kindesalter

Tab. 11.12

Formen des Schulabsentismus.

Kriterium	Schulangst	Schulphobie	Schulschwänzen
Aufenthaltsort	Kind hält sich (meist) mit Wissen der Eltern zu Hause auf		– Kind hält sich meist nicht zu Hause auf, schwänzt zusammen mit anderen – Fehlen mal mit, mal ohne Wissen der Eltern
Symptomatik	Angst und somatische Symptome, depressive Symptome		– Opposition, Lügen, Delinquenz – hyperkinetische Symptome
Genese	– Prüfungsangst – soziale Ängste – „Mobbing" – schulische Überforderung	– Verdrängung der Angst vor dem Verlassenwerden durch die Eltern – Verschiebung der Angst auf die Schule	– mangelnde Gewissensbildung – Deprivationssyndrome
ICD-10-Diagnose(n)	– Angststörungen (F93) – Soziale Phobie (F93.2) – Anpassungsstörung (F43.2)	Emotionale Störung mit Trennungsangst (F93.0)	Störung des Sozialverhaltens (F91)

häufig sind und eine hohe spontane Remissionsrate aufweisen.

Definition | Die Enuresis ist definiert als eine normale, vollständige Blasenentleerung **am falschen Platz** und **zur falschen Zeit** (meist nachts).

Demgegenüber bezeichnet die **Harninkontinenz** einen ungewollten Harnabgang mit struktureller, neurogener und/oder funktioneller Blasendysfunktion, welcher vorwiegend tagsüber auftritt.

Einteilung | Die Unterteilung der Enuresis erfolgt nach der **Tageszeit** (tagsüber: **diurna**/nachts: **nocturna**) sowie nach Nicht-Vorliegen (**primär**, 80 % der Fälle) oder Vorliegen (**sekundär** → Rückfall) eines **mehrmonatigen Trockenintervalls**.

Epidemiologie | 10 % der Jungen und 5 % der Mädchen im Alter von 5 Jahren nässen **nachts** ein. Die **Enuresis diurna** hat eine Prävalenz von 2–3 % bei Kindern im Alter von 7 Jahren, bei Jugendlichen liegt diese unter 1 %. Die Prävalenz der **Enuresis nocturna** liegt im Alter von 4 Jahren bei 20 % und im Alter von 7 Jahren bei 10 %.

Ätiologie und Pathogenese | Bei der Enuresis diurna spielt eine **periphere Störung der Blasenfunktion** die wichtigste Rolle, während beim nächtlichen Einnässen in nur 1 % der Fälle organische Ursachen zugrunde liegen.

11

Klinik | Die diagnostischen Kriterien nach **ICD-10** sind:

- meist unwillkürliches Einnässen
- chronologisches und Intelligenzalter von 5 Jahren
- bei Kindern zwischen **5 und 7 Jahren**: Einnässen über mind. 3 Monate,
  bei Kindern **älter als 7 Jahre**: Einnässen mind. 1-mal im Monat
- keine Kriterien für eine andere psychiatrische Erkrankung erfüllt
- organische Ursachen ausgeschlossen

Diagnostik und Differenzialdiagnosen | Die Diagnostik der Ausscheidungsstörungen hat **3 Ziele**:

- Ausschluss organischer Erkrankungen
- Diagnose des Subtyps
- Diagnose komorbider psychischer Störungen

Da organische Ursachen selten sind, haben nicht-invasive Verfahren in der Diagnostik Vorrang (z. B. Urinstatus).

MERKE

Im **Kleinkindalter** ist eine somatische Untersuchung nur bei dringendem Verdacht auf eine organische Ursache (z. B. Harnwegsinfekt) indiziert, ab dem **Schulkindalter** müssen organische Ursachen ausgeschlossen werden. Dazu gehören z. B. strukturelle Veränderungen des Harntraktes, neurologische Inkontinenz und Epilepsie.

Die Standarddiagnostik umfasst neben der **Anamnese** und Fragen zum Einnässen eine **körperliche Untersuchung**, eine **Sonografie** und einen **Urinstatus**. Bei Enuresis nocturna wird eine sog. **Uroflow-Untersuchung** (Messung des Harnflusses während der Blasenentleerung) empfohlen. Auf psychische Erkrankungen muss aufgrund der hohen Komorbidität v. a. bei der sekundären Enuresis nocturna (20–40 %) geachtet werden, insbesondere **traumatische Ereignisse** und **psychosoziale Stressoren** müssen evaluiert werden.

Therapie | Die Therapie erfolgt bei der Enuresis meist **ambulant**.

- **Enuresis nocturna:** Bleibt die Therapie durch einen **Baseline-Kalender**, in welchem das Kind registriert, ob die Nacht trocken oder nass war (verbunden mit einem Belohnungssystem, s. u.), erfolglos, ist die **apparative Verhaltenstherapie** Mittel der ersten Wahl (z. B. Klingelhose: Beim Einnässen gibt diese ein Signal ab, das Kind wird geweckt und lernt schließlich aufzuwachen, wenn die Blase gefüllt ist. Das Ziel der Behandlung ist ein Aufwachen des Kindes vor dem Einnässen). Sollte diese aufgrund z. B. mangelnder Motivation, familiärer Belastung oder spezifischer Indikation (wie z. B. anstehende Klassenfahrt) nicht möglich sein, kann eine **pharmakotherapeutische Therapie** mit Desmopressin (synthetisches ADH-Analogon) als Mittel der 2. Wahl eingesetzt werden.

Praxistipp

Flüssigkeitsrestriktion, nächtliches Wecken oder Bestrafungen sind ineffektive Therapiemaßnahmen bei Vorliegen einer Enuresis.

- **Enuresis diurna:** Bei Kindern mit einer Dranginkontinenz ist eine Erhöhung der Wahrnehmung der Drangsymptome durch ein **kognitiv-verhaltenstherapeutisches Wahrnehmungstraining** indiziert (Baseline-Kalender, z. B. Sonne-Wolken, Abb. 11.8). Der Sonne-Wolken-Kalender ist ein Verstärkerplan, der die Aufmerksamkeit auf das zu erreichende Lernziel erhöht. Das Kind malt für trockene Nächte eine Sonne, für nicht trockene Nächte eine Wolke in den Kalender. Belohnungen können verstärkend wirken: So kann vereinbart werden, dass nach 7 Sonnennächten am Stück das Kind einen kleinen vorher festgelegten Wunsch erfüllt bekommt (z. B. Schwimmen gehen mit dem Vater, eine Playmobil Figur).
  Bei Kindern mit einem Miktionsaufschub besteht die primäre Therapie in einer Steigerung der Miktionsfrequenz durch **häufigeres Schicken zur Toilette**.

Verlauf | Die **spontane Remissionsrate** liegt bei 13 %.

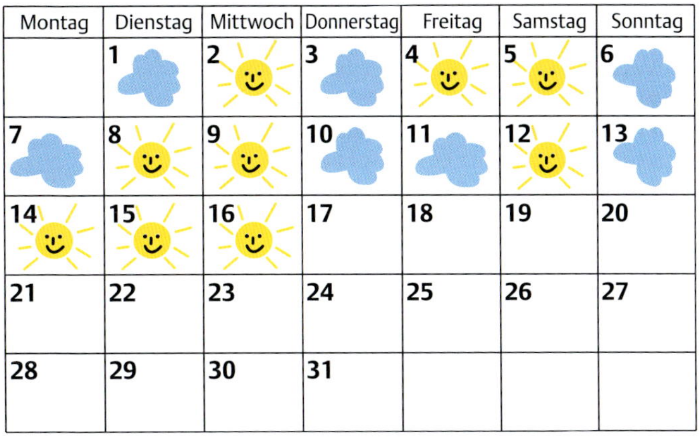

Abb. 11.8 Enuresis-Kalender
(aus Hellstern, G., Kurzlehrbuch Pädiatrie, Thieme, 2012).

Enkopresis (Einkoten, F98.1)

Definition | Enkopresis beschreibt das wiederholte **unwillkürliche Absetzen der Faeces** an hierfür **nicht vorgesehenen Stellen** ab einem chronologischen oder Entwicklungsalter von **4 Jahren** nach **Ausschluss einer organischen Ursache**. Per definitionem wird ein Sauberkeitsintervall von **mehr als 6 Monaten** nicht erreicht.

Epidemiologie | 1,4–2,8 % aller Schulkinder zeigen die Symptome einer Enkopresis, wobei sie bei **Jungen** 4-mal häufiger auftritt. Die Prävalenz einer Enkopresis mit Obstipation liegt bei < 5 %, die einer ohne Obstipation bei < 1 %.

Ätiologie und Pathogenese | Es liegen **selten organische Ursachen** vor; eine **genetische Disposition** ist bekannt. Die Enkopresis kann zum einen **Folge einer physiologischen Retention** mit Zurückhalten sein, durch welches es zu einem sekundären Überlaufen und Absetzen des Stuhls an unpassenden Stellen kommt (z. B. schmerzhafte Defäkation). Sie kann weiterhin **Folge eines unzureichenden Toilettentrainings** sein (retentive Enkopresis) oder **durch psychische Störungen begründbar** sein, bei denen eine normale physiologische Kontrolle vorhanden ist, aber Ablehnung oder Widerstand/Unvermögen besteht, den sozialen Normen entsprechend Stuhl abzusetzen (z. B. als Reaktion auf Auseinandersetzungen zwischen Eltern).

Klinik | Leitsymptom ist das meist tagsüber auftretende **unwillkürliche Absetzen von Stuhl** an dafür **nicht vorgesehenen Orten**. Die Enkopresis tritt mind. 1-mal im Monat über einen Zeitraum von 6 Monaten auf. Bei der **Enkopresis mit Obstipation** finden sich neben dem Einkoten meist Bauchschmerzen, ein reduzierter Appetit und Schmerzen beim Stuhlgang. Bei der **Enkopresis ohne Obstipation** fehlen diese Symptome. Aufgrund der hohen Rate an **Komorbiditäten** psychischer Erkrankungen (30–50 % aller Kinder haben eine weitere psychische Störung) empfiehlt sich eine kinder- und jugendpsychiatrische Diagnostik.

Diagnostik und Differenzialdiagnosen | Zur Diagnostik gehört neben der **Anamnese** des Einkotens (Häufigkeit, Symptomatik, Therapieversuche etc.) auch eine **komplette pädiatrische Untersuchung** und **Sonografie**, um z. B. einen gastrointestinalen Infekt, eine Analfissur, ein Megacolon congenitum oder eine Spina bifida auszuschließen.

Therapie | Bei einer monosymptomatischen Enkopresis mit geringer emotionaler Belastung reicht eine **ambulante Therapie** meist aus. Bei Erfolglosigkeit nach 3 Monaten oder bei ausgeprägter psychischer Komorbidität ist eine **stationäre Therapie** indiziert. Im Vordergrund der Therapie steht das **Toilettentraining** mit regelmäßigen Toilettengängen. Allein durch das regelmäßige Training des postprandialen Entleerungsreflexes kommt es in vielen Fällen zu einer Stuhlregulierung mit Abnahme der Symptomatik. Bei einer Enkopresis mit Obstipation kommen **Klistiere** zur initialen Stuhlmassenentfernung zum Einsatz. **Laxanzien** sind erst ab dem 5. Lebensjahr zugelassen und können dann sinnvoll mit den **verhaltenstherapeutischen Maßnahmen** (Toilettentraining) kombiniert werden.

11.4.6 Isolierte Pica (F98.3)

Definition | Pica bezeichnet den anhaltenden Verzehr nicht essbarer Substanzen. Sie kann als ein Symptom bei einer psychiatrischen Erkrankung (z. B. Autismus) auftreten oder als isolierte psychopathologische Auffälligkeit.

Epidemiologie | Es scheint eine **Schichtabhängigkeit** sowie eine Abhängigkeit vom **Reifegrad** des Kindes zu bestehen. Bei Kindern mit einer **geistigen Behinderung** fand man in 10–25 % der Fälle das Symptom. Die Häufigkeit nimmt ab dem 3. Lebensjahr wieder ab, v. a. bei Vorliegen einer normalen Intelligenz.

Ätiologie und Pathogenese | Diese sind **unklar**.

Klinik | Die diagnostischen Kriterien nach **ICD-10** sind:

- wiederholter Verzehr nicht essbarer Substanzen mind. 2-mal pro Woche
- mind. 1 Monat anhaltende Symptomatik
- keine andere psychische Erkrankung der ICD-10
- chronologisches und geistiges Alter von mind. 2 Jahre
- Essverhalten ist nicht Teil eines kulturell akzeptierten Brauches

MERKE

Pica kann auch bei Kindern mit **normaler Intelligenz** auftreten.

Diagnostik und Differenzialdiagnosen | Die Diagnose kann meist nach **Anamnese und Beobachtung** gestellt werden. Fehlende erzieherische Kompetenzen müssen ausgeschlossen werden, es sollte auch eine **Entwicklungs- und Intelligenzdiagnostik** stattfinden. **Differenzialdiagnostisch** sollten Erkrankungen aus dem schizophrenen Formenkreis, frühkindlicher Autismus und eine geistige Behinderung mit in Betracht gezogen werden.

11

Therapie | Die Behandlung hängt von dem Vorliegen von Beschwerden und Komplikationen (z. B. Intoxikation oder Bezoar, d. h. eine Ansammlung von unverdaulichen Materialen im GI-Trakt) ab, die z. T. sofortiges Handeln erfordern. Zum Einsatz kommen eine **Ernährungsberatung** und **verhaltenstherapeutische Maßnahmen**. Wichtig ist es, auch auf die psychische Gesundheit der Bezugsperson zu achten, da häufig bei diesen eine psychische Erkrankung vorliegt.

Praxistipp

Bei eingeschränkter elterlicher Fähigkeit sowie mangelnder Kooperation ist das Jugendamt hinzuzuziehen.

11.4.7 Störung des Redeflusses: Stottern (F98.5)

Allgemeines | Die normale Sprachentwicklung umfasst Lallen im Alter von 2 Monaten, Einwortsätze ab 1 Jahr und Mehrwortsätze ab etwa 3 Jahren (vgl. Tab. 11.2, S. 226).

Nach ICD-10 gehört Stottern zu den Redeflussstörungen, welche durch ungewöhnlich häufige Unterbrechungen des Sprachflusses charakterisiert sind. Meist entwickeln sich die Störungen im Kindergartenalter aus entwicklungsphysiologisch bedingten Sprechunflüssigkeiten.

MERKE

Bei der **Störung des Redeflusses** handelt es sich um eine Störung des **Sprechens**.

Bei einer **Sprachstörung** sind die **Entwicklung** und das **Verständnis** von Sprache gestört.

Definition | Beim Stottern kommt es zur **Unterbrechung des Redeflusses** durch Verspannung der Sprechmuskulatur mit stummen Pressversuchen (**tonisches Stottern**) und/oder **klonischer Wiederholung** (Wiederholung von Lauten, Silben, kurzen Wörtern).

Epidemiologie | Im Kindergartenalter tritt Stottern mit einer Prävalenz von **4 %** auf. **Jungen** sind 2- bis 3-mal häufiger betroffen als Mädchen.

Ätiologie und Pathogenese | Es gibt verschiedene Erklärungsmodelle für das Stottern. Der biologische Ansatz geht von einer genetisch bedingten Reifungsverzögerung neuronaler Strukturen aus, der multikausale Ansatz von einer Kombination genetischer, psychoreaktiver und hirnorganischer Faktoren mit unterschiedlicher Gewichtung im Einzelfall. Die **Sekundärsymptome** entstehen durch negative Reaktionen des Umfeldes.

Klinik | Der Redefluss ist deutlich durch **stumme Pressversuche** und **Dehnungen/Wiederholungen von Lauten, Silben, Wörtern** unterbrochen. **Sekundärsymptome** sind Mitbewegungen, Atemunregelmäßigkeiten, Stresssymptome und Vermeidungsverhalten. In ungezwungenen Situationen kommt es zu einer Symptomreduktion. Die Dauer beträgt **mind. 3 Monate**.

Diagnostik und Differenzialdiagnosen | Redeflussstörungen werden im **Gespräch** mit dem Kind deutlich sowie in der Beobachtung des Sprechverhaltens beim Spielen, in der Interaktion mit den Eltern, beim Nachsprechen etc. Neben der **Anamnese** gehören eine **Sprachentwicklungsdiagnostik** sowie eine **pädaudiologische Diagnostik** zur Evaluation.

Differenzialdiagnostisch müssen physiologische Sprechunflüssigkeiten (z. B. Bewegungsabläufe im Mund noch nicht vollständig synchronisiert), Tic- und Zwangsstörungen sowie zerebrale Erkrankungen (Tumoren, Entzündungen, frühkindlicher Hirnschaden) ausgeschlossen werden.

Therapie | Die Patienten sind meist **hochmotiviert**. Das **multimodale Therapieprinzip** beim Stottern basiert auf Sprechtraining und Abbau von Sprachangst. Eine **pharmakologische Therapie** (z. B. mit Calciumantagonisten) ist nur in Ausnahmefällen bei ausgeprägter Symptomatik und Therapieresistenz indiziert. In 90 % der Fälle manifestiert sich das Stottern bis zur Einschulung, bei 50 % im 3. und 4. Lebensjahr. Bei 70 % kommt es bis zum Vorschulalter zu einer Spontanremission.

11.4.8 Ticstörungen und Tourette-Syndrom (F95)

Allgemeines | Ticstörungen sind als ein Störungskontinuum anzusehen, das von den vorübergehenden Tics des Kindesalters über die chronisch motorische oder vokale Ticstörung bis zu den Varianten eines Gilles-de-la-Tourette-Syndroms reichen kann.

Definition | Ein **Tic** ist eine abrupte, unwillkürliche, sich wiederholende, aber nicht rhythmische Bewegung (**motorischer Tic**) oder Lautproduktion (**vokaler Tic**), die plötzlich einsetzt und keinem erkennbaren Zweck dient. Die Symptomatik beginnt **vor dem 18. Lebensjahr**.

Einteilung und Epidemiologie | Die **Lebenszeitprävalenzen** der einzelnen **Formen** (vgl. Tab. 11.14) betragen:

- **vorübergehende Ticstörung**: 10–20 %
- **chronische motorische oder vokale Ticstörung**: 3–4 %
- **Tourette-Syndrom**: 1 %

Ätiologie und Pathogenese | Diese sind noch **nicht vollständig geklärt**. Zwillings- und Familienuntersuchungen zeigen die Bedeutung **genetischer Faktoren** bei etwa 30–50 % der Betroffenen. Strukturelle Abnormitäten im Gehirn (Basalganglien, Corpus callosum), funktionelle Anomalien und Veränderungen im dopaminergen System unterstreichen den Einfluss **neurobiologischer Faktoren**.

Das **Inhibitions-Modell** der Ticstörungen geht von einer mangelnden Eigenhemmung der subkortikalen Spontanentladungen verbunden mit einer ungenügenden Hemmung im motorischen Kortex aus. Inhibitionsstörungen kortiko-striato-pallido-thalamiko-kortikaler Regelkreise sind vermutlich sowohl an der Pathophysiologie des Tourette-Syndroms als auch der hyperkinetischen Störung (ADHS, S. 235) und der Zwangsstörung (S. 249) beteiligt.

Klinik | Beispiele der verschiedenen Tic-Ausprägungsformen zeigt Tab. 11.13. Das **Tourette-Syndrom** (benannt nach dem Erstbeschreiber Gilles de la Tourette) stellt eine Kombination aus **vokalen** und **motorischen Tics** dar (Tab. 11.14). Es sind – wie bei anderen Tic-Störungen auch – häufiger **Jungen** von dieser Störung betroffen (im Verhältnis von ca. 4 : 1) und sie tritt familiär gehäuft auf. Der **Beginn** der Erkrankung liegt meist im **Grundschulalter** und äußert sich in der Regel zunächst durch einfache motorische Tics im Gesichtsbereich. Später breiten sich die motorischen Symptome auch auf andere Körperbereiche aus und es kommen vokale Tics dazu, die sich aus explosiven Geräuschen und einzelnen – häufig obszönen – Worten und Phrasen zusammensetzen. Neben der Unfähigkeit, dieses Verhalten zu kontrollieren, leiden die Patienten v. a. unter den Reaktionen ihrer Umwelt auf diese Symptomatik.

Typischerweise **schwankt die Symptomatik** bei Ticstörungen hinsichtlich Art, Komplexität, Häufigkeit und Intensität im Verlauf der Erkrankung. Unter **emotionaler Beteiligung** (z. B. Angst, Ärger, Freude), **Stress** und **Ermüdung** können die Symptome zunehmen. Reduziert werden kann die Symptomatik durch Ablenkung, Entspannung sowie durch Alkohol- und Cannabiskonsum. Den meisten Patienten gelingt es mit zunehmendem Alter immer besser, ihre Tics in Willkürhandlungen einzubauen und in der Regel auch zeitweise zu unterdrücken. Als häufige **Begleiterkrankungen** kommen Angststörungen, Zwangsstörungen sowie v. a. hyperkinetische Störungen vor.

Diagnostik und Differenzialdiagnosen | Nach der ICD-10 werden die in Tab. 11.14 aufgeführten Formen unterschieden. Die Diagnostik bei Ticstörungen erfolgt **klinisch** und beinhaltet eine ausführliche **Anamnese und Verhaltensbeobachtung** sowie die Abgrenzung zu anderen Störungsbildern (EEG, internistisch-neurologische Untersuchung).

11

Tab. 11.13

Einteilung von Tic-Symptomen (aus Remschmidt H., Mattejat F., Warnke A., Therapie psychischer Störungen bei Kindern und Jugendlichen, Thieme, 2008).

	einfache Tics	komplexe Tics
motorisch	z. B. Augenblinzeln, Augenzwinkern, Kopfrucken, Armbeugen	z. B. Springen, Körperverdrehungen, Berühren anderer Dinge, manchmal selbstverletzendes Verhalten (wie Kopf anschlagen), Ausführung obszöner Gesten (Kopropraxie)
vokal	z. B. Räuspern, Bellen, Grunzen, mit der Zunge schnalzen	z. B. unwillkürliches Herausschleudern von Lauten und Wörtern, die im logischen Zusammenhang stehen können, aber nicht müssen, sowie Ausstoßen obszöner Laute (Koprolalie), Wiederholung von Lauten bzw. Wortfetzen, die gerade gehört wurden (Echolalie)

Tab. 11.14

Diagnostische Einteilung der Ticstörungen nach ICD-10 (F95).

ICD-10	Bezeichnung	Symptomatik	Zeitkriterium (Dauer)
F95.0	vorübergehende Ticstörung	motorische **oder** vokale Tics	12 Monate oder weniger
F95.1	chronische motorische oder vokale Ticstörung	motorische **oder** vokale Tics	mind. 12 Monate
F95.2	Tourette-Syndrom	kombinierte vokale **und** multiple motorische Tics	mind. 12 Monate

Differenzialdiagnostisch sind hierbei insbesondere medikamentös induzierte Störungen (z. B. durch Methylphenidat), organische Primärstörungen (z. B. Hirntumor, Enzephalitis) und andere neurologische oder psychiatrische Erkrankungen (z. B. Epilepsie, Chorea, Ballismus, Myoklonus, Konversionsstörungen) auszuschließen.

Therapie | Als Leitlinie in der Behandlung von Ticstörungen empfiehlt sich ein **stufenweises Vorgehen**, welches sich am Schweregrad der psychosozialen Belastung sowie an den Möglichkeiten, die Krankheit zu bewältigen, orientiert.

An erster Stelle steht die **Psychoedukation**, d. h. die Vermittlung von Informationen über die Erkrankung. Dies betrifft in erster Linie den Patienten und seine Familie. Weiter kommen **Entspannungsverfahren** (z. B. progressive Muskelrelaxation) zum Einsatz. Mittels **verhaltenstherapeutischer Ansätze** können die Betroffenen lernen, das Auftreten der Symptomatik zu verhindern oder zumindest zu reduzieren. Bei hohem Schweregrad, starker psychosozialer Belastung und/oder ungenügender Krankheitsbewältigung ist eine frühzeitige **medikamentöse Behandlung** indiziert. Als Medikamente der Wahl können die **D 2-Rezeptor-Antagonisten** (z. B. Tiaprid) angesehen werden.

11.4.9 Elektiver Mutismus (F94.0)

Allgemeines | Der elektive Mutismus (nach DSM-IV selektiver Mutismus) gehört zu den Störungen der sozialen Funktion mit ausschließlichem Beginn in Kindheit und Jugend.

Definition | Das Kind spricht nur mit **bestimmten Personen** oder in **definierten Situationen**. Die Störung basiert **nicht** auf fehlenden Sprachfertigkeiten. Die Artikulation sowie die rezeptive und expressive Sprache des Betroffenen liegen i. d. R. im Normbereich.

Epidemiologie | Die Symptomatik beginnt meist in der **frühen Kindheit**, die Verteilung zwischen Mädchen und Jungen ist fast gleich. Bei Kindern in psychiatrischer Behandlung (ambulant und stationär) findet man eine Prävalenz von **0,1–0,7 %**.

Ätiologie und Pathogenese | Der elektive Mutismus ist durch Faktoren bedingt, die sich den Bereichen der **Entwicklungsverzögerung**, **Persönlichkeits- und Temperamenteigenschaften** und **Familienpathologie** zuordnen lassen (z. B. Sozialangst, Rückzug, besondere Empfindsamkeit).

Klinik | Leitsymptome sind die **Selektivität des Sprechens**, eine **Konsistenz und Voraussagbarkeit** bezüglich der Situation, in der gesprochen bzw. nicht gesprochen wird, und das häufige Einsetzen **nonverbaler Kommunikation**. Die Störung dauert mindestens 1 Monat an. Häufige **Komorbiditäten** sind soziale Ängstlichkeit, Störung des Sozialverhaltens und oppositionelles Verhalten.

Diagnostik und Differenzialdiagnosen | Die Diagnosekriterien nach **ICD-10** lauten:

- altersgerechte Entwicklung von Sprachausdruck und Sprachverständnis (standardisierte Testung)
- nachweisbare, beständige Unfähigkeit, in bestimmten sozialen Situationen zu sprechen, in anderen Situationen ist das Sprechen möglich
- Vorliegen länger als 4 Wochen
- keine tiefgreifende Entwicklungsstörung
- kein Beruhen auf fehlenden Sprachkenntnissen

Zur Diagnostik gehören neben der **Fremdanamnese** (Eltern, Kindergarten, Schule) eine **Verhaltensbeobachtung** des Kindes sowie eine **körperliche Untersuchung** mit Hör- und Sehtest. Bei der **Entwicklungsanamnese** sollten die Sprachentwicklung, eine frühkindliche Verhaltensstörung sowie die Störung aufrechterhaltende Bedingungen berücksichtigt werden.

Differenzialdiagnostisch müssen hirnorganische Erkrankungen ausgeschlossen werden, ebenso rezeptive und expressive Sprachstörungen, Schwerhörigkeit und Gehörlosigkeit, Sprachabbau und Sprachverlustsyndrome (z. B. im Rahmen des Heller-Syndroms und des Landau-Kleffner-Syndroms). Zudem muss auch der **passagere Mutismus**, der meist im ersten Monat nach Einschulung oder Beginn des Kindergartenbesuches als Teil der Trennungsangst auftritt, ausgeschlossen werden.

Therapie | Die nach Möglichkeit **ambulante Behandlung** basiert auf dem Aufbau einer vertrauensvollen Beziehung zum Aufholen von Defiziten und bezieht die Möglichkeit einer ausgeprägten Trotzhaltung des elektiv mutistischen Kindes als höchst wahrscheinlich mit ein. Der **multimodale Therapieansatz** umfasst Elterntraining, Psychotherapie (Erweiterung der Kommunikation), Gruppenpsychotherapie (Verringerung der sozialen Ängste) und ggf. Pharmakotherapie (SSRI).

MERKE

Die dauerhafte Kommunikation über **nonverbale** Hilfsmittel ist **kontraindiziert**.

11.5 Suchtstörungen (F1)

Key Point

Suchtstörungen gehören mit zu den häufigsten psychischen Erkrankungen des Jugendalters. Schädlicher Gebrauch und Abhängigkeit erhöhen das Risiko für die Entwicklung anderer psychischer Störungen.

Allgemeines | Zu allgemeinen Erläuterungen der Suchtstörungen siehe S. 55, nachfolgend werden gezielt nur kinder- und jugendspezifische Aspekte beschrieben.
Gerade Jugendliche sind aufgrund der neurobiologischen Veränderungen während der Pubertät besonders anfällig für die Wirkung der gängigen **Suchtstoffe** (Nikotin, Alkohol, Cannabis). Während es bei einem Großteil der Jugendlichen beim Ausprobieren bleibt bzw. sich ein verantwortungsbewusster Konsum einstellt, entwickelt eine Minderheit schädliche Konsummuster (z. B. in Form von Rauschtrinken) oder eine manifeste Abhängigkeit.

MERKE

Neben den **substanzgebundenen Suchtstörungen** spielen bei Kindern und Jugendlichen zunehmend auch andere Formen süchtigen Verhaltens (insbesondere **pathologischer Internetgebrauch**, S. 222) eine Rolle.

Epidemiologie | Die bislang vorliegenden internationalen Studien berichten von Prävalenzen für den **pathologischen Internetgebrauch** bei Jugendlichen zwischen 2 und 8 %. Aktuelle Daten aus einer repräsentativen Umfrage zeigen, dass etwa 20 % der 11- bis 17-Jährigen in Deutschland **rauchen**. Etwa 64 % der Jugendlichen dieser Altersgruppe haben Erfahrungen mit **Alkoholkonsum**, wobei ⅓ der männlichen und ¼ der weiblichen Jugendlichen von einem regelmäßigen Konsum von mindestens 1-mal/Woche berichten. Besorgniserregend ist die Zahl der akuten Alkoholintoxikationen infolge von „binge drinking" („Komasaufen"), wo sich die Zahl der Krankenhausbehandlungen in den letzten 10 Jahren mehr als verdoppelt hat. Die Rate des **Cannabis-Konsums** ist hingegen eher rückläufig, wobei die 12-Monats-Prävalenz immer noch bei 9,2 % bei Jungen und bei 6,2 % bei Mädchen liegt. Andere **illegale Substanzen**, wie Ecstasy, Amphetamine, Kokain etc., werden von weniger als 1 % der Jugendlichen konsumiert.
Klinik | Hinweise auf eine sich entwickelnde **Suchtproblematik** bei Jugendlichen können sein:
- schulischer Leistungsknick
- „Knick" in der Lebensführung (z. B. wiederholtes Schuleschwänzen, Änderung der Einstellung zu Drogen)
- amotivationales Syndrom (Lethargie, Passivität, Gleichgültigkeit, Affektverflachung)
- sozialer Rückzug
- (sich entwickelnde) Störung des Sozialverhaltens
- Kontakte zu Jugendlichen mit Drogenmissbrauch

MERKE

Kinder und Jugendliche, die unter einer **Suchtstörung** leiden, weisen zu einem sehr hohen Prozentsatz (bis zu 60 %) **komorbide Störungen** auf, v. a. depressive Störungen und Störungen des Sozialverhaltens. Der pathologische Internetgebrauch weist eine hohe Komorbidität v. a. mit affektiven Störungen und ADHS auf.

Therapie | Gerade Jugendliche mit Suchtstörungen weisen häufig in unterschiedlichen Bereichen **Entwicklungsdefizite** auf, deren Korrektur ein wichtiges Therapieziel darstellt.
Neben der **Familienbasierung** (Einbeziehung der Eltern) gehören folgende Punkte zu den gängigen **Therapieprinzipien**:
- Entwicklungsorientierung
- Abstinenzorientierung
- hohe Strukturierung
- multimodale interdisziplinäre Orientierung

11.6 Schizophrenie (F20)

Key Point
Die Schizophrenie zeichnet sich aus durch eine grundlegende Störung des Realitätsbezuges mit meist akustischen und optischen Wahrnehmungsstörungen. Das Bewusstsein ist i. d. R. nicht beeinträchtigt.

Allgemeines | Zu allgemeinen Erläuterungen der Schizophrenie siehe S. 77, nachfolgend werden gezielt nur kinder- und jugendspezifische Aspekte beschrieben.
Im Kindesalter sind die klassischen Formen der Schizophrenie (paranoide, katatone, hebephrene Form, Schizophrenia simplex, S.84) selten, im Jugendalter treten sie deutlich häufiger auf.
Epidemiologie | Schizophrenien vor dem 18. Lebensjahr haben eine Prävalenz von **0,23 %**. Davon beginnen ca. 4 % vor dem 15. Lebensjahr, nur 1 % vor dem 10. Lebensjahr.

MERKE

Bei der **„early onset schizophrenia "** liegt der Beginn vor dem 18. Lebensjahr, bei der **„very early onset schizophrenia"** vor dem 13. Lebensjahr.

Klinik | Vor Beginn der typischen Symptome der Schizophrenie tritt besonders bei jungen Menschen über einen Zeitraum von einer Woche bis zu Monaten eine sog. **Prodromalphase** auf: Die Betroffenen zeigen **unspezifische Symptome**, die nicht für die Person im gesunden Zustand typisch, aber auch nicht kennzeichnend für eine Erkrankung sind. Diese um-

fassen Interessensverlust, sozialen Rückzug, Fernbleiben von der Schule oder Reizbarkeit und Überempfindlichkeit.
Die **typische Schizophrenie-Symptomatik** wird dann wie bei Erwachsenen in Symptome des kognitiven und des Wahrnehmungsbereiches, des emotionalen Bereiches, der Sprache, der Motorik und des Antriebs unterteilt.

Diagnostik und Differenzialdiagnosen | Bei Kindern und Jugendlichen beginnt die Diagnostik mit einer ausführlichen **Familienanamnese** mit dem Fokus auf familiären Erkrankungen aus dem neuropsychiatrischen Formenkreis sowie einer **Entwicklungsanamnese** mit dem Fokus auf Entwicklungsstörungen in den ersten Lebensjahren. Probleme und Stärken in familiären und sozialen Beziehungen sowie evtl. Misshandlungen, Missbrauch oder psychische Erkrankungen einer Bezugsperson sollten dabei mit identifiziert werden.
Differenzialdiagnostisch unterscheidet sich das **Asperger-Syndrom** (S. 232) von der Schizophrenie v. a. durch die von Kindheit an bestehenden Kommunikationsprobleme, umschriebenen Interessen und eine elaborierte Sprache. Die Abgrenzung zu **drogeninduzierten Psychosen** ist z. T. schwierig und bedarf einer sorgfältigen Exploration im Hinblick auf den Konsum von Drogen.

Therapie | Auch bei Kindern und Jugendlichen zielt die **medikamentöse Therapie** auf die Behandlung der Symptome Wahn, Halluzinationen und Denkstörungen ab. Mittel der ersten Wahl sind **typische und atypische Antipsychotika** (mit Ausnahme von Clozapin). Aufgrund der Nebenwirkungen der typischen Antipsychotika wird eine Therapie mit einem **atypischen bevorzugt** (individueller Heilversuch, S. 280). Nach schrittweiser Aufdosierung sollte die zuerst eingesetzte Substanz 6–8 Wochen erprobt und bei Erfolg fortgesetzt werden. Bei unzureichendem Erfolg wird auf eine andere Substanz gewechselt, und das Vorgehen wiederholt sich. Nach mind. 2 erfolglosen Behandlungsversuchen kann eine Therapie mit **Clozapin**, welches für Jugendliche ab dem 16. Lebensjahr zugelassen ist, in Erwägung gezogen werden.

Verlauf | Die Schizophrenie mit Beginn im Kindes- und Jugendalter zeigt im Vergleich zu den Schizophrenien mit späterem Beginn meist einen **ungünstigeren Verlauf**.

11.7 Depressive Störungen (F32)

Key Point
Depressive Störungen können bereits im Kindesalter auftreten. Somatische und unspezifische Symptome stehen im Vordergrund und erschweren die Diagnose.

Allgemeines | Zu allgemeinen Erläuterungen der depressiven Störungen siehe S. 104, nachfolgend werden gezielt nur kinder- und jugendspezifische Aspekte beschrieben.

Epidemiologie | Die Prävalenz depressiver Störungen **steigt im Entwicklungsverlauf** deutlich an:
- Vorschulalter: ca. 0,5–2 %
- Schulalter: ca. 1,5–4,5 %
- Jugendalter ca. 2,5–11 %

Mädchen sind ab der Pubertät häufiger betroffen als Jungen.

Klinik | Die Symptomatik depressiver Störungen stellt sich bei Kindern und Jugendlichen ähnlich vielgestaltig dar wie bei Erwachsenen. Typische **altersabhängige Symptome** sind in Tab. 11.15 aufgeführt.

Praxistipp
Einer „typischen" hyperkinetischen Symptomatik mit Konzentrationsstörungen, Impulsivität (Gereiztheit, aggressives Verhalten) und Hyperaktivität im Kindesalter (S. 235) kann eine depressive Störung zugrunde liegen.

Diagnostik und Differenzialdiagnosen | Die Diagnose wird gesichert aufgrund der **Vorgeschichte** (auch fremdanamnestisch) und der **Beobachtung** des Kin-

Tab. 11.15

Alterstypische Symptome bei Depressionen im Kindes- und Jugendalter.

Kleinkind- und Vorschulalter	Schulalter	Jugendalter
– vermehrtes Weinen – erhöhte Irritabilität – Schlafstörungen – gestörtes Essverhalten – selbststimulierendes Verhalten – Spielunlust	– verbale Berichte über Traurigkeit – verminderte Mimik und Gestik – Stimmungslabilität – Introvertiertheit – Gereiztheit bzw. Hyperaktivität – Schlafstörungen – Appetitverlust mit Gewichtsreduktion – sekundäre Enuresis bzw. Enkopresis	– **emotional:** depressive Verstimmung bzw. Niedergeschlagenheit, Leere – **kognitiv:** Konzentrationsmangel, Selbstvorwürfe, Schuldgefühle, pessimistische Lebenseinstellung – **motivational:** Interessenverlust, Antriebslosigkeit, Suizidalität – **somatisch:** Schlafstörungen, Appetitverlust, psychosomatische Beschwerden – **motorisch:** Agitation, Verlangsamung – **interaktiv:** Verminderung der Kommunikation und sozialer Fähigkeiten

des bzw. des Jugendlichen. **Standardisierte Tests** (z. B. Depressionsinventar für Kinder- und Jugendliche, DIKJ) können die kinder- und jugendpsychiatrische Untersuchung sinnvoll ergänzen.
Die **Differenzialdiagnostik** muss eine somatische und pharmakologische Genese ausschließen. Die Unterscheidung zwischen einer Angst- und einer depressiven Störung kann insbesondere bei jüngeren Kindern schwierig sein.

MERKE

Bei einer **depressiven Symptomatik** muss immer auch die **Suizidalität** abgeklärt werden!

Therapie | Die Behandlung erfolgt **multimodal** unter Einbeziehung der Eltern. **Kognitive Verhaltenstherapie** und **interpersonelle Psychotherapie** in der für Jugendliche modifizierten Form weisen die größte empirische Evidenz auf. Die Indikation für eine **medikamentöse Therapie** (z. B. SSRI) sollte nur von einem Kinder- und Jugendpsychiater gestellt werden.
Verlauf | Depressive Störungen weisen ein **hohes Rezidiv- und Chronifizierungsrisiko** auf. Die **Prognose** bei Kindern und Jugendlichen verschlechtert sich mit dem Ausmaß der komorbiden Störungen (z. B. Angst- und Zwangsstörungen) und familiärer Belastungsfaktoren.

11.8 Neurotische und Belastungsstörungen

11.8.1 Reaktion auf schwere Belastungen (F43)

Allgemeines

Kinder und Jugendliche sind weltweit traumatischen Erfahrungen ausgesetzt. Wichtig ist in diesem Zusammenhang, den Entwicklungsstand des Kindes mit in Betracht zu ziehen. So kann ein für einen Jugendlichen untraumatisches Ereignis für ein Kleinkind traumatisch sein (z. B. verloren gehen im Supermarkt), ebenso kann ein Brand für einen Säugling, der während der Gefahr von der Mutter in den Armen gehalten wird, untraumatisch sein.
Psychische Reaktionen auf schwere Belastungen umfassen die akute Belastungsreaktion, die posttraumatische Belastungsreaktion (PTBS) und Anpassungsstörungen. Die Unterteilung basiert auf der **Art** des außergewöhnlichen Ereignisses sowie der **zeitlichen Dimension** der Entwicklung der Symptomatik.
Zu allgemeinen Erläuterungen der Belastungsstörungen siehe S. 138, nachfolgend werden gezielt nur kinder- und jugendspezifische Aspekte beschrieben.

Akute Belastungsreaktion (F43.0)

Siehe S. 138.

Posttraumatische Belastungsreaktion (PTBS, F43.1)

Epidemiologie | **Ca. 25 %** aller Kinder und Jugendlichen haben bis zum 16. Lebensjahr mindestens ein **potenziell traumatisches Ereignis** erlebt, die Prävalenz der **PTBS** bei **Jugendlichen** liegt zwischen **1,6–5 %**. Die Prävalenzrate der PTBS für **Kleinkinder** liegt laut Literatur nur bei **0,1 %**, was sich am ehesten durch die nicht entwicklungsabhängigen Klassifikationsschemata erklären lässt, die den Symptomen von Kleinkindern nur unzureichend gerecht werden.
Klinik | Die DSM-IV definiert im Gegensatz zur ICD-10 **kinderspezifische Symptome** der PTBS. Tab. 11.16 zeigt die wesentlichen Unterschiede zwischen den Kriterien für Kinder und denen für Erwachsene (vgl. Tab. 6.9, S. 141).
Diagnostik und Differenzialdiagnosen | Beim Umgang mit traumatisierten Kindern ist ein **hohes Maß an Sensibilität und Transparenz** notwendig, damit das Kind nicht erneut wie beim Trauma das Gefühl eines Kontrollverlustes erlebt. Nach einem gemeinsamen Gespräch sollten Kind und Eltern **getrennt exploriert** werden, da sich beide oft gegenseitig schützen wollen und dies zu einer Bagatellisierung des Traumas führen kann.

Tab. 11.16

Unterschiede zwischen Erwachsenen- und Kinderkriterien bei PTBS nach DSM-IV.

Kriterium	Erwachsene	Kinder
A	Hilflosigkeit nach traumatischem Ereignis	agitiertes oder aufgelöstes Verhalten
B	intrusive Erinnerungen	monotones, repetitives Verhalten (traumatisches Spiel) bis rituelles Verhalten
	Flashbacks, Albträume	Albträume, Angst und Trauer bei Erinnerung an das Trauma
C	Meiden belastender Situationen/Orte oder Erinnerungen, die mit einem Trauma in Verbindung stehen	Kinder orientieren sich am Vermeidungsverhalten der Erwachsenen
D	Arousal	Arousal, v. a. Schlaflosigkeit, Schreckhaftigkeit, Konzentrationsstörungen
F	Alltagsfunktion beeinträchtigt	Alltagsfunktion: Regression auf jüngere Entwicklungsstufen (z. B. vermehrte Anhänglichkeit, Trennungsangst, Futterstörung, sekundäre Enuresis)

zusammengefasst und modifiziert aus Saß, H. et al. Diagnostische Kriterien DSM-IV-TR, Hogrefe, 2003

Therapie | Generell ist bei einer Traumatisierung ein strukturiertes und direktives Vorgehen angezeigt. Primäres Ziel ist die **Bewältigung traumatischer Gedanken und Gefühle**. Die Therapie setzt wie beim Erwachsenen bei den **kognitiven, emotionalen und behavioralen Faktoren** an, welche die Symptome aufrechterhalten. Die Behandlung erfolgt **symptomorientiert**.

Phasen der Therapie sind:

1. psychologische-psychiatrische „Erste Hilfe"
2. Psychoedukation
3. Stabilisierung
4. Exposition
5. Elternberatung

Die Wirksamkeit **psychotherapeutischer Verfahren** ist bei Kindern und Jugendlichen noch unzureichend erforscht.

Zur **medikamentösen Therapie** bei Kindern und Jugendlichen liegen keine kontrollierten Studien vor. Je nach Indikation kommen SSRIs, Carbamazepin, Clonidin, Propanolol oder atypische Antipsychotika zum Einsatz.

11

Anpassungsstörungen (F43.2)

Epidemiologie | Zuverlässige Prävalenzdaten für das Kindes- und Jugendalter liegen nicht vor.

Klinik | Bei **Kindern** gehören regressive Phänomene (sekundäre Enuresis, Babysprache, Daumenlutschen) zu den typischen Symptomen der Anpassungsstörung. Bei **Jugendlichen** können Symptome einer Störung des Sozialverhaltens vorliegen, allerdings ist keines der Symptome schwer genug, um eine spezifischere Diagnose zu rechtfertigen.

In beiden Altersgruppen findet man als **komorbide Erkrankungen** vermehrt eine hyperkinetische Störung sowie reaktive Bindungsstörungen und einen elektiven Mutismus.

MERKE

Hospitalismus und **Kulturschock** können die Kriterien einer Anpassungsstörung erfüllen.

Differenzialdiagnosen | In der Kindheit muss gezielt eine **Trennungsangst** ausgeschlossen werden.

Verlauf | Der Verlauf ist **überwiegend prognostisch günstig**, dennoch behält und entwickelt ein Teil der Kinder und Jugendlichen psychopathologische Symptome. Als **Risikofaktor** für einen ungünstigen Verlauf mit Übergang in eine andere psychiatrische Störung konnten aggressiv-dissoziale Symptome identifiziert werden.

11.8.2 Zwangsstörungen (F42)

Allgemeines | Zu allgemeinen Erläuterungen der Zwangsstörungen siehe S. 134, nachfolgend werden gezielt nur kinder- und jugendspezifische Aspekte beschrieben.

Epidemiologie | Bei Kindern werden Zwangsstörungen aufgrund der kognitiven mentalen Entwicklung meist erst ab dem Vorschulalter diagnostiziert. **Jungen** sind doppelt so häufig betroffen wie Mädchen, wobei sich das Geschlechterverhältnis bis zum Erwachsenenalter wieder ausgleicht. Die Prävalenz liegt in der **Adoleszenz** bei **1 %**.

Klinik | Im Gegensatz zu Erwachsenen erleben Kinder ihre Zwänge häufig nicht als ich-dysthon, da sie das Erlebte in ihre Persönlichkeit integrieren.

Diagnostik und Differenzialdiagnosen | Bei Kindern und Jugendlichen gehört ergänzend zu den bei Erwachsenen durchgeführten Diagnostikmaßnahmen eine **störungsspezifische Entwicklungsanamnese**, welche neben Ritualisierungen v. a. Auffälligkeiten im Verhalten (z. B. ängstliches oder perfektionistisches) sowie der Persönlichkeit erheben sollte. Zusätzlich sollte eine **Intelligenzdiagnostik** durchgeführt werden. Bei Jungen findet man gehäuft komorbide Tics. Eine **internistisch/pädiatrische-neurologische Untersuchung** (ggf. mit EEG und MRT) gehört auch bei Kindern zum Ausschluss von z. B. Chorea minor, Enzephalitis, Epilepsie etc. zur Diagnostik. In DSM-IV wird im Gegensatz zur ICD-10 nicht gefordert, dass Kinder eine Einsicht in die Sinnlosigkeit und Unsinnigkeit der Zwangssymptomatik zeigen.

Praxistipp

Zwangssymptome können im Rahmen einer Streptokokkeninfektion auftreten – bei Verdacht auf diese ist eine Laboruntersuchung des Antistreptolysin indiziert.

Therapie | Der wie bei Erwachsenen **multimodale Therapieansatz** umfasst **verhaltenstherapeutische** sowie besonders bei jüngeren Kindern **familienzentrierte Ansätze** und je nach Schwere der Symptomatik eine psychopharmakologische Behandlung (s. u.). Die **altersentsprechende Psychotherapie** spielt eine große Rolle.

Eine **medikamentöse Therapie** mit dem trizyklischen Antidepressivum **Clomipramin** ist ab dem 5. Lebensjahr zugelassen, die Therapie mit dem SSRI **Fluvoxamin** ab dem 8. Lebensjahr.

MERKE

Eine Wirkung der **medikamentösen Therapie** zeigt sich erst nach **4–10 Wochen** unter adäquater Dosierung, sodass ein Therapieerfolg frühestens nach 10 Wochen beurteilbar ist.

11.9 Verhaltensauffälligkeiten mit körperlichen Störungen

11.9.1 Essstörungen (F50)

Anorexia nervosa (F50.0) und Bulimia nervosa (F50.2)

Epidemiologie | Essstörungen gehören zu den häufigsten psychischen Erkrankungen im Kindes- und Jugendalter. Bei adoleszenten Mädchen stellt die Anorexie die dritthäufigste chronische Erkrankung dar. Die Inzidenz und Prävalenz der Anorexie ist zwar in den letzten zwei Dekaden etwa konstant geblieben, allerdings scheint nach klinischem Eindruck die Häufigkeit kindlicher Anorexien (< 14 Jahre) zuzunehmen.

Klinik | Diese beiden Krankheitsbilder werden ausführlich in den entsprechenden Kapiteln ab S. 159 beschrieben.

Therapie | Die **Behandlung** der Essstörungen im Kindes- und Jugendalter unterscheidet sich grundsätzlich von den Therapieansätzen bei erwachsenen Patienten dadurch, dass die **Einbeziehung der Familie** – durch Elternberatung oder Familientherapie – eine viel größere Rolle einnimmt.

> **MERKE**
> Für die Behandlung der **Anorexie bei Adoleszenten** weist die **familienbasierte Therapie** die höchste empirische Evidenz auf.

Übergewicht/Adipositas

Epidemiologie | Einen starken Anstieg verzeichnen die Raten für Adipositas im Kindes- und Jugendalter (bis zu 400 %) während der letzten ca. 25 Jahre in den **Industrie- und Schwellenländern**. Nach neueren repräsentativen Daten sind insgesamt **15 %** der Kinder und Jugendlichen zwischen 3 und 17 Jahren in Deutschland **übergewichtig**, **6,3 %** leiden unter **Adipositas** (damit sind die Raten etwa um 50 % höher als noch in den 80er und 90er Jahren).

Ätiologie und Pathogenese | Für die Adipositas geht man heute von einer **multifaktoriellen Genese** aus, die sich aus einem Wechselspiel zwischen genetischen Faktoren und Umwelteinflüssen bzw. Risikofaktoren ergibt. Man unterscheidet zwischen **nicht-beeinflussbaren Risikofaktoren** (Übergewicht/Adipositas der Eltern, hohes Geburtsgewicht, niedriger sozialer Status) und **potenziell beeinflussbaren Risikofaktoren** (z. B. körperliche Inaktivität, Fett-/Kalorienzufuhr, wenig Schlaf).

> **MERKE**
> Insbesondere **veränderte Ernährungsgewohnheiten** (Fast Food, zuckerhaltige Getränke, weniger Obst und Gemüse) und der **Rückgang körperlicher Aktivität** (TV, Computer) spielen bei der Zunahme von **Übergewicht** bei Kindern und Jugendlichen eine zentrale Rolle.

Diagnostik und Differenzialdiagnosen | Bei Adipositas sind zunächst **somatische Grunderkrankungen** auszuschließen. Hinweise auf körperliche Grunderkrankungen ergeben sich z. B. aus Kleinwuchs und verminderter Wachstumsgeschwindigkeit (hormonelle Erkrankungen), geistiger Retardierung und Dysmorphiezeichen (syndromale Erkrankungen). Eine ausführliche **körperlich-neurologische Untersuchung** mit Erfassung von Puls und Blutdruck sowie die Bestimmung von Cholesterin und Triglyzeriden durch Blutabnahme gehören zur Standarddiagnostik. Ferner ist als Zeichen eines metabolischen Syndroms auch auf Veränderungen der Insulinsensitivität und -resistenz, der Glucosetoleranz, einschließlich **Typ-2-Diabetes-mellitus,** zu achten.

Im Hinblick auf den **psychischen Befund** sollten folgende Bereiche diagnostisch abgeklärt werden: komorbide Psychopathologie, Einschätzung des allgemeinen Entwicklungsstands und der kognitiven Fähigkeiten. Zu den häufigen psychischen Grund- und Begleiterkrankungen gehören neben Essstörungen depressive Verstimmungen, Aufmerksamkeitsdefizit-/Hyperaktivitätsstörungen, Angststörungen, posttraumatische Belastungsstörungen und dissoziale Verhaltensweisen.

Therapie | Die **Therapieziele** bei der Adipositas-Behandlung sind:

- langfristige Gewichtsreduktion
- Verbesserung der Adipositas-assoziierten Komorbidität
- Verbesserung des aktuellen Essverhaltens und des Bewegungsverhaltens
- Vermeiden unerwünschter Therapieeffekte/Nebenwirkungen (z. B. Entwicklung einer anderen Essstörung)

Zum Einsatz kommen **verhaltenstherapeutische Interventionen** zum Erlernen des erwünschten Ernährungs- und Bewegungsverhaltens. Es existieren bereits **spezielle Ernährungs- und Bewegungsprogramme**. Die **Einbeziehung der Eltern** durch Beratung und Training (ggf. auch gemeinsam mit dem Kind) schafft die Basis für langfristige Erfolge.

11.9.2 Schlafstörungen (F51)

Allgemeines | Schlafstörungen im Kindes- und Jugendalter sind häufig und bedürfen i. d. R. keiner spezifischen Behandlung. Als behandlungsbedürftig gelten Schlafprobleme, die länger als 6 Monate anhalten und häufiger als 2- bis 3-mal pro Woche auftreten.

Die wichtigsten Parasomnien des Kindes- und Jugendalters sind **Somnambulismus** (Schlafwandeln), **Pavor nocturnus** und **Albträume**. Diese werden in den entsprechenden Kapiteln ab S. 168 ausführlich beschrieben.

Epidemiologie |

- **Somnambulismus** tritt meistens zwischen dem 4. und 8. Lebensjahr auf (Prävalenz ca. 6 %).
- Der **Pavor nocturnus** wird am häufigsten im 4. und 5. Lebensjahr beobachtet. Zwischen dem 2. und 7. Lebensjahr hat ein Drittel der Kinder solche Episoden, die jedoch meist nur sporadisch auftreten.
- **Albträume** weisen ein Auftretensmaximum zwischen dem 3. und 10. Lebensjahr auf.

Diagnostik und Differenzialdiagnosen | Die Mehrzahl der Schlafstörungen lässt sich durch eine gezielte **Anamneseerhebung** aufklären. Ergänzend gehört eine **körperliche Untersuchung** zum Standardvorgehen. Unter Umständen können eine **apparative Diagnostik** (EEG, Polysomnografie) zur weiteren Abklärung und z. B. zum Ausschluss epileptischer Anfälle oder dissoziativer Störungen notwendig sein.

11

11.10 Persönlichkeits- und Verhaltensstörungen

11.10.1 Persönlichkeitsstörungen (F60)

Allgemeines | Zu allgemeinen Erläuterungen der Persönlichkeitsstörungen siehe S. 203, nachfolgend werden gezielt nur kinder- und jugendspezifische Aspekte beschrieben.

In der Kinder- und Jugendpsychiatrie wird die Diagnose einer Persönlichkeitsstörung eher selten gestellt, da das Kriterium eines „anhaltenden Charakterzuges" im Widerspruch zu der in diesem Alter noch nicht abgeschlossenen Persönlichkeitsentwicklung steht. Entsprechend den diagnostischen Leitlinien der ICD-10 ist die Diagnose einer Persönlichkeitsstörung vor dem Alter von 16 oder 17 Jahren „wahrscheinlich unangemessen". Die Diagnose kann demnach nur vergeben werden, wenn sich bestimmte **Persönlichkeitsmerkmale** (Traits) als **pervasiv**, **überdauernd** und **nicht auf eine spezielle Entwicklungsperiode begrenzt** erweisen. Wenn eine Persönlichkeitsstörung diagnostiziert wird, muss die Symptomatik seit **mind. 1 Jahr** bestehen.

Epidemiologie | Die Häufigkeit **selbstverletzenden Verhaltens** hat unter Jugendlichen während der letzten Jahre stark zugenommen. Etwa **jeder 4. Jugendliche** zwischen 14 und 17 Jahren gibt an, sich mindestens schon einmal selbst verletzt zu haben, ca. 10 % berichten, dies wiederholt (> 4-mal) getan zu haben. **Mädchen** sind deutlicher häufiger betroffen als Jungen (im Verhältnis 3–10 : 1).

Klinik | Im Jugendalter besteht eine **hohe Komorbidität** mit anderen Erkrankungen, v. a. **Essstörungen** (hier insbesondere vom bulimischen Typus, vgl. Kap. 7). Ferner finden sich in der Vorgeschichte von Jugendlichen mit **selbstverletzendem Verhalten** (Abb. 10.4, S. 210) häufiger die Diagnose einer depressiven Episode, einer Dissoziationsstörung oder einer PTBS. Dies gilt es differenzialdiagnostisch zu beachten.

> **MERKE**
> **Selbstverletzendes Verhalten** und **Suizidalität** repräsentieren die häufigsten Leitsymptome für **akute Behandlungsnotwendigkeiten** in der Kinder- und Jugendpsychiatrie.

Diagnostik und Differenzialdiagnosen | Im Jugendalter kann selbstverletzendes Verhalten auch im Rahmen von „Ausprobieren" oder Imitieren vorkommen. Gleichzeitig kann es auch Symptom einer anderen psychischen Erkrankung (z. B. Schizophrenie, Intelligenzminderung) sein. Daher sollte nicht automatisch vom Symptom Selbstverletzung auf die Diagnose „Borderline-Störung" geschlossen werden.

Therapie | Der Integration von **eltern- oder familienbezogenen Maßnahmen** (Elternberatung, Einbeziehung in Gruppentraining, Psychoedukation) kommt eine große Bedeutung zu. Bewährt haben sich für Jugendliche **adaptierte Psychotherapie-Verfahren** wie die DBT-A (Dialektisch-Behaviorale Therapie für Adoleszente). Eine **unterstützende medikamentöse Behandlung** mit atypischen Antipsychotika, Antidepressiva (SSRI) oder Antikonvulsiva kann indiziert sein.

11.10.2 Trichotillomanie (F63.3)

Synonym | „Haarrupfsucht".

Definition | Trichotillomanie bezeichnet die Unfähigkeit, dem Impuls, Haare auszureißen, zu widerstehen.

Epidemiologie und Verlauf | Die Lebenszeitprävalenz liegt bei **1–2 %**, Kinder und Jugendliche sind 7-fach häufiger betroffen als Erwachsene. Häufigkeitsgipfel liegen zwischen dem **5. und 8. Lebensjahr** und in der **Pubertät**. Die Störung tritt bei Mädchen und Jungen gleich häufig auf, im Jugend- und Erwachsenenalter überwiegt das weibliche Geschlecht (vgl. hierzu S. 222). Kurze Episoden in der frühen Kindheit bleiben meist ohne Krankheitswert.

Ätiologie und Pathogenese | Es wird diskutiert, ob die Trichotillomanie als eine Unterform der **Zwangserkrankungen** betrachtet werden muss. Diese Überlegung beruht auf einer Häufung der Erkrankung in

Familien mit Zwangserkrankungen sowie der positiven therapeutischen Wirkung von SSRI, was eine ähnliche neurobiologische Pathogenese vermuten lässt.

Klinik | Es zeigt sich folgende Symptomatik:

1. **Sichtbarer Haarverlust** (Abb. 10.8, S. 222) aufgrund des anhaltenden, unwiderstehlichen Impulses, sich **Haare auszureißen.**
2. Der Impuls geht meist mit einer zunehmenden Anspannung einher, das Nachgeben des Impulses sorgt für **Entspannung** oder Befriedigung.
3. Es liegt keine Hautentzündung oder ein Zusammenhang mit Wahn oder Halluzination vor.

Man unterscheidet eine **frühe Form**, die vor dem 6. Lebensjahr beginnt, von einer **späten Form**, die in der frühen Adoleszenz beginnt und zur Chronifizierung neigt. Die Trichotillomanie tritt vermehrt mit Angsterkrankungen, Zwangserkrankungen, affektiven Störungen und bei Substanzmissbrauch auf.

Diagnostik | Neben der **Familienanamnese** mit dem Fokus auf Zwangserkrankungen und Ticstörungen sollte eine **Entwicklungs- und Intelligenzdiagnostik** sowie eine **körperliche Diagnostik** durchgeführt werden. Psychosoziale Belastungsfaktoren, Trennungserlebnisse und Deprivationserfahrungen müssen mit eruiert werden. Wenn es sich um eine **Trichophagie** (Schlucken von Haaren) handelt, sollte ultrasonografisch das Vorliegen eines **Trichobezoars** (Haarball) ausgeschlossen werden.

Therapie | Meist reichen **Aufklärungen** über das Problem, **stützende strukturierende Maßnahmen** sowie **verhaltenstherapeutische Techniken** aus. Eine **Beratung der Eltern** ist immer indiziert. Medikamentös zeigten sich Erfolge bei einer Therapie mit **SSRI**.

11.11 Körperliche und sexuelle Gewalt

Key Point

Körperliche und sexuelle Gewalt sind keine eigenen psychiatrischen Störungsbilder. Sie bergen aber das Risiko der Entwicklung verschiedener psychischer Auffälligkeiten und Störungsbilder. Gemeinsam mit der Vernachlässigung werden die Anwendung von psychischer, körperlicher und sexueller Gewalt unter dem Begriff „Kindesmisshandlung" zusammengefasst.

11.11.1 Körperliche Gewalt

Synonym | Körperlicher Missbrauch, physische Gewalt.

Definition | Körperliche Gewalt bezieht sich auf **äußere Gewalteinwirkungen** auf das Kind oder den Jugendlichen, wie z. B. Schläge, Stöße, Schütteln oder Verbrennungen.

Hierunter fallen auch das sog. **„Battered Child Syndrome"**, das **„Shaken Infant Syndrome"** (→ Schütteltrauma) und das **Münchhausen-by-proxy-Syndrom** (s. Exkurs).

Epidemiologie | Die **Lebenszeitprävalenz** wird bei Männern auf **ca. 12 %**, bei Frauen auf **ca. 10 %** geschätzt, spezifische Daten für Kinder und Jugendliche liegen nicht vor.

Bei **2 % der in Kliniken behandelten Kindern und Jugendlichen** werden Symptome gefunden, die auf körperliche Gewalt zurückzuführen sind.

Klinik | Klinisch können **Hämatome** (Abb. 11.9a, b) sowie **unbehandelte Knochenbrüche** auffallen. Auch **Verletzungen** an für Gewaltanwendung typischen bzw. für „normale" Verletzungen untypischen Stellen (Punktverbrennungen durch Zigaretten, Handabdrücke) sowie **Bissverletzungen** können imponieren. An psychischen Symptomen zeigen betroffene Kinder oft **Verhaltensauffälligkeiten**.

Diagnostik | Hinweise auf einen körperlichen Missbrauch ergeben sich meist **klinisch**. Typisch ist die oft

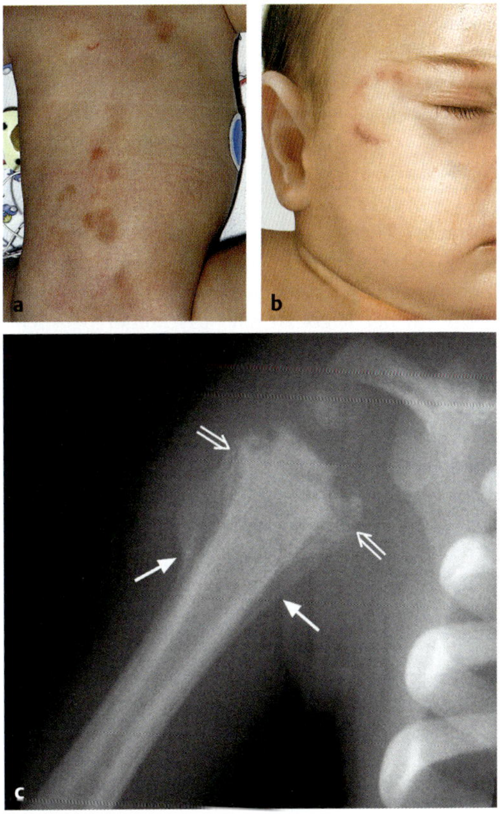

Abb. 11.9 Mögliche Hinweise auf eine Kindesmisshandlung. a, b Hämatome an Rücken oder Kopf (aus Gortner, L., Meyer, S., Sitzmann, F.C., Duale Reihe Pädiatrie, Thieme, 2012). **c Radiologische Befunde.** Periostabhebung im Bereich der proximalen Humerusmetaphyse (Pfeile) sowie unregelmäßig begrenzte, subperiostale Verkalkungen (Ossifikationen, Doppelpfeile) nach Blutungen infolge von Kontusionen (aus Reiser, M., Kuhn, F.-P., Debus, J., Duale Reihe Radiologie, Thieme, 2011).

komplett fehlende, inadäquate oder inkonsistente Unfallanamnese. Bei entsprechendem Verdacht ist eine umfassende **fachgerechte körperliche Untersuchung und Dokumentation** indiziert (vgl. Vorgehen bei V. a. sexuelle Gewalt, s. u.). Je nach Symptomatik kann eine **weiterführende Diagnostik** (z. B. Röntgen, **Abb. 11.9c**, oder CT/MRT des Kopfes) erforderlich sein.

Praxistipp

Typische radiologische Hinweise auf eine Kindesmisshandlung sind z. B. Knochenbrüche unterschiedlichen Alters oder Subduralblutungen mit einem für ein Schütteltrauma charakteristischen Verteilungsmuster.

EXKURS

Münchhausen-by-proxy-Syndrom

Dies ist eine seltene, v. a. bei Kleinkindern vorkommende Form der Misshandlung, bei der körperliche Krankheiten durch nahe Bezugspersonen (meist Mütter) vorgetäuscht oder verursacht werden. Letztere erhalten durch die häufigen Arztbesuche und -behandlungen Zuwendung und Aufmerksamkeit, welche ihnen zur narzisstischen Gratifikation dient. Meist liegt bei der Bezugsperson eine schwere Persönlichkeitsstörung vor (vgl. S. 153).

Therapie | Wichtig ist der **Schutz des Kindes** vor weiteren Misshandlungen, was im Zweifelsfall eine Inobhutnahme (Fremdunterbringung) notwendig macht. In der Regel ist eine **psychotherapeutische Unterstützung** indiziert.

11.11.2 Sexuelle Gewalt

Synonym | Sexueller Missbrauch.

Definition | Eine einheitliche Definition existiert nicht. Im Allgemeinen spricht man von sexueller Gewalt, wenn eine oder mehrere Personen eine oder mehrere Personen **zu sexuellen Handlungen zwingen** und zwischen Tätern und Opfern ein **deutliches Gefälle bezüglich Alter, Reife und Macht** besteht.

Epidemiologie | Die Prävalenzraten schwanken erheblich zwischen unterschiedlichen Studien, sie reichen bei Mädchen von **6–15 %** und bei Jungen von **2–8 %**, die **Dunkelziffer** ist jedoch hoch.

Klinik | Evtl. finden sich **körperliche Hinweise** (z. B. genitale oder rektale Verletzungen). Hinweisend können zudem **Verhaltensauffälligkeiten**, z. B. in Form von altersunangemessenen sexuellen Aktivitäten, Angst- und depressiven Störungen und Kontaktstörungen sein. Vor allem die innerfamiliäre sexuelle Gewalt bedeutet für das Opfer oft einen massiven Konflikt der Ambivalenz und Loyalität, der sich ungünstig auf die psychische und physische Gesundheit des Opfers auswirkt.

MERKE

Es gibt keine spezifischen psychiatrischen Missbrauchsfolgen, sondern nur statistisch erhöhte Erkrankungsrisiken.

Diagnostik | Die Diagnosestellung im Kindesalter ist oft eine herausfordernde Aufgabe. Bei einer unmittelbar zuvor geschehenen sexuellen Gewalttat ist eine umgehende **fachgerechte körperliche Untersuchung** mit Sicherung objektiver Beweise indiziert, am qualifiziertesten durch einen Rechtsmediziner. Auch die gynäkologische Untersuchung sollte von einem Arzt oder einer Ärztin mit kindergynäkologischer Erfahrung durchgeführt und dokumentiert werden.

Therapie | Sexuelle Gewalt impliziert nicht immer therapeutisches Handeln. Eine Intervention kann je nach Störungsbild von **Beratung** (auch umfeldbezogene in Kindergarten, Schule etc.) bis zu **stationärer Therapie** reichen. Ziel der therapeutischen Arbeit ist nicht die Aufdeckung der sexuellen Gewalt, dies ist strafrechtliche Arbeit.

Kapitel 12

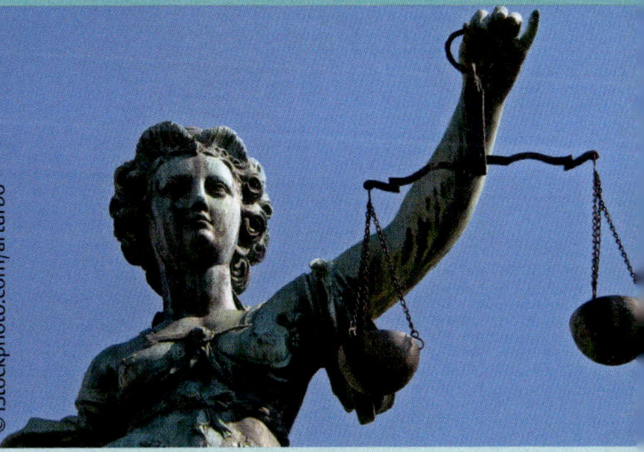

12 Begutachtung und Forensik

Schuldunfähig oder nicht?

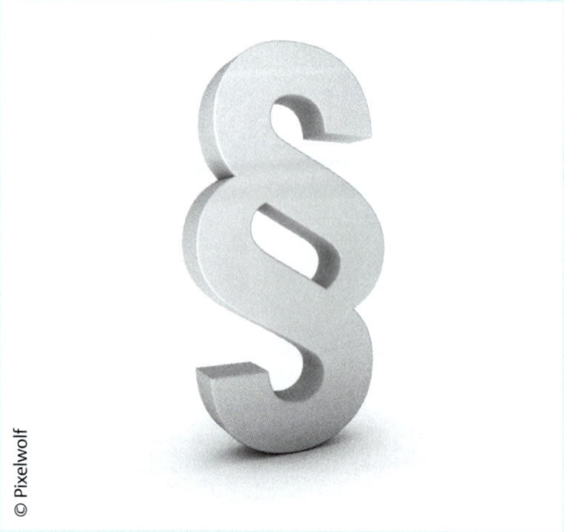
© Pixelwolf

Unvermittelter Schlag

Frau Dr. Fink eilt zu einem Patienten, der von zwei Polizeibeamten in die psychiatrische Notaufnahme gebracht wird. Die begleitenden Polizisten berichten, dass der Mann einen Passanten im Park ohne Anlass niedergeschlagen habe. Laut einer Passantin handle es sich bei dem Täter um den 35-jährigen Herrn Simmel aus ihrer Nachbarschaft. Das Opfer habe angegeben, den Täter nicht zu kennen. Dieser habe ihn vollkommen unvermittelt angegriffen. Er werde auf jeden Fall Strafanzeige wegen vorsätzlicher Körperverletzung stellen. Der hinzugerufene Notarzt habe das Opfer mit dem Verdacht auf einen unkomplizierten Nasenbeinbruch ins Krankenhaus fahren lassen. „Warum haben Sie den Mann in die Psychiatrie und nicht zur Polizeiwache gebracht?“, möchte Dr. Fink von den Polizisten wissen. Sie hätten das Gefühl „mit dem Mann stimme etwas nicht“, geben beide an.

Imperative Stimmen

Behutsam wendet sich Dr. Fink ihrem Patienten zu. Sie bemerkt sofort, dass die Polizisten mit ihrer Einschätzung richtig lagen. Der Patient wirkt verwahrlost und verstört. Er schaut ständig von rechts nach links und murmelt vor sich hin. „Können Sie mir sagen, was passiert ist?“, möchte die Ärztin von Herrn Simmel wissen. Er habe das nicht gewollt, antwortet dieser verzweifelt. Er wisse doch eigentlich, dass man andere Menschen nicht schlagen dürfe, aber er habe keine Wahl gehabt. „Warum haben Sie keine Wahl gehabt?“, hakt Dr. Fink nach. Ängstlich schaut Herr Simmel die Ärztin an. Sie hätten ihm befohlen, sich zu wehren, antwortet er leise. Immer wieder sagten sie ihm, was er tun müsse. Wenn er ihnen nicht gehorche, drohe ihm „Schlimmes“. Er könne das nicht mehr ertragen. Weinend presst der Patient beide Hände auf seine Ohren. Vorsichtig fragt Dr. Fink, ob er mit einer Aufnahme in die geschlossene Psychiatrie und einer Behandlung einverstanden sei. Er sei mit allem einverstanden, antwortet Herr Simmel. Es solle ihm nur bald besser gehen. Erleichtert, dass sie den bürokratischen Prozess einer öffentlich-rechtlichen Unterbringung nach „PsychKG“ umgehen kann, ordnet die Ärztin für Herrn Simmel wegen des Verdachts auf eine paranoide Schizophrenie die Einleitung einer antipsychotischen Behandlung an.

Psychiatrisches Gutachten und Gerichtsurteil

Zur Abklärung der Schuldfähigkeit des Täters zieht das zuständige Gericht den gutachtenden Psychiater Prof. Dr. Hartmann hinzu, der den Patienten ausführlich exploriert. Zusätzlich spricht er mit Herrn Simmels Schwester. Sie bestätigt, dass ihr Bruder seit einigen Monaten immer merkwürdiger werde. Er habe sich mehr und mehr zurückgezogen, öffne nur selten die Tür, verwahrlose zunehmend und rede oft mit sich selbst. In seinem Gutachten kommt Prof. Dr. Hartmann zu dem Schluss, dass bei Herrn Simmel zum Tatzeitpunkt aufgrund einer akuten paranoiden Schizophrenie eine krankhafte seelische Störung vorgelegen habe und seine Steuerungsfähigkeit durch die Erkrankung aufgehoben gewesen sei. Seine inneren Freiheitsgrade und Handlungsspielräume seien unter dem Einfluss der imperativen Stimmen stark beeinträchtigt gewesen. Er halte den Patienten daher im Sinne des § 20 StGB für schuldunfähig. Das Gericht schließt sich den Ausführungen des Gutachters an. Da der Patient im psychotischen Zustand allerdings möglicherweise weitere rechtswidrige Taten begeht und eine Gefahr für die Allgemeinheit darstellt, ordnet das Gericht die Unterbringung in einem psychiatrischen Krankenhaus nach § 63 StGB an.

Antipsychotische Depotbehandlung

In den nächsten Monaten wird Herr Simmel aufgrund seiner paranoiden Schizophrenie in einer geschlossenen Psychiatrie behandelt. Nach mehreren medikamentösen Versuchen wird unter Risperdal eine Remission erreicht. Da Herr Simmel seine Tat zutiefst bereut und solche Zustände in Zukunft sicher vermeiden möchte, stimmt er einer Depottherapie zu. In den nächsten Monaten lernt der Patient in ausführlichen Gesprächen mit seinem Therapeuten seine Erkrankung, ihre wichtigsten Auslöser und die typischen Prodromalsymptome besser kennen, um einen erneuten Schub in Zukunft rechtzeitig erkennen zu können. Nach mehreren Probeurlauben, einer 3-monatigen Behandlung in der angegliederten Tagesklinik und der Einleitung einer ambulanten psychiatrischen Therapie, die eine langfristige Depotbehandlung und engmaschige ambulante Kontrollen sicherstellt, wird der Patient schließlich nach 13 Monaten entlassen.

12 Begutachtung und Forensik

Key Point

Begutachtung und forensische Aspekte sind Teil des klinischen Alltags eines in der Psychiatrie tätigen Arztes. Dazu gehören Stellungnahmen, Bescheinigungen sowie Gutachten zu zivilrechtlichen, strafrechtlichen oder sozialmedizinischen Belangen. Der psychiatrische Gutachter als medizinischer Sachverständiger handelt im Auftrag des Gerichtes oder eines anderen Auftraggebers und ist diesem verpflichtet.

12.1 Betreuung und Unterbringung

12.1.1 Betreuung

MERKE

Eine Betreuung wird auf **Antrag des Betroffenen** oder **von Amts wegen** bestellt. Dritte können eine Betreuung anregen, haben jedoch kein Antragsrecht.

Zu den Voraussetzungen, die im § 1896 des Bürgerlichen Gesetzbuches (BGB) geregelt sind, gehören eine **psychische Krankheit, körperliche, geistige oder seelische Behinderung** (z. B. schwere affektive Störungen, Demenz, Intelligenzdefekte oder dauernde Bewegungsunfähigkeit), als deren Folge der Betroffene seine Angelegenheiten nicht (ganz oder teilweise) bestellen kann. Es muss zudem die **Notwendigkeit einer Betreuung** bestehen. Eine Sucht allein reicht für die Bestellung einer Betreuung nicht aus. Diese wird nur dann bestellt, wenn die Angelegenheiten nicht durch Bevollmächtigte oder andere Hilfen besorgt werden können, und wird wieder aufgehoben, wenn die Voraussetzungen entfallen.

Das Gericht muss den Betroffenen **persönlich anhören**. Die Betreuung wird **nur solange wie nötig** angeordnet, es kann auch zunächst ein **vorläufiger Betreuer** für 6 Monate bestellt werden. Ein **psychiatrisches Gutachten** ist notwendig.

MERKE

Die Betreuung betrifft **nicht** die **Geschäftsfähigkeit** (S. 258) des Betreuten. Ein Betreuter kann also z. B. weiterhin Kaufverträge abschließen. Das Gericht kann jedoch einen **Einwilligungsvorbehalt** verfügen; in diesem Fall wäre ein Kaufvertrag ungültig.

Wird ein **Einwilligungsvorbehalt** verfügt, bedeutet dies, dass der Betreute zu einer Willenserklärung im Aufgabenbereich des Betreuers (z. B. Vermögensangelegenheiten, Aufenthaltsbestimmung oder Gesundheitsfürsorge) dessen **Einwilligung benötigt**. Ohne diese ist der Wille des Betreuten nichtig. Andererseits kann im Rahmen der Betreuung eine medizinische Behandlung auch **gegen den Willen** des Betreuten durchgeführt werden. Dies muss aber vom zuständigen Gericht genehmigt werden. Ein Betreuer mit dem Aufgabenbereich „Aufenthaltsbestimmung" kann auch eine **Unterbringung** in einer psychiatrischen Klinik oder einem geschlossenen Heim erwirken (§ 1906, s. u.).

12.1.2 Unterbringung

MERKE

Wer an einer **psychischen Krankheit** oder einer **Geisteskrankheit** leidet und darüber hinaus eine **Gefahr** für sich selbst oder die öffentliche Sicherheit und Ordnung darstellt (→ **Selbst- oder Fremdgefährdung**), kann **gegen seinen Willen** auf einer geschlossenen psychiatrischen Station untergebracht werden.

Eine Unterbringung erfolgt entweder nach den **Unterbringungsgesetzen des jeweiligen Bundeslandes** (öffentliches Recht; unterschiedlich geregelt) oder nach dem **bundesweit** geltenden **Betreuungsgesetz** (Zivilrecht).

Unterbringungsgesetze der Länder (Psychisch-Kranken-Gesetze, PsychKG) | Die **unmittelbare** Selbst- oder Fremdgefährdung durch eine psychische Erkrankung stellt in **allen** Bundesländern einen Unterbringungsgrund dar, eine **chronische** Selbstgefährdung hingegen nur in **einzelnen** und in anderen nicht. Dort kann in einem solchen Fall das Betreuungsgesetz (s. u.) angewandt werden, welches die Bedürfnisse des Patienten besser berücksichtigt.

Die landesrechtlich geregelte Unterbringung erfolgt in **3 Schritten**:

- Eine **untere Verwaltungsbehörde** (Gesundheitsamt, häufig Polizei, Amt für öffentliche Ordnung) leitet bei bestehender Selbst- oder Fremdgefährdung (z. B. aufgrund eines psychiatrischen Notfalls) die Unterbringung ein.
- Es ist eine **ärztliche Stellungnahme** erforderlich.
- Ein Richter des zuständigen **Betreuungsgerichts** entscheidet über die Unterbringung.

MERKE

Das Betreuungsgericht muss die Unterbringung ohne schuldhafte Verzögerung **innerhalb von 24 h** (bis zum Ablauf des Tages, der dem Beginn des Freiheitsentzuges folgt) genehmigen.

Die Maßnahme beginnt häufig, wenn ein Patient bereits in einer **geschlossenen Abteilung** ist und aufgrund seiner psychiatrischen Erkrankung nicht mehr entlassen werden kann. In der Regel erfolgt die sofor-

12

tige Beantragung einer Unterbringung per Fax beim zuständigen Betreuungsgericht. Innerhalb der 24-stündigen Bearbeitungszeit durch das Gericht kann der Patient auch gegen seinen Willen untergebracht werden.

Praxistipp

Bei richterlicher Genehmigung der Unterbringung ist die Behandlung des Patienten z. B. mit Psychopharmaka nicht automatisch mitgenehmigt, sondern muss zusätzlich beantragt werden.

Betreuungsgesetz | Erfolgt die Unterbringung nach dem Betreuungsgesetz (§ 1906 BGB), so muss beim **Betreuungsgericht** ein Antrag auf Betreuung und Unterbringung gestellt worden sein. Nach richterlicher Anhörung des Betroffenen kann die Betreuung eingerichtet und der Betroffene eingewiesen werden. Besteht bereits eine Betreuung, kann der Betreuer bei Gericht direkt einen Antrag auf Unterbringung stellen. Die Unterbringung nach dem Betreuungsgesetz ist auf die Dauer von längstens **2 Jahren** begrenzt. Das Gericht kann eine **vorläufige Unterbringung** (für max. 6 Wochen) anordnen, wenn ein ärztliches Zeugnis vorliegt, ein sog. Verfahrenspfleger bestellt ist, der die Aufgabe hat, die Interessen des Betroffenen zu vertreten (z. B. Rechtsanwalt), und der Betroffene sowie der Verfahrenspfleger angehört wurden.

12.2 Geschäfts-, Einwilligungs- und Testierunfähigkeit

12.2.1 Geschäftsunfähigkeit

Nach **§ 104 BGB** ist geschäftsunfähig,

- wer nicht das **7. Lebensjahr** vollendet hat,
- wer sich in einem die freie Willensbestimmung ausschließenden Zustand **krankhafter Störung der Geistestätigkeit** befindet, sofern nicht der Zustand seiner Natur nach ein vorübergehender ist.

MERKE

Beim Nachweis der Geschäftsunfähigkeit sind **Rechtsgeschäfte** (z. B. der Abschluss eines Kaufvertrages) **nichtig.**

Geschäfte, die beim Vorliegen einer schweren psychiatrischen Erkrankung getätigt wurden, können deshalb annulliert werden. Hierbei ist der geistige Zustand beim Abschluss des Rechtsgeschäftes relevant, der dementsprechend retrospektiv beurteilt werden muss.

Nichtigkeit von Willenserklärungen (§ 105 BGB):

- Die Willenserklärung eines **Geschäftsunfähigen** ist nichtig.
- Nichtig ist auch eine Willenserklärung, die im Zustand der **Bewusstlosigkeit** oder **vorübergehenden Störung der Geistestätigkeit** abgegeben wird.

Der Patient muss unter einer krankhaften seelischen Störung leiden und diese muss ausgeprägt genug sein, um die freie Willensbestimmung auszuschließen. Geschäftsunfähigkeit muss mit an Sicherheit grenzender Wahrscheinlichkeit positiv bewiesen werden. Hier gibt es einen Unterschied zur Schuldunfähigkeit.

Die **dauerhafte Geschäftsunfähigkeit** ist in § 104 BGB, die **vorübergehende** in § 105 BGB geregelt. Zuständig ist das **Amtsgericht** (Betreuungsgericht). **Partielle Geschäftsunfähigkeit** ist auf bestimmte Handlungen reduziert, z. B. Prozesshandlungen bei querulatorischen Wahnkrankheiten. Eine relative Geschäftsunfähigkeit gibt es nicht.

12.2.2 Einwilligungsunfähigkeit

Die Einwilligungsfähigkeit betrifft **höchstpersönliche Entscheidungen**, z. B. bei medizinischen Untersuchungen und Behandlungen. Hier ist nur die **natürliche Einwilligungsfähigkeit** erforderlich, die unabhängig von der Geschäftsfähigkeit beurteilt wird.

MERKE

Für die Beurteilung der Einwilligungsfähigkeit ist entscheidend, ob der Patient über die Fähigkeit verfügt, die **Tragweite** eines ärztlichen Eingriffs für Körper, Beruf und Lebensglück zu ermessen und danach **selbstverantwortlich Entschlüsse** zu fassen.

Liegt **Einwilligungsunfähigkeit** vor, kann ein Betreuer die Einwilligung erteilen, braucht dazu aber die Genehmigung des Betreuungsgerichts.

12.2.3 Testierunfähigkeit

Unter **Testierfähigkeit** versteht man die Fähigkeit zur **Abfassung eines rechtswirksamen Testaments.** Wer wegen einer krankhaften Störung der Geistestätigkeit, wegen Geistesschwäche oder wegen Bewusstseinsstörung nicht in der Lage ist, die **Bedeutung einer von ihm abgegebenen Willenserklärung einzusehen** und **nach dieser Einsicht zu handeln**, kann kein Testament errichten (§ 2229 BGB). Dies spielt des Öfteren bei dementen Patienten eine Rolle.

Praxistipp

Die Testierunfähigkeit muss positiv nachgewiesen werden, Zweifel an der Testierfähigkeit allein reichen nicht aus.

12.3 Strafrecht

12.3.1 Schuldunfähigkeit und Maßregelvollzug

Bei schweren psychischen Erkrankungen kann die Schuldfähigkeit vermindert oder aufgehoben sein, dies wird im Strafgesetzbuch (StGB) geregelt. Für eine solche „Ex- oder Dekulpierung" müssen zwei **Voraussetzungen** erfüllt sein:

1. Eines der folgenden vier Merkmale:
   - **krankhafte seelische Störung** (v. a. „endogene" und exogene Psychosen)
   - **tiefgreifende Bewusstseinsstörung** (v. a. Bewusstseinsveränderungen im Rahmen hochgradiger Affektzustände, z. B. akute Belastungsreaktion, dissoziative Störung)
   - **Schwachsinn** (geistige Behinderung verschiedenen Grades, Intelligenzminderung)
   - eine andere **schwere seelische Abartigkeit** (z. B. Persönlichkeitsstörungen, Neurosen, Konfliktreaktionen, Sexualstörungen, Abhängigkeit von psychotropen Substanzen)
2. Der Täter war zur Tatzeit aufgrund eines der vier oben genannten Merkmale **unfähig**, das Unrecht der Tat einzusehen oder nach dieser Einsicht zu handeln **(§ 20 StGB)**, bzw. die Fähigkeit, das Unrecht der Tat einzusehen oder nach dieser Einsicht zu handeln, war **erheblich eingeschränkt (§ 21 StGB).**

MERKE

- **§ 20 StGB: aufgehobene** Schuldfähigkeit (→ Täter ist schuld**un**fähig)
- **§ 21 StGB: eingeschränkte** Schuldfähigkeit (→ Täter ist **vermindert** schuldfähig)

Praxistipp

Der Nachweis der krankhaften Störung muss für die Tatzeit erfolgen.

Hat jemand eine rechtswidrige Tat im Zustand der Schuldunfähigkeit (§ 20) oder verminderten Schuldfähigkeit (§ 21) begangen, ist die Konsequenz zur **Vermeidung einer potenziellen Wiederholung der Straftat** die Unterbringung im Rahmen des **Maßregelvollzuges**:

- **Unterbringung in einem psychiatrischen Krankenhaus (§ 63 StGB):** Wenn die Gesamtwürdigung des Täters und seiner Tat ergibt, dass von ihm infolge seines Zustandes erhebliche rechtswidrige Taten zu erwarten sind und er deshalb für die Allgemeinheit gefährlich ist, ordnet das Gericht die Unterbringung in einem psychiatrischen Krankenhaus an.
- **Unterbringung in einer Entziehungsanstalt (§ 64 StGB):** Hat jemand den Hang, alkoholische Getränke oder andere berauschende Mittel im Übermaß zu sich zu nehmen, und wird er wegen einer rechtswidrigen Tat, die er im Rausch begangen hat oder die auf seinen Hang zurückgeht, verurteilt oder nur deshalb nicht verurteilt, weil seine Schuldunfähigkeit erwiesen oder nicht auszuschließen ist, so ordnet das Gericht die Unterbringung in einer Entziehungsanstalt an. Dies gilt, wenn die Gefahr besteht, dass er infolge seines Hanges erhebliche rechtswidrige Taten begehen wird. Die Anordnung unterbleibt, wenn eine Entziehungskur von vornherein aussichtslos erscheint.

12.3.2 Jugendstrafrecht

Das Jugendstrafrecht betrifft Jugendliche vom **14. bis 18. Lebensjahr**. Grundlage ist eine **sittliche und geistige Reife** (§ 3 des Jugendgerichtsgetzes = JGG). Liegt diese nicht vor, ist auch eine strafrechtliche Verantwortung nicht gegeben. Ist sie gegeben, dann erfolgt die Strafe nach dem Jugendstrafrecht unter der Prämisse „stärker helfend als strafend".
Beim Heranwachsenden (**18.–20. Lebensjahr**) ist eigentlich bereits das **Erwachsenenstrafrecht** relevant. Ist der Betroffene jedoch noch in seiner sittlichen und geistigen Reife einem Jugendlichen gleichzustellen, so wird vom Jugendstrafrecht ausgegangen (§ 105 JGG).

12.4 Berufs- und Erwerbsunfähigkeit

Häufig wird der psychiatrische Gutachter auch mit **sozial- und versicherungsrechtlichen Fragestellungen** konfrontiert. Im Rahmen eines solchen Gutachtens muss festgestellt werden, welche **Funktionsstörungen** auf Befundebene vorliegen, **subjektive Beschwerden** sollten nachvollziehbar sein. Es muss erläutert werden, welche **Tätigkeiten** nicht mehr oder nur noch begrenzt ausgeführt werden können. Schließlich ist es Aufgabe des Gutachters, einen Vorschlag zu formulieren bezüglich:

- des **Grades der Behinderung (GdB)** beim Schwerbehindertenrecht,
- der **Minderung der Erwerbsfähigkeit (MdE)** bei gesetzlichen Unfallversicherungen,
- der **teilweisen oder vollständigen Erwerbsminderung** bei der gesetzlichen Rentenversicherung
- oder der **Berufsunfähigkeit** bei Berufsunfähigkeitsversicherungen.

Erwerbsunfähigkeit | Erwerbsunfähig ist der Versicherte, der infolge von Krankheit oder anderen Gebrechen oder Schwächen seiner körperlichen oder geistigen Kräfte **weniger als 3 Stunden** täglich einer Erwerbstätigkeit nachkommen kann. Weitere Faktoren, wie z. B. die Wegefähigkeit (Erreichbarkeit des Arbeitsplatzes), kommen dazu. Daraus kann ein Anspruch auf Rente wegen voller Erwerbsminderung abgeleitet werden.

Eine **teilweise Erwerbsminderung** liegt vor, wenn der Betroffene – unabhängig vom erlernten Beruf – nur noch **3–6 Stunden** täglich tätig sein kann.

Berufsunfähigkeit | Berufsunfähig ist ein Versicherter mit einer **dauernden Beeinträchtigung der Berufsausübung** durch Krankheit. Dies bezieht sich auf den **zuletzt ausgeübten Beruf** und ist daher enger gefasst als die Erwerbsunfähigkeit. In der gesetzlichen Rentenversicherung ist dies nicht mehr vorgesehen, es gilt jedoch übergangsweise eingeschränkt für Versicherte, die vor dem 02.01.1961 geboren wurden (teilweise Erwerbsminderung bei Berufsunfähigkeit, § 240 SGB VI). Die Berufsunfähigkeitsversicherung erstattet Ausgleich, falls der Versicherte nur noch in halbem Umfang seiner Arbeit nachgehen kann.

12.5 Einschränkung der Fahrtauglichkeit

Bestimmte psychiatrische Erkrankungen können zu einer vorübergehenden Aufhebung der Fahrtauglichkeit führen, z. B. bei Vorliegen einer akuten Phase einer Schizophrenie oder einer Alkohol- oder Drogenabhängigkeit. Grundlage für die Beurteilung ist das Gutachten **„Krankheit im Kraftverkehr“** im Auftrag des Bundesverkehrsministeriums. Individuelle Beurteilungsmaßstäbe sind aber erforderlich.

Für einzelne Erkrankungen liegen **Empfehlungen** vor:

- **Endogene Psychosen:** Fahruntauglichkeit liegt bei erheblicher Beeinträchtigung des Realitätsurteils durch psychotische Symptome wie Halluzinationen, Wahn, Agitiertheit oder Suizidalität vor. Nach der ersten Episode ist in der Regel nach 6 Monaten Symptomfreiheit aufgrund fachärztlicher Begutachtung eine Fahrtauglichkeit gegeben. Bei Wiedererkrankung ist ein 3- bis 5-jähriges krankheitsfreies Intervall abzuwarten. Kommt es bei Medikamenteneinnahme zur Symptomfreiheit, ist die Fahrerlaubnis vertretbar.
- **Affektive Psychosen:** Medikamentös gut eingestellte depressive Patienten unterscheiden sich im Fahrverhalten nicht von Gesunden.
- **Exogene Psychosen:** Falls es sich nicht um ein chronisches Geschehen handelt, besteht Fahrtauglichkeit frühestens nach 6 Monaten.
- **Intelligenzstörungen:** Ein IQ unter 70 schließt in der Regel die Fahrtauglichkeit aus.
- **Hirnabbauprozess:** Bei schweren Leistungseinbußen und Persönlichkeitsveränderungen besteht Fahruntauglichkeit. Über 60-jährige Erstbewerber sind direkt einer medizinisch-psychologischen Untersuchung zuzuführen.
- **Psychogene und persönlichkeitsbedingte Störungen:** Wiederholte Verstöße gegen die Strafvorschriften oder sonstiger Nachweis dissozialen Verhaltens können die Eignung zum Führen von Kraftfahrzeugen ausschließen.
- **Abhängigkeit (Sucht) und Intoxikation von Alkohol oder anderen Suchtmitteln:** Um die Fahrerlaubnis bei einer Abhängigkeit zurückzuerhalten, ist eine erfolgreiche Entziehungsbehandlung und eine einjährige Abstinenz erforderlich (Nachweis durch geeignete ärztliche Untersuchungen im 3-monatigen Abstand).
- Manche **Arzneimittel**, wie z. B. Hypnotika, können auch ohne Abhängigkeit zur Fahruntauglichkeit führen. Es ist die Pflicht des Arztes, den Patienten darüber aufzuklären. Wichtig ist ferner, dass für Berufsfahrer (z. B. Lastwagen- oder Taxifahrer) deutlich strengere Grundsätze vorliegen und die Fahrtauglichkeit i. d. R. durch psychische Krankheiten deutlich stärker eingeschränkt ist.

12.6 Schweigepflicht

Der ärztlichen Schweigepflicht (geregelt nach § 203 Abs. 2 StGB) kommt in der Psychiatrie eine **besondere Bedeutung** zu. Wichtig ist es zu beachten, dass Auskünfte über den Patienten, z. B. in Form eines Arztbriefes, nur herausgegeben werden dürfen, wenn der Patient eine **Schweigepflichtsentbindung** unterzeichnet hat. Auch beispielsweise für Gespräche mit Verwandten, ambulant behandelnden Psychotherapeuten oder Mitarbeitern anderer Einrichtungen muss das **Einverständnis** des Patienten eingeholt werden.

Kapitel 13

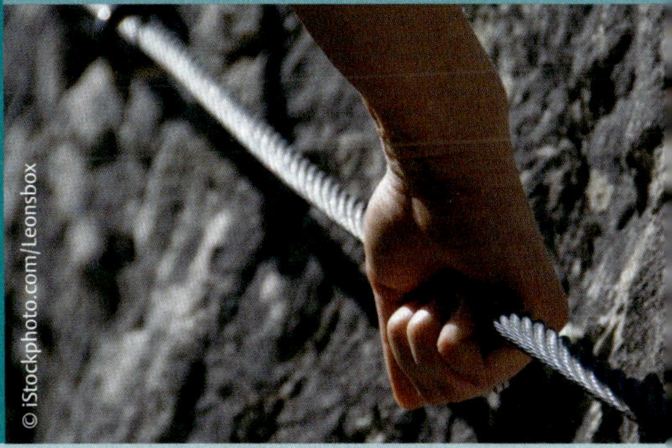
© iStockphoto.com/Leonsbox

13 Grundlagen der Therapie

Eine lebensbedrohliche Komplikation

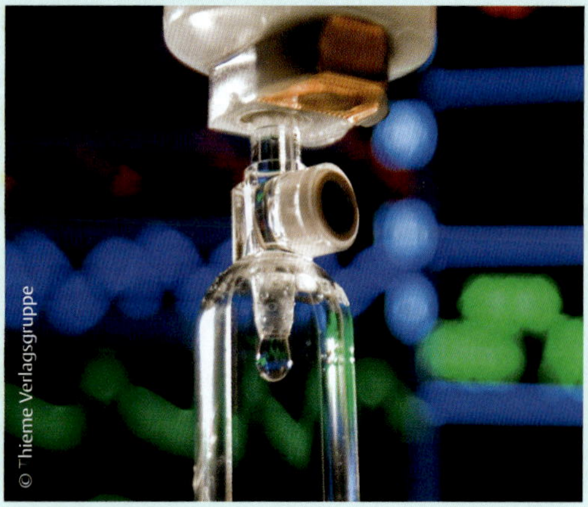

Über Nacht schwer krank

Als Herr Dr. Werner und PJ'ler Simon Heinemann ihren Frühdienst auf Station 5 der Psychiatrie antreten, kommt ihnen Schwester Anke aufgeregt entgegen. Herr Jakobi, der Patient in Zimmer 9, habe über Nacht hohes Fieber entwickelt. Die Nachtschwester habe regelmäßig den Blutdruck gemessen, der ständig zwischen Hypo- und Normotonie geschwankt habe. Heute Morgen habe der Wert bei nur noch 90/50 mmHg gelegen. Als sie eben bei ihm gewesen sei, sei der Patient ganz starr und kaum mehr ansprechbar gewesen. Dr. Werner und Simon gehen sofort zu Herrn Jakobi. Der Patient reagiert kaum, als die beiden eintreten und ihn ansprechen. Tatsächlich beträgt seine Temperatur 40,3 °C, sein Pulsschlag ist mit 130/min stark erhöht, der Blutdruck beträgt immer noch 90/50 mmHg. Außerdem schwitzt der Patient stark. Dr. Werner versucht, die Arme und Beine des Patienten passiv zu bewegen. Dabei verspürt er eine deutliche Tonuserhöhung. Er bittet Simon, diese Untersuchung auch einmal durchzuführen, um die Veränderung selbst zu spüren. „Wissen Sie, wie man dieses Phänomen bezeichnet?", möchte er wissen. Simon überprüft den Tonus der Extremitäten und antwortet schließlich: „So ein wächserner Widerstand bei passiver Bewegung spricht für einen Rigor."

Ein Notfall

Dr. Werner fasst die Symptome des Patienten nachdenklich zusammen. „Hohes Fieber, Tachykardie mit instabilem Blutdruck, Stupor und Rigor ..." Er zögert kurz und greift sich die Akte des Patienten. „Mmmh, dachte ich es mir doch." An Simon gewendet erklärt er: „Sie haben wirklich Glück, ein so seltenes, aber ernstes Krankheitsbild in der PJ-Zeit zu sehen. Ich habe so etwas in meiner ganzen Laufbahn noch nicht erlebt." Simon schaut ihn nichtsahnend an. „Wenn Sie sich überlegen, warum Herr Jakobi vorletzte Woche zu uns kam und welche Therapie wir bei ihm eingeleitet haben, kommt Ihnen dann eine Idee?", möchte Dr. Werner wissen. Simon denkt nach. „Herr Jakobi wurde mit einem hochakuten Schub seiner bekannten paranoid-halluzinatorischen Schizophrenie eingewiesen. Wegen der ausgeprägten paranoiden Symptomatik haben wir eine hochdosierte Therapie mit Haloperidol eingeleitet." Er überlegt. „Wenn man seine Symptome in diesem Zusammenhang betrachtet, leidet der Patient vielleicht an einem malignen neuroleptischen Syndrom", fügt er hinzu und schaut seinen Oberarzt erschrocken an. „Aber dann gehört der Patient sofort auf die Intensivstation, das ist doch lebensbedrohlich!" „Richtig", antwortet Dr. Werner und eilt zum Arztzimmer. „Unbehandelt versterben bis zu 20 % der Patienten."

Schnelles Handeln erforderlich

Herr Jakobi wird auf die Intensivstation verlegt, Simon begleitet ihn. Das am Morgen abgenommene und inzwischen eingetroffene Labor bestätigt den Verdacht der Ärzte. Die Konzentrationen von Kreatininkinase, alkalischer Phosphatase, Transaminasen und Leukozyten sind deutlich erhöht. Außerdem zeigen sich eine Myoglobulinämie und eine metabolische Azidose. Nachdem die Ärzte den Patienten so weit wie möglich stabilisiert haben, setzt sich der Intensivarzt mit Simon zusammen. „Wie würden Sie einen Patienten mit malignem neuroleptischem Syndrom behandeln?", möchte er wissen. Simon hat in der Zwischenzeit noch einmal nachgelesen und antwortet prompt: „Die Neuroleptika müssen sofort abgesetzt werden. Um die Wirkung des bereits verabreichten Haloperidols zu antagonisieren, sollte Herr Jakobi einen Dopaminagonisten wie Dantrolen oder Bromocriptin erhalten. Selbstverständlich müssen auftretende Komplikationen wie ein Schock oder Entgleisungen im Säure-Basen- und Elektrolythaushalt symptomatisch behandelt werden." „Richtig", lobt ihn der Intensivarzt. „Wir haben dem Patienten eine Dantrolen-Infusion angelegt. Wissen Sie, welche Alternativoption wir haben, wenn diese wirkungslos bleibt?" Simon erinnert sich an das soeben Gelesene. „Wenn sich die Symptome nicht innerhalb von 48 Stunden bessern, kommt eine Elektrokrampftherapie in Frage", antwortet er. „Stimmt!", erwidert der Intensivarzt nickend.

Mögliche Differenzialdiagnosen

Zurück auf Station 5, empfängt ihn Dr. Werner mit einem Lächeln. „Also, Herr Heinemann, und das in Ihrer 3. Woche bei uns! Bevor Sie für heute nach Hause gehen, habe ich noch eine Frage: „Welche drei wichtigen Differenzialdiagnosen aus den Bereichen Psychiatrie und Anästhesie fallen Ihnen bei der Symptomatik von Herrn Jakobi ein?" Simon ist froh, dass er sich die Zeit zum Nachlesen genommen hat, und antwortet sofort: „Die drei wichtigsten Differenzialdiagnosen des malignen neuroleptischen Syndroms sind die maligne Hyperthermie, das serotonerge Syndrom und die febrile Katatonie."

13 Grundlagen der Therapie

13.1 Psychopharmakologie

13.1.1 Allgemeines

Key Point

Für eine sichere und gut verträgliche Verabreichung von Psychopharmaka muss nicht nur auf verschiedene Regeln wie z. B. den Grundsatz „So wenig wie möglich, so viel wie nötig" und das Anstreben einer Monotherapie, sondern auch auf das mögliche Interaktionspotenzial mit den abbauenden Enzymen des CYP-450-Systems oder anderen Medikamenten geachtet werden. In besonderen Situationen kann die Wirksamkeit und die Compliance der Patienten über Serumspiegelbestimmungen der eingesetzten Pharmaka überprüft werden.

Grundregeln

Bei der Verwendung von Psychopharmaka sind folgende Grundregeln zu beachten:

- Da viele Psychopharmaka Nebenwirkungen haben, sollten sie nach der Regel **„So wenig wie möglich, so viel wie nötig"** gegeben werden.
- Nebenwirkungen lassen sich auch dadurch minimieren, dass die **Hauptdosis zum Abend** eingenommen wird. Dies ist v. a. bei Substanzen mit sedierender Komponente sinnvoll.
- Aufgrund relativ langer Halbwertszeiten ist bei vielen Psychopharmaka eine **Gabe einmal täglich** möglich, was die Compliance erleichtert.
- Medikamente dürfen nur für Erkrankungen verschrieben werden, für die sie durch entsprechende Studien eine **Indikation** erhalten haben, die im „Waschzettel" dokumentiert ist. Die Verwendung außerhalb dieser Indikationen bezeichnet man als **„Off-Label-Use"**. Die Notwendigkeit eines solchen Einsatzes muss besonders gut begründet und dokumentiert werden.
- Aus folgenden Überlegungen heraus ist grundsätzlich eine **Monotherapie** anzustreben:
  - Eine Kombinationsbehandlung erhöht das Risiko für Nebenwirkungen.
  - Es besteht das Risiko von Medikamenteninteraktionen mit Erhöhung oder Erniedrigung von Blutspiegeln (s. u.).
  - Kombiniert man zwei Pharmaka, weiß man oftmals nicht, welches den gewünschten Erfolg gebracht hat.
  - Für viele Kombinationen gibt es keine wissenschaftliche Evidenz der Wirksamkeit.
  - Die Compliance ist erschwert, wenn Patienten mehrere Medikamente einnehmen müssen.
- Dennoch ist festzuhalten, dass in der Praxis Medikamente aufgrund von Therapieresistenz häufig kombiniert werden. Kombinationen sollten aber nicht verfrüht eingesetzt werden.
- Aufgrund verschiedener **altersbedingter Veränderungen** ist der Medikamentenabbau bei **älteren Patienten** reduziert, und diese sind empfindlicher für Nebenwirkungen. Als Faustregel kann z. B. bei Antipsychotika gelten, dass ältere Menschen nur ein Drittel der Dosis jüngerer Erwachsener benötigen. Auch **Kinder- und Jugendliche** sind empfindlicher für Nebenwirkungen.

Cytochrom-P450-System

Genetische Polymorphismen | Viele Psychopharmaka werden in der Leber über Enzyme des Cytochrom-P450-Systems abgebaut. Dabei muss beachtet werden, dass manche Menschen diese Enzyme aufgrund **genetischer Polymorphismen stärker** oder **schwächer ausbilden**. Beispielsweise exprimiert etwa 1 % der kaukasischen Bevölkerung das Cytochrom-P450-2D 6 (CYP2D 6) verstärkt, so dass die über dieses Enzym verstoffwechselten Psychopharmaka zu schnell abgebaut werden und ihre Wirkung vermindert ist (**„ultra-rapid metabolizer"**). Etwa 5 % bilden CYP2D 6 vermindert aus (**„poor metabolizer"**). Bei den Betroffenen werden die entsprechenden Pharmaka verlangsamt metabolisiert, der Serumspiegel steigt, und es treten bereits bei niedrigen Dosierungen Nebenwirkungen auf.

Medikamenteninteraktion | Auch einige Medikamente können die CYP-Enzyme in der Leber über eine **Hemmung** oder **Induktion** beeinflussen (Tab. 13.1). Eine Hemmung der CYP-Enzyme führt dazu, dass andere, gleichzeitig applizierte Pharmaka verlangsamt abgebaut und in ihrer Wirkung verstärkt werden. Die Folge ist eine Zunahme der Nebenwirkungen. Die Folge einer Enzyminduktion ist ein zu schneller Abbau anderer Medikamente und ein damit einhergehender Wirkverlust.

Die Forschung ist bezüglich der Polymorphismen und der Medikamenteninteraktionen ständig im Fluss. Daher wurden Internetportale entwickelt, die laufend aktualisiert werden, so dass man im Alltag die Risiken einer Kombination rasch überprüfen kann (z. B. www.psiac.de).

Serumspiegelbestimmungen

Die Konzentration vieler Psychopharmaka lässt sich im Blut bestimmen. Mit wenigen Ausnahmen (v. a. Lithium) sind die Beziehungen zwischen Blutspiegel und Wirksamkeit aber nicht so eindeutig, dass es angezeigt wäre, die Medikamente anhand therapeutischer Blutspiegelbereiche zu titrieren. **Indiziert** sind

Serumspiegelbestimmungen daher v. a. in den folgenden Situationen:

- fehlende Wirksamkeit trotz Gabe üblicher Dosierungen (V. a. „ultra-rapid metabolizer")
- ausgeprägte Nebenwirkungen bei relativ niedrigen Dosierungen (V. a. „poor metabolizer")
- Ausschluss von Non-Compliance

Praxistipp

In der Praxis sind Serumspiegeluntersuchungen ein probates Mittel, um bei V. a. eine Therapieresistenz vor einem Strategiewechsel eine sog. „Pseudoresistenz" auszuschließen. Die Ursache der „Pseudoresistenz" liegt nicht im Medikament selbst. Mögliche Gründe sind

- **Einnahmefehler (z. B. mangelnde Compliance)**
- **zu niedrige Dosierung**
- **zu kurze Therapiedauer**
- **eine veränderte Enzymausstattung, die dazu führt, dass die Patienten bestimmte Substanzen schneller als „normal" abbauen (sog. schnelle metabolizer)**

In den folgenden Abschnitten werden **allgemeine, krankheitsübergreifende Aspekte** (Einteilung, Indikationen, Wirkmechanismen, Wirkungen und Nebenwirkungen) der wichtigsten Substanzen besprochen. Die Beschreibung der **klinischen Anwendung** (Akut- und Langzeittherapien, Vorgehen bei Therapieresistenz etc.) erfolgt jeweils im Rahmen der verschiedenen Erkrankungen.

Routinekontrollen

Eine Übersicht über die empfohlenen Routinekontrollen unter antidepressiver und antipsychotischer Therapie geben die **Tab. 13.4** und **Tab. 13.11** auf S. 269 bzw. 284.

Tab. 13.1

Cytochrom-P450-Isoenzyme und P-Glykoprotein sowie eine Auswahl von Substraten, Induktoren und Inhibitoren.

Enzym/ Transporter	**Substrate** **gegenseitige Konkurrenz um Metabolismus/Transport = Zunahme der Wirkung**	**Induktoren** **beschleunigte Substrat-clearance = Abnahme der Wirkung**	**Inhibitoren** **verlangsamte Substrat-clearance = Zunahme der Wirkung**
CYP1A2	**Clozapin, Olanzapin** Theophyllin, Koffein Tizanidin	**(Tabak-)Rauch** gegrillte oder gebackene Nahrungsmittel Insulin	**Fluvoxamin** Ciprofloxazin Cimetidin
CYP2C 9	Warfarin/Phenprocoumon Losartan Tolbutamid Diclofenac	Rifampicin Carbamazepin	Fluoxetin Fluconazol Isoniazid Sulfamethoxazol
CYP2C 19	– **Clozapin** – Omeprazol – Escitalopram – Cyclophosphamid – Clopidogrel*	Rifampicin Barbiturate	– **Fluvoxamin** – Cimetidin – Ketoconazol
CYP2D 6	v. a. **Betablocker** und **Neuropharmaka** – Metoprolol – Flecainid – Amitriptylin, **weitere trizyklische Antidepressiva** – MDMA (Ecstasy) – Ondansetron – **Haloperidol, Risperidon** – Tramadol, Codein*	nicht induzierbar	v. a. **SSRI** – **Paroxetin, Fluoxetin** – Bupropion, Duloxetin – Ritonavir – Cimetidin – Melperon – Amiodaron
CYP3A4 und P-GP	v. a. **Calcineurin-Inhibitoren, Glukokortikoide, Betablocker, Antiinfektiva und Calciumantagonisten** – Ciclosporin – Clarithromycin, Saquinavir – Statine (nicht Pravastatin) – Tacrolimus – Astemizol – Ethinylestradiol („Pille") – Midazolam – Nifedipin	v. a. **Antiepileptika, z. B. Valproat** Barbiturate **Hyperforin** (in Johanniskraut) Troglitazon Modafinil	v. a. **Azol-Antimykotika, Proteaseinhibitoren, Makrolide und bestimmte Nahrungsmittel** Ketoconazol Cimetidin Verapamil Ritonavir Clarithromycin **Grapefruit**, Orangen, Curry, Knoblauch, Pfeffer

- CYP: Cytochrom P450 Isoenzym, P-GP: P-Glykoprotein (ABCB1-Transporter)
- Soweit möglich wurden bei CYP 2C 19, 2D 6 und 3A4 Arzneistoffe vereinfachend zu Gruppen zusammengefasst.
** „Zunahme/Abnahme der Wirkung" gilt nicht bei Prodrugs (Codein, Clopidogrel), hier tritt der entgegengesetzte Effekt ein.*

nach Herdegen, T., Kurzlehrbuch Pharmakologie und Toxikologie, Thieme, 2010

13.1.2 Antidepressiva

Key Point

Gemeinsam ist den Antidepressiva ihre stimmungsaufhellende und antriebsnormalisierende Wirkung. Sie besitzen kein Abhängigkeitspotenzial. Ihre wichtigste Indikation sind depressive Erkrankungen. Zusätzlich werden sie aber auch bei Angst- und Zwangserkrankungen, Schlafstörungen und chronischen Schmerzsyndromen eingesetzt. Ihre Einteilung erfolgt anhand des vorherrschenden Wirkungsmechanismus. Ca. 60 % der Patienten sprechen auf eine 6-wöchige Behandlung mit Antidepressiva an (aber hoher Placeboeffekt von bis zu 40–50 %). Da es zwischen den einzelnen Substanzen keine großen Wirksamkeitsunterschiede gibt, erfolgt die Auswahl v. a. nach dem Nebenwirkungsprofil (sedierend und aktivierend). Wichtig ist, dass die Patienten über die zu erwartende Wirklatenz (zwischen 1 und 2 Wochen) und die häufig noch vor der stimmungsaufhellenden Wirkung auftretenden Nebenwirkungen aufgeklärt werden. Antidepressiva sollten langsam einschleichend dosiert werden (Reduktion initialer Nebenwirkungen) und schrittweise über mehrere Wochen abgesetzt werden (Vermeidung vegetativer Absetzphänomene). Nebenwirkungen, die unter der Therapie auftreten, können durch Dosisreduktion limitiert werden. Vor und während der Behandlung sind regelmäßige Routinekontrollen erforderlich.

Historischer Hintergrund

Imipramin war das erste **trizyklische Antidepressivum**, das 1957 zufällig vom Schweizer Psychiater Kuhn entdeckt wurde (Abb. 13.1). Beinahe zeitgleich wurde die antidepressive Wirkung des in der Tuberkulose-Therapie verwendeten **Monoaminooxidase (MAO)-Hemmers** Iproniazid festgestellt. In der Folge wurden zahlreiche weitere tri- und **tetrazyklische Antidepressiva** sowie Monoaminooxidase-Hemmer entwickelt. In den 1980er Jahren wurden dann die **selektiven Serotonin-Wiederaufnahmehemmer (SSRI)** eingeführt, die zwar keine bessere Wirksamkeit, aber eine bessere Verträglichkeit aufweisen. Es folgten **selektive Noradrenalin-Wiederaufnahmehemmer (SNRI)**, **selektive** (duale) **Serotonin- und Noradrenalin-Wiederaufnahmehemmer (SSNRI)** sowie andere neuartige Substanzen. Auch das pflanzliche Präparat **Johanniskraut** hat eine erwiesene antidepressive Wirkung. Das neueste Antidepressivum ist der **Melatoninrezeptoragonist** Agomelatin.

Indikationen

Hauptindikation der Antidepressiva sind **depressive Erkrankungen**. Daneben gibt es zahlreiche weitere Anwendungsgebiete wie **Angst- und Zwangserkrankungen**, **Schlafstörungen** und ihren Einsatz in der Behandlung chronischer **Schmerzsyndrome**.

Einteilung

Die Einteilung der Antidepressiva erfolgt nach ihrem vorherrschenden Wirkmechanismus (s. Tab. 13.2).

Wirksamkeit und Auswahlkriterien

Etwa **60 %** der Patienten sprechen auf eine **6-wöchige Behandlung** mit Antidepressiva **an**. Dabei ist ein **hoher Placeboeffekt** in Studien von bis zu 40–50 % zu beachten. Es gibt keine großen Wirksamkeitsunterschiede zwischen den Substanzen. Medikamente mit **dualem Wirkmechanismus**, **Mirtazapin** und **TZA** sind nach Studien wahrscheinlich etwas wirksamer als andere Präparate.

Die **Auswahl** eines Antidepressivums erfolgt daher v. a. nach dem **Nebenwirkungsprofil**. Bestehen z. B. ausgeprägte Schlafstörungen, werden Antidepressiva

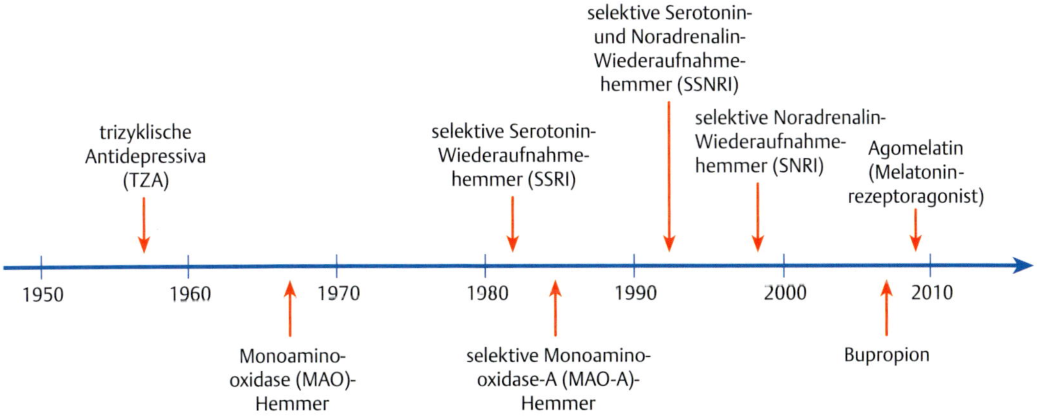

Abb. 13.1 Historische Entwicklung der Einführung neuer Antidepressiva.

mit sedierender Komponente gewählt. Liegt v. a. eine Antriebsstörung vor, werden oftmals SSRI und andere eher aktivierende Substanzen wie SNRI oder SSNRI bevorzugt. Eine Einteilung der Antidepressiva nach ihrer sedierenden oder aktivierenden Begleitwirkung zeigt **Tab. 13.3**.

MERKE

Bei nicht-sedierenden Antidepressiva (s. **Tab. 13.3**) besteht das Risiko, dass der Antrieb vor der Stimmung gebessert werden kann. Manche Patienten haben dann erst die Kraft, einen **Suizidversuch** zu verüben. Diese Periode kann durch die Gabe von Benzodiazepinen überbrückt werden.

Wirklatenz und Nebenwirkungen

Ein wichtiges Merkmal aller Antidepressiva ist die zu erwartende **Wirklatenz**. Zwischen Beginn der Einnahme und Wirkungseintritt liegen etwa 2 Wochen. Viele Patienten empfinden es als äußerst verwirrend, dass die Nebenwirkungen der Medikamente häufig bereits vor Eintritt der stimmungsaufhellenden Wirkung auftreten. Diese unterliegen aber häufig einer Toleranzentwicklung und nehmen mit der Zeit wieder ab. Um die Patienten aktiv an der Therapieentscheidung zu beteiligen und so ihre Compliance langfristig zu fördern, sollten sie unbedingt über das Phänomen **„Nebenwirkung vor Wirkung“** und die zu erwartende **Toleranzentwicklung aufgeklärt** werden!

Um v. a. initial die unerwünschten Nebenwirkungen so weit wie möglich zu limitieren, sollten Antidepressiva **langsam einschleichend** dosiert werden. Auch im Verlauf der Behandlung ist die **Dosisreduktion** ein probates Mittel zur Besserung von Nebenwirkungen. Für das Absetzen gilt: Auch wenn Antidepressiva nicht abhängig machen, können sie bei abruptem Absetzen zu vegetativen Symptomen wie

13

Tab. 13.2

Einteilung der Antidepressiva (AD).

Substanzgruppe	Beispiele	Wirkmechanismus
	„klassische Antidepressiva“	
tri- und tetrazyklische AD (TZA)	– trizyklische AD: Imipramin (z. B. *Tofranil*®), Amitryptilin (z. B. *Saroten*®), Clomipramin (z. B. *Adafranil*®), Doxepin (z. B. *Aponal*®) – tetrazyklische AD: Maprotilin (z. B. *Ludiomil*®)	Wiederaufnahmehemmung von Noradrenalin, Serotonin und (in geringerem Ausmaß) Dopamin
Monoaminooxidase (MAO)-Hemmer – nicht-selektive, irreversible MAO-Hemmer (MAO A und B) – selektive, reversible MAO-A-Hemmer	– nicht-selektive, irreversible MAO-Hemmer: Tranylcypromin (z. B. *Jatrosom*®) – selektive, reversible MAO-A-Hemmer: Moclobemid (z. B. *Aurorix*®)	Hemmung des Noradrenalin-, Serotonin- und Dopaminabbaus
	„neuere Antidepressiva“	
selektive Serotonin-Wiederaufnahmehemmer (SSRI)	Fluoxetin (z. B. *Fluctin*®), Paroxetin (z. B. *Seroxat*®), Fluvoxamin (z. B. *Fevarin*®), Citalopram (z. B. *Cipramil*®), Sertralin (z. B. *Zoloft*®), Escitalopram (z. B. *Cipralex*®)	selektive Wiederaufnahmehemmung von Serotonin
selektive Noradrenalin-Wiederaufnahmehemmer (SNRI)	Reboxetin (z. B. *Edronax*®)	selektive Wiederaufnahmehemmung von Noradrenalin
selektive (duale) Serotonin- und Noradrenalin-Wiederaufnahmehemmer (SSNRI)	Venlafaxin (z. B. *Trevilor*®), Duloxetin (z. B. *Cymbalta*®)	selektive Wiederaufnahmehemmung von Serotonin und Noradrenalin
α_2-Antagonisten	Mianserin (z. B. *Tolvin*®), Mirtazapin (z. B. *Remergil*®)	Erhöhung der Noradrenalin- und Serotoninkonzentration durch Hemmung präsynaptischer α_2-Rezeptoren
dual serotonerge Antidepressiva	Trazodon (z. B. *Thombran*®)	präsynaptische Hemmung der Serotoninwiederaufnahme und postsynaptische 5-HT_2-Rezeptorblockade (Reduktion der unerwünschten serotonergen Wirkungen)
Melatoninanalogon	Agomelatin (z. B. *Valdoxan*®)	– Melatoninrezeptoragonist (MT 1- und MT 2-Rezeptor): Resynchronisierung des zirkadianen Rhythmus – Serotonin-(5-HT_{2C})-Rezeptor-Antagonist
Substanzen mit anderem Wirkmechanismus	– Bupropion (z. B. *Elontril*®)	– Wiederaufnahmehemmung von Dopamin und Noradrenalin
	– Trimipramin (z. B. *Stangyl*®)	– u. a. antidopaminerge Wirkung
pflanzliche Präparate (Phytopharmaka)	Johanniskraut-Extrakte (z. B. *Hyperforat*®)	? (evtl. Wiederaufnahmehemmung von Serotonin und Noradrenalin)

Schwitzen, Unruhe, Schlafstörungen und Übelkeit führen und sollten daher immer **schrittweise** über mehrere Wochen **abgesetzt** werden.

Praxistipp

Allgemein kann man Nebenwirkungen durch langsame Dosissteigerung vermeiden. Um unangenehme Absetzphänomene zu vermeiden, sollten Antidepressiva immer langsam ausgeschlichen werden!

Wirkmechanismen

Die Wirkmechanismen der Antidepressiva sind sehr komplex und immer noch nicht völlig verstanden.

Wirkung auf Synapsenebene | Am besten kann man sich die Wirkweise von Antidepressiva einprägen, indem man sich ihre grundsätzlichen **Ansatzmöglichkeiten auf Synapsenebene** verdeutlicht (**Abb. 13.2**):

- **Wiederaufnahmehemmung von Serotonin und Noradrenalin:** Zahlreiche Antidepressiva erhöhen die Konzentration entweder beider (TZA, SSNRI) oder eines der beiden Neurotransmitter (SSRI, SNRI) durch Inhibition der Wiederaufnahme in das vorgeschaltete Neuron. Auf der Basis dieser Beobachtung wurden die Monoaminmangelhypothese bzw. die **Imbalance-Hypothese** der Depression (S. 105) entwickelt.
- **Monoaminooxidase(MAO)-Hemmung:** Durch Hemmung der Monoaminooxidase (verantwortlich für den Neutrotransmitterabbau) erhöhen diese Antidepressiva die Neurotransmitterkonzentration im synaptischen Spalt.
- **Hemmung präsynaptischer α_2-Rezeptoren**: Eine Aktivierung präsynaptischer **α_2-Autorezeptoren** hemmt die Noradrenalinfreisetzung. Antidepressiva, die diese Rezeptoren blockieren, führen dementsprechend zu einer vermehrten Ausschüt-

Tab. 13.3

Einteilung der Antidepressiva nach ihrer sedierenden oder eher aktivierenden Begleitwirkung.

sedierend/aktivierend	Substanzen	
sedierende Antidepressiva	– TZA: Amitryptilin, Doxepin, Trimipramin – Mianserin – Mirtazepin	besonders gut geeignet bei begleitenden Schlafstörungen
nicht-sedierende Antidepressiva	– TZA: Imipramin, Desipramin, Clomipramin, Nortryptilin, Maprotilin – SSRI – Selektive MAO-Hemmer – SNRI (Reboxetin) – SSNRI (z. B. Venlafaxin, Duloxetin)	besonders gut geeignet bei begleitender Antriebsstörung

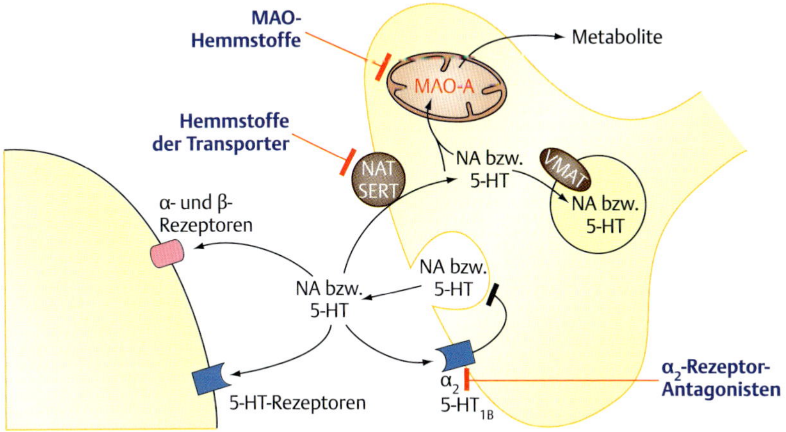

Abb. 13.2 Wirkmechanismen von Antidepressiva auf Synapsenebene. Dargestellt ist ein Neuron, aus dem **Noradrenalin** (NA) oder **Serotonin** (5-HT) exozytotisch freigesetzt wird und über postsynaptische Rezeptoren Wirkungen entfaltet. Die freigesetzten Transmitter aktivieren auch **präsynaptische Autorezeptoren** (α2- oder 5-HT_{1B}-Rezeptoren) und hemmen so ihre eigene Freisetzung (Regelkreis mit negativer Rückkopplung). Die Transmitter werden über **neuronale Transporter** (NAT für Noradrenalin und SERT für Serotonin) zurück ins Neuron aufgenommen und damit aus dem synaptischen Spalt entfernt. Im Neuron werden sie dann durch **MAO-A** abgebaut oder über den vesikulären Monoamintransporter (VMAT) wieder vesikulär gespeichert. Die Transmitterkonzentration im synaptischen Spalt kann durch Arzneistoffe erhöht werden, die **a)** die neuronalen Transporter NAT und SERT hemmen, **b)** die präsynaptischen Rezeptoren (z. B. α2-Rezeptoren) antagonistisch oder **c)** die MAO-A hemmen (nach Herdegen, T., Kurzlehrbuch Pharmakologie und Toxikologie, Thieme, 2010).

tung der Neurotransmitter in den synaptischen Spalt. Dieser Mechanismus liegt z. B. der Wirkung von Mirtazapin (neben weiteren Faktoren) oder Mianserin zugrunde.

- **Weitere Mechanismen:** Weitere Mechanismen auf Synapsenebene sind eine Wiederaufnahmehemmung von Dopamin (z. B. durch das TZA Trimipramin oder Bupropion) sowie eine Blockade postsynaptischer Serotoninrezeptoren durch Mirtazapin. Agomelatin (Valdoxan®) ist ein völlig neuartiges Antidepressivum, weil es v. a. als Agonist von Melatoninrezeptoren wirkt.

Wirkung auf Postsynapsenebene |

MERKE

Die Beobachtung, dass die antidepressive Wirkung in der Regel nicht sofort, sondern mit einer Latenz von etwa 2 Wochen eintritt, führte zu der Überlegung, dass nicht die Erhöhung der Neurotransmitter selbst, sondern nachgeschaltete Faktoren die entscheidende Rolle spielen.

- **„Down-Regulation" zentraler β- und α_2-Rezeptoren** (Abb. 13.3): Die Theorie geht davon aus, dass die postsynaptischen β-Rezeptoren und präsynaptischen α_2-Rezeptoren durch den Neurotransmittermangel im synaptischen Spalt hochreguliert sind. Unter antidepressiver Therapie nimmt die Neurotransmitterkonzentration durch die o. g. Mechanismen zu, und die β- und α_2-Rezeptoren können wieder herunterreguliert („downreguliert") werden. Da dieser Prozess Zeit braucht, wäre die Wirklatenz erklärt.
- **Beeinflussung** der **Second-messenger-Systeme** und der **Genexpression**: Weitere Theorien betreffen Veränderungen auf der Ebene der **Second-messenger** wie cAMP sowie der **Genexpression**.

13

Routinekontrollen unter antidepressiver Therapie

Um Nebenwirkungen zu vermeiden, sind bei der Einnahme von Antidepressiva regelmäßige Routineuntersuchungen erforderlich. **Vor Behandlungsbeginn** sollten Blutbild, Natrium, Leber- und Nierenwerte bestimmt, Blutdruck und Puls gemessen sowie ein EKG und ein EEG angefertigt werden. Zu **Beginn der Behandlung** müssen die Laborwerte, Blutdruck und Puls **häufiger kontrolliert** werden, nach längerer Einnahme sind seltenere Bestimmungen (u. a. in Abhängigkeit vom Alter und den Vorerkrankungen des Patienten) möglich (Tab. 13.4).

Wichtiges zu den einzelnen Substanzgruppen

Tri- und tetrazyklische Antidepressiva (TZA)

Substanzen (s. Tab. 13.2) |

Wirkmechanismus und Indikationen | Je nach Substanzen **hemmen** TZA stärker die **Wiederaufnahme** von **Serotonin** oder **Noradrenalin** und erhöhen so deren Konzentration im synaptischen Spalt. Clomipramin ist z. B. eine überwiegend serotonerg wirksame Substanz, was sie für die Behandlung von **Zwangsstörungen** besonders geeignet macht. Einige TZA haben eine deutlich sedierende Begleitkomponente, die man sich bei **agitierten Depressionen** und **Schlafstörungen** zunutze macht (z. B. Amitriptylin, Doxepin).

MERKE

Da bei Gabe von TZA bei der Behandlung von Depressionen im Rahmen bipolarer affektiver Störungen ein erhöhtes **SWITCH-Risiko** in die Manie besteht (S. 116), sollte auf ihren Einsatz in dieser Indikation verzichtet und hier besser auf SSRI zurückgegriffen werden.

Nebenwirkungen und ihre Behandlung | Aufgrund ihres ausgeprägten Rezeptorbindungsprofils weisen TZA eine Vielzahl von Nebenwirkungen auf (s. Tab. 13.5).

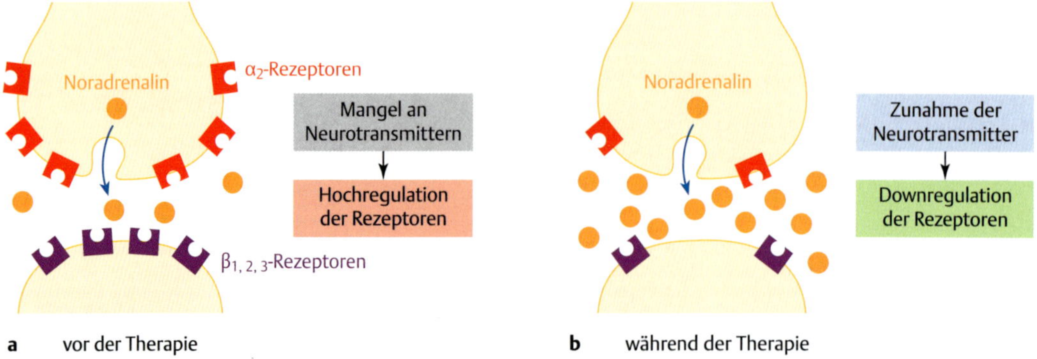

Abb. 13.3 Wirkung der Antidepressiva über die „Downregulation" zentraler β- und α_2-Rezeptoren. **a** Vor der Therapie: Mangel an Neurotransmittern → Rezeptoren hochreguliert. **b** Während der Therapie nimmt die Dichte der β- und α_2-Rezeptoren durch die steigende Neurotransmitterkonzentration ab („Downregulation").

Darüber hinaus können TZA zu **allergischen Reaktionen**, einer **Leukopenie** und einer (häufig passageren) **Erhöhung** der **Transaminasen** führen. Problematisch beim Einsatz der TZA sind v. a. ihre selteneren, aber sehr schwerwiegenden Nebenwirkungen. Hierzu zählen insbesondere:

- **Herzrhythmusstörungen**: Sie reichen von leichteren Rhythmusstörungen (z. B. Sinustachykardie, ventrikuläre Extrasystolen) bis hin zu Überleitungsstörungen wie AV-Block, Schenkelblock und QT-Zeit-Verlängerung mit Gefahr lebensgefährlicher ventrikulärer Arrhythmien.

MERKE

Aufgrund der Induktion von Rhythmusstörungen enden Intoxikationen mit TZA nicht selten letal.

Tab. 13.4

Empfehlungen für Routineuntersuchungen unter Antidepressiva.

Präparate	vorher	Monate						vierteljährlich	halbjährlich
		1	2	3	4	5	6		
TZA									
Blutbild [a]	x	xx	xx	x	x	x	x	x	
Kreatinin	x	x		x			x		x
Leberenzyme	x	x	x	x			x	x	
Natrium	x	x	x [b]	x [b]			x		x
EKG	x	x		x			x		x [b, c]
EEG	x	(x)							
RR, Puls	x	x	x	x			x	x	
Andere Antidepressiva									
Blutbild [d]	x	x					x		x [e]
Kreatinin	x	x					x		x [e]
Natrium	x	x [b] x	x [b]	x [b]			x		x [b, e]
Leberenzyme [f]	x	x					x		x [e]
EKG	x [c]	x [c]							
RR [g], Puls	x	x		x			x	x [h]	

x Kontrollen; die Anzahl der notwendigen Routinekontrollen ist bisher nicht empirisch abgesichert
[a] Kontrollen sind insbesondere bei Auftreten von Fieber und grippalen Infekten während der Behandlung angezeigt
[b] Kontrolle bei Patienten > 60 Jahre empfehlenswert
[c] bei Patienten mit einem Risiko für Herz-Kreislauf-Erkrankungen
[d] für Mianserin empfehlen die Hersteller in den ersten Behandlungsmonaten wöchentliche Blutbildkontrollen
[e] bei langfristig stabilen Patienten können jährliche Kontrollen ausreichen
[f] Unter Agomelatin sollte eine Kontrolle der Transaminasen zu Beginn, nach ca. 6, 12, 24 Wochen sowie bei klinischer Indikation erfolgen
[g] unter Venlafaxin in hoher Dosierung und unter Bupropion ist der Blutdruck (RR) häufiger zu kontrollieren, weil es in seltenen Fällen zu anhaltend erhöhten Werten kommen kann
[h] bei langfristig stabilen Patienten können halbjährliche Kontrollen ausreichen

aus Kompendium der Psychiatrischen Pharmakotherapie, 8. Auflage, 2011, S. 58, Kapitel 1 Antidepressiva, Benkert, O., Hippius, H. Mit freundlicher Genehmigung von Springer Science+Business Media

Tab. 13.5

Nebenwirkungen der TZA durch Blockade cholinerger, histaminerger und adrenerger Rezeptoren.

Blockade	Nebenwirkungen
cholinerger Rezeptoren	– Mundtrockenheit (→ **Therapie**: Kaugummi, zuckerfreie Bonbons) – Obstipation (→ **Therapie**: Ballaststoffreiche Kost, viel Trinken, Leinsamen, Dulcolax®) bis hin zum paralytischen Ileus – Miktionsstörungen bis Harnverhalt (→ **Therapie**: Carbachol, bei akutem Harnverhalt auch i. v. oder i. m.) – Akkomodationsstörungen – Schwitzen – Tachykardie (→ **Therapie**: β-Blocker) – anticholinerges Delir (s. u.)
histaminerger (H1-) Rezeptoren	Sedierung und Gewichtszunahme → Ein Haupteinnahmezeitpunkt zur Nacht kann dies zur Behandlung von Schlafstörungen nutzen (S. 171).
adrenerger (α_1-) Rezeptoren	– Hypotension (→ **Therapie**: Vorsicht beim Aufstehen, evt. Dihydroergotamin (z. B. Dihydergot®) – reflektorische Tachykardie – orthostatische Probleme

13

Praxistipp

Bei Patienten mit akuter Depression sollte immer nur die kleinste Packungsgröße von TZA verschrieben werden, da sich die Patienten sonst mit den Medikamenten aufgrund der geringen therapeutischen Breite durch Intoxikation suizidieren können.

- **Krampfanfälle**: TZA senken die Krampfschwelle und können daher in höheren Dosierung Krampfanfälle auslösen.
- **Anticholinerges Delir**: Diese akute exogene Psychose kann nach Einnahme anticholinerger Substanzen (z. B. TZA, niederpotente Neuroleptika) auftreten. Besonders gefährdet sind **ältere Patienten** und Patienten mit **zerebraler Vorschädigung**. Typische **Symptome** sind trockene Haut, hohes Fieber, Mydriasis, tachykarde Herzrhythmusstörungen, Verwirrtheit, Desorientierheit, Halluzinationen, Agitiertheit, Dysarthrie, Ataxie sowie Bewusstseinsstörungen bis hin zum Koma. Das auslösende Medikament muss sofort **abgesetzt** und der Patient **intensivmedizinisch** versorgt werden. Ggf. kann das spezifische Antidot **Physostigmin** (Cholinergikum) verabreicht werden.

Kontraindikationen | Die Kontraindikationen der TZA ergeben sich aus ihrem Rezeptorbindungsprofil und ihren Nebenwirkungen. Hierzu zählen insbesondere: Prostatahyperplasie, Engwinkelglaukom, Pylorusstenose, Thromboseneigung, Intoxikationen, schwere kardiale oder hepatische Vorschädigung und Rhythmusstörungen.

13

MERKE

Gerade bei kardial vorgeschädigten Patienten sind TZA zu vermeiden.

Monoaminooxidase (MAO)-Hemmer

Substanzen (s. Tab. 13.2) |

Wirkmechanismus und Indikation | Monoaminoxidaseinhibitoren hemmen den Neurotransmitterabbau. Abhängig von ihrer Wirkung auf die beiden Isoformen der Monoaminooxidase unterscheidet man **nicht-selektive**, **irreversible** MAO-Hemmer (MAO A und B) und **selektive**, **reversible** MAO-A-Hemmer. Den irreversiblen MAO-A- und MAO-B-Hemmern wird eine besonders gute Wirksamkeit bei **therapieresistenten Depressionen** nachgesagt. Ferner sollen reversible und irreversible MAO-Hemmer besonders gut bei sog. **atypischer Depression** (S. 120) wirksam sein.

Nebenwirkungen | V. a. bei den **nicht-selektiven irreversiblen MAO-Hemmern** (Tranylcypromin, z. B. Jatrosom®) kann es initial häufig zu Unruhe, Agitiertheit, Schlaflosigkeit, Tremor, orthostatischen Problemen, Schwindel und Palpitationen kommen. Das größte Problem beim Einsatz der nicht-selektiven MAO-Hemmer ist ihre **irreversible Hemmung** beider Monoaminooxidasen. Dadurch stehen die beiden Isoformen der Monoaminoxidase erst wieder nach ihrer Neusynthese (ca. 14 Tage) zur Verfügung, und körpereigene sowie mit der Nahrung bzw. Medikamenten zugefügte Amine können nicht mehr abgebaut werden. In der Folge kann sich die Aminwirkung bei **Zufuhr tyraminhaltiger Nahrungsmittel** dramatisch potenzieren, was zu hypertensiven Krisen, Krämpfen, Hyperpyrexie und Koma führen kann.

Praxistipp

Unter irreversiblen MAO-Hemmern müssen die Patienten eine streng tyraminfreie Diät einhalten. Tyramin ist z. B. in Rotwein, Schokolade, Käse, Fischkonserven, Sauerkraut und konservierten Lebensmitteln enthalten.

Bei Gabe **reversibler MAO-A-Hemmer** (Moclobemid) existieren keine Diätvorschriften, da das zugefügte Tyramin über die MAO-B abgebaut werden kann und die MAO-A nur reversibel gehemmt wird.

Kontraindikationen und Medikamenteninteraktion | Kontraindikationen für den Einsatz **irreversibler MAO-Hemmer** sind schwere Hypertonie, Thyreotoxikose, Phämochromozytom, akute Intoxikationen sowie Leber- und Nierenschädigungen. Aufgrund ihrer aktivierenden Begleitwirkung sollten MAO-Hemmer nicht bei **suizidalen Patienten** und Patienten mit **ängstlich-agitierter Depression** eingesetzt werden. Entscheidend bei Gabe der **irreversiblen MAO-Hemmer** ist die Beachtung ihres Interaktionspotenzials. So dürfen sie aufgrund des Risikos eines **serotonergen Syndroms** (S. 321) nicht mit anderen serotonerg-wirkenden Medikamenten wie SSRI, Clomipramin, Venlafaxin oder Triptanen (Migränebehandlung) kombiniert werden.

Praxistipp

Ist nach Gabe eines irreversiblen MAO-Hemmers eine Umstellung auf ein anderes Antidepressivum geplant, muss vor Therapiebeginn mit der neuen Substanz aus o. g. Gründen eine Karenz von 2 Wochen eingehalten werden. Andererseits sollte ein MAO-Hemmer erst 5 Halbwertszeiten nach Absetzen eines anderen Antidepressivums gegeben werden (i. d. R. etwa 1 Woche, bei Fluoxetin aufgrund seiner langen Halbwertszeit 5 Wochen).

Bei dem **reversiblen MAO-A-Hemmer** Moclobemid muss kein zeitlicher Abstand zu SSRI und anderen serotonerg wirksamen Substanzen eingehalten werden.

Selektive Serotonin-Wiederaufnahmehemmer (SSRI)

Substanzen (s. Tab. 13.2) |

Wirkmechanismus und Indikation | SSRI wirken – wie der Name schon sagt – über eine selektive Hemmung der Serotoninaufnahme in das präsynaptische Neuron. Die Noradrenalinaufnahme wird nicht beeinflusst. SSRI sind nicht wirksamer als TZA, haben aber eine deutlich größere therapeutische Breite. Sie blockieren nicht die Histamin-, Acetylcholin- und α-Rezeptoren und weisen kaum kardiale Nebenwirkungen auf. Daher sind SSRI heute die **Standardmedikamente** bei der Behandlung **depressiver Störungen**.

MERKE

Hauptvorteil der SSRI ist ihre **große therapeutische Breite**. Das Risiko, im Rahmen eines Suizidversuchs durch Intoxikation zu versterben, ist gering.

Nebenwirkungen |

- **Initiale Nebenwirkungen**: Zu den Hauptnebenwirkungen, die v. a. zu Therapiebeginn in den ersten (ein bis zwei) Wochen auftreten können, gehören **gastrointestinale Symptome** (Übelkeit, Erbrechen, Diarrhö), **Unruhezustände** und **Schlafstörungen**. Da diese Suizidalität verstärken können, muss anfangs oftmals ein **Benzodiazepin** oder eine andere **sedierende Substanz** hinzugegeben werden.
- **Nebenwirkungen bei längerfristiger Einnahme**: Bei **längerfristiger Behandlung** kann es zu **sexuellen Nebenwirkungen**, insbesondere verzögerter Ejakulation beim Mann und verzögertem Orgasmus bei der Frau, kommen.
- **Syndrom der inadäquaten ADH-Sekretion (SIADH)**: Dieses seltene, ätiologisch ungeklärte Syndrom tritt vor allem unter Therapie mit SSRIs auf. Durch eine verstärkte hypophysäre ADH-Sekretion ist die Flüssigkeitsausscheidung eingeschränkt und der Körper „überwässert". Im Labor zeigt sich die typische Trias: Hyponatriämie, verminderte Serumosmolalität und ein hochkonzentrierter (hypertoner) Harn. Zu den klassischen Symptomen zählen Übelkeit, Erbrechen, Appetitmangel, Kopfschmerzen, Lethargie, vermehrte Reizbarkeit, Krampfanfälle und Koma. Das Medikament muss sofort abgesetzt werden, da sich sonst ein lebensgefährlicher Zustand entwickeln kann.

MERKE

Selten, aber gefährlich ist das **serotonerge Syndrom**. Es tritt bei v. a. bei Kombination mehrerer serotonerg wirksamer Substanzen (SSRI, MAO-Hemmer, serotonerge TZA, Lithium) auf. Zu den typischen Symptomen zählen Desorientierheit bis hin zum Delir, gastrointestinale Symptome (Übelkeit, Erbrechen, Diarrhö), Krampfanfälle, Herzrhythmusstörungen, Fieber, Tremor bis hin zu Koma und Multiorganversagen. Die auslösenden Substanzen müssen sofort abgesetzt werden. Ggf. können Benzodiazepine und/oder Serotoninantagonisten (Cyproheptadin) verabreicht werden.

Kontraindikationen | SSRI dürfen wegen der Gefahr eines serotonergen Syndroms nicht mit irreversiblen MAO-Hemmern kombiniert werden.

Selektive Noradrenalin-Wiederaufnahmehemmer (SNRI)

Unter diese Gruppe fällt streng genommen nur das neuere Antidepressivum **Reboxetin**. Auch Desipramin – ein altes TZA – wirkt v. a. als Noradrenalin-Wiederaufnahmehemmer. Die typischen **Nebenwirkungen** wie Schlafstörungen, Unruhe, Schwitzen, Mundtrockenheit, Obstipation, Miktionsschwierigkeiten sind Folge der Noradrenalin-Wiederaufnahmehemmung.

Selektive Serotonin- und Noradrenalin-Wiederaufnahmehemmer (SSNRI)

Substanzen (s. Tab. 13.2) |

Wirkmechanismus und Indikation | SSNRI hemmen selektiv die Wiederaufnahme von Serotonin- und Noradrenalin in das präsynaptische Neuron, andere Neurotransmitter werden nicht beeinflusst. Sie **kombinieren** damit die Eigenschaften von **SSRI** und **SNRI** und werden wegen dieses „doppelten" Wirkmechanismus auch als **duale Antidepressiva** bezeichnet. Während das duale Prinzip bei Duloxetin schon bei niedrigen Dosierungen greift, wirkt Venlafaxin in niedrigen Dosierungen nur als SSRI, die SNRI-Wirkungen treten erst bei höheren Dosierungen ein. SSNRI werden heute für die Therapie der Depression und der Angststörung eingesetzt. Duloxetin wird auch in der Behandlung der diabetischen Polyneuropathie und der Belastungsinkontinenz eingesetzt.

13

MERKE

Aufgrund des dualen Prinzips wird angenommen, dass diese Medikamente Antidepressiva mit nur einem Wirkmechanismus überlegen sind.

Nebenwirkungen und Kontraindikationen | Die Nebenwirkungen und Kontraindikationen der SSNRI ähneln denen der SSRIs (S. 271) und SNRIs (S. 271).

MERKE

Bei **Venlafaxin** kann es bei hohen Dosierungen (z. B. ≥ 300 mg/d) zu **Blutdrucksteigerungen** kommen.

α_2-Antagonisten

Substanzen (s. Tab. 13.2) I

Wirkmechanismus und Indikation I Ein Teil der antidepressiven Wirkung dieser Pharmaka wird über eine Antagonisierung präsynaptischer α_2-Rezeptoren vermittelt. Hierdurch nimmt die Freisetzung von Serotonin und Noradrenalin in den synaptischen Spalt zu.

EXKURS

Mirtazapin weist einen sehr komplexen Wirkmechanismus auf. Zusätzlich zu der bereits genannten Hemmung der präsynaptischen α_2-Autorezeptoren blockiert es postsynaptische 5-HT_2- und 5-HT_3-Rezeptoren. Hierdurch werden einige der unerwünschten serotonergen Nebenwirkungen (z. B. Schlafstörungen, Unruhe, Appetitlosigkeit, sexuelle Dysfunktion) abgemindert. Durch Aktivierung des postsynaptischen 5-HT 1-Rezeptors wird die stimmungsaufhellende Wirkung verstärkt. Aufgrund dieses komplexen Wirkmechanismus wird Mirtazapin auch als **Noradrenerges und Spezifisch Serotonerges Antidepressivum** bezeichnet (**NaSSA**).

Mirtazapin und Mianserin wirken über einen Histaminantagonismus sedierend, sodass sie gerne bei Patienten mit **agitierter Depression** und **Schlafstörungen** eingesetzt werden. Mirtazapin wird wegen seiner Fähigkeit, serotonerge Nebenwirkungen abzuschwächen, in der Praxis gerne mit einem SSRI kombiniert.

Nebenwirkungen I Die beiden wichtigsten Nebenwirkungen der α_2-Antagonisten – **Sedierung** und **Gewichtszunahme** – basieren auf ihrer antihistaminergen Wirkung.

Praxistipp

Da Mianserin deutlich häufiger zu Leukopenien (bis hin zur Agranulozytose) führt als andere Antidepressiva, sind während der Therapie wöchentliche Blutbildkontrollen erforderlich.

Kontraindikationen I Mianserin darf nicht bei akuten Intoxikationen, schwerer Leber- und Nierenschädigung, erhöhter Krampfbereitschaft, Engwinkelglaukom und Prostatahyperplasie eingesetzt werden. Der Einsatz von Mirtazapin ist bei Patienten mit Epilepsie, Leber- oder Niereninsuffizienz und kardialen Erkrankungen kontraindiziert. Außerdem darf es nicht mit MAO-Hemmern kombiniert werden.

Andere Antidepressiva

Bupropion I **Bupropion** (Elontril®) hemmt die **Wiederaufnahme** von **Dopamin** und **Noradrenalin** in das präsynaptische Neuron. Es wird zur Therapie der **Depression** und in der **Raucherentwöhnung** (in Kombination mit ärztlicher Beratung und Nikotinersatztherapie) eingesetzt. Zu den wichtigsten Nebenwirkungen zählen Schlaflosigkeit und Mundtrockenheit. Aufgrund seines krampffördernden Potenzials darf es **nicht** bei Patienten mit **erhöhter Krampfbereitschaft** eingesetzt werden. Auch bei Patienten mit Psychosen, Bipolarstörung und Anorexia nervosa sollte der Einsatz von Buprion vermieden werden, da es selten **psychotische** und **manische Phasen auslösen** kann und durch seine gewichtssenkende Wirkung eine **Magersucht verschlimmern** kann. Eine **Kombination** mit **MAO-Hemmern** ist wegen der katecholaminergen Wirkung beider Substanzen **kontraindiziert**.

Trimipramin I Das trizyklische Antidepressivum **Trimipramin** hemmt die Serotonin- und Noradrenalin-Wiederaufnahme in das präsynaptische Neuron nur unwesentlich, zeigt aber eine schwache antidopaminerge Wirkung. Der antidepressive Effekt ist daher geringer ausgeprägt als bei anderen TZA. Aufgrund der starken **antihistaminergen Eigenschaften** wird es gerne als **Schlafmittel** (v. a. wenn diese in Kombination mit einer Depression auftreten) verwendet. Nebenwirkungen (v. a. anticholinerge) und Kontraindikationen entsprechen denen anderer TZA.

Agomelatin I Der Melatoninrezeptoragonist **Agomelatin** ist eine neuartige Substanz. Der theoretische Hintergrund für seine Entwicklung sind die bekannten Veränderungen des Schlaf-Wach-Rhythmus bei Depressionen, die u. a. durch Melatonin gesteuert werden. Über seine agonistische Wirkung am Melatonin-1- und -2-Rezeptor ist Agomelatin in der Lage, den während einer depressiven Phase veränderten zirkadianen Rhythmus zu resynchronisieren. Über seine zusätzlich antagonistische Wirkung auf den Serotonin-(5-HT_{2C})-Rezeptor verbessert Agomelatonin zudem Stimmung, Antrieb und den Tiefschlaf. Es wird daher bevorzugt bei **Depressionen mit Schlafstörungen** eingesetzt. Die häufigste Nebenwirkung sind Leberwerterhöhungen, die regelmäßig überprüft werden müssen.

Hypericum I **Hypericum** (Johanniskraut) hat eine erwiesene Wirksamkeit bei **leichten bis mittelschweren Depressionen**. Der genaue Wirkmechanismus ist nach wie vor ungeklärt; es gibt erste Hinweise darauf, dass auch Johanniskraut über eine Wiederaufnahmehemmung von Serotonin und Noradrenalin wirkt. Zu den häufigsten Nebenwirkungen zählen allergische Reaktionen und gastrointestinale Störungen.

Praxistipp
Laien gehen oftmals davon aus, dass pflanzliche Präparate im Gegensatz zu „chemischen" Produkten völlig unbedenklich sind. Johanniskraut induziert aber das Cytochrom-P450-Enzym 3A4 und kann daher die Wirkspiegel anderer Medikamente (z. B. Cumarine, Östrogene) absenken. Ferner differieren die Dosierungen der auf dem Markt erhältlichen Präparate teilweise erheblich.

13.1.3 Stimmungsstabilisierer („Mood Stabilizer")

Key Point
Die Gruppe der sog. Stimmungsstabilisierer wird in der Rezidivprophylaxe affektiver und schizoaffektiver Störungen sowie in der Behandlung der akuten Manie eingesetzt. Die Rezidivprophylaxe der rezidivierenden unipolaren depressiven Störung wird heute in erster Linie mit dem in der Akuttherapie erfolgreichen Antidepressivum durchgeführt.

Unter Stimmungsstabilisierern versteht man eine Gruppe von Substanzen, die sich durch ihre **stimmungsstabilisierende Wirkung** auszeichnen und in der Rezidivprophylaxe **affektiver und schizoaffektiver Störungen** eingesetzt werden. Mit Ausnahme von Lamotrigin werden alle Substanzen auch in der Behandlung der **akuten Manie** eingesetzt (s. **Tab. 13.6**). Zu den Stimmungsstabilisierern gehören **Lithium** und die **Antiepileptika** Valproinsäure, Carbamazepin und Lamotrigin. Auch einige **Antipsychotika der 2. Generation** haben eine nachgewiesene rezidivprophylaktische Wirkung, v. a. auf manische Episoden im Rahmen bipolarer affektiver Störungen (z. B. Quetiapin, Olanzapin, Aripiprazol, Ziprasidon).

MERKE
Mit Ausnahme von Lamotrigin (→ nicht wirksam gegen Manie) **wirken** alle **Stimmungsstabilisierer besser** bei der **Prophylaxe manischer Episoden** als depressiver Episoden. **Lamotrigin** wirkt nur bei der Prophylaxe **depressiver Episoden** im Rahmen **bipolarer** affektiver Störungen.

MERKE
Nicht jedes Antiepileptikum ist auch ein Stimmungsstabilisierer. So ergab sich z. B. in großen Studien über Topiramat keine Wirkung.

Lithium

Die Entdeckung des australischen Psychiaters John F. Cade 1949, dass das Salz Lithium (z. B. Quilonum® retard, Hypnorex® retard) bei der Behandlung akuter Manien wirksam ist, war ein Meilenstein in der Geschichte der Psychopharmakologie.

Indikationen | Indikationen für den Einsatz von Lithium sind die

- Behandlung der akuten Manie
- Rezidivprophylaxe manischer Episoden bei bipolarer affektiver Störung
- Rezidivprophylaxe depressiver Episoden bei rezidivierender depressiver Störung
- Akuttherapie und Rezidivprophylaxe der schizoaffektiven Störung (v. a. bei schizomanischer Symptomatik)
- therapieresistente depressive Episode (→ Augmentation)

Praxistipp
Bei der Rezidivprophylaxe der klassischen bipolaren affektiven Störung ist Lithium nach wie vor das Medikament der Wahl.

Wirkmechanismus und Metabolismus | Der genaue Wirkmechanismus von Lithium ist noch nicht vollständig aufgeklärt. Die Substanz wird über den Darm aufgenommen, erreicht 1–3 Stunden nach Einnahme

13

Tab. 13.6

Einsatz von Stimmungsstabilisierern (Übersicht).

Erkrankung	eingesetzte Substanzen
Rezidivprophylaxe der rezidivierenden unipolaren depressiven Störung	– Antidepressiva (aus der Akutphase; Mittel der 1. Wahl) – Lithium
Rezidivprophylaxe der bipolaren affektiven Störung	– „klassische" Bipolarstörung: Lithium (Mittel der 1. Wahl), Antiepileptika (Carbamazepin, Valproat, Lamotrigin [nur gegen depressive Phasen]), Antipsychotika der 2. Generation – Rapid Cycling und gemischte Episoden: Eher Antiepileptika (Carbamazepin, Valproat, Lamotrigin [nur gegen depressive Phasen]) und Antipsychotika der 2. Generation als Lithium
Akuttherapie und Rezidivprophylaxe der akuten manischen Phase	– Antipsychotika der 2. Generation und Haloperidol (schwere Fälle, Therapieresistenz) – Antiepileptika (Carbamazepin bzw. Valproat) – Lithium

Tab. 13.7

Empfohlene Lithium-Plasmaspiegel.

Indikation	empfohlener Plasmaspiegel (mmol/l)	zu erwartende Wirklatenz	praktisches Vorgehen beim „Eindosieren"
Rezidivprophylaxe	0,6–0,8	bis zu 6 Monate	einschleichend dosieren
akute Manie	0,8–1,2	ca. 5–7 Tage	initiale Gabe einer mittleren Tagesdosis

(bei Retardpräparaten 3–5 Stunden) die maximale Serumkonzentration und wird anschließend unverändert über die Niere ausgeschieden.

Nebenwirkungen und ihre Behandlungsmöglichkeiten | Der Einsatz von Lithium wird v. a. durch seine zahlreichen Nebenwirkungen limitiert. Diese können – wenn auch eher selten – bereits bei einem für die **Rezidivprophylaxe** empfohlenen **Plasmaspiegel** von **0,6–0,8 mmol/l** auftreten (s. Tab. 13.7) und nehmen mit zunehmender Konzentration an Häufigkeit zu. Wichtig sind u. a.:

- feinschlägiger Tremor (→ **Therapie**: Behandlung mit einem β-Blocker [z. B. Propanolol] kann versucht werden)
- subjektiv erlebte kognitive Störungen
- euthyreote Struma durch Hemmung der Jodaufnahme (→ **Therapie**: L-Thyroxin)
- Gewichtszunahme
- initiale Polyurie und Polydipsie (pharmakogener Diabetes insipidus): diese ist zunächst harmlos; nach jahrelanger Einnahme kann es zu – i. d. R. reversiblen – Nierenschäden kommen
- Herzrhythmusstörungen (Repolarisationsstörungen und Arrhythmien) QT-Verlängerung
- gastrointestinale Beschwerden

13

MERKE

Lithium besitzt eine **geringe therapeutische Breite**, die regelmäßige Kontrollen des Serumspiegels erforderlich macht (s. u.)!

Interaktionen | Da Lithium als einwertiges Kation mit **Natrium** um die tubuläre Rückresorption in der Niere konkurriert, hängt seine Eliminationsrate direkt von der Natriumkonzentration im Harn ab. Dieses fragile Gleichgewicht kann durch mehrere Faktoren gestört werden, über die der Patient aufgeklärt werden muss und bei deren Auftreten unbedingt der behandelnde Arzt aufgesucht werden sollte.

MERKE

Jeder **Natriumverlust** führt zu einer **gesteigerten renalen Lithium-Reabsorption** mit Gefahr der **Lithium-Intoxikation**!

Zu einer **verminderten Natriumkonzentration** in **Serum** und **Harn** führen:

- Durchfall
- starkes Schwitzen und Dehydrierung (z. B. bei Fieber)
- Co-Medikation mit Schleifen- und Thiaziddiuretika (Natriurese)
- natriumarme Kost (relativ gesteigerte Lithiumaufnahme)
- primäre Nebenniereninsuffizienz (Morbus Addison)

Auch bei einer **Co-Medikation** mit **ACE-Hemmern**, **Angiotensinrezeptor-Antagonisten** und **nichtsteroidalen Antiphlogistika** ist Vorsicht geboten, da diese die Lithium-Clearance vermindern. Wird Lithium in **Kombination** mit **Clozapin**, **Carbamazepin** oder **Kalziumantagonisten** verabreicht, potenziert sich die neurotoxische Wirkung mit erhöhter Gefahr für Verwirrtheitszustände. Bei Kombination mit **serotonerg wirkenden Substanzen** wie SSRI und SNRI kann sich ein serotonerges Syndrom entwickeln.

Lithiumintoxikation | Eine **Lithiumintoxikation** tritt i. d. R. bei Serumspiegeln **> 1,6 mmol/l** auf, eine vitale Gefährdung besteht bei Spiegeln > **3,0 mmol/l**.

Praxistipp

Bei älteren Menschen und bei Patienten mit zerebraler Vorschädigung können Intoxikationssymptome aber bereits unter therapeutischen Dosierungen auftreten.

Zu den **typischen Symptomen** einer Lithiumintoxikation zählen

- Ataxie, Schwindel, Dysarthrie, verwaschene Sprache
- grobschlägiger Tremor
- Übelkeit, Erbrechen, Durchfall
- Abgeschlagenheit, Vigilanzminderung
- bei starker Intoxikation auch Krampfanfälle, gesteigerte Reflexe, Herzrhythmusstörungen bis hin zum Koma und Tod

Lithium muss sofort **abgesetzt** werden, bei schweren Fällen ist eine intensivmedizinische Behandlung erforderlich. Therapeutisch wird die **Diurese forciert**, manchmal ist eine **Dialyse** erforderlich.

Praxistipp

Die Gefahr einer Lithiumintoxikation sollte auch in Hinsicht auf eine Suizidalität der Patienten bedacht werden. Auch hier empfiehlt sich bei Verdacht die Verschreibung kleiner Packungsgrößen. Gleichzeitig hat Lithium eine gewisse antisuizidale Wirkung. Diese entgegengesetzten Aspekte müssen bei der Verordnung berücksichtigt werden.

Kontraindikationen | Nicht eingesetzt werden darf Lithium bei

- schweren Nierenfunktionsstörungen
- schweren Erkrankungen des Herz-Kreislauf-Systems
- Störungen des Natriumhaushalts (z. B. Morbus Addison)
- Schwangerschaft (1. Trimenon → mögliche teratogene Wirkung)
- Stillperiode

Praktische Hinweise zur Lithiumtherapie |
Aufklärung: Vor Therapiebeginn müssen die Patienten in jedem Fall über die verschiedenen Nebenwirkungen und das Interaktionspotenzial aufgeklärt und darauf hingewiesen werden, bei Auftreten entsprechender Symptome sofort ihren Arzt aufzusuchen. Insbesondere in der Phasenprophylaxe besitzt Lithium eine sehr lange Wirklatenz (bis zu 6 Monaten), die von den Patienten nicht selten als Hinweis auf eine fehlende Wirksamkeit interpretiert wird.
Dosierung: Die Höhe des empfohlenen Lithium-Plasmaspiegels hängt von der entsprechenden Indikation ab (s. Tab. 13.7).
Bestimmung des Lithiumspiegels: Aufgrund der geringen therapeutischen Breite und der von Patient zu Patient stark schwankenden Lithiumclearance muss die Substanz individuell anhand des Serumspiegels dosiert und regelmäßig kontrolliert werden. Die Blutabnahme zur Bestimmung des Lithiumspiegels erfolgt dabei 11–13 Stunden nach der letzten Einnahme.

Praxistipp

Bei einer Eliminationshalbwertszeit von 24 Stunden wird erst nach 5–6 Tagen ein Fließgleichgewicht erreicht. Vor diesem Zeitraum sind Serumspiegelkontrollen nach Erstgabe oder Dosisänderung daher nicht sinnvoll.

Routinekontrollen: Aufgrund des ausgeprägten Nebenwirkungsprofils müssen vor Therapiebeginn einige Untersuchungen durchgeführt werden, die im Verlauf regelmäßig wiederholt werden. Hierzu zählen:

- Ausschluss von Kontraindikationen (s. u.)
- Halsumfang und Schilddrüsenhormone (T3, T4, TSH)
- Nierenfunktion mit Kreatininclearance
- Elektrolyte, Blutbild, Urinstatus
- EKG
- EEG

Therapieende: Es ist bekannt, dass es durch abruptes Absetzen von Lithium häufig zu Rückfällen kommt. Daher muss Lithium unbedingt langsam und schrittweise abgesetzt werden.

Valproinsäure (Valproat)

Indikationen und Wirkmechanismus | Aus psychiatrischer Indikation wird das Antiepileptikum Valproinsäure (z. B. Ergenyl®) zur Akutbehandlung der Manie, akuter Depressionen im Verlauf bipolarer affektiver Störungen und in der Phasenprophylaxe bipolarer affektiver und schizoaffektiver Störungen eingesetzt.

MERKE

Auch wenn Lithium nach wie vor das Standardpräparat in der Rezidivprophylaxe der „klassischen" bipolaren affektiven Störung ist (s. o.), wird **Valproinsäure** aufgrund der insgesamt **besseren Verträglichkeit** häufig **vorgezogen**.

Wirkmechanismus und Metabolismus | Der genaue Wirkmechanismus von Valproat in der Behandlung der akuten Manie und Rezidivprophylaxe der Bipolarstörung ist unbekannt. Valproat wird nach oraler Gabe praktisch vollständig resorbiert und im Blut an Plasmaproteine gebunden. Der Abbau erfolgt unter Beteiligung des Cytochrom-P450-Systems in der Leber, die Metaboliten werden renal ausgeschieden.

Dosierung | Sowohl in der Behandlung der akuten Manie als auch in der Rezidivprophylaxe wird ein Wirkspiegel zwischen 50 und 100 µg/ml angestrebt (dieser ist allerdings an die antiepileptische Therapie angelehnt, es gibt keine Studien an Patienten mit bipolarer affektiver Störung). Während bei Patienten mit akuter Manie zur Erzielung eines raschen Wirkungseintritts eine schnelle Aufsättigung gewählt wird, sollte das Medikament in der Rezidivprophylaxe langsam eingeschlichen werden, um initiale Nebenwirkungen weitestgehend zu vermeiden (initial 2 x 300 mg täglich, Erhaltungsdosis 1200–2100 mg täglich, je nach Plasmaspiegel).

MERKE

Da die Pharmakokinetik starken interindividuellen Schwankungen unterliegt, muss die Dosis individuell angepasst und ggf. über Serumspiegelbestimmungen kontrolliert werden.

13

Nebenwirkungen | Zu den häufigsten Nebenwirkungen zählen:
- (zunächst erwünschte) **Sedierung**
- **Gewichtszunahme**
- **Tremor** und **Ataxie** (häufig nur initial)
- **Haarausfall** (i. d. R. passager und reversibel)
- **Transaminasenanstieg** (i. d. R. reversibel)
- Entwicklung einer **Thrombozyto**- und **Leukopenie** (keine Komedikation mit Thrombozytenaggregationshemmern!)

Hinsichtlich der Leber muss v. a. bei Kindern und Jugendlichen auf die Entwicklung eines **toxischen Leberversagens** geachtet werden (bei Erwachsenen selten!). In seltenen Fällen wurden unter einer Therapie mit Valproat **Pankreatitiden** und **schwere Hautveränderungen** wie das Lyell-Syndrom und das Stevens-Johnson Syndrom beobachtet.

Routinekontrollen | Die Kontrollen ergeben sich aus den o. g. Nebenwirkungen. Regelmäßig müssen Blutbild, Leberwerte, Gerinnungsparameter sowie der Valproatspiegel kontrolliert werden. Bei V. a. eine Pankreatitis müssen die Pankreasenzyme bestimmt werden.

Wechselwirkungen | Valproat hemmt in der Leber das Cytochrom-P450-Enzym **2C 19** und kann so zu einem Anstieg anderer Arzneimittel (z. B. Clozapin, Carbamazepin und Lamotrigin) führen. Umgekehrt kann der **Valproatspiegel** bei gleichzeitiger Gabe **enzyminduzierender Medikamente** (z. B. Carbamazepin, Phenytoin) **sinken**. Da Valproat im Blut an Plasmaproteine gebunden wird, kann es andere Medikamente aus der Plasmaproteinbindung verdrängen (z. B. Carbamazepin) und auf diese Weise deren Konzentration erhöhen.

Kontraindikationen | Nicht eingesetzt werden darf Valproat bei:
- Funktionsstörungen der Leber und des Pankreas
- Knochenmarksschädigung
- Gerinnungsstörungen
- gleichzeitiger Gabe von Thrombozytenaggregationshemmern (erhöhte Blutungsgefahr aufgrund der Thrombozytopenie)
- Schwangerschaft (Induktion von Neuralrohrdefekten)

Carbamazepin

Indikationen | Das Antiepileptikum Carbamazepin (z. B. Tegretal®) wird in der **Akutbehandlung der Manie** und der schizomanischen Phase sowie in der **Phasenprophylaxe bipolarer affektiver** und **schizoaffektiver Störungen** eingesetzt.

Wirkmechanismus und Metabolismus | Der genaue Wirkmechanismus von Carbamazepin in der Behandlung psychiatrischer Erkrankungen ist noch nicht vollständig geklärt (möglicherweise membranstabilisierender Effekt). Carbamazepin wird nach oraler Gabe zu etwa 80 % resorbiert und im Blut an **Plasmaproteine** gebunden. Der Abbau erfolgt unter Beteiligung des **Cytochrom-P450-Systems** in der Leber.

Dosierung | Carbamazepin wird in einer Dosis von 400–1600 mg pro Tag verabreicht. Der angestrebte Wirkspiegel liegt zwischen 6 und 12 µg/ml. Er sollte regelmäßig über **Serumspiegelbestimmungen** kontrolliert werden. Wie bei Valproat ist allerdings auch dieser an die antiepileptische Therapie angelehnt, es gibt keine Studien an Patienten mit bipolarer affektiver Störung. Um initiale Nebenwirkungen so weit wie möglich zu vermeiden, sollte Carbamazepin langsam eingeschlichen werden.

Nebenwirkungen | V. a. initial und in der Aufdosierungsphase klagen viele Patienten über **Schwindel**, **Doppelbilder**, **Ataxie** etc. Auch **Rhythmusstörungen** können auftreten. Unter einer Therapie mit Carbamazepin kommt es nicht selten zu **allergischen Hautreaktionen**. In schweren Fällen kann sich ein Lyell-Syndrom bzw. Steven-Johnson-Syndrom entwickeln, das ein sofortiges Absetzen erforderlich macht. Im Labor wird v. a. initial häufig eine Erhöhung der **Leberenzyme** und das Auftreten einer **Leukopenie** und Hyponatriämie beobachtet. In sehr seltenen Fällen kann sich eine **Agranulozytose** entwickeln.

Praxistipp
Eine ausgeprägte (< 120 mmol/l) Hyponatriämie darf nur langsam ausgeglichen werden. Da sich die Liquorosmolalität an die des Serums angeglichen hat, kann sich bei zu raschem Ausgleich ein gefährlicher Gradient zwischen dem hypotonen Liquor und der extrazellulären Flüssigkeit ausbilden, der zur Hirnzelldehydratation und Demyelisierung mit Ausbildung einer zentralen pontinen Myelinolyse führen kann.

Routinekontrollen | Unter einer Therapie mit Carbamazepin müssen regelmäßig
- Leberwerte
- Blutbild einschließlich Differenzialblutbild (zunächst wöchentlich wegen Gefahr der Agranulozytose, später monatlich)
- EKG
- Carbamazepinspiegel

kontrolliert werden.

Wechselwirkungen | Carbamazepin besitzt ein **hohes Interaktionspotenzial**. Als **Enzyminduktor** kann es den Serumspiegel anderer Medikamente (verschiedene Antipsychotika, Antidepressiva, aber auch Kontrazeptiva, Cumarine) senken und so zu einem Wirkungsverlust dieser Substanzen führen.

Praxistipp
Als Enzyminduktor fördert Carbamazepin seinen eigenen Abbau, so dass v. a. initial regelmäßige Dosisanpassungen notwendig sind.

Umgekehrt können andere Arzneimittel wie Kalziumantagonisten, Cimetidin, Erythromycin, Isonidazid, Valproat, Desipramin und Fluoxetin den hepatischen Metabolismus von Carbamazepin hemmen und damit zu einem Anstieg des Serumspiegels führen.

Kontraindikationen I Kontraindiziert ist die Gabe von Carbamazepin bei

- Komedikation mit Clozapin (erhöhte Gefahr der Agranulozytose)
- höhergradigem AV-Block
- schweren Leberfunktionsstörungen
- Schwangerschaft (Induktion kraniofazialer Defekte, Fingerhypoplasien, Entwicklungsrückstände)
- Stillperiode?

Lamotrigin

Indikationen I Lamotrigin (Lamictal®, Elmendos®) ist das letzte als Stimmungsstabilisierer eingeführte Antiepileptikum. Anders als bei Valproat und Carbamazepin ist seine Wirksamkeit **nur** zur **Rezidivprophylaxe depressiver Episoden** im **Rahmen bipolarer affektiver Störungen** erwiesen, es verhindert keine Manien.

Wirkmechanismus und Metabolismus I Der Wirkmechanismus ist unbekannt. Wie Valproat und Carbamazepin wird auch Lamotrigin hepatisch metabolisiert und anschließend als Glukoronid über die Nieren ausgeschieden.

Nebenwirkungen und Dosierung I Problematisch unter Lamotrigin ist das relativ häufige Auftreten **gefährlicher Hautreaktionen** bis hin zum Lyell- und Steven-Johnson Syndrom. Aus diesem Grund muss Lamotrigin sehr langsam ausdosiert werden. In den Wochen 1 und 2 erhalten die Patienten täglich 25 mg, in den Wochen 3 und 4 täglich 50 mg, ab der 5. Woche wird die Dosis alle 2 Wochen um 50–100 mg erhöht. Die Zieldosis liegt bei ca. 200 mg/d.

MERKE
Ein großer Vorteil von Lamotrigin ist im Gegensatz zu Lithium, Carbamazepin und Valproinsäure das geringe Risiko für Gewichtszunahme.

Wechselwirkungen I Bei gleichzeitiger Gabe von Enzyminduktoren wie Carbamazepin oder Phenytoin wird der Abbau von Lamotrigin beschleunigt. Andersherum kann Valproat den Lamotriginabbau hemmen.

Praxistipp
Erhalten Patienten eine Kombinationstherapie mit Lamotrigin und Valproat, muss die Lamotrigindosis halbiert werden, da Valproat den Lamotriginabbau hemmt (S. 276).

Kontraindikationen I Bis auf eine bekannte Überempfindlichkeit gegenüber dem Wirkstoff existieren keine Kontraindikationen.

13.1.4 Antipsychotika (Neuroleptika)

Key Point
Das wichtigste Einsatzgebiet der Antipsychotika ist die Akuttherapie und Rezidivprophylaxe von Psychosen aus dem schizophrenen Formenkreis. Ferner werden sie in der Akuttherapie der Manie, der Rezidivprophylaxe bipolarer affektiver Störungen, bei deliranten Störungen und Patienten mit wahnhafter Depression eingesetzt. Antipsychotika werden heute v. a. nach ihrem vorherrschenden Wirkungsmechanismus und ihrem Nebenwirkungsprofil in zwei große Gruppen unterteilt: Antipsychotika der 1. Generation („typische" Antipsychotika) und Antipsychotika der 2. Generation („atypische" Antipsychotika). Bei den Antipsychotika der 1. Generation unterscheidet man in Abhängigkeit von der für die Behandlung der schizophrenen Symptomatik notwendigen Dosierung zwischen sog. „hoch- und niedrigpotenten" Antipsychotika. Alle Antipsychotika wirken antipsychotisch über eine Blockade zentraler D_2-Rezeptoren. Bei den Antipsychotika der 2. Generation kommen weitere Wirkmechanismen wie eine stärker ausgeprägte Blockade von $5\text{-}HT_{2a}$-Rezeptoren hinzu. Ähnlich wie bei den Antidepressiva sind auch beim Einsatz von Antipsychotika regelmäßige Routineuntersuchungen erforderlich, um Nebenwirkungen zu vermeiden. Zu den wichtigsten Nebenwirkungen der Antipsychotika der 1. Generation zählen extrapyramidalmotorische Bewegungsstörungen (→ hochpotente) und vegetative (→ niedrigpotente) Nebenwirkungen. Bei den Antipsychotika der 2. Generation stehen metabolische Störungen (Gewichtszunahme!) im Vordergrund. Streng genommen ist diese Unterteilung jedoch nicht haltbar.

Der ursprüngliche Begriff **Neuroleptika** wird im internationalen Sprachgebrauch kaum noch verwendet, weil er eine bestimmte Wirkung auf Neuronenebene suggeriert. Besser geeignet ist der Begriff **Anti-**

13

psychotika, weil er die Hauptwirkung dieser Substanzen beschreibt.

Historischer Hintergrund

Die Entdeckung des ersten Antipsychotikums **Chlorpromazin** durch Delay und Deniker in Frankreich 1952 stellte einen Durchbruch in der Behandlung schizophrener Patienten dar. Während diese zuvor meist dauerhaft hospitalisiert werden mussten, ging die Bettenzahl nach seiner Einführung in den USA kontinuierlich zurück. Seither wurden zahllose weitere Antipsychotika in die Behandlung eingeführt. Unter diesen wurde **Haloperidol** in Deutschland zum Standardpräparat, während Chlorpromazin im Gegensatz zu vielen anderen Ländern keine Rolle mehr spielte. Bereits 1971 wurde **Clozapin** hergestellt (**Abb. 13.4**), das sich durch das Fehlen der für die bis dahin auf dem Markt gängigen Antipsychotika typischen extrapyramidalmotorischen Nebenwirkungen (EPS) auszeichnete. Da Clozapin aber in Finnland durch Agranulozytose zu Todesfällen führte, wurde es in vielen Ländern (allerdings z. B. nicht in Deutschland) wieder vom Markt genommen. Es wurde erst wieder eingeführt, als 1988 eine bahnbrechende Studie seine überlegene Wirksamkeit bei therapieresistenten Patienten zeigte. Daraufhin wurde eine ganze Reihe weiterer sog. **atypischer Antipsychotika** eingeführt, die sich durch ein geringes Risiko für EPS auszeichneten.

Indikationen

Hauptindikation der Antipsychotika ist die Akuttherapie und Rezidivprophylaxe von **Psychosen aus dem schizophrenen Formenkreis**. Weitere Einsatzgebiete sind

- Akuttherapie und Rezidivprophylaxe der Manie
- Rezidivprophylaxe bipolarer affektiver Störungen
- Delirien
- psychotische Symptome im Rahmen schwerer Depressionen (wahnhafte Depression)
- therapieresistente Zwangsstörungen

Besonders niedrigpotente Antipsychotika der 1. Generation und einige sedierende Antipsychotika der 2. Generation werden auch vorübergehend zum **Schlafanstoß** und zur **Sedierung bei Erregungszuständen** unterschiedlicher Art eingesetzt. Außerhalb der Psychiatrie werden sie v. a. in der Neuroleptanalgesie verwendet.

Praxistipp

Das wöchentlich i. m. zu gebende Antipsychotikum Fluspirilen (z. B. Imap®) war lange Zeit bei Hausärzten als Medikament zur Beruhigung bei unspezifischen Angstsymptomen beliebt. Wenn keine schizophrenietypischen Symptome vorhanden sind, ist dies ist ein Kunstfehler, weil es zu Spätdyskinesien (S. 286) kommen kann.

Einteilung

Chemische Struktur

Anhand ihrer chemischen Struktur kann man die Antipsychotika einteilen in:

- **Butyrophenone** (z. B. Haloperidol, Benperidol, Pipamperon, Melperon)
- **trizyklische Antipsychotika**
  - Phenothiazine (z. B. Chlorpromazin, Perazin, Thioridazin, Perphenazin)
  - Thioxanthene (z. B. Flupenthixol, Zuclopenthixol, Chlorprothixen)
- **Dibenzoepine** (Clozapin)
- **Diphenylbutylpiperidine** (z. B. Pimozid)
- **Benzamide** (z. B. Amisulprid und Sulpirid)
- andere (die meisten Antipsychotika der 2. Generation wie Risperidon, Olanzapin, Quetiapin, Ziprasidon)

Diese Einteilung ist aber **klinisch wenig relevant**. Eine Ausnahme besteht evtl. darin, dass bei Erforderlichkeit eines Substanzwechsels auf ein Präparat mit einem anderen Rezeptorbindungsprofil oder eben aus einer anderen Substanzgruppe umgestellt werden sollte. Für die Effektivität letzteren Vorgehens gibt es aber keine Evidenz.

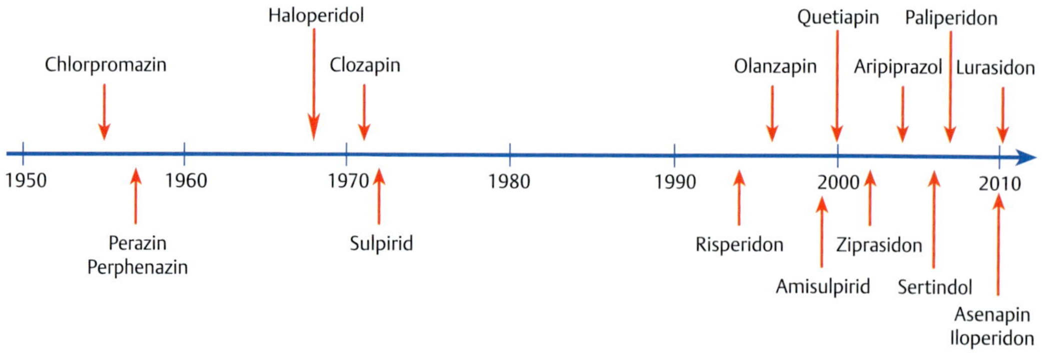

Abb. 13.4 Historische Entwicklung der Einführung neuer Antipsychotika.

Praxistipp
Trizyklische Antipsychotika sollten aufgrund eines erhöhten Agranulozytoserisikos nicht mit Clozapin kombiniert werden.

Einteilung nach der Typizität bzw. Atypizität
Man war lange Zeit davon ausgegangen, dass ein Medikament nur antipsychotisch wirksam sein kann, wenn es auch Extrapyramidalmotorische Bewegungsstörungen (EPS) verursacht. Diese Sichtweise änderte sich erst, als 1974 mit Clozapin ein Antipsychotikum eingeführt wurde, das dosisunabhängig weitestgehend frei von EPS war. Aus diesem Grund wurde es auch als „atypisches" Antipsychotikum bezeichnet. Da aber nicht alle im Folgenden entwickelten atypischen Antipsychotika völlig frei von EPS sind und v. a. die niedrigpotenten Typika wie z. B. Perazin ein relativ niedriges EPS-Risiko besitzen, hat man die Terminologie „atypisch – typisch" weitgehend wieder verlassen. Heute spricht man stattdessen besser von **Antipsychotika der 1. und 2. Generation**, auch wenn diese Einteilung nicht ganz zutrifft, da der „Prototyp" Clozapin bereits sehr früh entwickelt wurde.

MERKE
Atypikalität ist ein Kontinuum von Medikamenten mit **sehr hohem EPS-Risiko** (hochpotente typische Präparate, wie z. B. Haloperidol) zu **EPS-freien** Medikamenten (z. B. Clozapin, Quetiapin).

Antipsychotika der 1. Generation („typische" Antipsychotika) | Seeman und Lee machten 1975 die bahnbrechende Entdeckung, dass die klinisch wirksame Dosis eines „typischen" Antipsychotikums mit seiner **Affinität zu Dopaminrezeptoren** korrelierte (**Abb. 13.5**). Diese Entdeckung hatte Auswirkung auf das Verständnis des Wirkmechanismus von Antipsychotika (S. 282).

MERKE
Antipsychotika der 1. Generation entfalten ihre antipsychotische Wirkung vornehmlich über eine Blockade der D_2-Rezeptoren im mesolimbischen Dopaminsystem (S. 282).

Ferner erlaubte diese Entdeckung eine Klassifizierung der „typischen Antipsychotika" in **hochpotente** und **niedrigpotente Antipsychotika** (s. auch **Tab. 13.8**):

Training konstruktiver Problemlösung |

- **Hochpotente Antipsychotika** (Klassiker: Haloperidol): Bei den hochpotenten Antipsychotika ist eine kleine Dosis des Wirkstoffs erforderlich, um klinische Wirksamkeit zu erreichen. Sie führen häufig zu EPS, sind aber wenig sedierend.
- **Niedrigpotente Antipsychotika** (Klassiker: Chlorpromazin): Bei den niedrigpotenten Antipsychotika werden für eine ausreichend antipsychotische Wirkung relativ hohe Dosierungen benötigt. Sie verursachen relativ wenig EPS, wirken aber stark sedierend und sind kreislaufwirksam (Blutdruckabfall). Wegen dieser sedierenden Eigenschaften werden sie oftmals auch zur Beruhigung erregter Patienten und zum Schlafanstoß eingesetzt.

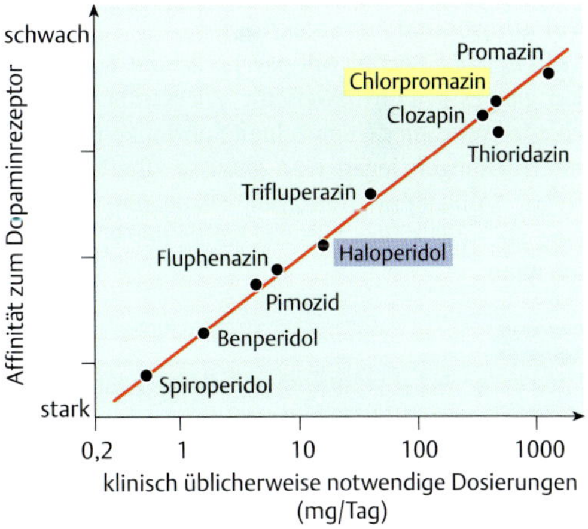

Abb. 13.5 Affinität der Antipsychotika zu Dopaminrezeptoren (nach Seeman und Lee, 1975).

Tab. 13.8

Einteilung der Antipsychotika der 1. Generation nach ihrer antipsychotischen Potenz.

Einteilung nach der Potenz	Beispiele	antipsychotische Wirkung bei	Nebenwirkungsprofil
hochpotente	– Haloperidol – Fluphenazin	niedriger Dosierung	– häufig EPS – keine Sedierung
niedrigpotente	– Chlorpromazin – Levomepromazin – Thioridazin	hoher Dosierung	– Sedierung – Blutdruckabfall – selten EPS

MERKE

Heute weiß man, dass „hoch-" und „niedrigpotent" **keine** per se **größere** oder **kleinere Wirksamkeit** bedeutet. Vielmehr sind nach aktuellem Wissensstand zumindest alle Antipsychotika der 1. Generation ähnlich wirksam, wenn sie ausreichend dosiert werden. Die Begriffe „hoch-" und „niedrigpotent" geben letztlich lediglich darüber Auskunft, ob häufig (→ hochpotente Antipsychotika) oder selten (→ niedrigpotente Antipsychotika) EPS ausgelöst werden.

Antipsychotika der 2. Generation („atypische" Antipsychotika) | Bei den Antipsychotika der 2. Generation handelt es sich um eine chemisch sehr heterogene Substanzgruppe, deren entscheidendes Charakteristikum das **niedrige Risiko für EPS** ist. Aufgrund ihres etwas anders gelagerten Wirkmechanismus sollen diese Medikamente den „typischen Antipsychotika" auch in ihrer Wirksamkeit gegen die schwer zu behandelnde schizophrene Negativsymptomatik überlegen sein. Dies ist allerdings umstritten und konnte nur für einen Teil der neueren Substanzen nachgewiesen werden. Aufgrund ihres geringen EPS-Risikos verursachen Antipsychotika der 2. Generation aber zumindest weniger sog. „sekundäre Negativsymptome", d. h. EPS (motorische Eingebundenheit etc.), die Negativsymptome induzieren bzw. denen ähneln.

13

Wirksamkeit und Auswahlkriterien

Wirksamkeit | Bei den Antipsychotika der 1. Generation gibt es keinen Beweis für Wirksamkeitsunterschiede zwischen den einzelnen Substanzen. Neuere Untersuchungen legen eine gewisse Überlegenheit einiger (Amisulprid, Clozapin, Olanzapin, Risperidon), aber nicht aller Antipsychotika der 2. Generation nahe.

MERKE

Das einzige Antipsychotikum mit deutlich **überlegener Wirksamkeit** ist **Clozapin**, dessen Anwendung allerdings aufgrund des häufigeren Auftretens von Agranulozytose (1 %) auf therapieresistente Fälle beschränkt ist.

Auswahlkriterien | Aufgrund der relativ geringen Wirksamkeitsunterschiede (Ausnahme: Clozapin) erfolgt die Substanzauswahl daher v. a. nach dem Nebenwirkungsprofil und der bereits erwiesenen Wirksamkeit in früheren Phasen. Wegen der geringeren Gefahr für EPS wird heute den Antipsychotika der 2. Generation häufig der Vorzug gegeben. Dies gilt insbesondere dann, wenn Patienten unter **Negativsymptomen** leiden, da Antipsychotika der 2. Generation den typischen Antipsychotika hier überlegen sind.

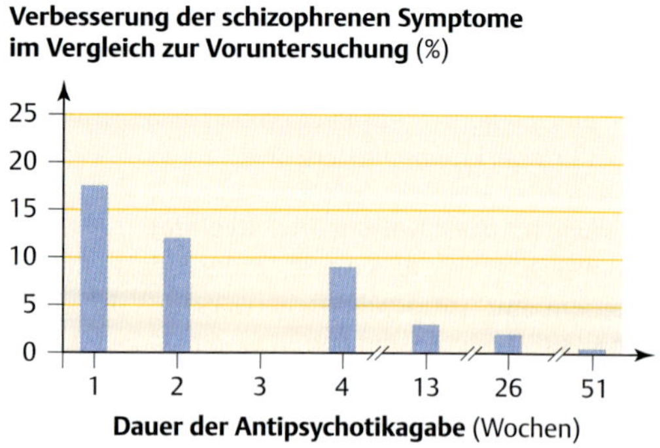

Abb. 13.6 Zeitverlauf des antipsychotischen Effekts. Die Reduktion der schizophrenen Symptome (jeweils im Vergleich zur Voruntersuchung) ist in den ersten Wochen am größten.

Wirkungseintritt

Es gibt große individuelle Schwankungen im Ansprechen auf die Behandlung. Bei manchen Patienten ist schon nach einem Tag eine spürbare Besserung zu erkennen, bei anderen dauert dies deutlich länger. Während man lange Zeit im Mittel von einem verzögerten Wirkeintritt von mehreren Wochen ausging, haben neuere Untersuchungen gezeigt, dass diese Antipsychotika im Mittel rasch wirken und die zusätzliche Wirkung im Zeitverlauf kontinuierlich abnimmt (**Abb. 13.6**).

Praxistipp

Bis Antipsychotika ihre volle Wirkung entfaltet haben, dauert es i. d. R. Wochen bis Monate. Deshalb sollte man sie bei fehlendem Therapieerfolg nicht zu früh umstellen (z. B. bei Schizophrenie nicht vor 2–4 Wochen in voller Dosis).

Dosierung

Zur Vermeidung v. a. initaler Nebenwirkungen beginnt man i. d. R. **einschleichend** mit einer **niedrigen Dosierung**, die bis zum Erreichen des therapeutischen Effekts langsam aufdosiert wird. Nur bei hochakuten psychotischen Zuständen wird sofort hochdosiert therapiert und die Dosis nach Besserung schrittweise reduziert. Grundsätzlich sollte immer die minimal wirksame Dosis angestrebt werden, die zuverlässig gegen produktive und negative Symptome wirkt (vgl. **Tab. 13.9**).

Manche Antipsychotika sind auch als i. m. zu gebende **Depotformulierungen** vorhanden (z. B. Haloperidol Decanoat, Flupenthixol Decanoat, Fluphenazin Decanoat, Risperidon Consta, Olanzapin – Zypadhera®). Dies ist insbesondere in der Langzeittherapie zur Complianceförderung wichtig.

Tab. 13.9

Dosisempfehlungen in der Akutphase und Nebenwirkungsprofile von Antipsychotika der 2. Generation sowie einiger Antipsychotika der 1. Generation.

Nebenwirkungen/ Medikamente	Zieldosis bei Mehrfacherkrankten und (höchste empfohlene Dosis) (mg/d)*	EPS	Krampfanfälle	Anticholinerge Nebenwirkungen	Sedation	orthostatische Hypotonie	Speichelfluss	Prolactinanstieg	QT-Verlängerung	Agranulozytose
Amisulprid (z. B. Solian®)	400–800 (1200)	0/ +	0	0	0	0/ +	0	+ + +	+	0
Aripiprazol (Abilify®)	15–30 (30)	0?	0/ +	0	0	+	0	0	0	0
Asenapin (Sycrest®)	10–20	0/ +	0	0	+	0/ +	0	0/ +	+	0
Clozapin (z. B. Leponex®)	200–450 (900)	0	+ + +	+ + +	+ + +	+ + +	+ +	0	0/ +	+ + +
Olanzapin (Zyprexa®)	5–20 (20)	0	0	+	+	0/ +	0	0/ +	0	0/ +
Paliperidon (Invega®)	3–12 (12)	0/ +	0	0	0/ +	+	0	+ + +	0/ +	0
Quetiapin (Seroquel®)	400–750 (750)	0	0	0/ +	+	+	0	0/ +	+	0
Risperidon (z. B. Risperdal®)	3–6–(16)	0/ +	0	0	0/ +	+	0	+ + +	0/ +	0
Sertindol (z. B. Serdolect®)	12–24 (24)	0	0	0	0	+	0	0/ +	+ +	0
Ziprasidon (Zeldox®)	80–160 (160)	0/ +	0	0/ +	+	0/ +	0	0/ +	+ + +	0
Zotepin (z. B. Nipolept®)	75–150 (450)	0 / +	+ +	+ / + +	+ +	0/ +	0	0/ +	+	0
Haloperidol (z. B. Haldol®)	3–20 (100)	+ + +	0/ +	+ / + +	+ / + +	+	0	+ +	0/ +	0
Flupenthixol (z. B. Fluanxol®)	10–60 (60)	+ + +	0/ +	+ / + +	+ / + +	+	0	+ +	0/ +	0
Perazin (Taxilan®)	200–600 (1000)	+	+ +	+ + +	+ + +	+ +	+	+	?/ +	0

0 = nicht vorhanden oder kein signifikanter Unterschied zu Placebo
+ = leicht
+ + = mäßig
+ + + = ausgeprägt
? = keine ausreichenden Daten vorhanden
**Empfehlungen der DGPPN Guideline für Mehrfacherkrankte, für erstmals Erkrankte werden geringere Dosierungen empfohlen.*

nach Berger, M., Psychische Erkrankungen Klinik und Therapie, Elsevier, 2011

Tab. 13.10

Dopaminerge Projektionsbahnen.

4 spezifische Projektionsbahnen	Verlauf	Funktion	therapeutischer Effekt bei medikamentöser Blockade	Nebenwirkungen bei medikamentöser Blockade
nigrostriatale Bahn	von der Substantia nigra zu den Basalganglien	Regulierung der extrapyramidalen Motorik	Dämpfung motorischer Erregung	extrapyramidal-motorische Nebenwirkungen
mesolimbische Bahn	vom ventralen Tegmentum zum limbischen System (v. a. Ncl. accumbens)	Filterfunktion für einlaufende sensorische Reize mit Regulation von Stimmung, Antrieb und Motivation	Verbesserung der Positivsymptome	
mesokortikale Bahn	vom Mittelhirn zum Frontalhirn	Antrieb, planerisches Denken, Kognition		Verstärkung der Negativsymptome
tuberoinfundibuläre Bahn	vom Hypothalamus zur Hypophyse	Regulation der Prolaktinsekretion		Hyperprolaktinämie

Wirkmechanismus

Dopaminantagonismus | Es gibt insgesamt **4 dopaminerge Bahnen** im Gehirn, mit deren Blockade man sich Wirkung und viele Nebenwirkungen der Antipsychotika erklären kann (**Abb. 13.7** und **Tab. 13.10**).

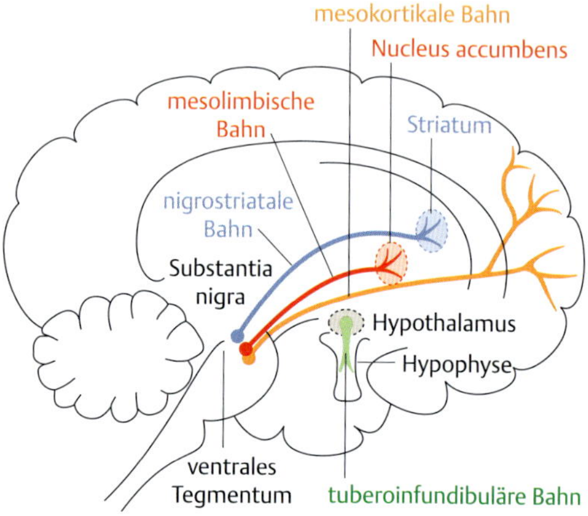

Abb. 13.7 Die 4 dopaminergen Projektionsbahnen des Gehirns.

EXKURS

PET-Untersuchungen zeigen, dass eine etwa **70 %ige Dopaminrezeptorblockade** ausreicht, um antipsychotische Wirksamkeit zu erreichen. Bei stärkerer Blockade kommt es nur noch zu mehr Nebenwirkungen, nicht zu zusätzlicher Wirksamkeit. Diese 70 %ige Blockade ist bei Einsatz von Antipsychotika der 1. Generation schon bei sehr niedrigen Dosierungen erreicht (z. B. 3 mg/d Haloperidol). Diese Befunde sprechen auch für die **„Theorie der neuroleptischen Schwelle"**. Der deutsche Psychiater Hans Joachim Haase (1922–1997) postulierte bereits in den 50er Jahren, dass die optimale Dosis eines Antipsychotikums erreicht ist, sobald sich minimale EPS zeigen. Diese Schwellendosis bestimmte er, indem er Patienten unter langsamer Dosissteigerung (z. B. Haloperidol: jeden zweiten Tag um 1 mg) täglich dasselbe Gedicht aufschreiben ließ und die Größe der beschriebenen Fläche maß. Sobald sich die Schrift aufgrund von Mikrografie – eine früh auftretende EPS-Form – verkleinerte, war die neuroleptische Schwelle erreicht. Diese Methode hat Haase bei einer Vielzahl von Präparaten angewandt. Die Methode hat sich allerdings niemals international durchgesetzt, und Antipsychotika werden meist höher dosiert. Sie ist ferner bei den Antipsychotika der 2. Generation nicht anwendbar, weil manche von diesen keine EPS hervorrufen.

Andere Wirkmechanismen | Ein großes Problem der **Antipsychotika der 1. Generation** ist, dass sie unspezifisch alle dopaminergen Bahnen blockieren und somit zu vielen EPS und einer Prolaktinerhöhung führten. Wirksamkeit und EPS traten daher unter denselben Dosierungen auf (**Abb. 13.8**a). Bei **Antipsychotika der 2. Generation** kommt es – wenn überhaupt – erst bei deutlich höheren Dosierungen zu EPS (**Abb. 13.8**b).

Hierfür gibt es verschiedene **Erklärungsansätze**:

- **Stärkere Blockade von Serotonin-(5-HT_{2a})- als von Dopaminrezeptoren:** Die meisten Antipsychotika der 2. Generation blockieren stärker Serotonin-(5-HT_{2a})-Rezeptoren als Dopaminrezeptoren. Dieser Serotoninantagonismus führt zu einer vermehrten Dopaminausschüttung im nigrostriatalen System und **wirkt** somit der **Ausbildung von EPS entgegen**. Derselbe Mechanismus soll zu einer Dopaminausschüttung im Frontallappen führen und damit **Negativsymptome reduzieren**.
- **Mesolimbische Selektivität:** Einige Antipsychotika der 2. Generation blockieren mesolimbische Dopaminrezeptoren stärker als nigrostriatale, was ihre gute antipsychotische Wirksamkeit bei gleichzeitig wenigen EPS erklärt. Paradebeispiele sind die reinen Dopaminrezeptorantagonisten **Amisulprid** und **Sulpirid**. Der Mechanismus spielt

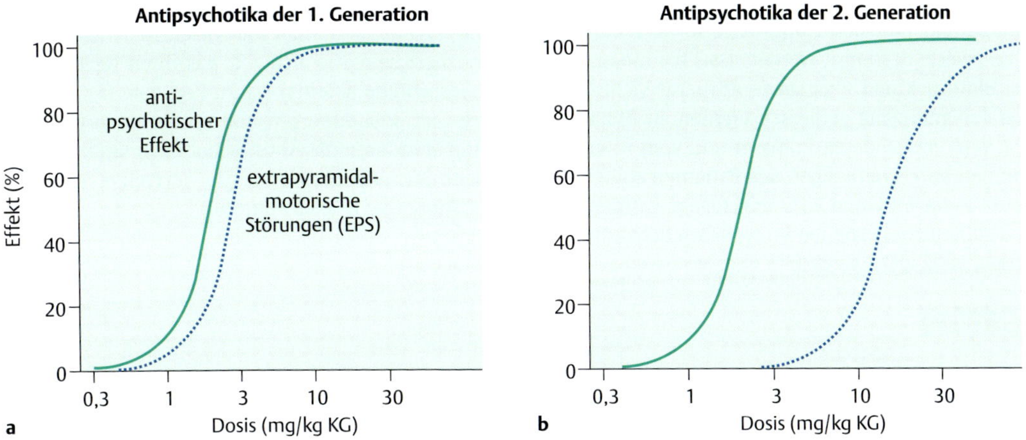

Abb. 13.8 Vergleich der therapeutischen Breite von Antipsychotika. Bei Präparaten der 1. Generation (**a**) zeigt sich im Vergleich mit solchen der 2. Generation (**b**) ein deutlich geringerer Abstand zwischen Wirksamkeits- und EPS-Kurve (aus Herdegen, T., Kurzlehrbuch Pharmakologie, Thieme, 2010).

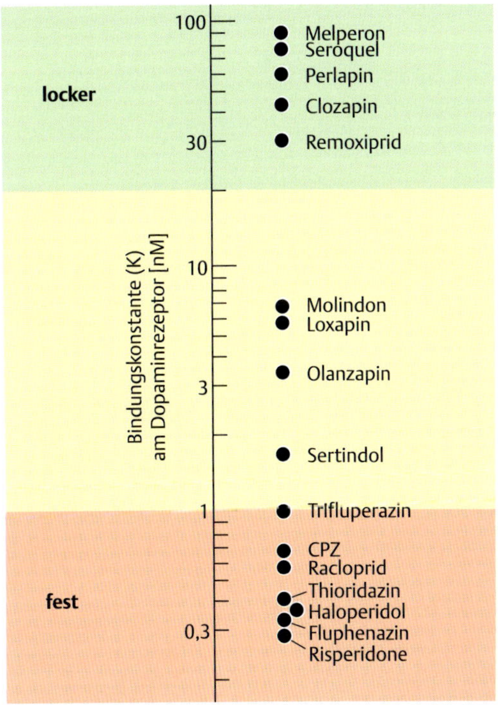

Abb. 13.9 Affinität (K) von Antipsychotika an Dopamin-(D 2)-Rezeptoren (nach Kapur und Seeman, 2001).

aber auch bei anderen Antipsychotika der 2. Generation eine Rolle.

– **„Loose Binding"-Theorie:** Nach dieser neuen Theorie hängt das EPS-Risiko davon ab, wie lange die Substanzen an die Dopaminrezeptoren binden. Während Antipsychotika der 2. Generation nur relativ kurz an die Rezeptoren binden, binden Antipsychotika der 1. Generation sehr lange (**Abb. 13.9**).

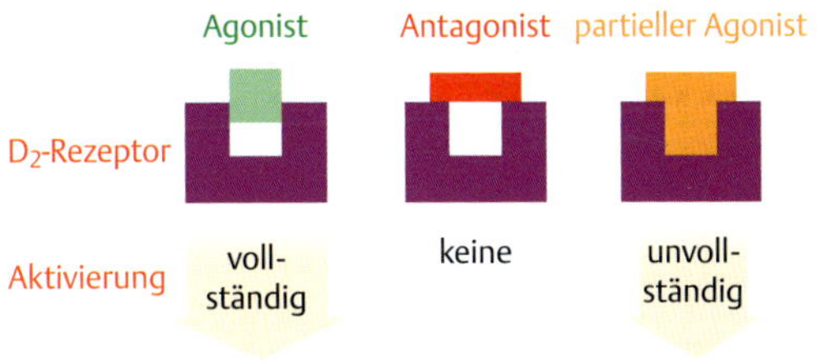

Abb. 13.10 Wirkmechanismus eines partiellen Dopaminagonisten. Im Gegensatz zum voll wirksamen Agonisten wird der D_2-Rezeptor nur unvollständig aktiviert. Hierdurch kann die Dopaminwirkung bei einem Überschuss blockiert, bei einem Mangel hingegen zumindest teilweise ersetzt werden.

– **Partieller Dopaminagonismus:** Partielle Dopaminagonisten blockieren D_2-Rezeptoren nur in solchen Situationen, in denen zu viel Dopamin vorhanden ist, also bei Positivsymptomen. In Situationen mit einer zu geringen Dopaminkonzentration, also bei Negativsymptomen aufgrund des hypodopaminergen Systems im präfrontalen Kortex, können sie jedoch durch ihre geringe intrinsische Aktivität den Dopaminrezeptor – zumindest teilweise – aktivieren (**Abb. 13.10**). Aktuell ist **Aripiprazol** das einzige Antipsychotikum mit diesem Wirkmechanismus.
– **Anticholinerge Begleiteffekte:** Manche Antipsychotika (z. B. viele niedrigpotente Antipsychotika der 1. Generation wie **Chlorpromazin** oder **Perazin**, aber auch **Clozapin**) haben starke anticholinerge Eigenschaften. Ähnlich wie die Gabe von Anticholinergika (z. B. Biperiden) kann dies der Ausbildung von EPS entgegenwirken.

Routinekontrollen unter antipsychotischer Therapie

Wie bei den Antidepressiva sind auch beim Einsatz von Antipsychotika regelmäßige Routineuntersuchungen erforderlich, um Nebenwirkungen zu vermeiden (vgl. **Tab. 13.11**). Vor Behandlungsbeginn müssen Blutbild, Blutzucker und -fette sowie Leber- und Nierenwerte bestimmt werden. Darüber hinaus sollten Blutdruck und Puls sowie Körpergewicht (BMI) und Taillenumfang gemessen werden. In Abhängigkeit vom verwendeten Präparat und vom Alter und von den Vorerkrankungen des Patienten sollten außerdem ein EKG und EEG angefertigt werden. Die Kontrollintervalle können im weiteren Behandlungsverlauf verlängert werden.

Nebenwirkungen und ihre Behandlung

Antipsychotika können mit vielen Nebenwirkungen assoziiert sein, die sich z. T. aus ihren **Rezeptorbindungsprofilen** ableiten lassen (vgl. **Tab. 13.12**) Neben ihrer antidopaminergen und antiserotonergen Wirkung blockieren die Antipsychotika in unterschiedlichem Ausmaß muskarinerge, adrengere (α_1) und histaminerge (H_1)-Rezeptoren.

Tab. 13.11

Empfehlungen für Routineuntersuchungen unter Antipsychotika.

Untersuchung	vorher	Monate 1	2	3	4	5	6	monatlich	viertel-jährlich	halbjährlich
Blutbild										
trizyklische AP [a] (!)	xx	x	x	x	x	x	x		x	
Clozapin, Thioridazin	x	xxxx	xxxx	xxxx	xxxx	xx	x	x		
andere AP	x	x	x				x		x [c]	
Blutzucker [b], **Blutfette**										
Clozapin, Olanzapin	x	x [m]		x			x		x	
Quetiapin, Risperidon	x	x [m]		x			x [m]			x
andere AP	x			x			x [m]			x [d]
Kreatinin	x	x		x			x			x
Leberenzyme										
trizyklische AP [a] (!)	x	x	x	x			x		x	
andere AP	x	x		x			x		x [c]	
EKG (QTc) [e]										
Clozapin [f]	x	xx		x			x		x	
Thioridazin, Pimozid	x	xx	x	x	x	x	x	x		
Sertindol [g]	x	x		x			x		x	
andere AP [h]	x	x					x			x [i]
EEG [k]										
Clozapin	x			x			x			x [d]
RR, Puls	x	x		x			x		x	
Körpergewicht (BMI) [l], Taillenumfang	x	x	x	x			x		x	

x Anzahl der notwendigen Routinekontrollen; bei einmaliger Messempfehlung im 1. Monat kann die Messung zwischen der 4. und 6. Woche erfolgen; AP Antipsychotika.
[a] Achtung (!): Die AAP Olanzapin, Quetiapin und Zotepin sind strukturchemisch ebenfalls Trizyklika.
[b] Ggf. auch Blutzuckertagesprofil, Glukosetoleranztest und $HbA1_c$, insbesondere bei Clozapin und Olanzapin.
[c] Bei unauffälligen Konstellationen bzw. stabilen Patienten können halbjährliche Kontrollen ausreichen.
[d] Bei unauffälligen Konstellationen bzw. langfristig stabilen Patienten können jährliche Kontrollen ausreichen.
[e] Absolutwerte von > 440 ms (Männer), > 450 ms (Frauen) sowie medikamenteninduzierten Zunahmen > 60 ms sind auffällig.
[f] Unter Clozapin sind toxisch-allergische Myokarditiden beschrieben; daher empfehlen sich unter Clozapin zusätzliche EKG-Kontrollen bei Auftreten von kardialen Symptomen und Fieber bzw. nach 14 Tagen Behandlungsdauer.
[g] Unter Sertindol sind EKG-Kontrollen vor Beginn der Therapie, nach Erreichen des Steady State (3 Wochen) oder bei einer Dosis von 16 mg, nach 3 Monaten und danach in 3-monatigen Intervallen, vor und nach jeder Dosiserhöhung während der Erhaltungstherapie, nach jeder zusätzlichen Gabe oder Erhöhung der Dosis einer Begleitmedikation, die zu einer Erhöhung der Sertindol-Konzentration führen könnte, empfohlen (bevorzugt morgens).
[h] Beim Vorliegen oder Auftreten kardialer Symptome ist eine kardiologische Abklärung notwendig; durch sie wird auch die Häufigkeit von EKG-Untersuchungen im Verlauf festgelegt.
[i] Kontrolle bei allen Patienten > 60 J. empfehlenswert sowie bei kardialen Risiken; bei Ziprasidon, Perazin, Fluspirilen und hochpotenten Butyrophenonen eher häufigere EKG-Kontrollen empfohlen.
[k] Häufigere EEG-Kontrollen auch bei zerebraler Vorschädigung, erhöhter Anfallsbereitschaft, unklaren Bewusstseinsveränderungen (DD: nichtkonvulsiver Status) vor und während einer AP-Behandlung.
[l] Messungen des Taillenumfangs werden empfohlen; zusätzlich monatliche Gewichtskontrollen durch den Patienten selbst.
[m] Nur Blutzucker. Die Empfehlungen entsprechen der S 3-Leitlinie Schizophrenie der DGPPN (2005), gehen teilweise jedoch darüber hinaus.

aus Kompendium der Psychiatrischen Pharmakotherapie, 8. Auflage, 2011, S. 240/241, Kapitel 3 Antipsychotika, Benkert, O., Hippius, H. Mit freundlicher Genehmigung von Springer Science + Business Media

MERKE

Während bei den **Antipsychotika** der **1. Generation** das Auftreten der **extrapyramidalmotorischen Bewegungsstörungen** (→ hochpotente) und **vegetativen** (→ niedrigpotente) **Nebenwirkungen** im Vordergrund stehen, zeichnen sich die **Antipsychotika** der **2. Generation** v. a. durch **metabolische Störungen** (Gewichtszunahme!) aus (vgl. **Tab. 13.9**).

Extrapyramidalmotorische Bewegungsstörungen (EPS)
Die Ursache der EPS ist die Blockade von Dopaminrezeptoren im nigrostriatalen System.

MERKE

EPS treten v. a. unter hochpotenten Antipsychotika der 1. Generation auf. Das Risiko unter niedrigpotenten Antipsychotika der 1. Generation und Antipsychotika der zweiten Generation ist geringer.

Frühdyskinesien | Frühdyskinesien treten bereits in den **ersten Tagen nach Therapiebeginn** bzw. Dosiserhöhung auf. Typisch sind spontane, unwillkürliche, willentlich nicht beeinflussbare Muskelbewegungen, die sich v. a. im Gesichts- (typisch: Zungenschlund- und Blickkrämpfe, Trismus) und Schulter-Hals-Bereich (Torticollis) abspielen. **Therapeutisch** führt die Gabe von Anticholinergika wie Biperiden i. m. oder i. v. zu einer raschen Rückbildung. Prophylaktisch ist ein langsames Einschleichen der Medikamente entscheidend.

Parkinsonoid | Das Parkinsonoid tritt ein bis **mehrere Wochen nach Behandlungsbeginn** auf und ist durch die klassische Trias aus **Rigor**, **Tremor**, **Akinese** gekennzeichnet. Zusätzlich fallen häufig ein Trippelgang, Hypomimie bis Amimie und ein sog. Salbengesicht auf. Zu den **therapeutischen Optionen** zählen

- Einsatz von Anticholinergika wie oralem Biperiden
- Dosisreduktion
- Substanzwechsel (Umstellung auf ein Antipsychotikum der 2. Generation)

Praxistipp
Da das Parkinosoid unter hochpotenten Antipsychotika der 1. Generation relativ häufig auftritt, wird Biperiden teilweise prophylaktisch gegeben.

Gegen den prophylaktischen Einsatz von Biperiden spricht, dass nicht alle Patienten unter der Medikation EPS entwickeln werden und Anticholinergika

Tab. 13.12

Rezeptorbindungsprofile einiger Antipsychotika.

	D_1	D_2	D_3	D_4	5-HT_2	M_1	α_1	H_1
Amisulprid	0	+++	+++	?	0	0	0	0
Aripiprazol*	?	+++	+++	+++	+++	0	+	+
Benperidol	0	+++	++	?	++	0	+	0
Bromperidol	+	+++	++	?	0	0	+	0
Chlorpromazin	+	++	+++	+	+++	++	++	++
Clopenthixol	++	+++	++	?	+++	0	+++	+++
Clozapin	++	+	++	+++	++	+++	+	+++
Flupenthixol	++	+++	+++	?	++	0	+	+
Fluphenazin	+	+++	+++	+	++	0	+	+
Haloperidol	+	+++	+	+	0	0	+	0
Levomepromazin	0	+	+	?	++	++	++	++
Olanzapin	++	+++	+	++	+++	++	++	++
Paliperidon	+	++	+	+	+++	0	++	+++
Perazin	0	++	++	?	++	+	++	+++
Perphenazin	+	+++	+++	?	+	0	+	++
Pimozid	0	+++	+++	+	0	0	0	0
Quetiapin	+	++	+	0	++	0	+++	+++
Risperidon	+	++	+	+	+++	0	++	+++
Sertindol	+	+++	+	?	+++	0	++	0
Sulpirid	0	++	+++	?	0	0	0	0
Thioridazin	+	++	++	+	++	+++	++	+
Trifluperidol	0	+++	+	?	++	0	+++	+
Ziprasidon	++	+++	++	+++	+++	0	++	+
Zotepin	0	++	++	++	+++	+	++	+++

D = Dopaminrezeptoren, 5-HT_2 = Serotoninrezeptoren, M_1 = muskarinerge Rezeptoren, H = Histaminrezeptoren
** Für Aripiprazol ist typisch, dass es ein partieller Agonist an D2 und 5-HT_1 Rezeptoren ist.*

auch Nebenwirkungen haben. Zu den Gründen für eine prophylaktische Anwendung zählt, dass z. B. eine akute Dystonie, aber auch eine Akathisie (s. u.) subjektiv bedrohliche Erlebnisse darstellen, die auch die langfristige Compliance beeinträchtigen können.

Akathisie | Die Akathisie tritt ein bis mehrere Wochen nach Therapiebeginn auf. Charakteristisch ist eine ausgeprägte innere Unruhe mit der Unmöglichkeit, still zu sitzen oder zu stehen. **Therapiemöglichkeiten** sind

- Zugabe von Benzodiazepinen (z. B. Diazepam), Betablockern (Propanolol) oder Anticholinergika (z. B. Biperiden) bzw.
- Dosisreduktion oder Substanzwechsel.

Tardive Dyskinesien (Spätdyskinesien) | Tardive Dyskinesien treten verzögert (**Wochen** bis **Jahre**) nach Beginn einer antipsychotischen Therapie auf. Charakteristisch sind hyperkinetische unwillkürliche Bewegungen, die meist im Gesichtsbereich (z. B. rhythmischer Lippentremor, wälzende Zungenbewegungen, periorale Dyskinesien) auftreten, aber auch am Hals und Rumpf (Torti- und Retrocollis, Schiefhaltung des Kopfes und Halses) oder den Extremitäten (Schleuderbewegungen) vorkommen. Die Symptome verstärken sich durch Stress und verschwinden im Schlaf.

13

MERKE

Unter hochpotenten **Antipsychotika der 1. Generation** entwickeln pro Jahr etwa **5 %** der erwachsenen Patienten Spätdyskinesien. Wichtige **Risikofaktoren** sind höheres Alter, EPS in der Akutbehandlung und weibliches Geschlecht. Unter Antipsychotika der 2. Generation ist das Risiko deutlich niedriger.

EXKURS

Das verzögerte Auftreten der tardiven Dyskinesien erklärt man sich durch eine **Hypersensitivität von Dopaminrezeptoren** nach chronischem Antipsychotikagebrauch (Up-Regulation). Initial reagiert das Neuron auf die Dopaminblockade durch eine verstärkte Dopaminfreisetzung. Die neuronale Aktivität kommt erst nach einigen Wochen zum Erliegen, der Dopaminumsatz verlangsamt sich, was man als **Depolarisationsblock** bezeichnet. Es kommt zu EPS und Reduktion der Positivsymptome. Die sich nach Monaten bis Jahren entwickelnde **Hypersensitivität** der chronisch blockierten Rezeptoren (Up-Regulation) soll die Ursache der Spätdyskinesien sein.

Praxistipp

Aufgrund der Hypersensitivität der dopaminergen Neurone nach dauerhafter Blockade durch Antipsychotika kann es bei abruptem Absetzen zu „Reboundpsychosen" kommen, weil die hypersensitiven Rezeptoren plötzlich freiliegen. Daher müssen Dosisreduktionen oder ein Absetzen der Antipsychotika immer schrittweise und langsam über mehrere Wochen bis Monate erfolgen.

Die **Behandlung** tardiver Dyskinesien besteht in Dosisreduktion, Absetzen des Antipsychotikums und Umstellung auf ein Antipsychotikum der 2. Generation (v. a. Quetiapin oder Clozapin). Weitere Möglichkeiten sind Versuche mit Tiaprid oder Vitamin E.

Malignes neuroleptisches Syndrom (MNS)

MERKE

Das MNS ist eine sehr seltene, aber potenziell lebensbedrohliche Komplikation, die unter einer Therapie mit Antipsychotika der 1. Generation in etwa 1 % der Fälle auftritt. Bei den Antipsychotika der 2. Generation ist es noch seltener.

Typische Symptome sind Muskelrigidität, Hyperthermie und eine autonome Deregulation (v. a. Hypertonie, Tachykardie). In schweren Fällen kann es zu Bewusstseinsveränderung bis hin zum Koma kommen. Labordiagnostisch fallen eine Leukozytose, eine BSG-Erhöhung, ein Transaminasenanstieg, Elektrolytverschiebungen und eine CK-Erhöhung mit Gefahr des akuten Nierenversagens auf. Die **Letalität** wird auf 4–20 % geschätzt. Die **Behandlung** besteht im sofortigen Absetzen der Antipsychotika und der Stabilisierung der Vitalfunktionen. Zusätzlich werden Dopaminagonisten (z. B. Amantadin, Bromocriptin) bzw. das Muskelrelaxans Dantrolen zur Linderung der Rigidität eingesetzt. Im Zweifelsfall sollte so schnell wie möglich eine Elektrokrampfbehandlung (S. 293) eingeleitet werden!

Praxistipp

Differenzialdiagnostisch sind das Serotoninsyndrom, körperliche Erkrankungen, eine Parkinsonkrise und die perniziöse Katatonie relevant (zum „katatonen Dilemma" siehe S. 85).

Sedierung

Die sedierende Wirkung der Antipsychotika wird v. a. durch eine **Blockade** von **Histamin-1-Rezeptoren** vermittelt und tritt besonders stark bei **niedrigpotenten Antipsychotika** der **1. Generation**, **Clozapin**, **Quetiapin** und **Zotepin** auf. Zu Beginn einer Behandlung ist sie häufig durchaus erwünscht. Sie mildert sich häufig bei längerer Behandlung ab. **Pragmatisch** kann man den Einnahmezeitpunkt auf kurz vor dem Schlafengehen verlegen oder eine Dosisreduktion bzw. einen Substanzwechsel erwägen.

Zerebrale Krampfanfälle

Alle Antipsychotika können die **Krampfschwelle senken**, das Risiko ist aber dosisabhängig unter **Clozapin** und **Zotepin** am stärksten erhöht. Regelmäßige **EEG-Kontrollen** sind notwendig. **Therapeutisch** kommen ein Substanzwechsel und – falls Letzterer nicht möglich ist – evtl. eine antiepileptische Zusatztherapie in Betracht.

Kardiovaskuläre Nebenwirkungen

Orthostatische Hypotension und Reflextachykardie

Ursache der orthostatischen Hypotension (Blutdruckabfall beim Aufstehen) ist eine **α_1-Rezeptoren-Blockade**. Sie kann zu Schwindel bis hin zur Synkope führen. Kompensatorisch kommt es zu einer Reflextachykardie. Betroffen sind **niederpotente Antipsychotika der 1. Generation** sowie **Clozapin**, **Quetiapin**, **Sertindol** oder **Risperidon**. Das Risiko wird durch langsame Dosissteigerung, Verteilung auf mehrere Tagesdosen, vorsichtiges Aufstehen aus dem Liegen, Dosisreduktion oder Substanzwechsel limitiert.

Tachykardie | Eine Tachykardie kann auch Ausdruck anticholinerger Effekte (z. B. unter Clozapin) sein (s. u.). Diese kann durch Zugabe eines **Betablockers** (z. B. Metoprolol) bekämpft werden.

Höhergradige Rhythmusstörungen | Unter Behandlung mit manchen Antipsychotika können höhergradige Rhythmusstörungen wie AV-Blocks, Veränderungen des QRS-Komplexes, T-Wellen-Veränderungen oder Entwicklung von U-Wellen auftreten. Oftmals muss das **Medikament abgesetzt** werden. Zu beachten sind auch **Risikofaktoren** wie Elektrolytstörungen (Hypokaliämie, Hypomagnesiämie), Herzerkrankung und Kombinationsbehandlung mit anderen die QT-Zeit verlängernden Medikamenten.

MERKE

Um kardiovaskuläre Nebenwirkungen nicht zu übersehen, sind **EKG-Kontrollen** erforderlich. Besonders wichtig ist dabei die Kontrolle der QT-Zeit, da es unter einigen Antipsychotika (v. a. **Thioridazin, Pimozid, Droperidol, hochdosiertem, i. v. gegebenem Haloperidol, Sertindol** und **Ziprasidon**) zu einer **QT-Zeit-Verlängerung** kommen kann. Ab etwa 450 ms steigt das Risiko für ventrikuläre Arrhythmien bis hin zu Kammerflimmern, „Torsades de pointes" und plötzlichen Todesfällen an.

Anticholinerge Nebenwirkungen

Niedrigpotente Antipsychotika der **1. Generation** wie **Perazin** oder **Thioridazin** sowie **Clozapin** haben eine ausgeprägte anticholinerge Komponente. Dosisreduktion und Substanzwechsel sind zu erwägen. Zu den **peripheren anticholinergen Störungen** zählen Mundtrockenheit (→ **Therapie**: Kaugummi, zuckerfreie Bonbons, Glandosane), Akkomodationsstörungen (→ **Therapie**: Pilocarpin-Tropfen), Auslösung eines Glaukoms (→ **Therapie:** sofortiges Absetzen des Medikaments), Speichelfluss (→ **Therapie:** Gastrozepin), Miktionsstörungen (→ **Therapie:** z. B. Carbachol) bis zum Harnverhalt (cave v. a. ältere Männer mit Prostatahyperplasie) und Obstipation (→ **Therapie:** Trinkmenge steigern, Laxanzien, ballaststoffreiche Kost), in seltenen Fällen bis hin zum paralytischen Ileus, der eine sofortige chirurgische Betreuung erforderlich macht. Zu den **zentralen anticholinerg bedingten Störungen** gehören kognitive Beeinträchtigungen und das anticholinerge Delir (→ **Therapie:** Absetzen der verursachenden Substanz, Behandlung mit Physostigmin unter intensivmedizinischen Bedingungen).

Gewichtszunahme und metabolische Störungen

Gewichtszunahme und damit oftmals einhergehende metabolische Störungen wie Hyperglykämie und Hyperlipidämie stellen gravierende Nebenwirkungen dar. Sie kommen unter vielen **Antipsychotika** der **2. Generation** (am ausgeprägtesten unter **Olanzapin** und **Clozapin**), aber auch unter **niedrigpotenten Antipsychotika** der 1. **Generation** vor (**Abb. 13.11**). Pathogenetisch spielt die Histaminrezeptorblockade eine wichtige Rolle.

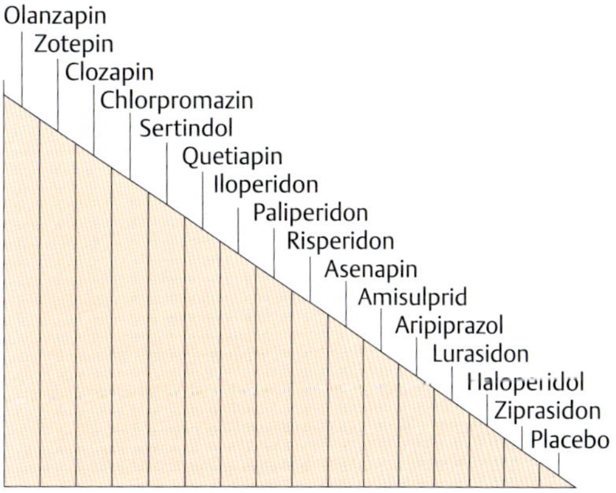

Abb. 13.11 Wahrscheinlichkeit einer Gewichtszunahme unter verschiedenen Antipsychotika (die Abstufungen sind nicht linear zu verstehen).

MERKE

Die **Gewichtszunahme** und mit ihr einhergehende Probleme vieler (aber nicht aller, vgl. **Abb. 13.11**) **Antipsychotika der 2. Generation** haben gewissermaßen das Problem der EPS der 1. Generation abgelöst. Entscheidend sind die **Prävention durch die Substanzwahl**, regelmäßige Gewichts-, Blutzucker und Lipidkontrollen sowie Aufklärung der Patienten über das Problem. Ferner sind Ernährungsberatung und regelmäßige körperliche Betätigung erforderlich.

Dosisreduktion alleine hilft i. d. R. nicht, oftmals wird man aber die Medikation umstellen müssen. **Pharmakologisch** ist ein Versuch mit Metformin oder Topiramat möglich.

Hormonelle und sexuelle Nebenwirkungen

Amisulprid, **Risperidon** und **Zotepin** sowie die meisten **Antipsychotika der 1. Generation** führen über die Blockade des tuberoinfundibulären Dopaminsystems zu einer **Prolaktinerhöhung**. Dies führt bei Frauen zu Milchfluss- und Menstruationsstörungen bis hin zur Amenorrhö sowie bei beiden Geschlechtern zu sexuellen Funktionsstörungen und evtl. einer Osteoporose. Ein erhöhtes Brustkrebsrisiko ist nicht gesichert. Die **Therapie** besteht im Versuch einer Dosisreduktion oder im Substanzwechsel.

13

Laborveränderungen

Leberenzymerhöhung | Ein Anstieg der Transaminasen ist in der Regel transitorisch. Eine persistierende Leberwertserhöhung sollte internistisch abgeklärt werden.

Blutbildveränderungen | Passagere Leukopenien, Leukozytosen, Lymphozytosen, Thrombozytopenien und Eosinophilien machen meist keine Therapieveränderung erforderlich.

MERKE

Gefährlich ist die unter **Clozapin** gehäuft (1 % der Fälle) auftretende **Agranulozytose** (Granulozyten < 1000/mm³, Komplikationen sind ab Werten < 500/mm³ zu erwarten). Daher müssen bei Clozapin-Behandlung in den ersten 18 Wochen wöchentlich und dann monatlich präventiv Differenzialblutbildkontrollen durchgeführt werden.

Praxistipp

Bei einem Absinken der Leukozytenzahlen < 3500/mm³ bzw. der Granulozyten < 1500/mm³ muss Clozapin abgesetzt werden. Die Patienten müssen über Symptome einer Agranulozytose wie Fieber, Halsschmerzen, Mundschleimhautentzündungen und Schüttelfrost aufgeklärt werden. Bei manifester Agranulozytose ist häufig eine Verlegung in eine hämatologische Station erforderlich, wo leukozytenstimulierende Wachstumsfaktoren versucht werden können.

Hautveränderungen

Gegen die v. a. unter Phenothiazinen auftretenden Hautveränderungen wie Photosensibilität, Hyperpigmentierung oder Arzneimittelexantheme sind pragmatische Interventionen wie Aufklärung der Patienten über Beschränkung der Sonnenexposition, Verwendung von Sonnencreme und Substanzwechsel angezeigt.

Kontraindikationen

Die meisten Kontraindikationen der Antipsychotika ergeben sich aus ihrem Rezeptorbindungsprofil. Anticholinerg wirkende Substanzen dürfen ähnlich wie die trizyklischen Antidepressiva nicht bei Patienten mit Prostatahyperplasie, Engwinkelglaukom, Pylorusstenose, Harnverhalt sowie schwerer kardialer Vorschädigung eingesetzt werden. Substanzen aus der Gruppe der trizyklischen Antipsychotika (S.278) sind wegen der Gefahr von Leukopenien und Agranulozytose bei Patienten mit entsprechender Vorgeschichte kontraindiziert.

13.1.5 Anxiolytika und Hypnotika

Key Point

Anxiolytika sind Substanzen, die in therapeutischer Dosierung eine angst- und spannungslösende Wirkung entfalten. Sie werden häufig auch als „Sedativa“ oder „Tranquillanzien“ bezeichnet. Die Gruppe der Hypnotika wirkt schlafanstoßend. Die heute am häufigsten eingesetzten Substanzen sind die Benzodiazepine. Hier muss besonders auf die Entwicklung einer Abhängigkeit und das hohe Missbrauchspotenzial geachtet werden.

Die Bezeichnung dieser Gruppe ist uneinheitlich, weil die meisten sedativ oder anxiolytisch wirksamen Medikamente in höheren Dosierungen auch schlafanstoßend (hypnotisch) wirken. Zu den klassischen Anxiolytika und Hypnotika zählen

- Benzodiazepine
- „Non-Benzodiazepin-Hypnotika“ (sog. Z-Drugs)
- Barbiturate (heute obsolet!)

Auch andere Substanzen wie Antihistaminika, sedierend wirkende Antidepressiva (S. 265) und Antipsychotika (S.286) und Phytotherapeutika wie Baldrian oder Hopfen werden in dieser Indikation eingesetzt.

MERKE

Die wichtigsten Vertreter unter den Anxiolytika und Hypnotika sind die **Benzodiazepine**, obwohl auch viele andere Psychopharmaka in diesen Indikationen eingesetzt werden.

Benzodiazepine

Geschichtlicher Hintergrund | Chlordiazepoxid (Librium®) wurde 1960 als erstes Benzodiazepin eingeführt, der Klassiker Diazepam (Valium®) folgte bereits 1963.

Wirkungsmechanismus | Benzodiazepine wirken indirekt, indem sie die hemmende Wirkung des inibitorischen Neurotransmitters GABA verstärken. Durch ihre Bindung an die spezifischen Benzodiazepinrezeptoren des $GABA_A$-Rezeptors ändert dieser seine Konformation, und die Affinität des Neurotransmitters zu seinem Rezeptor wird verstärkt. Die Bindung von GABA an seinen Rezeptor führt zu einer gesteigerten Öffnung von Chloridionenkanälen in der Nervenzellmembran, die Nervenzelle hyperpolarisiert und ist vermindert erregbar (**Abb. 13.12**).

Benzodiazepine können ihre Wirkung nur indirekt in Anwesenheit von GABA entfalten. Aus diesem Grund können sie die Bindung zwischen dem Neurotransmitter und seinem Rezeptor und die Öffnung der Chloridionenkanäle nur begrenzt steigern. Dieser Umstand erklärt die große therapeutische Breite der Benzodiazepine!

MERKE

Barbiturate sind als **direkte GABA-Agonisten** in der Lage, die Öffnung der Chloridionenkanäle dosisabhängig unbegrenzt zu erhöhen und dadurch schwere Intoxikationen zu verursachen. Ihre Verwendung bei psychiatrischen Indikationen ist heute **obsolet**!

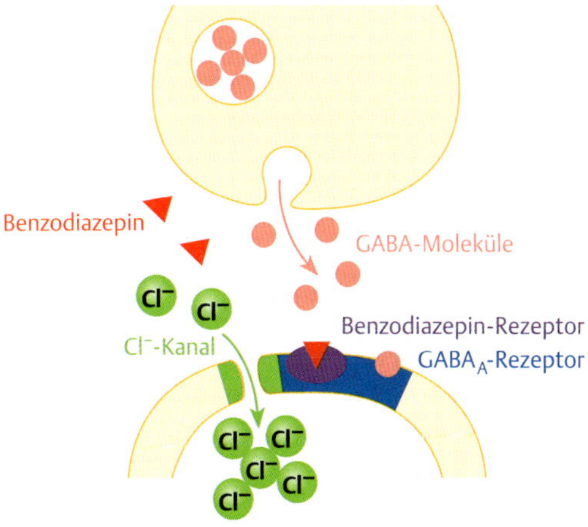

Abb. 13.12 Wirkmechanismus von Benzodiazepinen (nach Möller, H.-J., Laux, G., Deister, A., Duale Reihe Psychiatrie, Thieme, 2009).

Wirkungen | Benzodiazepine wirken:

- antikonvulsiv
- anxiolytisch
- sedativ (hypnotisch)
- muskelrelaxierend

Die einzelnen Präparate unterscheiden sich **in der Ausprägung der Wirkung** auf diese 4 Aspekte, die man sich therapeutisch auch in anderen Bereichen zu Nutze macht: Die antikonvulsive Wirkung nutzt man in der Epilepsiebehandlung (z. B. Clonazepam, Rivotril®), die muskelrelaxierende ebenfalls in der Neurologie (z. B. Tetrazepam, Musaril®). Ferner werden einige Benzodiazepine in der Anästhesie zur Narkoseeinleitung und bei Kurznarkosen eingesetzt (z. B. Midazolam, Dormicum®).

Indikationen | In der Psychiatrie werden Benzodiazepine v. a. symptomorientiert und diagnosenübergreifend bei **Schlafstörungen**, zur Behandlung von **Panikattacken**, anderen **spezifischen Angststörungen** und bei **unspezifischen Angst- und Spannungszuständen** anderer Störungen (z. B. depressive Episode, akute Schizophrenie, während des Entzugs) eingesetzt. Wichtig ist auch ihre Wirkung bei Mutismus und Stupor im Rahmen **katatoner Syndrome**.

EXKURS

Flunitrazepam (Rohypnol®) wird von Heroinabhängigen gerne zum Beigebrauch benutzt. Dies führte zu einer Änderung des Betäubungsmittelgesetzes (BtMG) dahingehend, dass die orale Darreichungsform nur noch als 1-mg-Tabletten vorliegt. Die intravenöse Form der 2-mg-Ampullen ist nur noch per BtM-Rezept erhältlich.

Einteilung | Klinisch relevant ist die Einteilung der Benzodiazepine nach ihrer **Halbwertszeit**. Hierbei ist zu beachten, dass viele der Benzodiazepine aktive Metaboliten haben, die die Halbwertszeit verlängern. Werden die **langwirksamen** Benzodiazepine als Schlafmittel eingesetzt, kann es am nächsten Tag zu Überhangeffekten kommen. Daher werden in dieser Indikation meist kürzer wirksame Substanzen eingesetzt. **Tab. 13.13** liefert eine Übersicht.

Metabolismus | Benzodiazepine werden in der Leber durch **oxidative Demethylierung** und **Hydroxylierung** (Phase I) und **Glukuronisierung** (Phase II) verstoffwechselt und anschließend über die Niere ausgeschieden. Deshalb besteht auch eine Kreuztoleranbilität mit Alkohol. Die Phase-I-Biotransformationen ist dabei abhängig von Alter und Leberfunktion und kann durch andere Pharmaka verstärkt (z. B. Valproat) oder vermindert (z. B. Carbamazepin) werden.

Tab. 13.13

Einteilung der Benzodiazepine.

Substanzen (Beispiele)	Halbwertszeit	Indikationen und wichtige Hinweise
Benzodiazepine mit langer Halbwertszeit		
Diazepam (Valium®)	20–40 h	**Indikation**: Einsatz als Tranquilizer zur Reduktion bei Spannungszuständen durch starke emotionale Belastung oder Agitiertheit **Beachte**: Bei Verwendung langwirksamer Substanzen kann es nach abendlicher Einnahme am Folgetag zu einem „Hangover" mit Tagesmüdigkeit und Einschränkungen der kognitiven Leistungsfähigkeit und Vekehrstauglichkeit kommen. → kein Einsatz bei Schlafstörungen
Chlordiazepoxid (Librium®)	5–30 h	
Dikaliumclorazepat (Tranxilium®)	1–2 h (Metaboliten-Halbwertszeit 36–200 h)	
Clobazam (Frisium®)	12–60 h	
Benzodiazepine mit mittellanger Halbwertszeit		
Lorazepam (Tavor®)	8–24 h	**Indikation**: (vorübergehende) symptomatische Behandlung von Angst- und Erregungszuständen (Lorazepam, Alprazolam); Schlafstörungen (Lormetazepam, Flunitrazepam) **Beachte**: Auftreten eines „Hangovers" möglich, aber weniger wahrscheinlich als bei Substanzen mit langer HWZ
Lormetazepam (Noctamid®)	8–14 h	
Alprazolam (Tafil®)	10–15 h	
Flunitrazepam (Rohypnol®)	10–30 h	
Benzodiazepine mit kurzer Halbwertszeit		
Triazolam (Halcion®)	1,5–5 h	**Indikation**: Geeignet zur (vorübergehenden!) Therapie von Einschlafstörungen; Midazolam wird v. a. in der Anästhesie als Kurzzeitnarkotikum eingesetzt. **Beachte**: Nach abendlicher Einnahme kann es zu einer Reboundsymptomatik am Folgetag kommen.
Midazolam	1,8 h	

Praxistipp

Einige Benzodiazepine wie Lorazepam (Tavor®) und Lormetazepam (Noctamid®) besitzen bereits eine Hydroxygruppe, über die sie direkt mit Glukuronsäure konjugiert und renal ausgeschieden werden können. Der Stoffwechsel dieser Medikamente ist daher unabhängig von Alter und Leberfunktion.

Nebenwirkungen | Wichtige Nebenwirkungen sind **übermäßige Sedierung** sowie **Atemdepression** bei intravenöser Applikation. Vor allem bei älteren Patienten kommt es häufig zu **Schwindel** und **Gangstörungen** mit **Sturzgefahr**. In höherer Dosierung und bei parenteraler Gabe wirken Benzodiazepone **amnesiogen** und können eine anterograde Amnesie auslösen. Die Wirkung von Alkohol wird potenziert, die Reaktionsgeschwindigkeit nimmt ab, und die Fahrtüchtigkeit ist eingeschränkt. Darüber müssen die Patienten dringend informiert werden.

Praxistipp

Ältere Patienten und Kinder reagieren oftmals paradox auf Benzodiazepine. Sie entwickeln Symptome, die der eigentlichen Benzodiazepinwirkung widersprechen. Hierzu gehören paradoxe Erregungszustände, Schlaflosigkeit und Angst.

MERKE

Benzodiazepine haben eine **große therapeutische Breite**. Auch hohe Dosen führen i. d. R. nicht zu gefährlichen Intoxikationen. Allerdings kann es in Verbindung mit Alkohol und anderen zentral dämpfenden Substanzen zu tödlichen Intoxikationen kommen. Die Benzodiazepinwirkung kann durch den Benzodiazepinrezeptor-Antagonisten Flumazenil (verdrängt die Pharmaka aus ihrer Rezeptorbindung) aufgehoben werden.

Abhängigkeitsentwicklung | Das wohl größte Problem bei längerfristiger Einnahme von Benzodiazepinen ist die Abhängigkeitsentwicklung. Unterschieden werden die sog. „**low dose dependency**" (ausschließlich **psychisch**) und die „**high-dose dependency**". Bei Letzterer tritt zur psychischen eine **körperliche Abhängigkeit** hinzu. Aufgrund der einsetzenden **Toleranzentwicklung** und **körperlicher Entzugserscheinungen** beim Absetzen steigern die Patienten häufig selbstständig die Dosis.

Kontraindikationen | Nicht eingesetzt werden dürfen Benzodiazepine bei

- akuter Intoxikation mit Alkohol, Psychopharmaka oder Drogen
- Myasthenia gravis (muskelrelaxierende Wirkung)
- Schwangerschaft (aufgrund ihrer Plazentagängigkeit können Benzodiazepine beim Neugeborenen zum sog. „floppy infant syndrom" führen)

In der Stillzeit ist Vorsicht geboten.

Praktische Hinweise zur Therapie mit Benzodiazepinen | Die Abhängigkeitentwicklung erklärt das hohe **Missbrauchspotenzial** der Benzodiazepine. Ihr Einsatz kann dazu verleiten, unterliegende Probleme einfach „zuzudecken“, anstatt sie adäquat zu lösen. Zu den entscheidenden Grundregeln, die bei der Verschreibung von Benzodiazepinen einzuhalten sind, gehören:

- klare Indikationsstellung
- Verordnung im Rahmen eines **Gesamtbehandlungsplans**, der eine **intensive pharmakologische Therapie der Grunderkrankung** (z. B. einer Depression) und oftmals eine **psychotherapeutische Behandlung** erfordert
- Ausschluss eines erhöhten Missbrauchrisikos (suchtgefährdete Patienten)
- Verschreibung der niedrigstwirksamen Dosis

Praxistipp

Zur Vermeidung einer körperlichen Abhängigkeitsentwicklung sollten Benzodiazepine nicht länger als vier bis sechs Wochen eingenommen werden.

- Nach einer längerfristigen Einnahme dürfen Benzodiazepine auf **keinen Fall abrupt abgesetzt** werden, da es sonst zu schweren **Entzugserscheinungen** mit Reboundinsomnien und Angstzuständen und Verhaltensstörungen kommen kann. Sie sollten daher immer schrittweise über mehrere Wochen ausgeschlichen werden.

„Non-Benzodiazepin-Hypnotika“

Unter diese Gruppe fallen **Zopiclon** (HWZ 5 h), **Zolpidem** (HWZ 1–4 h) und **Zaleplon** (HWZ 1 h).

MERKE

Diese auch **Z-Drugs** genannten Substanzen wirken auch am Benzodiazepinrezeptor, unterscheiden sich aber in ihrer chemischen Struktur von Benzodiazepinen.

Es wird angenommen, dass diese Substanzen durch ihre kürzere Halbwertszeit **seltener** zu **„Hangover“-Symptomen** führen und beim Absetzen **weniger** häufig **Rebound-Phänomene** auftreten. Grundsätzlich besteht auch bei dieser Substanzengruppe die Gefahr einer Abhängigkeitsentwicklung, diese soll aber geringer sein als bei den Benzodiazepinen.

Andere Hypnotika

Chloralhydrat | Auch Chloralhydrat wirkt am **$GABA_A$-Rezeptor**. Es hat **keine muskelrelaxierende Wirkung**, was einen Vorteil bei sturzgefährdeten älteren Patienten darstellt. Aufgrund einer Enzyminduktion kann es nach einigen Tagen zu Wirkabschwächung kommen. Zu den wichtigsten **Nachteilen** dieser Substanz zählen schnelle Toleranz- und Abhängigkeitsentwicklung, das Missbrauchspotenzial, der unangenehme Geruch und lokale Reizwirkungen. Da Chloralhydrat den Herzmuskel gegenüber Katecholaminen sensibilisiert und lebertoxisch ist, darf es nicht bei Patienten mit **Herzrhythmusstörungen, schwerer Herzinsuffizienz** und **schweren Leberfunktionsstörungen** eingesetzt werden. Auch bei Patienten, die orale Antidiabetika und Cumarine einnehmen, ist Vorsicht geboten, da Chloralhydrat diese Substanzen aus der Plasmaproteinbindung verdrängen kann und damit eine erhöhte Hypoglykämie- und Blutungsgefahr besteht.

Diphenhydramin | Das **Antihistaminikum** Diphenhydramin ist **rezeptfrei** erhältlich. Die Substanz ist dadurch aber nicht harmlos, **gefährliche Intoxikationen** bei Suizidversuchen sind **möglich**. Da es deutlich schwächer hypnotisch wirkt als Benzodiazepine, wird es v. a. bei **leichten Schlafstörungen** eingesetzt. Das **Abhängigkeitspotenzial** der H_1-Antihistaminika ist **gering**. Beachtet werden müssen die **anticholinergen Begleiteffekte** mit den entsprechenden Kontraindikationen.

Promethazin | Promethazin (Atosil®) ist ein niederpotentes Antipsychotikum der 1. Generation, das durch seine starke **antihistaminerge Wirkung sedierend** wirkt. Neben der **Schlafinduktion** wird es v. a. bei **Erregungszuständen** eingesetzt. Aufgrund des fehlenden Abhängigkeitspotenzials eignet sich diese Substanz besonders zum Einsatz bei **abhängigkeitsgefährdeten Patienten**. Beachtet werden muss die **anticholinerge**, **adrenolytische** und **antiserotonerge** Aktivität.

Sedierende Antidepressiva | Die Gabe sedierender Antidepressiva (z. B. Trimipramin®, Mirtazapin®) zur Nacht ist nicht nur bei **Schlafstörungen** im Rahmen **depressiver Erkrankungen**, sondern auch zur Behandlung **primärer Insomnien** eine geeignete Wahl. Ein wichtiger Vorteil ist das **fehlende Abhängigkeitspotenzial**, das ihren Einsatz bei suchtgefährdeten Patienten begünstigt.

Sedierende Antipsychotika | Auch diese Substanzen werden häufig als Schlafmittel eingesetzt. Hierbei ist immer das Risiko von Spätdyskinesien und anderen Nebenwirkungen der Antipsychotika zu bedenken.

Phytopharmaka | Bei **leichten Schlafstörungen** können auch pflanzliche Präparate wie Baldrian oder Melisse versucht werden. Ob diese Arzneimittel eine pharmakologische Wirkung haben, die über die Plazebowirkung von 50 % hinausgeht, ist allerdings ungewiss.

Andere Anxiolytika

β-Rezeptoren-Blocker | Betablocker werden v. a. bei Examensangst rein symptomatisch zur Reduktion der körperlichen Symptome eingesetzt.

Pregabalin | Das GABA-Analogon Pregabalin (Lyrica®) gehört zu den Antiepileptika, die in der Psychiatrie zur Therapie der **generalisierten Angststörung**

eingesetzt werden. Es entfaltet seine anxiolytische Wirkung, indem es die Öffnung von Kalziumkanälen behindert und so den Kalziumeinstrom in die Nervenendigungen verringert. Hierdurch wird die Freisetzung der bei Angstpatienten in erhöhter Konzentration ausgeschütteten Neurotransmitter Glutamat, Noradrenalin und Substanz P gehemmt und auf ein „Normalmaß" zurückgeführt.

Buspiron | Buspiron (BesparR®) wirkt partiell agonistisch und antagonistisch am 5-HT_{1a}-Rezeptor. Ist die Serotoninkonzentration im synaptischen Spalt erniedrigt, wirkt es agonistisch, bei hoher Serotoninkonzentration im synaptischen Spalt antagonistisch. Auch Buspiron wird in der Therapie der **generalisierten Angststörung** eingesetzt.

Antidepressiva | Unter den Antidepressiva besitzen v. a. die **SSRI** (S. 271) eine offizielle Indikation bei Angststörungen wie generalisierter Angststörung, Panikstörung und Zwangsstörung.

13.1.6 Antidementiva

Key Point

Zu den heute bevorzugt eingesetzten Antidementiva zählen die Acetylcholinesterase-Hemmer und Glutamatantagonisten. Sie sind in der Lage, den kognitiven Abbau bei Demenzerkrankungen bei konsequenter Einnahme um etwa ein halbes Jahr zu verzögern. Die symptomatische Wirksamkeit der Acetylcholinesterase-Hemmer und von Memantin wurde in großen Studien belegt.

13

Acetylcholinesterase-Hemmer

Substanzen | Aktuell sind drei Acetylcholinesterase-Hemmer auf dem Markt verfügbar: **Rivastigmin** (Exelon®), **Donezepil** (Aricept®) und **Galantamin** (Reminyl®).

Indikation | Cholinesterase-Hemmer haben eine offizielle Indikation bei Patienten mit **leichter bis mittelschwerer Alzheimer-Demenz**.

Wirkmechanismus | Die Wirkung der Acetylcholinesterase-Hemmer beruht auf dem in der Pathogenese der Alzheimer-Demenz wichtigen „**cholinergen Defizit**": Bereits in frühen Krankheitsstadien führt der neurodegenerative Prozess zu einem Verlust cholinerger Neurone im Nucleus basalis Meynert, die für Gedächtnis- und Aufmerksamkeitsleistungen von entscheidender Bedeutung sind. Durch Hemmung der Acetylcholinesterase und konsekutive Erhöhung der Acetylcholinkonzentration im synaptischen Spalt **wirken** die **Substanzen** diesem **Defizit** entgegen.

MERKE

Acetylcholinesterase-Hemmer können die Erkrankung nicht aufhalten, aber einige Zeit hinauszögern.

Nebenwirkungen | Zu den wichtigsten Nebenwirkungen der Acetylcholinesterase-Hemmer zählen die v. a. initial auftretenden **gastrointestinalen Symptome** wie Durchfall, Übelkeit und Erbrechen. Zusätzlich kann es zu **Bradykardien** und **Schwindel** kommen (cave: Synkope!).

Kontraindikationen | Aufgrund ihres Wirkungsmechanismus (Acetylcholin ↑) sollten Acetylcholinesterase-Hemmer bei Patienten mit Asthma bronchiale, Ulkuserkrankungen, vorbestehender Bradykardie und Prostatahyperplasie nur mit Vorsicht eingesetzt werden. Bei gleichzeitiger Gabe von Betablockern ist aufgrund der bradykardisierenden Wirkung Vorsicht geboten.

Glutamatantagonisten

Substanzen | Unter den Glutamatantagonisten wird nur Memantin (Ebixa®, Axura®) in der Demenztherapie eingesetzt.

Indikation | Anders als die Acetylcholinesterase-Hemmer besitzt Memantin eine Indikation bei **mittelschwerer bis schwerer Demenz** (Alzheimer-Demenz, vaskuläre Demenz, gemischte Demenz).

Wirkmechanismus | Der exzitatorisch wirkende Neurotransmitter Glutamat spielt eine entscheidende Rolle für kognitive Funktionen wie Gedächtnis, Lernen und Wahrnehmung, kann aber in zu hohen Konzentrationen neurotoxisch wirken. Der Glutamatantagonist Memantin wirkt über eine Hemmung der bei Demenzerkrankungen vorliegenden glutamatergen Überstimulation des Gehirns. Eine neuronale Überstimulation mit Glutamat führt zu einem neurotoxisch wirkenden gesteigerten Kalziumeinstrom. Durch Bindung an den NMDA-Glutamatrezeptorsubtyp wird der Kalziumeinstrom in die Neuronen blockiert und die Nervenzelle vor der neurotoxischen Wirkung einer erhöhten Kalziumkonzentration geschützt.

Nebenwirkungen | Zu den wichtigsten Nebenwirkungen von Memantin zählen Halluzinationen, Verwirrtheit, Schwindel, Kopfschmerzen und Müdigkeit.

Kontraindikationen | Nicht eingesetzt werden darf Memantin bei Patienten mit schweren Verwirrtheitszuständen, schwerer Nierenfunktionsstörung und Epilepsie.

Andere Nootropika

Vor der Einführung der Acetylcholinesterase-Hemmer wurde eine Vielzahl anderer Präparate versucht. Wirkprinzipien dieser Medikamente waren eine bessere Durchblutung, antioxidative Effekte, Radikalfänger und Kalziumkanalhemmer. Beispiele sind **Piracetam** (z. B. Nootrop®), **Vitamin E**, **Gingko biloba** (z. B. Tebonin®) und **Nimodipin**. Für keines dieser Medikamente liegt allerdings ein überzeugender Wirknachweis vor.

13.2 Nicht-pharmakologische somatische Therapieverfahren

Key Point
Zu den nicht-pharmakologischen somatischen Therapieverfahren, die in der Psychiatrie Anwendung finden, gehören in erster Linie die Elektrokrampftherapie (EKT), die Schlafentzugstherapie und die Licht- bzw. Phototherapie. Neue Verfahren wie die repetitive transkranielle Magnetstimulation (rTMS), die tiefe Hirnstimulation und die Vagusnervstimulation befinden sich derzeit noch im experimentellen Stadium.

13.2.1 Elektrokrampftherapie (EKT)

Wirkprinzip | Meduna beobachtete 1935 die positive Wirkung von mit Cardiazol ausgelösten Krampfanfällen auf psychotische Erkrankungen. Bereits 1937 führten die italienischen Ärzte Cerletti und Bini die Elektrokrampftherapie ein. Dennoch ist der Wirkmechanismus dieser sehr effektiven Behandlungsmethode immer noch unklar.

Indikationen | In Situationen mit **akuter Lebensgefahr** wird die EKT der Pharmakotherapie häufig vorgezogen, da ihre **Wirkung** deutlich **schneller eintritt** und die **Response-Raten** sehr **hoch** liegen. In dieser Indikation wird sie primär (d. h. ohne vorherige Pharmakotherapie) bei Patienten mit perniziöser Katatonie (bei dieser seltenen Erkrankung Therapie der 1. Wahl!), wahnhafter Depression, Depression mit akuter Suizidalität und depressivem Stupor eingesetzt. Sekundär wird sie bei Patienten mit pharmakoresistenter schwerer Depression (hier wirksamer als Antidepressiva!) oder Manie, schwerer therapieresistenter Schizophrenie und malignem neuroleptischem Syndrom eingesetzt.

Durchführung | Nach Einleitung einer **Kurzzeitnarkose** und Gabe eines **Muskelrelaxans** wird dem Patienten über **zwei Elektroden**, die zunächst unilateral temporal auf der nicht-dominanten Gehirnhälfte plaziert werden, ein elektrischer Strompuls verabreicht (ca. 600 mA, Dauer etwa 5 sec). Hierdurch wird ein **generalisierter Krampfanfall** auslöst, der mindestens 30 sec anhalten soll. Die Gehirnströme, die Herzfunktion und der Blutdruck werden während der EKT durch **simultane Ableitung** von **EEG** und **EKG** kontrolliert.

MERKE
Die **bilaterale temporale Stimulation** ist zwar **effektiver** als die unilaterale Stimulation, geht aber häufiger mit **kognitiven Störungen** (s. u.) einher. Sie wird daher v. a. bei **schwerstkranken Patienten** in **akuter Lebensgefahr** (z. B. perniziöse Katatonie, schwerer Stupor) oder bei **unzureichendem Effekt** der **unilateralen Stimulation** eingesetzt.

Praxistipp
Benzodiazepine und Stimmungsstabilisierer (verhindern die Auslösung eines Krampfanfalls) sowie Lithium (erhöhte Gefahr für einen Verwirrtheitszustand) müssen vor einer EKT abgesetzt werden.

In der Regel werden etwa **6–12 Sitzungen** durchgeführt, die **2–3-mal pro Woche** stattfinden. Weil die Wirkung oftmals nicht anhält, muss danach sofort eine **Rückfallprophylaxe** mit Antidepressiva gegeben werden. In manchen Fällen wird im Anschluss an eine Serie auch eine **Erhaltungs-EKT** durchgeführt (z. B. 1-mal pro Monat).

Nebenwirkungen | Die EKT ist im Prinzip ungefährlich, die Mortalität entspricht dem allgemeinen Narkoserisiko. Die wichtigste Nebenwirkung sind **vorübergehende Gedächtnisstörungen**, die meist innerhalb von Stunden oder Tagen wieder abklingen. Sie treten unter bilateraler Stimulation deutlich häufiger auf. Auch Symptome wie Muskelkater, Kopfschmerzen und Übelkeit treten i. d. R. nur vorübergehend auf.

Kontraindikationen | Wichtige Kontraindikationen sind:
- erhöhter Hirndruck
- kürzlich zurückliegende Hirnblutung
- zerebrale Aneurysmata
- Z. n. Herzinfarkt (innerhalb der letzten 3 Monate)
- Phäochromozytom
- unbehandeltes Glaukom
- maligner Hypertonus

Praxistipp
Zum Ausschluss zerebraler Läsionen und Raumforderungen sollte vor Durchführung eine kranielle Bildgebung (CT oder MRT) durchgeführt werden!

13.2.2 Schlafentzugstherapie

Wirkprinzip | Die Entdeckung der Schlafentzugstherapie basiert auf den bekannten chronobiologischen Veränderungen bei Depressionen (Schlafstörungen) und der Beobachtung, dass es Patienten, die eine Nacht durchwacht haben, am Folgetag deutlich besser geht. Der genaue Wirkmechanismus von Schlafentzügen ist unbekannt.

Indikationen | Schlafentzüge sind bei **Depressionen** indiziert. Mehr als 50 % dieser Patienten erleben nach einem Schlafentzug eine deutliche Besserung ihrer Symptomatik. Allerdings ist diese Wirkung i. d. R. nicht anhaltend. In diesen Fällen können Schlafentzüge aber die Zeit bis zum Wirkungseintritt der Antidepressiva überbrücken.

Durchführung | Bei der Schlafentzugstherapie werden drei Varianten unterschieden:

- **Totaler Schlafentzug**: Der Patient darf die gesamte Nacht nicht schlafen, d. h., er ist vom Morgen der Behandlung bis zum Abend nach der durchwachten Nacht wach.
- **Partieller Schlafentzug**: Der Patient darf in der 2. Nachthälfte nicht schlafen, d. h., er ist von ca. 1.00 Uhr morgens bis zum Abend nach der partiell durchwachten Nacht wach.
- **Selektiver Schlafentzug**: Hier wird selektiv die REM-Schlafphase unterdrückt. Diese Form des Schlafentzugs ist in der Praxis wegen des technischen und personellen Aufwands nur schwer durchführbar.

Die Therapie erfolgt **im Wechsel** von Nächten mit normalem Schlaf und Nächten mit Schlafentzug.

Neu ist die **Schlafphasenvorverlagerungstherapie.** Hier führen die Patienten zunächst einen kompletten Schlafentzug durch. Am Folgetag dürfen sie zwischen 17:00 und 24:00 Uhr schlafen, am nächsten Tag zwischen 18:00 und 1:00 Uhr usw. Im Prinzip wird also die Schlafphase nach der vollständig durchwachten Nacht täglich um 1–2 Stunden vorverlegt, bis nach einer Woche der normale Schlafrhythmus wieder erreicht ist.

13

Praxistipp

Wichtig ist, dass die Patienten am Folgetag eines Schlafentzugs tagsüber nicht schlafen dürfen (keine Naps!).

Kontraindikationen | Bei Patienten mit **Epilepsie** ist der Schlafentzug kontraindiziert, da die Krampfschwelle gesenkt wird.

13.2.3 Licht- bzw. Phototherapie

Wirkprinzip | Die Wirksamkeit der Lichttherapie basiert auf Zusammenhängen zwischen der Menge des Tageslichts und der damit einhergehenden Veränderung der biologischen Rhythmen. Eine entscheidende Rolle spielt dabei das **Melatonin**, dessen Ausschüttung aus der Epiphyse bei Lichtmangel reduziert ist. Diese wird durch starke Lichtquellen wieder stimuliert.

Indikationen | Die Wirksamkeit dieser Therapie ist bei **saisonaler Depression** („Winterdepression") gut belegt. Es gibt aber auch Hinweise für einen Nutzen bei **therapieresistenten nicht-saisonal abhängigen Depressionen**.

Durchführung | Die Patienten müssen sich täglich etwa eine Stunde vor starke Lichtquellen mit **mind. 10 000 Lux** setzen, bei denen der UV-Anteil herausgefiltert ist. Während der Behandlung können die Patienten z. B. lesen, sie müssen also nicht direkt in die Lichtquelle blicken. Diese wird je nach Lichtstärke des Geräts etwa zwischen 20 und 80 cm entfernt von den Patienten aufgestellt.

Neuere Befunde zeigen, dass die Lichttherapie bei den meisten Patienten **morgens, gleich nach dem Aufstehen,** durchgeführt werden muss. Nur bei sehr wenigen Patienten ist der zirkadiane Rhythmus so verschoben, dass die Therapie nachmittags durchgeführt werden sollte. Mit der Therapie soll schon **einige Wochen vor dem typischen Beginn der Beschwerden** begonnen werden. Gleichzeitig sollten sich die Patienten möglichst oft dem **Tageslicht** aussetzen, das sogar bei schlechtem Wetter heller ist als künstliches Licht in geschlossenen Räumen. Entsprechend sind auch Urlaube in sommerlichen Regionen wirksam.

Praxistipp

Beim Kauf ist zu beachten, dass nicht alle im Handel befindlichen Geräte die ausreichende Lichtstärke von 10 000 Lux bringen.

Nebenwirkungen | Das Verfahren ist weitgehend nebenwirkungsfrei. Manchmal werden allerdings hypomane Episoden ausgelöst.

13.2.4 Experimentelle Verfahren

Repetitive transkranielle Magnetstimulation (r-TMS)

Bei der **repetitiven transkraniellen Magnetstimulation (rTMS)** werden über eine Stimulationsspule magnetische Reize gesetzt, die das Gehirn stimulieren. Diese Methode wird v. a. bei therapieresistenten Depressionen und Schizophrenien untersucht. Trotz teilweise guten Befunden ist diese Methode noch im experimentellen Stadium.

Tiefe Hirnstimulation (THS, „deep brain stimulation") | Auch die Methode der **tiefen Hirnstimulation (THS, „deep brain stimulation")** befindet sich noch im experimentellen Stadium. Hierbei werden dem Patienten Schrittmacher in Gehirnareale implantiert, die für Depression, Angst- und Zwangsstörungen relevant sind. THS bringt keine Heilung, kann jedoch bestimmte Symptome unterdrücken.

Vagusnervstimulation | Bei der aktuell ebenfalls nur experimentellen **Vagusnervstimulation** wird im Halsbereich der linke N. vagus durch einen Stimulator stimuliert. Es gibt positive Fallberichte, der Wirkmechanismus ist unbekannt.

EXKURS

Psychochirurgische Methoden, wie die in den 30er Jahren durchgeführte **Lobotomie** (Durchtrennung der Bahnen zwischen Frontalhirn und Thalamus) oder **Leukotomie,** spielen ebenso wie früher durchgeführte **Schlafkuren**, **Insulinkuren** und **Malariakuren** (Wagner-Jauregg erhielt hierfür 1927 den Medizinnobelpreis), in der modernen Therapie keine Rolle.

13.3 Psychotherapie

13.3.1 Einleitung

Viele psychische Störungen werden ohne Psychotherapieangebot nicht ausreichend differenziert behandelt. Denn die Qualität der Psychotherapie in Deutschland ist im internationalen Vergleich gut. Leider nutzen Patienten Psychotherapie zu wenig. Dies scheint mit Ängsten vor Diskriminierung oder Stigmatisierung zusammenzuhängen. Aber: Nicht behandelte psychische Störungen können chronisch werden, sind schwieriger zu heilen und verursachen höhere Kosten. Hier müssen auch Ärzte aufgefordert werden, einer Psychotherapie gegenüber aufgeschlossen zu sein und dies ihren Patienten zu vermitteln.

In Deutschland sind heute 3 Behandlungsverfahren als sog. **Richtlinienverfahren** anerkannt: **Analytische Psychotherapie** und die **Tiefenpsychologisch fundierte Psychotherapie** (zusammengefasst unter dem Oberbegriff der „Psychodynamischen Psychotherapie) und die **Verhaltenstherapie**. Die Zulassung der **Gesprächstherapie** wird derzeit diskutiert. In stationärer Behandlung wird sie ebenso wie systemische Therapie von den Kassen übernommen. Diese Verfahren können mit den Krankenkassen ambulant und stationär abrechnen: Für Psychoanalyse können maximal 300 Stunden (dauert aber meist länger), für tiefenpsychologisch fundierte/psychodynamische Behandlung 80–100 Stunden und für Verhaltenstherapie 80 Stunden in Rechnung gestellt werden. Die Verhaltenstherapie ist mit den meisten kontrollierten Studien am besten evaluiert.

Nach der Darstellung allgemeiner Wirkfaktoren von Psychotherapie sollen im Folgenden die Haupt-Richtlinienverfahren, also die Verhaltenstherapie, die analytische Psychotherapie und die Tiefenpsychologisch fundierte Psychotherapie sowie kurz die Gesprächstherapie dargestellt werden. Am Ende des Kapitels wird kurz auf die Interpersonelle Psychotherapie, die Familien- und Paartherapie, Entspannungsverfahren, die Psychoedukation und die Soziotherapie Bezug genommen.

13.3.2 Allgemeine Wirkfaktoren der Psychotherapie

Grawe formulierte aufgrund ausgefeilter Forschung an tausenden von Therapiesitzungen folgende **5 allgemeine Wirkfaktoren**, die eine Psychotherapie – unabhängig von der theoretischen Orientierung – effektiv werden lassen (s. **Tab. 13.14**).

13.3.3 Kognitive Verhaltenstherapie

Key Point

Die kognitive Verhaltenstherapie fokussiert auf das aktuelle, zum Leidensdruck führende Verhalten und orientiert sich an wissenschaftlichen Lerntheorien. Neben Handlungen und

Tab. 13.14

Allgemeine Wirkfaktoren der Psychotherapie.

Wirkfaktor	Erläuterung	angewandte Interventionen (Beispiele)
Klärung	Der Therapeut hilft dem Patienten, sich über die Bedeutung seines Erlebens und Verhaltens klarer zu werden, und hilft ihm das Problem in einen sinnhaften Kontext (unter anderem in Hinsicht auf die Biografie) einzuordnen.	Deutung
Problembewältigung	Im Vordergrund stehen die Problemdefinition und die Vermittlung von Fertigkeiten, die den Patienten zur Problemlösung befähigen.	soziales Kompetenztraining
Problemaktivierung	Hier sollen dem Patienten seine aktuellen Probleme real erlebbar gemacht werden.	Rollenspiele, Einbeziehen des Partners, Aufsuchen der Situationen, in denen sich das Problem äußert
Ressourcenorientierung	Hervorheben der Stärken bzw. gesunder Anteile der Patienten, um ihn zur Bewältigung seiner Probleme zu befähigen; Ressourcenaktivierung ist bedeutend für den Therapieerfolg.	konkretes Erarbeiten von Situationen, in denen der Patient aktuell oder in seiner Vergangenheit mit konstruktivem Bewältigungsverhalten reagiert
therapeutische Beziehung	Beziehungsgestaltung ist abhängig vom Störungsbild, sollte in den ersten Stunden ein Schwerpunkt jeder Therapie sein und in den weiteren Stunden flexibel zwischen Validierung (Bestätigung, Verständnis) und Änderung (Förderung) gestaltet werden.	auf Seiten des Therapeuten Akzeptanz, Wertschätzung, Transparenz, Unterstützung, Optimismus; auf Patientenseite Mitarbeit, Offenheit, Vertrauen

Emotionen werden ungünstige Kognitionen, die zu der Störung beitragen, verändert. Die Bearbeitung der Biografie der Patienten, z. B. zur Entschlüsselung der sog. Grundannahmen, ist dabei ein wichtiger Baustein, der Fokus liegt aber auf dem „Hier und Jetzt" und neuen Erfahrungen für die Zukunft.

Kennzeichen und Entwicklung der Verhaltenstherapie

Unter dem Oberbegriff „Verhaltenstherapie" werden verschiedene therapeutische Verfahren zusammengefasst, deren gemeinsames Bestreben die **Veränderung** des **aktuellen problematischen Verhaltens** und die **Einsicht** der Betroffenen in auslösende und aufrechterhaltende Faktoren seiner psychischen Störung ist.

> **MERKE**
> Die moderne Verhaltenstherapie betont die **aktive Rolle** des **Menschen**, der sein **Schicksal** weitgehend **selbst gestalten** kann.

Kennzeichen der Verhaltenstherapie

Die entscheidenden **Kennzeichen** der Verhaltenstherapie sind:

- **Orientierung an der empirischen Psychologie**: Die Verhaltenstherapie bemüht sich um eine ständige wissenschaftliche Überprüfung und Weiterentwicklung ihrer Konzepte und Methoden.
- **Bemühen um Transparenz**: Der Therapeut klärt seinen Patienten über alle Schritte des therapeutischen Prozesses, die geplanten therapeutischen Interventionen, die Therapieziele und die zeitliche Begrenzung ausführlich auf und stimmt sich mit ihm ab. Hieraus ergibt sich auch, dass die therapeutische Beziehung in der Verhaltenstherapie fundamental bedeutsam ist (anders als bei der tiefenpsychologisch/psychoanalytisch orientierten Vorgehensweise wird sie allerdings i. d. R. nicht zum Hauptfokus der Therapie).
- **Problem- und Handlungsorientierung**: Die Verhaltenstherapie ist an der Lösung aktuell anstehender Probleme orientiert. In diesem Zusammenhang wird die therapeutische Arbeit explizit auch außerhalb der Sitzungen fortgesetzt. Die Patienten werden ermutigt, ihre während der Therapiesitzungen gemachten Erfahrungen und erlernten Verhaltens- sowie Erlebensweisen durch direktes Erproben und „Experimente" außerhalb der Therapiesitzungen zu generalisieren (sog. „Hausaufgaben [= Erfahrungen außerhalb der Sitzungen"], aktive Mitarbeit des Patienten). In diesem Punkt kommen auch die entscheidenden Rollen des Therapeuten und Patienten zum Tragen: Der Therapeut gibt Hilfe zur Selbsthilfe. Der Patient soll lernen, seine Probleme selbst zu lösen (Selbstmanagement-Ansatz, der Patient als „Experte" seiner Therapie).
- **Ansetzen an den prädisponierenden**, **auslösenden** und **aufrechterhaltenden Problembedingungen**.
- **Zielorientierung**: Hierunter fallen die gemeinsame Festlegung eines oder mehrerer Therapieziele durch Therapeut und Patient und die Verknüpfung des Erreichens dieses Ziels mit der Beendigung der Therapie.

Verhaltens-/Lerntheorien

Basis der „klassischen" **behavioralen Verhaltenstherapie** ist die **Lerntheorie**. Diese besagt, dass jedes menschliche Verhalten (auch das „psychisch" gestörte Verhalten) erlernt und unter bestimmten Bedingungen wieder „verlernt" werden kann. Die grundlegenden Lerntheorien bestehen in den 3 Lerngesetzen.

1. Klassische Konditionierung (**Abb. 13.13**) | Dieses Phänomen wurde erstmals von **Iwan P. Pawlow** (1849–1936) beschrieben. Hunde reagieren auf das Anbieten von Futter (= unkonditionierter Stimulus [UCS] mit Speichelfluss (= unkonditionierte Reaktion [UCR]. In seinen Versuchen kombinierte er die Darreichung von Futter regelmäßig mit einem Klingelton (neutraler Stimulus). Nach mehrfachen Wiederholungen reagierten die Hunde nur auf das Ertönen des Klingeltons (jetzt konditionierter Stimulus [CS] mit Speichelfluss (jetzt konditionierte Reaktion [CR]).

Beispiel: In der U-Bahn (= zukünftige konditionierte Situation/Stimulus [CS]) habe ich Hunger bekommen und einen hypoglykämischen Zustand (unkonditionierter Stimulus [UCS]) mit Herzklopfen, Schwindel, Atemnot (unkonditionierte Reaktion [UCR]) entwickelt. Dabei habe ich Angst und die Peinlichkeit, umzufallen, empfunden. Zukünftig verbinde ich die U-Bahn (konditionierter Stimulus [CS]) mit diesem Zustand (konditionierte Reaktion [CR]).

2. Operante Konditionierung (**Tab. 13.15**) | Einer der Erstbeschreiber war **Burrhus F. Skinner** (1904–1990). Der zentrale Befund seiner Forschungen war, dass die Auftretenswahrscheinlichkeit eines Verhaltens bzw. einer Reaktion (R) von ihren Konsequenzen bestimmt wird. Positive Konsequenzen wie direkte Belohnungen (positive Verstärkung [C+]) oder der Wegfall einer negativen Konsequenz (negative Verstärkung [Ȼ–]) erhöhen die Auftretenswahrscheinlichkeit einer Verhaltensweise, negative Konsequenzen wie direkte (C-) oder indirekte Bestrafungen (Ȼ +) vermindern die Auftretenswahrscheinlichkeit einer Verhaltensweise (s. **Tab. 13.15**). Bestrafung unterdrückt aber eher ein Verhalten als es zu verändern.

13

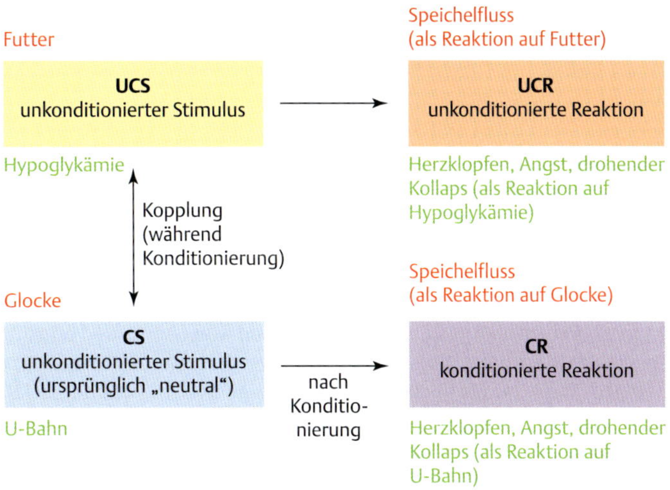

Abb. 13.13 Klassische Konditionierung. Durch gleichzeitiges Präsentieren von UCS und CS werden diese während der Konditionierung gekoppelt. Danach wird auch bei CS die gleiche Reaktion (CR) gezeigt, die vorher durch UCS alleine hervorgerufen wurde.

Tab. 13.15

Beziehung zwischen einer Konsequenz und der Auftretenswahrscheinlichkeit eines Verhaltens (nach Batra, A., Wassmann, R., Buchkremer, G., Verhaltenstherapie, Thieme, 2009).

Stimulusart	Darbietung	Entfernung
positiver, angenehmer Stimulus (C+)	C+ = positive Verstärkung durch direkte Belohnung Konsequenz: Auftretenswahrscheinlichkeit einer Reaktion nimmt zu	₵+ = indirekte Bestrafung/Löschung (Wegfall eines angenehmen Stimulus) Konsequenz: Auftretenswahrscheinlichkeit einer Reaktion nimmt ab
negativer, unangenehmer Stimulus (C–)	C– = direkte Bestrafung Konsequenz: Auftretenswahrscheinlichkeit einer Reaktion nimmt ab	₵– = negative Verstärkung durch Wegfall eines unangenehmen Stimulus Konsequenz: Auftretenswahrscheinlichkeit einer Reaktion nimmt zu

Beispiele:

- Mein Partner bleibt immer zu Hause (C+), wenn ich sage, dass es mir schlecht geht. Klagen (R) wird durch Zuwendung verstärkt (C+ = **positive Verstärkung**).
- Wenn ich Kopfschmerzen (diskriminativer Stimulus – SD) habe, nehme ich eine Tablette (Reaktion = R), und sie verschwinden (es ist so schön, wenn der Schmerz nachlässt) (₵– = **negative Verstärkung**).

Positive Verstärker sind Belohnungsreize wie Bonbons, Geld, Zuwendung, Lob usw., **negative Verstärker** sind Strafreize wie Ohrfeigen, Ablehnung, Entzug von Privilegien usw.

Praxistipp

Wichtig ist in diesem Zusammenhang, dass die intermittierende Verstärkung am wirksamsten ist. So soll man z. B. erwünschtes Verhalten von Kindern nicht jedes Mal, sondern intermittierend loben, um die nachhaltigsten Effekte zu erzielen.

3. Modelllernen | Erstbeschreiber Albert Bandura (1925) zeigte, dass Menschen durch Beobachtung und Nachahmung lernen. Dieses Lerngesetz bezieht sich auf den Erwerb komplexer Verhaltensmuster.

Beispiel: Nach oben schauen, wenn andere nach oben schauen; freundliches Verhalten zeigen, wenn der Chef freundlich ist; klauen, wenn man beobachtet hat, dass der Freund nicht erwischt wurde; Erwerb neuen Verhaltens, z. B. wenn ich lerne, Lehrer, Chef oder Mutter zu sein.

Zwei-Faktoren-Modell nach Mowrer und Mowrer | Häufig werden klassische und operante Konditionierung in einem Lernprozess kombiniert (sog. **Zwei-Faktoren-Modell nach Mowrer und Mowrer**). In Bezug auf das obige Beispiel bedeutet das: Die Angst (CR) in der U-Bahn (CS) wird zum Auslöser (SD) für eine Flucht oder eine Vermeidung (R↓). Diese wird positiv (C+) oder negativ (₵–) verstärkt. Eine ausführlichere Beschreibung dieses Anwendungsbeispiels erfolgt beim zugrundeliegenden Krankheitsbild (Agoraphobie, S. 125).

Die kognitive Komponente

Mit der sog. **kognitiven Wende** wurde der ausschließlich auf das sicht- und messbare Problemverhalten fokussierte Ansatz der „frühen“ Verhaltenstherapie verlassen. Anstelle dieses „Black-Box-Denkens“ beschäftigte sich man nun im Rahmen der **kognitiv-behavioralen Verhaltenstherapie** mit den **affektiven** und **kognitiven Prozessen**, die an der Entstehung und Aufrechterhaltung psychischer Störungen beteiligt sind.

„Das Glück deines Lebens hängt von der Beschaffenheit deiner Gedanken ab." (Marc Aurel)

„Nicht die Dinge (Ereignisse) sind es, die uns beunruhigen, sondern unsere Gedanken darüber." (Epiktet)

Diese beiden Zitate sind die – allerdings stark vereinfachten –Kernaussagen der kognitiven Theorie. Begründer dieser Richtung sind **Aaron T. Beck** und **Albert Ellis**. Ihrer Meinung nach werden Gefühle und Verhalten im Wesentlichen durch Gedanken, Einstellungen, Wahrnehmungen, Bewertungen und Überzeugungen bestimmt. Psychische Störungen haben demnach ihre Ursache in **dysfunktionalen kognitiven Prozessen**, für die nach Ellis sog. „**irrationale Überzeugungen**" (z. B. „Man darf sich nur dann als wertvoll empfinden, wenn man in jeder Hinsicht kompetent, tüchtig und leistungsfähig ist"), nach Beck sog. „**dysfunktionale Grundannahmen**" (z. B. „Man muss perfekt sein") bzw. „**kognitive Fehler**" verantwortlich sind. Typische kognitive Fehler nach Beck sind z. B.:

- **Absolutes**, **dichotomes Denken**: Hierunter versteht man die Neigung einer Person, alle Erfahrungen in jeweils eine von zwei sich gegenseitig ausschließenden Kategorien einzuordnen (z. B. makellos oder mangelhaft, heilig oder sündhaft).
- **Selektive Verallgemeinerungen**: Eine Person überbewertet alles Negative an einer Situation, positive Aspekte werden nicht berücksichtigt.
- **Übergeneralisation**: Negative Schlussfolgerungen, die auf der Basis isoliert betrachteter Vorfälle gezogen wurden, werden pauschal auf andere Situationen angewendet.
- **Willkürliche Schlussfolgerungen**: Eine Person zieht aus einer Empfindung bestimmte Schlüsse, ohne dass es für diese Beweise gibt oder obwohl diese durch Beweise widerlegt werden.
- **Personalisierung**: Hierunter versteht man die Neigung einer Person, äußere Ereignisse ohne Grundlage eines Zusammenhangs auf sich zu beziehen.

Beck, der seine Theorie **störungsspezifisch** als **Kognitive Theorie der Depression** entwickelt hat, zeigte, dass diese **dysfunktionalen Grundannahmen/Kognitionen** aus der Disposition und Biografie eines Menschen entstehen (z. B. durch belastende Erfahrungen wie Verlust, Ablehnung oder Zurückweisung) und in Situationen, die einen Bezug zur ursprünglichen Belastungserfahrung haben, reaktiviert werden. Charakteristisch für die depressive Störung ist nach Beck die sog. „**kognitive Triade**", die durch eine negative Sichtweise im Hinblick auf die

- eigene **Person**,
- die **Welt** und
- die **Zukunft**

gekennzeichnet ist. Durch die selektive Wahrnehmung ausschließlich negativer Informationen/Erfahrungen und die verzerrende Informationsverarbeitung dienen im Laufe der Zeit immer mehr Ereignisse als Auslöser für die Aktivierung der negativen Grundannahmen. Dabei spielen nach Beck **automatische Gedanken** (z. B. „Das schaffe ich nicht") eine besondere Rolle (**Abb. 13.14**). Hierbei handelt es sich um Gedanken, die sich unabsichtlich und sehr rasch einstellen und die für den Betroffenen sehr plausibel wirken.

Die Konsequenz für die kognitive Verhaltenstherapie ist es, dass diese dysfunktionalen automatischen Gedanken und schließlich die Grundannahmen identifiziert und korrigiert werden müssen. Zusammenfassend zeigt sich das kognitive Modell in **Abb. 13.14**.

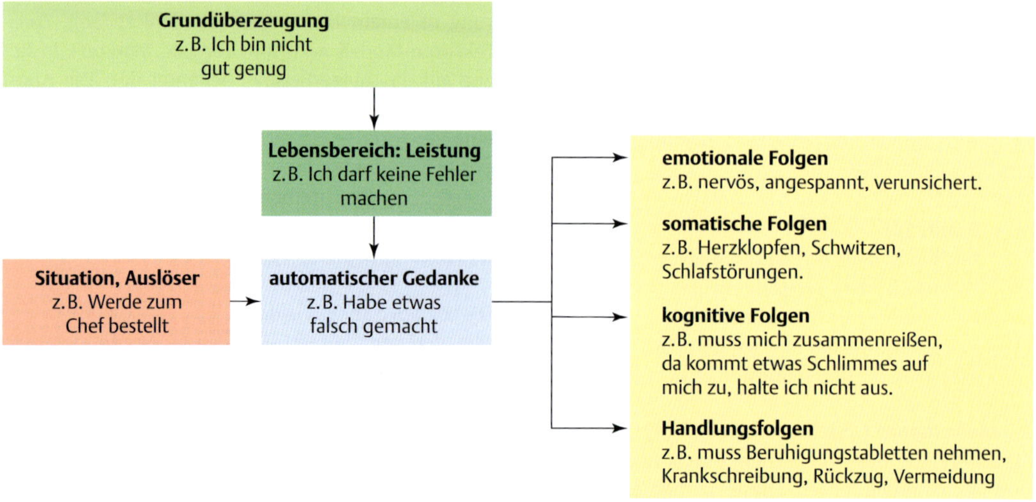

Abb. 13.14 Theorie der automatischen Gedanken (nach Beck, J., Praxis der Kognitiven Therapie, Beltz/PVU, Weinheim, 1999).

Der verhaltenstherapeutische Prozess

Das **7-Stufen-Modell** von Kanfer, Reinecker und Schmelzer beschreibt den verhaltenstherapeutischen Prozess. Definiert werden 7 Stufen, die selbstverständlich in der Praxis nicht immer streng aufeinander folgen, sondern ineinandergreifen können. Sie dienen dem Verhaltenstherapeuten als **Orientierungshilfe** für die **Strukturierung** des **therapeutischen Prozesses** (s. **Tab. 13.16**).

Die Verhaltensanalyse

Die kognitive Verhaltenstherapie beginnt mit einer Verhaltensanalyse nach dem sog. **SORKC-Modell** (**Abb. 13.15**). Sie ist das Herzstück des therapeutischen Verständnisses der Störung und der Schlüssel zur Therapieplanung.

Beschreibung des Problemverhaltens | Den Beginn der Verhaltensanalyse bildet die genaue **Beschreibung des Problemverhaltens (R)**. Dieses wird auf verschiedenen Ebenen des Verhaltens geschildert:

- **kognitive Prozesse** wie Gedanken oder Phantasien (z. B.: Warum muss mir das immer passieren; ich versage doch immer, ich werde abgelehnt, wenn ich mich durchsetze, wird mein Chef wütend)
- **emotionale Prozesse** (z. B. Angst, Ekel, Freude, Niedergestimmtheit)
- **Handlungen** (z. B. Rückzug, Blickkontakt vermeiden, Weinen, Vorwürfe machen)
- **physiologische Prozesse** (z. B. Blutdrucksteigerung, Herzklopfen, Schwitzen, Schmerzen)

Tab. 13.16

7-Stufen-Modell von Kanfer, Reinecker und Schmelzer (2000).

Phase	Ziel
1	Schaffung günstiger Ausgangsbedingungen durch Aufbau einer tragfähigen Beziehung zwischen Therapeut und Patient (Bildung einer guten therapeutischen Allianz)
2	Klärung der Motivationslage und Aufbau einer Änderungsmotivation
3	Erstellung der Verhaltensanalyse (z. B. SORKC, **Abb. 13.15**)
4	Vereinbarung der therapeutischen Ziele
5	Planung, Auswahl und Durchführung spezieller Therapiemethoden
6	Evaluation der therapeutischen Fortschritte
7	Transfer therapeutischer Fortschritte in den Alltag und Rückfallprophylaxe

Bedingungsanalyse | Das weitere Vorgehen richtet sich auf die Bedingungen (Bedingungsanalyse), unter denen das Problemverhalten auftritt. Da sind zunächst die **Auslöser (S = Stimulus)** zu nennen, die dem Verhalten vorausgehen (z. B. kritische Bemerkungen der Kollegen, ein Kollege grüßt nicht, oder er grüßt freundlich). Die **Konsequenzen (C)** sorgen dafür, dass ein Verhalten bestehen bleibt, sich verstärkt oder abnimmt. Bestrafung lässt ein Verhalten absinken, Belohnung lässt es bestehen bleiben. Die **Organismus-Variable (O)** beinhaltet (z. B. genetische) Dispositionen, aber auch übergreifende Grundüberzeugungen und Werte, die das Auftreten einer **Reaktion (R)** begünstigen können. **Kontingenz (K)** bezeichnet die Regelmäßigkeit, mit der eine Konsequenz nach einer Reaktion auftritt.

Mikroanalyse | Die Mikroanalyse stellt eine bedeutsame Beispielsituation dar: Wenn ich zum Chef muss (S), habe ich – auf dem Boden einer Angstsensitivität (O) – immer Angst (R), erzähle das meinen Kollegen (R), die mir dann zuhören und mich bemitleiden (C).

Makroanalyse | Die Makroanalyse beinhaltet auf der **Auslöserseite** die gesamte Biografie, Vorbilder für Strategien, mit Problemen zurechtzukommen (z. B. strenger, bestrafender Vater, hilflose Mutter, Armut) und Lebensereignisse (z. B. Scheidung der Eltern). Auf der **Reaktionsseite** beinhaltet sie das Problem, z. B. Depression oder Angst auf der Basis der **Organismusvariable**, d. h. der gewordenen Persönlichkeit (z. B. früh geprägte Unsicherheit, dafür entwickelte Bewältigungsstrategien sind Vermeidung, Dependenz, übermäßiger Fleiß, Perfektionismus). Die **Konsequenz** ist die Entlastung ohne Gesichtsverlust durch die Erkrankung. Die **Funktionalität** des Symptoms, d. h., was macht die Erkrankung für einen Sinn, kann die Vermeidung einer Entscheidung sein. Bei-

13

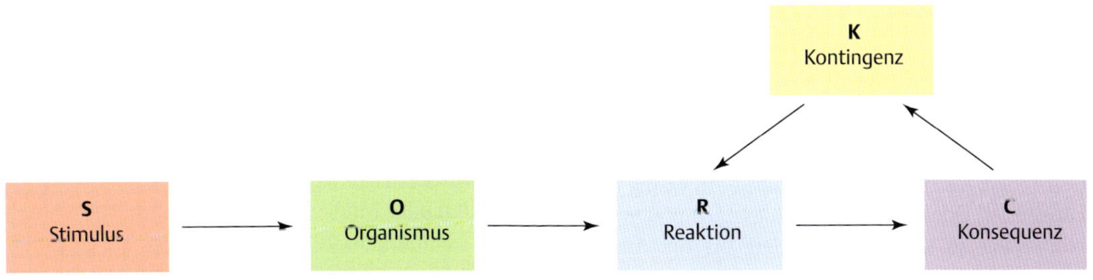

Abb. 13.15 SORKC-Modell.

spielsweise wird so der innere Lebensplan, immer fehlerfrei und perfekt zu sein, nicht durch eine Beförderung gefährdet, der sich der Mensch nicht gewachsen fühlt.

Therapeutische Verfahren

In diesem Kapitel folgt eine kleine Auswahl aus den unterschiedlichsten Techniken, die in der Verhaltenstherapie angewendet werden können. Wichtig ist die Einbettung in eine vertrauensvolle therapeutische Beziehung, eine Fokussierung auf die individuellen Problembereiche (nicht alles, was gut und teuer ist, muss angewendet werden) und die Förderung des Selbstmanagements und der Ressourcen.
Gleichzeitig liegen für viele psychische Störungen manualisierte Behandlungskonzepte vor, die ein zielgerichtetes Vorgehen erleichtern.

Psychoedukation (S.308)

Psychoedukation (= Information über die Erkrankung, Störungsmodell und Behandlungsmöglichkeiten) ist selbstverständlicher Bestandteil aller Verhaltenstherapien. Schließlich ist die kognitive Verhaltenstherapie bestrebt, die Patienten transparent und auf Augenhöhe zu behandeln und sie zu kompetenten Experten für ihre Probleme werden zu lassen.

Konfrontationsverfahren (Expositionsverfahren)

13

Konfrontationsverfahren sind Techniken, die ihr Ziel – die **Reduktion von Vermeidung und Gewöhnung** (Habituation) – über eine **Exposition** gegenüber den auslösenden Situationen erreichen wollen.

MERKE

Expositionsverfahren machen sich das physiologische Gesetz zu Nutze, dass **Angst** durch Habituation von selbst wieder **abflaut**.

Bei diesen Verfahren setzt sich der Patient den angstauslösenden Reizen aus, die er normalerweise vermeidet. Er soll so lernen, dass die von ihm erwartete Katastrophe nicht eintritt. Die Konfrontation mit dem angstauslösenden Reiz kann in der Realität („in vivo") oder in der Vorstellung („in sensu"), abgestuft („graduell" = stufenweise Konfrontation mit immer stärker angstauslösenden Situationen) oder nach dem Prinzip der „Reizüberflutung" („Flooding") erfolgen.

Beispiel | In die Angstsituation (U-Bahn) so lange hineingehen, bis die Angst zumindest ein wenig abgesunken ist. Oder bei einer Zwangsstörung den Kontrollzwang so lange unterbinden, bis die Anspannung nachlässt (= **Exposition mit Reaktionsverhinderung**).

Flooding (Reizüberflutung) |

- **Indikation**: Flooding wird v. a. in der Therapie von Phobien und Ängsten angewendet.
- **Prinzip**: Anders als bei der systematischen Desensibilisierung wird der Patient beim Flooding nach entsprechender Vorbereitung gleich einem Maximum an Angstreizen ausgesetzt.
- **Durchführung**: Der Patient muss so lange in der angstauslösenden Situation verbleiben, bis die Angst abnimmt. Hierdurch wird das Flucht- bzw. Vermeidungsverhalten unterdrückt und die konditionierte Angstreaktion „gelöscht".

Systematische Desensibilisierung

- **Indikationen**: Die Systematische Desensibilisierung gehört zu den klassischen stimulusbezogenen Angstbewältigungsverfahren, die immer noch bei begrenzten Phobien wie der Agoraphobie (S.123) oder spezifischen Phobien (S. 129) angewendet werden.
- **Prinzip**: Sie beruht auf der Grundannahme, dass Ängste durch Entspannung gehemmt werden, da Entspannung einen mit Angst unvereinbaren Zustand ist (Prinzip der reziproken Hemmung oder „Gegenkonditionierung).
- **Durchführung**: Zu Beginn der Behandlung wird gemeinsam mit dem Patienten eine sog. Angsthierarchie erstellt, in der die angstauslösenden Situationen nach ihrem subjektiven Bedrohungsgrad eingeteilt werden (z. B. kann der schwächste Angstauslöser die Vorstellung einer Spinne **in sensu** und der stärkste Angstauslöser das Berührung einer lebendigen Spinne **in vivo** sein). Zusätzlich erlernen die Patienten Entspannungstechniken. Anschließend werden dann die einzelnen angstauslösenden Situationen nach dem Grad ihrer Bedrohung zunächst in der Vorstellung (in sensu), später in der Realität (in vivo) im entspannten Zustand durchgegangen.

Operante Verfahren

Diese Therapiemethoden machen sich die **operante Konditionierung** zu Nutze, d. h., sie setzen positive und negative Verstärker ein (S. 296). Ein extremes Beispiele sind **Token-Economy-Programme** (= sog. Münzverstärkerprogramme), die früher zur Änderung des Verhaltens verbal schwer zugänglicher Patienten, wie etwa autistischen Kindern oder schwerstkranken schizophrenen Menschen, verwendet wurden. Hier wurden Belohnungen in Form von Punkten oder Münzen für wünschenswertes Verhalten (z. B. morgens aufstehen) gegeben, die gegen die Erfüllung konkreter Wünsche getauscht werden konnten. Bei unerwünschtem Verhalten wurden Punkte abgezogen.

MERKE

Grundsätzlich ist von **Bestrafungsprozessen** abzuraten, weil diese Verfahren das Problemverhalten nur unterdrücken und nicht verändern.

Selbstmanagement- und Selbstkontrollverfahren
Gemeinsames Ziel dieser Interventionen ist, dass die Patienten **lernen**, zukünftig mit ihren Problemen allein **konstruktiv umzugehen**.

- **Selbstbeobachtung**: z. B. eigene Protokollierung von Nahrungskonsum, Trinkgewohnheiten, Stimmungen usw.
- **Selbstverstärkung**: z. B. Überlegungen zu eigenen Stärken anstellen, diese schriftlich festhalten, sich selbst loben üben, abends den Tag darauf hin überblicken, womit ich bei mir zufrieden war, bei Sozialpartnern auf Lob „lauern" usw.
- **Stimuluskontrolle**: z. B. aversive Situationen mit dem unerwünschten Verhalten bzw. angenehme Situationen mit dem bisher selten Aufgeführten, aber Erwünschten (Essen in Gemeinschaft) verbinden, z. B. bei Trinkproblemen Alkohol nicht im Hause haben, Essen sparsam einkaufen bei Adipositas, Rauchen nur auf dem Balkon.
- **Gedankenstopp:** Dies ist nur als zusätzliche Methode einzusetzen. Beispielsweise werden Grübeln oder Zwangsgedanken durch ein lautes „Stopp!" kurzfristig unterbunden.
- **Verdeckte Konditionierung:** Hier werden angenehme Phantasien mit dem erwünschten Zielverhalten verknüpft (z. B. bei Anorektikerinnen Essen, bei Adipösen Verzicht auf Essen, bei Alkoholikern Verzicht auf Alkohol und/oder Konsum eines alkoholfreien Getränks).

Kognitive Verfahren
Grundsätzliches Ziel kognitiver Verfahren ist, die **unangenehmen Emotionen zu verändern**. Der Zugangsweg ist die Veränderung der **negativen Gedanken**, die nach A.T. Beck die Emotion auslösen (S. 297).

Kognitive Umstrukturierung | Die kognitive Umstrukturierung ist die bekannteste Methode aus der Gruppe der kognitiven Verhaltenstherapien. Sie geht auf die kognitive Therapie nach Beck zurück und umfasst folgende Komponenten:

- **Identifizierung** und **Bewusstmachung dysfunktionaler/automatischer Gedanken**: Zunächst werden die als unangenehm und problematisch empfundenen Situationen in die beteiligten Gedanken und daraus folgenden Gefühle und Handlungen zerlegt (z. B. durch Führen von Gedankenprotokollen). Besonders wichtig ist dabei die Identifikation der zugrunde liegenden dysfunktionalen Grundannahmen (z. B.: „Ich muss alles perfekt machen, um ein wertvoller Mensch zu sein").
- **Überprüfung der dysfunktionalen Gedanken**: In einem nächsten Schritt werden die situationsübergreifenden Einstellungen und dysfunktionalen Gedanken gemeinsam mit dem Therapeuten auf ihre Angemessenheit überprüft und neu bewertet. Der Therapeut fordert den Patienten auf, seine Gedanken als „überprüfbare Hypothesen" zu betrachten und ihren Realitätsbezug und ihre Funktionalität zu hinterfragen.
- **Aufbau und Training alternativer Konzepte**: Im Anschluss werden alternative, konstruktivere Einstellungen und Gedanken formuliert und entwickelt. Diese werden dann in der Realität „probiert", überprüft und im Alltag gefestigt.

Selbstinstruktions- und Stressimpfungs-Training (z. B. nach Meichenbaum) |

- **Selbstinstruktionstraining**: Der Patient lernt, in problematischen Situationen positive, konstruktive Selbstgespräche zu führen, die zunächst laut ausgesprochen werden, um dann internalisiert zu werden
- **Stressimpfungs-Training**: Das Stress-Impfungstraining soll dem Patienten den Umgang mit allgemeinen Stresssituationen erleichtern. Dafür wird ihm in einer ersten Instruktionsphase ein generelles Verständnis zum Thema Stress vermittelt. Anschließend werden ihm in der Übungsphase Entspannungsverfahren und spezifische kognitive Bewältigungsstrategien nahegebracht, mit denen er im Alltag Stress besser bewältigen kann.

Emotionsfokussierte Verfahren | Sie gehen sehr stark auf die kognitiven Prozesse ein, haben aber als explizites Ziel, Gefühle auszusprechen und auszudrücken. Dies wird mit verschiedenen Übungen forciert, z. B. wird auf einem Stuhl Wut ausgedrückt, auf dem anderen Trauer oder Enttäuschung.

Imaginative Verfahren | Hier werden in der Phantasie (d. h. in der Vorstellung) verschiedene Situationen durchgearbeitet.

Beispiele:

- Das Training eines sicheren Ortes (safe place) in der Vorstellung, z. B. bei Borderline-/Trauma-Patientinnen.
- Die imaginative Vorbereitung auf eine schwierige Situation wie z. B. eine Scheidungsverhandlung oder eine Auseinandersetzung.

Training konstruktiver Problemlösung | Bei der gesamten Therapie handelt es sich um einen Prozess, der den Patienten in die Lage versetzen soll, seine Probleme im Alltag selbstständig und effektiv zu bewältigen. Das Paradigma der eigentlichen Problemlösungstechnik beinhaltet

- die Definition des Problems,
- das Brainstorming zur kreativen, d. h. nicht bewerteten Suche nach Lösungen,
- die Entscheidung für einen Lösungsweg,

- ermunternde Selbstaussagen,
- die Vorbereitung von Misserfolgen und
- die Selbstverstärkung bei Erfolg.

Training sozialer Kompetenzen
Hier werden – meist mit Rollenspielen und Videofeedback – **zwischenmenschliche Probleme** nachgespielt und **gezielt verändert**. Durch das Rollenspiel werden Gefühle und das Körpergedächtnis aktiviert, sodass die Erlebnisse besser gespeichert, auf die Realität übertragen und abgerufen werden können.
Beispiel | Ich möchte meinen Eltern sagen, dass ich ausziehen möchte, traue mich aber nicht aus Angst vor Vorwürfen. Diese Situation wird genau beschrieben, im sog. Trockenlauf (dry run) diagnostisch vorgespielt, um sie dann im therapeutischen Rollenspiel mit dem Ziel der ruhigen Durchsetzung zu üben.

Euthyme Verfahren
Hierbei handelt es sich um Methoden, die **körperliches, geistiges und emotionales Wohlbefinden** hervorrufen.
Beispiele:
- **Genusstraining:** Das Genusstraining dient dazu, sämtliche Sinne zu entfalten. Es gibt z. B. „Genussregeln" (wie z. B. „Genuss braucht Zeit", „Genuss ist erlaubt"). Dies muss mit entsprechenden Materialien geübt werden, z. B. wird eine Apfelsine genussvoll mit Aufmerksamkeit auf alle 5 Sinne gegessen.
- **Achtsamkeitstraining:** Achtsamkeit (ein Ziel der Meditation) ist ein Begriff aus dem Zen-Buddhismus. Linehan hat Achtsamkeitstechniken in die Borderline-Therapie integriert. Achtsamkeit bedeutet im Hier und Jetzt bleiben, nicht werten, wirkungsvoll und konzentriert handeln. Die Übungen beziehen sich auf innere Achtsamkeit (z. B. Gefühle und Gedanken nur beobachten, nicht wegschieben oder festhalten) oder äußere Achtsamkeit (z. B. achtsam Tee kochen). Dies wird permanent geübt und wird mit einem gelassenen Lebensstil in Verbindung gebracht.

Entspannungsverfahren (S.308)
Hierbei handelt es sich um Methoden, die **körperliche oder emotionale Entspannung** bewirken können.
Beispiele:
- progressive Muskelrelaxation nach Jacobson
- Biofeedback
- autogenes Training
- Yoga
- Meditation

Erweiterung der kognitiven Verhaltenstherapie
Insgesamt ist die kognitive Verhaltenstherapie sehr offen gegenüber weiteren Entwicklungen. In den letzten Jahren sind mindestens diese 5 wichtigen und bereits bewährten Ergänzungen zu berücksichtigen:
- Dialektisch-Behaviorale Therapie (DBT) für Patientinnen mit Borderline-Störungen (Linehan), S. 212
- Achtsamkeitsbasierte Kognitive Therapie (z. B. der Depression; Segal, Williams, Teasdale)
- Emotionsfokussierte Therapie (Greenberg/Lammers)
- Schematherapie speziell für Persönlichkeitsstörungen (Young)
- Cognitive Behavioral Analysis System of Psychotherapy (CBASP) für chronische Depressionen (McCullough), S. 111

13.3.4 Psychoanalyse und psychodynamische (tiefenpsychologisch fundierte) Psychotherapie

Key Point
Diese Verfahren gingen ursprünglich auf die Theorien von Sigmund Freud zurück. Diese wurden aber deutlich weiterentwickelt, und es entstanden zahlreiche Schulen wie z. B. die Individualpsychologie A. Adlers und die analytische Psychologie C.G. Jungs. Grundsätzlich nehmen Vertreter dieser therapeutischen Orientierung an, dass psychische Erkrankungen auf unbewussten inneren Konflikten beruhen, die durch problematische Erfahrungen in frühen Lebensphasen entstanden sind.

Grundannahmen der tiefenpsychologisch fundierten Psychotherapie
Die tiefenpsychologisch fundierten Psychotherapien basieren auf der Grundannahme von **S. Freud**, dass Störungen menschlicher Verhaltens- und Erlebnisweisen
- ihre Grundlage in **intrapsychischen Konflikten** haben, die sich
- während der **kindlichen Entwicklung** ausbilden,
- **unbewusst** ablaufen,
- in unterschiedlichen, der primären Konfliktsituation ähnlichen Situationen reaktiviert werden und
- durch Fehlleistungen (z. B. „Freud'sche Versprecher"), die Trauminterpretation oder im Rahmen der Therapie durch die Übertragungs-, Gegenübertragungs- und Widerstandsanalyse aufgedeckt werden können.

Ferner postulierte er eine **Triebtheorie**, nach der Grundlage allen seelischen Geschehens Triebe sind, insbesondere der Sexualtrieb (**Libido**). Diese Triebe werden in akzeptablere Formen transformiert, beispielsweise sexuelle Bedürfnisse in kulturelle Interessen oder in Arbeit (sog. **Sublimation**).

Strukturmodell der Persönlichkeit

Nach Freud ist die Psyche als „seelischer Apparat" in bestimmter Weise. Seiner Meinung nach wird das menschliche Verhalten durch die Interaktion dreier psychischer „Instanzen" („Es", „Ich" und „Über-Ich") bestimmt, die unterschiedliche, zum Teil gegensätzliche Ziele verfolgen. Die Ursache psychischer Störungen sieht Freud in **widersprüchlichen Tendenzen** zwischen den wirkenden Instanzen **Es, Ich und Über-Ich**.

Es | Das Es ist seit der Geburt ausgebildet und umfasst die unbewusst ablaufenden triebhaften Kräfte und libidinösen Antriebe. Es funktioniert nach dem **Lustprinzip** und drängt auf eine unmittelbare Befriedigung von Grundbedürfnissen wie Hunger, Aggression oder Sexualität.

Über-Ich | Das Über-Ich entwickelt sich im Rahmen der Erziehung und Sozialisation ab dem 4. Lebensjahr. Es enthält das Gewissen und die Moral und fungiert als Gebots- und Verbotsinstanz, als Struktur für verinnerlichte Normen und Werte. Auch das Über-Ich bleibt meistens unbewusst.

Ich | Das **Ich** steht für den größtenteils bewussten Anteil der Persönlichkeit mit körperlichem und psychischem Ich-Erleben. Seine entscheidende Aufgabe ist es, zwischen der Triebbefriedigung des Es und den moralischen Ansprüchen des Über-Ichs zu vermitteln, aber auch zwischen dem Individuum und seinen Mitmenschen. Das Ich repräsentiert also das Realitätsprinzip bzw. die Kontrolle (Triebverzicht, Triebaufschub). Störungen sollen dadurch entstehen, dass dieser Ausgleich nicht gelingt.

Ich-Ideal | Mit dem Begriff des sog. „**Ich-Ideals**" wird beschrieben, wie der Mensch nach den Vorstellungen des Ichs sein sollte.

MERKE

Nach Freud entstehen psychische Konflikte, wenn das **Ich** in einem **Konflikt** zwischen den **triebhaften Kräften** des **Es** und den in der Sozialisation erworbenen **Werten und Geboten** des **Über-Ich** steht.

Entwicklungsgeschichtliches Modell

Modell der psychosexuellen Entwicklung | Nach Freud durchschreiten alle Menschen in der Kindheit bestimmte **Phasen**, in denen eine charakteristische **psychosexuelle Entwicklung** durchgemacht wird. Die Definition der einzelnen Phase richtet sich nach der jeweiligen Körperregion, auf die sich die Triebimpulse richten.

MERKE

Nur wenn die in jeder Phase neu entstehenden Bedürfnisse von der Psyche bewältigt und in das Gesamterleben integriert werden, entwickelt sich der Mensch „normal". Nichtbewältigung einzelner Phasen kann zu typischen „phasenspezifischen" Störungen führen.

- In der **oralen Phase** (1.–2. Lj.) steht die Befriedigung basaler körperlicher Bedürfnisse wie Hunger- und Durststillung sowie Schmerzfreiheit im Vordergrund. Im Mittelpunkt steht die Triebbefriedigung über die Haut und den Mund. Da das Kind vollständig von der Mutter abhängig ist, wird die Bildung des Urvertrauens mit dem erfolgreichen Ablauf dieser Phase in Verbindung gebracht. Eine entsprechende Traumatisierung in dieser Phase wird mit den sog. Frühstörungen in Zusammenhang (schwere Persönlichkeitsstörungen wie narzisstische oder Borderline-Störungen) gebracht.
- In der **analen Phase** (2.–3. Lj.) nimmt der Bewegungsfreiraum der Kinder durch Fortschritte in ihrer motorischen Entwicklung und Wahrnehmung zu, und sie erleben die Welt. Durch die Kontrolle der Ausscheidungsfunktion (Schließmuskel; Lustempfindung bei Ausscheidung) machen Kinder zum ersten Mal die Erfahrung der Selbstbestimmung. Kennzeichnend für diese Phase sind Auseinandersetzungen zwischen dem eigenen Autonomiebedürfnis und der elterlichen Autorität („Abhängigkeit versus Autonomie") und dem Bedürfnis nach Selbstständigkeit oder Versorgtwerden. Ein erfolgreicher Ablauf der analen Phase befähigt den Menschen, in seinem Leben mit widersprüchlichen Affekten zurechtzukommen, sie zu steuern und seinen Platz im sozialen Gefüge zu finden. Eine übermäßige Reinlichkeitserziehung wird mit der Ausbildung zwanghaften Verhaltens (Zwangsstörung, anankastische Persönlichkeitsstörung) in Verbindung gebracht.
- In der **ödipalen Phase** (3.–6. Lj.) wird erkannt, dass es zwei Geschlechter gibt. Das Kind fühlt sich zum Elternteil mit dem anderen Geschlecht hingezogen, muss aber erkennen, dass seine Wünsche nicht erfüllbar sind, und identifiziert sich letztendlich mit dem gleichgeschlechtlichen Elternteil. U.a. sollen histrionische Persönlichkeitsstörungen hier ihren Ursprung haben.
- In der **Latenzperiode** (6.–10. Lj.) ruht die Libidoentwicklung. Stattdessen stehen die Entwicklung psychosozialer, sensomotorischer und intellektueller Kompetenzen sowie die Festigung bereits erlernter Entwicklungsschritte im Vordergrund. Die Kinder erlernen eine positive Leistungsorientierung und ein gutes Selbstwertgefühl.

– Die **genitale Phase** (Pubertätsphase, ab dem 10. Lj) beschreibt den Übergang vom Kind- zum Erwachsenensein. Hier steht die Entwicklung einer sexuell funktionsfähigen Persönlichkeit (Zuwendung zum und Identifikation mit dem eigenen Geschlecht und libidinöse Zuwendung zum anderen Geschlecht) im Vordergrund.

> **MERKE**
> Verarbeitet ein Kind in einer bestimmten Entwicklungsphase auftretende Konflikte nicht angemessen, bleibt es unbewusst in der entsprechenden Phase „verhaftet" (**fixiert**). Werden diese Konfliktmuster später in einer der primären Konfliktsituation ähnlichen Situation reaktiviert, reagiert der Mensch mit **Regression**. Regression bedeutet, dass das Individuum in seinem Verhalten und Erleben auf die frühere, nicht erfolgreich durchschrittene Entwicklungsstufe zurückfällt und ein entsprechend „infantiles" Verhalten zeigt (Symptombildung).

Die Bedeutung der Selbst- und Objektrepräsentanzen | Vertreter der sog. Objektbeziehungstheorie gehen davon aus, dass sich die Identität eines Menschen durch die intrapsychische Repräsentation seiner affektiven Beziehungen zu seinen Bezugspersonen ausbildet. Daher ist wichtig, dass in den frühkindlichen Entwicklungsphasen durch die Interaktion mit den Eltern sog. **Selbst-** (d. h., wie erlebt der Mensch sich selbst [Selbstbild]) **und Objektrepräsentanzen** (d. h., wie erlebt er Mensch die Anderen [Fremdbild]) entstehen. Objekte sind dabei keine realen Bezugspersonen, sondern innere Bilder wichtiger Bezugspersonen. Bei gelungener Entwicklung kommt es zu Selbstsicherheit, Konstanz des Selbstbildes und des Bildes von Anderen.

Bindungstheorie nach Bowlby | Die Ausbildung dieser Objektbeziehungen sind v. a. auch für die **Bindungstheorie nach Bowlby** von Bedeutung: Es zeigte sich, dass **sicher gebundene Kinder** nach Trennung von der Mutter kurzfristig weinen und irritiert sind, sich aber trösten lassen und freudig auf die Rückkehr der Mutter reagieren. **Unsicher gebundene Kinder** reagieren entweder sehr heftig auf die Trennung und lassen sich kaum beruhigen, oder sie nehmen die Trennung scheinbar nicht wahr und reagieren bei der Rückkehr kaum oder eher ablehnend.

Das psychoanalytische Krankheitsmodell

Störungen menschlicher Verhaltens- und Erlebnisweisen haben ihre Grundlage in **inadäquat gelösten, intrapsychischen Konflikten**, die sich während der **kindlichen (psychosexuellen) Entwicklung** ausbilden und unbewusst ablaufen. Diese Konflikte entstehen durch **widersprüchliche Tendenzen** zwischen den verschiedenen Instanzen der Persönlichkeit (S. 303). Wenn das Es in Form sexueller oder aggressiver Impulse ins Bewusstsein vordringt, entstehen aus dem Über-Ich (dem Gewissen) Scham- und Schuldgefühle. In diesem **Konflikt** entscheidet die Ich-Instanz im Angesicht der vergangenen und aktuellen Bedingungen, ob die Bedürfnisse befriedigt oder aufgeschoben werden können. Beispiele für typische Konflikte sind Spannungen zwischen Geborgenheitswünschen und Autonomiebedürfnis (**Autonomie-Abhängigkeitskonflikt**) oder **Unterwerfung vs. Kontrolle**.

> **MERKE**
> Eine inadäquate Konfliktlösung erklärt sich durch **überstarke Es-Impulse**, ein **schwaches Ich** oder ein **ausgeprägtes Über-Ich**.

Kann das Individuum den Konflikt nicht angemessen bewältigen, empfindet es Angst und entwickelt **Abwehrmechanismen** (s. Tab. 13.17), die ihm helfen, sein Bewusstsein vor den für es unerträglichen, nicht kompatiblen Konfliktkonstellationen zu schützen (pathologische Konfliktlösung).

> **MERKE**
> Die Reife der Abwehrmechanismen ist abhängig von der Stärke der Ich-Struktur: **Je stärker** das Ich, d. h. je stärker seine Fähigkeit ausgeprägt ist, Gefühle und Triebe zu empfinden, Widersprüche zu ertragen und zu verarbeiten, sich von seiner Umwelt abzugrenzen und trotzdem mit anderen in Beziehung zu treten **desto reifer** und **ungestörter** ist die Abwehr und die Persönlichkeit und umgekehrt.

> **MERKE**
> Sog. **Frühstörungen**, also schwere Störungen wie Borderline-Persönlichkeitsstörungen (S. 209) oder pathologischer Narzissmus (S. 215), können mit dem Strukturmodell (S. 303) nur **unzureichend erklärt** werden. Hier wird eine Fehlentwicklung der frühen Objektbeziehung im 1.–3. Lebensjahr (Mutter-Kind-Interaktion, S. 303) vorausgesetzt.

Eine klare Entwicklung von Selbstbild (Selbstrepräsentanz) und Fremdbild (Objektrepräsentanz) wird nicht erreicht. Unreife Abwehrmechanismen wie Projektion und Spaltung werden aktiviert. Es werden differenzierte Wahrnehmung und Auseinandersetzung mit Bezugspersonen verunmöglicht. Die Anpassung an die Anforderungen aus der Umwelt ist ungenügend. All dies äußert sich z. B. in einem Mangel an Impulskontrolle, an emotionaler Instabilität, an Selbstwert sowie in Angst vor Autonomie und Trennungen.

Tab. 13.17

Abwehrmechanismen im Rahmen der Konfliktlösung.

Form	Beispiel
reife Abwehrmechanismen	
Verdrängung: bestimmte Inhalte werden „vergessen“	Eine Einladung zum Essen bei einer Freundin wird „vergessen“. Das eigentliche Motiv ist die Ablehnung der Mitgäste.
Affektisolierung: unangenehme Affekte werden ausgeblendet	Eine Patientin berichtet völlig unbeteiligt, dass ihr Mann sie im Beisein anderer entwertet hat.
Ungeschehen machen: ein unangenehmer Affekt wird durch eine magische Handlung gebannt	Wenn ich Angst vor einer schlechten Note habe, ziehe ich ein anderes Kleid an als das, welches ich in einer schlechten Prüfung trug (d. h., eine magische Handlung wird ausgeführt, um Angst zu vermindern).
Reaktionsbildung: ein nicht gestattetes Gefühl wird durch ein entgegengesetztes Gefühl abgewehrt (z. B. Aggression durch betonte Fürsorge)	Frauen, die sich nicht mögen oder aufeinander eifersüchtig sind, gehen aufeinander zu und umarmen sich.
Intellektualisierung: Vermeidung von eigentlicher Emotionalität	Ich erkläre meine schlechte Stimmung mit dem Wetter. Das eigentliche Gefühl ist Kränkung durch den Partner.
Verschiebung: Aggression oder Angst wird von der eigentlichen Person auf eine andere abgelenkt	Ich schreie meinen Partner an, weil ich auf meinen Chef wütend war.
unreife Abwehrmechanismen	
Projektion: eigene Triebe, Gefühle werden anderen zugeordnet	Wenn ich dazu neige, untreu zu werden oder es geworden bin, beschuldige ich meinen Partner, untreu zu sein.
Spaltung: verschiedene Anteile des Selbst oder beim Anderen (z. B. Schwächen und Stärken) können nicht integriert werden, sondern es besteht eine „Schwarz-Weiß-Sicht“	Eine Borderline-Patientin erhält wegen akuter Suizidalität von ihrem Therapeuten Ausgangsverbot. Sie sieht nur den strengen verbietenden Anteil des Therapeuten und entwertet ihn, kann seine Fürsorge nicht sehen.
Identifikation: z. B. Übernahme von Einstellungen bzw. Identifikation mit einer Person, die man bewundert oder auch fürchtet	Ein Angestellter übernimmt die politischen Einstellungen seines Chefs, obwohl er eine andere Meinung hat (d. h., er vermindert so seine Angst vor möglicher Aggression).

Psychodynamische Diagnostik

Ursprünglich wurde eine enge Verbindung zwischen dem Symptom (z. B. Zwang), Konflikt (z. B. „Abhängigkeit vs. Autonomie“-Konflikt) und der Entwicklungsphase (z. B. Fixierung auf analer Entwicklungsstufe) angenommen. Klinisch zeigte sich aber, dass ein Symptom eine ganz unterschiedliche Genese haben kann.

Kernberg entwickelte daraufhin sein Modell des **Persönlichkeitsorganisationsniveaus**. Er geht davon aus, dass die Reife einer Persönlichkeit wichtiger ist als die Symptome. Diagnostisch sind hierfür die verwendeten **Abwehrmechanismen** (s. **Tab. 13.17**) wichtig. Die primitiven Abwehrmechanismen repräsentieren eher die schwereren Störungen auf psychotischem oder Borderline-Niveau, während die reiferen auf neurotische Störungen hinweisen. Als diagnostisches System wurde die **operationale psychodynamische Diagnostik (OPD)** entwickelt, mit deren Hilfe zusätzlich zur Diagnose nach der ICD-10 auch eine **Strukturdiagnose** vergeben werden kann (z. B. „narzisstisch-depressive Persönlichkeitsstruktur mit aktiv-kontraphobischer Abwehr; gut strukturierte, neurotische Persönlichkeitsorganisation [nach OPD]). Die verschiedenen Achsen der OPD und die mit ihrer Hilfe zu treffenden Aussagen zeigt **Tab. 13.18**.

Psychotherapeutische Verfahren

Im Folgenden werden die beiden Richtlinienverfahren, die Analytische Psychotherapie und die tiefenpsychologisch-fundierte Psychotherapie näher beschrieben.

Analytische Psychotherapie

Die analytische Psychotherapie orientiert sich sehr eng an der klassischen Psychoanalyse.

MERKE

Für die **analytische Psychotherapie** wichtige Begriffe sind **freie Assoziation**, **Regression**, **Übertragung**, **Gegenübertragung** und **Widerstand**.

Setting und methodisches Vorgehen I

Grundregeln: Wie bei der **klassischen Psychoanalyse** sitzt der Therapeut hinter dem liegenden Patienten. Der Patient wird aufgefordert, alle ihm einfallenden Gedanken auszusprechen (**freie Assoziation**). Ziel ist, dass der Patient dadurch ungehemmt in frühere Entwicklungsstufen zurückfällt (**Regression**), um eine Identifikation und Bearbeitung seiner Konflikte zu ermöglichen. Der Therapeut folgt diesen Äußerungen des Patienten mit **gleichschwebender Aufmerksamkeit**, d. h., er nimmt seine Mitteilungen auf, ohne auszuwählen, zu werten oder zu urteilen. Er bleibt dabei also **neutral**. Auch außerhalb der Therapiesitzungen vermeidet er Kontakt mit dem Patienten, es

Tab. 13.18

Operationale psychodynamische Diagnostik (OPD).

Achse	Beschreibung	Aussage
I	**Krankheitserleben und Behandlungsvoraussetzungen**: Abwehrmechanismen, Bewältigungsstrategien, Ressourcen des Patienten, Leidensdruck	mithilfe der Daten von Achse I und II kann abgeschätzt werden, ob der Patient überhaupt von einer Psychodynamischen Psychotherapie profitieren könnte.
II	**Beziehung**: interpersonelles Verhalten, Übertragung/Gegenübertragung	
III	**Konflikt**: unbewusste Konflikte, z. B. Abhängigkeit vs. Autonomie; Unterwerfung vs. Kontrolle; Versorgung vs. Autarkie; Selbstwertkonflikte; Schuldkonflikte; Ödipal-sexuelle Konflikte (z. B. keine Sexualität vs. Sexualisierung); Identitätskonflikte	Die Achsen III und IV dienen der differenziellen Indikation: Über die genaue Analyse des zugrunde liegenden Konflikts wird entschieden, ob man eher eine analytische Psychotherapie (→ bei repetitiv-dysfunktionalen Konflikten) oder eine tiefenpsychologisch fundierte Psychotherapie (→ bei Aktualkonflikten) wählt.
IV	**Struktur**: Ich-Stärke, Selbstbild/Selbstwert; Objektbeziehung; z. B. Fähigkeit zur Selbststeuerung; Fähigkeit zur Selbstwahrnehmung; Fähigkeit zur Kommunikation/Bindung	
V	**Psychische und psychosomatische Störungen**	Klassifikation nach ICD-10

gibt auch keine Gespräche mit Familienangehörigen (**Abstinenzregel**).

Übertragungs-, **Gegenübertragungs-** und **Widerstandsanalyse**: Die Einhaltung der Abstinenzregel ist Grundvoraussetzung für das Ingangsetzen der sog. **Übertragung** und **Gegenübertragung**.

- Während des **Übertragungsprozesses** werden durch die Regression unbewusst frühkindliche Gefühle, Wünsche und Einstellungen gegenüber Eltern und Geschwistern reaktiviert und auf den Therapeuten übertragen (sog. **Übertragungsneurose**). Dies ermöglicht ein erneutes, „stellvertretendes" Durchleben der Beziehungen, die dem Analytiker Einblicke in die zugrundeliegende Konfliktsituation des Patienten ermöglichen.
- **Gegenübertragung** bezeichnet dabei die Gefühle, die der Therapeut dem Patienten gegenüber empfindet und die ebenfalls in den Prozess miteinbezogen werden.

Durch die **Analyse** dieser **Übertragungs-** und **Gegenübertragungsprozesse** soll der Therapeut ein tieferes Verständnis für die aktuell reinszenierten Beziehungen und seinen eigenen Beitrag zur therapeutischen Beziehung bekommen.

Da das Ich des Patienten während der Therapie mit unangenehmen Inhalten konfrontiert wird, setzt es **dem** durch die Therapie ausgelösten Bewusstwerden dieser Inhalte **Widerstand** entgegen. Zeichen für Widerstand sind z. B. das Versäumen von Therapiesitzungen oder Verschweigen gewisser Themen. Durch die **Widerstandsanalyse**, also die Identifikation und Bearbeitung der auftretenden Widerstände, soll geklärt werden, welche unbewussten Motive den Patienten daran hindern, sich auf die Psychotherapie einzulassen oder von ihr zu profitieren.

Deutungen: Im Verlauf der Analyse **deutet** der Therapeut die vom Patienten berichteten Inhalte und vermittelt ihm auf diese Weise Einsicht in sein Unbewusstsein und in die für die Störung ursächlichen Konflikte. Dabei macht er sich seine **Träume**, **Fehlleistungen** und die Ergebnisse der Übertragung zu Nutze.

MERKE

Einsicht in die für die Störung ursächlichen Konflikte wird als ein wesentliches Mittel der **Heilung** angesehen.

Ziele | Ziel der **Analytischen Psychotherapie** ist es, die **verdrängten Erlebnisse** und **Konflikte** in das **bewusst** zu machen („aufzudecken") und **aufzuarbeiten**. Es geht also nicht nur um Symptombeseitigung oder -reduktion, sondern um die **strukturelle Veränderung** der **Persönlichkeit** des Patienten.

Therapiedauer und Indikation | Analytische Psychotherapien umfassen i. d. R. 2–3 Sitzungen pro Woche und dauern über 2–3 Jahre. Aufgrund des hohen Zeit- und Kostenaufwands und der bislang ausbleibenden wissenschaftlichen Wirksamkeitsnachweise werden sie heute eher selten bei neurotischen Störungen eingesetzt. Voraussetzungen auf Seiten des Patienten sind hoher Leidensdruck, ausreichende Intelligenz und Introspektionsfähigkeit, hohe Therapiemotivation.

Tiefenpsychologisch fundierte Psychotherapie

MERKE

Weil Psychoanalysen oft mehrere hundert Stunden über mehrere Jahre dauern und zudem ein wissenschaftlicher Wirknachweis fehlt, werden häufig kürzer dauernde Formen angewandt.

Setting und methodisches Vorgehen | Die **tiefenpsychologisch fundierte Psychotherapie** findet mit Blickkontakt im Sitzen statt, der Therapeut nimmt eine deutlich aktivere Rolle ein. Die angewandten Verfahren fokussieren eher auf einen aktuellen Konflikt und konzentrieren sich auf die Gegenwart. Übertragung wird nur so weit genutzt, wie sie der Aufdeckung und Bearbeitung der aktuellen Symptomatik und ihrer biografischen Bezüge dient. Eine Regression des Patienten („Übertragungsneurose") wird nicht angestrebt. Anders als in analytischer Psychotherapie werden hier auch Lernerfahrungen zwischen den Sitzungen sowie supportive und psychoedukative Techniken miteinbezogen.

Ziele | Anders als die analytische Psychotherapie, die ihre Ziele in der Einsicht und der Bewusstwerdung unbewusster Konflikte sieht, setzt die tiefenpsychologisch fundierte Psychotherapie auf die **Aufdeckung**, **Verdeutlichung** (Klärung) und **Bearbeitung** von **aktuell wirksamen Konflikten**, die die aktuelle Lebenssituation des Patienten (z. B. auf seine Beziehungen) beeinträchtigen.

Therapiedauer und Indikation | Die Kurztherapie umfasst 25, die Langtherapie 80 (max. 100) Sitzungen. Es gibt wissenschaftliche Wirksamkeitsnachweise.

Gesprächspsychotherapie

Key Point

Die klientenzentrierte Gesprächstherapie (offizielle Benennung) hat weniger die Symptomatik als den ganzen Menschen im Auge. Sie vermeidet die Zuschreibung als (passiver) Patient und bezeichnet ihn als (aktiven) Klienten. Das Gespräch ist die Haupttechnik. Die drei Basisvariablen des therapeutischen Handelns sind Empathie, Akzeptanz, Echtheit. Ziele sind Selbstverwirklichung, Reifung, individuelles Wachstum.

Die **Gesprächspsychotherapie** wurde von **C.R. Rogers** entwickelt.

Zugrundliegende Persönlichkeitstheorie | Die Persönlichkeitstheorie geht davon aus, dass jeder Mensch über ein angeborenes Streben nach **Selbstverwirklichung** und **Vervollkommnung** verfügt. Ein zentraler Begriff ist das sog. **Selbstkonzept**. Dieses setzt sich aus der Gesamtheit der Einstellungen und Ansichten über das eigene Selbst zusammen, die ein Mensch durch die Interaktion mit seiner Umwelt entwickelt. Ohne Probleme bzw. Hindernisse ist das Selbstkonzept einer „fully functioning person" kongruent und befindet sich in Balance zwischen Autonomie und Beziehung. In diesem Fall kann eine Person das Selbst sein, das sie ist, und daher in Übereinstimmung mit sich selbst leben (**Kongruenz zwischen Selbst und Erfahrung**). Eine „kongruente Person" ist offen für neue Erfahrungen, flexibel, reflexionsfähig, d. h. selbst-explorativ, und befindet sich in permanenter Entwicklung.

Krankheitsmodell | Psychische Störungen entstehen, wenn jemand zur Aufrechterhaltung seines Selbstkonzeptes (z. B. der Annahme, eigentlich ein rücksichtsvoller Mensch zu sein) einen Teil seiner **Erfahrungen** (z. B. aggressives oder rücksichtloses Verhalten) verzerrt wahrnimmt oder nicht zulässt (**Inkongruenz zwischen Selbst und Erfahrung**). Diese Inkongruenz zwischen Selbst und Erfahrung entsteht, wenn ein Mensch in der Kindheit nicht genügend **Zuwendung und Liebe** erfährt. Wird also das Bedürfnis des Menschen nach **bedingungsloser positiver Wertschätzung** nicht oder nur unter bestimmten Bedingungen (z. B. bei Verhaltensweisen, die den Vorstellungen der Eltern entsprechen) erfüllt, nimmt er „fremde" Bewertungen in sein Selbstkonzept auf. Es entsteht evtl. Inkongruenz.

Therapie | Das **therapeutische Gespräch** ist vollkommen auf die (partnerschaftliche) Beziehung zwischen Therapeut und Klient konzentriert. Der Therapeut verhält sich **non-direktiv**: Er übernimmt nicht die Rolle des besserwissenden Experten, sondern fördert die Eigenaktivität und -initiative seines Klienten. Das Beziehungsangebot auf Seiten des Therapeuten – dem gleichermaßen heilende Wirkung zugeschrieben wird – zeichnet sich durch folgende drei **Therapeuten-**" oder „**Basisvariablen**" aus:

- **Akzeptanz**: Der Therapeut bringt dem Klienten unbedingte, d. h. voraussetzungslose Wertschätzung entgegen. Die Klienten sollen sich grundsätzlich von ihren Therapeuten akzeptiert und angenommen fühlen. Dies ist wichtig, damit die Klienten unbefangen ihre Gefühle äußern können.
- **Empathie** oder **einfühlendes Verstehen**: Hiermit wird die Perspektivenübernahme durch den Therapeuten bezeichnet. Die Therapeuten versuchen intensiv, sich in die Klienten hineinzuversetzen und deren Erleben nachzufühlen, um es gänzlich zu verstehen.
- **Echtheit**: Echtheit bedeutet sowohl ein transparentes Vorgehen als auch Kongruenz. Kongruent ist der Therapeut, wenn sein Verhalten und seine Mimik mit dem übereinstimmen, was er äußert. Ganz anders als in der psychoanalytisch geprägten Abstinenz und Neutralität bringt der Therapeut in der Gesprächstherapie seine Gefühle und Erfahrungen in der Beziehung zum Klienten ein, ohne dass er filterlos selbstoffen ist.

Dieses Beziehungsangebot erleichtert dem Klienten, sich frei zu äußern, sich selbst zu explorieren, sich angstfrei zu fühlen und so seine Blockaden zu reduzieren und einen anderen, akzeptierenden Zugang zu seinem Selbst und seinem Innenleben zu erreichen.

Ziele | Die entscheidenden Ziele der Gesprächstherapie sind Selbstverwirklichung, Reifung und Persönlichkeitsentwicklung.

Weitere Psychotherapieformen

Key Point

Weitere wichtige Psychotherapieformen sind:
- **Interpersonelle Psychotherapie (IPT; Klerman und Weissman)**
- **Familien- und Paartherapie**
- **Entspannungsverfahren**
- **Psychoedukation**
- **soziotherapeutische Verfahren**

Interpersonelle Psychotherapie

Obwohl die IPT als sehr gut evaluiert bezeichnet werden kann, ist sie in Deutschland noch nicht mit den Krankenkassen abrechenbar. Sie ist als Kurzzeittherapie von etwa 20–30 h Dauer konzipiert. Zu den typischen Problembereichen der IPT gehören komplizierte Trauer, Rollenwechsel/Lebensveränderungen, Einsamkeit/soziale Defizite und zwischenmenschliche Konflikte. Diese Therapie besteht sowohl in der Reduktion der Symptomatik als auch in der emotionalen und handlungsbezogenen Bewältigung belastender zwischenmenschlicher und psychosozialer Stressoren. Der Therapeut ist aktiv unterstützend und vermittelt Hoffnung. Die IPT ist als wissenschaftliche Methode für affektive Störungen sowie für Essstörungen anerkannt.

13

Familien- und Paartherapie

Familientherapie ist ein Oberbegriff für verschiedenartige (z. B. psychodynamische oder verhaltenstherapeutische) Konzepte, die alle zum Ziel haben, ein pathologisches Familiensystem zu erkennen und in und mit der Familie zu verändern. **Paartherapie** behandelt Konflikte und Probleme bei Paaren. Trotz der unterschiedlichen Ansätze gibt es Gemeinsamkeiten:
- Betrachtung der **Familie als System**, d. h., die psychisch beeinträchtigte Person ist der Symptomträger einer Gruppe (bei seiner Störung handelt es sich nicht um ein individuelles Problem, sondern um die Manifestation der gestörten Interaktion)
- **Neutralität des Therapeuten** (ergreift für niemanden Partei)
- **aktive** und **direktive Rolle** des **Therapeuten** (gezielte Anwendung bestimmter Interventionstechniken)
- Betonung **positiver Aspekte** im familiären System
- Fokus auf **Ressourcen**identifikation und -aktivierung

Entspannungsverfahren und Hypnose

Entspannungsverfahren sind als **komplementäre psychotherapeutische Elemente** bei einer Vielzahl von Störungen indiziert. Es gibt aber auch Kontraindikationen, wie z. B. akute Psychosen.

Progressive Muskelrelaxation nach Jacobson | Der Reihe nach werden verschiedene Muskelgruppen erst angespannt und wieder entspannt. Der Patient ist aufgefordert, den Übergang zwischen Anspannung und Entspannung bewusst wahrzunehmen, der sich u. a. in einem Wärmegefühl ausdrückt. Die Konzentration auf diese für jeden spürbare Phänomene macht das Verfahren besonders leicht anwendbar.

Autogenes Training | Auch bei diesem Verfahren konzentriert sich der Patient nacheinander auf verschiedene Körperteile und -funktionen. Durch einfache formelhafte Sätze (z. B.: „Die Stirn ist angenehm kühl" oder „Das Herz schlägt ruhig und kräftig") wird deren Ruhezustand suggeriert und bewirkt. Zunächst wird dieser Vorgang durch einen Trainer oder eine CD angeleitet, später ist der Patient allein dazu in der Lage. Der erreichte Ruhezustand kann auch dazu genutzt werden, um durch formelhafte Vorsatzbildung Verhaltensweisen zu verändern.

Biofeedback-Verfahren | Beim Biofeedback werden motorische und vegetative Körperfunktionen (z. B. Puls, Atemfrequenz, Muskelspannung, Körpertemperatur, Hautwiderstand), die der eigenen Beobachtung i. d. R. kaum zugänglich sind, mit Hilfe spezieller Geräte rückgemeldet und wahrnehmbar gemacht. Durch die Sichtbarmachung erfährt der Patient, dass er auf seine Körperfunktion willentlich Einfluss nehmen kann, und lernt diese so zu steuern, dass er in einen entspannten Zustand gerät.

Hypnose | Der Patient wird vom Hypnotiseur in einen schlafähnlichen Zustand (Trance) versetzt, der durch eine Bewusstseinseinengung mit erhöhter Suggestibilität und tiefer Entspannung gekennzeichnet ist. In diesem Zustand werden die Probleme des Patienten über knappe, einfache, sich wiederholende verbale Suggestionen angesprochen und dadurch verändert.

Daraus abgeleitet ist die **Hypnotherapie**. Hier versammeln sich Therapieformen, die die Wirkung von Trance und Suggestion nutzen.

Psychoedukation

Unter dem Oberbegriff „Psychoedukation" versteht man verschiedene Interventionen, über die man Patienten und Angehörigen **Informationen zu ihrer Diagnose** und zu den **Behandlungsverfahren** vermittelt. In der Regel erfolgt dies in der Form weniger Gruppensitzungen. Für viele psychische Störungen sind inzwischen manualisierte Psychoedukationsprogramme entwickelt worden.

MERKE

Besonders bei **Schizophrenie** ist die Psychoedukation gut erforscht (S. 91). Sie zeigt hier sehr gute Ergebnisse bezüglich der Rückfallprophylaxe und ist gerade bei dieser Erkrankung aus dem Alltag kaum mehr wegzudenken.

Soziotherapie

Unter dem Begriff „Soziotherapie" kann man alle weiteren Verfahren subsumieren, die der **Wiedereingliederung eines Patienten ins Alltagsleben** dienen. In Deutschland gibt es ein enorm großes Angebot, das von der Sozialberatung im Krankenhaus, der Ergotherapie, sozialpsychiatrischen Diensten, Tagesstätten, therapeutischen Wohngemeinschaften bis hin zu speziellen Rehabilitationseinrichtungen für psychisch Kranke reicht.

Kapitel 14

© Dörte Jensen

14 Suizidalität und psychiatrische Notfälle

Völlig überfordert

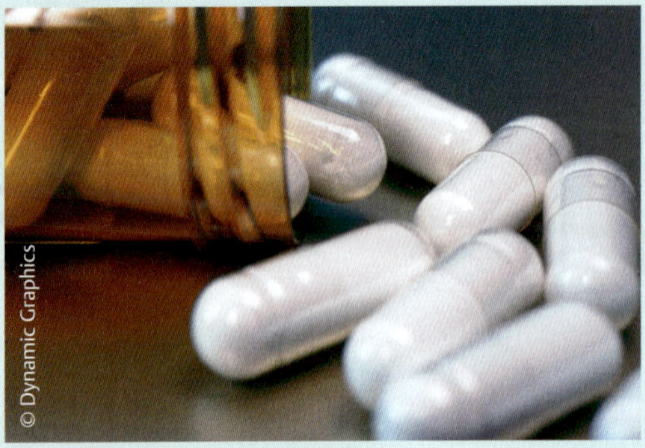

Der erste Ausflug nach Hause

Die 44-jährige Frau Meinert schaut sich an der Tür noch einmal kurz zu ihrer Ärztin um. Frau Dr. Koch lächelt ihr aufmunternd zu. Dann verlässt die Patientin die psychiatrische Station, um ihren ersten Tag probehalber zu Hause zu verbringen. Frau Meinert wurde 8 Wochen zuvor wegen einer schweren depressiven Episode mit Suizidgedanken stationär behandelt. Mithilfe einer adäquaten antidepressiven Pharmako- und Psychotherapie hat sich ihr Zustand in den letzten 4 Wochen stetig stabilisiert. Da ihr 14-jähriger Sohn in der letzten Woche Geburtstag hatte, verspürte sie zum ersten Mal den Wunsch, die Klinik zu verlassen, um am Samstag eine kleine Feier im Kreise ihrer Familie nachzuholen. Frau Dr. Koch hat ihre Patientin in ausführlichen Gesprächen auf diesen ersten außerklinischen Aufenthalt in ihrer alten Umgebung vorbereitet. Auch das Thema Suizidalität wurde aktiv angesprochen. Frau Meinert verneinte die Fragen nach Suizidgedanken oder -plänen vehement. Sie sei zwar ein wenig unsicher, fühle sich dank der Therapie dieser Situation aber gewachsen.

V. a. Medikamentenintoxikation

Am frühen Abend desselben Tages wird Frau Meinert kaum ansprechbar vom Notarzt mit Verdacht auf eine Tablettenintoxikation in suizidaler Absicht in die Notambulanz eingeliefert. Der sie begleitende Ehemann ist am Boden zerstört. Er berichtet den Notärzten und der hinzugerufenen Frau Dr. Koch, dass seine Frau im Laufe des Tages immer stiller geworden sei. Sie habe sich gegen halb vier vom Kaffeetisch verabschiedet, um sich für eine halbe Stunde hinzulegen. Als seine Frau auch nach anderthalb Stunden nicht wieder auftauchte, sei er ins Schlafzimmer gegangen und habe sie dort kaum ansprechbar auf dem Bett liegend vorgefunden. Neben ihr hätten eine leere Dose Schlaftabletten und ein Brief gelegen, in dem sie sich bei ihrer Familie entschuldige.

Zu viel zugemutet

Die Patientin kommt auf der psychiatrischen Station langsam zu sich. Frau Dr. Koch hat an ihrem Bett gewartet. Frau Meinert dreht den Kopf zur Wand und fängt leise an zu reden. Sie schäme sich so, aber es sei alles über ihr zusammengebrochen. Sie habe einfach nicht mehr weitergewusst... „Können Sie mir etwas genauer schildern, wie es zu diesem Suizidversuch gekommen ist", bittet Frau Dr. Koch behutsam. Es sei alles zu viel gewesen, antwortet Frau Meinert. Die Freude und Erwartungshaltung ihrer drei Kinder und ihres Mannes hätten sie völlig überfordert. Sie habe einfach nicht richtig darauf reagieren können und sich im Laufe des Tages immer mehr in sich zurückgezogen. Schluchzend wendet sich die Patientin zu ihrer Ärztin um. Sie sei so enttäuscht von sich selbst. All ihrer Mühe und die Therapie in den letzten Wochen seien umsonst gewesen. Es werde wohl niemals besser werden. Sie sei einfach zu schwach und könne ihren Kindern keine gute Mutter und ihrem Mann keine gute Ehefrau sein...

Sicherheit und Ruhe

Frau Dr. Koch redet beruhigend auf ihre Patientin ein: „Machen Sie sich jetzt keine Vorwürfe. Ich verstehe Sie. Aber wir werden gemeinsam einen anderen Weg für Sie finden. Vielleicht war dieser Aufenthalt in Ihrer normalen Umgebung doch noch zu früh. Ich werde Sie jetzt erst einmal auf unsere geschlossene Station bringen. Das gibt Ihnen und uns mehr Sicherheit." Auf dem Zimmer schlägt Frau Dr. Koch der Patientin eine Art „Vertrag" vor. „Frau Meinert, versprechen Sie mir, dass Sie sich hier auf Station nichts antun werden?" Frau Meinert versucht das erste Mal zu lächeln. Ja, das verspreche sie. Hier fühle sie sich viel sicherer. „Das ist sehr gut. Ich werde Ihnen jetzt eine Tablette verschreiben, die Ihnen helfen wird, erst einmal Abstand zu gewinnen. Frau Meinert möchte wissen, wie es mit ihr nun weitergehe. Sie habe die Befürchtung, dass dieser Suizidversuch bedeute, dass sie niemals gesund werde. „Nein", beruhigt Frau Dr. Koch sie. „Wir werden die begonnene Behandlung selbstverständlich fortsetzen. Dieser Suizidversuch bedeutet nicht das Ende der Therapie. Im Gegenteil: Wir müssen ihn sehr ernst nehmen und die Ursachen in den nächsten Tagen in unseren psychotherapeutischen Gesprächen genau eruieren."

14 Suizidalität und psychiatrische Notfälle

14.1 Suizidalität

Key Point

Bei fast allen psychischen Erkrankungen kann es im Verlauf zu suizidalen Krisen kommen, wobei der überwiegende Teil der Suizidversuche auf einer psychischen Erkrankung im engeren Sinn (z. B. rezidivierende depressive und bipolare Störungen, schizoaffektive und schizophrene Störungen, Suchterkrankungen) beruht. Aber auch andere Lebenssituationen, z. B. die Diagnose einer schwerwiegenden Erkrankung oder plötzliche einschneidende Lebensveränderungen, können suizidale Krisen auslösen.

14.1.1 Allgemeines

Die Möglichkeit, sich willentlich das Leben zu nehmen, ist nur dem Menschen gegeben, da nur der Mensch sein eigenes Lebensende reflektieren kann. Suizidversuche treten in verschiedenen Kulturen und zeitlichen Epochen mit unterschiedlicher Häufigkeit auf. Wissen über Entstehungsbedingungen und Ablauf suizidaler Krisen sowie der Risikofaktoren, Hilfsmöglichkeiten und Prognose erleichtern die Einschätzung der Gefährdung eines Patienten sowie die Vermittlung adäquater Unterstützung und die Planung präventiver Maßnahmen.

14.1.2 Begriffsdefinitionen

Als **Krise** wird ein psychischer Zustand definiert, der sich bei Bedrohung eines wichtigen Lebensziels einstellt und die aktuellen Bewältigungsmöglichkeiten des Individuums überfordert (Wolfersdorf, 1993). **Suizidale Krisen** können insofern als dramatische Zuspitzung einer problematischen Lebenssituation verstanden werden. **Suizidalität** ist daher keine psychische Krankheit an sich, sondern ein lebensbedrohlicher Zustand, der vielfältige Ursachen haben kann.

Zur **Suizidalität** gehören **alle Gedanken und Handlungen**, die durch beabsichtigtes Handeln oder absichtliches Unterlassen eine **selbst herbeigeführte Beendigung des Lebens intendieren**, z. B. auch der Verzicht auf die Einnahme lebenswichtiger Medikamente. Neben der konkreten Suizidabsicht sind dies auch im weiteren klinischen Sinn alle Vorstellungen und Wünsche nach Ruhe und einer Pause, einer Unterbrechung im Leben, wie z. B. der Wunsch zu schlafen und nicht mehr zu erwachen. Suizidgedanken können sich langsam entwickeln, aber auch als plötzlicher Impuls raptusartig auftreten.

MERKE

Jeder Verdacht auf **suizidale Gedanken** muss beachtet werden. Die meisten Suizidhandlungen werden zuvor **versteckt angedeutet**.

Bei eher seltenen **erweiterten Suizidhandlungen** bezieht der Suizident andere, meist nahestehende Personen in die Tötungshandlung mit ein, ohne die Betreffenden an seinem Entscheidungsprozess zu beteiligen. Häufig bestehen vermeintlich altruistische Motive, z. B. die Familie vor den Folgen einer Verschuldung zu schützen. Gefährdet sind besonders Mütter mit postpartaler Depression, die sich bei Versorgung ihrer Kinder aufgrund der depressiv eingeengten Sichtweise als insuffizient erleben (vgl. S. 120). Bei **gemeinschaftlichen Suiziden** kommt es im Gegensatz zur erweiterten Suizidhandlung zuvor oft zu detaillierter gemeinsamer Absprache und Planung der Suizidhandlung. Ältere Paare sind hier besonders gefährdet.

14.1.3 Epidemiologie

Mit ca. 10 000 **vollendeten Suiziden** in Deutschland jährlich ist die absolute Zahl in den letzten Jahren zwar rückläufig (im Jahr 2006 um ca. 56 % gegenüber 1980 gesunken, vgl. Abb. 14.1), ist aber im Vergleich mit anderen Ländern immer noch hoch. Eine **Dunkelziffer** ist anzunehmen, da unter den Todesfällen nach Verkehrsunfällen, durch Drogen und bei ungeklärten Todesfällen auch unerkannte Suizide zu vermuten sind. Bei Menschen **unter 40 Jahren** gehören Suizide zur **zweithäufigsten Todesursache** nach Unfällen. Suizide sind bei **Männern** etwa 3-mal so häufig wie bei Frauen (2006: 7225 Männer und 2540 Frauen). Die Suizidrate bei älteren Menschen **über 60 Jahren** steigt **exponenziell** an.

Über die Häufigkeit **nicht tödlicher suizidaler Handlungen** (sog. **Parasuizide**) gibt es keine gesicherte Statistik, sie liegt nach Schätzungen mit ca. 250 000 jährlich um ein Vielfaches höher als die Zahl vollendeter Suizide. **Frauen** sind etwa 2- bis 3-mal so häufig betroffen wie Männer. Das Verhältnis einer vollendeten Suizidhandlung zum Suizidversuch beträgt bei Männern 1 : 3, bei Frauen 1 : 10. Parasuizide sind in **jüngeren Altersgruppen** am höchsten, am meisten gefährdet sind 15- bis 25-jährige Mädchen und Frauen. Etwa 30 % der Jugendlichen äußern in Befragungen, schon einmal Suizidgedanken gehabt zu haben.

In ländlichen Gebieten ist die Suizidrate geringer als im **städtischen Milieu**, in Kriegszeiten nimmt sie ab, während sie in **Zeiten wirtschaftlicher Not** eher zunimmt. In **protestantisch** geprägten Gegenden sind Suizide häufiger als in Gebieten mit vorwiegend katholischer Bevölkerung. Es gibt ein **Nord-Süd-Gefälle**.

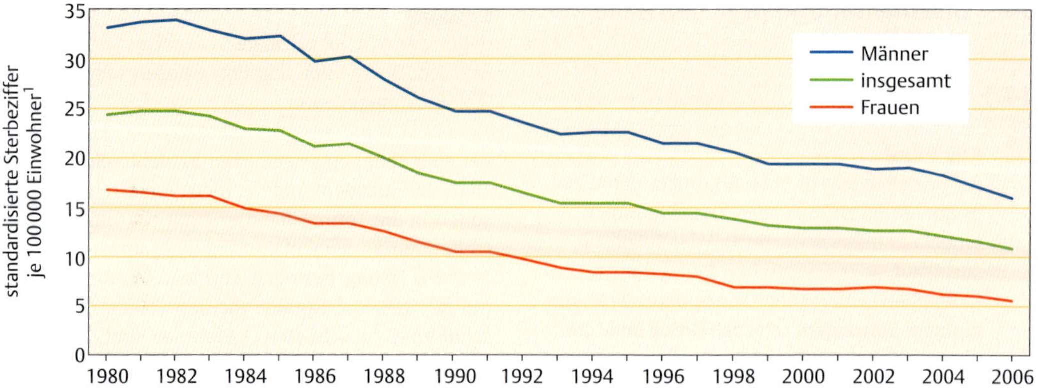

[1] rohe Anzahl an Sterbefällen durch Suizid bezogen auf altersstandardisierte Bevölkerung

Abb. 14.1 Suizidrate in Deutschland im Zeitverlauf (Quelle der Angaben: Statistisches Bundesamt, 2007).

Auffallend sind sehr hohe Suizidraten in **Ungarn** und den **baltischen Staaten**, vermutet wird eine gemeinsame genetische Disposition.

Bei den statistisch erfassten vollendeten Suiziden gehören Erhängen und der Sturz in die Tiefe in Deutschland zu den häufigsten Todesursachen. Männer wählen statistisch eher diese sog. **harten Suizidmethoden**. Die Vergiftung durch Medikamente führt aufgrund verbesserter intensivmedizinischer Maßnahmen und verminderter Toxizität der verordneten Psychopharmaka (weniger trizyklische Antidepressiva, keine Barbiturate) seltener zum Tod, ist aber die am häufigsten angewendete Methode parasuizidaler Handlungen bei Frauen. Sie wird zusammen mit der intendierten Überdosierung von Drogen auch als **weiche Suizidmethode** bezeichnet. Bei Männern sind Schnitt- und Stichverletzungen bei Suizidversuchen häufiger als Vergiftungen.

14

14.1.4 Ätiologie

Suizidalität ist **multifaktoriell** bedingt und abhängig von individuellen, kulturellen und soziologischen Faktoren. Dies verdeutlichen auch die **Risikoprofile** (Tab. 14.1) und der **Verlauf suizidaler Krisen**. Hier spielt z. B. auch eine Rolle, ob die gesamtgesellschaftliche Einstellung zu Suizidhandlungen eher permissiv oder restriktiv ist.

Praxistipp
Bei Halluzinationen in Form von imperativen Stimmen, die den Betroffenen zum Suizid auffordern, ist höchste Vorsicht geboten.

Tab. 14.1

Risikoprofil für Suizidalität.

Risikokriterien	Beispiele
besonders suizidgefährdete Personenkreise	– nach Suizidversuch – schizoaffektive oder schizophrene Störung – depressive Erkrankung (s. u.) – Suchtmittelabhängigkeit – emotional instabile Persönlichkeit – Alleinstehende, v. a. Männer in höherem Lebensalter – Menschen mit fehlenden sozialen oder religiösen Bindungen – chronisch somatisch erkrankte Menschen – nach Diagnosestellung einer schweren Erkrankung – Störungen der Geschlechtsidentität oder Probleme mit der sexuellen Orientierung – Migrationshintergrund
psychopathologische Syndrome, die mit erhöhter Suizidgefährdung einhergehen können	– depressive Syndrome mit ausgeprägten Schlafstörungen – wahnhaft depressive Syndrome – agitiert depressive Syndrome – chronisch depressive Syndrome – paranoide Syndrome mit akustischen Halluzinationen (imperative Stimmen)
mögliche krisenhafte Zuspitzungen von Lebenssituationen mit erhöhtem Suizidrisiko	– Adoleszenz mit Reifungskrisen – Trennung, Scheidung – Tod naher Bezugspersonen – Migration, Flucht, Vertreibung – Verlust des Arbeitsplatzes

Biologische Theorien | Zwillings- und Adoptionsstudien legen eine **genetische Teilursache** nahe, die im Zusammenhang mit dem **verminderten Transmitter Serotonin** zu stehen scheint und von Bedeutung bei der Impulskontrolle ist. Im Liquor von Patienten nach Suizidversuch konnte ein erniedrigter Hydroxyindolessigsäure-Wert (Serotonin-Metabolit) nachgewiesen werden. Allerdings ist dieser Parameter wenig spezifisch für Suizidalität.

Psychologische Theorien | Depression und Suizidalität können **lerntheoretisch** als Folge übergeneralisierender negativer Denkschemata und kognitiver Verzerrungen (z. B.: „**Alles** ist negativ, die Welt ist schlecht, ich kann **nichts**, es wird **nie** besser") aufgefasst werden. Aus **psychodynamischer Sicht** wird Suizidalität als Regression, um der realen kränkenden Außenwelt zu entkommen, gedeutet. Eine psychodynamische Ursache erlebnisreaktiver Suizide wird in einer **„narzisstischen Krise“** gesehen. Menschen mit einer narzisstischen Störung haben ein vermindertes Selbstwertgefühl, das sie in besonderem Maße empfindlich für Enttäuschungen und Kränkungen im sozialen Umfeld macht (S. 215). Berufliche Niederlagen, fehlende Anerkennung oder Trennungskonflikte können bei dieser Personengruppe zu suizidalem Verhalten führen, wenn Kompensationsversuche misslingen.

Auch **Imitation** spielt eine wichtige Rolle. Als historisches Beispiel dient hier Goethes Roman „Die Leiden des jungen Werther“. Nach Veröffentlichung kam es zur Häufung von Suiziden mit ähnlichem Motiv in der altersgleichen Personengruppe. Die Fernsehserie „Tod eines Schülers“, bei der am Ende jeder Folge der Bahnsuizid eines Abiturienten angedeutet wird, hatte eine Häufung von Bahnsuiziden zur Folge. Da Berichte in der Presse und Medien über Suizide bei ambivalenten Menschen in einer Krise also suggestiv wirken können (dies wird auch als **„Werther-Effekt“** bezeichnet), wird entsprechend einer Vereinbarung des Presserats von 1992 nur noch über einen Suizid berichtet, wenn es sich um eine Person öffentlichen Interesses handelt. So stieg nach der Berichterstattung über den Suizid des Torwarts Robert Enke die Zahl von Schienensuiziden an.

MERKE

Suizidale Handlungen stehen im Kontext eines **multifaktoriellen Geschehens**, in dem biologische, psychologische und soziale Faktoren zusammenwirken. Suizidalität kann ein **Symptom psychiatrischer Erkrankung** sein oder **Folge einer krisenhaften Zuspitzung** der individuellen Lebenssituation.

14.1.5 Stadienhafter Verlauf suizidaler Entwicklung

Die suizidale Entwicklung hat einen stadienhaften Verlauf. Am bekanntesten sind die Konzepte nach Pöldinger und Ringel. **Pöldinger** entwickelte 1968 ein Konzept, nach dem Suizidhandlungen häufig **3 regelhafte Stadien** vorausgehen: Erwägung, Ambivalenz und Entschluss (**Abb. 14.2**).

- Die erste Phase der **Erwägung** ist durch sozialen Rückzug und selektive Wahrnehmung von suizidalen Hinweisreizen (Pressemeldungen, Suizidversuche in Freundeskreis und Familie etc.) gekennzeichnet. Distanzierung von den Suizidabsichten und Steuerungsfähigkeit sind noch erhalten. In dieser Phase gibt der Patient verdeckte Hinweise oder Appelle in seinem sozialen Umfeld.
- Im zweiten Stadium der **Ambivalenz** sind Distanzierung und Steuerungsfähigkeit aufgehoben und die Gedanken zunehmend auf die beabsichtige Suizidhandlung eingeengt. In diesem Stadium wird der Suizidversuch häufig angekündigt oder es wird versucht, Kontakt aufzunehmen, z. B. zum Hausarzt.

MERKE

Suizidhandlungen werden häufig (zu 75 %!) zuvor **angekündigt**, sei es durch indirekte Hinweise oder durch direkte Hilfesuche. Wenn diese Appelle wahrgenommen werden, können Suizidhandlungen verhindert werden.

- Im Stadium des **Entschlusses** wirkt der Suizident häufig eher entlastet oder resignativ. Er trifft Vorbereitungen für den Suizidversuch, die Steuerungsfähigkeit ist weithin aufgehoben. Nur der aufmerksame Beobachter kann dies als **trügerische Ruhe** deuten und er sollte auf indirekte Hinweise im Verhalten des Patienten achten (z. B.

14

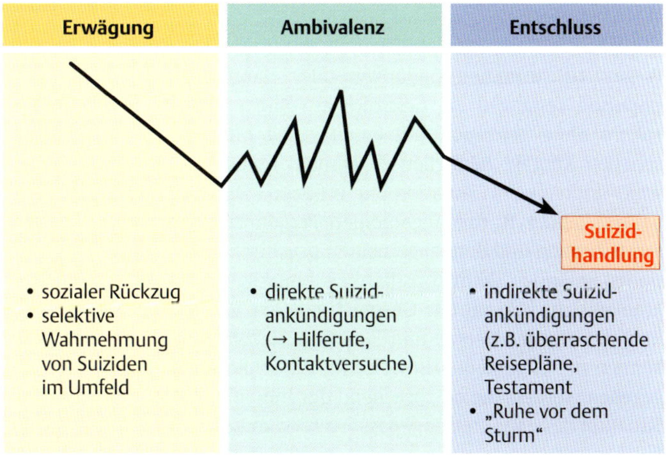

Abb. 14.2 Stadien der suizidalen Handlung nach Pöldinger (nach Pöldinger, W., Die Abschätzung der Suizidalität, Huber, 1968).

überraschende Reisepläne, testamentarische Verfügungen). In einem Gespräch in dieser Phase wird i. d. R. auch noch eine **Restambivalenz** deutlich.

Zu jedem Zeitpunkt dieser suizidalen Entwicklung bestehen also konstruktive Möglichkeiten, den regelhaften Ablauf zu unterbrechen.

Ringel beschrieb 1953 die psychologischen Aspekte des **präsuizidalen Syndroms**:

- Die **1. Phase** zunehmender **affektiver und kognitiver Einengung** ist durch sozialen Rückzug und einseitig auf die Suizidabsicht ausgerichtete Wahrnehmung gekennzeichnet.
- In der **2. Phase** kommt es zur **Aggressionsumkehr**. Die eigentlich auf das Gegenüber abzielende Wut bzw. den Ärger (z. B. nach einer Trennung) richtet der Suizident gegen sich selbst, er kann diese Gefühle nicht mehr adäquat mitteilen.
- In der **3. Phase** entwickelt er **Suizidgedanken** zunächst aktiv, bis sich diese Gedanken passiv aufdrängen. Wie bereits beschrieben geht in diesem Prozess zunehmend die Steuerungsfähigkeit verloren.

14.1.6 Diagnostik

Die Feststellung, inwieweit ein Patient suizidgefährdet ist, erfordert **Wissen über Risikogruppen und Belastungsfaktoren**, die suizidale Krisen bedingen können. Individuell ist jedoch bei Verdacht auf Suizidgedanken oder -absichten ein **ausführliches Gespräch** Grundlage für die Abschätzung der Suizidgefährdung. **Risikoprofile** können als Orientierungshilfe allerdings die Einschätzung der Gefährdung erleichtern.

14

MERKE

Suizidgedanken können **aktiv erfragt** werden – dadurch wird der Patient **nicht** auf solche Absichten gebracht, sondern er ist i. d. R. **entlastet**, darüber sprechen zu können.

Gesprächsleitfaden zur Abklärung von Suizidalität

Fragen zu suizidalen Gedanken oder Handlungsimpulsen verlangen ein **Gespräch in ruhiger Atmosphäre ohne Zeitdruck**, um einen guten interpersonellen Kontakt herstellen zu können und die jeweils individuelle Situation zu erfassen. Das Gespräch kann z. B. mit allgemeinen Fragen zur Gesamtsituation und dem allgemeinen psychischen Befinden beginnen. Beim Konsiliardienst im Allgemeinkrankenhaus beginnt das Gespräch mit der Vorstellung der eigenen Person und Funktion. Nachfolgend können nur allgemeine Hinweise für die Exploration gegeben werden, die entsprechend der individuellen Situation des Patienten angepasst werden muss.

Fragen zum **aktuellen psychischen Befinden**, z. B.:

- Sind Sie in letzter Zeit trauriger, hoffnungsloser als früher?
- Müssen Sie häufig grübeln?
- Worum kreisen Ihre Gedanken?
- Wie schlafen Sie nachts?
- Haben Sie Schmerzen?

Hinzu kommen Fragen nach weiteren **psychopathologischen Phänomenen** wie Wahn, Halluzinationen, Misstrauen etc., wie sie der entsprechende Befund enthält (S. 23).

Das Gespräch über Suizidalität beinhaltet **Fragen zur Akuität** von Suizidgedanken, die von passiven Todeswünschen („Am liebsten würde ich morgen nicht mehr aufwachen") bis zu konkreten Suizidplänen reichen:

- Haben Sie Gedanken oder den Wunsch, so nicht mehr weiterleben zu wollen?
- Haben Sie den Mut zum Leben verloren?
- Haben Sie das Gefühl, dass die Therapie oder die Medikamente Ihnen (nicht mehr) helfen?
- Gibt es Menschen oder Dinge, für die es sich für Sie lohnt zu leben?
- Haben Sie in der letzen Zeit Gedanken gehabt, nicht mehr leben zu wollen?
- Denken Sie manchmal, es wäre am besten, am nächsten Tag nicht mehr aufzuwachen?
- Haben Sie auch Gedanken gehabt, das Leben selbst zu beenden?
- Haben Sie da schon konkrete Vorstellungen?
- Haben Sie Vorbereitungen getroffen?
- Haben Sie einen Abschiedsbrief geschrieben oder testamentarisch Verfügungen getroffen?

Wichtig ist auch die Frage nach religiöser Bindung oder Bindung durch Ehepartner, Angehörige oder Kinder, die eine gewisse schützende Funktion gegen die Ausführung eines Suizidversuchs darstellen können.

Erfragt werden des Weiteren **akute Belastungsfaktoren**:

- Trennung, Scheidung?
- Probleme in sozialen Beziehungen, Partnerschaft, Schule (Zeugnisausgabe), berufliche Probleme, finanzielle Verbindlichkeiten, Strafverfahren, Führerscheinverlust?
- Welche sozialen Bezüge bestehen?
- Gibt es körperliche Erkrankungen?
- Jahresdaten mit persönlicher, emotional belastender Bedeutung?
- Vermehrter Konsum von Alkohol, anderer psychotrop wirkender Substanzen in letzter Zeit?

Wichtig sind auch **Fragen zur Vorgeschichte**:

- Besteht eine psychische (Vor-)Erkrankung? Stationäre Voraufenthalte?
- Gibt es Suizidversuche in der Vorgeschichte, im familiären oder sozialen Umfeld?
- Besteht eine Suchtmittelabhängigkeit?

Bei **erfolgtem Suizidversuch** sind zur Klärung der weiteren akuten Gefährdung und der Schwere des Suizidversuchs u. a. folgende Faktoren zu erfragen:

- Analyse der Motive der Suizidhandlung: Zu unterschiedlichen Anteilen spielen bei jedem Suizidversuch generelle Intentionen wie Appell („appellativer Suizidversuch", „Hilferuf") sowie Autoaggressivität und Aggressivität gegenüber einer vermeintlich verständnislosen Umwelt eine Rolle. Von einer **„suizidalen Pause"** spricht man, wenn der Suizidhandlung in erster Linie ein Bedürfnis nach Ruhe, Schlaf oder einer Unterbrechung im Leben zugrunde liegt und nicht die Selbsttötungsabsicht im Vordergrund stand.
- Besteht Erleichterung über das Scheitern des Suizidversuchs oder eher Bedauern, dass es nicht geklappt hat?
- Wurde der Suizid so durchgeführt, dass der Betroffene nicht damit rechnen konnte, noch rechtzeitig gefunden zu werden (z. B. im Bad bei Anwesenheit des Partners vs. in einem Hotel in einer fremden Stadt)?
- Wurde eine harte, eher zum Tode führende Methode (z. B. Fenstersprung, Erschießen) oder eine weiche Methode (Tabletten) angewandt? (Bei Medikamenten ist die Einnahme einer großen Menge als schwerwiegender einzustufen als einer kleine Menge.)
- War dem Patienten bewusst, dass die Einnahme der Tabletten zum Tode führen könnte (z. B. Paracetamol) bzw. eher selten letal ist (z. B. Benzodiazepine)?
- War ein Abschiedsbrief bzw. ein Testament geschrieben worden?

Praxistipp

Jeder Suizidversuch ist ernstzunehmen. Zur Entscheidung zur Entlassbarkeit in ambulante Betreuung vs. (geschlossene) stationäre Aufnahme ist es unerlässlich, die Begleitumstände des Suizidversuchs genau zu erfragen.

14.1.7 Prävention und Therapie von Suizidalität und suizidalen Krisen

Primäre Prävention bezeichnet Maßnahmen, die im gesamtgesellschaftlichen Kontext die Risiken für suizidale Krisen vermindern sollen. Hierzu können zum einen **Aufklärungsprojekte** dienen, die sich mit dem tabuisierten Thema „Suizidalität" befassen und gleichzeitig auf Beratungsangebote hinweisen, aber auch die **Minderung von Risikokonstellationen**, wie z. B. die bessere soziale Einbindung älterer alleinstehender Männer oder die Etablierung von psychologischen Beratungsangeboten in Schulen. Auch der **erschwerte Zugang zu gefährdenden Stoffen** kann die Suizidhäufigkeit verringern, wie z. B. die restriktivere Verordnung potenziell toxischer Medikamente wie trizyklischer Antidepressiva. Ebenso gehört die 1992 getroffene Vereinbarung des Presserats, nur noch bei Ausnahmesituationen über Suizidhandlungen zu berichten (s. o.), zur Primärprävention, die Imitation verhindern soll.

Die **Sekundärprävention** bezieht sich konkret auf Menschen in suizidalen Krisen. Die Therapie von suizidalen Krisen erfolgt in der Regel multiprofessionell und vernetzt. Ausgangspunkt der Krisenintervention ist das **professionelle Gespräch**. Das Erstgespräch mit dem Betroffenen sollte frühzeitig und im Idealfall in ruhiger Atmosphäre ohne Zeitdruck verlaufen. Im Wesentlichen beinhaltet es diagnostische Aspekte (S. 316), ist aber auch der Beginn der therapeutischen Beziehung und die erste Kontaktaufnahme durch den Arzt oder Therapeuten neben dem Pflegeteam.

Basis hierfür ist zunächst die **nicht wertende Akzeptanz des suizidalen Verhaltens** als Ausdruck der inneren Not des Patienten. Im weiteren Schritt wird die zu diesem Notsignal führende Problemsituation mit dem Patienten analysiert. Ist die therapeutische Beziehung tragfähig, können die inadäquaten Bewältigungsversuche thematisiert und auf dieser Grundlage **Problemlösestrategien** entwickelt werden. Hierzu beitragen kann auch die **Kontaktaufnahme mit engen Bezugspersonen**. Häufig ist der Suizident über seine Handlung beschämt und befürchtet Vorwürfe. Abhängig von der Situation und dem Wunsch des Patienten kann der Psychiater ein solches gemeinsames Gespräch mit den Bezugspersonen moderieren, um neben dem professionellen Gespräch auch die Kommunikation mit dem sozialen Umfeld wiederherzustellen und die durch die suizidale Krise entstandene Isolation zu durchbrechen. Der Therapeut wirkt durch Ressourcenaktivierung und als Reflexionshilfe beim Patienten auf **selbsteffizientes Handeln** hin und relativiert damit seine initial sehr aktive Rolle.

Insbesondere bei Fortbestehen von Suizidimpulsen oder notwendiger pharmakologischer Einstellung einer zugrunde liegenden psychischen Erkrankung ist eine **stationäre Aufnahme** erforderlich. Ein stationärer Aufenthalt kann auch zur Distanzierung von der akuten Problemsituation beitragen und die Reflexion im geschützten Rahmen mit professioneller Hilfe erleichtern. Bei Fehlen eines stützenden sozialen Netzes oder enger Vertrauenspersonen ist ebenfalls eine stationäre Behandlung in Betracht zu ziehen. Die Art der **Weiterbehandlung** ist darüber hinaus abhängig von der Versorgungsstruktur: In Ballungsräumen gibt es eine Vielzahl auch kurzfristig zu etablierender Behandlungs- und Beratungsmöglichkeiten, während in ländlichen Gebieten häufig der Hausarzt diese Funktion übernimmt.

MERKE

Bei fortbestehender akuter Suizidgefahr beispielsweise auf einer internistischen Station ist die **lückenlose Überwachung des Patienten** sicherzustellen und anschließend die Weitervermittlung in eine **psychiatrische Behandlungseinheit** in die Wege zu leiten. Hierfür muss bei fehlendem Einverständnis des Patienten eine Rechtsgrundlage nach den entsprechenden Landesunterbringungsgesetzen oder dem Betreuungsgesetz geschaffen werden (S. 257).

Termine für **weiterführende Beratungs- bzw. therapeutische Gespräche** werden noch während der stationären Krisenintervention vereinbart und – soweit der Patient sein Einverständnis gibt – ggf. mit einer Rückmeldung durch die weitervermittelte Einrichtung verbunden.
Vor der Entlassung sollte mit dem Patienten ein **individueller Krisen- oder Notfallplan** erarbeitet werden. Frühwarnzeichen, auf die der Patient aufmerksam werden sollte (z. B. Schlafstörungen, vermehrtes Grübeln, Risikokonstellationen), bevor die affektiv kognitive Einengung zur Einschränkung der Handlungsmöglichkeiten führt, können Inhalt **supportiv psychotherapeutischer Gespräche** sein und in einem Krisenplan schriftlich fixiert werden. Für den Fall einer erneuten suizidalen Krise sollte der Patient eine „Notfallkarte" mit den wichtigsten Telefonnummern psychiatrischer Notfallambulanzen und jederzeit erreichbaren Krisenzentren bei sich führen.

MERKE

Etwa 14–35 % der Patienten nach einem Suizidversuch verüben in den ersten 2 Jahren danach **erneut** einen solchen. Ein erfolgter Suizidversuch ist auch einer der stärksten Prädiktoren dafür, dass ein solcher erneut erfolgen wird.

Zur **Tertiärprävention** gehören deswegen **rezidivprophylaktische Maßnahmen**, die eine gelungene Reintegration in das soziale Umfeld ermöglichen, eventuell eine längere **Psychopharmakotherapie** (s. u.) mit regelmäßigem Monitoring bei einem niedergelassenen Psychiater oder die Vermittlung einer längerfristigen **Psychotherapie**.

Pharmakologische Therapiemöglichkeiten

In suizidalen Krisen kann eine zusätzliche pharmakologische Therapie notwendig werden. Dies ist im Besonderen der Fall, wenn im Gespräch deutliche Hinweise auf eine psychiatrische Erkrankung im engeren Sinn vorliegen, wie depressive oder schizophrene Störungen (S. 104 bzw. S. 77). Aber auch psychosoziale Auslöser, Krisen- und akute Belastungssituationen machen häufig eine begleitende Psychopharmakotherapie erforderlich. Diese kann hilfreich sein, um die Situation zu deeskalieren und den Zugang im Gespräch zu erleichtern. **Symptomorientiert** werden bei Schlafstörungen, Ängsten und Anspannungszuständen **Tranquilizer** (Benzodiazepine), schlafanstoßende und sedierende **Antidepressiva** sowie niedrig dosiert sedierende **Antipsychotika** eingesetzt.
Hierbei ist zu beachten, dass die begleitende symptomorientierte Verordnung von Psychopharmaka **nicht** die adäquate Auseinandersetzung mit der auslösenden Problemsituation verhindert, sondern diese im Einzelfall durch eine emotionale Distanzierung erst möglich macht.

Praxistipp

Bei ambulanten Kriseninterventionen ist darauf zu achten, dass Medikamente mit geringem Intoxikationsrisiko verordnet werden (z. B. SSRI). Mit der Verordnung kleiner Packungsgrößen kann gleichzeitig eine engmaschigere Kontaktaufnahme bewirkt werden.

14.2 Weitere psychiatrische Notfallsituationen

Key Point

Die Beurteilung einer Notfallsituation orientiert sich zunächst an der Leitsymptomatik, da eine genaue Diagnostik oftmals situationsbedingt nicht möglich ist.

14.2.1 Delir und Verwirrtheitszustände

Unter einem Delir versteht man einen ätiologisch unspezifischen Verwirrtheitszustand häufig multifaktorieller Ätiologie (zu weiteren Einzelheiten siehe auch S. 37). **Kriterien** für das Vorliegen eines Delirs sind nach **ICD-10** (vgl. Tab. 2.3, S. 40):

- Störung des Bewusstseins und der Aufmerksamkeit
- Störung der Kognition
- Wahrnehmungsstörung
- Beeinträchtigung des abstrakten Denkens und der Auffassung
- Beeinträchtigung des Kurzzeitgedächtnisses
- psychomotorische Störungen (Agitiertheit)
- akuter Beginn und fluktuierender Verlauf
- affektive Störungen (Angst, Reizbarkeit, Apathie, Depressivität etc.)
- Störungen des Tag-Nacht-Rhythmus, häufig nachtaktiv

Delire sind **Notfallsituationen**, da der Patient durch die auslösende organische Ursache (z. B. Infektion, Intoxikation), die vegetative Symptomatik und andere Komplikationen (z. B. hypertensive Entgleisung,

Krampfanfälle) sowie die Verkennung der Situation **akut gefährdet** sein kann.

MERKE

Patienten mit deliranten Syndromen sind **überwachungspflichtig**.

Entscheidend ist die **rasche Diagnose und Therapie der Grunderkrankung** (S. 39 bzw. S. 40). Hierfür ist bei der (Fremd-)Anamnese auch besonders auf eingenommene **Medikamente** als mögliche Ursache zu achten. Körperliche Untersuchung, Laboruntersuchungen und weitere apparative Diagnostik sind ebenfalls unerlässlich.

Symptomorientiert werden **Clomethiazol**, **Antipsychotika** (z. B. Pipamperon, Melperon, Haloperidol, Risperidon) oder **Benzodiazepine** (cave: paradoxe Reaktionen bei älteren Menschen) gegeben. Ferner ist auf einen **ausgeglichenen Elektrolyt- und Flüssigkeitshaushalt** zu achten.

Praxistipp

Vorsicht: Niedrigpotente Antipsychotika mit anticholinerger Wirkung können den Verwirrtheitszustand verstärken. Antipsychotika sollten insbesondere bei älteren Menschen nur kurzfristig eingesetzt werden.

Zur Behandlung des Alkoholentzugsdelirs siehe S. 65.

14.2.2 Erregungszustände

Psychomotorische Erregungszustände sind **gekennzeichnet** durch einen deutlich vermehrten Antrieb mit Unruhe, erhöhte Reizbarkeit, affektive Enthemmung bis zum Kontrollverlust, i. d. R. auch eingeschränkte Auffassungsfähigkeit und Zugänglichkeit für Gesprachsangebote und mangelnde Kooperationsbereitschaft. Die verminderte Impulskontrolle kann sich unvermittelt in verbaler oder tätlicher Aggressivität entladen. Der Untersucher muss daher bei akuter Erregung eines Patienten schnell zu einer **Gefährdungsabschätzung** der Situation kommen und sich gleichzeitig bemühen, **Deeskalationsmaßnahmen** einzuleiten.

Die **Ursachen**, die zu einem Erregungszustand führen können, sind vielfältig:

- Erregungszustände im Rahmen der **Exazerbation** einer schizophrenen Psychose, Manie, einer Panikattacke, einer agitierten depressiven Episode, affektiver Durchbruch bei emotional instabiler Persönlichkeit
- **hirnorganisch** bedingte Erregungszustände im engeren Sinne, wie Tumoren, frühkindliche Hirnschädigung, Schädel-Hirn-Traumata
- **Intoxikationen:** Alkohol, Psychostimulanzien, Medikamente
- **Entzugssyndrome:** Alkoholentzugsdelir, Entzug von Benzodiazepinen
- Erregungszustände bei **somatischen Grunderkrankungen**: z. B. Hyperthyreose, Hypoglykämie
- nach **akuten traumatischen Ereignissen** (Todesfall, Trennung, Unfall)

Zur **Gefährdungseinschätzung** sind folgende Punkte relevant:

- **Selbstgefährdung:** Ist der Patient selbst gefährdet, beispielsweise aufgrund einer eventuell vorliegenden akut behandlungsbedürftigen Grunderkrankung oder indem er sich durch umherliegende Gegenstände selbst verletzen bzw. im Rahmen aggressiver Durchbrüche seine medizinische Versorgung gefährden kann (Durchtrennung von Infusionsschläuchen, Manipulation an medizinischen Geräten etc.)?
- **Fremdgefährdung:** Gefährdet der Patient Mitpatienten, Pflegepersonal, andere Personen im Umfeld etc. durch mitgeführte Gegenstände wie z. B. Waffen? Deutet er verbal bereits mögliche Tätlichkeiten an?

Je nach Ausmaß der unmittelbaren Gefährdung muss der Arzt **eindeutige Anweisungen** geben, sodass sich anwesende Personen gegebenenfalls in Sicherheit bringen können. Wenn erforderlich, sollte er **weitere Hilfe** anfordern sowie evtl. Maßnahmen zur mechanischen Beschränkung (**Fixierung**) des Patienten treffen.

Als **Deeskalationsmaßnahme** sollte der Untersucher – soweit möglich – eine ruhige Gesprächsatmosphäre schaffen und dem Patienten sowie ggf. den Mitpatienten mit klaren Aussagen begegnen. Auch **Reizabschirmung** ist wichtig: So können andere, ruhigere Räumlichkeiten aufgesucht werden. Wenn erkennbar ist, dass sich die Aggression auf eine anwesende Person bezieht, sollte diese gebeten werden, den Raum zu verlassen. Der Patient sollte darüber hinaus immer miteinbezogen bleiben. Der Arzt sollte ihm erklären (soweit möglich), welche weiteren Untersuchungsschritte erforderlich sind und warum.

Diagnostische Möglichkeiten werden durch die Kooperationsbereitschaft des Patienten eingeschränkt, der Untersucher muss sich gelegentlich auf **Beobachtung** und **Fremdanamnese** beschränken.

Therapeutische Interventionen richten sich nach der **vermuteten Ursache**. Die Notfallsituation eines Erregungszustands verlangt schnelles, aber auch durchdachtes Handeln, d. h., der Untersucher sollte sich nicht durch andere anwesende Personen in seiner therapeutischen Entscheidung unter Druck gesetzt fühlen und nur dann eine **schnelle Sedierung** (abhängig von der vermuteten Ätiologie i. v.-Applikation von Sedativa oder i. m.-Applikation von Haloperidol, wenn der Patient nicht bereit ist eine orale Medikation einzunehmen) einleiten, wenn es **unabdingbar**

14

notwendig und in Abwägung keine anderen Maßnahmen getroffen werden können.

14.2.3 Zustände mit verminderter psychomotorischer Reaktion

Bei einem **Stupor** ist die Psychomotorik in extremem Maße gemindert, eine Kommunikation bzw. Kontaktaufnahme mit dem Patienten ist nur sehr eingeschränkt oder gar nicht möglich. Es besteht keine oder nur eine minimale Reaktion auf Umweltreize, wobei keine quantitative Bewusstseinsstörung vorliegt, auch besteht i. d. R. keine Amnesie für diesen Zustand. Einen stuporösen Patienten kennzeichnet zudem ein **Mutismus**, er ist verstummt bzw. die sprachliche Kommunikationsfähigkeit ist deutlich eingeschränkt. Es können auch mutistische Zustände ohne Stupor auftreten.

Katatone Schizophrenie

Neben einem Stupor ist das Bild bei der Katatonie (vgl. S. 83) durch einen erhöhten Muskeltonus (**Rigor**), **Haltungsstereotypien** und **Mutismus** sowie gelegentlich auch durch eine sog. wächserne Biegsamkeit (**Flexibilitas cerea**) gekennzeichnet. Hierbei kann der Untersucher die Extremitäten in eine bestimmte bizarre Haltung bringen, in welcher der Patient dann verharrt. Das Bewusstsein ist nicht gestört. Treten zusätzlich Fieber, vegetative Entgleisung und Akrozyanose auf, so ist von einer lebensbedrohlichen **pernizösen (febrilen) Katatonie** auszugehen. Es kann ohne Auslöser auch zu einem plötzlichen Wechsel vom stuporös-katatonen Zustand in einen psychomotorischen Erregungszustand kommen (**katatoner Bewegungssturm**).

Therapeutisch ist bei katatonen Zuständen initial **Lorazepam** oral gut wirksam, bei Wirkungslosigkeit können Benzodiazepinhypnotika auch mit **Antipsychotika** kombiniert werden.

Bei der perniziösen Katatonie ist die Notfalltherapie eine **Elektrokrampfbehandlung (EKT)**. Der Patient sollte bei einem entsprechenden Verdacht in ein **spezialisiertes Zentrum** verlegt werden und benötigt **intensivmedizinische Behandlung**, insbesondere da eine Enzephalitis und ein malignes neuroleptisches Syndrom (MNS, S. 321) wegen verschiedener therapeutischer Konsequenzen ausgeschlossen werden müssen.

> **MERKE**
>
> Diese schwierige differenzialdiagnostische Entscheidung (Abgrenzung des katatonen Syndroms vom malignen neuroleptischen Syndrom, MNS) bei Vorliegen eines Stupors im Rahmen einer vorbekannten schizophrenen Erkrankung wird auch als **katatones Dilemma** bezeichnet (vgl. S. 85).
>
> Bei einem **MNS** wäre die Gabe von **Antipsychotika kontraindiziert**.

14

Depressiver Stupor

Bei zugrunde liegender depressiver Symptomatik im Rahmen einer schweren depressiven Episode (S. 104) steht die **Antriebshemmung** ganz im Vordergrund. Auch die affektive Resonanzfähigkeit ist bis zur **Affektstarre** gemindert. Alle psychomotorischen Funktionen sind eingeschränkt. Blickkontakt ist häufig möglich und der Gesamtausdruck mutet nicht so bizarr an wie bei einem katatonen Stupor. Da dieses fast pseudodemenziell wirkende Zustandsbild häufiger bei älteren Menschen mit depressiven Störungen zu beobachten ist, fällt die Abgrenzung von einer demenziellen Erkrankung (S. 43) und anderen organisch bedingten psychischen Störungen phänomenologisch nicht leicht. Als Notfallintervention wird zunächst die Gabe von **Lorazepam** empfohlen, nach Diagnosesicherung ein **Antidepressivum**.

> **MERKE**
>
> Auch bei starker Antriebshemmung sind Patienten mit einem depressiven Stupor **suizidgefährdet**.

Organisch bedingter Stupor

Alle stuporösen Syndrome können auf organische Ursachen im engeren Sinne zurückzuführen sein und bedürfen daher gezielter Diagnostik, damit entsprechende therapeutische und nicht nur symptomorientierte Interventionen eingeleitet werden können. Zur Basisdiagnostik gehören die **klinische internistische** und **neurologische Untersuchung**, **Routinelabor** sowie **EEG**. Auch **bildgebende Verfahren** und **Liquordiagnostik** können differenzialdiagnostisch weiterhelfen; so können sich beispielsweise Katatonie und Enzephalitis im Hinblick auf die Symptomatik gleichen. Mögliche organische Ursachen des Stupors zeigt Tab. 14.2. Die Behandlung richtet sich nach der jeweiligen Grunderkrankung.

Dissoziativer (psychogener) Stupor

Motorische Gehemmtheit bis zum Stupor und Mutismus können auch auf eine psychogene Ursache zurückzuführen sein, wenn **klinische Untersuchung**, **gründliche somatische Diagnostik** und die **Fremdanamnese** keinen Hinweis auf eine andere organische Ätiologie geben und ein enger Zusammenhang zu einem kurz zurückliegenden traumatischen Erlebnis besteht. Neben dem **Gespräch** in ruhiger, reizabgeschirmter Atmosphäre kann die Gabe von **Lorazepam** indiziert sein.

> **MERKE**
>
> Die Diagnose eines **psychogenen Stupors** ist eine **Ausschlussdiagnose**.

Tab. 14.2

Organische Ursachen für einen Stupor.

Ätiologie	Beispiele
Allgemeinerkrankungen	– hepatische Enzephalopathie – Myxödemkoma bei Hypothyreose – entgleister Diabetes mellitus – Urämie – schwere Infektionskrankheiten
Erkrankungen des ZNS	– Enzephalitis – Epilepsie – akinetische Krise bei Parkinson-Syndrom
weitere mögliche Ursachen	– Intoxikationen – Nebenwirkungen von Neuroleptika (akinetische Syndrome), malignes neuroleptisches Syndrom (MNS)

14.2.4 Psychopharmakabedingte Notfälle

Unerwünschte Wirkungen von Psychopharmaka oder eine Überdosierung können zu Notfallsituationen führen, die einer schnellen Intervention bedürfen. Nebenwirkungen dieser Substanzgruppen dürfen hierbei nicht als psychische Symptomatik verkannt werden. So können manche **Antipsychotika** zu **depressiven Symptomen** führen oder **eine quälende Akathisie** auslösen, z. T. besteht sogar Suizidgefahr. Eine höhere Dosierung wäre hier absolut kontraindiziert.

Akute neuroleptikainduzierte Dystonie

Antipsychotika (Neuroleptika) können bereits in der ersten Anwendungswoche **akute extrapyramidalmotorische Symptome** wie okulogyre Krisen (Blickkrampf), Zungenschlundkrampf, Dystonien im Halsbereich (Torticollis) und Krämpfe in der Streckmuskulatur des Rückens (Opisthotonus) auslösen (vgl. S. 285). **Jüngere Männer** sind besonders gefährdet. Eine Therapie mit dem anticholinerg wirksamen **Biperiden** (ggf. parenteral) kann diese für den Patienten sehr unangenehme akute Nebenwirkung schnell unterbrechen.

Malignes neuroleptisches Syndrom (MNS)

Das maligne neuroleptische Syndrom (MNS) ist ein seltenes, lebensbedrohliches Zustandsbild, das nach hochdosierter Gabe von **hochpotenten Antipsychotika (Neuroleptika)** etwa 2 Wochen nach Therapiebeginn innerhalb von 24–72 h auftreten kann (vgl. S. 286). Das MNS wird häufiger unter **klassischen Antipsychotika** beobachtet, kann in Einzelfällen aber auch unter den atypischen Vertretern vorkommen.

Diagnostisch hinweisend sind **extrapyramidale Störungen**, **Rigor**, **Akinese**, aber auch **Dys- und Hyperkinesien** sowie fluktuierende quantitative und qualitative **Bewusstseinsstörungen**. Zudem treten **autonome Funktionsstörungen** auf, wie z. B. Tachykardie, labiler Hypertonus, Dyspnoe, Hyperhidrose, Harninkontinenz. Im Labor zeigt sich ein starker Anstieg der **Kreatinkinase** (CK), eine **Leukozytose**, fakultativ auch eine Erhöhung der **Transaminasen**.

MERKE

Bei einem **MNS** ist der Patient ist u. a. durch **renale Komplikationen** aufgrund der **Rhabdomyolyse** gefährdet.

Differenzialdiagnostisch sind eine febrile Katatonie, internistische Erkrankungen und Enzephalitiden auszuschließen.

Es existieren verschiedene **Hypothesen zur Entstehung**, z. B. ein Dopaminmangel durch postsynaptische D_2-Blockade. Wodurch die Rhabdomyolyse ausgelöst wird, ist bislang nicht geklärt.

Bei Verdacht auf ein MNS muss der Patient sofort auf einer **Intensivstation** aufgenommen werden. Antipsychotika sind sofort **abzusetzen**. Neben der **symptomatischen Behandlung** (Kühlung, [parenterale] Flüssigkeitszufuhr) werden **Dantrolen** i. v. (Muskelrelaxans, hemmt die Kalziumfreisetzung aus dem sarkoplasmatischen Retikulum) sowie alternativ **Bromocriptin** (Antiparkinsonmittel, gegen die motorischen Symptome) und **Lorazepam** eingesetzt.

Zentrales Serotoninsyndrom

Die Gabe von serotonerg wirksamen Psychopharmaka (z. B. **SSRI**), auch in Kombination mit anderen Pharmaka mit serotonerger Wirkkomponente (z.B. **5-HT-Agonisten**, **Triptane**, **MAO-Hemmer**), aber auch **Lithium** können ein vital gefährdendes zentrales Serotoninsyndrom etwa 24 h nach Einnahme auslösen (vgl. S. 263).

Klinisch imponieren **Fieber**, **neuromuskuläre Symptome** (Hyperreflexie, Myoklonie, Rigor) und **psychische Auffälligkeiten** (Bewusstseinsstörungen, Desorientiertheit, gelegentlich auch Agitiertheit und Erregung). Es können außerdem **gastrointestinale Symptome** auftreten. Zusätzliche lebensbedrohliche Risiken eines serotonergen Syndroms sind **Herzrhythmusstörungen** und **Multiorganversagen**.

Differenzialdiagnostisch kann die Abgrenzung vom MNS (s. o.) schwierig sein.

Diagnostisch wegweisend sind neben der **Medikamentenanamnese** v. a. die **neuromuskulären Symptome** mit Tremor und pathologisch gesteigerten Reflexen. Die Therapie besteht im **sofortigen Absetzen** der serotonerg wirksamen Substanzen. Der Patient ist **überwachungs-**, ggf. auch **intensivpflichtig**.

Zentrales anticholinerges Syndrom

Anticholinerg wirksame Substanzen (wie **trizyklische Antidepressiva**, **niedrig potente Antipsychotika** und das atypische Antipsychotikum **Clozapin**) können bei Überdosierung ein zentrales anticholinerges Syndrom auslösen.

Klinisch fallen **delirante Symptome** mit Vigilanzschwankungen bis zum Koma, aber auch **Agitiertheit**

und **Erregung**, optische und akustische **Halluzinationen** sowie die **peripher anticholinerge Wirkung** mit u.a. Mydriasis, Harnverhalt, Obstipation und Herzrhythmusstörungen auf. Des Weiteren besteht die Gefahr zerebraler **Krampfanfälle**.
Die Therapie besteht im **Absetzen der anticholinergen Substanzen**. Der Patient ist **intensivmedizinisch** zu überwachen, ggf. erfolgt die Gabe von **Physiostigmin** unter EKG-Überwachung (→ Nebenwirkung: Bradykardie).

Lithiumintoxikation

Lithiumintoxikationen treten bei **Überdosierungen**, aber auch im Rahmen einer **Exsikkose** (z.B. bedingt durch starkes Schwitzen, Infektionen), **Nierenerkrankungen** oder die **Lithiumausscheidung beeinträchtigender Komedikation** (z.B. mit Diuretika) auf (vgl. S. 273).

> **MERKE**
> Phasenprophylaktisch wird ein Spiegel von 0,6–0,8 mmol/l, augmentativ oder bei älteren Menschen 0,4–0,8 mmol/l und antimanisch zwischen 0,9–1,1 mmol/l empfohlen. Ab einem Spiegel von **ca. 1,6 mmol/l** kommt es zu deutlichen **Intoxikationserscheinungen** mit Tremor, Dysarthrie, Ataxie, Reflexsteigerung, Somnolenz und Diarrhö.

Diese Intoxikationserscheinungen können individuell aber auch schon bei geringeren Spiegeln auftreten, bei älteren Menschen oder zerebralen Vorschäden sogar schon bei Spiegeln im therapeutischen Bereich von 0,6–0,8 mmol/l.

Die Therapie bei einer Intoxikation mit einem Spiegel < 2 mmol/l besteht i.d.R. in **parenteraler Kochsalzzufuhr** und **symptomatischer Therapie** (antihypotensive Maßnahmen, Azidose und Elektrolytausgleich). Bei höheren Lithiumspiegeln kommt die **Hämodialyse** zum Einsatz.

14.3 Dokumentation und juristische Aspekte in Notfallsituationen

In psychiatrischen Notfallsituationen kann ein Patient den zu treffenden Maßnahmen häufig nicht zustimmen, da er in seiner autonomen Willensbildung beeinträchtigt ist. Notfallmäßige Interventionen um eine **akute Selbst- oder Fremdgefährdung** abzuwenden (Pharmakagabe, Fixierung) können dann auch ohne Zustimmung des Patienten eingeleitet werden (vgl. S. 258). Der Befund mit der Feststellung der Notfallsituation und durchgeführte Interventionen müssen **gründlich dokumentiert** werden. Ist absehbar, dass sich die Notfallsituation wiederholen wird (z.B. wiederkehrende Erregungszustände) oder längerfristige therapeutische Interventionen erforderlich sind, denen der Patient krankheitsbedingt nicht zustimmen kann, ist beim Vormundschaftsgericht ein **Antrag auf Betreuung** zu stellen (vgl. S. 257). Erfordert die Situation, dass der Patient gegen seine Willen auf eine psychiatrische geschlossene Station gebracht werden muss, so ist unmittelbar ein **Antrag auf sofortige geschlossene Unterbringung** nach Ländergesetz der zuständigen Ordnungsbehörde zuzuleiten (vgl. S. 257)

14.4 Amok

> **Key Point**
> **Nach Definition der Weltgesundheitsorganisation (WHO) bezeichnet „Amok“ eine willkürliche und anscheinend nicht provozierte Episode mörderischen oder erheblich (fremd-) zerstörerischen Verhaltens. Von dem Gewaltexzess sind definitionsgemäß mehrere Menschen betroffen. Häufig findet die Amoktat ihr Ende, indem der Täter die Aggression gegen sich selbst richtet, sich verletzt oder tötet. Die in der Definition des DSM-IV beinhaltete Kulturabhängigkeit des Phänomens lässt sich nach neueren Erkenntnissen nicht halten.**

14.4.1 Allgemeines

Der Begriff „Amok“ bezieht sich auf verschiedene Phänomene und wird v.a. in den Medien auch für eine Vielzahl von gewalttätigen Handlungsweisen verwendet, die im eigentlichen Sinne keine Amok-Taten sind (malaiisch: meng-âmok „in blinder Wut angreifen und töten“, S. 29).
Amok ist sehr selten, in seinem Ausmaß dafür umso dramatischer. Um das Phänomen von innerfamiliären erweiterten Suizidhandlungen abzugrenzen, wird vorausgesetzt, dass ein **Teil der Tat im öffentlichen Raum** stattfindet. Eine besondere Form ist der **Schulamok** („School Shooting“), ein Phänomen, das neben den USA in den letzten Jahren weltweit gehäuft auch zu tragischen Taten in Deutschland führte. Die jugendlichen Täter töteten dabei an einer ihnen bekannten Schule Lehrer und Mitschüler; im Anschluss begingen sie Suizid.
Gerade das Phänomen des Schulamoks hat in jüngerer Zeit zu intensiverer Erforschung und zu Überlegungen kontrovers diskutierter präventiver Strategien geführt. Allerdings sind die wissenschaftlichen Erkenntnisse über Amok bisher noch sehr rudimentär. Der häufige Suizid der Täter bei der Tat und die Seltenheit führen zu einer unsicheren epidemiologischen Datenlage. Es deutet sich jedoch eine **multifaktorielle Ätiologie** an.

Die retrospektive Betrachtung von Amoktaten legt in einer Vielzahl von Fällen einen **stadienhaften Verlauf** und damit eine Vorlaufphase nahe:

1. Im **Prodromalstadium** führen Zurückweisungen, Demütigungen oder Kränkungen, der Verlust des sozialen Status oder des Ansehens bei prädisponierten Menschen zu depressiv-dysphorischer Verstimmung verbunden mit Reizbarkeit und Grübeln über die vermeintliche Ungerechtigkeit.
2. Der Gedankengang scheint sich immer mehr auf die kränkend erlebten Situationen und eine als feindlich, verständnislos erlebte Umwelt einzuengen. Bei einigen Tätern führt dies zunächst zu **sozialem Rückzug**. Damit verbunden ist ein depressiv gereizter Affekt mit der Tendenz, sich in „Gedankenkreisen" aufzuschaukeln.
3. Es kommt zum plötzlichen **aggressiven Durchbruch** mit mehreren kurz aufeinanderfolgenden fremdaggressiven Taten, meist Tötungstaten. Früher postulierte man für dieses Stadium einen Dämmerzustand. Dem widerspricht jedoch die meist gezielte Tötung von Opfern, die dem Täter bekannt sind.
4. Bei den überlebenden Tätern findet sich im Anschluss an die Tat gehäuft ein **depressiv-stuporöses Stadium**, viele Täter geben eine Amnesie für den Tathergang an.

14.4.2 Epidemiologie

Amoktaten werden fast ausschließlich von **Männern** verübt. So zeigte eine epidemiologische Untersuchung, dass unter den 144 Tätern nur eine Frau war. Die Männer waren im Mittel **ca. 35 Jahre** als, sie wurden als überwiegend **einzelgängerisch** beschrieben. Nur bei der Hälfte der Täter wurden Angaben zum Beruf erfasst, dabei waren 26 % Soldaten, 7 % Polizisten. 22 % der Täter hatten familiäre Motive, 61 % gaben Rachegedanken als Auslöser an. Die Amokopfer waren dem Amoktäter in 72 % der Fälle bekannt. 57 % der Amoktäter überlebten die Tat, 27 % nahmen sich das Leben, 16 % wurden getötet.

Die Erfassung **psychischer Vorerkrankungen** bei den Tätern ist unvollständig. Es besteht das Risiko der Überbewertung, da gesicherte Angaben häufig nur von den überlebenden Tätern erfasst werden können und anscheinend Täter mit psychischer Vorerkrankung eher überleben. Zumindest scheint die Monokausalität einer schweren psychischen Erkrankung, wie einer paranoiden Schizophrenie oder Paranoia, als Grund für die Amoktat insbesondere bei den jugendlichen Amoktätern nicht hinreichend, obwohl psychopathologische Phänomene wie Persönlichkeitsentwicklungsstörungen vermutlich die Vulnerabilität erhöhen.

14.4.3 Motivsuche und ätiologische Überlegungen

Die bisherige Vermutung, dass die Amoktat unvermittelt und unvorhersehbar auftritt, lässt sich nach der Analyse nicht mehr aufrechterhalten. In der Regel handelt es sich **nicht um einen spontanen Entschluss**, häufig waren die Opfer zuvor ausgewählt (bestimmte Lehrer, erfolgreiche ehemalige Mitschüler) und besaßen – auch wenn sie mit dem Täter im Vorfeld nicht direkt zu tun hatten – für diesen zumindest eine Art **„Symbolcharakter"**. Dies ließ sich v. a. für die Schulamoktaten von Littleton (1999) und Erfurt (2002) zeigen.

Bei den jugendlichen Amokläufern gibt es Hinweise auf Motive wie **Ausgrenzung**, **Zurückweisung** und **Versagen** (z. B. bei Schulleistungen). Die auffallend gezielte Tötung scheint einem grundsätzlichen dissoziativen Zustand zu widersprechen. Epidemiologische Daten widersprechen auch einer grundsätzlichen „Broken-Home-Situation", der die Täter entstammen sollen. Schulamoktaten unterscheiden sich von anderen Gewalttaten an Schulen insofern, als es sich hierbei meist nicht um soziale Brennpunkte handelt.

Biologische Hypothesen beziehen sich auf Defizite in der Ausbildung des serotonergen Transmittersystems, sind aber wegen fehlender Datenlage mit äußerster Vorsicht zu betrachten. Kontrovers wird auch der exzessive Gebrauch insbesondere von sog. **„Killervideospielen"** (Ego Shooter) mit extremer Gewaltdarstellung und dem Internet diskutiert, aber auch der Einfluss der **Medien** insgesamt. Vermutet wird, dass Gewalt als Problemlösestrategie nicht hinterfragt, banalisiert oder heldenhaft verklärt wird und somit Modellcharakter bekommen kann.

Prädisponierende Persönlichkeitsfaktoren finden sich in tiefenpsychologischen Hypothesen zur Narzissmustheorie: Kränkende Ablehnung und Zurückweisung durch eine bedrohlich erlebte Umwelt führen bei äußerst brüchigem Selbstbild zum aggressiven Durchbruch. Zur Hypothese dissoziativer Phänomene während des Tathergangs finden sich widersprüchliche Annahmen. Zwar sind phänomenologisch einige Kriterien der dissoziativen Fugue (S. 145) erfüllt, allerdings steht dem neben anderen Beobachtungen die gezielte Tötung der Opfer entgegen.

Des Weiteren ist der **Zugang zu Waffen** Gegenstand der Diskussion und fand als möglicher Risikofaktor seinen Niederschlag in einer Verschärfung des Waffengesetzes nach der Erfurter Amoktat. Dass in der o. g. Studie 33 % der Täter im Umgang mit Waffen geschult waren (Polizisten und Soldaten), verstärkt die Bedeutung dieses Zusammenhangs. Es gibt außerdem Hinweise auf eine Häufung von Nachahmungs-

14

taten v. a. in den ersten 10 Tagen nach der Ersttat. Trittbrettfahrer ohne gezielte Amokabsicht sind nach einer Amoktat häufig.

14.4.4 Prävention

Gerade die Schulamoktaten haben zu dem Versuch geführt, **Risikoprofile** zu erstellen. Diese **Gefährdungsanalysen** deuten auf ein multifaktorielles Bedingungsgefüge der Interaktion prädisponierender Persönlichkeits- und psychosozialer Faktoren in einer vulnerablen Lebensphase hin. Auf die Gefahr einer vorschnellen Stigmatisierung bei der leichtfertigen Anwendung dieser Risikoprofile auf das Schülerkollektiv wird hingewiesen. Die Schulamoktaten könnten jedoch zumindest präventiv für den Stellenwert der **Vermittlung gewaltfreier Konfliktlösungsstrategien** im Schulalltag und die bessere **Integration von „Außenseitern"** sensibilisieren, um so krisenhafte Zuspitzungen rechtzeitig zu vermeiden, sowie zur Diskussion über ein häufig nur dem Leistungsprinzip folgendes Schulsystem anregen. Generell nehmen psychische Störungen im Jugendalter zu, auch wenn hier ätiologisch vielfältig in der Gesellschaft verankerte und nicht allein dem Bildungssystem zuzuschreibende Ursachen zu vermuten sind.

Kapitel 15

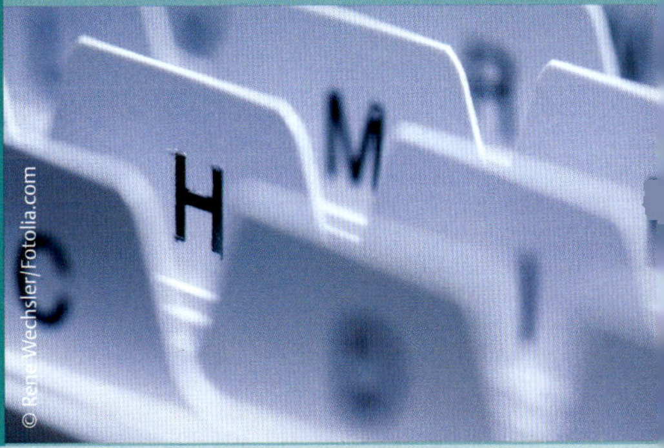

15 Sachverzeichnis

Sachverzeichnis

15

C

D

E

N

O

15

T